梅全喜论中药全集

制剂炮制分册

主　编　梅全喜

全国百佳图书出版单位
中国中医药出版社
·北　京·

图书在版编目（CIP）数据
梅全喜论中药全集．制剂炮制分册 / 梅全喜主编．—北京：中国中医药出版社，2022.2
ISBN 978－7－5132－7370－1

Ⅰ．①梅…　Ⅱ．①梅…　Ⅲ．①中药制剂学②中药炮制学　Ⅳ．① R283

中国版本图书馆 CIP 数据核字（2022）第 008094 号

中国中医药出版社出版
北京经济技术开发区科创十三街 31 号院二区 8 号楼
邮政编码　100176
传真　010－64405721
河北新华第二印刷有限责任公司印刷
各地新华书店经销

开本 710×1000　1/16　印张 34.75　字数 638 千字
2022 年 2 月第 1 版　2022 年 2 月第 1 次印刷
书号　ISBN 978－7－5132－7370－1

定价　146.00 元
网址　www.cptcm.com

服 务 热 线　010-64405510
购 书 热 线　010-89535836
维 权 打 假　010-64405753

微信服务号　zgzyycbs
微商城网址　https://kdt.im/LIdUGr
官 方 微 博　http://e.weibo.com/cptcm
天猫旗舰店网址　https://zgzyycbs.tmall.com

如有印装质量问题请与本社出版部联系（010-64405510）

《梅全喜论中药全集——制剂炮制分册》

编委会

主　　编　梅全喜

执行主编　林　慧

副 主 编　范卫锋　宋　叶　彭伟文

编　　委（以姓氏笔画为序）

万　英　王　平　王贤儿　王添生　孔祥廉

叶秋明　田素英　田新村　刘志群　刘君明

孙一帆　杨　洋　李　可　李乐愚　李红念

吴　论　吴　松　邱雄泉　何国增　辛晓芳

汪亚飞　张　涛　陈　蓉　范文昌　林　棉

林焕泽　罗　清　庞蕾蕾　郑依玲　胡　莹

钟希文　袁一鸣　莫国栋　高玉桥　郭文贤

唐志芳　凌解春　陶福华　常龙海　曾聪彦

赖海标　蔡家驹　谭泳怡　缪英年　戴卫波

本书为“深圳市宝安纯中医治疗医院医药系列丛书”之一，由深圳市宝安纯中医治疗医院支持出版。

祝贺《梅全喜论中药全集》出版

宝剑锋从磨砺出

梅花香自苦寒来

辛丑年夏

金世元

序

《梅全喜论中药全集》即将由中国中医药出版社正式出版，这套丛书系统全面地总结了梅全喜教授在中药学习和研究道路上的艰辛与努力，以及他在中药科普、中药艾叶、地产药材、制剂炮制、临床药学和药史本草研究上取得的成果、经验与体会，可喜可贺！

梅全喜教授已走过60年的人生历程和40年的中药专业生涯，他刻苦钻研、学识渊博、为人谦逊，为业界熟知他的人们所称道。他在中药学领域辛勤耕耘，不断超越自我，取得了丰硕的研究成果。先后从事中药炮制、中药制剂工作及中药临床药学、地产药材研究开发、本草与药学史研究工作，在中药传统技术的挖掘与传承上积累了丰富的经验。近年来在中药临床药学、道地药材研究及药学史与本草研究上均取得显著成绩。其中他对艾叶研究倾注了多年的心血，先后发表相关论文40多篇，主编艾叶相关专著9部（其中3部为英文版），担任10多家艾叶企业的科技顾问，研发艾叶产品10多种，为推动艾叶研发与推广应用，以及推广艾叶文化发挥了积极作用，成为国内艾叶研究最知名的专家。同时，作为中药临床药学学科的发起人和推动者，他牵头主编了国内第一本中药临床药学专著和第一本中药临床药学教材，并在境外出版第一本中药临床药学书籍，为推动中药临床药学学科建设与发展、促进中药临床药学人才的培养及推动中药临床药学走向国际发挥了重要作用。近年来，先后获得国家发明专利及省市科技奖20余项，主编中药专著70多部，公开发表医药学术论文500多篇，在国内外论坛上做学术报告及讲座达300多次，应邀担任国家级和省级学会、专业委员会主任委员、副主任委员20多项，担任10多本医药杂志编委会主任、副主任、副主编、编委等。梅全喜教授还是一位有爱心和奉献精神的学者，他把多年来获得的科技成果奖励、稿费及讲课费共计100万元和他担任10多家艾叶研发生产企业科技顾问的费用共200

多万元全部捐献出来成立了李时珍中医药教育基金会，用于资助和奖励中医药专业本科生、研究生80余人。

梅全喜教授带领的学术团队骨干、研究生、学术传承人及师带徒弟子有50多人。他积极培养中药后继人才，对弟子更是言传身教，悉心指点。在他的带教下弟子们不断成长，有的30多岁就晋升主任中药师，有的30多岁就被聘为硕士研究生导师，有的成为全国中药特色技术传承人，可谓是桃李芬芳。

在梅全喜教授从事中药专业40年之际，由他带领的学术团队骨干、带教学生组织整理编撰了这套《梅全喜论中药全集》系列丛书，丛书共分为8个分册，分别是《制剂炮制分册》（整理梅全喜教授及其团队40多年来在医院中药制剂、中药炮制及中药药性理论等方面的重要研究成果）、《药史本草分册》（汇集了梅全喜教授对李时珍《本草纲目》、葛洪《肘后备急方》及药学史本草考证方面的研究成果）、《临床药学分册》（把梅全喜教授及其团队近20年来在中药临床药学工作开展、中药安全合理使用及中药注射剂不良反应防治上进行的探索和研究成果汇集成册）、《地产药材分册》（汇总梅全喜教授及其团队研究地产药材所发表的论文、取得的成果和获得的经验以及他研究地产药材的独特思路和想法）、《艾叶研究分册》（整理和搜集梅全喜教授数十年来关于艾叶研究的成果、经验和体会）、《中药科普分册》（把他多年来发表的一些重要的中药科普文章汇集在一起单独编辑出版）、《中药人生分册》（专门介绍梅全喜教授从一个普通的大学生成长为国内知名中药专家的个人奋斗、成长经历及取得的成就）和《图说人生分册》（汇集了梅全喜教授历年来学习、生活、工作、带教的精选照片）等。这套丛书是在收集梅全喜教授40年来在国内外医药学术杂志上公开发表的500多篇中药学术论文及在科普杂志报纸上发表的200多篇中医药科普文章的基础上，通过整理分类，把他从药40年的经验、体会和取得的成绩及成果汇总成不同分册出版，以学习师术、传承师道、弘扬师德、嘉惠后人、以飨同道，既是报答师恩，也是为振兴中医事业尽绵薄之力。

相信这套丛书的出版，对于推动中药学的传承与发展、弘扬中医药学文化、总结中医药人才的成长经验、促进中医药人才的培养与提高，都将起到积极作用。

欣闻丛书即将出版之际，乐为之序！

岐黄工程首席科学家
中国科学院上海药物研究所研究员
中药标准化技术国家工程实验室主任

2021 年 12 月 10 日

前　言

传统中药制剂及其炮制是中医药学的重要组成部分，是我国劳动人民长期医疗实践的经验总结。我国对中医药发展一直持鼓励和支持的态度，是世界上唯一在《宪法》中规定“发展现代化医药和传统医药”并把中药纳入国家法规管理的国家。中药制剂是将中药加工或提取后制成具有一定规格，可以直接用于防病治病的一类药品，而医院制剂则是药厂生产品种的一种很好的补充，是医院药学重要的组成部分，在保障临床用药、满足医疗科研需要等方面起重要作用。然而，中药的品种繁多，大都附有各种杂质和非药用部分，甚至具有毒性，为减低某些药物的毒性和增强药物的疗效，在应用前须采用适当的方法加工炮制。中药炮制是遵古延续下来的制药方法，在中医实践中起着十分重要的作用。此外，我国历代医家在长期的医疗实践中，根据药物的各种性质及所表现出来的治疗作用总结出来的中药药性理论，是中药基本理论的核心，是在中医药理论指导下认识和使用中药的重要依据。

中药制剂与炮制是梅全喜教授非常热爱和重视的专业，他的大学毕业研究课题就是一种中药栓剂——复方蛇床子阴道栓的研制，毕业论文发表在《中国医院药学杂志》上。毕业后他在人生的第一个工作单位湖北省蕲春县李时珍医院制剂室和炮制室工作5年多时间，开展了大量的制剂与炮制工作，率先在医院制剂室开展中药口服安瓿剂、中药灌肠剂、中药鼻腔给药制剂和中药注射剂的研制生产工作，探索中药治疗急症的剂型改革，还跟随老药工开展常用中药的炮制工作，并针对当时医院的中药槟榔浸泡软化的不合理方法开展了中药槟榔的炮制方法研究等工作，这些研究成果总结的论文《中药灌肠剂的临床应用》《谈谈治疗急性热病的中药剂型改革》《槟榔炮制方法探讨》《中药炮制淬法初探》等分别发表在当时（20世纪80～90年代）的《中国中药杂志》《中药材》《中药通报》和《西北药学杂志》等国家及省级杂志上，为他后来开展的中药制剂与炮制研究奠定了坚实的基础。

1997年来到广州中医药大学附属中山中医院工作后，他十分重视医院中药制剂的发展，先后发表了《医疗机构发展中药制剂的实践与思考》《医院中药制剂开发的意义、研发方向及注意的几个问题》等重要文章，对于指导医院中药制剂的发展有积极的推动作用。同时他带领团队积极严格按GPP（《医疗机构制剂配制质量管理规范》）要求创建制剂室，与临床合作研发医院中药新制剂，在新制剂组方筛选中他十分重视应用广东地产药材，医院研发生产中药制剂70多种，其中30多种都是以广东地产药材为主药研制的，年产值也从几百万元发展到高峰期产值超过5000万元，使医院中药制剂得到很好的发展，取得了显著的社会效益和经济效益。

近年来他十分重视中药炮制工作，不仅拜国医大师金世元教授为师学习其中药炮制技术，还在新的工作单位深圳市宝安纯中医治疗医院设立国医大师金世元中药炮制传承工作室和中药炮制研究室，积极开展附子、何首乌等中药的炮制方法研究工作，接受广东省中药药事质量控制中心委托牵头制定《广东省中药临方炮制规范》，连续主办了3届“国医大师金世元教授中药炮制经验传承学习班”，线上线下十多万人次参加了学习，发起成立广东省中医药学会中药炮制专业委员会并担任首届主任委员，还兼任中华中医药学会中医药研发合作中心全国院内制剂名方、验方开发应用专家委员会评审专家及中华中医药学会中药炮制专业委员会常务委员等相关学术职务。

本分册收载了梅全喜教授带领的科研团队40年来在医院中药制剂、中药炮制及中药药性理论等方面的重要研究成果，包括对医院中药制剂发展的探讨和43种医院中药制剂研究实例，对提取工艺、质量标准、药理作用、临床应用等方面进行了系统总结和整理；对中药传统炮制理论以及常用中药槟榔、何首乌、附子等中药炮制方法进行了文献挖掘整理和实验研究，为传统炮制理论的深入研究提供参考，为中医临床合理选用炮制品提供科学依据；对传统中药药性理论如中药的毒性、配伍、用法用量及煎煮方法等进行的研究与探讨，可谓他一生科研业绩之中关于中药制剂与中药炮制方向具有历史意义的一次较为全面的总结。值此梅全喜教授迎来从药40周年之际，编撰及出版此书对于系统总结整理他的学术思想和宝贵医药经验都具有重要的现实意义，对于越来越重视医院中药制剂及中药炮制工作的今天也具有较高的学术价值和参考价值，意义重大。

本分册主要是搜集整理以梅全喜教授为第一作者或者通讯作者公开发表的有关制剂与炮制方面的学术论文，所有梅全喜教授担任通讯作者的论文第一作者均被邀请担任本分册的编委。在编写过程中得到了梅全喜教授及其团队骨干、博士后、博士与硕士研究生、学术继承人、师带徒弟子及众多同道们的大力支持和帮助，在编写中也参考引用了其他相关文献资料，国医大师金世元教授题字，岐黄工程首席科学家果德安教授写序，深圳市宝安纯中医治疗医院国医大师金世元教授中药炮制传承工作室和深圳市医疗卫生三名工程项目“深圳市宝安纯中医治疗医院－中国科学院上海药物研究所果德安教授中药质量研究与安全合理用药研究团队项目（编号：SZZYSM202106004）”给予出版经费的支持，在此一并表示衷心感谢。

由于编者水平有限，书中遗漏、错误在所难免，还有一些观点也值得商榷，不足之处希望广大读者和同仁给予批评指正，以便再版时修订提高。

《梅全喜论中药全集·制剂炮制分册》编委会

2021年6月30日

目录

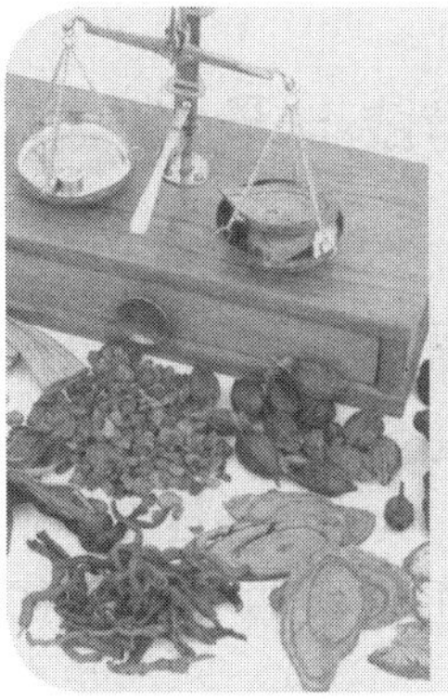

第一章
医院制剂的现状、困境及机遇

21 世纪是天然药物与生物药物时代，加之人类回归大自然的思潮，中医药的研究与开发也进入一个飞速发展的时期，而中药制剂也有了很大发展，中药剂型已从原始的汤剂、丸剂、散剂、膏剂、丹剂，发展到口服液、注射剂、片剂、经皮吸收剂等多种现代中药新剂型。而中药现代化要想进一步发展，走向国际化，就必须运用现代科技手段，改造传统制剂和制剂工艺，推出新品种，更好地为人类健康服务。故此，中药制剂研究的重要性越发显得突出。

有鉴于此，梅全喜教授和他带领的科研团队多年来一直致力于推动中药制剂的现代化发展，对中药制剂产品，尤其是对医疗机构的中药制剂产品，展开一系列的深耕细作，利用现代科学技术手段，将中药制剂与中药化学、中药药理学、中药制剂质量分析等多学科有机结合起来，从简单制剂中开发新药，将临床上行之有效的经验方，在取得相关数据的基础上，进行深入的工艺和质量研究，开发新药，为提高中药制剂的研究水平，实现中药现代化，走向世界参与国际竞争而不断进取创新。

来自临床经验处方的医院中药制剂是中医临床必不可少的一个重要组成部分。特色的中药制剂是中医临床特色的体现和支撑。长期以来，它对医院医疗服务和我国制药工业的发展，起着不容忽视的促进作用。医院制剂应该从供应保障型向技术开发型转变，开展医院制剂向新药转化，这是一项发挥医院制剂潜能的最有意义的工作。医院药剂科贴近临床，可随时了解和掌握临床用药的需要和特点，借助这一优势，将优秀的医院制剂提高质量并开发为新药是今后医院药学科研的重要内容之一。

第一节 医疗机构发展中药制剂的实践与思考

我国医疗机构的药物制剂（以下简称医院制剂）作为一种合法的制剂形式，以其处方有特色、临床疗效确切、研制周期短、价格较便宜、可满足疾病治疗需要而被临床实践所接受。医院制剂在中国的历史源远流长，古代太医院及私人诊所均能配制药剂，且剂型多样，制法丰富，为人民的健康事业及世界医药学的发展都作出了重要的贡献。现代医院制剂从20世纪50年代开始在我国医院存在，医院制剂以其灵活多样、批量少、周期短、可满足不同需要等优点，既为临床医疗、教学和科研提供用药之需，又为医院增加了社会效益和经济效益，对开展临床医疗科研、弥补市场药品不足、保障人民健康、培养医院药学人才及开发新药等起着重要的作用，已成为医院药学的一个重要组成部分。医院制剂工作直接关系到医院医疗质量和患者健康，对医院的社会效益和经济效益也有很大的影响。因此，为加强医疗机构制剂管理，保证制剂质量，必须严格执行《中华人民共和国药品管理法》（以下简称《药品管理法》），按照《医疗机构制剂配制质量管理规范》（GPP）进行医院制剂的生产和质量管理。医院制剂应是医院临床需要而市场上没有供应的品种，涵盖了普通制剂、灭菌制剂、中药制剂。由于《药品管理法》赋予了医院制剂全新的定义，所以医院制剂中的灭菌制剂和普通制剂的配制已大幅减少，中药制剂作为医院制剂的重要组成部分，在临床药物治疗中发挥着越来越重要的作用。目前，在国家对医院制剂监管日趋严格、医院制剂准入门槛不断提高的新形势下，医院制剂室面临着生存和发展的困境，医院制剂何去何从，如何寻找医院制剂发展的空间，中药制剂能否为医院制剂撑起一片天，均是我们制剂工作者应该考虑的问题。现对医疗机构发展中药制剂作如下探讨。

一、中药制剂的特征

中药制剂具有历经临床长期反复实践、疗效确切的特点，传统的丸、散、膏、丹等多种形式，是中医的特色优势所在。《药品管理法》规定医疗机构制剂的品种必须是本单位临床需要而市场上没有供应的制剂，并应按批准的处方、工艺和质量标准进行配制，还必须坚持自用原则，不得在市场销售。该定义叙述了医院中药制剂的五大特征：临床需要、固定处方、自制自用、质量可控、批准注册。临床需要：医院中药制剂只限于临床需要而市场上无供应的药物制剂；固定处方：医院中药制剂应是临床应用疗效确切的经验方或协定处方，其处方必须是固定的；自制自用：医院中药制剂必须是由医院专业药剂人员配制，其他科室不得配制供应制剂，坚持自用原则，只限于在本医疗机构使用，不得在市场销售或变相销售；质量可控：医院中药制剂应当符合经省、自治区、直辖市药品监督管理部门审定的质量标准，和其他药品一样，中药制剂必须按照规定和批准的质量标准进行检验，合格后凭医师处方，方可使用；批准注册：医疗机构配制的中药制剂，必须按照国务院药品监督管理部门的规定报送有关资料和样品，经所在地省、自治区、直辖市药品监督管理部门批准，并发给制剂注册文号后，按批准的制剂处方、工艺和质量标准进行配制。

二、医疗机构发展中药制剂的策略

中药制剂已经成为医院制剂发展的一个重要方向，是综合性中医医院的一大特色，其发展必须坚持为医疗和科研服务的方向，必须从维护人民身体健康利益出发，严格执行《药品管理法》等药政法规，必须进一步加强中药制剂的规范化管理，不断提高制剂质量，为医疗卫生事业发展及人民的身体健康作出更大的贡献。

（一）充分认识医院中药制剂的重要作用

评价医院中药制剂的效益产出不能用单纯的、直接的经济效益来评价，更重要的是看它的社会效益和间接经济效益方面，医院中药制剂在医院的整个诊疗活动中所起的作用是不可忽视的。如中山市中医院中药制剂复方广东土牛膝合剂、复方三孖苦泡茶、三角草跌打喷雾剂、悦康外感凉茶等中药制剂都是专科有特色的制剂品种，且具有疗效好、安全性高、价格便宜等特点，深受广大人民群众的喜爱，而且临床用量也很大，有些品种还享誉海外，有许多身在海外的华侨华人回中山后都希望开些医院制剂带出国以方便使用。在制剂室停产改建期间，一些临床科室，尤其是内科、骨科等专科制剂的用药发生困难，致使部分患者外流，造成了间接收入损失和不良影响，也给患者带来了不必要的麻烦；而且，对一些市场需求量不大、利润很低的中药制剂，很多制药企业不组织生产，其留下的空白，需要医疗机构配制制剂来填补，以满足临床的需要。因此，对医院中药制剂的作用，各医院应该给予充分的重视。

（二）加强中药制剂人员的配备及管理，提高人员素质

GPP 规定，制剂室必须配备相应的药学人员，且制剂、药检环节人员不得互相兼任。但目前医院制剂室普遍规模缩小、人员配备缩减，许多医院制剂室只有 1 ～ 2 名管理人员，大部分从事制剂配制生产人员缺乏专业学习和培训。在从事制剂配制生产的人员当中，有许多还同时兼职药剂科调剂等工

作，同时还有相当的临时雇佣制剂生产人员。新的形势，新的要求，医院中药制剂要适应新形势发展的需要，就必须配备足够的中药制剂人员，提高中药制剂人员的素质，不断强化和更新专业知识，以解决知识老化、新技术匮乏等问题，适应GPP规范化的建设和管理的要求，从而保障各项规章制度顺利实施，确保制剂质量，并将中药制剂生产、检验人员按不同业务水平、不同专业设岗定员。一方面制订切实可行的规章制度和操作规程，使各中药制剂岗位工作制度化、规范化；另一方面，加强制剂人员思想教育及团队意识培训，使其充分认识到加强医院制剂质量管理的必要性，增强责任心。另外，还应做好教学带教工作，并加强中药制剂人员业务培训和学习，为提高医院中药制剂质量提供技术保障。

（三）加大投入，改善硬件设施

提高制剂质量，硬件是基础。许多医院现有的制剂室已不符合要求，应按照GPP的要求，根据本单位的具体情况改建制剂室，即依据制剂的质量要求和工艺流程的布局需要，对制剂室的房屋设施与布局重新合理设计、改建装修，做到人流、物流分开，根据不同类型制剂配制时要求的洁净度差异，划分不同的控制区，并安装不同级别的净化设备和与之相配套的室内压力、温度和湿度监控装置及“五防”设施等，应增添必要设备，提高制剂生产的机械化、自动化、半自动化水平，逐步改变原有的落后的生产条件，为提高制剂质量奠定物质基础。

（四）发挥临床优势，开发有特色的中药制剂

医疗机构配制的中药制剂一般是以本单位临床的有效验方和科研成果处方作为制剂处方的主要来源，按照中医理论和现代制剂技术，发掘有一定临床基础和科研价值的处方，研制开发成新制剂，是医院中药制剂的一般过程。在研制和开发新的中药制剂过程中，必须把握该制剂是“临床需要”这一重点，牢固树立以患者为中心，应充分发挥临床优势，积极研制开发专科专病的特色制剂，有条件的中药制剂室，应积极开展新剂型、新技术的研究工作，采用现代制剂技术，发挥中药的特点，提高医院中药制剂的科技水平。实践证明，医院中药制剂是我国新药开发的一大源泉，许多新药（如三九胃泰颗粒、温胃舒、养胃舒胶囊等）原先都是医院的中药制剂。将已在临床使用多年、疗效确切、深受患者欢迎的中药制剂研制开发成新药，这本身就是医院制剂的一大特色。

（五）提高医院中药制剂质量标准

对于标准中药制剂应严格按照国家或地方标准执行，统一制剂名称、规格，通过再注册，规范制剂工艺、操作规程，规范包装、说明书、包装材料，使其质量稳定、使用规范。对于低标准中药制剂，要鼓励其提高，同时严格审查其质量标准，必要时对医院自拟标准由药检所进行重新审核，严格审批，对于标准不严、不规范、不能有效控制其质量的要重新修订，增加关键控制项目。

（六）争取药监部门的理解和支持

药监部门对医院中药制剂的理解难免会有一些偏差。医院中药制剂绝大多数品种都是由临床使用多年的老中医经验方发展而来的，也是临床使用相对安全的品种，与市场销售的药品有很大区别。《药品管理法》第 11 条规定，生产药品所需的原料、辅料，必须符合药用要求。这对医院中药制剂的操作来说存在很大的难度，因有些中药材原料、辅料根本就买不到药用的或有国家、省级药品标准的，而药监部门却要提供原料的证明性文件，医院只能放弃这些特色中药制剂品种。药监部门对这条法规的理解有偏差，他们将医院中药制剂完全等同于市场药品了。为此，要及时与药监部门沟通，争取得到他们的理解和支持。另外，由于目前医院中药制剂存在规模小、生产批量少、批次多、成本高等特点，要求医院制剂必须像药品生产企业一样达到 GMP 的要求有一定困难，因此也必须努力争取药监部门的理解，希望进一步完善目前《医疗机构制剂许可证验收标准》及《医疗机构制剂注册管理办法》（试行）等法律法规，使《医疗机构制剂许可证验收标准》及《医疗机构制剂注册管理办法》（试行）等法律法规真正符合国情、符合医院中药制剂室发展。国家药品监督管理局将推行医疗机构制剂配制质量管理规范（GPP）认证工作，提高制剂室准入门槛，对提高制剂产品质量、保证人民群众用药安全有促进作用。建议可在各地区建 1 ～ 2 间条件好的制剂室，建成区域中药配制中心，这样可避免各医院重复投资，亦可扩大制剂批生产量，降低制剂成本，各地药监部门亦可集中力量加强监管工作。

（七）加强与物价部门的沟通

长期以来，医院中药制剂给人的感觉是价廉物美，而物价部门在核价时又仅将价廉作为其区别于市售药品的根本特征，将其价格限制过低；同时医院中药制剂产品还存在批量小及人力、物力成本高的特点，对正常制剂生产运行造成较大障碍；另外，原料、辅料涨价与制剂再注册后更换包装及处方调整导致制剂物价波动时，物价部门审批不及时，但为了满足临床需要不得不亏本生产医院制剂，这些问题都是客观存在的。为此，要及时与物价部门沟通，争取得到他们的理解，以适当提高中药制剂的定价。另外，随着国家对医院制剂监管力度的加强，医院制剂室在硬件、软件上的投资成本将进一步加大，医院制剂利润空间也将进一步缩减，因此有必要提高中药制剂产品价格，以维持医院制剂生产正常运行。在目前制剂价格定价体制下，在开发中药新制剂和批产量上也相应作了一些调整，即控制品种规模、调整产品结构，在开发新品种时，对制剂品种、规格、产量等进行认真、细致的分析，保留科技含量高、效益好的特色制剂，同时尽量提高制剂批产量。

医院中药制剂不仅是医院制剂的一个重要的组成部分，也是传统中医药的主要继承者，还是新药开发的基础、药品市场的补充。它主要是根据医院内部一些专家教授多年来经临床验证、疗效可靠的处方制备而成，中药制剂不仅给临床提供了方便有效的药品，使一些专家教授的验方得到了发扬光大，同时也给医院创造了较好的经济效益。但是由于种种原因，许多医院的中药制剂水平仍然比较落后。中药制剂作为我国医院制剂的特色必将在今后相当长的时间内继续存在，国家药品监督管理部门也已颁布实施了《医疗机构制剂配制质量管理规范》《医疗机构制剂许可证验收标准》《医疗机构制剂注册管理办法》《医疗机构制剂配制监督管理办法》等法规文件，必将对医院制剂的生产质量规范化管理起到极为重要的作用。我们应坚持“提高认识，加大投入，创造特色，开发新药，积极沟通”的医院中药制剂发展策略，发挥医院制剂专业人员水平较高及与医疗结合密切的优势，充分抓住改革的良好机遇，围绕中药制剂的特点，加大研究、开发力度；同时重视中药制剂生产软硬件提升，生产全过程的质量管理，人员素质的提高和法制观念的加强，要转变观念，把立足点由过去的保证供应型向技术开发型发展，更好地发展医院中药事业，进而推进医院药学和中药创新研究向前发展。

第二节　医院中药制剂开发的意义、研发方向及应注重的问题

医院中药制剂是在医疗实践过程中逐步发展起来的，是古代医药工作者通过传统的煎、煮、蒸、炒等方法对中药进行炮制处理，逐步形成了传统的中药制作方法和理论体系。随着中西文化的交流，传统制剂在吸收了现代科学技术后，形成了具有中国特色的医院中药制剂。

一、医院中药制剂开发的意义

评价医院中药制剂的意义不能单纯从其经济效益来评价，更重要的是使中医名方、验方得到更好的应用，是对中医药文化的继承、创新，对药品市场的补充，同时有助于教学、科研，也是开发研制新药的来源，更是实施中医院“三名战略”的重要举措。

（一）医院中药制剂对中医药的继承创新作用

医院中药制剂源于对中医临床经验的总结，并在实践中不断提高。古方、

民间验方以及专家或中医医师的经验方是在长期使用过程中，经临床验证疗效确切的中医医疗处方，这些处方需要加以整理、总结、传承和推广，使其在临床中充分发挥作用，为患者解除病痛。因此，医院中药制剂一般是以本单位临床的有效验方和科研成果处方作为制剂处方的主要来源，或是按照中医理论和现代制剂技术，发掘有一定临床基础和科研价值的名方、验方，研制开发成的新制剂，其“君臣佐使”“理法方药”“辨证施治”明确。这些中药院内制剂一方面在临床使用过程中发挥着其独特的临床治疗优势；另一方面也为保留、传承、推广使用、验证民间验方、古方、专家经验方提供一个平台，使中医药文化能够通过这种形式传承、发扬光大。从本质上来讲，医院中药制剂是吸取了祖国医药宝库中的精华，遵循中医药理论体系，保持和发扬中医特色，对于中医药学的发展、继承和创新发挥了重要作用。

（二）医院中药制剂对药品市场的填补作用

由于一些药品需求量不大、利润很低、使用范围小，企业不组织生产；还有一些性质不稳定、效期短、销量少的药品，需要特殊储运条件的制剂品种，制药厂不愿生产或难以生产。但这些又是临床医疗中所需要的，就只好由医疗机构制剂室配制制剂来填补，以满足临床及科研需要。如遭遇突发疾病，中医专家立即可以根据中医药理论，处方下药，制出应急制剂用于临床。另外还有些一时没能力开发成新药的临床用药，这些也只能由医院制剂室配制用于临床，如三伏天灸散等。这些配制品种配制工艺极为简单，配制量少，价格便宜，药厂不生产，不涉及高度的安全性，而有效性明显，临床必需。

在临床医疗上，医师们期望一些长期应用、安全有效、价廉方便的验方、秘方能制成医院制剂应用。而医院制剂在医院内部使用，研发周期短，医生还可以根据本科的特点，在辨证论治理论指导下研制成固定处方制剂，既可体现辨证论治思想，又具有“简、便、验、廉”的特点，是解决看病难、看病贵问题的一个突破点。因此，医院中药制剂能较好地满足临床用药及时、灵活的需求，填补制药企业制剂生产品种的不足。同时医院制剂流通损耗成本低，疗效确切，物美价廉，深受患者欢迎，也是当前能切实降低患者就医费用的一个重要影响因素。

（三）医院中药制剂有助于教学与科研

医院中药制剂以医、教、研为依托，同时也为医、教、研提供了条件，促进了教学的发展，是培养药学专业学生并提高医院药学技术人员专业素质的基地之一。医院中药制剂具有品种多、剂型多、小批量生产和反复操作等特点，便于学生了解和参与制剂及质量检验等工作，从而达到实习效果。

医院中药制剂另一重要任务是为配合临床科研提供试验药品，促进科研的进一步发展。医院从事中药制剂的工作者帮助临床医师提供丰富的医药信息资源，帮助他们确定科研项目，确定医院中药制剂的组方，生产出医师需要的制剂。因此，医院中药制剂对于推动医院科研工作的广泛深入开展发挥了重要而积极的作用。中山市中医院近年来非常重视中药制剂的研发，对临床提供的经方、验方按新药研究标准进行系统、科学的分析研究，筛选出安全系数高、临床疗效好、不良反应少、用量大的处方进行医院制剂的申报。医院投入上百万中药制剂产品研发经费，使一批医院专科经验方经研发后相继获得广东省食品药品监督管理部门颁发的批准文号。如昆藻调脂胶囊，原为一临床验方，在研制成医院制剂后，进行了系统药理实验和临床研究，结果显示其有良好的保肝降酶作用，临床治疗脂肪肝有显著疗效。在研发新制剂的过程，还非常重视中药制剂科研立项与科技成果申报等工作，先后多次获省、市科研立项及省、市科技进步奖并成功申报国家发明专利，引起多家医药企业的高度关注，纷纷来医院洽谈合作开发该制剂的有关事宜。

（四）医院中药制剂有助于开发研制新药

医院中药制剂是来源于临床医疗，并经过反复辨证论治，进行总结归纳后形成的处方，在配合临床治疗上具有及时、灵活的特点，绝大多数医院制剂是临床医生使用多年、反复验证并被证明是安全、有效的药物。若及时收集和获得临床的第一手资料，从中筛选出安全性强、疗效可靠、质量稳定的中药制剂，通过药理试验，进行药物筛选和配伍，对制剂全方位进行研究，并应用现代制剂技术，进行剂型合理性和制备工艺的研究，建立有效的质控标准。在此基础上进一步开发研制新药，将可缩短研究周期，减少研制费用，避免或少走弯路，为中药新药开发提供捷径。

实践证明，医院中药制剂是我国新药开发的重要源泉，如复方丹参滴丸、康莱特注射液（薏苡仁油）、三九胃泰颗粒、速效救心丸、双黄连粉针剂及口服液等，都是来源于医院制剂。这些都说明从医院中药制剂中进行新药开发是有基础、有保证的。从医院中药制剂中研制新药，是我国开发新药的一条很好的道路。

（五）医院中药制剂有助于中医院实施“三名战略”

传统汤药由于存在调剂、煎药、储存、携带、服用等诸多不便，其应用正受到越来越大的冲击，而中成药又往往缺乏辨证的灵活性，以致中医特色和优势难以很好发挥。随着现代科学技术在中医药领域的广泛应用，中医药研究的不断深入，中医药特色优势的发挥备受关注。建设中医药的“名医、名科、名院”三名战略应以中药制剂研发为突破口。一些名医在长期的临床实践中凝炼成自己的特色诊疗技术和方药，在此基础上利用本院的药物制剂平台将其较快地研制成特色制剂，可促使其将经验上升为理论，技术成果转化成产品效益，实现“名医”“名方”“名药”的协同发展。

在竞争激烈的市场经济中，医院除了应具备一流的医疗人才、先进的诊疗设施、优质的服务外，更应该突出自己的特色，重点发展自己的专科和专科特色制剂，以重点的发展带动全面的发展和进步。医院制剂是建立在临床实践基础上，为配合临床研发，为临床患者提供的独特合格药品，针对性强，有很好的疗效，可以充分反映一个医院的医疗特色。因此，名科、名院必须具有一批名医和特色突出、疗效突出的名中药制剂来支撑。这些名制剂既为患者提供不同于其他科室、其他医院的特殊而有效的治疗手段，也是科室学术传承、科研方向、学科发展的重要载体，更是医院吸引患者、树立品牌、办成特色的有力武器。可以说，特色突出、疗效突出的医院中药制剂是实施“三名战略”的重要基础。

二、医院中药制剂的研发方向

医院中药制剂的生产与发展面临着严峻的挑战，开发医院中药制剂应瞄准具有较好的社会效益和经济效益、疗效确切且副作用小、临床需要的验方和名方，积极采用合理的工艺、新技术、新辅料，并制定完善的质量标准。同时加强专利申请保护，建立区域性中药制剂中心，使医院中药制剂由生产型转为技术型，推动医院新药开发可持续性发展。医院中药制剂的研发在遵循这个大的发展方向的同时，还应重视中药传统制剂、专科特色制剂、疑难病与罕见病药物制剂、地方常见多发病制剂及幼儿患者药物制剂的研发，这些制剂的研发有利于发挥中药特色，突出中医药的特点。

（一）中药传统制剂

中药传统制剂如膏剂、丹剂、丸剂、散剂等是中医药治疗疾病的特色和精华所在，具有制备方法简单、疗效稳定、不良反应少等特点。在研发医院中药制剂时应充分发挥中药传统制剂特点，运用现代医药理论、技术和手段，对中药传统制剂进行系统性研究，可研发成为多种传统剂型、多种给药途径的制剂。

（二）专科特色制剂

目前，我国医药市场上供应的药品多为大宗常用药品，专科制剂相对较少，特色品种更不多。医院既有专科临床优势，又具备科研技术，完全有能力开发一些新品种专科制剂。特别是在骨科、耳鼻喉科、肛肠科、康复科等中医特色专科上，挖掘有临床基础和科研价值的专科特色专方，对其进行系统性研究，开发成医院新的专科特色制剂，肯定会具有显著的社会效益和经济效益。

（三）疑难病、罕见病及地方常见多发病药物制剂

一些医院在治疗疑难病、罕见病方面，拥有疗效确切、不良反应少的临床验方，将其开发为医院制剂，其前景广阔。同时，在医院制剂研发中应重

视治疗地方常见病、多发病的中药制剂开发，因为当地医院的名医对地方常见病、多发病往往有独到的治疗方法和经验，其中包括使用大量的地产药材。将这些独特的宝贵用药经验开发成制剂，是医院中药制剂研发的一个重要方向。

（四）幼儿患者药物制剂

目前，幼儿患者用制剂品种少、规格不全，临床存在着幼儿患者将药物分割服用的情况。同时，西药对婴幼儿安全隐患较大，而中药制剂对婴幼儿相对安全些。因此，医院应针对幼儿患者的用药特点，重点开发剂型适宜、规格合理、给药方便、不良反应小的制剂。

三、应注重的几个问题

医院中药制剂开发是一个相当复杂的系统工程，各个环节都应重视，尤应注重以下几个问题。

（一）注重选题

1. 从地方常见病、多发病入手　中药新药的选题必须坚持具有科学性、创新性、可行性和效益性的原则，即着眼于解决医疗实践的问题，注意中医药学科发展的需要，力求选择有较大社会效益和经济效益课题的原则。任何一个单位进行中药新药研究，都要在这个原则指导下进行研究设计，医院中药制剂研究开发选题同样适用。以中山市中医院中药制剂举例：广东地处热带、亚热带，以炎热、潮湿多雨为主要气候特征，自然界风、火、热、燥等邪气侵袭，很易引起“上火”，常见有咽喉干痛、头昏目胀、鼻腔热烘、口舌生疮、流鼻血、牙痛等症状，“上火”成为广东常见地方性疾病。医院充分利用广东土牛膝等广东地产清热解毒药，研制出了复方土牛膝合剂，深受人民群众喜爱，而且临床用量很大，有许多患者及家属都特别强调要多买几瓶以备用。这种医院中药制剂发挥出了地产药材治疗地方病的优势，取得了很好的社会效益和经济效益。

2. 从收集验方、秘方及民间用药经验入手　任何一种良好的医院中药制剂都不可能包治百病，而是具有其自身的独特性与选择性，这就要求结合临床需求，开发有特色的中药制剂。可从医院及其他来源的协定方、古方、名方、验方中，收集具有疗效确切且副作用小的处方，并按照中药方剂“君、臣、佐、使”的原则，对处方中每一味药的有效成分进行分析。不合理的配伍、剂量以及对配伍工艺有很大影响的药材，与临床医师协商进行改进。内服药处方中尽量避免使用剧毒药，如马钱子、生川乌、生草乌、斑蝥等，若必须用，也应该经过加工炮制，并把用量降至最低。一些传统中医药理论认为有药效的雄黄、朱砂等（含砷、汞等），因受到国际标准的限制，在处方中应避免使用或以他药代替。还要做好验方用于临床后的疗效和不良反应记录，可随时从医护人员及患者两方面得到反馈信息，如临床疗效、不良反应、制剂质量和患者适应性等，这样便于药学人员不断改进和提高制剂的质量。在条件允许的情况下，应对验方进行科学、严格的药效学及毒理学研究，以进一步确定其有效性、安全性及作用特色。对昆藻调脂胶囊、复方广东土牛膝合剂等制剂做了大量药效学研究工作，验证了昆藻调脂胶囊具有调节血脂、保护肝脏、提高机体抗氧化能力，复方广东土牛膝合剂具有抗菌、抗炎等功效。

（二）确定处方组成

处方是中药制剂研究和生产的基础，也是医院新制剂研究的依据，不论处方来源于古方、验方，还是医院临床的协定处方，它们多起源于汤剂，这种处方是中医师在临床上根据辨证论治、立法遣药的原则，针对每位患者的单独处方，在漫长的岁月里积累、总结经验而形成的。但中医临床很少用完整原方，总是要随症加减。另外，成药适应范围广，必须具有规律性和普遍性，因此中药制剂应首先对临床经验方或协定处方进行筛选，所选的处方必须遵从普遍适应性原则。处方的确定包括药味和剂量，药味应尽量少而精炼，配伍严谨。药味过多常常给制剂生产工艺和质量控制带来困难。药味多了不仅导致主药不突出，在疗效上有可能发生拮抗作用、相互抑制外，而且可能在成分上发生化学反应，从而降低有效成分含量，降低疗效。

在处方药物确定后，剂量是药性和药效的基础，理想的剂量是要求达到最好的疗效、最小的不良反应。中药处方中各味药的用量是构成处方的重要组成部分，它的作用在某种程度上并不亚于药味的作用，因此，确定中药复方中各药的用量是十分重要的。此外，还应确定日用量，确定有效剂量，确定安全剂量及明确用途与剂量的关系。

（三）选择给药途径与剂型

剂型筛选是中药制剂研究的重要内容之一，因为药物制剂的剂型是影响中药制剂质量稳定性、给药途径、有效成分溶出和吸收、药物量效快慢与强弱的主要因素，即它与制剂疗效直接相关。中药剂型的选择应以临床需要、药物性质、用药对象与剂量等为依据，应充分发挥各类剂型的特点，尽可能选用新剂型，以达到疗效高、剂量小、毒副作用小及储运、携带、使用方便的目的。

1. 根据医疗防治的需要　由于病有缓急，证有表里，人有老幼，因此对于剂型的要求常各不相同。如急症宜速，可采用汤剂、口服液剂、气雾剂等；慢性病用药宜和缓、持久，常用片剂、丸剂、胶囊剂、煎膏剂等；皮肤病病灶表现在表，宜多用软膏、洗剂等外用药；某些腔道疾病，如痔疮、阴道炎等可以用栓剂、酊剂等，局部给药。

2. 根据药物及其有效成分的性质　中药制剂多由复方组成，每味中药材成分众多，亦为一个复方。复方成分多而复杂，而各类成分，如生物碱、黄酮、挥发油、甾体、皂苷、氨基酸、蛋白质、鞣质等，其性各异。尤其是溶解性、化学稳定性及其吸收、代谢、分布、排泄又有直接的影响。所以不同处方、不同药物、不同的有效成分应制成各自相宜的剂型，这是中医药学在长期实践中的总结。汤剂是中医临床使用最多的剂型，口服液是在汤剂基础上发展起来的，深受广大医务工作者和患者的青睐，但对很多含有特殊药物的复方制剂，仅采用一般的制备工艺是不宜做成口服液的。

3. 根据处方规定的口服剂量 目前中药复方水煎液除杂工艺效果欠佳，收膏率较高，一般水煎煮或乙醇回流提取的收膏率可达 20%～25%，经高速离心或醇沉后也在 15%以上，经特殊处理可达 10%以下。所以，要做胶囊或片剂，处方量一般不能超过 50g，而多数处方日服量都在 80g 左右，宜做成颗粒剂、丸剂、口服液等。少数处方日服量很大，甚至 100g 以上，按一般工艺就很难做成片剂、胶囊剂，即使制成口服液，当 1mL 相当于原生药 4g 时，其成品的稳定性和有效成分转移率也难以达到要求。

4. 根据制剂的技术水平 剂型不同，所采取工艺路线及条件、所用设备皆不相同。如颗粒剂的制备，须解决两个最关键的问题：一是提取、分离、浓缩的问题。现在的中药制剂室一般都配有多功能提取罐，但其油水分离部分结构不合理，只能提出一些芳香水（油水混合）。挥发油未充分收集，而大量的芳香水又无法合理加入固体制剂中。目前分离部分的设备多不配套，上工序用多功能提取罐，下工序用浓缩器，中间既无离心机又无板框压滤机，仅用 80 ～ 100 目筛网滤过，所得浓缩液又多又黏，制备颗粒剂十分困难，有时要加大量的辅料，直接影响制剂质量。二是干燥问题。制备颗粒剂若无喷雾干燥器、一步制粒机或真空干燥器，仅用一般的烘房、烘箱，所得浸膏板结，带焦糊味，质量标准难以控制，严重影响疗效，所以制剂技术水平影响着剂型的选择。

昆藻调脂胶囊是中山市中医院的协定处方，初为汤剂，后制成口服液。制成口服液后，部分患者感觉口服该药口感较差，有腥味，难下咽；又由于此方用于治疗慢性疾病，需长期用药。有文献认为选用无糖颗粒剂或胶囊剂较合适，现改制成胶囊剂。改成胶囊后，患者服用更方便，制剂质量更稳定，临床疗效更显著。

（四）选择合理的工艺

合理的制备工艺是保证制剂质量的关键，制备工艺研究必须以处方中各药味的理化性质和药理作用为基础，采用正交试验法、均匀试验法或优选法，选择主要影响因素进行考察。确定最终制备工艺及技术条件，绘出工艺流程图。制备工艺、定性测定、定量测定方面要重视新技术、新方法的应用。一些新的制药技术，如喷雾干燥、干法制粒、超滤、冷冻干燥、超微粉化及澄清剂技术正迅速用于制药研究和生产中，对优化制备工艺、提高制剂的质量起着关键性作用，应大力提倡积极开展。在定性方面，可采用性状鉴别、薄层层析等方法；在定量方面，目前多选择紫外、高效液相的方法进行。

辅料是构成药物制剂的必要辅助成分，对制剂生产、药品疗效有重要作用，与制剂的成型和稳定、成品的质量指标和药代动力学特性有着密切关系。以往医院中药制剂多采用淀粉、蔗糖、糊精等作为辅料，近年来，我国已开发出丙烯酸树脂材料系列产品，以及羟丙基甲基纤维素、硅胶蔗糖脂肪酯等新辅料。新辅料对于提高固体制剂的释放度，改善崩解和溶出等质量问题，有明显优势，大大提高了制剂的质量和疗效。

（五）制定完善的质量标准

对于标准中药制剂，应严格按照国家或地方标准执行，统一制剂名称、规格。通过再注册，规范制剂工艺、操作规程，规范包装、说明书、包装材料，使其质量稳定、使用规范。对于非标准中药制剂，要鼓励发展，同时严格审查其质量标准，必要时对医院自拟标准由药检所进行重新审核，严格审批。对于标准不严、不规范、不能有效控制其质量的要重新修订，增加关键控制项目。质量标准的建立对保证产品的质量起着非常重要的作用。中药制剂不同于西药制剂，中药制剂处方中药味数多，成分复杂，质量标准的建立相对困难。首先，要根据制剂的功能主治，按照“君、臣、佐、使”的原则，选定处方中主药为质量控制的药材，然后对每个药材进行鉴别实验，选出相互无干扰、专属性强的方法作为定性鉴别控制标准。其次，正确选择处方中要进行含量测定的主要成分，然后确立测定方法。主药的有效成分须与中医用药的功能相对应，如对中药制剂昆藻调脂胶囊中的 8 味中药进行了薄层色谱鉴别，对浸出物和制剂稳定性进行了测定和考察，为此制剂质量控制提供了实用的方法。

在长期的临床实践中，我国医院药师密切结合临床开发积累了很多临床疗效好、质量可靠、副作用小的制剂，不但保障了临床科研需要，而且深受患者欢迎，同时也为医院创造了一定的经济收入。从目前医院的实际情况看，医院制剂虽然面临挑战，但确有存在的必要性。在临床医疗上，医师们期望一些长期应用、安全有效、价廉方便的验方、秘方能制成医院制剂以供临床应用。在科研上，很多都离不开制剂的配合。医院制剂具有灵活多变的生产模式，能满足科研工作的要求，有利于研发新药。在教学方面，医院制剂具有多品种、多剂型、小批量生产和反复配制的特点，便于院校学生了解和参与制剂及质量检验工作，从而达到实习效果。在医院药学上，医院制剂是医院药学的重要内容，《药品管理法》和《医院药剂管理办法》都有硬性规定。

在医院评级中，医院制剂是评价的重要指标，同时也是医院药学人员提高技术素质的基地之一。在市场补充方面，一些性质不稳定、效期短、销量少和利润低的药品，制药厂不愿生产和难以生产，不能满足临床医疗需要。这种供需矛盾，只能通过医院制剂来解决，可见医院中药制剂在目前阶段还是必不可少的。应以科学的态度开发医院中药制剂，使医院中药制剂由生产型转为技术型，推进医院药学和中药创新研究向前发展，促进中医药学向国际化、现代化方向发展，提高中药产业的国际竞争力，为我国经济发展和人类健康作出贡献。

第三节　新药制剂开发研究的几点建议

在市场竞争十分激烈的新形势下，作为高技术产业的医药工业，要想在这场竞争中取胜，就必须注重新产品开发研究工作。国内外医药工业发展的历史表明，新药研究开发的成败决定着企业的兴衰。近年来有不少医药企业靠自己开发的高效、优质、全新产品，赢得了国内外市场，为国家和企业创造了显著的经济和社会效益。但是，也有部分医药企业在新产品开发中常常出现失误，导致新产品不新，开而不“发”，直接影响企业的生存与发展。为了保证新产品开发准，上得稳，销得快，见效好，保证新药研究一举取得成功，笔者认为在新药研制开发过程中应做好以下三个方面的工作。

一、掌握和了解市场信息，确定正确研究开发方向

信息对于企业新产品开发具有重要的指导作用，由于缺乏信息，许多企业期待投身市场、一争高低的愿望只能束之高阁。及时准确、有价值的市场、产品信息可以使一个濒临倒闭的企业起死回生、东山再起，也可使正在发展中的企业更加兴旺发达。因此，在新药研究开发过程中，要遵守市场经济发展规律，重视市场信息的作用，既要掌握国内市场信息，又要了解国际市场信息，这些信息包括当前疾病的发生、流行和治疗情况，尤其是对人民生命健康危害极大的疑难重症，已上市和正在研究的有些什么样的新药，其治疗效果和治疗特点怎样、存在的不足之处等，以及国家鼓励开发研制哪些类型的新药等，在掌握市场信息的前提下，再结合本企业的资金状况、技术设备等因素作出能开发研制的选题和可行性论证，这样才能保证科研选题的正确性，增强科研开发取得成功的把握性。

二、重视新产品质量，高起点制订产品质量标准，确保新产品的质量

对于企业来说，产品质量就是企业的生命，现代市场的竞争，实质上就是企业产品质量的竞争，产品质量是企业参与竞争、占领市场的关键。也可以说产品质量是企业经济效益的基础，离开质量去追求经济效益是徒劳的。企业为社会提供优质产品，不断提高自己的经济和社会效益，不仅是企业的基本任务，也是企业赖以生存的根本问题。因此，开发新产品，必须重视新产品的质量工作。

某些企业在新产品研制开发过程中，为了便于药品批量生产，故意将新产品质量标准订得很低，这样虽利于批量生产时取得高合格率，但由于质量标准水平低，实际上已达不到控制产品质量的目的，其结果是因质量标准过低而影响产品的寿命。

近年来，随着市场竞争的日趋激烈，要使开发研究的新产品能占领市场，走出国界，进入国际市场，就必须对新产品制订比较高的质量标准，特别是科研开发人员应充分认识到符合低标准、高合格率的产品并不是先进产品。因此，要想使研究开发的新产品能在市场竞争中取胜，就必须为这个新产品制订更高的质量标准，努力向国际标准靠拢，这是新产品开发取得成功保障的十分重要一环。

三、加强新产品的宣传意识，推动新产品的销售

新产品开发的成功与否还包括新产品上市后的销售情况，如果新产品开发出来后不能转化为批量生产或投产后市场销售不好，无法占领市场，那么这个产品的开发是不成功的。要搞好新产品的销售，宣传工作是关键，新产品的宣传工作对于提高新产品的知名度，推动新产品的销售，保证新产品能迅速占领市场，确保新产品开发真正取得成功具有十分重要的意义。

过去，由于科技人员存在科技与经济脱钩的意识，缺乏新产品宣传的参与意识，所以，很多新产品开发出来后，科技人员即认为大功告成，至于投产、宣传、销售则似乎与其无关，以至于很多新产品研制出来后不能迅速推广应用，甚至未上市即被打入冷宫，出现开而不发的现象。

新产品一旦开发出来，科技人员应首先主动进行该产品的宣传工作，甚至应有超前意识，成功前先进行宣传。要充分认识到通过科研人员宣传介绍新产品的质量标准、药理作用、临床疗效等研究成果，其效果远比企业单纯的广告宣传要强得多。

新产品研究开发工作是一项复杂、技术性强的工作，上述三个方面只是新产品开发中比较重要的关键环节，我们应认真对待，同时还必须认真细致地做好新产品开发过程中每一环节的工作，这样才能确保新产品开发取得成功。

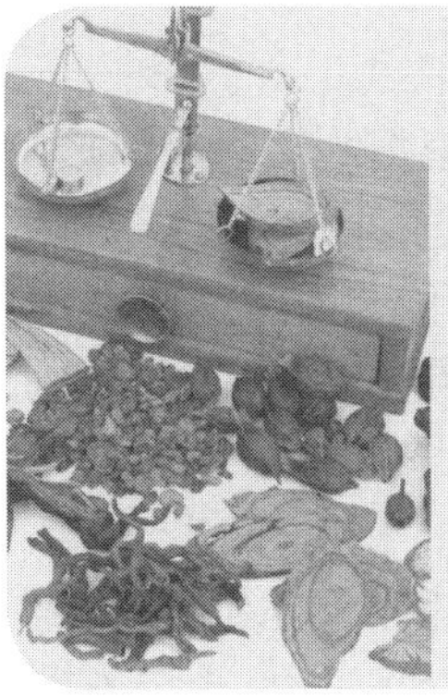

第二章 中药新型饮片的研究

传统中药饮片是指在中医药理论指导下，将中药材经净选、切制和炮制等过程制成的一定规格的原药薄片，临床使用能因时、因地、因人对处方中药物和药量适当地灵活化裁和加减。但传统中药饮片也存在一些不足之处，如：服用前需临时煎煮，使用和携带不方便；中药饮片行业存在着质量不可控，原药材来源不一，质量良莠不齐；某些饮片又厚又大，不利于煎煮，在煎煮过程中会影响与溶媒的接触面积，药物有效成分煎出率低，药材利用率低，浪费资源；部分药材外形、气味欠佳等。因而传统中药饮片不能被广泛接受。从长远来看，传统中药饮片已跟不上时代发展，随着竞争的不断加剧，传统中药饮片需要创新。理想的现代中药饮片应符合中医理论、方便配伍、服用方便、质量可控、价格适宜等要求。

第一节　中药新型饮片的特点与存在问题

中药饮片改革历来都是中医药工作的重要任务之一。近年来，中医药工作者为此做了大量的工作，在传统中药饮片的基础上推出了中药新型饮片（包括中药小包装饮片、免煎饮片和超微饮片），这些新型饮片正逐步在各医疗单位推广应用，也越来越受到广大医药工作者及患者的重视和欢迎。现就中药新型饮片的特点与存在问题做如下探讨。

一、中药小包装饮片的特点及存在问题

中药小包装饮片是指将加工炮制合格的中药饮片，根据临床常用剂量用一定的包装材料封装，由配药师直接调配，无须称量的一种饮片包装方式。它是近年来兴起的一种新型中药饮片包装方式，改变了传统中药调剂方式，具有计量准确、配方效率高、改善中药师工作环境等优点；同时又使患者对所配中药一目了然，保护了患者的权益。

（一）中药小包装饮片调剂的优势

1. 易于储存保管，有利于饮片质量的提高 中药饮片存放日久，受自然环境的影响，容易生虫和发霉变质。小包装中药饮片一般 50～100 小包（袋）为 1 个中包装，每 10 个中包装为 1 个大包装。每个大包装重 5 ～ 15kg，方便运输和储存。大小包装都有批号，利于饮片先进先出，可防止因库存时间过长而变质。饮片采用无毒的食品、药品专用塑料复合薄膜包装材料真空包装，可减少饮片受空气、阳光等自然因素的影响，并可防虫、防潮，减少储存保管期内的氧化、变质和再次污染，保证饮片质量。

2. 提高工作效率，缩短患者取药时间 实行小包装中药饮片调剂，调配人员省去了调配流程中称量、分剂量、捆扎等多项操作，提高了工作效率，缩短了患者的取药时间，大大降低了工作人员的劳动强度。据报道，采用小包装中药饮片后，工作效率大幅提高，药房的工作人员虽从 8 人减至 6 人，但并未影响日常工作。据武汉市中医院统计，每张处方的调配时间由原来的 20 分钟缩短为 5 分钟，大大缩短了患者候药时间。

3. 提高称量的准确性，减少误差 传统散装饮片调剂用戥称称量，靠手工逐一调配，不仅调配人员的劳动强度大，而且在称量、分剂量等环节易出现剂量误差，配方质量很难保证。小包装中药饮片根据用药需要和用药习惯通常有 3g、5g、10g、15g 等多种规格，大多能满足需要。由于是按袋计量，因而保证了剂量的准确。此外，中药饮片小包装上每种饮片的名称、炮制方法、特殊用法、规格、生产厂家、生产日期、生产批号等标识清晰，便于调剂复核，可减少漏配、少配、多配、错配等现象，确保临床用药安全、有效。

4. 改善工作环境，降低饮片损耗 传统散装饮片调配时，尤其全草类在装斗和分剂量时往往尘土飞扬，调剂人员每天都要吸入大量粉尘，不仅影响其健康，而且室内到处是灰尘和散落的药渣，既不卫生，又不雅观。推行饮片小包装后，上药和拿药时的粉尘大大减少，卫生状况大为改观，使得中药房也成为一个整洁的科室。同时，饮片小包装避免了某些药屉底部的药末沉积、串斗和调剂时饮片落地等的浪费，降低了损耗。

5. 提高消费透明度，尊重患者知情权 患者取药后可根据电脑清单查

对小包装饮片的药名、规格和价格，每贴药中药有几味，每味的份量是多少均可自行核对；如有疑问可即时询问工作人员，这样既增加了用药的“透明度”，也是对患者服药知情权的尊重，满足了人们新形势下的用药需求。

（二）中药小包装饮片存在的问题

1. 某些饮片应付困难 使用小包装饮片对一些饮片的处理比较麻烦，如《中国药典》规定“用时捣碎”的30多种子实类药材，在使用传统散装饮片时一般由调剂人员临时放在铜钵中打碎。使用小包装饮片后，厂家因担心某些需要捣的种子类药材如瓜蒌仁、酸枣仁碾碎久存易油耗走味，多不碾碎，而是直接包装。在配方此类饮片时就出现困难，如不捣碎肯定影响汤剂质量，而捣碎的话，小包装又成了多余。另外对一些临方炮制，如需朱砂拌或青黛拌的饮片，同时存在这样的问题，外包装变成了累赘。

2. 质量检查相对困难 中药调剂复核还有一点是要求检查饮片的质量，如有无虫蛀、发霉变质，以及该制不制、该捣不捣等。在这方面，小包装饮片由于加了外包装，直观性较差，也不能像散片那样随时检查饮片气味，因此给质量检查带来困难，有时若真有质量问题不拆包装也不易发现，明显不如用散装饮片简便。

3. 小包装中药饮片的规格有限 目前，各医院使用的小包装规格不尽一致；对于小包装外观的设计、要求不尽统一；小包装中药饮片定量规格难以适用所有处方。中医强调辨证论治，不同年龄、性别、体质差异，用药及药量亦有差异，故往往定量包装难以满足临床需要。特别是婴幼儿的中药处方，饮片用量较小，若使用定量小包，则须拆包，不仅调剂速度慢，而且造成人工浪费。

4. 标识、标签不准确易引起误会 目前的小包装饮片还处在初级阶段，其包装上多是贴上印有品名、剂量的不干胶，有些生产商的小包装饮片名称用的是别名，结果导致一些患者产生误会，反映配方错误，如将“延胡索”配成了“元胡”，将“牛蒡子”配成了“大力子”等。其实这是中药同物异名造成的，原因在于医院使用电子处方后，中药的名称全部使用《中国药典》名，而饮片生产单位使用的是别名、商品名等，两者在某些饮片的表述上有差别，造成患者误会。

5. 日常维护难度加大 在多雨季节，中药饮片较易发霉变质，若是散装饮片发现问题可及时做翻晒、烘干处理。而小包装饮片采用塑料纸单独包装，由于药物在包装前自身含水量、药品质地的不同，以及药物在加工干燥过程中干燥度的差异，决定了不同的药物其含水量不同；另外加上用塑料纸包装，水分的挥发不如散片，因此较散片容易发霉，特别是在梅雨季节，且出现问题不易处理。

二、免煎中药饮片的特点及存在问题

免煎中药饮片又称单味中药浓缩颗粒、免煎颗粒、配方颗粒，是将传统饮片经科学的方法提取浓缩，制备成浓缩颗粒。采用单剂量包装，其性味、归经、功效与原中药饮片一致。其制备工艺先进，药效稳定。保持了中医辨证论治的传统特点，保证了中药饮片的质量。免煎中药，免煎易服，携带方便，具有冲服、冲洗、外敷等多种给药途径，急症可以急用，调服方便，剂量准确，减少了人工调配造成的剂量误差，有利于提高临床疗效。免煎中药包装精良，避免了传统中药饮片易虫蛀、霉变、不清洁、不易保管的弊端。

免煎中药饮片精选道地药材，遵循炮制规范，采用先进设备、多成分提取工艺，保持了单味药的多效性。由于低温浓缩、喷雾干燥，减少了中药加热时间，避免了以往汤剂煎煮时间较长导致的药效成分挥发、破坏、变质等。免煎中药饮片是干式制粒，不加糖和其他辅料，减少了服用量。采用铝塑复合膜单剂量包装，防潮、避光、防蛀、防霉，安全稳定，保存期长，体积小，便于运输储存。

（一）免煎颗粒的特点

1. 现代化大生产，优于传统煎煮　免煎中药是以经过科学炮制的传统中药饮片为原材料，用现代化的制药技术提取、分离、浓缩、干燥、制粒、包装精制而成。它不但保持了药效特征，保留了性味归经，而且由于采用了先进设备和低温浓缩、喷雾干燥等先进工艺，减少了因加热时间长而对有效成分的破坏，比传统汤剂的使用更科学。免煎中药颗粒生产是根据单味中药的性质，设计出不同提取温度、时间、pH 值等条件，使有效成分的溶出率提高，从而节约了药材，减少了自然损耗，有利于保护中药资源。

2. 统一质量标准，确保疗效　中药配方颗粒的原材料一般来自其自有的中药材种植基地，其生产拥有先进的技术设备和严格的质量标准，对免煎中药颗粒原药材的产地、质量、运输、贮存都有一套严格管理规定，每一种药材都要根据其有效成分的性质，制定质量标准以及检测方法，计算出免煎颗粒与中药饮片两者之间的用量换算关系。同时全成分提取，保持了原饮片的质、气、味，使药性成分更稳定。这样有利于中药质量的规范化、标准化，从而保证了疗效确切、稳定。

3. 便于携带，便于服用　使用免煎中药不必煎煮，可以直接冲服，从而避免了煎煮中药时带来的麻烦、煎煮过程的烦琐、各种难以精确的技巧（先煎、后下、烊冲等），以及由此引发的疗效上的不稳定。免煎中药颗粒具备西药口服制剂的优点，急症患者可以随取随服且无须煎煮，服用和携带方便，尤其适合于住校学生、外出旅游者或其他不方便煎煮中药的患者，有利于保证中药治疗的及时性和连续性。

4. 便于保管，便于调配 免煎中药颗粒采用铝箔袋包装，不易吸潮，避免了中药贮藏、保管不当带来的走油、变色、虫蛀、霉变等质量问题。免煎中药包装精细、安全卫生、防潮防蛀、保质期长。尤其像枸杞子、柏子仁、乳香之类的药物，制成免煎中药就可以避免发黏、虫蛀、霉变等现象，使患者服用更安全、更放心。由于标明了原生药的换算关系，调配更加方便，可避免传统中药称取方法带来的剂量误差。

5. 临床使用可随证组方，多途径给药 中医治病重视个体差异，临床用药需因人而异随证组方，而本颗粒剂与中药汤剂一样，可灵活组方，随证加减，符合中医辨证施治的原则。还可多途径用药，如冲服、冲洗、调成糊外敷、药浴等，能满足临床治疗各种病症的需要。

6. 降低劳动强度，提高环境质量，卫生安全 中药饮片颗粒剂的配方由机器操作，工作环境整洁卫生，对中药人员的身心健康大有好处。且所有产品出厂前均经过严格的卫生学检验，较传统中药饮片更加清洁卫生。重金属含量、菌群数量均符合国家有关标准，患者服用更加安全。

7. 有利于中药走向世界 免煎中药颗粒对原料选择、炮制制作、质量标准及新技术的应用都有严格要求，这种高质量、大规模、集约化的运作，可有效防止假冒伪劣药品的泛滥。方便快捷，质量保证，标准易于掌握，顺应了中医药现代化的需要，有利于中药走向世界。

（二）免煎颗粒存在的问题

免煎中药颗粒与传统汤剂相比，也存在不足之处。首先是复方汤剂的合煎与免煎颗粒的分煎问题。众所周知，传统中药汤剂是把处方中的各种中药饮片混合在一起，加水，经过一定时间的煎煮、熬汁而成。在煎熬的过程中，药物间可能会发生各种各样的化学反应，或者其中一种药物的某种成分可能会促进或抑制另一种药物的某些成分的溶出。研究表明，有些中药共煎要比分煎药效作用强，经过这样充分煎煮所得的汤液，对人体产生特定的医疗作用。而免煎中药汤药只是各种单味中药配方颗粒的混合物用开水冲泡而成，这样形成的汤液与中药饮片煎熬而成的汤液是否具有相同的疗效，还有待于进一步实践观察和研究。也有人认为，复方合煎过程中的反应大部分是“助溶”“吸附”“沉淀”等，会影响中药成分的溶出率，而“络合”“水解”“聚合”“解离”就比较少，氧化还原反应更少，产生新物质的概率极少。

其次，免煎中药的规格比较单一。如我们使用的免煎颗粒，杜仲每包所含为 10g，而且仅此一种规格，其他药同样只有一种规格（一般每包所含的药物为成人的常用量，如板蓝根 10g、白花蛇舌草 15g）。这样一来，医生在随证加减用药方面就受到一定限制，如要用杜仲颗粒只用一包或数包，也就是

10g 或数十克，而少于 10g 或 10g 多点就没办法做到。而且因为每包所含的剂量是成人的常用量，儿童患者也不适合使用，不过近年的颗粒剂自动发药机已经解决了这个剂量问题了。

再次是免煎中药的价格相对比较高，价格一般是原中药饮片的 2 ～ 3 倍或更多。许多患者反映价格太高，难以承受，因而拒绝使用。

三、中药超微饮片的特点及存在问题

中药超微饮片也称为破壁饮片，是利用超微粉碎细胞破壁技术，将药材制成超微粉末，按不同的规格剂量分装在密封的包装袋里，可以按照医生用药的不同分量需要，很方便地加入处方，使用时只要打开包装倒入水中，几秒钟就可以溶解或混悬服用的一种剂型。

在中国几千年历史上，都是将中药材用水煎熬，再去渣后服用药水。这种方法煎药，有效药用成分其实很大一部分并没有溶解于水中，对药材的浪费很大。湖南省中医药研究院的科研人员围绕中药超微加工方法及工艺的研究课题进行了相关 25 个项目的攻关。采用中药超微加工工艺，利用超微粉碎细胞破壁技术，使药材的核心细胞破壁从而释放出全部有效成分。中药超微饮片在湖南一些医院中作为中药饮片的补充或替代剂型使用，取得了较好的效果，为中药剂型的现代化研究提供了新的思路。中药超微饮片具备中药免煎饮片的特点，如便于携带、便于服用、便于保管、便于调配、临床使用可随证组方、辨证加减、多途径给药、降低劳动强度、提高环境质量、卫生安全等；其中最大的特点是节省药材资源，中药超微饮片可以节省 50% ～ 80% 的药材。

但中药超微饮片与中药饮片的生物等效性、安全性比较及中药超微饮片本身的重金属含量控制等方面还有待进一步深入研究。

四、三种新型中药饮片（小包装饮片、免煎颗粒、超微饮片）与传统散装饮片的比较

（一）对调剂工作的影响

1. 对调剂速度的影响 一定规格的小包装饮片与免煎颗粒、超微饮片在调剂过程中由于不需要像散装饮片那样用“等量递减法”称量，所以用之三种饮片配方，速度明显快于传统的散装饮片，提高了配方工作效率，使调剂人员有更多的时间用于核对饮片的准确性上。

2. 对调剂质量保证的影响 由于小包装饮片、免煎颗粒及超微饮片是有一定的规格的，配方时调剂人员只需根据处方用量选用一包还是数包，无须考虑分贴均匀度，所以对调剂质量的保证相比传统的散装饮片要省时，同时

也更加精确。

3. 对调剂人员的影响 以往散装饮片一天调剂下来，配方人员肯定是满身“尘土”，若不戴口罩则鼻腔里黑黑一层，身上满是中药味。而小包装饮片与免煎颗粒、超微饮片因为加了外包装，配方人员工作一天下来所受的影响大大减小。

（二）对患者的影响

1. 对煎药工作量的影响 免煎颗粒、超微饮片无须煎煮，冲服即可，患者使用最为方便，散装饮片无须拆包，直接浸泡即可煎煮；而小包装饮片先要拆包，有时一剂中药有几十个小包，无形中增加了患者的煎药工作量，患者有时难免要抱怨。

2. 对配方质量监督的影响 用小包装饮片、免煎颗粒及超微饮片所调剂的中药，饮片名称、数量一目了然，患者回家可按处方逐一校对，保护了患者的权益。相对而言，用传统散装饮片调剂的中药，对没有一点专业知识的患者来说，核对配方完全正确与否相对比较困难。

3. 对处方效果的影响 如采用散装饮片，医生可以根据病情决定饮片使用剂量，灵活运用。而小包装饮片与免煎颗粒、超微饮片由于规格的限定，难免对医生临床应用产生影响，进而影响疗效。同时免煎颗粒、超微饮片直接冲服，忽视了中药煎煮过程中各种成分相互作用对药效的影响，这也是免煎颗粒、超微饮片最不能为医生与患者所接受的一点。

4. 对患者经济上的影响 免煎颗粒、超微饮片由于已经加工好，故其价格最贵，而且目前免煎颗粒、超微饮片在许多省市没进医保，一些患者长期服用经济上难以承受。小包装饮片加了外包装，其价格也比散装饮片略贵。

（三）对药房管理的影响

1. 对中药房硬件投入的影响 小包装饮片由于加了外包装，同样 1kg 饮片与其他两种饮片相比，体积明显要大；而且同一种饮片考虑到临床需要可能要制定 2 个甚至多个不同规格，因此对药房面积与饮片货架的投入明显要大于散装饮片与免煎颗粒、超微饮片。

2. 对中药房成本核算的影响 传统的散装饮片日常调剂时难免有饮片掉落，一个月下来，积少成多，数量并不在少数。因此中药房需要每月或每季度做报损单来减少损失，无形中增加了医院的成本支出。而使用小包装饮片与免煎颗粒、超微饮片配方，中药房在饮片管理上可以借鉴西药房管理，以包为单位，按需取包，配方时不可能掉落，使得饮片的日常耗损量大大降低。

3. 对中药房环境的影响 如前文所述，传统的散装饮片称量难免有药屑与灰尘，这些东西日积月累，使得以往中药房给人的印象就是灰尘多，脏、乱、差，成了医院卫生检查的死角。而使用小包装饮片或是免煎颗粒后，由于饮片加了外包装，配方饮片时药屑看不到了，中药房也变得窗明几净，井井有条。

（四）对药材资源的影响

超微饮片的药物利用率最高，可节省药材 1/2 ～ 2/3，免煎饮片采用合理的工艺、先进的方法提取，其药材利用率也高于散装饮片和小包装饮片。而散装饮片和小包装饮片多由患者自行煎煮，个人的煎煮方法、时间、火候均不一致，药材的利用率是最低的。

随着人类回归自然潮流的不断升温，天然药物的使用渐成时尚，国际上对植物药的青睐与日俱增，这就为中医药产品逐步打入国际市场提供了一个良好的机遇。中药新型饮片特别是免煎饮片、超微饮片的出现，无疑是中医药发展的一个重大进步。免煎饮片、超微饮片与传统中药饮片相比，既保持了传统中药饮片的药性和主治功效，又具有免去煎煮麻烦、直接冲服、服用剂量小、药物利用率高、吸收迅速、疗效稳定确切、安全卫生、携带和保存方便等传统饮片所不如的特点。免煎饮片、超微饮片继承了传统中药饮片的优点，克服了传统中药饮片使用不准确、不方便等缺点，拥有现代化制药工艺及严格的质量控制的双重保证，能为患者提供更科学、更安全、更方便的医疗保健服务，是对中医中药的现代化及人类健康事业的一大贡献，值得进一步推广。中药新型饮片的应用和推广还有许多问题需要解决和完善，需要政府、专家学者、企业、医疗单位及专业人员的共同努力，如果能够扬长避短，发扬其优点，克服其缺点，使中药新型饮片的应用做到规范、有序，并健康发展，中药新型饮片的前景将会更美好。

第二节　中药袋泡剂的研究

一、中药新剂型——袋泡剂

袋泡剂由传统的汤剂和煮散衍化而来。它将处方中药材粉碎成粉末，直接用粉末或制成颗粒，按一定量分装于通透性好、机械强度高、耐高温浸泡的滤纸袋中，服用时将其浸泡在开水中，去渣饮汁，是一种新型中药制剂。近年来，袋泡剂引起了国内外医药界的普遍重视，受到了广大患者的热烈欢迎，被视为传统汤剂改革的一条重要途径。本文就袋泡剂的特点及存在问题做简单介绍如下：

（一）袋泡剂的特点

1. 有效成分溶出快，浸出效率高　实验表明，袋泡剂有效成分的浸出率

（水浸出物）为水煎剂的135%。有人比较了生脉饮袋泡剂和煎剂的有效成分溶出率，其结果袋泡剂高于煎剂。袋泡剂一般是在保温杯中加盖密封浸泡，温度在80～100℃，就可使药材中的挥发性成分较多地溶解在水中，还可保护热不稳定性成分如大黄蒽醌等，不致长时间受高温影响而被破坏。因此，对那些因受热后成分易挥发逸散，或受热时间稍长成分易被破坏的药物采用袋泡剂，其有效成分提取率无疑会高于煎剂。

2. 吸收快，奏效迅速 袋泡剂虽是一种固体制剂，但服用的是汤液，药液进入体内后，其有效成分能很快被吸收进入血液循环而发挥药理作用。因此，它保持了口服液体制剂所具有的药效成分吸收快、奏效迅速的特点。

3. 生产工艺简单，适合批量生产 袋泡剂的生产工艺一般是将处方中药材粉碎成粉末，制成颗粒或直接分装于特制的纸袋中，与散、冲剂基本相同，较丸、片、汤、栓剂及注射剂等均为简单，很适合工业化的批量生产。

4. 携带、使用方便 汤剂，患者携带不方便，煎煮服用困难，如遇出差只得停药；而袋泡剂剂量少，包装好，易于携带，应用时将袋泡剂投入保温杯中，放入适量开水浸泡10～15min，即可取汁服用，十分方便。

5. 节约能源，经济合算 袋泡剂以开水为溶媒，其能源消耗也比其他剂型节约。有人比较了煎剂与袋泡剂的能源消耗，结果表明，袋泡剂可节省能源为煎剂的5.8倍。

6. 节省药材 据报道，粉末温浸比饮片煎煮法制备汤剂，其总有效成分提出率高一倍，因此采用粉末温浸（袋泡剂）可节省药材一半。一般袋泡剂每剂用药量为5～10g，而汤剂的每剂药量都在50～10g或更多，因此使用袋泡剂，可节省大量药材。

（二）袋泡剂存在的问题

1. 部分药物使用袋泡剂还存在一些不足，如毒性药应按传统要求久煎去毒，矿物药应先煎促溶，故这些药均不宜采用袋泡剂。

2. 治疗危急重症、顽症及兼证较多等病的方剂，一般都是“大方”（即药味数多、药量多），并且要求煎成高浓度药液服用，因此这一类方剂不宜制成袋泡剂。

3. 袋泡剂在贮存期内可出现被细菌污染、霉变虫蛀、挥发性成分散失等问题，有待于进一步研究解决。

综上所述，袋泡剂具有许多优点，但也存在一些有待于进一步研究、解决的问题。袋泡剂虽不能完全取代传统的中药汤剂，但袋泡剂作为一种新剂型与汤剂同时并存，可起到相互取长补短的作用。总之，中药袋泡剂不失为一个具有发展前途的新剂型，值得提倡、推广使用。

二、中药袋泡茶剂历史沿革及其制备工艺与质量标准研究

中药袋泡茶剂是药茶中的一种剂型，是指将加工炮制成粗粉的药物，分装于特制的纸袋中，用沸水浸泡去纸袋药渣，取药液服用的一种剂型。中药袋泡茶剂是在我国古代煮散和汤剂的基础上发展的一种新剂型，具有荡涤脏腑、调理阴阳、祛除邪毒、保养皮肤、益充气力、改善体质等作用，且吸收和作用迅速。由于袋泡剂体积小，含生药量大，溶出快，服用方便，节省药材，保持了传统汤剂的特色和优势，且更接近于国人的饮食习惯，是传统汤剂较为理想的改进剂型，已成为大众熟知与喜爱的药物剂型。为更全面了解中药袋泡茶剂的研究进展，掌握中药袋泡茶剂目前最常用的制备方法和控制中药袋泡茶剂质量的一些新方法，对中药袋泡茶剂的历史沿革及其制备工艺与质量标准研究概况总结如下：

（一）历史沿革

茶在我国博大恢宏的传统文化中占有一席之地。茶，包括药茶在内，在我国人民的生活和医疗保健中都发挥了重大的作用。药茶又称茶剂，是中医药宝库中一个重要组成部分，即将茶叶或以中草药（单味或复方）经过冲泡、煎煮，然后像日常喝茶一样饮用，用以防病治病。最早记载药茶方剂的是三国时期的张揖所著的《广雅》，并在晋·孙楚的《出歌》、梁·陶弘景的《神农本草经集注》、唐·孙思邈的《备急千金要方》中均有记载，直至王焘《外台秘要》，详细地记述了一些药茶的制作和服用方法，自此以后药茶新方大量涌现，无论是朝廷的饮食谱，还是民间的药茶妙方皆摭拾可见。关于袋泡茶的起源并没有确切的史料记载，仅英国《每日邮报》在 2008 年 6 月 12 日报道，称袋泡茶已有百年历史。其报道说在 1908 年 6 月，美国纽约茶商托马斯·沙利文希望压低生意成本，于是决定把少量茶叶样品装入一个丝绸小袋子，寄送给潜在客户试尝。收到这些奇怪的小袋子后，疑惑的客户无从下手，只能尝试着把它们浸泡到一杯滚烫的开水中，于是世界上最早的袋泡茶就这样产生了。然而自诞生之日起，袋泡茶经历了种种改变。首先，沙利文用薄纱纸取代丝绸做茶包。接着，1930 年，美国人威廉·赫尔曼松取得热封纸质茶包专利权。1953 年，英国泰特利茶叶公司开始批量生产袋泡茶并不断改进茶包设计。1964 年，茶包材质被改进得更为细致，这也使得袋泡茶更为畅销。1989 年，泰特利茶叶公司一改标准的方形茶包设计，推出圆形茶包。几年后，泰特利茶叶公司又推出带束绳的茶包，且茶包中有 30 种不同的茶叶。此外，金字塔形茶包、尼龙茶包先后进入英国市场。从统计结果显示，英国人每天要喝掉 1.3 亿杯袋泡茶。英国茶委员会主席威廉·戈曼说："每天，英国人摄入的液体中 40% 是茶水，其中绝大多数用袋泡茶。"

日本于20世纪70年代最先进行了中药袋泡剂的研究，国内也从20世纪80年代开始了中药袋泡剂的研究与应用，尤其对中药袋泡剂的制备工艺、浸出率、临床应用、药理作用等方面进行了大量的研究，取得了一系列可喜成果。如《中华人民共和国卫生部药品标准》收载了川芎茶调袋泡剂、降压袋泡茶、八珍袋泡茶等多个品种中药袋泡茶剂；另外，在《中国药典》（2005年版）一部附录IT茶剂项下也收载了袋装茶剂（亦称袋泡茶剂），并规定了其水分、装量差异、微生物限度等项检查的方法和标准。

（二）制备工艺研究

近年来，袋泡剂由于制备工艺简单、有效成分损失少、浸出率高、疗效迅速、服用方便等优点，已越来越受到人们的重视。为提高药材有效成分的浸出率，保证制剂质量，近年来对其制备工艺研究也有了很多的报道，取得不少研究成绩。

1. 提取工艺研究 孙素兰等应用超声波技术对灵芝袋泡茶多糖的提取工艺进行多因素研究，发现灵芝袋泡茶在pH 2.0的条件下超声波提取0.5～1h得到的灵芝多糖的含量最多，与未处理多糖含量相比，超声波在0.5～1h的粗多糖增加10%～20%。韩春辉等采用$L_9(3^4)$正交试验法对三花茶剂提取过程中的温度、浸出时间、加水量、浸出次数4个因素进行优选，得出加15倍量水、煎煮3次、每次20min为最佳工艺，而浸出时间对综合得率无显著意义。刘书堂等将苍术、陈皮等含挥发性成分的药材制成粗粉，厚朴采用有效成分双提法，并将厚朴油与藿香正气水处方中的藿香油、紫苏叶油一起采用β-CD包结工艺进行包结，其余药材采用水提取，制成袋泡剂。结果表明，制成的袋泡剂能有效地保存药材中的挥发性成分，药物溶出快，且口感好，服用剂量小，热稳定性良好。

2. 成型工艺研究 蔡鹰对选择筛网目数和包装量进行正交化试验，得出复方桔梗袋泡茶最佳工艺组合为原料药材粉碎过10目筛网，过60目筛网细粉不超过20%，包装量4g。此外，选择烘烤时间、药材粉碎粒度和烘烤温度进行三因素三水平考察，确立原料药材100℃烘烤24h，粉碎时用孔径0.5cm筛网为最优组合，使首乌降脂抗冠袋泡茶制备工艺得到了优化。罗友华对茅根冬瓜茶制成半生药型袋泡剂和全生药型袋泡剂进行工艺路线优化对比研究，发现制成半生药型袋泡剂单位重量产品的含药量明显更高，并且发现当药粉粒度10～60目、浸膏相对密度1.15～1.25（60℃）可获最佳工艺。产品在80℃水浸泡5min时水浸出率为50.6%，已占《中国药典》法总浸出率的85.8%，可知具有速溶的特点。杨来秀等在考察金莲花袋泡剂的最佳工艺条件和服用方法时，采用双因素方差分析法，得出在药材粒度20目，烘烤温度90℃、时间15min，用100mL开水、浸泡15min的条件下，可获最佳浸出率。

（三）质量标准研究

由于袋泡剂是一种新剂型，1995 年以前的历版《中国药典》中均未记载，更无质量标准说明。《中国药典》1995 年以后各版均在茶剂项下有袋泡茶的通则规定，其中对其水分、装量差异、微生物限度等方面进行了规定。随着袋泡剂的使用逐渐推广，对其质量要求也越来越高，要使袋泡剂进一步走进大众的生活，就有必要对其质量控制方面进行加强。所以仅从制剂的水分、装量差异、微生物限度等几个方面对其进行质量控制，已不能完全满足目前的质量控制研究，特别是缺乏量化指标，就很难对袋泡剂的质量稳定性进行控制。为建立其较为完整的质量标准，就近年来有关中药袋泡剂质量标准研究的最新进展进行阐述，为以后的中药袋泡剂质量标准建立提供参考。

1. 定性考察

（1）显微鉴别　刘荔荔等在轻松袋泡剂质量控制方法研究报道中，采用显微鉴别法在本品粉末中能很好地鉴别出白芍与甘草；吕江陵等以苦丁茶中的纤维及茶叶中的石细胞作为显微鉴别特征，能很好地鉴别出减肥降脂袋泡剂中的苦丁茶叶，可用于其质量标准的考察研究。

（2）理化鉴别　魏屹等报道用硫酸－香草醛显色法，对咽炎袋泡剂薄荷中含的挥发油进行鉴别；王舜华等报道用化学成分预试法对银杏叶袋泡剂水液所含主要药效成分进行鉴别，该法简便、针对性强，对本品的质量能起到一定的控制作用。

（3）薄层色谱法　中药袋泡剂多为复方制剂，组方药味较多，有报道对复方中起主要药效的药味用薄层色谱分析的方法，进行定性考察。该法是根据药味的特征色谱斑点进行鉴别，重现性好，专属性强，阴性对照无干扰，能定性地控制该制剂的质量。卓斌等采用薄层色谱法鉴别悦康外感凉茶中连翘、大青叶、板蓝根、岗梅的特征色谱斑点，重现性好，专属性强，阴性对照无干扰，可以定性地控制该制剂的质量。包国荣等也用该法对春闽减肥茶进行质量控制，取得了比较满意的结果。

（4）特征图谱考察法　鄢海燕等采用梯度洗脱技术进行高效液相分析，色谱柱为 Zorbax Eclipse X DB-C_{18} 柱，流动相为乙腈 -0.1% 磷酸水溶液，体积流量为 1mL/min；检测波长为 278nm，参比波长 550nm。用数字化色谱综合信息指数法处理色谱特征信息，得到不同浸出时间的决明子袋泡剂提取液的特征图谱，且浸出时间不同，决明子袋泡剂提取液的检出峰数、检出率、重叠峰数、重叠率有较大差别，经综合信息指数法比较相似度，决明子袋泡剂保温 20min 提取液（11 ～ 20 号）的相似度低于决明子袋泡剂保温 40min 提取液（1 ～ 10 号）的特征图谱库的相似度阈值。可知采用特征图谱可控制决明子袋泡剂在不同保温时间下的内在质量。

2. 定量考察

（1）*薄层扫描法* 李义清等采用双波长薄层扫描法（λ_S= 575nm，λ_R=700nm）测定清热利咽茶中芍药苷含量。结果芍药苷点样量在 0.975 ～ 9.750μg 范围内呈良好的线性关系（*r*=0.9985），平均回收率 97.10%（*RSD*=2.40%）。周宝仙等采用聚酰胺 -66 薄膜为吸附剂，以薄层扫描法测定由黄芩、葛根、青黛、柴胡等 11 味中药组成的复方袋泡茶中黄芩苷，加样回收率为 99.98%，同板变异系数为 2.80%。

（2）*高效液相色谱法* 高效液相色谱法作为当前中药定量控制主要方法之一，现已广泛应用于中药及中成药的含量测定中，如今采用高效液相色谱法测定中药袋泡茶剂中有效成分含量的报道也频频见诸国内外医药期刊杂志。如张向兵等建立以 ODS C_{18} 分离、流动相为甲醇 – 水（55：45）、流量 1.00mL/min、检测波长 242nm 的 HPLC 法测定冬凌草袋泡茶中冬凌草甲素含量，该方法检出限为 10.5ng，相对标准偏差为 3.29%，回收率为 93.3% ～ 98.3%。郭子杰等采用色谱条件为 Kromasil C_{18} 柱（250mm×4.6mm，5μm）为色谱柱；Attech C_{18} 柱为保护柱；流动相 A 为乙腈、B 为水；线性梯度为 0 ～ 20min，A 20% ～ 40%，20 ～ 30min，A 40%，平衡 20min；流速为 1.0mL/min；检测器漂移管温度 40℃，压力 3.5bar；柱温为 40℃，建立高效液相色谱蒸发光散射检测法（HPLC–ELSD）检测康尔心茶剂中三七皂苷 R_1、人参皂苷 Rg_1 及 Rb_1。检测结果三七皂苷 R_1、人参皂苷 Rg_1、人参皂苷 Rb_1，线性范围分别为 0.4614 ～ 1.8456μg、2.5536 ～ 10.2144μg、1.8048 ～ 7.2192μg；精密度分别为 0.99%、1.4%、1.39%；加样回收率分别为 101.10%、99.91%、102.74%；样品中三七皂苷 R_1、人参皂苷 Rg_1、人参皂苷 Rb_1 24h 内分析的 *RSD* 分别为 1.3%、0.5%、0.8%。可知采用 HPLC–ELSD 法可准确地对康尔心茶剂中三七皂苷 R_1、人参皂苷 Rg_1 及 Rb_1 进行含量测定，可纳入本品的质量标准中。

（3）*分光光度法* 鞠爱华等用分光光度法，以芦丁为对照品，加入硝酸铝 – 亚硝酸钠为显色剂，在 500nm 波长处，分析测定金莲花袋泡剂中总黄酮含量，回收率为 100.75%，*RSD* 为 1.98%。

（四）小结

总之，中药茶剂作为我国传统中药剂型之一，具有悠久的历史，而作为中药新剂型的中药袋泡茶剂则在 20 世纪 80 年代才在我国出现。虽然中药袋泡茶剂应用历史不长，但中药袋泡茶剂在近 30 年的研究有了长足的发展，人们从不同角度论证了中药袋泡茶剂的可行性、可靠性与可控性，在制备工艺、质量标准等方面进行了许多工作，成效斐然。主要表现在提取工艺方面采用超声波等现代最先进技术提取及采用正交试验法优化最佳制备工艺等；而在质量标准研究方面则表现更为优异，首先是《中国药典》（1995年版）制定了中药袋泡茶剂的制剂通则，其次为现代最新的定性定量控制技术都有用于中药袋泡茶剂的定性定量研究中，如采用高效液相色谱蒸发光散射检测法测定康尔心袋泡茶剂中三七皂苷 R_1、人参皂苷 Rg_1 及 Rb_1 的含量报道等。当然，作为一种中成药新剂型，中药袋泡茶剂尚有许多问题需要完善和解决，但我们相信随着新工艺、新技术、新设备的开发应用，中药袋泡茶剂的制备工艺及质量标准等方面研究将更加深入，中药袋泡茶剂所遇到的一些问题也必将会逐步完善和解决。随着对中药袋泡茶剂方方面面的进一步研究和完善，中药袋泡茶剂也必将在众多的药物剂型中占据重要的一席，发挥出更大的作用。

三、袋泡纸小包装饮片与传统饮片的比较

中药调剂的传统方法操作烦琐、劳动强度大、调剂时间长、灰尘多、重量差异大，因而国内外的药学人员不断地探索中药调剂的改革。20世纪70年代，日本、韩国开始研制颗粒剂，日本大多使用复方颗粒剂，而中国台湾地区则采用复方加减浓缩中药，同时亦生产单味浓缩中药；90年代初，我国大陆第一家改革试点单位江阴天江药业有限公司正式成立，相继有广东一方制药有限公司、重庆万阁药业有限公司、深圳三九药业有限公司等制药企业研究和生产单味中药浓缩颗粒剂。然而，有些中药配方颗粒剂的有效成分丢失严重，故国内开展了许多关于单煎、合煎后化学成分、药效及毒性方面的对比研究，如合煎过程发生了多种化学反应，包括固有成分的溶出变化，已知成分之间较复杂的水解、聚合、氧化－还原反应，表明合煎不仅是单味药有效成分的简单相加。如今，很多医院使用了塑料袋分包装饮片，但饮片厂的分剂量依然停留在人工分装，且患者在使用过程中也存在诸多不便。

采用袋泡纸对中药饮片进行分剂量包装，改进了中药饮片的调剂方法。在实验过程中袋泡纸均无任何机械破损和散封，表明在技术上可用袋泡纸分包装饮片。

（一）袋泡纸小包装饮片与传统饮片煎出量的比较

取100mL的烧杯，洗净，在烘箱中（105℃）干燥至恒重，准确称重，待用。将丹参15g、牛蒡子12g、连翘15g、金银花9g、茵陈15g、僵蚕9g、复方制剂（由丹参15g、牛蒡子12g、连翘15g、僵蚕9g组成）分成2组，一组直接煎煮，另一组用袋泡纸包装后煎煮。煎煮方法：将饮片置于500mL的烧杯中，加水200mL，浸泡20min，用急火煮沸（100℃）后改用小火（保持温度在100℃）煎煮至约50mL药液，用6层纱布过滤；药渣再加水150mL，用急火煮沸（100℃）后改用小火（保持温度在100℃）煎煮至约25mL药液，

用6层纱布过滤，合并滤液，并转移至100mL已干燥的烧杯中，蒸干，置于烘箱（105℃）中干燥至恒重，准确称重。每组饮片平行做3组试验，结果详见表2-1。

表2-1　7种中药袋泡纸小包装饮片与传统饮片的煎出量比较（$\bar{X} \pm s$，$n=3$）

组别	煎出量（%）						
	丹参	牛蒡子	连翘	金银花	茵陈	僵蚕	复方制剂
袋泡纸小包装饮品	5.6878±0.1366*	1.0243±0.0510*	1.4828±0.1219*	2.5845±0.1255*	1.1703±0.1211*	1.7918±0.0747*	4.5024±0.9273*
传统饮片	5.6406±0.0767	1.0619±0.2002	1.5416±0.3302	2.4028±0.4112	1.1912±0.1435	1.7498±0.2734	4.5258±0.7765

注：组间比较，$^{*}P > 0.05$。

（二）煅牡蛎袋泡纸小包装饮片与传统饮片的Ca^{2+}煎出率比较

取煅牡蛎约15g，共2份，准确称定。一份用袋泡纸包装后煎煮，另一份直接煎煮。煎煮方法：将药材置于500mL烧杯中，加水200mL，浸泡20min，用急火煮沸（100℃）后改用小火（保持温度在100℃）煎煮45min，放至室温（27℃），过滤；滤渣加水150mL，用急火煮沸（100℃）后改用小火（保持温度在100℃）煎煮25min，放至室温，过滤，合并2次滤液，加入2mol/L盐酸（HCl）10mL，浓缩定容至150mL。准确量取该溶液5mL，置于250mL三角瓶中，加水50mL及甲基红指示液1滴，用10%氢氧化钠（NaOH）滴定至呈黄色，再加10% NaOH 10mL及钙黄绿指示剂少许，并用5mL微量滴定管滴定0.01mol/L的乙二胺四乙酸（EDTA）至黄绿色荧光消失而显橙色，计算Ca^{2+}煎出率。平行做3组试验，结果详见表2-2。

表2-2　煅牡蛎袋泡纸小包装饮片与传统饮片的Ca^{2+}煎出率比较（$\bar{X} \pm s$，$n=3$）

组别	Ca^{2+}煎出率（%）
袋装纸小包装饮片	$0.09668 \pm 0.0153^{*}$
传统饮片	0.09892 ± 0.0199

注：组间比较，$^{*}P > 0.05$。

（三）丹参袋泡纸小包装饮片与传统饮片的丹参酮Ⅰ、丹参酮$Ⅱ_A$含量比较

1. 色谱条件　色谱柱为CIC-ODS（150mm×6.0mm，5μm），流动相为甲醇－水（73∶27），流速为1.0mL/min，检测波长为270nm，柱温为33℃，进样量为20μL。

2. 样品溶液的制备　准确称取丹参药材粉末3份，每份约100mg，其

中一组用袋泡纸包装，另两组为传统饮片，分别加入氯仿-乙醇（1∶1）10mL，超声提取20min，以2000r/min离心5min，并用0.45μm滤膜过滤。各取5mL，用甲醇定容至25mL的容量瓶中待测。

3. 样品溶液的含量测定 分别吸取对照品溶液和上述样品溶液，按上述色谱条件进样测定，并用外标法计算药材中丹参酮Ⅰ、丹参酮$Ⅱ_A$的含量，结果详见表2-3。

表2-3 丹参袋泡纸小包装饮片与传统饮片的丹参酮Ⅰ、丹参酮$Ⅱ_A$含量比较（$\bar{X}\pm s$，$n=3$）

组别	含量（%）	
	丹参酮Ⅰ	丹参酮$Ⅱ_A$
袋泡纸小包装饮片	$0.03370\pm0.0105^*$	$0.19147\pm0.0372^*$
传统饮片	0.03483 ± 0.0124	0.19257 ± 0.0373

注：组间比较，$^*P>0.05$。

煎出率是中药煎剂煎煮效果的重要指标，试验（一）抽取的7种饮片及复方制剂均具有代表性，通过对袋泡纸小包装饮片与传统饮片的煎出率比较，表明2组无显著性差异（$P>0.05$）；试验（二）通过对袋泡纸小包装饮片与传统饮片的煅牡蛎Ca^{2+}煎出率的比较，表明2组无显著性差异（$P>0.05$）；试验（三）丹参酮Ⅰ、丹参酮$Ⅱ_A$是丹参的主要活性成分，用高效液相色谱（HPLC）法测定丹参中丹参酮Ⅰ、丹参酮$Ⅱ_A$的含量已有文献报道，通过测定袋泡纸小包装饮片与传统饮片丹参中的丹参酮Ⅰ、丹参酮$Ⅱ_A$含量，表明2组无显著性差异（$P>0.05$）。因此，袋泡纸小包装饮片可以代替传统饮片。用袋泡纸小包装饮片代替传统饮片，意义十分重大。中药饮片现代化，按一定的规格，用袋泡纸对中药饮片进行分剂量包装（中药“粗末”1/3用量提高数倍于传统饮片全量，因此可考虑用“粗末”药材分装），中药饮片厂用自动包装机进行包装，有利于饮片质量标准化；中药调剂现代化，按一定的规格包装后的饮片，能直接用于调剂，离开了一手抓戥秤，一手抓饮片的落后状况，改进了传统的调剂方法，降低了调剂人员的工作强度，提高了药房的调剂质量和速度，为以后中药调剂机械化打下良好的基础；也有利于患者的煎煮和服用。

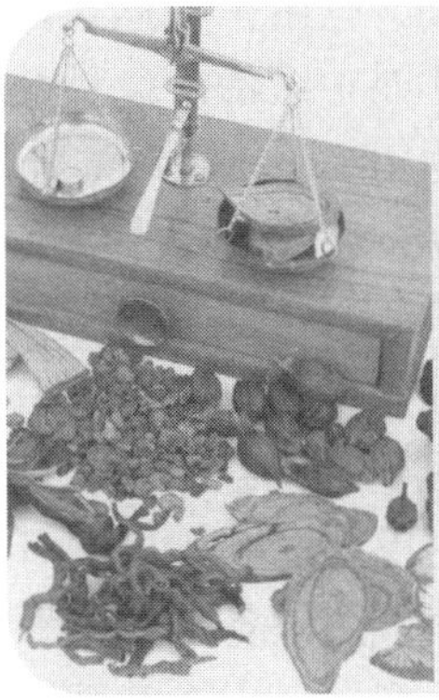

第三章 中药剂型的研究

第一节　治疗急性热病的中药剂型改革

中医学在急性热病的治疗方面有悠久的历史，丰富的经验。近年来，随着医学科学事业的发展，中药剂型改革工作得到广泛开展，使急性热病的中医治疗工作又有了突破性进展。现就改革中药剂型对中医治疗急性热病的重要性及适应治疗急性热病的中药剂型改革现状做一简介，并就目前中药剂型改革存在问题提出一点看法。

一、改革中药传统剂型是开展中医治疗急性热病的重要措施

在中医药学中，有许多治疗急性热病的良药妙方，如白虎汤、犀角地黄汤、安宫牛黄丸、紫雪丹等，为我国古代急性热病的治疗起了关键性的作用，但由于剂型的限制，使这些确有疗效的方药得不到很好的发挥。用于治疗急性热病的药剂一般要求易于吸收，药效迅速，疗效确切，使用方便。传统中医学中，常用的剂型有丸、散、膏、汤等口服制剂。丸剂服后在胃肠道缓慢崩解，逐渐释放药物，吸收显效较为缓慢；散剂、膏滋的显效速度虽比丸剂为快，但仍是口服的固体或半固体制剂，药效发挥也较缓慢；汤剂虽为液体制剂，但一般都在临服用时制备，且服用量大，不利于抢救患者。传统剂型给药途径单一，绝大多数是口服剂，而急性热病患者口服给药一般都不方便。因此，要解决急性热病的中医治疗问题，最主要的是要有一整套适

用于急症使用的有效药剂。改革中药剂型，缩短给药时间，应用多种途径给药，充分提高药物的生物利用度，以应急症之需，也是开展中医治疗急性热病的重要措施。就拿感染性休克来说，过去的病死率高达 48.4% ～ 94%，近年来，随着中药剂型改革的大力开展，中西医药配合治疗，使病死率下降到 10% ～ 16.1%。可见中医治疗急性热病，中药剂型改革工作是不可忽视的。

急性热病在临床表现归纳起来不外乎五个字：热、惊、厥、闭、脱，有些人把这些归纳为治疗急性热病的三关，即“高热”“休克”和“救阴补液”。因此，治疗急性热病的剂型改革，简单地说可以围绕攻克以上三关为中心开展，这也是我们从事中药剂型改革人员的主攻方向。目前，全国各地已陆续研制成功了一批适合于治疗急性热病的有效药剂，这些药剂已在中医治疗急性热病的临床应用中起到积极作用，为中医更有效地治疗急性热病开辟了广阔的前景。

二、适合于治疗急性热病的中药剂型改革概况

随着中医治疗急性热病工作的广泛开展，中药剂型改革工作也日新月异。近年来，研制出了一批适合于治疗急性热病的中药新制剂。安宫牛黄丸为清热解毒、豁痰开窍的重要方剂，将其删减选用牛黄、黄连、黄芩、山栀子、麝香、冰片等药制成醒脑静注射液治疗急性高热，临床观察表明，本品退热药力长，体温下降快，且能避免热郁昏聩、神昏谵语等合并症。牛黄醒脑注射液也是在安宫牛黄丸基础上研制而成，临床应用证明对肺性脑病、流脑、乙脑及重型肺炎等高烧、惊厥昏迷症状疗效显著。柴胡注射液肌注或静注用于退热，有较好的退热作用。清热解毒针系用虎杖、威灵仙、鱼腥草、败酱草制成，治疗感染性休克 112 例，结果 1 ～ 2 周内有 104 例治愈，有效率 95%。在治疗流行性出血热中应用丹参针可加速退热，提高越期率，预防弥散性血管内凝血的发生，促进利尿，对出血热合并动脉硬化、冠心病、肺心功能不良及老年患者尤为适宜。大蒜注射液适合于治疗隐球菌脑膜炎、白色念珠菌菌血症以及其他深部霉菌感染等热性急症。穿心莲具有清热解毒、凉血消肿作用，已制成注射剂用于治疗急性菌痢、胃肠炎、流脑、肺炎等各种感染性疾病；炎宁 –4 注射液即以穿心莲的有效成分为主制成的，治疗婴幼儿肺炎和病毒性上感 98 例，肺炎的有效率达 91.7%，平均退热天数 2.82 天，病毒性上感有效率 96.0%，平均退热天数 2.03 天。四季清注射液治疗血栓闭塞性脉管炎，严重毒血症以大剂量静注，一般的发热病例肌注，有显著的消炎退热、消肿止痛作用。金银花、黄芩制成银黄针、银黄片，对上感、扁桃体炎、咽炎等有确切疗效。在此基础上研制的小儿解热栓治疗小儿感冒、咽炎、扁桃体炎等病，具有退热快、效果稳定、无回升现象、使用方便等特点，临

床应用治疗 24 例患儿（平均体温 39℃），除 2 例无效外，其余一般用药一粒后 2h 即退热，两粒可达正常体温。以中医治疗温病常用的增液汤为基础研制的增液针和养阴针（大输液）具有养阴增液作用，对于温热伤阴耗津之证有较好的治疗作用。

从上述可知，科研工作者在中药剂型改革方面做了大量工作，为缩短给药时间、改变给药途径、提高中医治疗急性热病的成功率作出了积极的贡献，但从目前所有的剂型、品种、数量、质量和疗效等方面来看，还远远不能满足临床的需要。因此，要开展中医治疗急性热病工作，就必须继续大力开展中药剂型改革工作，研制出品种更多、质量更优、疗效更高的快速药剂，以满足急性热病的中医治疗之需。

三、中药剂型改革应注意的几个问题

运用现代科学知识和方法对中药传统剂型进行研究改进，是促进中医药现代化的途径之一，也是中医治疗急性热病的重要措施。目前中药剂型改革工作在全国各地已普遍开展起来，并取得了一定的成绩，但也存在一些问题。现就目前中药剂型改革中应该注意的几个问题，结合个人从事中药剂型改革工作的体会，谈一点看法。

（一）坚持以中医药理论为基础，以现代科学为指导，搞好处方筛选

中药学是中医药学的主要组成部分之一，在方剂配伍、炮制加工、制备工艺等方面有几千年的实践经验，形成了与中医理论唇齿相依的独特理论体系。中医处方是在中医辨证施治、理法方药等基本理论的指导下，根据药性君臣佐使等中药基本理论组方的，而绝对不是药物的简单堆积。中药治疗急性热病是离不开中医理论的，否则即使研制成功了一批有效药物，结果可能会形成废医存药的局面。所以，在搞剂型改革、筛选有效方剂时，首先要以中医理论为指导，以中医辨证为依据，根据中医治疗法则来设计处方。现在，有些中药科技人员，对于究竟怎样，甚至为什么要按中医理论来指导科研还不够理解，他们脱离中医理论搞所谓“独创”，把若干疗效一致或具有相同药理作用的中西药物简单地相加、堆积，结果制出的产品效果不显著，毒副反应增大，无人使用。中医药治病不单是针对致病因素和外表症状的，它还包括人体机能的整体调节和免疫系统的促进，中药治病的机理还涉及一些现代生理学、病理学所未发现而客观存在的系统，如经络系统、脏象系统等，单纯从现代医学生理学、病理学、药理学和化学角度来判断处方中药物是否有效，而进行筛选处方是不合理也是行不通的。因此，要搞中药剂型改革，就必须集中中医、中药两方面技术力量，密切合作，坚持中医药理论为指导，合理地筛选出有效处方，这是保证剂型改革成功的首要一环。

（二）选择最优剂型，充分发挥药效

用于急症的药剂一般都要求是速效制剂，应用后能迅速被吸收而进入血液或不经吸收而直接进入血液，短时间内达到较高的血药浓度，从而使药物尽快地发挥药理作用，以达到“药到病除”、抢救危急重症患者的目的。目前治疗急性热病的中药制剂多为注射剂，这从理论上讲无疑是合理的，在临床实践中也证明许多中药注射剂起效迅速、退热快、疗效确切，很适合于急性热病使用。然而，注射液工艺复杂，质量要求高，中药成分复杂，有些有效成分不明，产品质量难以控制，疗效稳定性差，临床应用不安全，注射后易产生局部疼痛或结硬块。因此，注射剂并非急性热病用药的唯一理想剂型，还有许多优良剂型可供选用。例如栓剂，不仅限于局部作用，还可通过直肠吸收起全身治疗作用，因药物是由肠黏膜吸收，经下腔静脉直接进入血液循环，所以起效迅速，适合于急症尤其是急性热病的治疗。冲剂基本上保持了中医复方用药特点，较易吸收，奏效迅速且能克服汤剂临时煎服的缺点。气雾剂是药物经雾化成极细的粒子，吸入肺部，通过肺泡吸收的剂型，吸收显效迅速，不亚于静脉注射剂。口服安瓿剂集汤剂、注射剂和糖浆剂的优点于一体，具有服用剂量小、吸收快、奏效性强、安全卫生、便于服用、生产工艺较注射剂简单等优点，是目前基层医院进行中药剂型改革所选用的理想剂型。中药灌肠剂也是一种速效制剂，是中医药治疗急性热病的有效给药途径之一。

选用适宜的剂型，充分发挥药效是保证中药剂型改革成功的重要一环。

（三）制订合理的提取工艺，提高药剂疗效

一个疗效确切的方药，在确定了剂型后，制订一个合理的提取工艺是非常重要的。同一方药，同一剂型，提取工艺不同，药品有效部分不同，临床疗效亦不相同。有的古方经千百年的临床验证，对急热性病确有疗效，但剂型改革后反而没有疗效或疗效不稳定，这与提取工艺有密切关系。对中药的提取工艺目前有所争论，有主张单味提取，有主张混合提取，笔者认为应具体问题具体解决，20 世纪 60 年代末至 70 年代初，中药制剂的提取工艺基本上是“一锅煮”（即混合提取），而忽视了在混合煎液中所进行的一系列理化反应，反应生成的“沉淀物”往往当作杂质而除掉，而这些“沉淀物”大多数是有效成分转化而来，具有一定的生理活性，这就难免影响成品的质量和疗效，但搞单味药物提取再混合，单纯立足于化学提取，套用现代剂型，搞“中药西化”，既不能继承中医药的精华，也不符合中医药的传统，是行不通的。中药复方制剂的综合性药理作用不可能都等于各单味药药理的总和，有的甚至会有拮抗作用和配伍禁忌的现象。20 世纪 20 年代初，上海粹华药厂搞单味药提取的失败历史是值得深思的。许多实验资料表明，古方汤剂过渡

到注射剂并无普遍的适应性，它受化学成分和化学反应这一本质所制约，需要进一步深入研究，而不能轻易断定是“一锅煮”还是单味提取正确。因此，确定中药提取工艺还是要视具体情况而定，随方剂的要求而定，应该进行系统的比较研究，最后经临床验证，以确保中药剂型改革的成功。

（四）建立质控指标，确保药剂安全有效

传统的中药制剂习惯上凭经验和感官来判断质量，难以确保药剂内在质量和疗效，建立中药制剂质量控制指标是保证药剂有效性和安全性的重要措施之一。中药来源广泛，成分复杂，往往因品种（同名异物）、产地、采集季节、药用部位、贮藏条件、炮制方法等不同，对药材中有效成分的有无、含量的高低及各种成分间的比例都有直接影响。若无成品的有效成分含量标准和检定方法及其他质量控制指标，就难以保证制剂的疗效和安全性，这对于中药注射剂尤为重要。至于某些成分不清楚、疗效不稳定、机理不了解，仅以生药用量为“含量标准”，以澄明度为“质量标准”的注射剂，则应禁止生产。完善的质控指标应包括鉴别（定性确证试验）、检查（控制药剂纯度、杂质或有害物质的限度及其他外观检查）和含量测定，但由于中药制剂成分复杂，有效成分难以确定，含量少，干扰因素多，给制定含量指标带来了极大的困难。因此，若能用理化方法直接测定含量固然理想，如暂时不能的话，至少应该选用经药理实验、临床验证质量优良的一批成品作为该制剂的标准品，采用紫外、红外吸收光谱、层析法或生物检定法等进行对比性检验，以保证每批制剂的质量，确保药剂安全有效地用于临床。

由于各方面原因，中药剂型改革工作仍有不少问题急待解决，上述只是一部分，但我们坚信在有关领导部门的重视和支持下，在中医药人员的密切配合下，中药剂型改革工作一定会取得突破性进展，中医治疗急性热病将会有更多、更好的高效、速效制剂。

第二节　栓剂的质量及评定方法

栓剂（suppositoria）是一个古老的剂型。随着医学科学事业的发展，逐渐发现栓剂不仅限于局部治疗作用——通便、止痒、消炎、抗菌，而且可通过直肠吸收起全身作用——镇痛、安眠、退热和抗癌等。近年来有关栓剂的研究报道日益增多，临床应用的数量和品种也在不断扩大，美、英、日、法、苏、比利时等国药典均有收载。如《美国药典》（第 20 版）有 16 个品种，《英国药典》（1980 版）有 8 个品种，《英国药典》补注（B.P.C）1973 版有 11 个品种，《日本药局方》第九版有 3 种。可是，对栓剂质量要求及评定方法均没有明确统一的标准。现就国内外有关栓剂质量及评定方法等问题，做简略介绍。

一、外观性状

（一）形状及重量

栓剂因应用部位不同可分为肛门栓、阴道栓、尿道栓、鼻栓及耳栓等。它们的形状及重量也各不相同。各国药典一般对常用的肛门栓和阴道栓的大小形状和重量有明确规定。《美国药典》规定肛门栓一般为圆锥或纺锤形，重约2g；阴道栓为卵形或球形，重约5g。《日本药局方》（第九版）规定肛门栓纺锤形，重1～3g，长3～4cm；阴道栓为球形或卵形，重2～4g。《英国药典》（1980版）规定肛门栓重1～4g，阴道栓重1～15g。《法国药典》则明确规定成人3g，儿童2g，婴儿1g。《中国药典》（1963年版）规定肛门栓可制成圆锥形，长3～4cm，重约2g；阴道栓制成卵形或鸭嘴形，重约5g。一般认为，肛门栓重约2g，长3～4cm，以鱼雷形为好，塞入肛门内，因括约肌的收缩作用，使栓剂易压入直肠内；阴道栓重2～5g，直径1.5～2.5cm，以鸭嘴形为好，因相同重量的栓剂以鸭嘴形表面积最大；尿道栓呈笔形，一端稍尖，男用者长14cm，重4g，女用者长7cm，重2g；鼻栓及耳栓均不应超过1g。以上所述栓剂的重量均以可可豆脂为基质，当基质改变时，栓剂的重量亦有差异，甘油、明胶为基质制备的栓剂比可可豆脂重50%，聚乙二醇比可可豆脂重25%。

（二）外观

合格的栓剂外表光洁，色泽均匀一致，整齐美观，无裂缝，不起霜和变色，无分层及不溶性固体附聚或药物沉积现象。栓剂的颜色可因主药和基质的不同而有差异。特殊的栓剂常加一些食用色素使栓剂染上明显的颜色，以便于区别。

（三）重量差异

对于栓剂的重量差异，美、日、苏联和中国等药典均无规定。栓剂的重量差异是衡量栓剂质量的一个标准，尤其对一些毒、剧、麻药栓剂更为重要。《英国药典》（1980版）对该项做了明确规定，方法是：任意取20颗栓剂，求其平均重量，不得有2颗栓剂的重量超过或少于平均重量的5%，且不得有一颗超过或少于平均重量的10%。《比利时药典》（第五版）则规定每个栓剂及20颗栓剂的平均重量，其中90%的栓剂其重量差异不超过5%，另10%的栓剂其重量差异不超过5%～10%为合格。

二、物理常数

（一）熔点

熔点测定主要用于油脂性基质制备的栓剂，其熔点应接近体温，栓剂引入人体腔道内能迅速熔化而释放药物。一般规定为 37℃，但也有少数国家如苏联规定应不超过 36℃熔融。但水溶性（或亲水性）基质如甘油、明胶、聚乙二醇等制备的栓剂引入人体腔道后是吸水膨胀、软化、溶解或分散在体液中而释放药物的，故对熔点无严格要求。

熔点测定方法可按《中国药典》（1977 年版）二部熔点测定第二法进行。日本药典（第九版）规定熔点测定法与中国相同，但它规定当传温液加至温度上升离熔点低 5℃时控制以 1℃ /min 继续加热至熔点。《中国药典》第三法（1963 年版二部）亦可用于测定栓剂及基质的大概熔点。熔点测定一般应测定三次，取其平均值作为供试品的熔点，如三次所测熔点相差超过 1℃时则应取五次平均值作为供试品熔点。蜂蜡与固体石蜡可使栓剂熔点升高，液体石蜡与植物油可使熔点降低，故可用于栓剂熔点的调节。

（二）液化时间

有关液化时间，Setnikar 等曾根据直肠条件（体温 36.9℃，半固体粪便含水 77% ～ 82%，直肠黏膜为一半透膜，没有蠕动，有相当于 50cm 水柱压力）设计了一架浸在 37℃水浴中的玻璃纸半透析器，用于测定栓剂的液化时间，经脂肪性和水溶性基质的硫酸钡栓的测定与体内试验比较，结果是一致的。他认为用该装置测定直肠栓液化时间的方法能正确地代表人体直肠内液化的过程，可用于脂溶性及水溶性基质及栓剂的液化时间测定，但对于含有大量不溶性药物的栓剂则不易测定其完全液化时间。

（三）崩解时间

有关崩解试验，文献报道各不一致，最简单的方法是将栓剂置一定量蒸馏水（恒温 37℃）的烧杯中，用玻棒缓慢恒速搅拌至栓剂完全崩解（无任何固体团块及残芯存在），记录时间即为崩解时间，此法操作简便，但极易受操作误差影响而不准确。《英国药典》对栓剂崩解时限、操作方法及装置做了明确规定，它要求脂溶性基质制备的肛门栓应 30min 内完全崩解，阴道栓及水溶性基质肛门栓不应超过 60min。测定时将三颗栓剂放入特制装置中，将装置全部浸入水温 35 ～ 37℃不少于 4L 水的容器中，装入一缓慢的搅拌器，使装置顶部在水面下 90mm 处，每分钟在水中将装置翻转一次。当达到下列要求时即可认为崩解完全：①完全溶解；②各组分在水中相分离穿过小板孔上浮水面或下沉底部；③如有任何固体物剩留在仪器内应软化变形，无固体硬芯存在。还有利用体内试验测定崩解度，其方法是用硫酸钡取代主药与基质制成硫酸钡栓，用于人体后用 X 光照相来观察其崩解情况。

（四）硬度

栓剂的硬度目前尚无明确规定和较好的测定方法，文献报道主要有以下两种表示方法。

1. 用压力表示硬度的测定法 在恒定的温度下对栓剂或基质施以不同的压力，使之完全或局部变形所需的压力。

（1）铁丝切割法 系用直径0.25cm铁丝平放在大小一定的检品上，铁丝下悬，圆盘放置砝码，以1min内将检品切断所需重量表示硬度。

（2）尖锥插入法 系用150g的金属圆锥体，以在5s垂直插入检品中的深度表示硬度。

（3）钢球压入法 系将一钢球在规定的时间内压入被试样的表面，通过压痕直径计算硬度，计算公式为 $H=\frac{2P}{\pi\cdot D(D-\sqrt{D^2-d^2})}$

（D：钢球直径mm，P：钢球重量kg，d：压痕直径mm，H：硬度值）。

（4）崩溃重量法 系将栓剂置于下端收缩的玻管中，上面放一与栓剂直径相同的玻棒，在棒上加重物，以栓剂崩溃时所加的重量表示硬度。

近年来我国多采用片剂四用测定仪测定栓剂的硬度。

2. 用温度表示硬度的测定法（变形温度或软化点） 是指在恒定的压力下逐渐升高温度，以栓剂变形时的温度表示硬度。上海十七制药厂设计的栓剂变形温度测定仪形似熔点测定仪，其方法是将栓剂削去尖端，剩下的长度为2cm，放在玻璃棒的下端，直立放在底上，加入蒸馏水，塞好胶塞，圆板上放置200g砝码，玻璃棒和圆板共重50g，用小火加热，每分钟上升0.5～0.7℃，至栓剂完全压扁时的温度作为变形温度。

此外，还有测定栓剂在恒温恒压下变形或破裂的时间表示硬度，如测定在体温时同一负载下栓剂破裂的时间系将栓剂放在下端收缩的玻管中（外有37℃恒温水的夹套），上加一根30g重的玻棒，记录栓剂软化或破裂的团块完全通过玻管收缩部的时间。Setenikar曾介绍过一种用于测定软化温度、崩溃重量和液化温度的装置，系用一中央收缩的玻管外装一个二接口的夹套，水由这两个接口循环，栓剂放在玻管的上半部，上放一玻棒，其上端套有一段短而厚的橡皮套管，橡皮上支持一只能自由活动的铅质圆筒。橡皮、玻棒及圆筒共重500g，试验时栓剂在（28±0.1）℃保持1h，以后以0.1℃/min的速度上升，当铅筒下沉约为栓剂高度一半时为软化温度。由于温度继续上升，栓剂液化，玻棒完全下沉，此时温度为液化温度。又可当不同重量的铅筒装在玻棒上时可测得在规定温度栓剂的崩溃重量。

三、含量测定

栓剂的含量测定是评价栓剂质量好坏的一个重要标准。在测定时，基质对主药测定没有影响时，可将基质加热熔化后直接测定，如消炎痛栓；基质影响主药含量测定时，应将药物从基质中分离出来，然后进行测定。基质与主药分离是根据主药与基质不同的溶解性，选择适当的溶媒进行提取分离，如制霉菌素栓，其主药制霉菌素不溶于乙醚、氯仿等亲脂性有机溶剂，而基质山苍子脂肪酸酯可溶于亲脂性有机溶剂，故可选用乙醚提取分离基质后进行含量测定。洋金花栓中主药洋金花醇提取物（生物碱）和基质均为脂溶性，但洋金花醇提取物可溶于酸水，故可用氯仿溶解，置分液漏斗中用稀盐酸溶液提取主药进行含量测定。

四、药物的释放

1. 体外试验 固体制剂在体内吸收关键在于药物从制剂中释放出来的速度，释放快吸收也快，反之吸收则慢。因此，我们能从体外试验对栓剂的生物利用度做一个大概的侧面了解。体外释放试验的方法常有：①比色法：用染料代替主药制成栓剂，于37℃水中低速搅拌或转篮法以及其他方法释药，每隔一定时间取液与标准品比色，以确定释放度。②化学定量法：释药后间隔一定时间取液，用化学定量分析的方法进行含量测定，以确定栓剂中主药的释放量。③微生物法：用于测定抗菌栓剂的释药程度。将一定量的栓剂放在已接种细菌的培养基上经培养后测定其抑菌圈大小，作为评价药物释放的依据。

必须指出，体外释放并不一定能正确反映体内情况。有人用栓剂释放器，在37.5℃测定不同基质的甲基多巴体外释放率，其结果与体内血药浓度测定不相符。

2. 体内试验 是直接于人体或动物体内做试验评价栓剂的生物利用度。

（1）*血药浓度法* 将栓剂局部给药后，于不同时间从试验对象身上取血，测定血中药物浓度与其他剂型（主要是口服剂型）或标准基质栓剂用药后的血药浓度进行比较，来评价栓剂或一种新基质的生物利用度。综合文献报道，有两种表示方法，一种是以栓剂药物吸收量占口服吸收量的百分比表示栓剂生物利用度，即比较血药浓度曲线下的面积，是通过测定血药浓度的时间变化（即 $\log C\text{–}T$ 曲线下面积）来计算栓剂的生物利用度。

$$\text{栓剂相对生物利用度\%}=\frac{\text{用栓剂后血药浓度-时间曲线下面积}}{\text{用口服剂型后血药浓度-时间曲线下面积}}\times 100\%$$

（2）*尿药浓度法* 通过测定尿药累积排泄量确定栓剂生物利用度。

$$\text{栓剂相对生物利用度\%}=\frac{\text{用栓剂后尿中排泄的药物或代谢物量}}{\text{用口服剂型后尿中排泄的药物或代谢物量}}\times 100\%$$

方法是用药前先收集空白尿适量作空白对照，用药后收集各时间内排泄的尿量，测定尿药浓度，即可算出各时间尿中药物之量，用尿药累积排泄量来计算栓剂的生物利用度。必须注意，有些药物代谢途径不一定从尿中排出，可从胆汁、乳汁、粪便中排出，也有的药物被机体利用最终为水、CO_2 和尿素以及其他代谢产物。

（3）特殊试验　利用某些药物药理作用的结果为依据，评价栓剂的生物利用度。用水溶性巴比妥类药物的栓剂对小白鼠给药，记录失去翻正反射能力的时间，作为药物释放及吸收的评价指标，再恢复正常反射所需的时间即为栓剂作用的持续时间。用扑热息痛栓给患者测定体温下降情况等。

（4）放射性同位素法　系用放射性碘化物混合在不同基质中制成栓剂，置于动物直肠内，经一定时间将动物杀死，取血及甲状腺测定其中的碘量作为药物吸收的总量。由于放射性同位素不能直接用于人体，近来有人将稳定性同位素标记化合物直接用于人体试验。维生素 B_{12} 栓亦有用同位素标记用于人体试验测定栓剂的生物利用度。

五、其他质量评定

（一）刺激性

刺激性检验一般用于检查基质对黏膜的刺激性，多用动物试验或用于临床。动物试验是将基质、药物的粉末或溶液施于家兔眼黏膜或纳入动物的直肠、阴道，观察有无异常反应。半合成椰油脂的刺激性试验即将基质制成空白栓剂塞入家兔的阴道和直肠内，每次一颗，每天一次。连续数天后杀死家兔，解剖观察阴道与直肠充血程度及其他外观变化并作切片检查，以可可豆脂作对比试验，评价其刺激性。临床试验多在人体肛门和阴道中观察给药部位有无灼痛感、刺激及不适等反应。

（二）稳定性

栓剂的稳定性首先考虑基质的稳定性，药物与基质间有无相互的作用。栓剂长时间保存可因基质、附加剂、包装材料、气温、微生物繁殖等因素影响而失效。因此，做好稳定性试验，正确地规定栓剂的贮存时间及条件是很有必要的。栓剂的稳定性试验方法常有留样观察法，即将样品按一般条件在室温下贮存，间隔一定时间观察外观（颜色、形状等），测定含量。还有在高温下试验，即将栓剂置高温环境中，进行观察外观、测定含量及检验药效。栓剂的贮存期一般较相应的固体制剂要短。

（三）包装材料及检查

理想的包装材料应有一定的纯度和硬度，无渗透性，无吸收力，无黏胶性，不与基质或主药发生反应等。栓剂常用的包装材料有聚乙烯箔、醋酸纤维素、硬聚氯乙烯、聚乙烯烃、层压铝箔、锡箔或蜡纸等。检查栓剂包装材料的有效性，最简单的方法是将密封的栓剂浸在一干燥器的水中，抽空，应无气泡出现。

（四）特殊栓剂的质量评定

特殊的栓剂有特殊的质量要求及测定方法。

（1）产气栓（Gas-releasing Suppositories） 在体内释放 CO_2，并与表面活性剂形成泡沫，以利药物与用药部位接触。因此，测定栓剂释放 CO_2 或产生泡沫量是评价其质量的一个重要指标。CO_2 释放量的测定可将栓剂在恒温37℃时加入适量的水，让其吸水释放 CO_2，并将 CO_2 气体引入澄清饱和石灰水中，即产生沉淀，离心分离沉淀，称量，即可计算出 CO_2 的量。何氏介绍的片剂 CO_2 量测定仪亦可用于栓剂。泡沫测定主要是以观察泡沫量的多少、泡沫的细度以及维持时间等为指标。

（2）双层栓（Two Layer Suppositories） 内外层熔点不一样，应分别测定内外各层熔点，将栓剂从中间切开，挖取内层和外层，分别按《中国药典》规定熔点测定法测定。

（3）阴道栓（Vaginal Suppositories） 特别是治疗滴虫、霉菌感染的栓剂pH应在4～5之间（与正常人阴道分泌液pH值一致），以抑制原虫及病菌的生长，恢复阴道的生物特性和自净作用。

以上所述，从中可以看出有关栓剂的质量及评定方法是复杂的、多种多样的，统一的质量标准和较好的评定方法还有待于进一步探讨。随着栓剂的研究和应用日益增加，为了确保栓剂临床治疗效果，制定一个系统的质量标准及评定方法是很有必要的。

第三节　中药鼻腔给药制剂研究

通过鼻腔途径给药在我国已有悠久的历史，但过去鼻腔给药制剂多是用作鼻腔局部治疗作用，近年来研究发现鼻腔黏膜上丰富的血管对于药物的吸收是十分有利的，鼻腔给药还可以避免肠－肝首过效应，提高药物的生物利用度。因此，鼻腔给药不仅可用于治疗局部疾病，而且还可以起到治疗和预防全身性疾病的作用。

一、鼻腔给药的特点

鼻腔给药，药物通过鼻腔黏膜吸收，直接进入大循环，避免胃肠道消化液对药物的破坏作用和肝脏对药物的首过效应，有利于提高药物的生物利用度。因此，易受胃肠道和肝脏破坏的药物通过鼻腔给药，可充分发挥作用。同时，由于鼻腔内毛细血管丰富，与药物接触面积大，因此，鼻腔给药还具有易于吸收、显效快、作用强的特点。有研究表明鼻黏膜对药物的吸收速度和程度有的相当于静脉给药，比直肠和口服给药为优，又没有静脉或直肠给药那样麻烦。

二、鼻腔给药治疗全身疾病制剂的临床应用概况

（一）滴鼻剂

滴鼻剂是将药物制成液体以滴入鼻腔的方式给药。朱氏用柴胡注射液滴鼻治疗上感、肺炎、消化不良、脑膜炎、肠炎等病引起的高烧（体温超过39℃）患儿218例，总有效率87.2%，其中显效55例（体温在2h内降1℃以上的），未见任何副作用。有用清开灵Ⅱ号滴鼻剂（由郁金香、麝香、冰片、薄荷脑等组成），以每侧鼻孔滴入3～4滴，隔4h滴1次治疗昏迷、抽搐等危急重症，获得较好疗效。用黄连滴鼻液控制新生儿由金黄色葡萄球菌感染而引起的化脓性结膜炎、脓疱疮和化脓性痱子及中耳炎等，对带菌及感染者均起到了控制作用，在用黄连滴鼻的5～7天里206例婴儿不仅未见复发感染，而且尚未发现有任何副作用。用山苍子油滴鼻治疗支气管哮喘50例，即时平喘44例，且对呼吸及心率等体征有明显改善作用，未见有不良反应。华西医大附院用小儿退热滴鼻液（含有中西药物）对呼吸道、消化道及神经系统感染（脑膜炎、脑炎），以及全身感染性疾病引起的发热（体温在39℃以上）患儿129例进行治疗观察，结果有效116例，有效率90.7%，有效病例平均退热时间为38.4min。

（二）塞鼻剂

塞鼻剂是将药物制成散剂以塞入（纱布包塞或以脱脂棉醮塞）鼻腔的方式给药。文献介绍用鼻塞散（细辛、白芷、生半夏、穿山甲、丁香、陈皮等研末）塞鼻，每隔6h左右鼻孔换塞一次，治疗急性乳腺炎，结果用药1天疼痛消失，用药3天肿块消散。吴氏用川芎、白芷、炙远志、冰片配成散剂，用绸布包少许塞鼻治偏头痛，用药3～5min后头痛即逐渐消失。李氏用棉球蘸少许速效镇痛散（白芷、川芎、细辛、升麻、冰片、薄荷研末）塞鼻，治疗偏头痛和龋齿、牙周炎引起的牙痛，有效率达90%以上，止痛时间均在5～10min内。亦有选用积雪草鲜叶揉团塞鼻治疗红眼病，每晚睡前塞一次，清晨取出，一般连用3天即获痊愈。

（三）涂鼻剂

涂鼻剂是将中药制成流浸膏或软膏涂入鼻腔内的给药方式。有介绍用野菊花配制软膏涂鼻内预防流感，效果较好。用白地榆（翻白草）、古山龙、大蒜泥等制成涂鼻软膏预防流感，观察2067人，发病率仅为3.3%，而对照组872人发病率36.8%，说明此涂鼻剂预防流感有显著疗效。

三、鼻腔给药制剂研制中应考虑的几个问题

（一）剂型选择

用于鼻腔给药的剂型有滴鼻剂、气雾剂（或喷雾剂）、塞鼻剂、涂鼻剂

等，合理地选择剂型对于保证药物充分发挥治疗作用具有重要意义。滴鼻剂的药物一般制成溶液剂、混悬剂或乳剂，其药物成分易吸收，加之制备方法简单、使用方便，是一种很好的鼻腔给药剂型；气雾剂也是将药物制成液体状，以喷入的方式给药，其吸收效果很好，但制备及使用不及滴鼻剂方便；涂鼻剂的药物吸收不及滴鼻剂和气雾剂，但比塞鼻剂为好；而塞鼻剂是以固体方式出现，制备方法虽十分简单，但吸收效果差，使用不方便，患者感到不舒适。

（二）制剂要求

溶液剂要求应接近等渗，混悬剂必须容易摇匀，放置时药粒大小应保持不变。液状制剂的 pH 值应接近鼻腔的 pH 值，一般应制成微酸性的缓冲制剂，鼻腔给药制剂应尽量避免使用油类，以防引起呼吸性肺炎的发生。鼻腔给药制剂应达到无菌要求，尽量少用或不用防腐剂。

鼻腔给药对药物本身也有要求，若药物有效成分是溶于溶剂的，则要求分子量不能太大，同时药物分子中不应有强的极性基团，否则不利透过脂质膜；若药液成分是不溶性，如混悬剂则要求应尽量使其粒度达到最小，以利于吸收。塞鼻剂的药物也要求应尽量将其粉碎到最细的粉末。

气雾剂和喷雾剂则应控制喷出药粒的大小，因为喷出的药粒较大在前庭区即被格住沉积，太小的粒子却会随呼吸进入肺部，因此，喷入的药物粒子应适中。据研究这类制剂喷出的药粒大小范围应在 5 ～ 15μm，平均直径 10μm 比较适宜。

（三）附加剂的选择

鼻腔给药在制备中有时为了达到促进药物吸收、提高疗效的目的，也使用一些附加剂。

1. 渗透促进剂　有些药物成分不易通过鼻黏膜脂质膜进入毛细血管中，需要在制剂中加某些渗透促进剂以促进吸收。常用的鼻黏膜渗透剂有合成的表面活性剂如聚乙烯 -9- 月桂醇醚、硫代月桂醇钠等，胆酸衍生物如牛黄胆酸钠、葡萄糖胆酸钠、脱氧胆酸钠等。近来发现用烷基取代的 β - 环糊精是较好的鼻黏膜渗透促进剂，对有些药物的促进吸收几乎接近静脉给药的程度。

2. 增稠剂　覆盖在鼻黏膜上的黏液被纤毛以 1cm/min 的速度向咽喉驱送，所以鼻黏膜表面的黏液约 10min 被全部更新一次。鼻腔滴入滴鼻剂后亦被纤毛向咽喉部驱送，为了降低驱送速度，增加药液在鼻黏膜部位停留时间，有利于药物的吸收，因而，液体制剂中多需加入增稠剂。鼻腔给药常用的增稠剂为纤维素衍生物，如羟乙基纤维素、甲基纤维素、羧甲基纤维素钠等。

3. 生物黏附剂　为了提高药物在黏膜上的停留时间，使药物的吸收增加，近年来研究了鼻黏膜生物黏附剂。这种制剂能较长时间黏附在鼻黏膜上，使药物在鼻黏膜上保留的半衰期达几小时，使药物得到充分吸收，其作用与增稠剂相似。常用的生物黏附材料有生物黏附凝胶、生物可降解的球蛋白和淀粉粒等。

从上述可知，鼻腔给药与其他给药途径比较具有可避免胃肠消化液和肝脏对药物的破坏作用，生物利用度高，药物吸收快、作用强，使用方便、安全，患者易于接受等特点，是值得重视的一种给药途径。因此，鼻腔给药制剂的研制开发是很有前景的。但我国在这方面的研究还不多，缺乏全面系统的新药研制开发工作，有必要加强这方面工作。鼻腔给药这一古老而又新颖的给药途径将会为防病治病、保障人民健康作出新贡献。

第四节　影响中草药片剂质量因素的探讨

在片剂中，一般西药片的硬度比中草药片的硬度好。由于西药片主药含量少，赋型剂多，制颗粒压片的工艺简便易压。而中草药片多为半浸膏片和含粉末片，内含大量的药材粉末，而药材粉末具有纤维多、质疏松、弹性大的特点，极不利于压片，片的硬度很难过关。因此，要增强药片的硬度，应提高颗粒质量与合理使用压片机。以下几个因素可影响中草药片剂的质量。

一、药材原料的影响

有些中草药原粉中纤维量过多，再加上缺乏黏性，致使颗粒的黏性不强，经过压片机的瞬间压制成片后，由于纤维本身的韧性和弹性而使片子变软、松散。如我们制的田七片，具有纤维韧性和弹性，很难粉碎。原先我们只过 12 目筛，没有制粒，原粒料直接压片，结果压出来的片不够硬，稍经碰撞和摩擦，就出现边缘残缺和麻面。后来我们通过分析发现田七粉碎度不够细，粗颗粒多，加上田七本身的韧性，颗粒间黏结性不强，是引起松片的原因。据此，我们把田七打成细粉，过 80 目筛，再加少量糖粉和淀粉浆增加黏性，混合制粒，加大压力。结果压出来的片硬度好，色泽均匀美观。实践证明，原料一定要处理后方能制粒压片。

有些中草药原料中含有较大量的挥发油、脂肪油等，这些油类影响片剂颗粒的互相黏结，使片剂松软。如果这些油类属于有效成分可适当加些吸附剂、填充剂，如属无用油、脂类则可用高浓度醇脱脂。随着油脂减少，可增加片的硬度。在少数情况下可用较黏稠的流浸膏作黏合剂制粒，以增加颗粒的黏性。

二、药材粉碎度的影响

药材打粉，一般先行切片或破碎，然后粉碎，过筛。药粉具有一定的细度，是制好颗粒、压好药片的前提，自然是愈细愈好。一般要求 80～120 目，且还要根据处方中各药的特点，采取一定的措施。

选择较易粉碎的药材打粉，难以粉碎者用水或醇提取，对保证粉末细度至关重要。有的药材单独粉碎困难，须与其他药材混合粉碎，方能得到合适细度的粉末；有的药材含有较多的水分，要充分干燥才易于粉碎；某些药材，须经适当炮制后方易打粉；还有些药材经反复打粉，依然状如棉尘，须再与稀淀粉浆充分搅拌，令其结块，然后烘干、粉碎，才能打成细粉。

三、颗粒的影响

制好颗粒是压好片的关键。制粒有较强的技术性，需根据各种片剂的特点，通过试验摸索，制订出各自的具体工艺，生产时须认真操作，一丝不苟。

全粉末片一般采用一次制粒法。药材粉末与黏合剂搅拌成软材，软材用颗粒机压颗粒。要点是：粉料要混合均匀；粉料与混合剂要充分搅拌。后者尤其重要，是决定颗粒质量的关键。各粉料搅和均匀，加入黏稠的淀粉浆后，务必充分搅拌至软材，以抓团后轻压即散为度，筛粒，烘干。所得颗粒较坚硬，压片硬度良好。但有少数品种，加黏合剂后搅拌时间不宜过长，否则制成的颗粒反而易成细粉，影响压片。

半浸膏片宜采用二次制粒法，药材粉末与浸膏片搅拌成软材，破碎成大颗粒，烘干，再打成细粉，置于盘内，喷入水雾或醇雾令其湿润，筛成小颗粒。二次制粒有利于药材粉末打得更细，制得的小颗粒色泽一致，松紧合适，用于压片，外观及硬度均好。

一般说来，全浸膏片制粒可将松脆的干浸膏用颗粒机轧碎即得小颗粒，用于压片，药片硬度也较易保证。如干浸膏打成细粉，再喷水雾或醇雾制粒，由于黏性极强，往往不易操作。

有文献认为，中草药片颗粒应比西药片颗粒细小，需用 14 ～ 22 目筛整粒，与生产实际不符。我们制粒整粒多用 10 ～ 12 目筛，只要颗粒色泽一致，松紧合适，一般不会致花片或松片。关键是颗粒中细粉不宜过多，若 60 目细粉超过 30% 则颗粒活动性差，料斗下料不畅，不能填满模孔造成片重差异及硬度不足。

四、黏合剂与湿润剂的影响

黏合剂与湿润剂在制粒工艺中占有重要的地位，选择与使用得正确与否，直接影响颗粒的质量，实践中要不断总结经验。

全粉末片多用淀粉浆作黏合剂。淀粉浆的制法对其黏性有很大影响，有人认为中草药粉末制粒，淀粉浆的浓度宜稍稀。我们的体会相合，稠厚的淀粉浆有利于提高颗粒黏性，一般1kg淀粉制成8kg淀粉浆。同时，淀粉浆应趁热使用，这可使粉料中的纤维皱缩，提高药片硬度。淀粉浆的用量约为粉料的60%，但以在充分搅拌的情况下，能令软材结块为适宜。片剂处方中有砂糖者，可先将糖制成糖浆，然后与淀粉制成砂糖淀粉浆制粒，黏合力更强。

半浸膏片中，浸膏起着黏合作用，一般不需使用黏合剂，只是用大颗粒粉制小颗粒时，需用醇喷雾令其湿润，使浸膏出现黏性，形成颗粒。半浸膏片需用淀粉浆制小颗粒者，淀粉浆用量较全粉末片少，一般用量视实际需要而定，为粉粒的8%～20%不等。

五、颗粒中水分的影响

颗粒干燥程度是否合适，对片剂质量有很大影响，干燥的温度和时间一般凭经验掌握，检查烘柜中的热颗粒，有潮感而不黏，即可取出。颗粒冷却后，以紧握成团，轻压即散为好。过干药片松脆或裂片，过潮的颗粒药片松软可有裂腰，甚至黏冲，堵塞料斗影响压片。

第五节　口服安瓿剂的研究

口服安瓿剂是以中药汤剂为基础，提取药物中有效成分，参照糖浆剂加一些矫味剂、抑菌剂，再按注射剂安瓿灌封处理工艺要求制成的一种无菌或半无菌的口服液体制剂，亦称口服液（potins），是汤剂、糖浆剂和注射剂三种剂型相结合的一种新型制剂。大约在20世纪60年代初即将竹沥水等灌封于安瓿中制成口服安瓿剂。近年来，在制备方法、质量控制等方面均有提高，品种也在不断增加，如生脉饮、四逆汤、参茸皇浆、复方蜂乳、人参滋补蜜等几十种口服安瓿剂。

一、特点

将一些有强壮滋补作用，增强人体抵抗力，能防病治病的名贵药材制成口服安瓿剂用于临床，是很受欢迎的。目前，市场上这一类型安瓿剂较为多见，如人参鹿茸精、复方蜂乳、参茸皇浆等几十种。然而口服安瓿剂不仅仅是在这方面应用具有特点，而且在其他方面也有其广泛的应用范围。但到目前为止，尚未得到人们的重视，除了强壮滋补剂外，很少见到其他类型的口服安瓿剂。这样就限制了口服安瓿剂的发展，致使其各种特点难以得到充分的发挥。

口服安瓿剂一般具有以下特点：①服用剂量小。②因加入矫味剂，味道好而易为患者，尤其是儿童患者所接受。③仍为液体制剂，吸收快，奏效迅速，利于治疗急性病。④呈半无菌和无菌状态密封于安瓿中，质量稳定。使用安全卫生，服用方便且便于携带，易于保存等。⑤还能保持中医用药特点。鉴于以上所述特点，口服安瓿剂除用于强壮滋补方面外，还可以应用于下列几种情况：

（一）宜于婴幼儿童患者的应用

小儿使用汤剂，不仅量大且味道苦涩，一般不易为之所接受。选用口服安瓿剂作为婴幼儿及儿童给药，可克服量大味苦等缺点。湖北中医学院（现湖北中医药大学）附属医院在中医用药理论的指导下，用口服安瓿剂治疗婴幼儿腹泻，以其方剂的确切疗效和剂型的优良特点，获得患者的欢迎。

（二）适用于治疗急性病

汤剂一般都是临服用时制备，不利于及时抢救患者，而注射剂工艺又比较复杂，质量要求高，复方成分复杂，有效成分不明，产品质量难以控制，注射后易产生局部疼痛感或结硬块。同时，有些方剂制成注射剂，疗效反而不如口服好。

因此，将行之有效的复方制成口服安瓿剂，用于治疗急性病，可克服上述汤剂和针剂的缺点。所以说，口服安瓿剂是目前基层医院进行中药剂型改革切实可行的方法，也是中医中药治疗急症的一个途径。此外，将治疗多发病、常见病的单方、验方制成口服安瓿剂也较适宜。组方中含有有效成分为挥发油的中药复方制成口服安瓿剂，可使挥发油得到很好的利用。总之，口服安瓿剂具有广泛的应用范围，是有发展前途的一种新剂型。

二、制备工艺及质量控制

口服安瓿剂的制备工艺较汤剂复杂，一般制备工艺及要求如下：

1. 用不同的方法从中药材中提取有效成分，尽量除去杂质，选用的提取流程应合理，能提取大部分有效成分，以保证药效。

2. 按处方要求加入矫味剂、抑菌剂等附加剂，再溶解混匀，过滤澄清。常用的矫味剂有单糖浆、蜂蜜、糖精钠等。抑菌剂有苯甲酸钠、苯甲酸、尼泊金类等。含挥发油的加吐温 –80 作增溶剂。少数需要调 pH 值的可以加盐酸或氢氧化钠溶液调节。药液应基本上保持澄明。加入附加剂应不影响主药的疗效，对人体无害。

3. 按注射剂的制备工艺灌封于安瓿中灭菌即得。因加入了抑菌剂，故有的则不经灭菌，但必须达到无菌或半无菌状态，防止微生物污染和滋长使药液变质。

口服安瓿剂的质量控制还没有一个统一的规定，目前主要是从主药含量、细菌检查、装量差异、澄明度及药液 pH 值等方面着手，系统的质量标准及评定方法有待于进一步深究。

第六节　固体脂质纳米粒（SLN）在中药经皮给药中的应用

固体脂质纳米粒（solid lipid nanoparticles，SLN）是一种较有研发前景的新型纳米级载药载体，系指由熔点较高的脂质材料和表面活性剂等制成骨架材料，将模型药物内嵌于纳米粒中或吸附于表面，粒径为 50 ～ 1000nm 的固体胶粒给药系统。其安全性比合成高分子材料好，理化性质稳定，可以克服脂质体、类脂质体、乳剂等不稳定问题，且制备简单，易于工业化大生产。SLN 主要给药途径有口服、注射与经皮给药等，而 SLN 的特性决定其在经皮给药中具有独特优势，为近年来的研究热点之一。与口服、注射给药等途径相比，经皮给药能够避免首过效应以及在胃肠道中的酶解作用，具有减少胃肠道副作用、及时通过给药面积调节剂量、减少个体差异等优点，因此也是药剂学范畴中研究较热门的一种给药途径。现将有关固体脂质纳米粒的常用脂质材料、透皮机制、优劣势及其在中药经皮给药中的研究进展介绍如下。

一、SLN 的脂质材料与表面活性剂

（一）脂质材料

SLN 常用的脂质材料一般为天然或合成的脂类，包括甘油三酯如三硬脂酸、三月桂酸等，甘油酯如单硬脂酸甘油酯、硬脂酸、山梨酸甘油酯等，以及脂肪酸、类胆固醇、蜡等。不同的脂质材料制成的纳米粒有不同的结构特性，但所选材料应具有生物相容性高、毒性低、易降解的特点。

（二）表面活性剂的选用

表面活性剂也称乳化剂，其选择常依赖于给药途径。笔者查阅文献发现 SLN 用于经皮给药时常用的表面活性剂为豆磷脂、卵磷脂、聚山梨酯 80 以及泊洛沙姆 188 等。另有研究表明，表面活性剂的加入能更加有效地阻止 SLN

粒子聚集从而保证其稳定性。Andjelka B 等研究表明，含有多羟基化学结构的表面活性剂能够影响 SLN 粒子的接触角、粒径和结晶度，使用低浓度的多羟基表面活性剂（1%，m/m）能够使 SLN 粒子平均粒径小于 200nm，多分散性指数小于 0.1，物理稳定性维持至少 6 个月。另外，表面活性剂对 SLN 粒子的物理特性有着重要的影响，Kullavadee KO 等采用阳离子表面活性剂氯代十六烷基吡啶（SLN–C）和非离子表面活性剂聚山梨酯 80（SLN–T）分别制备无模型药物的空白 SLN 粒，结果显示该两种表面活性剂对 SLN 的结晶度无影响，但 SLN–C 粒呈球状而 SLN–T 粒呈棒状。

二、SLN 透皮机制

目前对 SLN 的透皮机制尚不明确，Shah KA 等通过对比市售的维甲酸软膏和自制的维甲酸 SLN 对家兔进行皮肤刺激性实验，发现 SLN 载体对皮肤刺激性大大减小，因此推测固体脂质包载药物附着于皮肤时发生多晶型转变，从而将药物完整地透过角质层，而不是直接将药物释放进入皮肤。也有研究推测 SLN 是一个具有连续矩阵的非极性脂质纳米粒，其附着于皮肤表面而不是主动地将负载的药物透过皮肤。这些都说明 SLN 的透皮性与载体结构有关，值得进一步探讨。另外，提高 SLN 透皮率的关键是控制其纳米粒粒径大小，粒径越小药物越能更好地透过皮肤角质层和黏膜。

三、SLN 在经皮给药中的优劣势

SLN 作为新一代优良经皮给药载体，具有如下优势：①可将药物包载于固体脂质内，从而提高药物或有效成分本身的物理稳定性；②提高难溶性药物生物利用度，修饰一些具有良好药理活性但在体内因溶解性差、口服难以吸收等原因导致生物利用度低的有效成分或药物，改善其溶出速率；③与其他皮肤给药剂型如膏剂、凝胶剂或者酊剂等相比，SLN 是由天然或合成的脂质材料和乳化剂构成，纳米级粒径使得其与皮肤具有良好的生物相容性，与角质层黏合，形成“闭塞效应”，同时可降低药物本身对皮肤的刺激性，减少不良反应；④在无促渗剂条件下，SLN 能增加药物的渗透能力，具有一定的促渗作用；⑤由于药物被包载于纳米粒中，渗透需要一定时间，因此 SLN 具有一定的缓释性；⑥ SLN 还具有一定靶向性，能直接作用于病变部位，增强药物对靶组织定位的特异性，提高疗效，减少药物发生全身性或非靶向部位的不良反应。然而，SLN 的载药量（1% ～ 10%）相对较低也是制约其新药研发的一个瓶颈因素，且目前尚缺乏相应的药效学与毒理学系统评价，在制剂质量效果上缺乏具有说服力较强的规范。

四、SLN在中药经皮给药中的应用

目前，SLN载体已成功地包载许多药理作用明确的活性成分并运用于经皮给药，查阅相关文献发现，将这些药效成分进行纳米粒包合基本上都是为了提高其透皮能力与生物利用度，因此SLN是一种良好的经皮给药载体。以下就SLN应用于相关中药的一些研究概况进行总结整理。

（一）鬼臼毒素SLN

鬼臼毒素（Podophyllotoxin）是从鬼臼类植物如桃儿七根茎部、西藏鬼臼等植物中提取出来的有毒活性成分，也叫足叶草毒素。

5%鬼臼毒素配剂是世界卫生组织（WHO）推荐治疗尖锐湿疣的一线外用药物。以往对鬼臼毒素的临床应用是以复方搽剂为主，但该制剂水溶性和脂溶性均较差，透皮能力不高。有研究表明，鬼臼毒素酊与乳膏等剂型副作用较大，且对上皮组织靶向性差，一般会损伤表皮，有时甚至会损伤周围正常组织或引起系统吸收毒副作用，并且对潜伏的感染无效，以上缺点限制了其在临床上的广泛运用。因此，近年来国内外学者不断寻求其载体改良，其中包括改良成微乳、脂质体、涂膜剂、凝胶剂等，以求更好地发挥鬼臼毒素对人乳头瘤（HVP）、尖锐湿疣、浅表性上皮瘤生长的抑制作用，同时更好地诱导胃癌SGC-7901细胞、肝癌H22细胞的凋亡，抑制人表皮细胞体外的增殖等。有研究表明，在有效观察时间和一定浓度范围内，鬼臼毒素SLN、鬼臼毒素酊对实验性豚鼠与大鼠均无严重系统吸收毒性；但前者与后者比较，不易引起皮肤急性炎症反应，不良反应程度轻且皮肤靶向性好。

（二）灯盏花素SLN

灯盏花素是从菊科飞蓬属植物短葶飞蓬（亦称灯盏细辛、灯盏花）的全草中提取出来的一类黄酮类有效成分，主要包括灯盏乙素（占95%以上）和灯盏甲素。

现代药理研究表明，灯盏花素对高血压、脑血栓、脑栓塞、脑溢血、冠心病以及多发性神经炎有良好疗效且毒副作用小，成为现代临床治疗心脑血管疾病的常用药之一。由灯盏花素的黄酮母核结构可知其水溶性较差，而事实上其脂溶性也不佳。石森林等对其理化性质研究表明，pH的增加有助于改善灯盏花素在水性介质中的溶解度，但稳定性也大大降低。另外，也有学者为了将其制成比较合适的制剂而对灯盏花素本身进行了结构上的修饰。以往研究显示，其普通剂型生物利用度极低，如片剂、颗粒剂等口服吸收差，注射剂、注射用无菌粉末给药半衰期短、体内消除迅速，因此目前正在研发改进剂型，如凝胶膏剂可改进本身缺点，发挥经皮给药特性。熊欣等研制了不同脂质载体凝胶如SLN凝胶、传递体凝胶、脂质体凝胶以及普通凝胶，其中

SLN 凝胶 24h 单位面积累积透皮量最大，为普通凝胶的 3.75 倍，体外释药特性符合 Higuchi 动力学方程，提示 SLN 凝胶为 4 种脂质载体凝胶中的最佳促渗载体。

（三）雷公藤内酯醇 SLN

雷公藤内酯醇（Triptolide）亦称雷公藤内酯、雷公藤甲素，是从卫矛科雷公藤属植物雷公藤、昆明山海棠以及苍山雷公藤等植物中提取分离出来的一种含有 3 个环氧基的二萜内酯化合物。

雷公藤内酯醇本身具有很强的生理活性，其具有抗炎、抗肿瘤、抗生育及免疫调节作用等，在临床上得到广泛运用。雷公藤可以用于治疗多种疾病，如类风湿关节炎、红斑狼疮、过敏性紫癜等，但据报道，不良反应也很多，主要发生在消化系统、泌尿系统、心血管系统以及生殖系统，还会引起复视、水肿等。研究显示，雷公藤的药理活性及毒性均来源于其化学成分，其中包括雷公藤内酯醇。林建峰等对雷公藤内酯醇的局部刺激性进行了研究，结果显示，1.11、2.22、4.44mmol/L 雷公藤内酯醇对家兔完整皮肤和破损皮肤均会引起明显的红斑及水肿反应，病理组织学检查显示家兔表皮真皮呈明显炎症反应；2.22、4.44mmol/L 雷公藤内酯醇可引起小鼠耳郭明显肿胀。由于其诱导的炎症反应不能为其自身的抗炎作用所拮抗，因此也限制了雷公藤内酯醇在临床以及经皮局部给药的应用。有研究表明，将雷公藤内酯醇包载于毒性较低、体内可以降解且有良好生物相容性的 SLN 载体中，能够降低其对小鼠的肝毒性；与空白组比较，雷公藤内酯醇 SLN 组小鼠肝匀浆中超氧化物歧化酶（SOD）、谷胱甘肽过氧化物酶（GSH–Px）、丙二醛（MDA）、丙氨酸氨基转移酶（ALT）与天冬氨酸氨基转移酶（AST）的水平差异无统计学意义（$P>0.05$）；而雷公藤内酯醇（20mg/kg、30mg/kg）组小鼠肝匀浆中 SOD 和 GSH–Px 的活性减弱，MDA 含量增加，ALT 和 AST 活性增强，表明雷公藤内酯醇对小鼠具有明显肝毒性。梅之南等采用热熔分散法制备雷公藤内酯醇 SLN，其包封率可达 92.3%；采用改进的 Franz 扩散池进行体外渗透试验，结果显示在 12h 内累积透皮百分率高达 78.5%，而普通雷公藤内酯醇溶液为 32.4%。雷公藤内酯醇 SLN 局部给药对 Fremid's 完全佐剂所致的佐剂性关节炎有较强的治疗作用，SLN 粒径越小，抗炎活性越强。因此以雷公藤内酯醇 SLN 透皮给药，可以延缓药物的释放，提高药物疗效，减少药物不良反应。

（四）青藤碱 SLN

青藤碱（Sinomenme）是从防己科植物青风藤根茎中提取出来的一类具有抗炎镇痛、免疫抑制、降压以及抗心律失常等活性的有效成分，副作用小。有研究表明，青藤碱还能诱导肺癌 Calu–1 细胞、肝癌 HepG2 细胞的凋亡。

青藤碱本身对酸碱和光热均不稳定，生物利用度低，生物半衰期短，临床上可引起皮疹、胃肠道等少见不良反应。张先洲等通过乳化蒸发－低温固化法将青藤碱制成 SLN，包封率可达 65.4%，可供口服给药，达到缓控释目的；也可经皮局部给药，避免其对胃肠道的刺激性，提高其生物利用度。

（五）其他中药以及中药成分 SLN

目前，SLN 载体已成功地包载许多药理作用明确的活性成分并应用于经皮给药。查阅近年文献，就相关成分应用于固体脂质纳米粒的一些研究概况进行总结整理。详见表 3–1。

表 3–1　中药相关成分经皮给药 SLN 应用举例

模型药物	溶解性	包封率	改进目的	药理作用
甘草次酸	水溶差、脂溶好	64.75%	提高生物利用度，避免肝脏首关效应	抗炎、抑菌、抗肿瘤
龙血竭	–	95% 以上	提高其透皮性	止痛止血、收敛生肌
黄芪甲苷	水溶差、脂溶差	93% 以上	改善局部给药困难、给药频率高等问题	修复创伤皮肤、抑制疤痕
石杉碱甲	水溶差	73.26%	提高透皮性能，降低毒副作用，提高用药人群特殊的依从性	提高大脑利用率，改善记忆损伤，改善老年记忆衰退等
氢溴酸高乌甲素	水溶差、脂溶差	53.31%	无创给药，提高生物利用度，减少患者给药次数	非成瘾性镇痛

注：“–” 为未提及该项。

大量研究证实，SLN 载体在经皮给药中有其独特优势，能够提高药物稳定性与生物相容性、靶向给药、缓控释以及促进药物经皮吸收等，具有广阔的应用前景。然而 SLN 也有不足之处，如载药量低等，若新药问世还需大量研究。另外对于纳米载体应用于中药复方的研究尚空白，但要将 SLN 充分广泛应用于经皮给药途径以至中药现代化，必然要拓宽其包载药物的范围，同时也要基于中医临床给药特点和纳米载体技术的特征进行深入发展，才能达到两者相互充实和提高的目的。因此，后续需要大量研究去证实和解决这类相关问题。

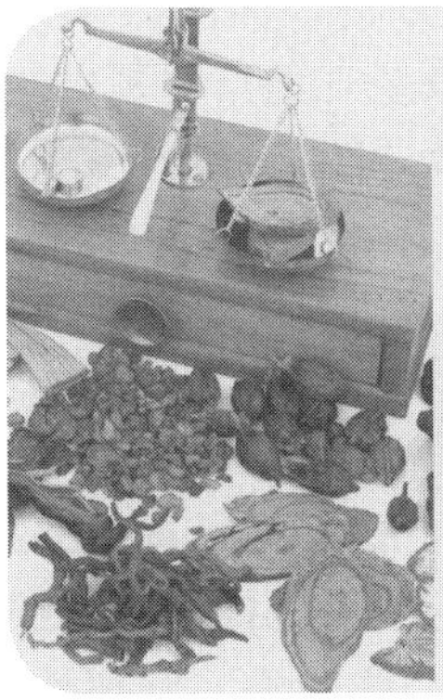

第四章 医院中药内服制剂的药学研究

医院中药制剂是指医疗机构根据本单位临床用药需求并经批准而配制的、医院临床自用的固定中药处方制剂，根据给药途径大致可分为内服和外用。医院中药制剂是医院临床用药不可或缺的组成部分，是医院中医药特色服务的重要体现，其在临床用药以及教学科研等工作中发挥重要作用，是中药新药制剂研发的摇篮和源泉，不仅能够提高临床科研能力，同时也是建设专病专科的重要条件。近年来，随着社会对中药制剂的普遍认可及国家出台的各项中医药扶持政策给予了中药制剂发展的新机遇。因此，把握好发展机遇，不断继承和促进医院中药制剂的发展显得尤为迫切和重要。

多年来，梅全喜教授及其带领的科研团队根据自身条件并结合医生的临床经验，坚持“继承与创新相结合、基础研究与临床研究相结合、传统方法与现代方法相结合”的方针，努力挖掘整理并研制出疗效确切、质量可控的临床验方制剂，并取得了较好成效。这些中药制剂的生产使用在很大程度上满足患者对中医中药的需求，极大地降低患者的治疗成本，造福社会。

第一节　复方三角草制剂

梅全喜教授及其带领的科研团队，对以三角草为主药的复方三角草制剂（复方三角草片、复方三角草注射液）进行了制备工艺及质量标准的研究工作，其技术指标均符合《中国药典》针剂、片剂质量标准及制定的自订质量标准。为进一步开发研究新药打下基础，具有较强的创新性和开拓性，其研究成果填补了国内外复方三角草制剂研究方面的空白。围绕三角草的基础研究，该项目分别获“2005 年度中山市科技进步一等奖”及“2007 年度广东省科学技术二等奖”。

一、制备工艺

（一）复方三角草片

复方三角草片是以广东中山地产中草药三角草（*Chlorophytum laxum* R.Br）为主研制出的专治毒蛇咬伤的纯中草药片剂，具有消肿、镇痛、解蛇虫毒之功效。经多年临床验证，对各种毒蛇伤（银环蛇、眼镜蛇、金环蛇、青竹蛇等）、神经痛、疔疮肿毒有确切疗效。

1. 处方与制备

（1）处方　鲜三角草 20kg（干品 7kg），独行千里 3.5 kg，鲜抱树莲 80kg（干品 10.5kg），淀粉、硬脂酸镁、滑石粉分别用稠膏重的 10%、0.5 % 和 5%。制成 2 万片（每片 0.3g，相当于原生药量 3.5g）。独行千里为白花菜科植物尖叶果藤 *Capparis acutifolia* Sweet（*C. membranaca* Gardn. et champ）的根及叶。鲜抱树莲为水龙骨科植物抱树莲 *Drymoglossum piloselloides* L.Presl（*Pteris piloselloides* L.）的全草。

（2）制备工艺　将三角草、抱树莲、独行千里用水洗净，水煎煮提取 2 次，第 1 次 2h，第 2 次 1.5h，合并煎液，滤过，滤液在 80℃以下减压浓缩成稠膏状，加适量淀粉捏成小块于烘箱中 80℃以下干燥，粉碎，过 5 号筛。将干燥淀粉加入上述药粉中，用 95% 乙醇作润湿剂，喷雾法喷入药粉中。同时不断搅拌，使其成为色泽均匀，握之成团，触之即散的软材。用制粒机将软材制成颗粒，过 2 号筛，使颗粒均匀，色泽一致。将湿颗粒摊于洁净干燥的不锈钢托盘中，于烘箱内 40 ～ 50℃烘焙干燥。干燥后的颗粒，过 2 号筛，加入滑石粉和硬脂酸镁与颗粒混匀，压片。

2. 质量控制

（1）性状　本品为棕褐色片剂，气微，味微苦。

（2）鉴别　取本品 30 片，研细，置索氏提取器中，用 95% 乙醇加热回流提取 2h，倾出提取液，减压回收乙醇至无醇味，浓缩，加 1.3mol/L 盐酸使其溶解，过滤，滤液用浓氨水溶液浸泡 30min，使达到 pH9 以上。加入氯仿萃取 5 ～ 6 次，合并氯仿液，减压浓缩，稠膏加 1.3mol/L 盐酸 10mL 溶解，备用。取盐酸溶液 2mL，滴碘化汞钾试剂 2 滴，可见类白色沉淀产生；再取 2mL，滴入碘 – 碘化钾试剂 2 滴，生成红棕色无定形沉淀；另取 2mL，滴饱和苦味酸试剂 1 滴，可见黄色结晶（独行千里中生物碱的鉴别）。

（3）三角草中胡萝卜苷的鉴别　取本品 15 ～ 20 片，加 95% 乙醇加热回流提取 2 次，合并提取液，回收溶剂至无醇味，总提取物分别用石油醚、醋酸乙酯、正丁醇多次萃取。醋酸乙酯提取部分经反复硅胶柱层析后，得到白色粉末状结晶，测定其熔点为 280 ～ 282℃，乙酐浓硫酸反应呈污绿色，氯仿浓硫酸反应呈阳性。难溶于有机溶剂和水，可溶于热甲醇、氯仿 – 甲醇（9∶1）混合溶剂中。硅胶 TCL 检识，以氯仿 – 甲醇（10∶1）、氯仿 – 乙醇（9∶1）为展开剂，胡萝卜苷为标准对照品。点于同一硅胶 G 薄层板上，用香草醛浓硫酸液显色，其 R_f 值与胡萝卜苷标准品的值相一致。此为三角草的主要活性成分。

（4）检查　应符合《中国药典》（2000 年版）片剂项下有关各项规定。

（二）复方三角草注射剂

1. 处方组成　三角草 700g，独行千里 1000g，抱树莲 1050g，苯甲醇 10mL，氯化钠 8g，吐温 –80 10mL。注射用水适量，制成 1000mL。

2. 制备方法

（1）三角草的提纯　取三角草清洗泥砂后加蒸馏水浸过药面煎煮 2 次，第 1 次 2h，第 2 次 1h，过滤，合并滤液浓缩至稠膏状，冷至室温后加 95% 乙醇沉淀 3 次，每次含醇量依次达到 75%、80%、90%，过滤，醇液用 NaOH 溶液调 pH 值至 8，冷藏，静置一夜，过滤挥醇，加入 1/3 量乙醚，冷藏过夜，挥去乙醚，转溶于水，水溶液抽滤至清备用。

（2）独行千里及抱树莲的提纯　置药材于渗漉缸中，以 30% 乙醇浸渍 2 天，收集初漉液，继续用 30% 乙醇渗漉药材至无药味，合并 2 次漉液浓缩至稠黏状，用 95% 乙醇沉淀 2 次，过滤，醇液用稀盐酸调其 pH 值为 2 ～ 3，冷藏过夜，上清液浓缩，加乙醇进行第 3 次醇沉，过滤，挥尽滤液中的乙醇，加注射用水溶解，水溶液用稀盐酸调 pH 值为 2 ～ 3，煮沸，抽滤，滤液再改用 NaOH 溶液调 pH 值为 6.5，得其贮备液。

（3）配液　将以上两液合并，加注射用水至足量，再加苯甲醇、氯化钠、吐温 –80 溶解于其中，并用 NaOH 溶液调 pH 值为 6.8，加 1% 针用活性炭于溶液中煮沸 10min，抽滤，滤液经检验合格后无菌分装，分装好的注射液用流通蒸汽灭菌 0.5h，稍冷后灯检，印字即得。

3. 质量控制

（1）性状　本品为棕黄色澄明液体。

（2）鉴别　取本品 10mL，加 NaOH（1mol/L）液 1mL，混匀，再加乙酸乙酯 20mL，充分振摇，静置，吸取上清液，挥干，残渣加稀盐酸 3mL 溶解，分置于 3 支试管中，分别滴加碘化钾、碘化铋钾、饱和苦味酸试剂 2 ～ 3 滴，分别显示微黄、深黄、黄色（检生物碱）。

（3）检查　本品 pH 值应为 6.8 左右。热原、无菌检查分别按《中国药典》家兔法和无菌检查法项下的规定进行。

（4）急性毒性试验　取普通健康小白鼠，体重 17 ～ 20g，雌雄各半，每组 8 只，均取尾静脉注射，剂量分别为 0.5mL/ 只、1.0mL/ 只、1.5mL/ 只，观察 45h 内存活情况，结果均无一例死亡。

（5）稳定性观察　本品经 2 年留样观察，其性状、澄明度、pH 值均无明显变化，且无沉淀及絮状物产生。

（6）溶血试验　本注射每天剂量应控制在 10mL 以内，大剂量注射有微溶血反应。

（7）其他　应符合《中国药典》（2000 年版）一部附录 16 页注射液项下各项规定。

二、复方三角草片抗蛇毒作用

治疗蛇毒损伤的药物有抗蛇毒血清、化学药物和中草药。三角草为百合科植物三角草的全草或根，具有清热解毒、消炎止痛的功效，广东地区民间常用于治疗毒蛇咬伤、跌打肿痛。复方三角草片为中山市中医院制剂室研制，以三角草为主药研制而成，具有消肿、镇痛、解蛇虫毒作用。本实验以大鼠蛇毒损伤为模型，进一步研究复方三角草片抗蛇毒损伤的药理作用。

（一）材料和方法

1. 材料

（1）动物　SPF 级 SD 系大鼠，雌雄各半，体重（300±50）g，由广东省医学实验动物中心提供，动物合格证号为 2004A021。

（2）药品及试剂　复方三角草片（0.3g/ 片，批号：粤药字 Z03120122，中山市中医院制剂室生产），取药片置研钵研磨成粉末，再加入 0.5% 的 CMCNa 溶液，配制成 0.72g/mL 混悬液；季德胜蛇药片（0.4g/ 片，批号：040905，江苏南通精华制药有限公司产），置研钵研磨成粉末，再加入 0.5% 的 CMCNa 溶液，配制成 0.36g/mL 混悬液；五步蛇蛇毒（纯化干粉，广州蛇毒研究所惠赠，小鼠尾静脉注射 LD_{50} 为 1.6mg/kg 体重，大鼠皮下注射剂量系根据体表面积换算而成，经反复筛选，本实验将此蛇毒造模的最佳剂量定在 0.1mL/100g 体重），临用前以无菌生理盐水配成浓度为 1.12mg/mL 的蛇毒液供实验用。

（3）仪器　全自动血凝仪（法国 STAGO 公司）。

2. 动物分组及给药方法　大鼠在试验前称重，并按体重大小随机分为 5 组，蛇毒损伤组 15 只，雌性 7 只，雄性 8 只，其余各组每组 14 只，雌雄各半，分别设为蛇毒损伤组（灌胃等量 0.5% 的 CMCNa 混悬液）；复方三角草片低、高剂量组（分别以药片 5.4g/kg 及 10.8g/kg 灌胃，即分别相当于成人日服用量的5倍、10倍）；季德胜蛇药片组（以蛇药片5.4g/kg灌胃，即相当于成人日服用量的10倍）。另设一正常对照组（灌胃等量0.5%的CMCNa混悬液）。以上各组动物共给药3天，每天1次，末次给药后1h，除正常对照组外，其余各组均按0.1mL/100g于大鼠背部剪毛的消毒处皮下注射蛇毒液，注毒后用手压迫进针口约1min，以防蛇毒液从进针口流出。正常对照组皮下注射等量生理盐水。

3. 观察指标

（1）中毒表现观察　注射蛇毒（或注射等量生理盐水）24h内均由专人定时观察并记录各组动物各个时间段内的局部症状以及呼吸、食欲、活动等全身状况，以动物的死亡数累计各组的实验结果，计算各组动物死亡率和保护率（对照组死亡率－给药组死亡率＝保护率）。按死亡率的百分率显著性检测进行统计分析。

（2）实验室检查　各组动物均在注射蛇毒毒液（或注射等量生理盐水）后24h，以20%乌拉坦按0.7mL/100g体重腹腔注射麻醉动物，每只动物腹主动脉取血3mL，送检作血液凝血分析。主要指标有血浆凝血酶原时间（PT）、凝血酶时间（TT）、纤维蛋白原（FIB）、国际标准化比率（INR）。

4. 统计学处理　各组计量资料均以$\bar{X}\pm s$表示，组间各项指标结果的比较采用SPSS 10.0软件进行方差分析；计数资料以%表示。由于注毒后有一部分大鼠中毒死亡，并在取血过程中由于操作失误，造成实验标本例数的丢失，故最后纳入计量统计的各组数据不相同。

（二）结果

1. 中毒表现　各组大鼠从注射蛇毒后3h，注射处局部皮肤均开始出现不同程度的紫绀、硬块，前肢肿胀，行动迟缓，并均有不同程度的嗜睡、懒动、全身无力、不吃饲料、不饮水和呼吸急促等中毒症状（死亡的除外）。这些症状在蛇毒损伤组动物中表现较为明显，该组死亡6只。其余给药组注毒后亦出现少数死亡，并出现嗜睡、懒动和呼吸急促症状，但症状比蛇毒损伤组轻一些，有些大鼠还稍有活动，或吃饲料或饮水。活着的大鼠其嗜睡、懒动和呼吸急促等症状约在24h后基本消失，但注毒局部皮肤均出现紫绀、溃烂或结痂。解剖可见大鼠背部注毒部位附近的肌肉有血肿块形成，肠颜色黯红，肝脏出现部分肉眼可见坏死。采血时可见血色较正常对照组黯红，血流缓慢、黏稠。正常对照组全部大鼠均无中毒症状，也无大鼠死亡。

2. 死亡率及保护率

表 4–1　各组药物对蛇毒损伤大鼠的保护作用

组别	动物数（只）	死亡数（只）	死亡率（%）	保护率（%）	*P* 值
蛇毒损伤组	15	6	40		
复方三角草片低剂量组	14	0	0	40	＜ 0.05
复方三角草片高剂量组	14	1	7.1	32.9	＜ 0.05
季德胜蛇药片组	14	1	7.1	32.9	＜ 0.05

由表 4–1 可以看出，各给药组的死亡率与对照组比较，经统计学处理，有显著性差异，表明复方三角草片的低、高剂量以及季德胜蛇药片均对五步蛇毒中毒大鼠具保护作用。

3. 实验室检测指标

表 4–2　各给药组蛇毒损伤大鼠的凝血检测结果（$\bar{X} \pm s$）

组别	动物数（只）	FIB（g/L）	PT（s）	TT（s）
正常对照组	9	0.97±0.85	25.53±10.02	56.30±69.93
蛇毒损伤组	9	1.08±0.96	62.97±54.32	124.39±109.82
复方三角草片低剂量组	10	1.47±1.04	39.22±43.99	74.95±94.41
复方三角草片高剂量组	9	2.25±1.04	38.72±46.15	56.42±76.35
季德胜蛇药片组	11	1.16±0.99	44.43±48.62	101.16±110.09

注：与正常组比较均 $P > 0.05$。

从表 4–2 可知，各给药组蛇毒损伤大鼠的凝血检测指标与正常对照组比较，均无明显变化，表明反映血液高凝状态的实验室检测指标与大鼠的中毒表现不相符。

（三）讨论

从本实验结果可以看出，以三角草为主药的复方三角草片对五步蛇毒损伤大鼠具有一定的保护作用（$P < 0.05$），且能改善大鼠的蛇毒中毒表现，这与我们进行的临床观察结果是相符合的，但实验检测指标均未能反映出其作用（$P > 0.05$），这是否与蛇毒损伤模型动物指标在本次实验一段时间内尚未能反映出来相关，尚有待于进一步探讨。

三、复方三角草制剂治疗毒蛇咬伤的临床应用

1. 病例资料　本组 160 例患者，全部系中山市中医院急诊科收治的急诊患者，随机分为 2 组。治疗组 80 例，其中男 57 例，女 23 例，年龄 10 ～ 72 岁，平均 34 岁；其中眼镜蛇伤 34 例，竹叶青蛇伤 30 例，眼镜王蛇伤 4 例，

蝮蛇伤6例，蝰蛇伤4例，五步蛇伤2例；咬伤部位上肢32例，下肢48例。对照组80例，男61例，女19例，年龄8～69岁，平均31.5岁；其中眼镜蛇伤33例，竹叶青蛇伤32例，眼镜王蛇伤3例，蝮蛇伤5例，蝰蛇伤5例，五步蛇伤2例；咬伤部位为上肢36例，下肢44例。按2001年全国蛇伤急救学术交流会（广州）制订的"毒蛇咬伤的临床分型及严重程度评分标准"划分，治疗组80例，轻型34例，重型30例，危重型16例；对照组80例，轻型35例，重型32例，危重型13例。两组比较其性别、平均年龄、咬伤蛇种、咬伤部位及咬伤的危重程度差异均无显著性（$P > 0.05$）。

2. 治疗方法 对照组采用常规的扩创冲洗排毒，胰蛋白酶作局部封闭，同时给予抗感染、预防破伤风及对症支持治疗，并积极预防并发症的发生。治疗组在对照组的基础上，内服复方三角草片，每次5片，每日4次，并视伤口肿胀情况外用复方三角草片若干，加水研糊，外敷伤口肿胀范围处。同时加用复方三角草注射液（本院制剂生产，批号20020315），肌注，每次4mL，每日3次，最高剂量不超过20mL/d。

3. 结果 对治疗组和对照组的疗效，治疗过程中蛇伤引起的中毒性心肌炎、弥漫性血管凝血（DIC）、急性肾功能衰竭（ARF）等并发症的发生，临床症状（肿胀、疼痛）改善时间及后遗症（致残、伤口溃疡）的发生率等进行观察，结果见表4–3。

表4–3 复方三角草片联用复方三角草注射液治疗蛇伤疗效

	例数	疗效		并发症的发生			症状改善情况		后遗症发生	
		痊愈/例	死亡/例	蛇伤ARF/例	中毒性心肌炎/例	蛇伤DIC/例	消肿时间/d	疼痛消失时间/d	致残/例	溃疡发生/%
治疗组	80	$80^{\#}$	0	0	4^{*}	3	$4 \pm 1^{**}$	$3.0 \pm 1.2^{**}$	0^{*}	0^{*}
对照组	80	80	0	2	8	8	7 ± 1	5.0 ± 1.5	3	8.8

注：治疗组与对照组疗效比较，$^{\#}P > 0.05$；并发症发生率，$^{*}P < 0.05$；症状改善及后遗症发生，$^{**}P < 0.01$。

结果显示治疗组与对照组在治愈率、死亡率差异无显著性（$P > 0.05$），但控制并发症的发生以及消肿时间、疼痛消失时间、伤口溃疡发生率、致残率等方面差异均有极显著性，表明复方三角草片剂可明显缩短症状改善（如消肿、疼痛消失）时间，降低并发症的发生率，提高毒蛇咬伤的治愈时间，降低致残率。

第二节 复方广东土牛膝制剂

广东土牛膝为菊科植物华泽兰（*Eupatorium chinensis* L.）的根部，主要分布于广东、海南、广西等地，尤以广东省分布广，产量大，资源丰富，是广东地区地产常用药材之一。广东土牛膝的记载最早见于清·何克谏所著的岭南本草书籍《生草药性备要》，书中以“斑骨相思”为名记载其：“味甘，性平，治跌打伤，壮筋骨，补足胫。”其后的岭南本草著作《本草求原》《岭南采药录》均将其作为专治跌打损伤的药物记载，一直是作为治疗跌打损伤的专用药物在民间应用。直到1955年广东新会老中医黄华庭公布他用广东土牛膝治疗白喉有效以来，才在广东珠三角地区民间及医院掀起一股研究应用广东土牛膝治疗咽喉疾病的热潮，倍受广大患者的欢迎。其后，广东地区的中药专著《广东中药志》《岭南中草药撮要》《广东省中药材标准》等多把它作为治疗咽喉疾患的要药来收载，如中国人民解放军广州部队后勤部编写的《常用中草药手册》记载：“土牛膝（兰草）别名大泽兰……性味功能：苦凉，清咽利喉，清热解毒，为喉科常用药，用于防治白喉，扁桃体炎，咽喉炎。”其有喉科要药之称。

广东土牛膝的应用，早期以汤剂为主，也有将单味土牛膝制成注射剂，但仅做过动物实验，没有在临床上应用。如今在珠三角地区各医院临床上使用的多为合剂、糖浆剂和颗粒剂，也有制成口服液的，均是以广东土牛膝为主药的医院自制制剂，虽然各种复方土牛膝制剂的药物配伍不同，制备工艺不同，但在功效主治上大同小异，均以治疗咽喉疾病为主。广东土牛膝制剂虽然在珠三角地区应用面广、量大、时间长，但一直是停留在经验应用上，未见有对其进行任何全面系统的药效学研究和临床应用疗效观察。

急性咽炎、扁桃体炎的主要症状就是咽痛、咽干，广东人称之为“上火”，是南方炎热地区高发病症之一，治疗“上火”的中成药在南方地区有广阔的市场。为充分研究与开发利用广东地产药材广东土牛膝的药用资源，提高地方常见病多发病的治疗效果，近年来，梅全喜教授带领的科研团队承担了广东省中医药管理局的科研项目“复方土牛膝制剂治疗咽喉疾病的实验与临床研究”，课题组人员就地取材，选用广东土牛膝为主药，在中医理论的指导下，配以广东地产药材山芝麻、岗梅根、水杨梅、野菊花、淡竹叶、一点红等，按现代的制备工艺研制成复方土牛膝糖浆剂（合剂）、复方土牛膝颗粒剂、复方土牛膝胶囊剂和复方土牛膝口含片剂，其中复方土牛膝含片为国内外首创，已申报国家发明专利（申请号：200710029955X），同时进行了系统的制备工艺、质量标准、药效学研究以及规范的临床疗效观察，取得了丰硕的成果。

一、制备工艺

（一）复方土牛膝颗粒的水提工艺

复方土牛膝颗粒具有清热解毒、利咽润喉的功效，用于治疗咽喉炎、扁桃腺炎、急性支气管炎、上呼吸道感染等症。为完善该制剂的基础研究，提高其制剂水平，对其提取工艺进行优化。复方土牛膝颗粒是在合剂基础上改进而成的，水提工艺直接影响临床效果，通过正交试验及结合实际生产可优选出最佳提取工艺，对于确保制剂质量具有重要意义。因处方中主要药物广东土牛膝、水杨梅、岗梅根、山芝麻等均为广东地方习用药材，对该类药物研究非常有限，尚未制定准确、客观的含量测定方法，故采用浸膏得率为控制质量的定量指标；又因为复方土牛膝颗粒主要提取方法为水提法，所以采用浸膏得率为评价指标是可行的。

1. 正交设计　根据水提预试验结果，确定以浸膏得率为指标，以煎煮时间（A）、煎煮次数（B）、加水量（C）及浸泡时间（D）为因素进行水提正交试验，选择 L9（3^4）正交表，对各参数进行考察，设置的因素水平见表 4–4。

表 4–4　因素水平

水平	因素			
	A /h	B / 次	C / 倍	D / h
1	1	1	8	0
2	1.5	2	10	1
3	2	3	12	2

2. 正交试验

（1）试验样品制备　按处方比例准确称取 18 份药材（每次试验平行 2 次），分别按正交设计表进行试验。煎煮液过滤，滤液定容至 250mL，备用。

（2）浸出物测定　精密量取上述滤液 20mL，置已经干燥至恒重的蒸发皿中，水浴蒸干后，于 105℃干燥 3h，移至干燥器中冷却 30min，迅速精密称定重量，计算供试品中浸膏得率（%）。平行试验 2 次，取平均值。

（3）试验结果与分析　正交试验结果见表 4–5；方差分析结果见表 4–6。

表 4–5　正交试验结果

试验号	因素				浸膏得率 / %
	A	B	C	D	
1	1	1	1	1	5.63
2	1	2	2	2	14.20
3	1	3	3	3	14.50
4	2	1	2	3	9.08
5	2	2	3	1	11.67
6	2	3	1	2	11.39
7	3	1	3	2	8.95

（续表）

试验号	因素				浸膏得率 / %
	A	B	C	D	
8	3	2	1	3	15.46
9	3	3	2	1	12.41
K_1	11.43	7.89	11.49	9.90	
K_2	11.38	13.78	11.90	12.18	
K_3	12.27	14.43	11.49	13.01	
R	0.89	6.41	0.41	3.11	

表 4–6　方差分析结果

方差来源	离差平方和	自由度	方差	*F*	*P*
A	2.990	2	1.495	9.456	＞ 0.05
B	130.839	2	65.420	413.816	＜ 0.01
C	0.473	2	0.237	1.497	＞ 0.05
D	31.097	2	15.549	98.353	＜ 0.05

注：$F_{0.01}$（2.2）=99；$F_{0.05}$（2.2）=19。

由表 4–6 可以看出，B、D 因素对浸膏得率的影响有显著性意义，A、C 因素没有显著性意义。表 4–5 中显示了各因素不同水平的平均值，因此，可选取其适当水平为 $A_1B_3C_1D_3$ 结合实际生产，确定本方的水提工艺条件为 $A_2B_2C_1D_2$，即原方药材浸泡 1h，加 8 倍量的水，煎煮 1.5h，煎煮 2 次。

（4）验证试验　为进一步确定此工艺的合理性，按照正交试验优选的工艺条件 $A_2B_2C_1D_2$ 进行验证试验。取上述正交试验同批次的复方土牛膝颗粒处方药材 92g，共 2 份，按照 $A_2B_2C_1D_2$ 的方案和前面所述的方法测定浸膏含量，其结果分别为 15.55%、15.65%，与上述正交试验其他工艺结果比较得率较高，表明本方水溶性有效成分基本提取完全，该工艺条件是可行的。

（5）颗粒剂制备　将处方药物加 8 倍量的水浸泡 1h，煎煮 1.5h，煎煮 2 次，合并煎液，滤过，滤液浓缩至适量，加等量乙醇静置 24h，取上清液，加入尼泊金、苯甲酸钠，浓缩至 80℃时相对密度为 1.15 的清膏，加蔗糖，制成颗粒，干燥即得。

（二）复方土牛膝糖浆的制备工艺

1. 处方　广东土牛膝、岗梅根各 200g，山芝麻、一点红、野菊花各 80g，水杨梅根 200g，淡竹叶 80g，薄荷脑 0.05g。

2. 制备　以上 8 味，除薄荷脑外，其余 7 味加水浸渍 30min，煎煮 2 次，每次 1.5h，合并煎液，滤过，滤液浓缩至比重为 1.2，加入砂糖 300g、尼泊金

0.5g、苯甲酸钠3g煮沸，调节至1000mL，稍冷后，加入薄荷脑，混匀，静置24h，取上清液分装，即得。

（三）复方广东土牛膝含片的制备工艺

复方广东土牛膝含片为纯中药制剂，该方原为合剂、颗粒剂在本院临床应用已有20多年的经验，但合剂、颗粒剂具有携带和使用不方便等缺点。改为口含片后，不仅改善了以上的缺点，而且可以达到局部给药、提高疗效的目的。该剂型按中医药理论和临床对治疗作用的要求，根据处方中各药味所含有效成分的理化性质及药理作用，选用水提醇沉提取工艺，采用不同辅料配比因素考察含片的口感，优选工艺条件。

复方广东土牛膝含片的生产受主要原料提取工艺、甜味剂及清凉剂的用量、润湿剂的浓度、干燥温度等多种因素的影响。经研究得出复方土牛膝含片的最佳配制工艺为：对原料采用水提醇沉提取工艺，以淀粉、糊精和蔗糖1：1：2比例配比混匀，喷入适量冰片和0.5%薄荷脑的乙醇溶液，按0.3%比例加入硬脂酸镁做崩解剂，可制得入口微甜，清爽，表面光滑美观，色泽一致，硬度好，崩解性良好的复方土牛膝含片。该制备工艺简单，适合工业化大生产，具有良好的开发应用前景。

1. 水提醇沉工艺 按处方组成比例，取生药6.9kg，加10倍量的水，浸泡2h，煎煮3次，每次2h。合并煎煮液，滤过，滤液浓缩至适量，加入等量乙醇静置24h，取上清液，在80℃条件下浓缩，浓缩至相对密度为1.2的清膏，备用。

2. 成型工艺

（1）辅料的选择及其比例的考察 考虑口含片对辅料的特殊要求，应口感好、水溶性好等，故选用淀粉、糊精和蔗糖。考虑到其三者比例不同对制剂的成型、口感及浸膏粉吸湿性均有影响，将淀粉、糊精和蔗糖按不同比例混匀，然后分别与浓缩膏混匀，多次试验进行制粒，发现将淀粉、糊精和蔗糖（共800g）分别按1：1：1、2：2：1、1：1：2的比例混匀，再与三等分的浓缩膏混匀，较易于通过筛网，制粒效果较理想。

（2）制粒压片的试验方法 将淀粉、糊精和蔗糖（共800g）分别按1：1：1、2：2：1和1：1：2的比例混匀，分别与三等分的浓缩膏混匀，过14目筛制成颗粒，恒温干燥箱80℃条件下干燥，整粒。喷入适量冰片和0.5%薄荷脑的乙醇溶液，按0.30%比例加入硬脂酸镁，立刻压片。

（3）试验结果比较 对三种片剂进行口感分析：以淀粉、糊精和蔗糖1：1：1压片的口感微苦，药味浓，片型美观，溶散性较差；以淀粉、糊精和蔗糖2：2：1压片的口感淀粉味稍重，有糊口，口含易散；以淀粉、糊精和蔗糖1：1：2压片的口感入口微甜，药味基本覆盖，清爽，片型美观，片重差异符合要求，溶散性较好。由此选用以淀粉、糊精和蔗糖1：1：2配比作为复方广东土牛膝含片制备工艺，取得较理想的结果。

二、质量标准

（一）复方土牛膝颗粒

复方土牛膝颗粒是由 8 味中药组成的复方制剂，成分较为复杂，TLC 鉴别过程中对提取方法及展开剂的选择有较高要求。经多次试验发现结果稳定，且方法简便易行，斑点分离清晰，阴性对照无干扰。广东土牛膝的 TLC 定性方法，曾采用《广东省中药材标准》中的广东土牛膝 TLC 鉴别方法，但以此法所得的色谱图斑点分离不理想，背景干扰大。后经对其提取方法及展开剂展开多次试验，结果采用复方土牛膝糖浆中广东土牛膝的 TLC 条件，即用醋酸乙酯萃取的方法来提取，并以苯 – 醋酸乙酯 – 甲酸（6∶4∶0.5）为展开剂，即可得斑点分离清晰、阴性对照无干扰的效果。水杨梅的 TLC 条件原本也参照《广东省中药材标准》中的水杨梅 TLC 鉴别方法，但以该方法试验发现水杨梅图谱中有一个亮蓝色特征斑点的比移值（R_f）极低，另一个黄色特征斑点在供试品溶液中无对应斑点。后采取通过调整展开剂的比例来调高亮蓝色特征斑点的 R_f 值，但也收效甚微。最后经改用复方土牛膝糖浆中水杨梅的 TLC 条件，结果色谱图斑点清晰，分离效果好，亮蓝色特征斑点 R_f 值适中，阴性对照无干扰，能成功鉴别出水杨梅。用薄层色谱（TLC）法对复方土牛膝颗粒中主要药物广东土牛膝、水杨梅根进行定性鉴别，该方法简便、灵敏、准确、专属性强，可用于控制产品质量，具体方法如下。

1. 性状　本品为黄棕色颗粒，味甜、微苦。

2. TLC 鉴别

（1）广东土牛膝的 TLC 鉴别　取本品 20g，加水 20mL，搅拌使溶解，加乙酸乙酯振摇提取 2 次，每次 10mL，合并乙酸乙酯液，蒸至 0.5mL，作为供试品溶液。另取广东土牛膝对照药材 5g，加水煎煮 30min，滤过，滤液浓缩至约 5mL，加水 20mL，同法制成对照药材溶液。再取不含土牛膝的阴性样品，采用处方制备工艺制备，余同供试品溶液制备，作为阴性对照溶液。照薄层色谱法［2005 年版《中国药典》（一部）附录Ⅵ B］试验，吸取上述 2 种溶液各 5μL，分别点于同一硅胶 G 薄层板上，以苯 – 乙酸乙酯 – 甲酸（6∶4∶0 5）为展开剂，展开，取出，晾干，置紫外光灯（365nm）下检视。供试品色谱中，在与对照药材色谱相应的位置上，显相同颜色的荧光斑点；阴性样品无干扰，结果见图 4–1。

（2）水杨梅的 TLC 鉴别　取本品 20g，加乙醚振摇提取 2 次，每次 20mL，合并乙醚液，水浴蒸干，残渣加乙醚 0.5mL 使溶解，作为供试品溶液。另取水杨梅对照药材粉末 5g，加水 500mL 煎煮 2h，滤过，滤液浓缩至

20mL，立即冷却，乙醚振摇提取2次，每次15mL，合并乙醚液，水浴蒸干，残渣加乙醚1mL使溶解，作为对照药材溶液。再取不含水杨梅的阴性样品，采用处方制备工艺制备，余同供试品溶液制备，作为阴性对照溶液。照薄层色谱法［2005年版《中国药典》（一部）附录ⅥB］试验，吸取上述供试品溶液、对照药材溶液、阴性对照溶液各5μL，分别点于同一硅胶G薄层板上，以甲苯–乙酸乙酯–冰醋酸（15∶1∶1）为展开剂，展开，取出，晾干，在紫外光灯（365nm）下检视。供试品色谱中，在与对照药材色谱相对应的位置上，显相同颜色的荧光斑点；阴性对照色谱无此荧光斑点，结果见图4–2。

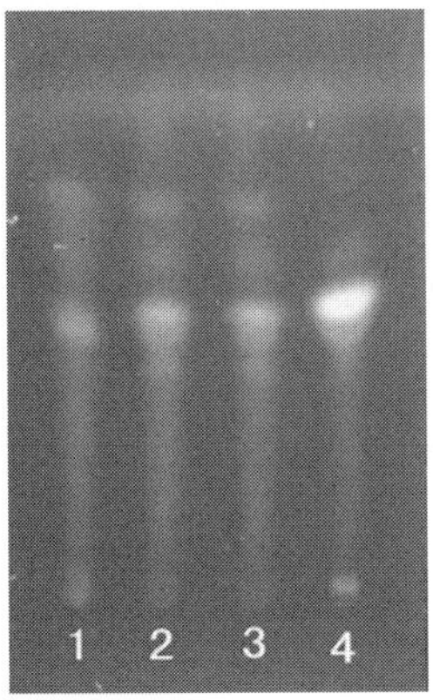

1. 对照药材；2、3. 供试品溶液；4. 阴性对照

图4–1　广东土牛膝的TLC

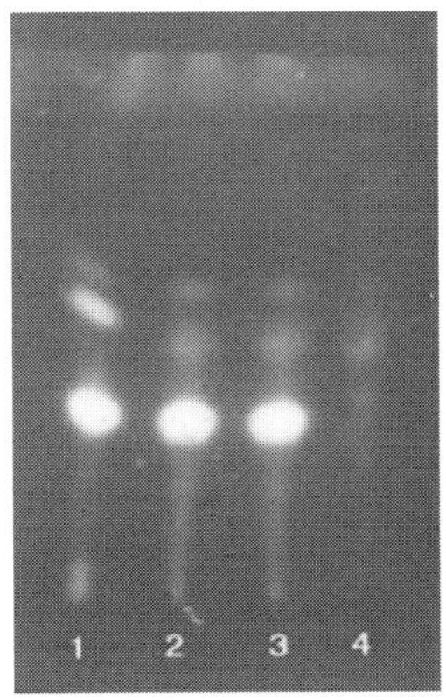

1. 对照药材；2、3. 供试品溶液；4. 阴性对照

图4–2　水杨梅的TLC

3. 检查

（1）粒度　取本品3袋，称定重量，置药筛内过筛。共测定3个批号（20060718、20061016、20070103）的样品，结果不能通过1号筛与能通过5号筛的总和分别为8.5%、10.2%、9.3%。

（2）水分　取本品3g，按2005年版《中国药典》（一部）附录ⅪH第一法（烘干法）测定水分。共测定3个批号（20060718、20061016、20070103）的样品，含水量均小于5%（4.15%～4.96%），均符合2005年版《中国药典》（一部）中颗粒剂含水量小于6.0%的规定。

（3）溶化性　取本品1袋，加热水200mL，搅拌。共测定3个批号（20060718、20061016、20070103）的样品，结果均在4min内全部溶化。

（4）其他　装量差异等项均符合2005年版《中国药典》（一部）中颗粒剂有关规定。

（二）复方土牛膝糖浆

复方土牛膝糖浆是由8味中药组成的复方制剂，成分较为复杂，薄层鉴别过程中对提取方法及展开剂的选择有较高要求。本研究所用的试验方法，结果稳定，且方法简便易行，斑点分离清晰，阴性对照无干扰，因此该方法可作为复方土牛膝糖浆质量控制的方法。

在广东土牛膝的薄层色谱条件试验过程中，原本是参照《广东省中药材标准》中广东土牛膝薄层鉴别方法，但以此法所得色谱图的斑点分离不理想，背景干扰大。后对提取方法及展开剂多次进行试验，决定采用醋酸乙酯萃取的方法提取，并以苯－醋酸乙酯－甲酸（6∶4∶0.5）为展开剂来展开，效果较为理想，斑点分离清晰，阴性对照无干扰。水杨梅的薄层色谱条件原本也参照《广东省中药材标准》中水杨梅薄层鉴别方法，但以该方法试验时发现水杨梅图谱中一个亮蓝色特征斑点 R_f 值极低，另一个黄色特征斑点在供试品溶液中无对应斑点。试图调整展开剂的比例以调高亮蓝色特征斑点的 R_f 值，但收效甚微。最后经改用本实验中方法，色谱图斑点清晰，分离效果好，亮蓝色特征斑点的 R_f 值适中，阴性对照也无干扰，能成功鉴别出水杨梅。大多数文献包括《中国药典》介绍的野菊花的薄层鉴别都是用甲醇提取并在聚酰胺薄膜上展开，本文通过对其提取方法进行改进，对展开剂稍作改动，在硅胶 G 薄层板上展开，结果得到的黄色特征荧光斑点分离清晰，而且 R_f 值适中。此方法对于其他含野菊花的复方制剂的鉴别也有重要参考价值。

1. 性状　本品为棕黑色液体，味微苦而甜。

2. 显色鉴别

（1）黄酮类成分显色鉴别　取本品 10mL，用醋酸乙酯 10mL 提取，提取液蒸干，残渣用甲醇 1mL 溶解，移入小试管中，加入镁粉少许，振摇，慢慢滴加浓盐酸数滴，即生成大量粉红色泡沫，最后溶液变成褐红色。

（2）含酚羟基物质的显色鉴别　取本品 10mL，用醋酸乙酯 10mL 提取，将提取液水浴挥干，残渣用 1mL 乙醇溶解，移入小试管中，加入 1% 三氯化铁溶液数滴，溶液变成墨绿色。

（3）广东土牛膝的特征性鉴别　取本品 10mL，用醋酸乙酯提取 2 次，每次 10mL，合并提取液，蒸干，残渣加醋酸乙酯 0.5mL 使溶解，作为供试品溶液。取缺广东土牛膝的复方土牛膝糖浆按供试品溶液的制备方法制成阴性对照品溶液。另取广东土牛膝对照药材 5g，加水煎煮 30min，滤过，滤液浓缩至约 5mL，以醋酸乙酯提取 2 次，同法制成对照药材溶液。照薄层色谱法［《中国药典》（一部）附录Ⅵ B］试验，吸取上述 2 种溶液各 5μL，分别点于同一硅胶 G 薄层板上，以苯－醋酸乙酯－甲酸（6∶4∶0.5）为展开剂，展开，取出，晾干，在紫外光灯（365nm）下检视。供试品色谱中，在与对照药材色谱相对应的位置上，显相同颜色的荧光斑点；阴性对照色谱无此荧光斑点，结果见图 4-3。

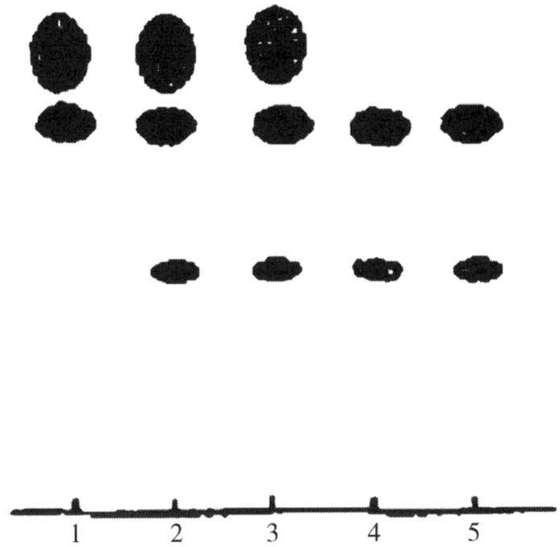

1. 广东土牛膝对照药材；2、3. 样品；4、5. 缺广东土牛膝的阴性样品

图 4-3　复方土牛膝糖浆的 TLC 图谱

3. 薄层色谱鉴别

（1）广东土牛膝的鉴别　取本品 10mL，用醋酸乙酯提取 2 次，每次 10mL，合并提取液，蒸干，残渣加醋酸乙酯 0.5mL 使溶解，作为供试品溶液。另取广东土牛膝对照药材 5g，加水煎煮 30min，滤过，滤液浓缩至约 5mL，以醋酸乙酯提取两次，每次 15mL，合并提取液，蒸干，残渣加醋酸乙酯 1mL 使溶解，作为对照药材溶液。再取不含广东土牛膝的阴性样品，按处方制备工艺制备阴性对照品溶液。照薄层色谱法［2005 年版《中国药典》（一部）附录Ⅵ B］）试验，吸取上述 3 种溶液各 5μL，分别点于同一硅胶 G 薄层板上，以苯 - 醋酸乙酯 - 甲酸（6∶4∶0.5）为展开剂，展开，取出，晾干，在紫外光灯（365nm）下检视。供试品色谱中，在与对照药材溶液色谱对应位置上，显相同黄色的荧光斑点，阴性对照品溶液色谱无此颜色斑点，结果见图 4-4A。

（2）岗梅的鉴别　取本品 15mL，水浴蒸干，残渣加三氯甲烷 20mL 溶解，并超声处理 10min，滤过，滤液蒸干，残渣加三氯甲烷 1mL 使溶解，作为供试品溶液。另取岗梅对照药材 3g，加三氯甲烷 30mL，超声处理 20min，滤过，滤液蒸干，残渣加三氯甲烷 1mL 使溶解，作为对照药材溶液。再取不含岗梅的阴性样品，按处方制备工艺制备阴性对照品溶液。照薄层色谱法［2005 年版《中国药典》（一部）附录Ⅵ B］试验，吸取上述 3 种溶液各 5μL，分别点于同一硅胶 G 薄层板上，以苯 - 丙酮（9∶1）为展开剂，展开，取出，晾干，喷以 10%硫酸乙醇溶液，于 105℃下加热至斑点显色清晰，在紫外光灯（365nm）下检视。供试品溶液色谱中，在与对照药材溶液色谱对应的位置上显相同颜色的荧光斑点，阴性对照品溶液色谱无此斑点，结果见图 4-4B。

（3）水杨梅的鉴别　取本品 20mL，加乙醚振摇提取 2 次，每次 20mL，合并乙醚液，水浴蒸干，残渣加乙醚 0.5mL 使溶解，作为供试品溶液。另取水杨梅对照药材粉末 5g，加水 500mL 煎煮 2h，滤过，滤液浓缩至 20mL，立即冷却，乙醚振摇提取 2 次，每次 15mL，合并乙醚液，水浴蒸干，残渣加乙醚 1mL 使溶解，作为对照药材溶液。再取不含水杨梅的阴性样品，采用处方制备工艺制备阴性对照品溶液。照薄层色谱法［2005 年版《中国药典》（一部）附录Ⅵ B］试验，吸取上述 3 种溶液各 5μL，分别点于同一硅胶 G 薄层板上，以甲苯 – 醋酸乙酯 – 冰醋酸（15∶1∶1）为展开剂，展开，取出，晾干，在紫外光灯（365nm）下检视。供试品溶液色谱中，在与对照药材溶液色谱对应的位置上显相同颜色的荧光斑点，阴性对照品溶液色谱无此荧光斑点，见图 4–4C。

（4）野菊花的鉴别　取本品 20mL，用醋酸乙酯提取 2 次，每次 30mL，合并提取液，水浴蒸干，残渣加甲醇 1mL 溶解，作为供试品溶液。另取野菊花对照药材 0.3g，加醋酸乙酯 20mL，超声提取 15min，滤过，滤液水浴蒸干，残渣加甲醇 1mL 使溶解，作为对照药材溶液。再取不含野菊花的阴性样品，采用处方制备工艺制备阴性对照品溶液。照薄层色谱法［2005 年版《中国药典》（一部）附录Ⅵ B］试验，吸取上述 3 种溶液各 5μL，分别点于同一硅胶 G 薄层板上，以醋酸乙酯 – 丁酮 – 甲酸 – 水（10∶1∶1∶1）为展开剂，展开，取出，晾干，喷以 2% 三氯化铝溶液，热风吹干，置紫外灯（365nm）下检视。供试品溶液色谱中，在与对照药材溶液色谱对应的位置上显相同黄色的荧光斑点，阴性对照品溶液色谱无此荧光斑点，结果见图 4–4D。

4. 检查

（1）相对密度　按《中国药典》（2000 年版）一部附录之规定依法检查，应不低于 1.05。

（2）其他　应符合《中国药典》（2000 年版）合剂项下有关的各项规定。

5. 稳定性观察　本品在室温下依次存放 2 个月、4 个月、6 个月、8 个月、12 个月后，其“性状”“鉴别”“检查”等项仍符合各项规定。

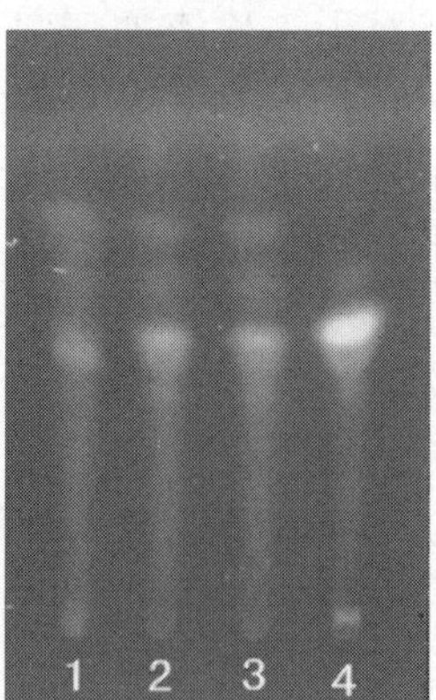

A. 广东土牛膝

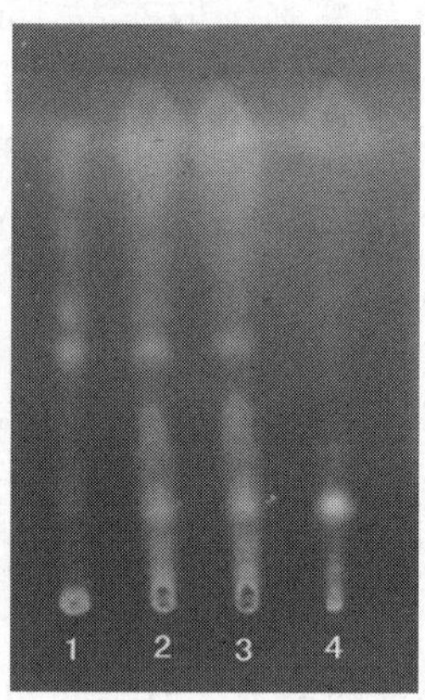

B. 岗梅

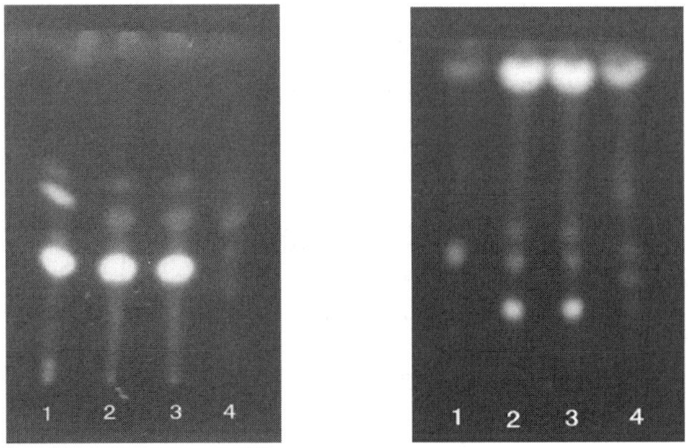

C. 水杨梅　　　　D. 野菊花

1. 广东土牛膝对照药材；2、3. 供试品溶液；4. 阴性对照品溶液

图 4-4　薄层色谱图

（三）复方广东土牛膝含片

复方土牛膝含片是纯中药复方制剂，成分较为复杂，采用薄层鉴别法（TLC）对广东土牛膝、水杨梅、野菊花和岗梅与相应对照药材进行薄层色谱鉴别。该法斑点圆整清晰，分离度好，阴性对照无干扰，简便易行，可用于复方广东土牛膝含片的质量控制。

1. 广东土牛膝的 TLC 鉴别　取本品 14 片，研磨粉碎，加水 20mL，搅拌使溶解，60℃超声提取 30min，加乙酸乙酯振摇提取 2 次，每次 10mL，合并乙酸乙酯液，蒸至 0.5mL，作为供试品溶液。另取广东土牛膝对照药材 5g，加水煎煮 30min，滤过，滤液浓缩至约 5mL，加水 20mL，同法制成对照药材溶液。再取不含广东土牛膝的阴性样品，采用处方制备工艺制备，按供试品溶液制备方法制备，得阴性对照溶液。照薄层色谱法［2005 年版《中国药典》（一部）附录Ⅵ B］试验，吸取上述 3 种溶液各 5μL，分别点于同一硅胶 G 薄层板上，以苯 - 乙酸乙酯 - 甲酸（6 : 4 : 0.5）为展开剂，展开，取出，晾干，置紫外光灯（365nm）下检识。供试品色谱中，在与对照药材色谱相应的位置上，显相同颜色的荧光斑点，结果见图 4-5。

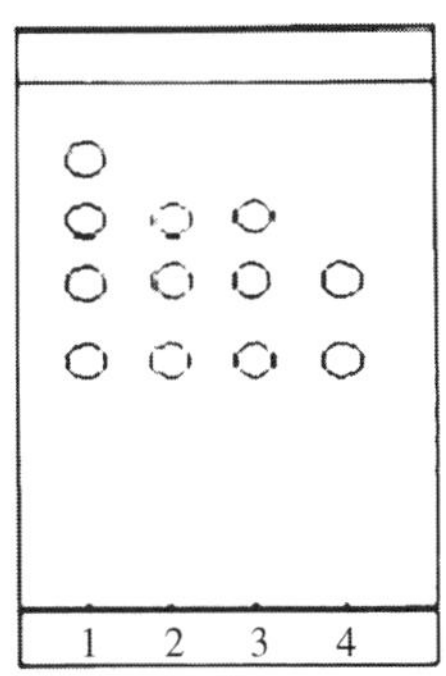

1. 土牛膝对照药材；2. 供试品溶液 1；3. 供试品溶液 2；4. 缺土牛膝阴性对照

图 4-5　土牛膝 TLC

2. 水杨梅的 TLC 鉴别　取本品 14 片，加水 40mL，60 ℃超声提取 30min，加乙醚振摇提取 2 次，每次 20mL，合并乙醚液，水浴蒸干，残渣加乙醚 0.5mL 使溶解，作为供试品溶液。另取水杨梅对照药材粉末 5g，加水 500mL 煎煮 2h，滤过，滤液浓缩至 20mL，立即冷却，乙醚振摇提取 2 次，每次 15mL，合并乙醚液，水浴蒸干，残渣加乙醚 1mL 使溶解，作为对照药材溶液。再取不含水杨梅的阴性样品，采用处方制备工艺制备，按供试品溶液制备方法制备，得阴性对照溶液。照薄层色谱法［2005 年版《中国药典》（一部）附录Ⅵ B］试验，吸取上述供试品溶液、对照药材溶液、阴性对照溶液各 5μL，分别点于同一硅胶 G 薄层板上，以甲苯 – 乙酸乙酯 – 冰醋酸（15：1：1）为展开剂，展开，取出，晾干，置紫外光灯（365nm）下检识。供试品色谱中，在与对照药材色谱相对应的位置上，显相同颜色的荧光斑点，阴性对照色谱无此荧光斑点，结果见图 4–6。

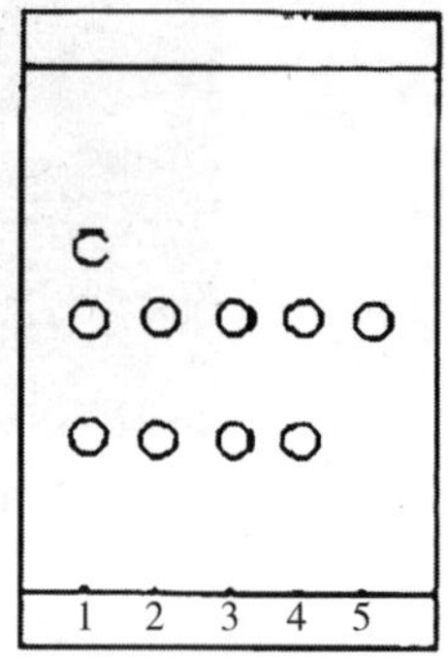

1. 水杨梅对照药材；2. 供试品溶液 1；3. 供试品溶液 2；4. 供试品溶液 3；5. 缺水杨梅阴性对照

图 4–6　水杨梅的 TLC

3. 野菊花的 TLC 鉴别　取本品 14 片，研磨粉碎，用乙酸乙酯超声提取 2 次，每次 30mL，合并提取液，水浴蒸干，残渣加甲醇 1mL 溶解，作为供试品溶液。另取野菊花对照药材 3g，加入乙酸乙酯 20mL，60℃超声提取 15min，滤过，滤液蒸干，残渣加入甲醇溶液 1mL 溶解作为对照药材溶液。再取不含野菊花的阴性样品，采用处方制备工艺制备，按供试品溶液制备方法制备，得阴性对照溶液。吸取以上 3 种溶液各 5μL，分别点于同一硅胶 G 板上，以乙酸乙酯 – 丁酮 – 甲酸 – 水（10：1：1：1）为展开剂，取出，晾干，喷以 2% 三氯化铝硫酸溶液，热风吹干，置紫外光灯（365nm）下检识。供试品色谱中，在与对照药材色谱相对应的位置上，显相同颜色的荧光斑点，阴性对照色谱无此荧光斑点，结果见图 4–7。

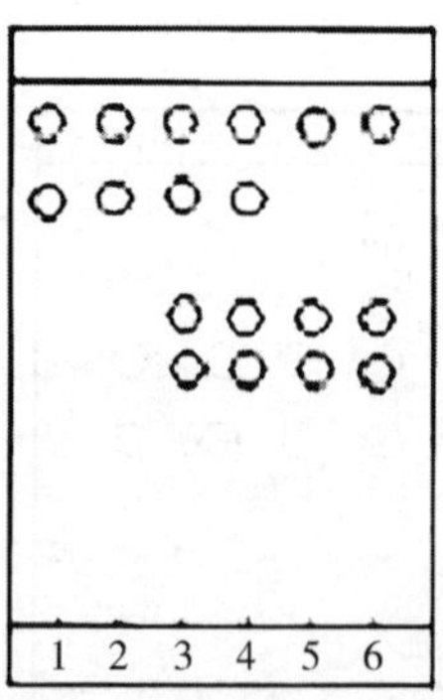

1. 野菊花对照药材 1；2. 野菊花对照药材 2；3. 供试品溶液 1；4. 供试品溶液 2；5. 缺野菊花阴性对照 1；6. 缺野菊花阴性对照 2

图 4–7　野菊花的 TLC

4. 岗梅的 TLC 鉴别　取本品 14 片，研磨粉碎，加入三氯甲烷 30mL 溶解，超声提取

10min，滤过，滤液蒸干，残渣加入三氯甲烷 1mL 溶解作为供试品。另取岗梅药材 3g，用万能粉碎机粉碎，加入三氯甲烷 30mL 超声提取 20min，滤过，滤液蒸干，残渣加入三氯甲烷 1mL 溶解，作为对照药材溶液。再取不含岗梅的阴性样品，按照处方制备工艺制备，按供试品溶液制备方法制备，得阴性对照品溶液。吸取以上 3 种溶液各 5μL，分别点于同一硅胶 G 板上，以苯 – 丙酮（9∶1）为展开剂，展开，晾干，喷以 10% 硫酸乙醇溶液，用 105℃热风吹至有斑点显色清晰，在紫外灯 365nm 下检识。供试品色谱中，在与对照药材色谱相对应的位置上，显相同颜色的荧光斑点，阴性对照色谱无此荧光斑点，结果见图 4–8。

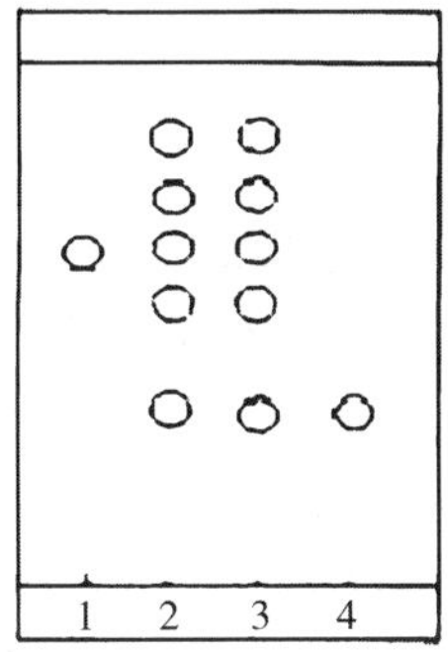

1. 岗梅对照药材；2. 供试品溶液 1；3. 供试品溶液 2；4. 缺岗梅阴性对照

图 4–8　岗梅的 TLC

三、药理作用

（一）复方土牛膝糖浆抗病毒作用

复方土牛膝糖浆剂是以广东土牛膝清热解毒、消肿利咽为主药，辅以清热解毒、利咽消肿、散瘀止痛的岗梅根、水杨梅根，以增强其治疗咽喉肿痛的效力。同时佐以一点红清热凉血、解毒，山芝麻清热燥湿解毒，加强其解毒疗效；佐以淡竹叶、菊花清热除烦、疏风散热，以增加其清热作用。故诸药合用，共奏良好的清热解毒、利咽消肿止痛作用。抗病毒是清热药的一个重要药理作用，柯萨奇病毒是引起咽喉疾病最常见的一种病毒，但目前尚未见有效治疗柯萨奇病毒的药物。此外，对病毒致死的动物保护是综合评价抗病毒药的重要实验，它既包含药物对病毒增殖的抑制作用，也包含了病毒感染机体功能的保护以及对病毒毒素作用的对抗。

1. 对 Hep–2 培养细胞的毒性试验　实验前将复方土牛膝糖浆用 Eagle's 培养液作 1∶2 ～ 1∶512 倍比稀释后，加到已长成单层的 Hep–2 细胞培养板中，100μL/ 孔，每个稀释度药液做 4 个复孔，同时设正常细胞对照。将培养板置 37℃ 5% CO_2 培养箱中培养 4 天，置显微镜下观察细胞生长情况，确定细胞不出现明显退变的最低稀释倍数（最大浓度），实验时顺延做到最小有效浓度（即最大稀释倍数）。按 Reed–Muench 法计算 50% 毒性浓度（TC_{50}）和最大无毒浓度（TC_0），结果见表 4–7。

表 4-7　复方土牛膝糖浆对培养细胞的 TC_0 及 TC_{50}（μL /mL）

药液	原药液	TC_0	TC_{50}
复方土牛膝糖浆	原糖浆	7.8	11.2
病毒唑	4mg/mL	500μg/mL	714μg/mL

2. 对病毒致细胞病变作用的影响　取已长成单层细胞的培养板，倒掉培养液，接种 100TC ID_{50} 的不同病毒液 50μL，置 37℃ 5% CO_2 培养箱中吸附 1h 后，倒掉病毒液，用不含小牛血清的 Eagle's 维持液洗细胞面 2 次后，加入相应稀释度的药液 100μL/ 孔。同时设病毒对照、阳性对照药及正常细胞对照。置 37℃ 5% CO_2 培养箱中培养，每日倒置显微镜下观察细胞病变，当病毒对照组细胞病变为 ++++ 时记录实验结果。细胞病变按 6 级标准判断，并按 Reed–Muench 计算 50% 有效浓度（IC_{50}）和治疗指数（*TI*）：–：细胞生长正常，无病变出现；±：细胞病变少于整个单层的 10% ；1：细胞病变约占整个单层细胞的 25%以下；2：细胞病变约占整个单层细胞的 50%以下；3：细胞病变约占整个单层细胞的 75%以下；4：细胞病变约占整个单层细胞的 75%以上。治疗指数（*TI*）=TC_{50}/IC_{50}。

3. 对流感病毒致小鼠死亡的保护　实验前进行病毒引起小鼠死亡最小毒力的测定。将病毒用生理盐水稀释成 0.5 ～ 4 LD_{50} 的不同病毒液，取小鼠 50 只，每个稀释度 10 只，0.05mL/ 只滴鼻感染，观察动物的死亡情况。取感染后 15 天内动物死亡率在 90% 以上的浓度，为实验时的感染量。实验结果显示：2LD_{50} 感染时，小鼠的死亡率为 90%，故将其定为实验时的感染量。实验时，取小鼠 100 只，按体重随机分成 5 组，分别为复方土牛膝糖浆 20、10、5mL/（kg · d）3 个剂量组（分别相当于人临床用量的 2 倍、等倍和 1/2 倍），病毒唑阳性对照组及病毒感染对照组。各给药组灌胃给药，每天 1 次，每次 0.2mL/10g 体重，连续 7 天，病毒对照组在同等条件下给予蒸馏水。给药第 2 天各组小鼠用乙醚轻度麻醉后，以 2 个 LD_{50} 流感病毒液滴鼻感染，每只 0.05mL。记录感染后小鼠的死亡数，计算死亡率、死亡保护率及平均存活天数、生命延长率。计算公式分别为：死亡率（%）= 死亡动物数 / 动物总数 ×100%；死亡保护率（%）=（对照组死亡率 – 实验组死亡率）/ 对照组死亡率 ×100%；生命延长率 =（实验组平均存活天数 – 感染组平均存活天数）/ 感染组平均存活天数。

上述实验结果表明，复方土牛膝糖浆在体外对 $CoxB_4$、RSV 病毒的致细胞病变作用有明显抑制作用，其 IC_{50} 分别为 2.0、2.8μL 糖浆 /mL，*TI* 分别为 5.6 和 4。对 HSV–1、副流感 –1 型病毒的致细胞病变有一定抑制作用。其 IC_{50} 分别为 4.0、5.0μL 糖浆 /mL，*TI* 分别为 2.8 和 2.24，见表 4–8。

表 4–8 复方土牛膝糖浆体外抗病毒实验

药液	病毒种	IC_{50}（μL/mL）	*TI*
复方土牛膝糖浆	$CoxB_4$	2.0	5.6
	HSV–I	4.0	2.8
	RSV	2.8	4
	副流感 –1	5.0	2.24

此外，复方土牛膝糖浆对流感病毒致小鼠死亡具保护作用。小鼠感染病毒15天内，复方土牛膝糖浆5mL/（kg·d）剂量组动物的死亡率为55%；死亡保护率为38.39%，与感染对照组相比有显著差异（$P < 0.05$），表示复方土牛膝糖浆在此剂量时对流感病毒感染致小鼠死亡有显著的保护作用，见表4–9。

表 4–9 复方土牛膝糖浆对流感病毒致小鼠死亡的保护作用

组别	剂量［mL/（kg·d）］	动物数（只）	死亡数	死亡率（%）	保护率（%）
病毒感染组	—	20	18	90	
病毒唑	0.07g	20	3	15	83.33**
大剂量组	20	20	14	70	22.22
中剂量组	10	20	12	60	33.33
小剂量组	5	20	11	55	38.89*

注：与对照组比较，**$P< 0.01$，*$P<0.05$。

复方土牛膝糖浆10mL/（kg·d）、5mL/（kg·d）2个剂量组小鼠的存活天数较感染组明显延长，与对照组比较有显著性差异。生命延长率分别为17.67%和22.22%。表示复方土牛膝糖浆在此剂量时对流感病毒感染致小鼠死亡有明显的保护作用，见表4–10。

表 4–10 复方土牛膝糖浆对流感病毒致小鼠死亡的保护作用

组别	剂量［mL/（kg·d）］	动物数（只）	平均存活天数	生命延长率（%）
病毒感染组	—	20	9.90±1.88	
病毒唑	0.07g	20	13.5±1.31**	36.36
大剂量组	20	20	11.05±2.43	11.61
中剂量组	10	20	11.65±2.30*	17.67
小剂量组	5	20	12.10±2.17**	22.22

注：与对照组比较，**$P<0.01$，*$P<0.05$。

（二）复方土牛膝糖浆抗炎作用

1. 对醋酸所致小鼠腹腔毛细血管通透性的影响 建立小鼠毛细血管通透性实验，评价复方土牛膝糖浆的抗炎作用。取体重 18 ～ 22g 的昆明种小鼠 50 只，雌雄各半，随机分为复方土牛膝剂量组（47.84g/kg、23.92g/kg、11.96g/kg）、阿司匹林组（0.2g/kg）和蒸馏水组。连续灌胃给药 4 天，每天 1 次，每次给予等容量 0.9mL/100g。于末次给药后 30min，尾静脉注射 0.5%伊文思蓝生理盐水溶液 0.1mL/10g。随即腹腔注射 0.8%冰醋酸生理盐水液 0.1mL/10g。20min 后脱颈椎处死，剪开腹部皮肤肌肉，用 6mL 生理盐水分数次洗涤腹腔，用吸管吸出洗涤液，合并后加入生理盐水至 10mL，3000rpm 离心 15min；取上清液于 590nm 比色测定吸收度。实验结果见表 4–11。

表 4–11 对醋酸所致小鼠腹腔毛细血管通透性增高的影响（$\bar{X} \pm s$）

组别	动物数（n）	剂量（g/kg）	OD 值
蒸馏水	8	9mL	0.32±0.08
复方土牛膝低剂量	10	11.96	0.24±0.04*
复方土牛膝中剂量	10	23.92	0.20±0.05**$^{\triangle}$
复方土牛膝高剂量	10	47.84	0.15±0.06**$^{\triangle\triangle\#}$
阿司匹林	10	0.2	0.24±0.05 *

注：与空白组比，*$P < 0.05$，** $P < 0.01$；各给药组间比，$^{\triangle}P < 0.05$，$^{\triangle\triangle}P < 0.01$；与阿司匹林组比，$^{\#}P < 0.05$。下表皆同。

实验结果表明，复方土牛膝糖浆可明显抑制醋酸所致的小鼠腹内炎性物质的渗出，各剂量组均有显著的抑制小鼠腹腔内炎性物质渗出的作用，与空白组相比有显著性差异（$P < 0.05$），并呈现较好的量效关系，低中、低高、中高剂量组比较时均有显著性差异（$P < 0.05$）。且高剂量组明显优于阿司匹林组（$P < 0.05$），而低剂量和中剂量组与阿司匹林组镇痛作用相近。

2. 对蛋清致大鼠足趾肿胀的影响 建立大鼠足趾肿胀炎症模型，评价复方土牛膝糖浆剂的抗炎作用。选用健康大鼠 50 只，雄性，随机分为 5 组，分别为复方土牛膝高、中、低剂量组（33.12g/kg、16.56g/kg、8.28g/kg）、蒸馏水正常对照组、阿司匹林阳性对照组（0.2g/kg 体重）。在每鼠左后足趾正面上端作一清晰横线，利用容积测量装置采用排水法测定鼠爪体积（V_n），分别测 2 次，取其平均值，即为该鼠给药前的足趾体积。然后分别给实验组按高、中、低三个剂量连续灌胃给药 4 天，容量均为 0.13mL/100g。于末次给药 1h 后，用 0.25mL 注射器吸取刚用生理盐水配制好的 10% 蛋清（0.1mL/ 趾），用 4 号针头注入大鼠左后脚趾皮下，于注入后 1h、2h、3h、4h 各测大鼠足趾体积 1 次（V_t），计算鼠趾的肿胀度和抑制率。

肿胀度 = 致炎后足跖体积 – 致炎前足跖体积

抑制率（%）=（对照组平均肿胀度 – 同时相给药组平均肿胀度）/ 对照组平均肿胀度 ×100%。实验结果见表 4–12。

表 4–12 对蛋清所致大鼠足跖肿胀的影响（$\bar{X} \pm s$，n=10）

组别	剂量（g/kg）	炎前足跖体积（mL）	致炎后足爪肿胀度（mL）			
			1h	2h	3h	4h
蒸馏水	1.30	1.27±0.10	0.74±0.11	0.64±0.07	0.48±0.13	0.31±0.10
复方土牛膝低剂量	8.28	1.29±0.16	$0.50 \pm 0.09^{**}$（32.43%）	$0.36 \pm 0.08^{**}$（43.75%）	$0.25 \pm 0.08^{**}$（47.92%）	$0.14 \pm 0.05^{**}$（54.84%）
复方土牛膝中剂量	16.56	1.30±0.12	$0.37 \pm 0.13^{**\triangle}$（50.00%）	$0.26 \pm 0.1^{0**\triangle}$（59.38%）	$0.21 \pm 0.07^{**}$（56.25%）	$0.12 \pm 0.06^{**}$（61.29%）
复方土牛膝高剂量	33.12	1.28±0.14	$0.35 \pm 0.12^{**\triangle\triangle\#}$（52.70%）	$0.26 \pm 0.07^{**\triangle\triangle}$（59.38%）	$0.18 \pm 0.04^{**}$（62.50%）	$0.10 \pm 0.05^{**}$（67.74%）
阿司匹林	0.20	1.28±0.18	$0.39 \pm 0.11^{**}$（47.30%）	$0.29 \pm 0.08^{**}$（54.69%）	$0.18 \pm 0.07^{**}$（58.33%）	$0.11 \pm 0.05^{**}$（64.52%）

实验结果表明，复方土牛膝糖浆剂可明显抑制鸡蛋清所致的大鼠足跖肿胀，与空白组相比有显著差异性（$P < 0.01$），并呈现较好的量效关系；在给药 1 ～ 2h 时，低中、低高剂量组相比均有显著性差异（$P < 0.05$）。但在给药 1h 后低剂量组没有阿司匹林组（$P < 0.05$）效果好，这可能与中药的显效特点有关，而在随后的时间内各给药组与阿司匹林组的抑制作用相近。但从肿胀抑制率来看，高剂量组明显高于阿司匹林组。

3. 对棉球所致大鼠肉芽肿增生的影响 建立大鼠棉球肉芽肿炎症模型，评价复方土牛膝糖浆的抗炎作用。选用体重 180 ～ 220g 雄性大鼠 50 只，腹腔注射 25% 乌来糖（0.45mL/100g）进行麻醉后，在每只大鼠的左右腹股沟处先用碘酒消毒，后用 75% 酒精棉球脱碘后，各切开皮肤约 1cm 长的纵切口，用眼科镊子将两个灭菌棉球（每个棉球 20mg，高压灭菌，各加入氨苄青霉素每个 1mg/0.1mL，50℃烘箱烤干）分别植入大鼠两侧腹股沟皮下，随即缝合皮肤，术后随机分为 5 组。从手术当天开始灌胃给药，每天一次，药容量为 0.13mL/100g，复方土牛膝剂量组（33.12g/kg、16.56g/kg、8.28g/kg）、正常对照组给予同容量的蒸馏水，连续 9 天；阳性对照组给予阿司匹林（0.2g/kg）。第 10 天将大鼠颈椎脱臼处死，将棉球连同周围结缔组织一起取出，剔除脂肪组织，在 70℃烘箱中放置 12h 后称重，减去原棉球重量即为肉芽肿净重。统计时剔除切口处发炎者。以肉芽肿及其系数，用 t 检验，比较阿司匹林组、给药组与正常对照组对肉芽肿抑制的差异显著性。实验结果见表 4–13。

棉球肉芽抑制率（%）=（给药组棉球肉芽平均净重 – 空白组棉球肉芽平均净重）/ 空白组棉球肉芽平均净重 ×100%

肉芽肿系数 = 棉球肉芽肿净重（mg）/ 体重（100g）

表 4–13　对棉球所致大鼠肉芽增生的影响（$\bar{X} \pm s$，n=10）

组别	剂量（g/kg）	动物数（n）	棉球肉芽净重（mg）	肉芽肿系数（mg/100g）	肉芽抑制率（%）
蒸馏水	1.3	9	35.3±7.0	5.1±4.6	—
复方土牛膝低剂量	8.3	10	28.4±4.1*	13.6±2.5	19.5
复方土牛膝中剂量	16.6	9	27.9±7.5*	11.4±1.4*	21.0
复方土牛膝高剂量	33.1	10	24.7±2.9**△	11.4±1.4*△	30.0
阿司匹林	0.2	10	23.4±6.8**	10.0±3.3**	33.7

实验结果表明，以棉球肉芽净重为指标时，与正常组比各给药组均可抑制棉球肉芽肿的生长（$P < 0.05$）；与阳性组比较，二者无显著性差异（$P > 0.05$）；剂量组之间比较时可知低剂量组明显弱于高剂量组（$P < 0.05$）。但以棉球肉芽肿系数为评价指标时，与正常组比，低剂量组抑制棉球肉芽肿不明显，中、高剂量组对抑制小鼠肉芽肿有较显著的抑制作用（$P < 0.05$），这说明棉球肉芽肿系数排除了因大鼠体重相差较大引起的差异，使实验结果更具有可比性；中、高剂量组与阿司匹林组无显著性差异（$P > 0.05$）。无论按棉球肉芽肿净重还是按棉球肉芽肿系数统计，二者统计结果基本一致，复方土牛膝糖浆剂有抑制棉球所致的大鼠肉芽肿的作用，但从抑制率看，复方土牛膝糖浆剂对棉球肉芽肿的抑制作用稍弱或接近于阿司匹林。

（三）复方土牛膝糖浆解热作用

建立大鼠发热模型，评价复方土牛膝糖浆剂的解热作用。实验前，大鼠于实验室环境下适应时，每日用水银体温表从肛内测体温 1 次，以使其适应体温测量的操作，并可了解大鼠体温恒定与否。每次测量肛温时均要在体温表的水银端沾少量液体石蜡，以减少对大鼠肛门的摩擦。实验当日每小时测体温 1 次，连续 2 次，记录数据，取其平均值以作为其正常的体温。取 SD 大鼠（体重相差不宜超过 30g），选取体温变化不超过 0.3℃（体温应在 36.5 ～ 38.0℃之间）的大鼠进行实验，共 60 只。取其中 10 只做预试，其余 50 只随机分为 5 组，即复方土牛膝高（33.12g/kg）、中（16.56g/kg）、低（8.28/kg）剂量组以及空白对照组、阿司匹林阳性对照组（0.2g/kg），每组 10 只，并标记。于正式实验前 8 ～ 10h 开始禁食，不禁水。从筛选合格的大鼠中进行预实验，得出最佳注射剂量是 0.6mL/100g。实验时，每只大鼠从背部皮下注射 20% 酵母混悬液 10mL/kg，每隔 1h 测 1 次肛温，待体温升高约 1℃时（剔除体温升温变化小于 0.8℃），各组灌胃给予上述不同浓度的土牛膝糖浆剂溶液，于给药后 1、2、3、4h 各测 1 次肛温。求各鼠体温变化差值，用 *t* 检验，比较复方土牛膝高、中、低剂量组以及空白对照组、阿司匹林阳性对照组对大鼠发热抑制的差异显著性，结果见表 4–14。

表 4–14 各组大鼠对干酵母所致发热的解热作用比较（$\bar{X} \pm s$，$n=10$）

组别	剂量（g/kg）	正常肛温（℃）	致热后肛温（℃）	给药后肛温（℃）			
				1h	2h	3h	4h
空白对照组	1.30	37.49±0.21	38.81±0.34	38.81±0.27	38.75±0.21	38.62±0.21	38.11±0.28
复方土牛膝低剂量	8.28	37.40±0.24	38.72±0.27	38.50±0.25*	38.18±0.18**	37.92±0.16**	37.73±0.18**
复方土牛膝中剂量	16.56	37.33±0.26	38.73±0.32	38.32±0.21**	37.97±0.25**#	37.83±0.16**	37.58±0.20**
复方土牛膝高剂量	33.12	37.39±0.31	38.67±0.29	38.23±0.25**##	37.94±0.17**##	37.81±0.26**	37.64±0.10**
阿司匹林阳性对照组	0.2	37.38±0.37	38.60±0.40	38.26±0.26**	37.95±0.20**	37.70±0.32**	37.67±0.27**

注：与空白对照组比，$^{*}P < 0.05$，$^{**}P < 0.01$；与低剂量组比较，$^{\#}P < 0.05$，$^{\#\#}P < 0.01$。

由表 4–14 可知，与空白对照组比较，复方土牛膝各剂量组均有较好的解热作用（$P < 0.05$），并在给药后 1 ～ 2h 时有较好的量效关系，与低剂量组比较，高剂量组有显著性差异（$P < 0.05$），但低剂量组在给药后 1 ～ 2h 时没有阿司匹林解热作用好；高、中剂量组的解热效果始终与阿司匹林相近。

（四）复方土牛膝糖浆镇痛作用

1. 对醋酸致小鼠疼痛的抑制作用 采用小鼠扭体法，评价复方土牛膝糖浆剂的镇痛作用。取 18 ～ 22g 健康昆明种小鼠 50 只，雌雄各半，随机分为 5 组，分别为复方土牛膝的高（47.84g/kg）、中（23.92g/kg）、低剂量组（11.96g/kg）及阿司匹林阳性对照组（0.2g/kg）、空白对照（蒸馏水）组。并给小鼠连续灌胃给药 4d，1 次 /d，每次按 0.9mL/100g 容量灌胃给药。末次给药 30min 后，给各鼠腹腔均注射新配制的 0.7% 醋酸液 0.1mL/10g。观察注射醋酸液后 20min 内的扭体反应（伸展后肢、腹部收缩内凹、臀部抬高）次数。比较各组的扭体次数，计算镇痛率［镇痛百分率（%）=（对照组平均扭体次数 – 实验组平均扭体次数）/ 对照组平均扭体次数 ×100%］，并进行 *t* 检验，比较给药组与正常对照组、阳性对照组之间的差异显著性，结果见表 4–15。

表 4–15　各组小鼠扭体次数及镇痛百分率比较

组别	动物数（n）	剂量（g/kg）	出现扭体反应次数（次）	镇痛百分率（%）
蒸馏水	10	9.0	56.6±24.2	0
复方土牛膝低剂量	10	12.0	28.6±16.8*	49.6
复方土牛膝中剂量	10	23.9	14.7±15.7*	75.7
复方土牛膝高剂量	10	47.8	10.1±10.0*#△	83.3
阿司匹林	10	0.2	23.9±13.5*	64.8

注：与空白对照组比较，* $P < 0.01$；给药组间比较，# $P < 0.01$；与阿司匹林阳性对照组比较，△ $P < 0.05$。

由表 4–15 可知，复方土牛膝糖浆可明显减少醋酸所致的小鼠扭体反应次数，各剂量组对醋酸所致疼痛有显著的镇痛作用，与空白对照组比较，有显著性差异（$P < 0.01$），并呈现一定的量效关系；高剂量组明显优于低剂量组（$P < 0.01$），并且优于阿司匹林阳性组（$P < 0.05$）；而中、低剂量组与阿司匹林阳性对照组镇痛作用相近，这从镇痛百分率也可得出同样的结论。

2. 对热板致小鼠疼痛的影响　采用小鼠热板法，评价复方土牛膝糖浆剂的镇痛作用。实验时，将水浴箱加满水，使热板接触水面，在室温为 15 ～ 20℃的情况下调节恒温水浴箱的水温在（55±0.5）℃，预热金属盘 10min。每次取健康雌性小鼠 1 只放入金属盘内，记录自放入金属盘内至出现舔后脚所需时间（s），作为该鼠的痛阈值。弃舔后足时间小于 5s 或 30s 内仍不舔足者不用，选出痛阈值在 5 ～ 30s 的小鼠 50 只，随机分成 5 组，每组 10 只，重新测定其正常痛阈 1 次，取 2 次测定的平均值作为该小鼠的基础痛阈值（为给药前的痛阈值）。对复方土牛膝的高（47.84g/kg）、中（23.92g/kg）、低（11.96g/kg）剂量组及空白对照（蒸馏水）组、阿司匹林阳性对照组（0.2g/kg），每次按 0.9mL/100g 容量灌胃给药，1 次 /d，连续给药 3d。测定末次给药后 60、90、120min 时的痛阈值。为防止足部烫伤，设截止时间为 60s，若其在热板上 60s 仍无痛觉反应，应立即取出，按 60s 计其痛阈值。比较各组各时段的痛阈值，计算用药后痛阈提高的百分率［痛阈提高的百分率（%）=（用药后平均痛阈值 – 用药前平均痛阈值）/ 用药前平均痛阈值 ×100%］，用 t 检验比较给药组与正常对照组痛阈差异显著性，结果见表 4–16、表 4–17。

表 4–16　各组小鼠各时段痛阈值的比较（$\bar{X} \pm s$）

组别	动物数（n）	剂量（g/kg）	给药前痛阈值（s）	给药后不同时间痛阈值（s）		
				60min	90min	120min
空白对照组	11	9.0	17.0±2.8	17.2±2.6	17.6±2.4	18.1±2.3
复方土牛膝低剂量组	9	11.96	17.9±4.3	18.4±1.5$^{*\triangle\triangle}$	21.5±1.4$^{*\triangle\triangle}$	24.2±1.8*
复方土牛膝中剂量组	9	23.92	17.0±4.4	20.3±1.9$^{*\#\triangle}$	23.8±1.5$^{*\#\#}$	25.8±1.1$^{*\#}$
复方土牛膝高剂量组	11	47.84	17.2±3.6	21.1±2.3$^{*\#\#}$	24.5±2.1$^{*\#\#}$	27.8±2.4$^{*\#\#}$
阿司匹林阳性对照组	9	0.20	17.4±6.1	22.1±1.4*	26.1±2.7*	26.4±2.4*

注：与空白对照组比较，$^{*}P < 0.01$；与低剂量组比较，$^{\#}P < 0.05$，$^{\#\#}P < 0.01$；与阿司匹林阳性对照组比较，$^{\triangle}P < 0.05$，$^{\triangle\triangle}P < 0.01$。

表 4–17　各组小鼠各时段痛阈提高百分率比较

组别	动物数（n）	剂量（g/kg）	给药后不同时间痛阈提高百分率（%）		
			60min	90min	120min
空白对照组	11	9.0	—	—	—
复方土牛膝低剂量组	9	11.96	2.8	20.1	35.2
复方土牛膝中剂量组	9	23.92	19.4	40.0	51.8
复方土牛膝高剂量组	11	47.84	22.7	42.4	61.6
阿司匹林阳性对照组	9	0.20	41.4	50.6	51.7

由表 4–16、表 4–17 可知，由于中药发挥作用较缓，故低剂量组在给药 30min 后镇痛作用不明显，但在给药 90 ～ 120min 后有明显的镇痛作用（$P < 0.01$）。而中、高剂量组均一直表现出很好的镇痛作用（$P < 0.01$）。在给药 60min 后，中、低剂量组的镇痛效果不及阿司匹林阳性对照组，高剂量组一直与阿司匹林阳性对照组的镇痛作用相近，且作用时间比阿司匹林持久。但随着时间的推移，中、低剂量组的镇痛作用越来越接近阿司匹林，且在一定的时间内表现出良好的量效关系。从镇痛百分率也可知复方土牛膝糖浆有很好的镇痛作用，且镇痛百分率的提高与剂量有明显的相关性。

四、临床应用

对于患咽喉炎症的患者，目前西药只能临时控制病情，服用大多抗生素类药物则会导致人体阴阳失去平衡、免疫功能低下、抵抗力减退，致病情反复难愈，因而开发治疗咽喉部急慢性疾病的有效中药制剂具有广阔的前景。复方土牛膝糖浆具有清热解毒、利咽喉之功效，可用于咽喉炎、扁桃腺炎、急性支气管炎、上呼吸道感染等。本制剂具有组方合理、制备工艺可行、临床疗效较好、患者服用方便及口感较好等优点。对该制剂有进一步研究和推广应用的价值。

参照中华人民共和国中医药行业标准——中医病证诊断疗效标准（国家中医管理局 1994 年发布，1995 年实施）。急性咽炎：咽痛，发热伴咽黏膜充血，肿胀，咽侧索红肿。急性扁桃体炎：咽痛，吞咽困难，发热伴扁桃体充血，色红肿大，表面有脓点。慢性咽炎：咽部干燥，或痒、疼、异物感、胀紧感等伴咽黏膜肿胀，或有树枝状充血，咽侧索肿大，咽后壁淋巴滤泡增生。慢性喉炎：长期声音嘶哑，喉部干燥不适，伴有咳嗽、咯痰，喉黏膜黯红充血、肿胀或萎缩。选取符合诊断标准的门诊患者 180 例，其中男 92 例，女 88 例，年龄 3 ～ 88 岁，平均年龄 32.6 岁；其中急性咽炎 55 例，急性扁桃体炎 53 例，慢性咽炎 38 例，慢性喉炎 34 例。口服复方土牛膝糖浆，1 次 30mL，1 日 2 ～ 3 次，小儿用量酌减。服药期间不用各种含片，忌辛辣食物。疗效标准：显效：治疗后咽喉疼痛明显减轻，干燥感或灼热感也减轻，咽部黏膜充血、肿胀明显减轻，扁桃体肿胀明显减轻，3 ～ 5 天症状完全消失。有效：治疗后咽喉疼痛减轻，干燥感或灼热感减轻，咽部黏膜充血、肿胀减轻，扁桃体肿胀由Ⅲ度、Ⅱ度减至Ⅰ度，5 ～ 7 天症状消失。无效：治疗后无明显改变。结果见表 4–18。

表 4–18　疗效统计结果

	n	显效	有效	无效	有效率（%）
急性咽炎	55	40	11	4	92.7
慢性咽炎	38	18	15	5	86.8
慢性喉炎	34	15	15	4	88.2
急性扁桃体炎	53	38	11	4	92.4
合计	180	111	52	17	90.56

复方土牛膝糖浆既可治标又可治本，是治疗咽喉部疾病的良药。经临床验证，总有效率达 90.56%，而且在使用过程中未发现不良反应。

第三节 昆藻调脂制剂

近年来，由于生活水平的提高及饮食结构的变化，我国脂肪肝发病率有逐渐增加的趋势，发病年龄也有年轻化的趋势，更有部分病例由此演变成肝纤维化，甚至肝硬化。因此，脂肪肝已成为影响人类尤其中老年人身体健康的重要疾病之一，防治脂肪肝的发生和发展具有重大意义。目前，对于脂肪肝的治疗，中医药工作者做了许多有益的探索，显示了中医药具有较好的疗效，但也存在许多不规范的问题。因此如何正确地开展中医药治疗脂肪肝的药理及临床研究，为脂肪肝治疗寻求安全有效的中医药方法已成为迫在眉睫的一项有意义的工作。

有鉴于此，由孔祥廉主任中医师和梅全喜教授带领的科研团队对中医药治疗脂肪肝进行综合分析探讨，结合中医药治疗脂肪肝存在的各种问题，确定了“昆藻调脂制剂治疗脂肪肝的实验与临床研究”科研课题。该制剂在组方设计上着重强调祛痰、化瘀和软坚这三方面，选用广东沿海地区地产药材广昆布、海藻为主药组方而成昆藻调脂胶囊，该制剂已申报国家发明专利，并经国家知识产权局受理（申请号：200510120671.2），并已初审合格。课题组按现代药剂学的理论和新制剂审批规定要求，对其进行制备工艺、质量标准、稳定性、药效学等系列研究，并按规范的临床研究方案进行临床疗效观察，从而取得全面的科研数据，使之达到科学化、规范化、标准化，有望能成为一个真正具有高效、长效、速效，能全面推广应用的治疗脂肪肝的理想新制剂。

一、制备工艺

昆藻调脂胶囊由广昆布、海藻、山楂、柴胡、何首乌、五味子、泽泻、丹参等中药组成，功能化痰利湿，理气活血，软坚散结，可用于治疗各种类型的脂肪肝。该制剂系中山市中医院协定处方，初为汤剂，后制成口服液，现改制成胶囊剂。改成胶囊后，患者服用更方便，制剂质量更稳定，临床疗效更显著。为了保证该制剂的质量，对昆藻调脂胶囊的制备工艺进行了研究。本制剂改成胶囊后，克服了原液体药剂口感差、服用不便的弊端，且经临床观察，疗效也较以前明显，说明该制备工艺可行。

（一）处方组成

广昆布、海藻、丹参、柴胡、何首乌、五味子、泽泻、山楂等。

（二）剂型的选择

本方原以汤剂为用，后改成口服液，但通过临床应用情况反馈信息可知，由于本处方中含有广昆布、海藻等海洋植物，制成液体口服剂后，部分患者感觉该药口感较差，有腥味，难下咽；其次，针对脂肪肝是一种慢性病症，用药周期较长，也有文献认为治疗脂肪肝药物制剂选用无糖颗粒剂和胶囊剂较为合适。因此，根据本方所治疗疾病的性质和药物的特性将本方制成中药浓缩胶囊剂。现经实践证明本方制成胶囊剂生产可行，质量稳定，临床疗效好。

（三）工艺路线的选择

纵观处方中8味药材，泽泻为含淀粉最多的药材，易粉碎，故选取方中泽泻一半药材打成细粉，以供制颗粒用。其余药材如广昆布、海藻、山楂及另一半泽泻主含氨基酸、多糖、淀粉等多种有效成分，宜采用水煎煮法提取；而柴胡、何首乌、五味子、丹参主含苷类、黄酮类、酚酸类等多种有效成分，根据临床经验，也宜采用以水煎煮提取。

（四）成型制备工艺

取本方中泽泻一半处方量粉碎成细粉（80～100目）备用；另取处方中广昆布、海藻，加10倍水煎煮2次，每次1h，合并滤液，浓缩至相对密度1.20（80℃），浓缩液（Ⅰ）备用。再取另一半泽泻和处方中丹参、柴胡、何首乌、五味子、山楂加10倍量水，加热煎煮2次，每次1.5h，药液滤过，合并2次药液，浓缩至相对密度1.10（60℃）备用，浓缩液放冷后，缓慢加入乙醇使含醇量至70%，静置过夜（24h以上），吸取上清液，滤过，滤液回收乙醇至无醇味并浓缩至相对密度约1.20（80℃），浓缩液（Ⅱ）备用。合并与混匀浓缩液Ⅰ和Ⅱ，加入泽泻细粉及适量淀粉，混匀，过筛制颗粒（过20目筛网），低温干燥（60℃），干颗粒过20目筛整粒，颗粒填入0号胶囊，包装、检验，即得。

（五）正交试验优选水提工艺

昆藻调脂胶囊中除泽泻可直接打粉外，其余药材均需采用水提工艺，而水提工艺的合理与否将直接影响成品质量，进而影响临床疗效。因此，采用正交试验法，以复方浸出物得率为指标，对昆藻调脂胶囊进行水提工艺优选试验的研究。昆藻调脂胶囊是在其煎剂基础上改进而成，水提工艺直接影响到临床应用效果。通过试验确定本方最佳水提取工艺为$A_2B_3C_2$，即原方药材加10倍量的水，煎煮2次，每次煎煮1h。因处方中主要药物广昆布、海藻、山楂、泽泻中降血脂、血压的成分还未制定准确、客观的含量测定方法，故采用总浸出物为控制质量的定量指标；又因昆藻调脂胶囊主要提取方法为水提法，类似于中药注射剂，所以采用总浸出物为评价指标是可行的。

1. 提取工艺　将处方药物广昆布、海藻、山楂、何首乌等加水浸过药面，浸泡 30min，煎煮 2 次（1.5h、1h），合并煎液，滤过，浓缩至相对密度 1.20 左右。然后加入泽泻细粉及适量淀粉，混匀，过筛制粒，填入空胶囊，即得。

2. 正交设计　通过预试验，认为本方水提工艺的主要影响因素为加水量、煎煮时间和煎煮次数，故本文重点考察了煎煮次数（A）、浸泡时间：煎煮时间（B）、加水量（C）3 个因素，每个因素各取 3 个水平进行正交试验，从而筛选最佳提取工艺。因素水平详见表 4-19。

表 4-19　因素水平

水平	因素		
	A（次）	B（h：h）	C（倍）
1	1	0.5：0.5	8
2	2	0.5：1.0	10
3	3	1.0：1.0	12

3. 正交试验

（1）样品制备　按处方比例准确称取广昆布、海藻、山楂、何首乌、丹参、柴胡等药材共 18 份（每次试验平行 2 次），分别按 L9（3^4）正交表进行煎煮。煎煮液过滤，滤液定容至 100mL，备用。

（2）浸出物测定　精密量取上述滤液 20mL，置已干燥至恒重的蒸发皿中，在水浴上蒸干后，于 105℃干燥 3h，移置干燥器中，冷却 30min，迅速精密称定重量，计算供试品中浸出物的量（%）。平行试验 2 次，取平均值。

4. 试验结果与分析

（1）试验结果　正交试验结果见表 4-20；方差分析结果见表 4-21。

表 4-20　正交试验结果

试验号	A	B	C	D	水溶性浸出物（mg/mL）
1	1	1	1	1	0.3145
2	1	2	2	2	0.4336
3	1	3	3	3	0.5318
4	2	1	2	3	0.3695
5	2	2	3	1	0.467
6	2	3	1	2	0.495

（续表）

试验号	A	B	C	D	水溶性浸出物（mg/mL）
7	3	1	3	2	0.3014
8	3	2	1	3	0.391
9	3	3	2	1	0.5061
K_1	0.427	0.328	0.4	0.429	
K_2	0.444	0.431	0.433	0.410	
K_3	0.4	0.511	0.436	0.431	
R	0.044	0.183	0.036	0.021	

表 4–21　方差分析结果

方差来源	离差平方和	自由度	方差	F	*P*
A	0.003	2	3.000	19.000	＞ 0.05
B	0.050	2	50.000	19.000	＜ 0.05
C	0.002	2	2.000	19.000	＜ 0.05
误差 D	0.001	2	1.000	19.000	

（2）方差分析　由表 4–20 极差 R 值可知，RB ＞ RA ＞ RC，影响因素大小顺序为 B ＞ A ＞ C，即煎煮时间是影响浸出物量的重要因素，而加水量影响最小。由表 4–21 也可看出，B 因素（煎煮时间）有显著影响，而其他 2 个因素对浸出物提取量的影响都无显著性意义。

（3）综合分析　通过直观分析和方差分析可以看出，B 因素即煎煮时间为主要影响因素，对试验结果具有显著性影响，应取其好的水平为 B_3。A、C 2 个因素即煎煮次数和加水量为次要影响因素，对试验结果的影响无显著意义。结合生产实际情况，可选取其适当水平为 $A_2B_3C_2$。故确定本方的水提工艺条件为 $A_2B_3C_2$，即原方药材加 10 倍量的水，煎煮 2 次，每次煎煮 1h。

5. 验证试验　为进一步确定此工艺的合理性，按照正交试验优选的工艺条件 $A_2B_3C_2$ 进行验证试验。按前述方法测出水溶性浸出物的含量，其结果分别为 0.490、0.503、0.511、0.498、0.518mg/mL。与正交试验各工艺结果比较得率较高，表明本方水溶性有效成分基本提取完全，该工艺条件是可行的。由验证结果进一步确证此工艺为最佳提取工艺。

二、质量标准

昆藻调脂胶囊是由8味中药组成的复方制剂，成分较为复杂，薄层鉴别过程中对提取方法及展开剂的选择有较高要求。在柴胡、何首乌、丹参的薄层色谱条件试验过程中，原本均参照《中国药典》(2005年版)一部薄层鉴别方法，但发现阴性对照在何首乌相应的位置上有干扰；柴胡供试品色谱斑点没有得到很好的分离；丹参供试品色谱中无相应斑点。经查阅相关文献资料后，采用下文所述方法多次试验，结果稳定，且方法简便易行，斑点分离清晰，阴性对照无干扰。同时，还对该制剂浸出物和制剂稳定性进行了测定和考察，为制剂质量控制提供了实用的方法。

(一)质量标准研究

1. 性状 本品为硬胶囊，内容物为棕色或棕褐色的粉末，味甘、微酸、苦。

2. 薄层色谱鉴别 取本品内容物1g，加乙醇20mL，超声处理20min，滤过，滤液挥干，残渣加乙醇2mL使溶解，作为供试品溶液。另取何首乌对照药材、柴胡对照药材和丹参对照药材各1g，分别加乙醇20mL，同法制成何首乌对照药材溶液、柴胡对照药材溶液和丹参对照药材溶液。照薄层色谱法(《中国药典》一部附录Ⅵ B)试验，吸取上述溶液各8μL，分别点于同一硅胶H薄层板上，以甲苯–乙酸乙酯–甲酸(20∶2∶1)为展开剂，展开，取出，晾干。置紫外光灯(254nm)下检视，供试品色谱中，在与何首乌对照药材色谱相应的位置上，显相同颜色的橙黄色荧光斑点，见图4–9。置紫外光灯(365nm)下检视，供试品色谱中，在与柴胡对照药材和丹参对照药材色谱相应的位置上，显相同颜色的斑点，见图4–10。

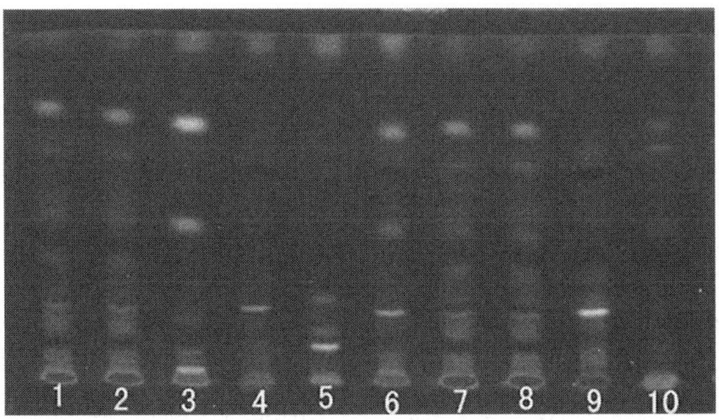

图4–9　254nm紫外光灯下TLC图

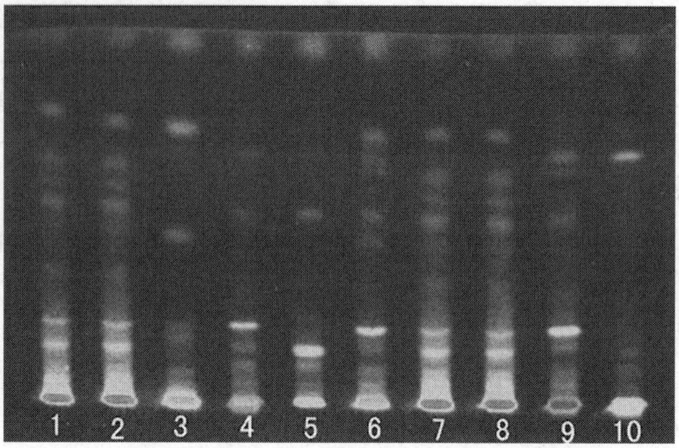

1、2、7、8 为供试品；3 为何首乌对照药材；4 为何首乌阴性对照；5 为柴胡对照药材；6 为柴胡阴性对照；9 为丹参对照药材；10 为丹参阴性对照

图 4–10　365nm 紫外光灯下 TLC 图

3. 苯酚 – 硫酸法测定总多糖含量　为控制产品质量，保证临床疗效，对昆藻调脂胶囊总多糖含量采用苯酚 – 硫酸法进行测定。研究表明，该制剂处方中大部分药物含有多糖成分，尤其主药广昆布和海藻，含有大量多糖成分。药理研究表明多糖成分有降脂护肝作用，故本品选用多糖作为含量测定指标是有意义的。在多糖含量测定中，因得到相应多糖对照品比较困难，尤其是在多糖组成成分复杂时，往往采用单糖如葡萄糖代替对照品，测定样品多糖的相对含量。本实验测定结果是以多糖的水解产物单糖来表示多糖的相对含量，经试验得昆藻调脂胶囊中总多糖的相对含量为 25.40%，平均回收率为 99.68%，*RSD*=0.84%。本法具有操作简便、反应灵敏、显色稳定的特点，但多糖成分的含量测定较多地受到多种因素的影响，因此，该方法可作为该制剂的质量控制的参考指标。

（1）葡萄糖标准曲线的绘制　精密称取 105℃干燥至恒重的葡萄糖 100mg，蒸馏水定容至 100mL，摇匀。分别精密吸取标准液 2.00、3.00、4.00、5.00、6.00mL 于 50mL 容量瓶中，蒸馏水定容至刻度，再依次精密吸取 2.00mL 于试管中，各加新鲜配制苯酚液 1.00mL 摇匀，迅速加入浓硫酸 5.00mL，摇匀置沸水中水浴加热 20min，取出冷水冷却至室温，于 490nm 波长处测定吸收度，计算回归方程为：$A=-0.0889+51.4957C$（mg/mL），$r=0.9939$。

（2）多糖的提取与精制　精密称取 3g 昆藻调脂胶囊内容物，加乙醚 150mL 于圆底烧瓶回流 1h，脱脂滤过，滤渣挥干溶媒，80%乙醇回流 1h，滤过，残渣挥干溶媒加 150mL 蒸馏水溶解，95%乙醇调至含醇量 80%，冷藏过夜，过滤，所得沉淀用乙醚、丙酮洗涤，60℃烘干，得总多糖 1.2564g。

（3）多糖的含量测定　精密称取供试品约 100mg。蒸馏水定容至 100mL，摇匀。精密吸取标准液 2.00mL 于 50mL 容量瓶中，蒸馏水定容至刻度，摇匀。其余按“葡萄糖标准曲线的绘制”项下同法操作测定吸收度。计算结果见表 4–22。样品多糖含量（以葡萄糖计）为 25.40%（g/g）。*RSD*=0.84%（*n*=4）。

表 4–22　样品总多糖含量测定结果

No.	1	2	3	4
吸收度	0.222	0.224	0.220	0.218
含量	25.48%	25.65%	25.32%	25.15%
平均含量		25.40%		
RSD		1.27%		

（4）稳定性实验　精密吸取供试液 2.00mL，按含量测定方法测定吸收度，每隔 20min 测定 1 次，吸收度分别为 0.216、0.218、0.212、0.212、0.217。*RSD*=1.32%，表明显色稳定。

（5）加样回收率实验　于供试品中准确加入无水葡萄糖对照品，按一定比例稀释定容，依法测定吸收度。计算结果见表 4–23。平均回收率为 99.68%，*RSD*=0.84%（*n*=5）。

表 4–23　加样回收率实验

No.	1	2	3	4	5
样品量（μg）	5.93	5.93	5.93	5.93	5.93
加入量（μg）	2.52	2.52	2.52	2.52	2.52
吸收度	0.344	0.346	0.347	0.343	0.350
测定值（μg）	8.41	8.44	8.47	8.38	8.51
回收率（%）	98.41%	99.60%	100.79%	97.22%	102.38%
RSD（%）		0.84%			
平均回收率		99.68%			

（6）检查　应符合胶囊剂项下有关的各项规定（《中国药典》一部附录 IL）。

（7）浸出物　照醇溶性浸出物测定法项下的热浸法（《中国药典》一部附录 XA）测定，用乙醇作溶剂，不得少于 22%。

（二）稳定性考察

取昆藻调脂胶囊三批（批号：060213、060214、060215）在 37℃、相对湿度75%的条件下当月考察一次，以后每月考察一次，共考察3个月，样品性状、鉴别、检查、装量及微生物检查等各项指标均无明显变化。

三、药理作用

（一）昆藻调脂胶囊的降脂保肝作用

高脂饮食与饮酒过度是引起脂肪肝的常见原因，利用高脂饮食和酒精制造的动物脂肪肝模型与人类疾病形成的病理机制比较接近。推测昆藻调脂胶囊抗脂肪肝的作用可能与其具有抑制外源性脂类吸收，抑制胆固醇、甘油三酯的合成，改善肝内脂质代谢，保护肝细胞等有关。

建立脂肪肝大鼠模型，以研究昆藻调脂胶囊的降脂保肝作用。大鼠随机分为6组，正常对照组摄食基础饲料，其余各组均摄食高脂饲料。除正常对照组外，其余各组每天按10mL/kg灌服30%乙醇；治疗组于灌服乙醇前2h灌服阳性药对照组（东宝肝泰片0.9g/kg）或昆藻调脂胶囊高、中、低剂量（分别为114.4g、57.2g、28.6g生药/kg），模型组灌服0.5%羧甲基纤维素钠，正常组均灌服蒸馏水。给药容积为10mL/kg，每天灌胃1次。第8周末，于末次给药禁食16h后摘眼球取血，分离血清，备测。同时，解剖取肝脏，福尔马林固定，作组织病理学检查。实验开始时各组大鼠称重，饲养期间观察大鼠的食欲、行为、体重、毛发及死亡情况，并定期称定体重。于第8周末处死前称重，解剖取肝称重，计算肝指数（肝指数=肝湿重/体重×100%）。血清用全自动生化分析仪检测各项指标，包括总胆固醇（TC）、甘油三酯（TG）、高密度脂蛋白（HDL）、低密度脂蛋白（LDL）、谷丙转氨酶（ALT）、谷草转氨酶（AST）。取上述标本，取材，石蜡包埋，切片，HE染色，于光镜下评估肝细胞脂变情况，评定标准见表4–24。

表4–24　肝组织脂变程度标准

结果	肝小叶内含脂滴细胞数/总细胞数比值
-	0
+	$<1/3$
++	1/3～2/3
+++	$>2/3$
++++	≈1

1. 对脂肪肝大鼠体重和肝指数的影响　给药后，模型组大鼠的体重及肝指数均升高，与正常对照组相比，具有极显著差异（$P<0.01$）；而阳性药对照组与昆藻调脂胶囊组的体重和肝指数均比模型对照组低，且与模型对照组相比，有显著性差异（$P<0.05$），见表4–25。

表 4–25　各组大鼠体重、肝指数变化情况（$\bar{X} \pm s$）

组别	n	剂量（g/kg）	体重（g）	肝指数（%）
正常对照组	12		323.5±27.0	2.89±0.28
模型对照组	9		381.9±35.4△	3.50±0.33△
阳性药对照组	9	0.9	328.5±32.5*	3.13±0.15*
高剂量组	9	114.4	307.8±39.0*	3.10±0.13*
中剂量组	9	57.2	317.5±39.7*	3.14±0.20*
低剂量组	10	28.6	333.3±49.0*	3.17±0.22*

注：与正常对照组比较，△ $P<0.01$；与模型组比较，* $P<0.05$。

2. 对脂肪肝大鼠血清脂质的影响　实验结束时，模型组大鼠血清 TC、TG、LDL 均增高，而 HDL 降低，与正常对照组相比，具有极显著的差异（$P<0.01$），显示脂肪肝大鼠存在明显的血脂代谢紊乱。昆藻调脂胶囊各剂量组与阳性药对照组均能显著降低实验大鼠血清 TC、TG、LDL 含量，升高 HDL 含量，而且与模型组相比，有显著性差异（$P<0.05$），结果见表 4–26。

表 4–26　各组大鼠血清脂质情况（$\bar{X} \pm s$）

组别	n	剂量 (g/kg)	TC (mmol/L)	TG (mmol/L)	HDL (mmol/L)	LDL (mmol/L)
正常对照组	12		1.67±0.18	0.38±0.15	1.28±0.22	0.18±0.13
模型对照组	9		2.13±0.30△	0.85±0.30△	0.84±0.11△	0.93±0.30△
阳性药对照组	9	0.9	1.68±0.24*	0.49±0.20*	1.25±0.24*	0.27±0.18*
高剂量组	9	114.4	1.63±0.10*	0.45±0.15*	1.25±0.22*	0.23±0.12*
中剂量组	9	57.2	1.70±0.33*	0.51±0.19*	1.14±0.21*	0.30±0.11*
低剂量组	10	28.6	1.73±0.20*	0.53±0.28*	1.14±0.16*	0.35±0.15*

注：与正常对照组比较，△ $P<0.01$；与模型组比较，* $P<0.05$。

3. 对脂肪肝大鼠肝功能的影响　给药后，模型组大鼠的 ALT 及 AST 项均增高，且与正常对照组相比，差异有非常显著性（$P<0.01$）；而昆藻调脂胶囊组与阳性药对照组均能显著降低脂肪肝大鼠的 ALT 及 AST，与模型组对比，差异有极显著性意义（$P<0.01$），结果见表 4–27。

表 4–27　各组大鼠肝功能的变化情况（$\bar{X} \pm s$）

组别	n	剂量 (g/kg)	ALT（U/L）	AST/（U/L）
正常对照组	12		34.1±7.14	170.1±29.62
模型对照组	9		57.9±7.91△	250.3±29.47△

（续表）

组别	n	剂量 (g/kg)	ALT（U/L)	AST/（U/L)
阳性药对照组	9	0.9	39.4±8.07*	181.6±28.36*
高剂量组	9	114.4	38.0±5.21*	187.4±28.89*
中剂量组	9	57.2	41.4±5.94*	196.2±28.66*
低剂量组	10	28.6	42.4±8.62*	194.4±27.98*

注：与正常对照组比较，△ $P<0.01$；与模型组比较，* $P<0.01$。

4. 肝组织病理学改变 镜下所见，正常组大鼠肝小叶结构清晰，中央静脉大而壁薄，周围的肝细胞呈放射状条索形排列，肝细胞分界清楚（图 4–11A）。模型组大鼠肝细胞中度水肿，大部分肝细胞内见大小不等、数量不一的脂滴空泡，但未见明显的纤维化改变（图 4–11 B）。各剂量治疗组肝细胞内脂滴减少，部分区域基本消失，但仍有肝细胞轻度水肿（图 4–11 C、D、E、F）。与模型组对比，各剂量治疗组与阳性药对照组的大鼠肝脂肪变性均有不同程度的改善，高剂量组的改善较为显著。肝细胞脂变结果见表 4–28。

表 4–28 肝细胞脂变程度比较

组别	n	剂量（g/kg）	肝细胞脂变程度			
			–	+	++	+++
正常对照组	12		12	0	0	0
模型对照组△	9		0	2	2	5
阳性药对照组*	9	0.9	1	3	5	0
高剂量组*	9	114.4	1	6	2	0
中剂量组*	9	57.2	0	4	5	0
低剂量组	10	28.6	0	2	6	2

注：与正常对照组比较，△$P<0.01$；与模型组比较，*$P<0.05$。

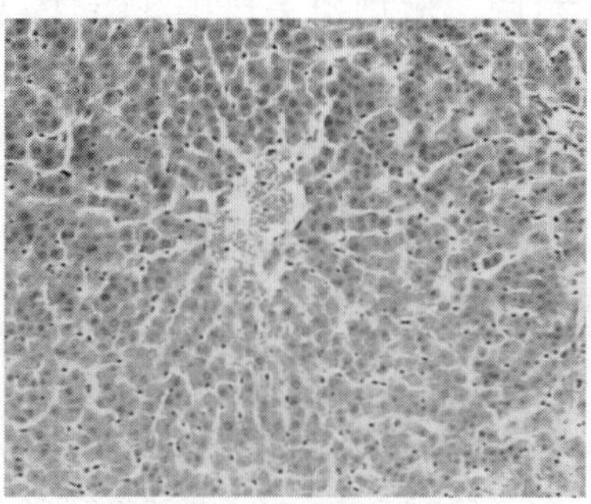

A. 正常对照组（×100）

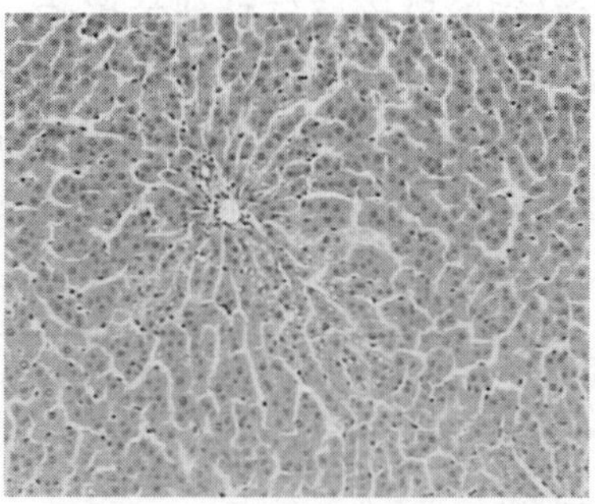

B. 模型对照组（×100）

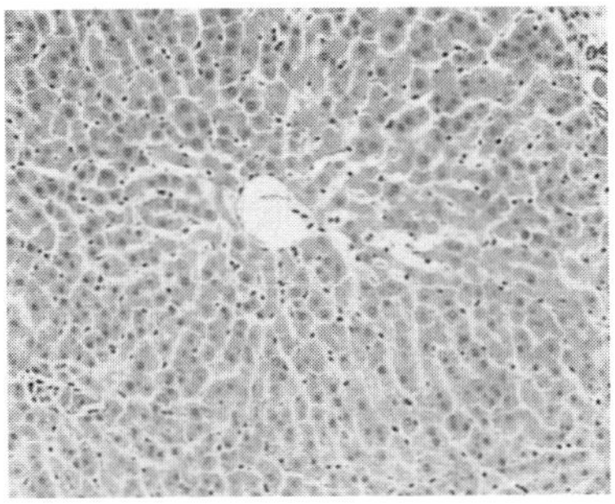

C. 阳性药对照组（×100）

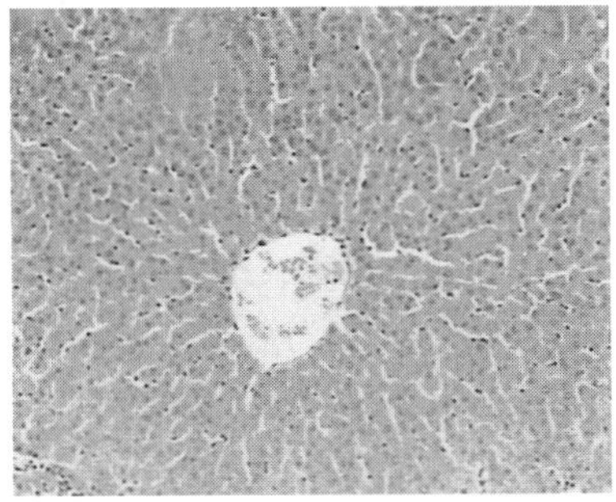

D. 昆藻调脂胶囊高剂量组（×100）

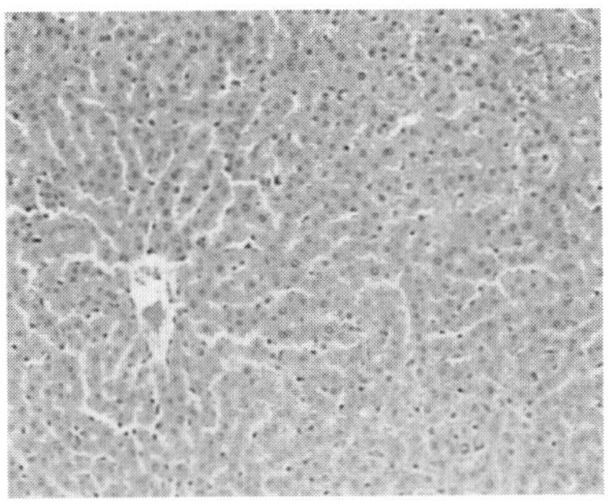

E. 昆藻调脂胶囊中剂量组（×100）

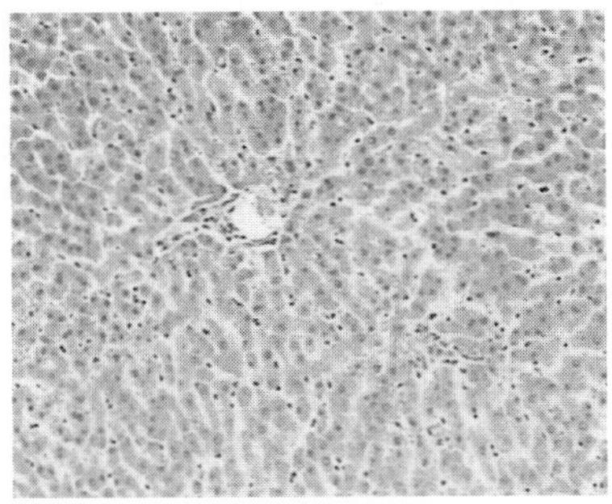

F. 昆藻调脂胶囊低剂量组（×100）

图 4-11　昆藻调脂胶囊对大鼠脂肪肝病理组织的作用

（二）昆藻调脂胶囊对血清、肝组织 GSH-PX 含量的影响

GSH 是一种低分子清除剂，可经 GSH-PX 催化而清除自由基。对高脂血症脂肪肝检测体内 GSH-PX 的活性，并应用药物予以干预，对于高脂血症脂肪肝的发病机制以及药物干预作用的研究具有重要意义。昆藻调脂胶囊选用清热化痰、软坚散结的广昆布、海藻为主药制成，是以清热祛痰来消除脂肪肝病因“痰”的因素，以软坚散结来阻止脂肪肝向肝纤维化、肝硬化发展的双向治疗原则来治疗脂肪肝的。

建立大鼠脂肪肝模型，研究昆藻调脂胶囊对血清、肝组织 GSH-PX 含量的影响。SD 大鼠 74 只，自由饮水、摄食，饲养于 20 ～ 24℃、湿度 40％～ 60％、明暗各 12h 的动物实验室内，正常喂养 1 周后，随机分为 6 组：正常对照组（灌服蒸馏水，10mL/kg）、模型对照组（灌服 0.3％羧甲基纤维素钠，10mL/kg）、阳性对照组（灌服东宝肝泰片，1 片 /kg）、昆藻调脂胶囊高剂量组（灌服昆藻调脂胶囊，10.66g/kg）、昆藻调脂胶囊中剂量组（灌服昆藻调脂胶囊，5.33g/kg）、昆藻调脂胶囊低剂量组（灌服昆藻调脂胶囊，2.66g/kg）。给药容积均为 10mL/kg。正常对照组摄食基础饲料，其余各组均摄食高脂饲料。各组大鼠均每天上午灌胃给药 1 次，下午除正常对照组外其余各组灌服 30%乙醇（10mL/kg），连续 10 周。每周称体重 1 次，按体重给药。10 周后，于末次给药后禁食 12h，取血和肝组织进行指标检测。将血液低温离心，分离血清，密封，置 –20℃待检。剖腹摘取肝脏，在肝脏最大叶距边缘 1cm 处取小块肝脏组织，用冰冻生理盐水冲洗，滤纸吸湿后称取湿重（约 0.3g 左右），加入预冷的生理盐水制成 10%匀浆，4℃ 3000rpm，离心 10min，取上清液，–20℃保存待检。另取肝组织 0.5cm×0.5cm 浸泡于福尔马林溶液中固定，石蜡包埋，切片，HE 染色，光镜下观察肝组织形态变化。

1. 肝脏病理改变　镜下显示，正常组大鼠肝组织结构完整、清晰，肝小叶结构正常，中央静脉大而壁薄，肝细胞排列成肝素，在中央静脉周围呈放射状分布，细胞呈多边形，肝细胞分界清楚。模型组大鼠肝细胞中度水肿，有少量肝细胞坏死，多数肝细胞内可见大小不等、数量不一的脂滴空泡（脂肪变性），重度变性者，脂滴空泡融合，呈现中至重度脂肪变性，但未见明显的纤维化改变。各治疗组大鼠肝小叶和肝血窦结构清晰，细胞内脂滴空泡基本消失，但仍有轻度的细胞水肿。与模型组相比，昆藻调脂低、中、高剂量组与阳性对照组大鼠肝脂肪变程度均有不同程度上的改善，且高剂量组的改善较为显著。

2. 对高脂血症性脂肪肝大鼠血清及肝组织中 GSH–PX 含量的影响　见表 4–29。高脂饮食和酒精造模大鼠的血清和肝组织 GSH–PX 降低，与正常组比较有统计学差异。昆藻调脂胶囊能提高 GSH–PX 的含量，与模型组比较有统计学差异，见表 4–30。

表 4–29　各组大鼠血液血清及肝组织中 GSH–PX 的活性（$\bar{X}\pm s$）

组别	n	血清 GSH–PX（U）	肝组织 GSH–PX（U）
正常组	10	$1000.63\pm232.26^{*}$	$256.06\pm15.75^{**}$
模型组	11	784.06 ± 198.39	228.97 ± 11.96
阳性组	10	$999.01\pm126.72^{**}$	$242.30\pm10.39^{*}$
高剂量组	9	$950.62\pm109.65^{*}$	$242.73\pm12.63^{*}$
中剂量组	9	899.86 ± 183.81	$245.79\pm8.86^{**}$
低剂量组	10	$985.19\pm169.70^{*}$	240.52 ± 15.34

注：与模型组比较，$^{*}P<0.05$，$^{**}P<0.01$。

表 4-30 大鼠血清及肝组织中 GSH-PX 活性间的两两比较

对比组	血清	肝组织
	P 值	P 值
正常组 - 模型组	< 0.01	< 0.01
正常组 - 低剂量组	> 0.05	< 0.01
正常组 - 高剂量组	> 0.05	> 0.05
正常组 - 中剂量组	> 0.05	> 0.05
正常组 - 对照组	> 0.05	< 0.05
模型组 - 高剂量组	< 0.05	< 0.05
模型组 - 中剂量组	> 0.05	< 0.01
模型组 - 低剂量组	< 0.05	< 0.05
模型组 - 对照组	< 0.01	< 0.05
高剂量组 - 中剂量组	> 0.05	> 0.05
高剂量组 - 低剂量组	> 0.05	> 0.05
高剂量组 - 对照组	> 0.05	> 0.05
中剂量组 - 低剂量组	> 0.05	> 0.05
中剂量组 - 对照组	> 0.05	> 0.05
低剂量组 - 对照组	> 0.05	> 0.05

结果显示，正常组 GSH-PX 活性较高，模型组活性降低，给予昆藻调脂胶囊不同剂量或东宝肝泰后活性都有明显的恢复。表明昆藻调脂胶囊有显著提高 GSH-PX 活性的作用。各组之间的比较结果显示，正常组与模型组有极显著性差异（$P < 0.01$），造模成功；模型组与昆藻调脂胶囊高、中、低剂量组及阳性药物组有显著或极显著差异（$P<0.05$ 或 $P<0.01$），昆藻调脂胶囊和阳性药东宝肝泰均有显著提高 GSH-PX 活性的作用；昆藻调脂胶囊各剂量组以及与对照组之间无显著性差异（$P>0.05$），表明昆藻调脂胶囊和阳性药东宝肝泰提高 GSH-PX 活性的作用强度是相近的。

（三）昆藻调脂胶囊对血清和肝组织 SOD 及 MDA 含量的影响

高脂血症性脂肪肝时，血清及肝组织中 SOD 活性显著下降，MDA 含量升高，抗氧化能力下降，可能是高脂血症性脂肪肝的重要发病机制之一。

建立大鼠脂肪肝模型，研究昆藻调脂胶囊对高脂血症性大鼠血清和肝组织 SOD 及 MDA 含量的影响。大鼠自由饮水、摄食，饲养于 20 ～ 24℃、湿度 40%～ 60%、明暗各 12h 的动物实验室内，正常喂养 1 周后，随机分为 6 组：正常对照组（灌服蒸馏水，10mL/kg）；模型对照组（灌服 0.3%羧甲基纤维素钠，10mL/kg）；阳性对照组（灌服东宝肝泰片，1片/kg）；昆藻调脂胶囊高剂量组（灌服昆藻调脂胶囊，10.66g/kg）；昆藻调脂胶囊中剂量组（灌服昆藻调脂胶囊，5.33g/kg）；昆藻调脂胶囊低剂量组（灌服昆藻调脂胶囊，2.66g/kg）。给药容积均为10mL/kg。参考文献及模型成功的评价标准，除正常对照组摄食基础饲料外，其余各组均摄食高脂饲料。各组大鼠均每天上午灌胃给药1次，下午除正常对照组外其余各组每天按10mL/kg灌服30%乙醇，连续10周。每周称体重1次，按体重给药。第10周末，于末次给药后禁食12h，摘眼球取血，分离血清，备测。同时，解剖取肝组织进行指标检测。实验过程因灌胃不当致15只大鼠死亡，最后取材时得动物例数为59只。将血样经2000r/min离心15min，分离血清，密封，-20℃保存待检SOD、MDA。SOD采用黄嘌呤氧化酶法测定；MDA采用硫代巴比妥酸（TBA）比色分析法测定，严格按试剂盒说明书检测。动物采血后，剖腹摘取肝脏，在肝脏最大叶距边缘1cm处取小块肝脏组织，用冰冻生理盐水冲洗，滤纸吸湿后称取湿重（约0.3g左右），加入预冷的生理盐水制成10%匀浆，4℃ 3000r/min，离心10min，取上清液，-20℃保存待检SOD、MDA。检测方法同上。

1. 对血清中SOD活性及MDA含量的影响 结果显示，模型组大鼠血清中SOD活性较正常组明显降低（$P<0.01$）；MDA含量较正常组显著升高（$P<0.01$）。给药后，昆藻调脂低、中、高剂量治疗组均能显著升高大鼠血清SOD活性，并能显著降低血清中MDA含量，与模型组比较均具有显著性差异（均$P<0.05$）。结果见表4-31。

表4-31 各组大鼠血清SOD活性及MDA含量测定结果比较（$\bar{X}\pm s$）

组别	n	SOD（U/mL）	MDA（nmol/mL）
正常组	10	272.07±53.39**	16.69±3.72**
模型组	11	212.14±29.30	21.45±3.78
阳性组	10	257.31±55.57*	18.02±2.73*
高剂量组	9	263.29±55.82*	17.02±3.07*
中剂量组	9	247.96±38.69*	18.10±3.16*
低剂量组	10	256.63±33.78*	18.28±2.60*

注：与模型组比较，* $P<0.05$，** $P<0.01$。

2. 对肝组织中SOD活性及MDA含量的影响 结果显示，模型组大鼠肝组织中SOD活性较正常组明显降低（$P<0.05$）；MDA含量较正常组显著升高（$P<0.05$）。给药后，昆藻调脂低、中、高剂量治疗组肝组织SOD活性均高于模型组（$P<0.05$或$P<0.01$）。昆藻调脂高、中剂量组肝组织中MDA含量均低于模型组（$P<0.05$），而昆藻调脂低剂量组MDA含量与模

型组之间未见明显差异（$P > 0.05$）。结果见表 4–32。

表 4–32　各组大鼠肝组织中 SOD 活性及 MDA 含量测定结果比较（$\bar{X} \pm s$）

组别	n	SOD（U/mgprot）	MDA（nmol/mgprot）
正常组	10	278.20±64.91*	3.39±1.03*
模型组	11	221.11±31.13	4.42±0.92
阳性组	10	277.62±57.83*	3.60±0.74*
高剂量组	9	279.27±32.81**	3.44±0.86*
中剂量组	9	262.96±48.26*	3.25±1.12*
低剂量组	10	276.71±57.83**	4.26±0.83

注：与模型组比较，$^{*}P < 0.05$，$^{**}P < 0.01$，$^{***}P < 0.001$。

（四）昆藻调脂胶囊对肝细胞增殖的影响

正常肝实质由长命的肝细胞组成，大多数处于静息状态，很少肝细胞进入细胞周期，但一旦出现手术、创伤、中毒、炎症、坏死及慢性应激等损伤，可快速增殖。高脂饮食是促进肝脂肪变性、肝细胞增殖纤维化的重要因素，阻断肝纤维化发生和发展，有助于保护肝细胞。细胞增殖的实质是 DNA 复制，DNA 含量变化可反映细胞的增殖能力。增殖指数（PI）、S 期细胞比率（SPF）可直观地反映处于增殖周期中 DNA 合成和分裂期的细胞比例。采用流式细胞术分析昆藻调脂胶囊对高脂饮食所致大鼠脂肪肝后肝细胞的 DNA 含量，不但可以获得客观、敏感、准确、重复性较好的结果，还能快速、简便地从单个细胞水平反映细胞增殖的动态变化。

建立高脂血症性脂肪肝大鼠模型，研究昆藻调脂胶囊对肝细胞增殖的影响作用。SD 大鼠 59 只，正常喂养 1 周后，随机分为 6 组：正常对照组（A）组：灌服蒸馏水，10mL/kg；模型（B）组：灌服 0.3%羧甲基纤维素钠，10mL/kg；阳性对照（C）组：灌服东宝肝泰片，1 片（含蛋氨酸 100mg）/kg；昆藻调脂胶囊高、中、低剂量（D、E、F）组：分别灌服昆藻调脂胶囊 10.66、5.33、2.66g（浸膏）/kg。高脂血症性脂肪肝大鼠模型的建立：A 组摄食基础饲料，其余各组均摄食高脂饲料（高脂饲料配方：基础饲料 93%＋进口猪油 5%＋胆固醇 1.5%＋胆盐 0.5%）。各组大鼠均每天上午灌胃给药 1 次，下午除 A 组外其余各组灌服 30%乙醇（10mL/kg），连续 10 周。每周称体重 1 次，按体重给药。10 周后，于末次给药后禁食 12h，取血及肝组织进行指标检测。流式细胞术检测肝细胞增殖：取 1cm^3 大小肝组织，剪去包膜，用冰冻生理盐水洗净后，剪碎，用吸管轻轻吹打制成单细胞悬液，100 目筛网过滤，离心（1000r/min），再用磷酸盐缓冲液（PBS）洗涤 2 次，然后将肝细胞置于 70%冰乙醇中固定，4℃冰箱放置 24h。检测前去固定液，并用 PBS

洗涤2次后，经300目尼龙网过滤，加入50μg/mL的碘化丙锭染色液，避光孵育30min，上流式细胞仪进行检测，EXPO32软件采集20000个细胞，应用MultiCycle分析软件进行DNA周期分析。

增殖指数（PI）=（$S+G_2/M$）/（$S+G_1/G_0+G_2/M$）×100%

S期细胞比例（SPF）=S/（$S+G_1/G_0+G_2/M$）×100%

各组大鼠PI、SPF值测定结果详见表4–33、表4–34。

表4–33　各组大鼠肝细胞PI值比较（$\bar{X}\pm s$）

组别	n	PI（%）	♂		♀	
			n	PI（%）	n	PI（%）
A组	10	43.14±10.07	4	54.28±1.90	6	35.72±3.88*
B组	11	48.46±7.17	6	51.73±6.70	5	44.54±6.10
C组	10	39.42±10.38*	4	49.92±7.65	6	32.42±3.44**
D组	9	43.02±9.02	5	47.24±6.68	4	37.75±9.52
E组	9	40.28±8.83*	5	46.74±4.61	4	32.20±4.78**
F组	10	42.86±12.57	5	53.68±6.34	5	32.04±4.75**

注：与B组比较，$^*P<0.05$，$^{**}P<0.01$。

表4–34　各组大鼠肝细胞SPF值比较（$\bar{X}\pm s$）

组别	n	SPF（%）	♂		♀	
			n	SPF（%）	n	SPF（%）
A组	10	10.53±5.60*	4	14.28±6.91	6	8.03±3.02**
B组	11	17.42±16.18	6	6.78±2.00	5	30.18±16.62
C组	10	13.71±8.92*	4	8.62±3.03	6	17.10±10.15**
D组	9	13.16±5.13*	5	11.30±4.74	4	15.48±5.24**
E组	9	14.30±10.53	5	9.92±6.44	4	19.78±12.97*
F组	10	16.65±9.73	5	9.42±3.19	5	23.88±8.49

注：与B组比较，$^*P<0.05$，$^{**}P<0.01$。

由表4–33、表4–34可见，大鼠肝细胞的增殖受乙醇和高脂饲料的影响有一定程度的增高，尤其是雌性大鼠造模后肝细胞增殖明显增高，与A组比较有统计学差异（$P<0.05$或<0.01）。B组大鼠的PI值较A组有升高，E和C组均能显著降低大鼠细胞PI（$P<0.05$），E、F组和C组均能显著降低雌性大鼠细胞PI（$P<0.01$）；B组大鼠的SPF较A组有显著升高（$P<0.05$），D组和C组均能显著降低大鼠SPF（$P<0.05$），D、E和C组均能显著降低雌性大鼠SPF（$P<0.05$或<0.01）。提示昆藻调脂胶囊对大鼠细胞增

殖，尤其是对雌性大鼠细胞增殖具有一定抑制作用。

实验结果显示，昆藻调脂胶囊能阻止高血脂大鼠特别是对雌性大鼠肝细胞由 G_0/G_1 期进入 S 期及 G_2/M，从而抑制肝细胞的增殖，发挥抗肝纤维化作用。本实验不仅证实了昆藻调脂胶囊的抗肝纤维化作用，而且也进一步验证了昆藻调脂胶囊的处方设计主导思想，即以清热祛痰来消除脂肪肝的病因"痰"的因素，以软坚散结来阻止脂肪肝向肝纤维化、肝硬化发展的双向治疗原则是可行和有效的。

四、临床应用

脂肪肝发病率逐年增加，发病年龄也日趋年轻化，其发病率已跃居肝脏类疾病的第一位，已成为危害我国人民身心健康的常见多发病。本研究打破传统中医治疗脂肪肝重疏肝、活血、健脾、益肾、利湿等治则，强调从痰论治，注重祛痰、软坚，选用广东沿海特产药材广昆布、海藻等清热化痰、软坚散结药为主研制出昆藻调脂胶囊、口服液，临床观察表明有显著的防治脂肪肝作用。

符合诊断标准的 135 例 18 ～ 60 岁脂肪肝患者（包括酒精性和非酒精性单纯性脂肪肝、脂肪性肝炎），均为 2003 年 3 月至 2005 年 6 月在广东省中山市中医院肝病门诊诊治的患者。把符合诊断标准的病例随机分设两个组，以抛硬币方式决定分组。治疗组 71 例，对照组 64 例，两组性别、年龄、病情及病程资料均无显著差异，具有可比性。两组患者均于治疗前 7 天停用降脂、保肝药物。治疗组服用昆藻调脂口服液（中山市中医院研制，由广昆布、海藻等药物制成），每日 3 次，每次 1 支（10mL）；对照组用东宝肝泰片，每次 3 片，每日 3 次。两组疗程均为 2 个月，治疗期间均进行饮食调整（进食低脂食物、禁酒），适当运动，停用其他药物。治疗前后静脉血检查肝功能（ALT、AST、ALP、GGT、T–Bill、A/G）、肾功能（GLU、UA、BUN、Cr）、血脂（TG、TC、LDL–C、HDL–C），同时应用 B 超常规探查肝脏，对脂肪肝做出诊断。

（一）两组治疗前后 ALT、ALP、GGT 及 TG、TC、LDL–C、HDL–C 及 B 超积分变化比较

对照组治疗后 ALT、GGT 比治疗前均降低，ALP 无明显变化；治疗组 ALT、ALP、GGT 均降低（$P < 0.05$）。两组间比较，治疗组降 ALT、GGT 作用明显优于对照组（$P < 0.001$）。对照组治疗后 TG、TC、LDL–C 比治疗前均降低，HDL–C 无明显变化；治疗组 TG、TC、LDL–C 均降低，HDL–C 升高（$P < 0.05$）。两组间比较，治疗组降低 TG、TC、LDL–C 作用明显优于对照组（$P < 0.001$）。两组治疗后 B 超积分均有不同程度的下降，其中治疗

组积分较治疗前显著下降（$P < 0.001$）。

（二）两组总体疗效比较

结果见表4–35。治疗组治愈19例，好转40例，无效12例，总有效率83%；对照组治疗愈14例，好转25例，无效25例，总有效率61%。两组比较差异显著（$P < 0.05$）。

表4–35　两组总体疗效比较（例）

组别	例数（n）	治愈	好转	无效	总有效率
治疗组	71	19	40	12	83%
对照组	64	14	25	25	61%

注：与对照组比较 $P < 0.05$。

第四节　复方番石榴制剂

一、中药组方治疗糖尿病的研究

糖尿病是以血糖增高和糖尿为特点的代谢性疾病，多由于胰岛素分泌功能缺陷或其他作用障碍引起的，易导致机体糖、脂肪、蛋白质等代谢紊乱，严重时将导致肾、眼、心血管及神经等多脏器、多系统损害。近年来，糖尿病的发病率逐年增加，已经成为严重危害人类健康的第三大慢性疾病。

虽然至今现代医学对糖尿病的治疗仍缺乏针对病因十分有效的治疗手段，但随着研究的深入，已有许多药物应用于临床。西药如二甲双胍类、胰岛素类、α–葡萄糖苷酶抑制剂类、磺脲类等虽起效快，降血糖作用明显，但多为对症治疗，不能整体协调发挥治疗作用，并且毒副作用大，易出现耐药现象。如胰岛素和磺脲类制剂能增加体重，及增加低血糖的风险。中药组方由多药味、多成分组成，有着多靶点、多向性的特点，有着标本兼顾的优势，现已引起全球广泛关注。如黄芋胶囊、参虫胶囊、降糖消脂片、血脂康、消渴丸等多种中药组方制剂已经药理及临床验证，具有良好的疗效。

（一）保护和修复胰岛 β 细胞，促进胰岛素的分泌

临床上将糖尿病分为胰岛素依赖型（1型）和非胰岛素依赖型（2型）两种类型，1型糖尿病是由于自身免疫系统缺陷，自身分泌的胰岛细胞抗体、谷氨酸脱羧酶抗体等抗体可以损伤人体胰岛 β 细胞，导致 β 细胞受损，使之不能正常分泌胰岛素；2型糖尿病虽胰岛分泌功能未完全丧失，但胰岛 β 细胞功能的提前衰竭是其主要病理基础之一。因此，保护和修复胰岛 β 细胞，促进胰岛素分泌，控制血糖水平，从而改善糖尿病的症状，是糖尿病治疗的方向。研究表明，由西洋参、冬虫夏草、三七、水蛭、黄连等组成的参虫胶囊，对四氧嘧啶诱发的糖尿病模型大鼠，可通过保护胰岛 β 细胞，促进胰岛分泌，拮抗高血糖素；抑制糖原分解，促进糖原合成；抑制糖原异生，促进葡萄糖氧化分解和酵解；增加胰岛素受体敏感性，增加胰岛素受体数目，改善胰岛素抵抗等方面达到降血糖作用。由天花粉、黄芪、山茱萸、黄连、红参、五倍子、石斛、女贞子、地骨皮等组方的黄芋胶囊，可通过改善胰岛 β 细胞功能并能刺激胰岛 β 细胞释放胰岛素发挥降血糖作用。乌梅丸煎剂（由乌梅、附子、干姜、细辛、川椒、桂枝、黄柏、黄连、党参、当归组成）能刺激胰岛 β 细胞的分泌，对受损的胰岛 β 细胞还能修复和再生。酸苦克甘方（由乌梅、黄连、麦冬、黄芪、白芍、苍术组成）能增加 C 肽值，使胰岛素敏感性增加，改善模型动物的胰岛功能，促进胰岛 β 细胞再生和修复，延缓或阻止胰岛 β 细胞的衰竭，从而降低模型动物的空腹血糖及空腹胰岛素水平。

（二）增加胰岛素受体数目，促进胰岛素受体相关蛋白表达

胰岛素发挥降血糖作用必须与细胞膜上的胰岛素受体结合，才能调节血糖平衡。因此，增强胰岛素受体数目和结合力，促进胰岛素受体相关蛋白表达均有利于胰岛素发挥降血糖作用。复方葛根胶囊可通过增加胰腺与肝脏胰岛素受体（InsR）蛋白表达水平，增强胰岛素敏感性，提高其生物活性，改善胰岛素抵抗，从而达到治疗 2 型糖尿病大鼠高血糖、高胰岛素血症的作用。由牡丹皮、栀子、柴胡、当归、白芍、茯苓、白术、甘草等组成的丹栀逍遥散煎剂能提高模型动物胰岛靶组织肝细胞的胰岛素受体（IR）和胰岛素受体底物 -1（IRS）mRNA 的表达，并能纠正紊乱下丘脑 - 垂体 - 肾上腺轴（hypothalamic–pituitary–adrenal axis，HPA）的激素水平，增强胰岛素（insulin，INS）的敏感性，提高其生物学效应，减少 INS 抵抗，明显降低糖尿病抑郁大鼠葡萄糖负荷后 1h 和 2h 血糖水平。降糖消脂片可通过增加 KK–Ay 糖尿病肥胖小鼠胰岛细胞 InsRβ 和 IRS–1 表达，改善糖、脂代谢和胰岛素抵抗，进而改善胰岛细胞的能量代谢障碍，减轻胰岛损伤，有效地影响胰岛细胞的分泌功能和细胞的增殖、凋亡。胰敏胶囊（由黄连、防己、首乌、黄精、石菖蒲、川芎等组成）能够明显降低胰岛素抵抗大鼠的空腹血浆胰岛素水平，增加胰岛素受体的数目，提高胰岛素敏感性，这也可能是胰敏胶囊改善胰岛素抵抗的途径之一。

（三）促使周围组织及靶器官对糖的利用

由人参、葫芦子、药喇叭根、石榴皮等组成的维吾尔族糖尿片可通过促进机体对血糖的利用，增强正常动物的葡萄糖耐量，降低四氧嘧啶性糖尿病小鼠的血糖值，但不影响正常动物的空腹血糖水平。血脂康（由红曲精制而成）研究也显示通过增加机体对糖的利用而发挥降血糖作用。由人参、地骨皮等组成的制剂消渴平可通过增强组织呼吸，促进葡萄糖的酵解，提高能量代谢，从而降低实验性糖尿病小鼠的血糖水平。

（四）清除自由基及抗脂质过氧化作用

自由基的增多加重糖尿病并发症的发生和发展，而糖尿病患者体内往往超氧化物歧化酶（SOD）活性下降，清除自由基能力降低，体内过氧化脂质（lipid peroxides，LPO）水平明显升高。由柴胡、生地黄、北五味子素、甘草皂苷等组方的中药复方制剂，可提高模型动物肝内丙二酰硫脲活性物质，抑制肝内谷胱甘肽过氧化物酶、SOD、过氧化氢酶等酶的活性，提示其降糖机制可能与抑制体内氧自由基的产生、增强抗氧化能力、加速自由基的清除有关。黄连解毒汤具有胰岛素肽类作用及具有清除自由基作用。降糖通脉宁能明显降低大鼠肾、心组织中的氧自由基，使血清抗坏血酸自由基和 LPO 含量下降，提高 SOD 活力，增强机体免疫功能，其作用机制与清除体内超氧化物自由基损伤、延缓组织细胞衰老、保护细胞膜的结构与功能等有关。

（五）激活糖代谢的相关酶

己糖激酶（hexokinase，HK）可以促进葡萄糖磷酸化，是糖代谢途径中的一个关键限速酶，激活 HK 可以增加胰岛素释放和肝脏对葡萄糖的利用。6-磷酸葡萄糖酶在胰岛细胞中与协调释放胰岛素的触发机制有关，该酶可以抑制糖原分解和糖异生两条产糖途径，不少学者以它们为靶点研究降糖药物的作用机制。消渴丹研究结果显示，它可以显著降低血糖，并能增加 HK 和苹果酸脱氢酶（malate dehydrogenase，MDH）的活性，表明其改善糖尿病动物糖代谢的一条途径可能是通过激活三羧酸循环中的 HK、MDH 活性，从而增加糖的利用，改善糖代谢。研究血竭乳剂降血糖作用结果显示，其机制可能是直接或间接提高了葡萄糖氧化分解的酶活性。在山麦胶囊的降血糖作用研究中，结果显示其可通过提高糖尿病模型小鼠抗氧化能力，使胰岛素分泌增加，同时提高肝 HK、丙酮酸激酶（pyruvate kinase，PK）活性等综合作用，促使血糖进入肝细胞，使肝糖原合成增加，葡萄糖氧化分解加快，从而达到调节糖代谢、降低血糖、改善糖尿病症状的作用。另有报道由匙羹藤、止泻木、水黄皮叶、补骨脂甲素、苦瓜等组方的中药复方制剂，可通过激活 STZ 糖尿病雄性大鼠体内肝 HK、6- 磷酸葡萄糖脱氢酶、6- 磷酸葡萄糖酶等调控糖代谢的相关酶，从而抑制餐后血糖和糖化血红蛋白的浓度，促进肝糖原和肌糖原的合成。

（六）对肾脏的影响

六月雪复方（由过山龙、金樱子、芡实及六月雪等组成）能显著降低糖尿病大鼠空腹血糖，改善肾功能，下调纤维酶原激活物抑制物（PAI-1）在肾组织的表达，明显改善肾脏病变，具有一定的肾脏保护作用。由黄芪、卫矛组成的黄芪卫矛合剂可增加肾小球内VEGF表达，降低血小板反应蛋白（TSP-1）表达，提高肾组织中NO含量，降低内皮素（ET-1）含量，调节与肾小球内皮细胞密切相关细胞因子VEGF、TSP-1和NO、ET-1的平衡，从而保护肾组织微小血管内皮细胞，促进毛细血管和小血管再生和重建，是黄芪卫矛合剂防治糖尿病肾病的重要作用机制之一。千金文武汤（由山药、葛根、藁本、黄芪、五味子、麦冬、桔梗、白芷、升麻组成）对DN模型大鼠具有治疗作用，能够显著抑制DN模型大鼠肾脏病理变化，其机制可能与其药物组分降低血糖和调节肾小球的滤过率有关。糖肾康胶囊（主要成分为冬虫夏草、黄芪、赤芍、女贞子、墨旱莲、川芎等）能够改善糖尿病肾病患者血液循环，减少尿微量白蛋白的排出，表明糖肾康胶囊对尿微量白蛋白影响显著，对糖尿病肾病Ⅲ期的临床有肯定疗效。由太子参、生黄芪、白术、川黄连、泽兰、丹参、全瓜蒌等组成的糖肾宁，研究表明其可使糖尿病肾病大鼠肾组织超氧化物歧化酶升高、丙二醛降低，减少糖尿病肾病大鼠肾组织AGEs、ROS含量，具有增强体内抗氧化能力和清除氧自由基的作用，减轻肾脏脂质过氧化损伤，抑制肾脏的氧化应激，进而改善胰岛素抵抗，减少尿微量白蛋白排泄量，进而减少蛋白尿的发生。

（七）对视网膜病变的防治

糖络通（西洋参、生地黄、淮山药、山茱萸、牡丹皮、枸杞子、女贞子、菟丝子、肉苁蓉、当归、益母草、鬼箭羽、三七粉组成）可降低糖尿病大鼠视网膜RAGE mRNA的表达水平，保护糖尿病大鼠的视网膜，能抑制神经节细胞及内外核层细胞的减少，减轻毛细血管扩张及视网膜组织的水肿，说明糖络通能够在一定程度上减缓DM大鼠视网膜的病理变化，对早期视网膜病变（DR）具有良好防治作用。糖网康为甘肃省中医院院内制剂，能提高糖尿病大鼠a波、Ops波振幅，缩短潜时，提高闪光视网膜电图fERG的振幅，缩短潜时，尤其是对Ops干预作用明显，提示其对糖尿病模型的早期视网膜功能损害，尤其是视网膜内层血液循环状态的改善具有一定作用。加味交泰丸由黄连、肉桂、黄芪、葛根等按一定比例组成，可降低糖尿病大鼠氧化应激水平，增强抗氧化应激能力，减少视网膜神经节细胞的凋亡，防治实验性大鼠糖尿病视网膜病变。

中医药对于糖尿病一直以“消渴病”记载进行治疗，已形成了独特的理论和方法，中药多组分、多靶点有着标本兼顾的优势，尤其对于糖尿病相关并发症治疗的优势日益凸显，是西药无法比拟的，现在已有许多中药组方成功开发应用于临床糖尿病的治疗，取得良好的效果，但中药复方治疗糖尿病及其并发症的实验研究整体相对滞后。从上文药理研究进展可见，大多数研究着眼点均较单一，很多研究仍停留在整体现象的观察和有关机理的推测，更多的文献只注重观察对胰岛素的分泌促进方面研究，忽略了仅单方面增加胰岛素水平不一定就是完好的降糖药物，并且西药在促进胰岛素分泌的效果往往更优于中药组方，而中药组方对糖尿病的多层面、多靶点的整体调节优势被忽略。因此，今后的研究有必要从对胰岛 β 细胞的保护和胰岛素受体相关蛋白的表达，增加胰岛素的敏感性，激活糖代谢相关酶，促进相关组织及器官对糖的利用等方面来研究认识中药复方的降糖机制。其次，对于糖尿病并发症的防治作用是中药组方最大的优势，诸如可从对糖尿病视网膜神经病变、对肾组织相关蛋白的表达影响、减少蛋白尿等方面研究，可成为中医药防治糖尿病的研究重心。此外，应加强中药组方化学成分的研究，揭示中药防治糖尿病的药效物质基础及中药组方的配伍规律和作用机制，阐明中医的方药理论，优化制剂工艺，制定质控标准，实现中医药现代化并走向国际市场。

二、中医药干预 2 型糖尿病肠道菌群失调的研究

2 型糖尿病（type 2 diabetes mellitus，T2DM）是以胰岛素分泌不足和胰岛素抵抗为病理生理基础的内分泌代谢性疾病，是我国常见的慢性疾病之一。目前关于 T2DM 的发病机制尚未完全清楚，有研究结果表明，肠道菌群有益菌生长受到抑制会发生菌群紊乱，引起全身慢性炎症、胰岛素抵抗等疾病。近年来，大量临床试验和动物实验结果显示，肠道菌群与 T2DM 之间有密切关系，其成为目前防治 T2DM 及其并发症的热点和新靶点。中医药治疗“消渴症”具有悠久的历史，传统中药大多经口服给药，其各种有效成分进入肠道后与肠道菌群相互作用，在一定程度上发挥调节肠道细菌失调的作用，提示调整肠道菌群失调可能成为中医药治疗 T2DM 的重要环节。

（一）实验研究

1. 复方中药 陈玲玲等以链脲佐菌素（STZ）注射构建糖尿病小鼠模型，从肠道菌群和炎症方面探讨薏苡附子败酱散对糖尿病小鼠的治疗效果及其作用机制。结果发现：①与治疗前比较，治疗后中药组和辛伐他汀组糖尿病小鼠血清空腹血糖（FPG）、三酰甘油（TG）、总胆固醇（TC）、低密度脂蛋白（LDL）、细菌脂多糖（LPS）和白细胞介素 6（IL–6）水平显著降低，乳酸杆菌和双歧杆菌数量显著增加，差异均有统计学意义（$P < 0.05$）；而高密度脂蛋白（HDL）水平的差异无统计学意义（$P > 0.05$）。②治疗后，与对照组比较，中药组和辛伐他汀组糖尿病小鼠血清 FPG、TG、TC、LDL、LPS 和 IL–6 水平显著降低，乳酸杆菌和双歧杆菌的数量显著增加，差异均有统计学意义（$P < 0.05$）；而 HDL 水平的差异无统计学意义（$P > 0.05$）。③治疗后，与辛伐他汀组比较，中药组糖尿病小鼠 TG、TC、LDL、LPS、IL–6 水平及乳

酸杆菌和双歧杆菌数量的差异均有统计学意义（$P < 0.05$）；而 FPG、HDL 水平的差异均无统计学意义（$P > 0.05$）。提示薏苡附子败酱散能够增加乳酸杆菌和双歧杆菌数量，降低炎症因子 LPS、IL–6 水平，改善糖尿病小鼠的糖脂代谢而发挥治疗糖尿病的作用。章常华等从肠道微生态角度初步阐释葛根芩连汤干预糖尿病的作用机制，结果发现，葛根芩连汤高、中剂量组 KK–Ay 糖尿病小鼠血浆内 LPS 水平均显著降低（$P < 0.05$）；葛根芩连汤高、中及低剂量组小鼠 IL–6、肿瘤坏死因子 α（TNF–α）含量明显低于模型组，差异均有统计学意义（$P < 0.05$）；葛根芩连汤高剂量组 DGGE 图谱条带数目明显增多，且经克隆、测序和 Blast 比对分析，约翰逊乳杆菌为葛根芩连汤高剂量组小鼠特有。推测葛根芩连汤抗 T2DM 胰岛素抵抗作用可能与其改善 LPS、TNF–α、IL–6 等炎症因子水平及调节肠道菌群结构相关。吴莉娟等对自发性 T2DM 模型组［ZDF（fa/fa）大鼠］、正常组［ZDF（fa/+）大鼠］及糖耐康颗粒组（药物组成为人参、女贞子、夏枯草、三白草及番石榴叶），与模型组比较，糖耐康颗粒高、低剂量组大鼠 FPG、空腹胰岛素（FINS）水平显著改善（$P < 0.01$）；各组大鼠在菌群丰度多样性及结构组成上有显著差异；在科及以下水平上，模型组乳酸杆菌明显高于正常组（$P < 0.05$）；糖耐康颗粒高、低剂量组乳酸杆菌丰度较模型组有所下降，但差异无统计学意义，而普雷沃菌丰度较模型组显著升高（$P < 0.01$），且普雷沃菌属与 ZDF 大鼠 FINS 呈正相关。研究结果表明，ZDF（fa/fa）与 ZDF（fa/+）大鼠在肠道菌群结构上有很大差异，推测糖耐康对 ZDF 大鼠血糖的改善作用可能是通过影响 ZDF 大鼠肠道中乳酸杆菌、普雷沃菌的丰度实现。

2. 单味中药 张芹等采用注射链脲佐霉素（STZ）建立糖尿病大鼠模型，对粪便菌群 16Sr–RNA 的 V1–V3 区进行扩增，利用 Miseq 高通量测序平台测定基因序列，并进行比对、分类，探讨荞麦壳水提物对糖尿病大鼠肠道菌群的作用机制。结果显示，荞麦壳水提物组和糖尿病组大鼠粪便中菌群结构及多样性有较大差别，在目的水平上，荞麦壳组乳杆菌目含量高于糖尿病组，糖尿病组梭菌含量高于荞麦壳组；在属的水平上，荞麦壳组乳球菌属、布劳特菌属、普雷沃菌属、克雷伯菌属含量高于糖尿病组；糖尿病组瘤胃菌科未培养菌属（Ruminococcaceae–uncultured）、瘤胃菌科未分类菌属（Ruminococcaceae–unclassified）、梭菌属（Clostridium–sensu–stricto–l）、苏黎世杆菌属（Turicibacter）和寡源杆菌属（Oligella）含量较荞麦壳组增加。研究结果表明，糖尿病可导致大鼠肠道微生物的多样性和丰度升高，而肠道菌群的多样性增加与体弱、疾病有很大关联。该研究采用荞麦壳提取物干预糖尿病大鼠，对其菌群多样性有一定程度的降低，并可增加粪便中有益菌含量，表明肠道菌群与糖尿病的发病之间存在一定关联，荞麦壳提取物可通过改善糖尿病大鼠的肠道菌群而对糖尿病起到一定的治疗作用。陈丽艳等采用高脂饲料联合 STZ 诱导建立糖尿病大鼠模型，考察玉米须水提物对糖尿病大鼠肠道菌群的调节作用及其作用机制。肠细菌基因间共有重复序列扩增（enterobacterial repetitive intergenic consensus-PCR，ERIC-PCR）指纹图谱结果显示，给药组大鼠的指纹图谱接近正常组；高脂组和模型组大鼠粪便的乙酸、丙酸及丁酸含量明显低于正常组，差异均有统计学意义（$P < 0.05$），模型组大鼠的降低尤为显著；给药组大鼠 3 种短链脂肪酸含量明显高于模型组及高脂组，差异均有统计学意义（$P < 0.05$）。提示玉米须水提物可能通过调节糖尿病大鼠肠道菌群的结构而使短链脂肪酸的含量增加，进而发挥降糖作用。

3. 中药有效成分 韩雨薇等的研究结果发现，与模型组小鼠相比，千金黄连丸中的有效成分小檗碱配伍水苏糖能明显改善自发性糖尿病 KKAy 小鼠 FPG、血清 TC 水平（$P < 0.05$），改善其口服葡萄糖耐量异常（$P < 0.05$）及胰岛素抵抗（$P < 0.01$），还可显著上调小鼠肠道益生菌乳酸杆菌和双歧杆菌丰度（$P < 0.01$），且其作用效果相比于单一成分更具优越性。推测其机制可能与促进肠道益生菌乳酸杆菌及双歧杆菌的增殖有关。王瑞风等观察了大黄酸对 T2DM 模型（db/db 小鼠）和正常对照模型（db/m 小鼠）肠道菌群丰度、种类的影响，探讨其降糖的可能机制。结果显示，大黄酸给药后两组小鼠拟杆菌明显增多，硬壁菌明显减少，肠道菌群多样性指数均降低，模型组小鼠血糖水平明显低于对照组，差异有统计学意义（$P < 0.05$）。提示大黄酸可能是通过改变糖尿病小鼠肠道菌群而改善小鼠的糖代谢紊乱。刘硒碲等以 LPS 皮下注射建立 T2DM 大鼠模型，结果发现，姜黄素可改善 LPS 所致糖尿病大鼠的多饮、多食等症状，并可明显改善糖耐量（$P < 0.05$），且可降低糖尿病大鼠肠道中升高的 Melainabacteria 菌门的丰度（$P < 0.05$）。提示姜黄素改善糖尿病大鼠的一般情况及糖耐量的作用机制可能与调节肠道微生态有关。

（二）临床研究

1. 中医药辨证治疗 李吉武等将符合中医诊断标准，辨证为脾肾阳虚、气虚血瘀证的 98 例肥胖 T2DM 患者，随机分为治疗组和对照组各 49 例，对照组患者给予饮食控制、运动及降糖等对症处理，治疗组患者在对照组的基础上加用温阳益气活血方（炮附片、人参、炙甘草、白术、茯苓、枳壳、赤芍、山萸肉、北柴胡、桂枝、干姜及丹参），并随证加减。结果显示，治疗组患者证候疗效总有效率明显优于对照组，治疗后，两组患者中医证候积分均较治疗前明显改善，差异均有统计学意义（$P < 0.05$）。治疗后，治疗组患者 FINS、胰岛素抵抗指数（HOMA-IR）均较治疗前明显降低，血脂代谢各指标均较治疗前明显改善；双歧杆菌、拟杆菌及乳杆菌数量均较治疗前明显升

高，肠杆菌、肠球菌、酵母菌数量均较治疗前明显降低，差异均有统计学意义（$P < 0.05$）。同时，治疗后，治疗组患者中医证候积分、FINS、HOMA-IR、TC、TG、低密度脂蛋白胆固醇（LDL-C）水平，以及肠杆菌、肠球菌及酵母菌数量均明显低于对照组，差异均有统计学意义（$P < 0.05$）。白建乐等将符合 T2DM 便秘诊断标准的 92 名患者，按照入组的先后顺序随机分为对照组、治疗组各 46 例，对照组患者除生活方式干预外，口服盐酸二甲双胍片；治疗组患者在对照组基础上加服清热活血化瘀方（黄连、大黄、黄芩、丹参、茯苓、葛根及全瓜蒌），并选取健康志愿者 30 例作为健康组。结果显示，治疗组患者的总有效率为 95.3%，明显优于对照组的 79.5%，差异有统计学意义（$P < 0.05$），同时，治疗组患者菌群改善较对照组明显。表明清热活血化瘀方联合盐酸二甲双胍能缓解 T2DM 患者的便秘症状，并可改善血糖，推测其机理可能是该方可调整患者肠道菌群失调。刘小溪等选取辨证为脾虚证的 T2DM 患者 95 例，随机分为对照组 47 例和观察组 48 例，并选取 40 例健康者作为健康对照。两组患者均给予常规基础治疗（糖尿病教育、饮食治疗、运动）+二甲双胍片，观察组加用降糖丸（辽宁中医学院药业有限公司产品）治疗。结果显示，同健康受试者相比，脾虚证 T2DM 存在肠道菌群紊乱现象。同时，观察组患者的证候疗效总有效率明显高于对照组，差异有统计学意义（$P < 0.05$）；治疗后两组患者的中医证候积分、血脂、血糖及胰岛素指标（FINS、HOMA-IR）明显改善，肠道菌群中拟杆菌属、乳酸杆菌属、双歧杆菌属数量明显升高，肠球菌属、肠杆菌及酵母菌数量明显降低，差异均有统计学意义（$P < 0.05$）；治疗后，两组患者中医证候积分、血脂、血糖及胰岛素指标（FINS、HOMA-IR），以及肠道菌群数量的差异有统计学意义（$P < 0.05$）。提示益气补脾法可有效改善脾虚证 T2DM 患者肠道菌群失调，血糖、血脂代谢紊乱及患者预后情况。

2. 专方治疗　葛根芩连汤出自《伤寒论》，为太阴湿热、阳明风燥方，具有清热坚阴止利、解表清里及生津柔润的功效，可治太阳表邪内陷所致协热下利证，此特性正符合糖尿病湿热证候的病机，即太阴湿热内伤向阳明燥热津伤转化的特点。其药物组成有甘草、葛根（含葛根素）、黄芩（含黄芩素）及黄连（含黄连素），现代药理研究结果表明，其全方的作用机制包括抗氧化、降血糖、降血脂及抗炎等多方面。冯新格等选取 110 例 T2DM 湿热证患者，随机分为中药干预组 50 例和对照组 60 例。对照组患者在饮食控制和运动治疗基础上给予二甲双胍治疗，中药干预组患者在对照组的基础上给予葛根芩连汤。结果显示，治疗后，中药干预组患者的症状改善有效率、FPG、餐后 2h 血糖（2 hPG）、糖化血红蛋白（HbA1c）水平及肠道菌群变化情况均明显优于对照组，差异有统计学意义（$P < 0.05$）。表明葛根芩连汤联合西医

常规治疗对 T2DM 湿热证患者血糖有明显改善作用，推测其作用机制可能与调节肠道菌群相关。李华将 T2DM 湿热证患者 96 例随机分为对照组和治疗组各 48 例，对照组患者采用西医常规治疗，治疗组患者在对照组的基础上加服葛根芩连汤随证加减治疗。结果显示，治疗组患者的总有效率为 91.7%，对照组为 75.0%，两组差异有统计学意义（$P < 0.05$）；两组患者 FPG、2 hPG、HbA1c 水平及肠杆菌、梭菌、双歧杆菌数量的差异均有统计学意义（$P < 0.05$）。认为葛根芩连汤治疗 T2DM 湿热证有较好的临床疗效，能明显改善患者的血糖水平和有效调节肠道菌群结构。

3. 黄连素片治疗 黄连素是从黄连、黄柏等中药中提取的生物碱。近年来对其降血糖作用的报道日渐增多，且其不良反应少，应用安全，价格低廉，因其溶解度低，不易被人体吸收，常与谷维素联用，以促进其吸收，增强疗效。陈玲玲等选取 T2DM 患者（糖尿病组）及健康志愿者（健康组）各 20 例，糖尿病组患者给予盐酸小檗碱片（黄连素）。结果显示，与健康组比较，糖尿病组患者治疗前后肠道双歧杆菌数量显著减少，LPS、TNF-α 水平显著升高（$P < 0.01$）。Spearman 相关分析，糖尿病组患者治疗前双歧杆菌数量与 LPS、TNF-α 均呈负相关（$P < 0.05$）。与治疗前比较，治疗后糖尿病组患者双歧杆菌数量显著升高，LPS、TNF-α、FPG、HbA1c、TC、TG、LDL-C 及高密度脂蛋白胆固醇（HDL-C）水平均显著降低（$P < 0.05$ 或 $P < 0.01$）。表明黄连素可显著增加 T2DM 患者肠道双歧杆菌的数量，并能降低患者体内的炎性因子水平，对调节血糖、HbA1c 及血脂有一定作用。邓志梅等将 T2DM 患者 100 例随机分成观察组和对照组各 50 例，对照组患者采用胰岛素治疗，观察组患者采用黄连素益生菌调节肠道菌群联合二甲双胍治疗。结果表明，观察组患者的总有效率为 96.00%，对照组为 72.00%，两组差异有统计学意义（$P < 0.05$）。治疗后，观察组患者的双歧杆菌、拟杆菌和乳杆菌检出值均明显高于对照组，肠杆菌、肠球菌与酵母菌检出值明显低于对照组，差异均有统计学意义（$P < 0.05$）。表明黄连素益生菌调节肠道菌群联合二甲双胍治疗 T2DM 的整体效果优于胰岛素，对有效控制血糖及调节肠道菌群有重要意义。

肠道菌群的研究为糖尿病发生机制研究以及寻找有效治疗手段提供了一个新思路。随着中医药调节肠道微生态环境研究的深入，调节 T2DM 肠道菌群失调的治疗概念亦将是今后中医药防治 T2DM 的有效途径之一，相信中医药在防治 T2DM 中会有更广阔的发展前景。今后可从以下三方面开展深入研究：一是未病先防，探讨 T2DM 发生前，中药是如何通过调节肠道菌群从而影响导致糖尿病发生的胰岛素抵抗、血糖及代谢等重要因素；如何通过抑制炎症、调节免疫等影响 T2DM 的发生发展；二是既病控制，探讨 T2DM 生成后，中药是如何通过保护肠黏膜、阻止细菌及内毒素移位、恢复正常菌群结构，从而改善糖尿病的糖、脂代谢紊乱等；三是既病防变，探讨在 T2DM 发展过程中，中药是如何通过调节肠道菌群，改善炎症和免疫等微环境，从而抑制 T2DM 多种并发症及相关性感染的发生。总之，可以通过高通量测序及生物信息学分析等方法，找出 T2DM 的肠道靶菌，并通过临床试验和动物实验等探讨肠道细菌与宿主间的关系，深层次研究中药复方、中药及其有效成分对肠道微生态结构和功能的影响，通过多靶点、多途径明确其对肠道细菌及其基因表达的影响，为 T2DM 的预防和治疗提供依据。

三、番石榴及其复方制剂治疗糖尿病的研究

番石榴（*Psidium guajava* L.）为桃金娘科番石榴属植物，原产于热带美洲的墨西哥、巴西及西印度群岛一带，现广泛分布和种植于热带和亚热带地区。我国的海南、广东、广西、台湾、云南、福建等省目前都有栽培，番石榴引入广东省有 200 多年的历史，主栽品种有台湾二十一世纪番石榴、珍珠番石榴、水晶无籽番石榴、红皮红肉番石榴等。《清稗类钞》饮食类“闽人食番石榴”载曰：“闽有番石榴者状如石榴，而皮软可食，中虽略有类子者，而色白无核，价至贱，一二文即可市斤许，小儿且以之充饥，几乎人人喜食之，谓可辟瘴疠。然初至其地者，触之即觉有一种恶臭，然久而亦闻其香亦。”此谓其成熟果肉香气独特，常吃不腻，具有较高的营养价值和较好的保健功效而深受人们喜食。

番石榴为广东地区常用中草药，其食疗药用价值较高。《广东省中药材标准》以番石榴果、叶收载入药，并载其鲜果汁有降血糖作用。民间多采用其叶片和幼果切片晒干，开水浸泡饮用，以控制血糖水平。自 20 世纪 70 年代，广西医学院糖尿病科研组进行了以番石榴叶及生果为主药的 3 种剂型——“降糖片Ⅰ号”“降糖片Ⅱ号”以及“消渴饮”治疗糖尿病的多地区多病例的观察研究，临床疗效满意，其中“降糖片Ⅱ号”除有降糖作用外，尚有降脂、降血压及改善冠状动脉循环的作用。番石榴叶单味药制剂“消渴降糖胶囊”收载于《卫生部药品标准中药成方制剂》第十五册，用于轻度及中度成年人糖尿病的治疗。就近年来番石榴及其复方制剂降血糖的药理作用和临床应用作一概述。

（一）药理作用

1. 改善糖耐量，降低血糖、血脂　王波等探讨了攀枝花地区野生番石榴叶水提取物对多种因素导致的血糖升高的降糖作用。结果显示可明显对抗外源性葡萄糖引起的血糖升高，并可改善 STZ（链脲佐菌素）性糖尿病小鼠糖耐量，明显降低 STZ 性高血糖，并具有剂量效应关系。袁丽娜等探讨番石榴叶提取物对糖尿病模型小鼠血糖的影响。结果表明，灌服番石榴叶提取物高剂量组的糖尿病模型小鼠空腹血糖、2h 血糖及血糖曲线下面积较模型溶剂对

照组明显降低，差异有统计学意义（$P < 0.05$），而对正常小鼠空腹血糖无明显影响。张玉英等采用STZ复制糖尿病小鼠模型，观察番石榴叶对小鼠空腹血糖和糖耐量的影响；采用脂肪乳剂灌胃建立高血脂小鼠模型，观察番石榴叶对小鼠血脂水平及肝脏指数的影响。结果表明番石榴叶高、低剂量均能明显降低糖尿病小鼠空腹血糖，改善其糖耐量，也能明显调节高脂血症小鼠的血脂水平，高剂量还能降低高脂血症小鼠的肝脏指数。蔡丹昭等观察番石榴叶总黄酮对STZ性高血糖小鼠血糖、血脂水平的影响。结果表明番石榴叶总黄酮能降低小鼠血糖水平，并可改善糖尿病小鼠的生长发育，但对糖尿病小鼠的心脏、肝脏、肾脏和胰腺的脏器指数影响不大。李凤玲等探讨舒糖宝复方口服液（内含番石榴果）及其原料番石榴果提取液对血糖的影响。结果表明，舒糖宝对四氧嘧啶致糖尿病小鼠具有显著降糖作用。

2. 改善葡萄糖代谢，促进糖原合成 Shen等通过STZ和烟酰胺诱导建立2型糖尿病模型小鼠，探讨番石榴叶水提液和醇提液对糖代谢的影响。结果表明，番石榴水提液和醇提液均可提高肝糖原代谢中限速酶的活性。因此认为，番石榴叶的降糖作用是通过增加参与糖代谢相关酶的活性，从而降低糖尿病模型小鼠血糖。Cheng等利用体外克隆大鼠肝细胞对2–［1–14C］脱氧–D–葡萄糖的吸收来探讨番石榴叶水提物的降糖作用。结果表明，番石榴叶水提取物中的主要成分为酚类化合物，其极性较高的部分槲皮素可促进克隆大鼠肝细胞对葡萄糖的摄取。蔡丹昭通过建立STZ性糖尿病大鼠模型，研究番石榴叶总黄酮的降糖机制。结果表明，番石榴叶总黄酮给药组肝糖元、肌糖元含量增加，血清和肝组织丙酮酸激酶活性增加，表明番石榴叶总黄酮能改善糖尿病大鼠葡萄糖代谢能力。

3. 改善胰岛素抵抗，提高胰岛素敏感性 胰岛素抵抗（IR）指正常浓度的胰岛素生理效应低于正常，是2型糖尿病糖、脂代谢紊乱重要机制之一。马山等发现番石榴叶水煎剂能通过降低2型糖尿病大鼠的高胰岛素血症，增强胰岛素敏感性从而改善胰岛素抵抗，降低2型糖尿病大鼠的血糖，为番石榴叶水煎剂的降血糖作用机制之一。崔荣军等研究发现，番石榴叶水煎剂能降低2型糖尿病大鼠胰岛素降解酶基因的表达，从而避免胰岛素降解过快，增强其敏感性和反应性，减轻胰岛素抵抗。王婧茹等探讨番石榴叶总三萜对2型糖尿病大鼠血糖及血脂的影响。研究结果表明，番石榴叶总三萜能显著降低2型糖尿病大鼠的血糖和血脂水平，明显改善糖尿病动物的糖脂代谢紊乱，升高血清胰岛素水平，提高胰岛素敏感指数。其抗糖尿病作用机制可能与其增加过氧化物酶体增殖物激活受体γ（PPARγ）蛋白的表达有关。林娟娜等探讨番石榴叶三萜化合物乌苏酸对3T3–L前脂肪细胞增殖、分化及胰岛素抵抗的影响。研究表明，乌苏酸可促进3T3–L1前脂肪细胞增殖和分化，增加脂肪细胞葡萄糖摄取，抑制游离脂肪酸产生，促进脂联素分泌，对脂肪细胞胰岛素抵抗有明显的改善作用，其机制可能与上调 PPARγ 蛋白表达、提高胰岛素敏感性有关。

4. 抑制 α－淀粉酶和 α－葡萄糖苷酶活性作用 杜阳吉等从番石榴叶中提取总黄酮及多糖，测定其对 α－葡萄糖苷酶及猪胰液 α－淀粉酶抑制活性以评估其降血糖活性。结果表明番石榴叶的降血糖作用可能是番石榴叶中的黄酮类以及多糖类化合物对这两种酶的抑制作用。王波等研究发现，番石榴叶水提取物具有抑制糖尿病小鼠小肠黏膜 α－葡萄糖苷酶作用，并呈剂量效应关系；对蔗糖酶和麦芽糖酶的半数抑制浓度（IC_{50}）分别为 1.0g/L 和 3.0g/L，抑制作用类型为竞争性和非竞争性混合型。

5. 保护胰腺组织形态及功能 庄东红等研究番石榴果实粗蛋白提取液对四氧嘧啶糖尿病小鼠的降糖作用。结果表明，灌服番石榴果实提取液能明显降低实验小鼠血糖，同时病理切片结果也显示对胰腺病变组织有不同程度的良性改善。王波等发现与糖尿病模型对照组相比，番石榴叶水提取物灌胃糖尿病小鼠禁食 3h 空腹血糖水平下降 33.4%，葡萄糖耐量明显改善；胰岛体积缩小、形状不规则及 β 细胞变性等病理改变明显减轻，β 细胞数量增多，单位面积内胰岛素表达量明显上升；肝脏组织 GSH 水平显著升高。实验结果表明，番石榴叶水提取物对糖尿病小鼠胰岛具有保护作用，其机制可能是通过抗氧化作用减轻小鼠胰岛 β 细胞结构和功能的损伤。大鼠胰腺－十二指肠同源盒 1（PDX–1）又称为胰岛素启动因子，PDX–1 的正常表达是维持胰岛 β 细胞正常胰岛素分泌功能的重要条件。崔荣军等发现，番石榴叶水煎液能够显著上调 2 型糖尿病大鼠 PDX–1 基因表达，刺激胰岛 β 细胞的增殖和分化。

6. 其他作用 吴建中等研究发现，番石榴多糖不仅具有降血糖功能，而且能够明显逆转糖尿病小鼠血清和肝脏中 SOD 和 MDA 含量的异常改变，使糖尿病小鼠的抗氧化水平趋于正常，提示番石榴多糖对糖尿病及其并发症有一定的防治作用，抗氧化作用可能是番石榴多糖的降血糖机理之一。吴建中等探讨两种不同方法提取的番石榴多糖对四氧嘧啶致糖尿病小鼠血糖值及胸腺、脾指数的影响。结果表明，灌服番石榴多糖小鼠的生存质量提高，血糖值显著降低，同时胸腺指数显著增加，提示番石榴多糖具有降血糖作用，对糖尿病小鼠的免疫功能可能存在一定保护作用。

7. 对糖尿病并发症的保护作用 糖尿病并发症是一种常见的慢性并发症，是由糖尿病病变转变而来，如肾病、心脏病等是糖尿病最常见的并发症，是导致糖尿病患者死亡的主要因素。药理实验表明，番石榴提取物对缓解糖尿病并发症有显著作用。匡乔婷等探讨番石榴叶总三萜对 2 型糖尿病大鼠肾脏病变的影响。结果表明，番石榴叶总三萜能显著降低 2 型糖尿病大鼠的血糖水平，提高胰岛素敏感指数，并对糖尿病肾损伤具有明显的保护作用。吴丽丽等采用自发性 2 型糖尿病 KKAy 小鼠为模型，观察中药复方糖耐康（由夏枯草、番石榴叶等组成）对 2 型糖尿病 KKAy 小鼠的影响。结果表明，糖耐康对 KKAy 早期肾脏病理改变有较好的保护作用，可能是通过降低血糖、血脂以及下调 KKAy 小鼠肾脏 FN 基因表达而实现。覃淑云等探讨舒糖宝（番石榴等果汁提取物）对糖尿病小鼠血糖的控制及心肌的保护作用。结果表明，舒糖宝治疗的糖尿病小鼠血糖降低明显，心肌细胞尤其是心肌微血管病变明显减轻。提示舒糖宝对糖尿病小鼠血糖有明显降低作用，并对糖尿病心肌病有良好的防治作用。Hsieh 等发现番石榴叶提取物能延长体外凝血时间，具抗凝活性而抑制高凝血症的发生。

（二）临床应用

桂永洪等采用民间中草药番石榴为主药，配伍玫瑰茄、乌梅、丹参组成番石榴汤，除控制饮食外，均用番石榴汤水煎代茶内服，在临床上治疗 2 型糖尿病 14 例，总有效率为 100%。朱碧贞报道，在常规治疗的基础上加用未成熟番石榴干研成粉冲水饮用，治疗 2 型糖尿病，疗效满意且未见任何副作用。马法宪报道，在控制饮食的基础上采用消降灵胶囊（以番石榴叶、鬼箭羽、西洋参等组方）治疗 2 型糖尿病 128 例，疗效明显优于采用优降糖、降糖灵治疗的对照组 46 例。此外，采用消渴乐胶囊（以番石榴等组方）治疗 2 型糖尿病 256 例，疗效优于用优降糖、二甲双胍治疗作为对照组的 92 例 2 型糖尿病患者。倪青介绍了几种番石榴制剂治疗糖尿病的单方，如以番石榴果汁、番石榴叶泡水、番石榴叶提取物黄酮苷制成的片剂等，有较好疗效。

由于糖尿病的病因及发病机制尚未完全阐明，目前一切治疗方法都是对症治疗，还没有根治措施。现有的治疗方法包括药物疗法（口服药物治疗、胰岛素治疗、中药治疗）、基础治疗（饮食调养、身心调养、运动疗法）以及其他辅助治疗方法。目前一般是在基础治疗的前提下配合进行药物辅助治疗，常用西药都有一定的局限性和不良反应，如导致低血糖、乳酸性酸中毒长期使用引起并发症等，患者难以坚持服用。中药及其活性成分的毒性较小、疗效稳定，可长期使用，有着西药不可替代的综合优势。番石榴为民间常用抗糖尿病药物，其降血糖作用温和持久，而且还有降脂、抗氧化、增强免疫等作用。这种多靶点、多功能的治疗效果，已成为人们关注的热点，是治疗糖尿病及其并发症、改善糖尿病患者生活质量的新途径。随着研究的不断深入，番石榴防治糖尿病的机制会不断被认知，必将有广阔的应用前景。

四、复方番石榴制剂的药理作用

复方番石榴制剂是以中山市中医院李乐愚主任中医师的验方研制出来的

医院制剂，现对其进行药理作用研究如下。

（一）对 2 型糖尿病模型大鼠空腹血糖及胰岛素敏感性的影响

目前，2 型糖尿病（T2DM）动物模型常用的造模方法是采用高热量饲料诱导出动物胰岛素抵抗（IR），结合小剂量链脲佐菌素（STZ）注射，造成一定程度的胰岛 β 细胞损伤。这类模型较为可靠、稳定，价格比遗传性动物模型低廉，更能够模拟人类因热量摄入过多导致胰岛素抵抗性 T2DM 的发病机制。胰岛素敏感性下降可导致体内胰岛素生物效应的降低，机体往往会提高胰岛 β 细胞合成和分泌胰岛素的能力，分泌更多的胰岛素来进行代偿，如此，将导致高胰岛素血症，当体内高水平的胰岛素分泌仍不能控制血糖的时候，就出现了高血糖血症，临床上表现为 T2DM。IR 导致的高血糖、高血脂、异常活跃的炎症因子都是造成胰岛功能损害和胰岛细胞凋亡的重要因素，因此认为 IR 是造成 T2DM 发生和发展的主要致病因素。对此，采用以番石榴叶、葛根、五指毛桃等广东地产药材组方而成的复方番石榴制剂治疗实验性 T2DM 动物模型，以研究该制剂的治疗作用。

建立大鼠 2 型糖尿病模型，研究复方番石榴制剂对 2 型糖尿病模型大鼠空腹血糖及胰岛素敏感性的影响。选取检疫合格的 SD 大鼠 84 只，适应性饲养 1 周后，按体重随机分为正常组（10 只）和造模组（74 只），其中正常组喂养常规饲料；造模组参照“人类疾病动物模型”并加以改进，喂养高糖高脂饲料（由广东省医学实验动物中心生产并提供）。喂养至第 8 周时造模组禁食（不禁水）16h 后，一次性腹腔注射 1% STZ 溶液 30mg/kg；正常组腹腔注射等剂量柠檬酸－柠檬酸钠缓冲液。72h 后两组动物采血，检测空腹血糖（FPG），以 FBG ≥ 11.1mmol/L，并持续出现多饮、多尿、体重减轻症状者为造模成功。模型不达标者，3d 后仍按上述方法补注 1% STZ 溶液，30mg/kg 腹腔注射，检测 FPG，仍未达标者淘汰出实验。以正常组大鼠作为对照组，筛选造模组中模型成功大鼠按 FPG 随机分为模型组，二甲双胍组（临用前配制成 20mg/10mL 的悬混液，按 200mg/kg 给药），复方番石榴制剂高、低剂量组（即生药含量为 3.15、1.575g/mL，相当于人临床常用量的 4、2 倍剂量），正常组和模型组给予等体积蒸馏水，均按 1mL/100g，1 次 /d 给药，连续灌胃给药 6 周。期间除正常组给予常规饲料外，模型组和各给药治疗组继续喂养高糖高脂饲料。最后纳入统计的各组动物数均为 10 只，各组动物每周称重 1 次，根据体重调整给药量。分别于高脂高热量饲料喂养 4 周后（造模前）、腹腔注射 STZ 72h（治疗前 / 造模后）及药物治疗 6 周后（治疗后）3 次采血，前 2 次均用后眼眶静脉丛采血，最后 1 次腹主动脉采血，检测各组实验动物 FPG、FINS。

1. 动物一般身体情况观察 正常组和造模组大鼠在饲养期间均精神状态良好，反应灵敏，行动自如，皮毛光泽油亮，体重随饲养时间的增加呈持续稳定上升趋势。同时，造模组大鼠在高脂高热量饲料喂养8周期间，大便较多，时有稀软便，尿量正常。造模组腹腔注射STZ 72h后，开始出现进食量、饮水量均有明显增加，特别是尿量增加非常明显，尿骚味严重，身体持续进行性消瘦，并出现皮毛干燥粗糙、竖毛、反应迟钝、精神萎靡、活动减少、易激惹等表现。

2. 实验性T2DM大鼠造模期间体重变化情况 结果见表4–36。

表4–36 实验性T2DM大鼠造模期间体重变化（$\bar{X}\pm s$）

组别	0周	1周	2周	3周	4周
正常组（n=10）	103.70±9.32	155.66±12.36	208.52±15.54	258.35±18.02	298.69±20.52
造模组（n=74）	105.63±9.86	158.59±12.87	205.67±15.21	260.35±18.93	294.66±19.87
组别	5周	6周	7周	8周	造模72h后
正常组（n=10）	335.56±25.27	458.63±30.87	526.82±43.92	542.94±51.68	566.78±59.83
造模组（n=74）	329.78±23.48	465.73±31.25	535.48±46.56	551.53±52.63	508.45±43.67*#

注：与同期正常组比较，*$P<0.05$；与本组造模前比较，#$P<0.05$。

如表4–36所示，造模期间，正常组大鼠普通饲料喂养8周期间，体重由（103.70±9.32）g平稳增加至（542.94±51.68）g；造模组大鼠经高脂高热量饲料喂养8周，体重由（105.63±9.86）g增加至（551.53±52.63）g，期间体重均较正常组有所增加，但无统计学意义。造模72h后，造模组大鼠体重下降至（518.45±43.67）g，显著低于同时期正常组以及造模前的体重（$P<0.05$）。表明腹腔注射STZ造成实验动物体重在短期内出现显著下降。

3. 对T2DM大鼠给药治疗期间体重变化的影响 结果见表4–37。

表4–37 复方番石榴制剂对T2DM大鼠给药期间体重变化的影响（$\bar{X}\pm s$）

组别	1周	2周	3周	4周	5周	6周
正常组	562.40±29.77	579.50±29.92	606.70±25.01#	620.70±23.13#	620.70±23.13#	639.20±23.51*#
模型组	379.80±21.31*	372.70±19.49*	368.10±24.29*	358.40±24.76*	358.40±24.76*	339.00±28.51*
二甲双胍组	391.80±29.67*	415.50±39.24*#	419.30±39.62*#	422.80±40.66*#	422.80±40.66*#	432.70±44.68*#
高剂量组	401.50±28.37*	390.70±21.16*	397.50±24.99*#	414.10±24.50*#	414.10±24.50*#	428.80±18.64*#
低剂量组	380.10±34.99*	390.50±37.33*	401.20±35.32*#	406.60±39.87*#	406.60±39.87*#	418.00±44.89*#

注：与同期正常组比较，*$P<0.05$；与同期模型组比较，#$P<0.05$；n=10。

如表 4–37 所示，用药治疗 6 周期间，正常对照组大鼠体重由（562.40±29.77）g 平稳增加至（639.20±23.51）g；模型组大鼠体重由（379.80±21.31）g 减重至（339.00±28.51）g，明显低于正常对照组。复方番石榴高剂量治疗组体重由（401.50±28.37）g 增至（428.80±18.64）g；低剂量组体重由（380.10±34.99）g 增至（418.00±44.89）g；二甲双胍治疗组体重由（391.80±29.67）g 增至（432.70±44.68）g，三个给药治疗组与模型组比较均有显著性差异（$P < 0.05$）。表明药物治疗对实验性 T2DM 大鼠体重均有一定的增加作用。

治疗后的第 1 周，模型组，复方番石榴高、低剂量组以及二甲双胍组与正常组比较体重均有显著性差异（$P < 0.05$），而此四组之间比较无显著性差异。治疗 2 周后，模型组，复方番石榴高、低剂量组以及二甲双胍组与正常组比较体重有显著性差异（$P < 0.05$）；同时，二甲双胍组与模型组比较有显著性差异（$P < 0.05$）。治疗给药的第 3 ～ 6 周期间，模型组，复方番石榴高、低剂量组以及二甲双胍组与正常组比较体重均有显著性差异（$P < 0.05$）；三个给药治疗组与模型组相比较，体重均有明显增加，差异有统计学意义（$P < 0.05$），而各给药组间比较体重无显著性差异。表明在给药的 6 周期间，二甲双胍对体重的增加起效较中药给药组快，但随着时间的推移，各给药组对体重均有增重。

4. 对 T2DM 大鼠空腹血糖（FPG）的影响 结果见表 4–38。

表 4–38 复方番石榴制剂对 T2DM 大鼠 FPG 的影响（$\bar{X} \pm s$，mmol/L）

组别	造模前	治疗前 / 造模后	治疗后
正常组	4.45±0.64	5.39±1.10	7.15±0.88$^{\#}$
模型组	4.43±0.74	19.81±2.09*	30.10±3.54*
二甲双胍组	4.38±0.79	20.00±1.87*	8.80±1.29$^{*\#\triangle}$
番石榴高剂量组	4.36±0.81	19.37±2.09*	9.27±1.08$^{*\#\triangle}$
番石榴低剂量组	4.44±0.64	19.93±2.53*	18.12±13.32$^{*\#}$

注：与同期正常组比较，$^{*}P<0.05$；与同期模型组比较，$^{\#}P<0.05$；与本组治疗前比较，$^{\triangle}P<0.05$；$n=10$。

如表 4–38 所示，造模前各组 FPG 比较无显著性差异，且与正常组比较均无显著性差异。治疗前（造模后），与正常组比较，模型组，复方番石榴高、低剂量治疗组，二甲双胍组血糖明显升高，差异均有统计学意义（$P < 0.05$），而给药治疗组之间比较差异无显著性。治疗后，复方番石榴高剂量组和二甲双胍之间比较差异无显著性，且两给药组分别与其治疗前比较差异均有显著性（$P < 0.05$），但复方番石榴低剂量组与其治疗前比较，空腹血糖差异无统计学意义。四个给药组分别与模型组比较差异均有显著性（$P < 0.05$）。表明经药物治疗后，各组均有一定程度的降低 FPG 疗效，复方番石榴

制剂降糖作用呈一定的量效关系，高剂量降低FPG的作用与二甲双胍相当，低剂量无明显的降糖作用，但能维持血糖在治疗前的水平，与模型组比较有一定的降糖作用。

5. 对T2DM大鼠空腹血胰岛素（FINS）水平变化的影响 结果见表4–39。

表4–39 复方番石榴制剂对T2DM大鼠FINS的影响（$\bar{X} \pm s$，nIU/mL）

组别	造模前	治疗前/造模后	治疗后
正常组	9.0±0.56	9.85±0.82	9.54±0.63$^{\#}$
模型组	9.35±0.69	24.56±1.68*	27.55±2.53*$^{\triangle}$
二甲双胍组	9.23±0.67	23.44±1.52*	15.68±1.85*$^{\#\triangle}$
番石榴高剂量组	9.20±0.68	21.86±1.60*	16.57±1.89*$^{\#\triangle}$
番石榴低剂量组	8.91±0.70	22.45±1.72*	20.22±2.08*$^{\#}$

注：与同期正常组比较，*P<0.05；与同期模型组比较，$^{\#}P$<0.05；与本组治疗前比较，$^{\triangle}P$<0.05；n=10。

如表4–39所示，造模前，与正常组比较，各组间FINS差异无统计学意义。治疗前（造模后），模型组，复方番石榴高、低剂量治疗组以及二甲双胍治疗组分别与造模前比较均有显著性差异（$P < 0.05$），且组间比较差异无显著性。治疗后，复方番石榴高剂量组和二甲双胍组胰岛素水平均有所降低，分别与其治疗前比较差异均有显著性（$P < 0.05$）；模型组与其6周后比较也有显著性差异（$P < 0.05$）；复方番石榴高剂量组和二甲双胍组之间比较差异无显著性，三个给药治疗组分别与模型组比较差异均有显著性（$P < 0.05$）；但复方番石榴低剂量组治疗前、后FINS差异无统计学意义，且复方番石榴高、低剂量组间差异有统计学意义（$P < 0.05$）。表明造模后T2DM实验动物模型已经出现了高胰岛素血症，经治疗后，复方番石榴制剂降低FINS作用存在一定的量效关系，且高剂量组与二甲双胍组疗效相当。

6. 对T2DM大鼠胰岛素敏感指数（ISI）的影响 结果见表4–40。

表4–40 复方番石榴制剂对T2DM大鼠ISI的影响（$\bar{X} \pm s$）

组别	造模前	治疗前/造模后	治疗后
正常组	–3.69±0.13	–3.56±0.18	–3.40±0.26$^{\#}$
模型组	–3.62±0.20	–4.68±0.421*	–4.93±0.63
二甲双胍组	–3.68±0.24	–4.66±0.43*	–3.90±0.44$^{\#\triangle}$
番石榴高剂量组	–3.79±0.30	–4.70±0.53*	–3.78±0.62$^{\#\triangle}$
番石榴低剂量组	–3.73±0.25	–4.69±0.51*	–4.57±0.48$^{\#}$

注：与同期正常组比较，*P<0.05；与同期模型组比较，$^{\#}P$<0.05；与本组治疗前比较，$^{\triangle}P$<0.05；n=10。

如表 4–40 所示，造模前各组 ISI 比较无显著性差异。治疗前（造模后），模型组，复方番石榴高、低剂量组，二甲双胍组各组与正常组比较均有显著性差异（$P < 0.05$），且组间比较差异无显著性。治疗后，复方番石榴高剂量组和二甲双胍组分别与其治疗前比较差异均有显著性（$P < 0.05$），且两组间比较差异无显著性，分别与模型组比较差异均有显著性（$P < 0.05$）。复方番石榴低剂量组治疗前后 ISI 差异无统计学意义，但复方番石榴高、低剂量组间 ISI 差异有统计学意义。表明高热量饮食的基础上注射 STZ 复制 T2DM 动物模型可引起实验动物 IR 的出现，经药物治疗后，对 IR 均有一定的改善作用，其中，复方番石榴制剂高剂量组以及二甲双胍对改善 IR 作用均较低剂量组显著，表明复方番石榴制剂改善 IR 作用呈一定的量效关系，此作用与改善 FPG、FINS 作用呈正相关。

本研究选取了高热量饲料喂养方法造成的实验性胰岛素抵抗模型，在此基础上使用了小剂量 STZ 腹腔注射，造成模型动物空腹血糖超过 11.1mmol/L，血胰岛素水平升高，表现为高血糖及高胰岛素血症，其胰岛素敏感指数（ISI）明显低于正常组动物，符合 2 型糖尿病胰岛素抵抗与胰岛 β 细胞损害共存的临床特点，成功模拟出 2 型糖尿病胰岛素抵抗临床特点的动物模型，用以评价药物疗效结果可信，为课题研究奠定了良好的基础。药物治疗期间，各给药治疗组体重均较模型组有不同程度的增长，且二甲双胍治疗组在给药治疗后的第 2 周开始就对体重增长有明显改善作用。各给药治疗组可不同程度地降低 FPG、FINS，同时提高 ISI，其中，复方番石榴制剂高剂量组以及二甲双胍组有明显改善 FPG、FINS，提高 ISI 的作用。

宋·王怀隐等在《太平圣惠方》中明确提出了“三消”一词，后世医家多宗其说，认为“阴虚为本，燥热为标”为消渴病主要病机。中医学向有“肥人多痰”“肥人多湿”之说，痰、湿的生成主要责之脾，脾气虚是肥胖病机的本质。肥胖和中等体型糖尿病患者以脾虚湿滞、湿热困脾证型为主，脾虚湿困始终贯穿于糖尿病 IR 发生与发展过程中，因此不可忽视健脾祛湿、泄浊清热法在治疗本病中的重要作用。复方番石榴制剂的组方是中山市中医院李乐愚教授在长期临床实践中，通过对 2 型糖尿病由胰岛素抵抗导致胰岛 β 细胞损伤病理机制的中医病机总结、研究而提出的，经临床实践反复应用，取得良好的临床疗效。方中番石榴叶味苦涩，性平，具燥湿健脾、清热解毒之功，为君药，现代研究表明，本品具有较好的降血糖及提高胰岛素敏感性的作用；鬼箭羽味微苦涩，活血通经，现代药理研究表明其具有降血糖作用，改善胰岛细胞的功能及降低机体对胰岛素的拮抗性；超重肥胖 2 型糖尿病者本为脾虚，则痰浊内生，故选用广东地产药材五指毛桃以益气健脾，祛痰化湿；桑叶性味甘寒，据《本草纲目》记载桑叶“汁煎代茗，能止消渴”，现代药理研究表明，桑叶含有多糖、黄酮等多种活性成分，具有较好的降糖、降脂作用；超重肥胖 T2DM 者常为过食肥甘，伤及脾胃运化功能，致痰浊内蕴，日久化热，病位在胃、肠，故选用葛根、黄连，清热生津，燥湿泻浊；苍术燥湿健脾；泽泻利水渗湿，泄热，使痰浊之邪有出路；山楂、红曲具健脾消食、活血化瘀的功效，现代药理研究表明两者均具降血脂作用。全方共奏健脾化痰、降糖消脂、泄浊清热之功。

（二）对脂肪代谢及胰腺组织病理形态影响的实验研究

糖尿病是一种常见的内分泌代谢紊乱疾病，目前对 2 型糖尿病（type 2 diabetes，T2DM）的研究中，高血糖合并胰岛素抵抗（insulin resistance，IR）、脂质代谢紊乱在发病及病情进展中的作用始终是研究的热点之一。随着研究的深入，发现脂肪代谢紊乱对胰岛 β 细胞具有毒性作用，即所谓"脂毒性"，其与 T2DM 的发生和发展密切相关。在 2001 年美国糖尿病协会（ADA）年会上，McGarry 提出宜将糖尿病改称为"糖脂病"。

目前，尚未有复方番石榴制剂对 T2DM 大鼠调节脂肪代谢紊乱及保护胰岛 β 细胞实验研究的报道。本实验以番石榴叶、葛根、五指毛桃等广东地产药材为组方的中药制剂，在前期的实验研究基础上，通过建立具胰岛素抵抗的 T2DM 大鼠模型，观察复方番石榴制剂对 T2DM 胰岛素抵抗大鼠脂肪代谢及胰腺病理的影响。采用 SD 大鼠高脂高热量饲料喂养 8 周，于第 8 周时按 30mg/kg 的量腹腔注射 1%STZ 溶液，正常组给予等体积的柠檬酸 – 柠檬酸钠缓冲液。72h 后两组动物分别眼眶后静脉丛采血，用真空采血管储存血液，每只大鼠每次采血 2mL，检测空腹血糖（FPG）值，以 FPG ≥ 11.1mmol/L，并持续出现多饮、多尿、体质量减轻症状者为造模成功。模型不成功者，3 天后以 30mg/kg 腹腔注射 1% STZ 溶液，补注后检测 FPG 值，仍未成功者淘汰出实验。以正常组大鼠为对照组，模型成功大鼠按 FBG 随机分为模型组，二甲双胍组（临用前制成 2mg/mL 的悬混液，按 200mg/kg），复方番石榴制剂高、低剂量组（即生药含量为 3.15、1.575g/mL，相当于人临床常用量的 4 倍、2 倍剂量）。正常对照组和模型组给予等体积蒸馏水，每组 10 只，均按 1mL/100g，1 次 /d 给药。各组连续分别灌胃给药 6 周，期间除正常组给予普通饲料外，模型组和各给药组继续喂养高糖高脂饲料，各组每周称重 1 次，根据体重调整给药量。

1. 对 T2DM 大鼠脂代谢的影响　由表 4–41 结果可知，给药后，各给药组和模型组血脂 5 项分别与正常组比较，差异均有统计学意义（$P < 0.05$）；番石榴高剂量组和二甲双胍组的 TC 值与模型组比较，差异均有统计学意义（$P < 0.05$）；而番石榴高剂量组和二甲双胍组之间比较，差异也有统计学意义（$P < 0.05$）。表明番石榴高剂量组和二甲双胍组均有明显降低 2 型糖尿病

模型动物 TC 的作用，且番石榴高剂量组降低 TC 的作用明显优于二甲双胍组（$P < 0.05$），而番石榴低剂量组降低 TC 的作用不显著。

表 4-41 复方番石榴制剂对 T2DM 大鼠脂代谢的影响（mmol/L，$\bar{X} \pm s$，n=10）

组别	TC	TG	LDL-C	HDL-C	FFA
正常组	1.80±0.36[b]	0.62±0.24[b]	0.13±0.03[b]	0.45±0.08[b]	246.09±99.49[b]
模型组	20.42±7.40[a]	2.53±1.04[a]	8.83±1.03[a]	0.28±0.05[a]	362.63±57.87[a]
二甲双胍组	13.37±2.88[ab]	1.02±0.22[b]	2.14±2.18[ab]	0.47±0.20[b]	300.77±50.96[ab]
番石榴高剂量组	6.30±3.07[abc]	0.94±0.67[bc]	0.53±0.34[bc]	0.41±0.16[b]	319.33±58.85[ab]
番石榴低剂量组	20.70±7.07[ac]	1.67±0.98[ab]	1.88±2.31[ab]	0.35±0.15[bc]	322.11±20.34[abc]

注：与正常组比较，[a]P<0.05；与模型组比较，[b]P<0.05；与二甲双胍组比较，[c]P<0.05。

治疗后，各给药组降低 TG 作用与模型组比较，差异均有统计学意义（$P < 0.05$），番石榴高剂量组和二甲双胍组与正常组之间比较，差异无统计学意义。表明番石榴高剂量组和二甲双胍组均有显著降低 TG 的作用，且番石榴高剂量组降低 TG 作用明显优于二甲双胍（$P < 0.05$），而低剂量番石榴降低 TG 作用与二甲双胍作用相近，无显著差异。治疗后，各给药组提高 LDL-C 含量与模型组比较，差异均有统计学意义（$P < 0.05$），且番石榴高剂量组降低 LDL-C 作用优于二甲双胍组，而低剂量番石榴与二甲双胍的疗效接近。治疗后，各给药组提高 HDL-C 的作用与模型组比较，差异均有统计学意义（$P < 0.05$），且番石榴高剂量组提高 HDL-C 作用与二甲双胍组接近，但二甲双胍的作用明显优于番石榴低剂量组（$P < 0.05$）。治疗后，各给药组 FFA 含量与模型组比较，差异均有统计学意义（$P < 0.05$），而番石榴高剂量组与二甲双胍组比较无明显差异。表明用药治疗各给药组均有明显降低 FFA 的作用，且番石榴高剂量组与二甲双胍组降低 FFA 的作用相近。此外，番石榴低剂量组对降低 FFA 的作用不如高剂量组及二甲双胍组。

2. 对 T2DM 胰岛素抵抗大鼠胰腺组织病理形态的影响 将固定好的大鼠胰腺组织进行脱水、透明、浸蜡、石蜡包埋、切片、HE 染色处理，然后在 Olympus PM-10AD VANOX 光学显微照相镜下观察胰腺组织形态。正常对照组（图 4-12A）：胰岛密度正常，边缘光滑，胰岛内细胞排列整齐，胞浆饱满，细胞界限清楚。模型组（图 4-12B）：切片胰岛数目减少，胰岛萎缩，形态不规则，细胞排列紊乱，部分胰岛细胞内脂质沉积，血管轻度增生，而各治疗组较模型组均有不同程度的改观。复方番石榴低剂量组（图 4-12C）：胰岛数目较正常组减少，萎缩程度较其余各给药组明显，形状轻度不规则，部分胰岛 A 细胞轻度增多，间质血管扩张及管壁增厚，并可见脂肪组织。复方番石榴高剂量组（图 4-12D）：胰岛数目约略少于正常组对照，较模型组增加，胰岛形状不规则，部分萎缩，胰岛周围体积较小的细胞（A 细胞）比例增加，中央淡染肥大的细胞（B 细胞）比例减少。二甲双胍组（图 4-12E）：胰岛数目仍少许正常，形状不规则，部分胰岛萎缩，脂质沉积不明显，间质血管扩张及管壁增厚明显，血管周围较模型组及正常组更易见脂肪组织。见图 4-12。

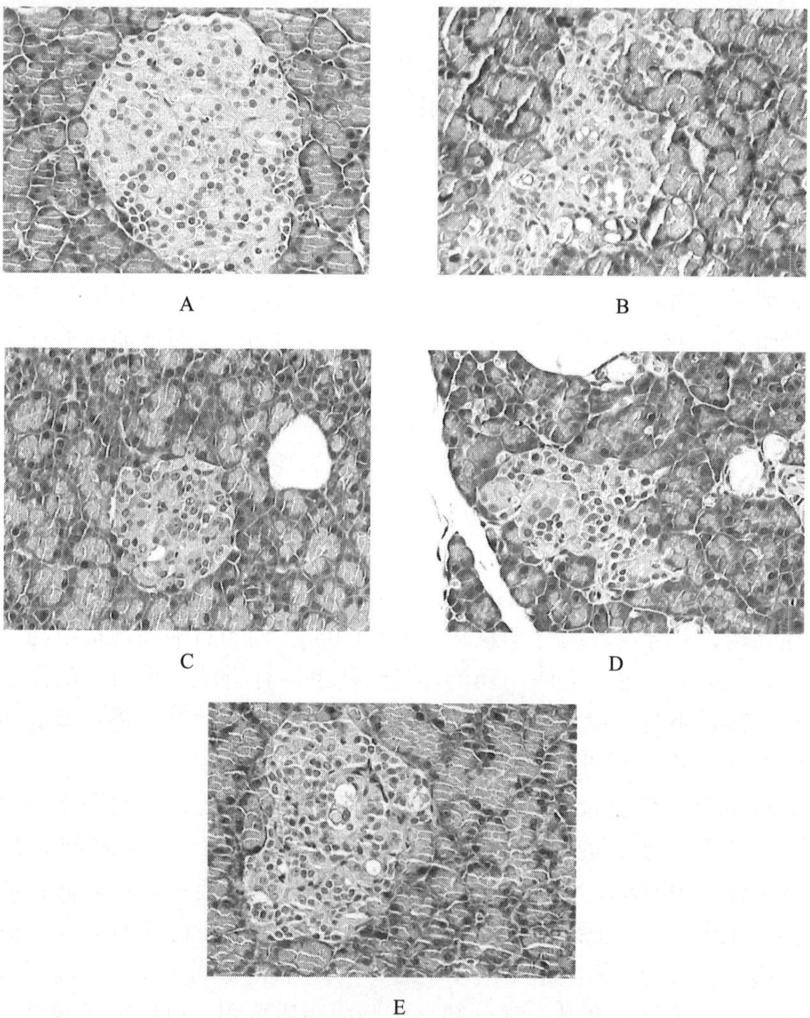

A. 正常对照组；B. 模型组；C. 复方番石榴低剂量组；D. 复方番石榴高剂量组；E. 二甲双胍组

图 4-12　大鼠胰腺组织切片 HE 染色（×400）

糖尿病属中医学“消渴”范畴，中医学自古就有“多食肥甘，滋生痰浊”及“胖人多痰”之说，消渴病的病机始于长期饮食不节，过食肥甘、醇酒厚味，损伤脾胃，运化失常，酿成痰浊。胰岛素抵抗临床常见肥胖、乏力、痰多、舌苔厚腻、脉滑，其表现和特点与中医脾虚痰湿证相近。现代研究表明，IR 是 T2DM 发病的重要始因，而高血糖和血脂异常为糖尿病合并 IR 的重要特征。IR 发生后，如果胰腺能维持足够高的胰岛素分泌量来克服胰岛素抵抗，糖耐量将保持正常或只有轻度受损，但一旦胰岛 β 细胞功能衰竭，糖耐量将迅速恶化，并发展为糖尿病。本实验通过高糖高脂饮食同时腹腔注射小剂量 STZ，能成功复制出人类 T2DM 发病特点的动物模型。结合病理形态学观察表明，高血糖、高胰岛素血症水平越高，胰腺组织变性损伤越明显，呈现相关性加重趋势。

复方番石榴制剂是由我院李乐愚主任中医师在长期的医疗临床实践中总结出来的，该方由番石榴叶、鬼箭羽、葛根、五指毛桃等广东地产中药材组成。方中番石榴叶味苦涩，性平，入脾、胃、大肠、肝经，有燥湿健脾、清热解毒之功，为君药。番石榴叶为广东常用中草药，《广东省中药材标准》以番石榴果、叶收载入药，民间的验方有以番石榴叶采摘晾干，开水浸泡饮用，以控制糖尿病患者的血糖水平。同时，现代药理及临床研究亦表明，番石榴及其复方制剂在治疗糖尿病方面均有较好的应用前景。葛根甘凉生津止渴，升脾中清阳，输津液以溉五脏而滋阴清热。五指毛桃味辛甘、性平、微温，有益气健脾、祛痰化湿之功，取其气复津还之意，用为臣药，君臣相配，既可益脾气，又可滋脾阴，清中焦之热而生津止渴以治中消之症。鬼箭羽性寒，味苦，有破血通经、杀虫功效。现代大量的药理及临床研究表明，鬼箭羽有较好的降血糖作用。方中佐以鬼箭羽苦寒泻火，以疗上消之症，兼调下消。三药相伍，三消并治，标本兼顾。全方共奏益气健脾、化痰祛瘀、泄浊清热之功。

本研究结果表明，复方番石榴制剂可调节 T2DM 胰岛素抵抗模型大鼠血糖、血脂代谢，提高胰岛素敏感性作用的同时，也能减轻胰腺组织病理损伤。提示其调节糖脂代谢以及改善 IR 的作用机制可能为：通过祛痰化湿等整体调节作用，降低血液黏稠度，加快脂质分解，降低血中游离脂肪酸的浓度，减轻其对胰岛素分泌的抑制（脂毒性），改善胰岛素分泌缺陷和 IR，从而保护胰腺 β 细胞。目前，基于复方番石榴制剂的基础研究鲜有报道，这使得该方的临床应用及开发具有一定的局限性。因此本研究首先立足于以番石榴为主药的复方，为了探讨其对 T2DM 的作用及机制，我们建立了 T2DM 及 IR 动物模型，从整体水平、器官水平进行了一系列研究，从而较全面地探讨 T2DM 及 IR 的发病机制及复方番石榴制剂防治 T2DM 的作用机制，期望为拓展复方番石榴制剂临床新的适应证提供药理学依据，同时也为复方番石榴制剂方药的开发奠定基础。

（三）改善 HepG2 细胞胰岛素抵抗及对 α－淀粉酶和 α－葡萄糖苷酶抑制作用

糖尿病是由多种原因引起的糖、脂肪、蛋白质代谢紊乱，以血糖增高和糖尿为特点，进而导致多系统、多脏器损害的综合征，胰岛素抵抗是其病症之一。研究表明，抑制机体肠道对淀粉类物质的降解和葡萄糖的吸收，可较好地降低餐后血糖水平；而改善机体细胞对胰岛素抵抗的状态，增强对葡萄糖的敏感性，促进血糖的消耗，可较好地降低血糖水平。近年来用胰岛素诱导 HepG2 细胞建立胰岛素抵抗 HepG2（IR-HepG2）细胞模型，进行抗糖尿病药物筛选研究，取得了较好的结果。α－淀粉酶和 α－葡萄糖苷酶在肠道中对碳水化合物的消化吸收起重要作用，目前该类酶的抑制剂已用于 2 型糖尿病的治疗。本课题前期研究表明，复方番石榴制剂对链脲佐菌素大鼠糖尿病模型有较好的降血糖作用及对胰岛细胞有一定的保护作用。因此，本研究进一步探讨复方番石榴制剂对 IR-HepG2 细胞葡萄糖消耗的影响及体外对 α－淀粉酶和 α－葡萄糖苷酶活性抑制作用。

1. 对 IR-HepG2 细胞的改善作用

（1）含胰岛素培养液的配制　称取 4.0mg 胰岛素（M=5733.19），用 8mL pH2.0 的盐酸溶解，放摇床上振摇直至溶液澄清，在超净台中用 0.22μm 微孔滤膜过滤除菌。吸取 1146.638μL 过滤好的盐酸胰岛素溶液加到 100mL 无血清 DMEM 培养液中，摇匀即得 1×10^{-6}mol/L 胰岛素 DMEM 培养液，4℃保存备用。

（2）HepG2 细胞培养　HepG2 细胞复苏后，用含 10% 胎牛血清的 DMEM 高糖培养液培养于 25cm^2 培养瓶中，存放在恒温 CO_2 培养箱中于 37℃、5%CO_2 条件下培养。当细胞贴壁长满至 90%，用 PBS 清洗 2 次，0.25% 胰酶消化，按 1∶3 比例传代，取对数生长期的细胞用于实验。

（3）给药安全范围的确定（MTT 法）　将对数生长期的 HepG2 细胞按 3×10^4 个细胞接种于 96 孔板中，每孔 100μL，37℃，5%CO_2 培养。待细胞贴壁后，给药组加入用含 10%FBS 的 DMEM 培养液稀释的浓度梯度为 1000、500、250、125、62.5、31.25μg/mL 的复方番石榴制剂，100μL 每孔，每个剂量设 6 个复孔。调零孔不接种细胞，与正常对照组均加不含药物的培养液，各设 6 个复孔。加药后轻轻摇匀，放置 37℃、5%CO_2 条件下培养 24h 后，每孔加入 10μL MTT（操作过程中关闭工作台灯光，避免降解），震荡摇匀。继续培养 4h，吸取上清液，用排枪每孔加入 100μL DMSO，振荡摇匀 10min，酶标仪 572nm 测吸光度值（A），监测细胞活力。

细胞存活率 =［（实验组平均 A 值 – 调零孔 A 值）/（正常组平均 A 值 – 调零孔 A 值）］×100%

（4）IR–HepG2 细胞模型的建立　取对数生长期的细胞，在细胞计数板上计数后，调整细胞悬液浓度为 2×10^4 个 /mL，100μL 每孔接种于 96 孔板，37℃、5%CO_2 条件下培养 24h 后，用无血清 DMEM 培养液洗涤一次，加入 1×10^{-6}mol/L 胰岛素 DMEM 培养液，200μL 每孔，设对照组不加胰岛素，37℃、5%CO_2 条件下培养 36h。

（5）对 IR–HepG2 细胞葡萄糖消耗量的影响　取对数生长期的 HepG2 细胞，2×10^4 个 /mL，100μL 每孔接种于 96 孔板。实验分为空白组，对照组，模型组，复方番石榴制剂高、中、低剂量组，罗格列酮阳性对照组，参照上述方法建立胰岛素抵抗模型。每组设 6 个复孔。复方番石榴制剂高、中、低剂量组给药剂量分别为 500、125、62.5μg/mL，罗格列酮剂量为 10μmol/L。加药培养 24h 后，吸弃培养液，PBS 洗涤 1 次，用无 FBS DMEM 37℃，5% CO_2 培养 20min，重复一次后，用 PBS 洗涤，换无 FBS、无酚红 DMEM 培养基，200μL 每孔，培养 24h 后，用葡萄糖氧化酶法测定上清液中的葡萄糖含量。计算各孔细胞的葡萄糖消耗量，以未接种细胞的空白组的葡萄糖含量均值减去测得的培养液中葡萄糖含量即得各孔细胞的葡萄糖消耗量。

2. 对 α – 淀粉酶活性的抑制作用

（1）溶液的配制　0.067mol/L 磷酸盐缓冲溶液（PB，pH6.8）：A 液为称取 $Na_2HPO_4\cdot12H_2O$ 23.86g，定容至 1000mL；B 液为称取 KH_2PO_4 9.08g，定容至 1000mL；取 A 液 49.6mL 与 50.4mL B 液混匀，调 pH 值至 6.8 即得。1% 淀粉底物缓冲液：精确称取 1g 可溶性淀粉溶于少量 0.067mol/L PB 缓冲溶液，加热煮沸至溶液澄清透明，冷却至室温，并用 0.067mol/L PB 缓冲溶液定容至 100mL。猪胰 α – 淀粉酶缓冲液：用 0.067mol/L PB 缓冲溶液溶解此酶，摇匀，使其充分溶解，酶的最终浓度为 0.686mg/mL。显色剂（DNS）溶液：称取 61.081g 四水酒石酸钾钠溶于 50mL 蒸馏水中，水浴加热溶解，趁热加入 3,5– 二硝基水杨酸 1.578g，另加入 65.5mL 2mol/L 的 NaOH 溶液至上述溶液中，同时称取 1.282g 苯酚和 1.266g 无水亚硫酸钠移入配置好的溶液中，蒸馏水定容至 250mL，密封，避光保存 1 周后使用。

（2）α – 淀粉酶活性的测定　取 6 个 2.5mL EP 管，分别移取 0.3mL 1% 的淀粉底物缓冲液，盖紧放于 37℃恒温水浴。α – 淀粉酶配成 0.05、0.10、0.20、0.40、0.80mg/mL 系列溶度，每个浓度取 0.3mL，37℃预热后加入装有淀粉底物缓冲液的 EP 管中，混匀后 37℃恒温反应 15min，加入 0.5mL DNS 溶液终止反应，放置沸水中煮沸 5min，冷却至室温后用蒸馏水定容至 10mL，在紫外 540nm 波长测吸光度值。空白对照用蒸馏水代替淀粉酶液。以吸光度值计算酶活性。

（3）对 α－淀粉酶活性的抑制　参考文献进行方法改良，复方番石榴制剂配制成浓度梯度为 10、20、40、80、160mg/mL 的样品抑制剂溶液，阳性药阿卡波糖浓度梯度为 5、10、20、40μg/mL，各取 0.3mL 抑制剂与 0.3mL 猪胰 α－淀粉酶缓冲溶液装于 2.5mL EP 管中，混匀后置于 37℃水浴 5min。各管均加入 37℃浴温好的 1% 淀粉底物缓冲溶液 0.3mL，混匀，37℃浴温反应 15min，加入 0.5mL DNS 溶液终止反应。各管放置沸水中煮沸 5min，冷却后蒸馏水定容至 10mL，540nm 波长紫外测吸光度值。同时，另设空白管为不加复方番石榴制剂，以蒸馏水代替。设空白对照管为不加淀粉酶溶液以 PB 缓冲液代替和不加复方番石榴制剂，以蒸馏水代替。设背景对照管为不加淀粉酶溶液以 PB 缓冲液代替，其余同复方番石榴制剂样品管。每个实验重复 3 次。详见表 4–42。

IC_{50} 值为抑制 α－淀粉酶活性 50% 时的药物浓度。

复方番石榴制剂抑制剂对 α－淀粉酶的抑制率计算公式：

抑制率（%）=（$1-A_{00}/A_{01}$）×100%

$A_{00}=A_3-A_4$；$A_{01}=A_1-A_2$

式中 A_1、A_2、A_3、A_4 分别为 540nm 处空白管、空白对照管、样品抑制剂管和背景对照管的 OD 值。

表 4–42　α－淀粉酶活性抑制体系表

组别	酶液（mL）	抑制剂（mL）	淀粉溶液（mL）	DNS（mL）
空白管	0.3	–	0.3	0.5
空白对照管	–	–	0.3	0.5
复方番石榴制剂抑制管	0.3	0.3	0.3	0.5
阿卡波糖抑制管	0.3	0.3	0.3	0.5
背景对照管	–	0.3	0.3	0.5

3. 对 α－葡萄糖苷酶活性的抑制作用

（1）溶液的配制　0.1mmol/L 磷酸盐缓冲溶液（PB，pH 6.8）：A 液为称取 $Na_2HPO_4 \cdot 12H_2O$ 3.58g，用蒸馏水定容至 1000mL；B 液为称取 KH_2PO_4 1.36g，用蒸馏水定容至 1000mL；取 A 液 49.6mL 与 50.4mL B 液混匀，1000mL 容量瓶中定容，从中移取 100mL 再定容至 1000mL，调 pH 至 6.8 即得 0.1mmol/L PB 溶液。

（2）对 α－葡萄糖苷酶活性的抑制　参考文献方法进行优化，复方番石榴制剂配制成浓度梯度分别为 0.2、0.4、0.6、0.8、1.0mg/mL，阿卡波糖为对照，配制成浓度梯度分别为 0.1、0.2、0.4、0.8、1.0mg/mL。分别吸取 0.1mmol/

L PB 溶液和复方番石榴制剂或阿卡波糖溶液各 1mL 装于 5mL EP 管中混匀，加入 10mg/L α－葡萄糖苷酶 200μL，37℃水浴 15min 后，加入 1mL 2.5mmol/L PNPG，混匀后 37℃水浴 15min，加入 2mL 0.2mol/L 的 Na_2CO_3 溶液终止反应，于 405nm 波长下紫外测 OD 值，计算抑制率和 IC_{50} 值，实验重复 3 次，取平均值。反应体系见表 4–43。

酶活性抑制率 =1–［（A 样品 –A 背景）/A 空白］×100%

A 空白：不加样品反应后的吸收值；A 样品：加入样品反应后的吸收值；A 背景：只加样品的吸收值。

表 4–43　α－葡萄糖苷酶活性抑制体系表

组别	PB 溶液 /mL	抑制剂 /mL	酶液 /mL	PNPG/mL	Na_2CO_3 溶液 /mL
空白对照管	1.0	–	0.2	1.0	2.0
复方番石榴制剂抑制管	1.0	1.0	0.2	1.0	2.0
阿卡波糖抑制管	1.0	1.0	0.2	1.0	2.0
复方番石榴制剂背景对照管	1.0	1.0	–	–	–
阿卡波糖背景对照管	1.0	1.0	–	–	–

（3）结果

1）复方番石榴制剂对 HepG2 细胞的影响：见表 4–44。复方番石榴制剂在 0 ～ 1000μg/mL 浓度范围内，基本不影响 HepG2 细胞的生长繁殖，生存率均大于 80%。因此从 0 ～ 1000μg/mL 浓度范围内选取 500、125、62.5μg/mL 3 个中间剂量进行对葡萄糖消耗量影响的研究。

表 4–44　复方番石榴制剂对 HepG2 细胞的影响（$\bar{X}\pm s$，n=6）

组别	浓度（μg/mL）	OD 值	细胞存活率（%）
空白对照组	–	1.06±0.07	100
复方番石榴制剂	1000	0.89±0.11	83.96
	500	0.92±0.13	86.79
	250	0.86±0.11	81.13
	125	0.94±0.09	88.68
	62.5	1.04±0.19	98.11
	31.25	1.03±0.13	97.17

2）对 IR–HepG2 细胞葡萄糖消耗量的影响：见表 4–45。与空白组差异比较，模型组 IR–HepG2 细胞对葡萄糖的消耗量显著降低，差异有统计学意义（$P < 0.01$），提示经过 1×10^{-6}mol/L 胰岛素诱导后，可降低 HepG2 细胞

对胰岛素的敏感性，减少细胞对葡萄糖的消耗，说明建立的 HepG2 细胞模型可产生胰岛素抵抗。与模型组比较，复方番石榴制剂 3 个剂量组和罗格列酮组均可显著增加 IR–HepG2 细胞的葡萄糖消耗，改善胰岛素抵抗状态，差异均有统计学意义（$P<0.05$ 或 0.01）。与罗格列酮比较，复方番石榴制剂高剂量组差异无统计学意义（$P > 0.05$），中、低剂量组差异有统计学意义（$P < 0.01$），表明 500μg/mL 复方番石榴制剂与 10μmol/L 罗格列酮对 IR–HepG2 细胞的葡萄糖消耗量作用相当，125μg/mL 和 62.5μg/mL 剂量复方番石榴制剂对 IR–HepG2 细胞的葡萄糖消耗弱于 10μmol/L 罗格列酮。结果见表 4–45。

表 4–45　复方番石榴制剂对 IR–HepG2 细胞葡萄糖消耗量的影响结果（$\bar{X} \pm s$，$n=6$）

组别	浓度	葡萄糖消耗量（mmol/L）
空白组	–	$7.31 \pm 0.64^{\#\#}$
模型组	–	$4.25 \pm 0.46^{\Delta\Delta\#\#}$
罗格列酮组	10μmol/L	$8.81 \pm 0.83^{**\Delta\Delta}$
复方番石榴制剂高剂量组	500μg/ mL	$8.02 \pm 0.45^{**}$
复方番石榴制剂中剂量组	125μg/ mL	$6.94 \pm 0.47^{**\#\#}$
复方番石榴制剂低剂量组	62.5μg/ mL	$5.17 \pm 0.53^{*\Delta\Delta\#\#}$

注：与正常组比较 $^{\Delta\Delta}P < 0.01$；与模型组比较 $^{*}P < 0.05$ 或 $^{**}P < 0.01$；与阳性对比，$^{\#\#}P < 0.01$。

3）α – 淀粉酶活性的测定结果：随着 α – 淀粉酶浓度的增加，淀粉酶解液的 OD 值也逐渐升高，呈良好的线性关系，曲线方程 Y=0.0077X + 0.009，R_2=0.9989，表明 α – 淀粉酶在 0.05 ～ 0.80mg/mL 浓度范围内对 1% 淀粉缓冲液均有较好的水解作用，显示出良好的酶解活性。见图 4–13。

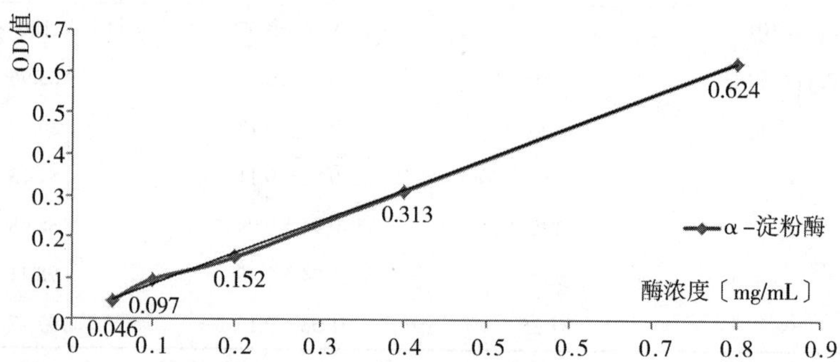

图 4–13　不同浓度 α – 淀粉酶活性的测定

4）对 α－淀粉酶的活性抑制结果：如图 4–14、图 4–15 所示，在浓度范围 10 ～ 160mg/mL 的复方番石榴制剂和浓度范围 0.05 ～ 0.40mg/mL 的阿卡波糖，对 α－淀粉酶的抑制作用均随浓度升高而抑制率上升，其中浓度 160mg/mL 复方番石榴制剂抑制率为 68.24%，0.40mg/mL 阿卡波糖的抑制率为 93.12%。对 α－淀粉酶复方番石榴制剂的 IC_{50} 为 0.79mg/mL，阿卡波糖的 IC_{50} 为 0.11mg/mL。因此，对 α－淀粉酶的抑制作用复方番石榴制剂＜阿卡波糖。

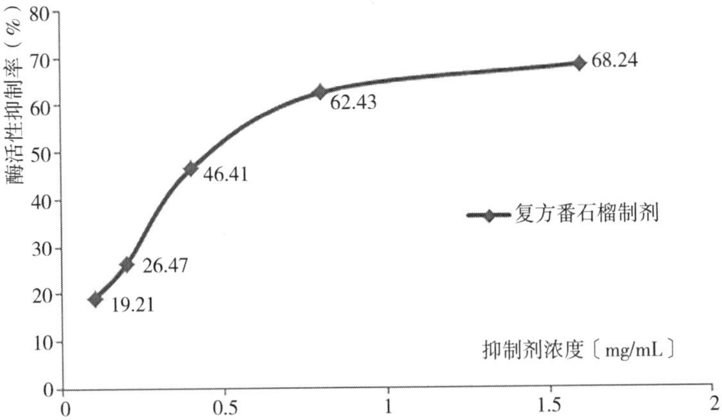

图 4–14　复方番石榴制剂对 α－淀粉酶的活性抑制曲线

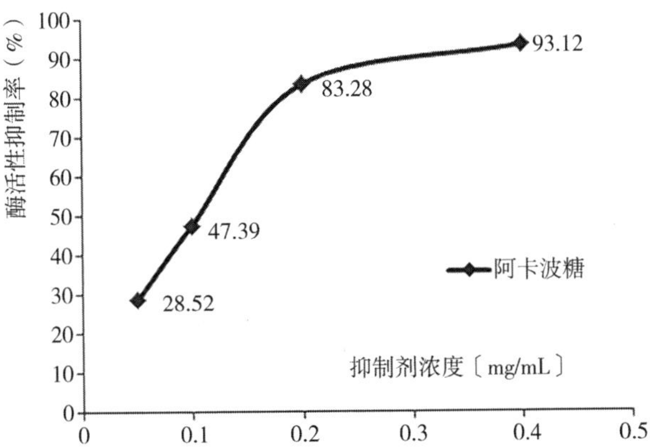

图 4–15　阿卡波糖对 α－淀粉酶的活性抑制曲线

5）对 α－葡萄糖苷酶活性抑制结果：如图 4–16 所示，在浓度范围

0.2 ～ 1.0mg/mL 的复方番石榴制剂和浓度范围 0.1 ～ 1.0mg/mL 的阿卡波糖，对 α－葡萄糖苷酶的抑制作用均随浓度升高而抑制率上升，其中浓度 1.0mg/mL 复方番石榴制剂抑制率为 75.68%，1.0mg/mL 阿卡波糖的抑制率为 74.36%。对 α－葡萄糖苷酶活性抑制，复方番石榴制剂的 IC_{50} 为 0.48mg/mL，阿卡波糖的 IC_{50} 为 0.53mg/mL。因此，对 α－葡萄糖苷酶的抑制作用复方番石榴制剂＞阿卡波糖。

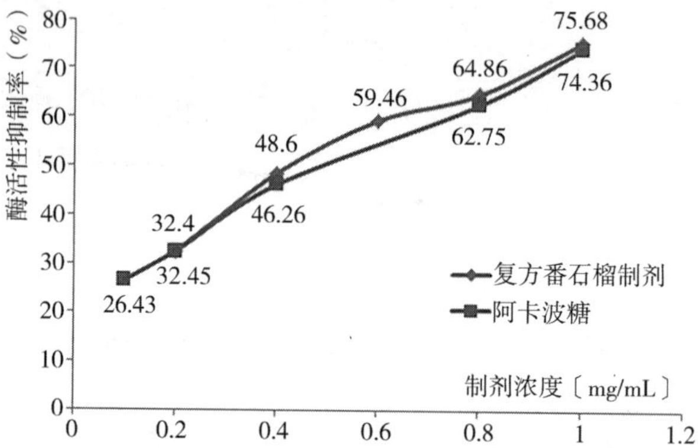

图 4–16　复方番石榴制剂和阿卡波糖对 α－葡萄糖苷酶的活性抑制曲线

据国际糖尿病联盟（IDF）统计，2011 年全球糖尿病患者已达 3.7 亿，其中 90% 以上为 2 型糖尿病（T2DM），而 2 型糖尿病中有 85% 以上伴有超重肥胖，超重肥胖者伴有脂代谢紊乱，其是造成胰岛素抵抗的重要因素。中山市中医院李乐愚教授结合多年临床实践，从脾失运化、痰浊内蕴、郁而生热的立法思路出发，选用广东特色地产药材为主的药物，包括番石榴叶、五指毛桃、桑叶等组成复方番石榴制剂，全方共奏健脾化痰、降糖消脂、泄浊清热之功。

本研究通过胰岛素诱导体外建立 IR–HepG2 细胞模型，实验结果显示复方番石榴制剂可以明显增加胰岛素抵抗细胞的葡萄糖消耗，提示复方番石榴制剂可能以胰岛素增敏剂的形式促进细胞的葡萄糖吸收，改善胰岛素抵抗状态，并且复方番石榴制剂 500μg/mL 剂量与 10μmol/L 罗格列酮对 IR–HepG2 细胞葡萄糖消耗作用相当。本研究也表明，复方番石榴制剂体外对 α－淀粉酶和 α－葡萄糖苷酶活性均有较好的抑制作用，IC_{50} 值分别为 0.79mg/mL 和 0.48mg/mL，其中 160mg/mL 复方番石榴制剂对 α－淀粉酶抑制率为 68.24%，1.0mg/mL 复方番石榴制剂对 α－葡萄糖苷酶抑制率为 75.68%，均随制剂浓度升高而抑制作用增强。因此，复方番石榴制剂可抑制肠道 α－淀粉酶和

α－葡萄糖苷酶活性，减缓肠道中淀粉类物质消化分解为葡萄糖的速度，减少肠道葡萄糖的吸收，较好地降低餐后血糖。本研究初步揭示了其可通过改善 HepG2 细胞胰岛素抵抗状态，促进胰岛素抵抗细胞的葡萄糖消耗，并能抑制 α－淀粉酶和 α－葡萄糖苷酶活性，可降低餐后血糖水平，表明本制剂有较好的防治糖尿病的作用，值得进一步开发研究。

第五节　蛇黄肝炎制剂

我国有数千年应用中医药治疗疾病的传统和经验，从中已发现不少抗乙型肝炎、艾滋病、出血热、疱疹、柯萨奇等病毒的有效单方和复方制剂，有的已在临床上用于治疗病毒性疾病。中草药具有来源广泛、毒性低和副作用小等特点，从中草药中可分离得到新型高效低毒的抗肝炎药物，其有效成分现已日益受到广大研究者的重视。蛇黄肝炎汤为广东省中山市中医院王云庭、孔祥廉主任中医师的验方研制而成的院内制剂，是以白花蛇舌草、田基黄、蒲公英等为主组方而成的中药新制剂（原名为“乙肝灵制剂”），临床应用具有清热解毒、益气护肝等功效，现已申请国家发明专利（申请号201010561862.3）。为进一步验证其药效性，寻求治疗肝病安全有效的中药新制剂，梅全喜教授带领科研团队从体内及体外两方面对该制剂进行药效学研究，不仅为临床提供一个安全、有效、稳定的中药制剂，也为推动地方药材的开发利用发挥了积极作用，有较显著的社会和经济效益。

一、对小鼠急性肝损伤保护作用

CCl_4 肝损伤动物模型是一种比较经典的实验性肝损伤模型，而肝损伤是多种致病因素造成的肝脏病理过程的一部分，是肝纤维化和肝硬化的起始动因。我国原卫生部颁布的《中药药理肝损实验指导原则》中明确制定应用 CCl_4 肝损伤动物模型进行保肝降酶新药的药理实验，同时该模型亦被广泛用于肝细胞保护药物和保健食品的研究中。本研究采用广州中医药大学附属中山中医院自行研制的蛇黄肝炎汤，对 CCl_4 致肝损伤小鼠模型进行实验性治疗。方中白花蛇舌草具清热解毒、消痈利尿之功，以其为主药的蛇黄肝炎汤对大鼠 CCl_4 肝炎有保护作用；田基黄对 CCl_4 所致小鼠肝组织及原代培养大鼠肝细胞损伤有保护作用；蒲公英能显著缓解 CCl_4 性肝损伤引起的组织学改变，有保肝利胆作用；虎杖有效成分藜芦酚体外抑制肝微粒体脂质过氧化反应而具护肝作用。

（一）实验材料

1. 试药 蛇黄肝炎汤由白花蛇舌草、田基黄、蒲公英、虎杖等9味中药组成，中药材购于致信中药饮片有限公司，由中山市中医院制剂室鉴定为真品并煎煮；联苯双酯滴丸［广州星群（药业）股份有限公司，批号：IF40003］，临用前以超细匀浆机研磨成细末，加生理盐水溶解并经超声处理，配制成含药量0.2g/mL的溶液，备用；CCl_4（分析纯，广州化学试剂公司）；橄榄油（化学纯，国药集团化学试剂有限公司，批号：F20100512）；丙氨酸氨基转移酶（ALT）、天门冬氨酸氨基转移酶（AST）、超氧化物歧化酶（SOD）、丙二醛（MDA）测定试剂盒、考马斯亮蓝蛋白测定试剂盒均购自南京建成生物工程研究所。

2. 动物 健康SPF级昆明小鼠，雌雄各半，体重（20±2）g，由广州中医药大学实验动物中心提供［动物生产许可证号：syxk（粤）2008-0001］。实验前动物饲养于中山市中医院SPF级动物实验室，适应性饲养1周，按性别分笼饲养，自由进食、饮水，环境温度（20±2）℃，相对湿度为70%。

（二）实验方法

1. 供试液的制备 取蛇黄肝炎汤各味干燥药材，用10倍体积的蒸馏水浸泡1h，加热煮沸2h，趁热过滤，药渣再加8倍体积的蒸馏水，加热煮沸1h，趁热过滤，合并2次滤液，浓缩至含生药量为0.67g/mL的煎液，4℃贮藏，备用，临用前加蒸馏水稀释至所需浓度。

2. 模型复制、分组和给药 实验分为6组，即正常对照组（等体积生理盐水）、模型组（等体积生理盐水）、联苯双酯（3g/kg）及蛇黄肝炎汤高、中、低剂量（60、40、20g/kg，相当于成人临床日用量3、2、1倍的剂量）组。灌胃给药（0.15mL/10g），每天1次，连续7d。于末次给药后1h，除正常对照组外，其余各组均按0.1mL/10g容积一次性灌胃0.1% CCl_4，复制小鼠急性肝损伤模型（CCl_4以橄榄油配制成0.1%的溶液）；正常对照组灌胃等量橄榄油。各组动物均禁食不禁水24h。

3. 标本采集 灌胃0.1% CCl_4 24h后，摘眼球取全血，处死动物，摘取肝脏观察大体外观后，取同一肝叶用10%中性甲醛溶液固定，其余部分-20℃贮藏，备用。

4. 小鼠肝组织10%肝匀浆的制备 准确称取0.2g肝组织块放入5mL小烧杯中，加入冰冻生理盐水为匀浆递质，体积总量为肝组织块重量9倍（$W:V=1:9$），即用移液管量取冻生理盐水1.8mL，用滴管取总量2/3的匀浆递质移到小烧杯内，小烧杯置冰水中，尽快以眼科剪剪碎肝组织块，超细匀浆机以10000r/min将其研磨成10%组织匀浆，匀浆时间10s/次，间隙30s，连续3次，使组织匀浆化（操作均在冰水中进行）。用剩余的1/3匀浆递质冲洗匀浆器，并合并倒入试管中，4℃下4000r/min离心15min，轻轻吸取适量上清液进行肝组织匀浆液SOD、MDA测定。

5. 血清ALT、AST测定（赖氏法） 摘眼球取血后，将血液放置约1h，3000r/min离心15min，轻轻吸取上清液，按试剂盒说明书以分光光度计比色法测定并计算出相应ALT和AST的酶活力单位值。

6. 肝组织匀浆MDA含量的检测（TBA法） 按试剂盒说明书步骤，将样品和各种试剂依次加入试管，用保鲜膜封闭管口后刺一小孔，95℃水浴40min，取出后流水冷却，4000/min离心10min，吸取上清，532nm波长、1cm光径、蒸馏水调零，比色法测各管吸光度值，计算MDA含量。肝组织匀浆的蛋白含量测定采用双缩脲法。

7. 肝组织匀浆SOD活性的检测 按试剂盒说明书步骤，取上述制备的10%肝组织匀浆上清液，用生理盐水按1：9稀释成1%组织匀浆液，将样品和各种试剂依次加入试管，37℃水浴40min，取出后加显色剂，室温放置10min，550nm波长、1cm光径、蒸馏水调零，比色法测各管吸光度值，根据计算公式求出各样本中的SOD活性。

8. 一般情况观察 各组小鼠的精神状态、活动、饮食、皮毛、体重。

（三）实验结果

1. 一般情况 实验期间正常对照组动物精力充沛，活跃灵活，饮食正常，皮毛整洁，无死亡；模型组小鼠精神萎靡，活动迟钝，饮食减少，皮毛凌乱。蛇黄肝炎汤高、中剂量组小鼠的精神、饮食等整体情况明显优于模型组和蛇黄肝炎汤低剂量组，但较正常对照组稍差。

2. 蛇黄肝炎汤对模型小鼠血清ALT、AST活性的影响 与正常对照组比较，模型组小鼠血清ALT、AST活性显著升高（$P<0.05$）；与模型组比较，蛇黄肝炎汤高、中剂量组小鼠血清中的ALT、AST活性均显著降低（$P<0.05$），提示蛇黄肝炎汤对急性肝损伤小鼠有一定的保护作用，且呈一定的剂量依赖关系。蛇黄肝炎汤对模型小鼠血清ALT、AST活性的影响见表4-46。

表4-46 蛇黄肝炎汤对模型小鼠血清ALT、AST活性的影响（$\bar{X}\pm s$，n=12）

组别	ALT（U/L）	AST（U/L）
正常对照组	49.52±10.23	76.38±11.89
模型组	159.55±49.55△	201.45±83.94△
蛇黄肝炎汤高剂量组	85.23±25.81※	128.65±58.23※
蛇黄肝炎汤中剂量组	79.21±18.79※	145.78±65.69※
蛇黄肝炎汤低剂量组	147.59±48.36	198.87±65.74
联苯双酯组	95.23±75.23※	112.24±62.56※

注：与模型组比较：※$P<0.05$；与正常对照组比较：△$P<0.05$。

3. 蛇黄肝炎汤对模型小鼠肝组织 SOD 活性、MDA 含量的影响 与正常对照组比较，模型组小鼠肝组织 MDA 含量显著升高，同时 SOD 活性显著降低（$P < 0.05$）；与模型组比较，蛇黄肝炎汤高、中剂量组小鼠肝组织 MDA 含量显著下降（$P < 0.05$），SOD 活性显著增强（$P < 0.05$），提示蛇黄肝炎汤有一定的抗脂质氧化作用且其作用呈一定的剂量依赖关系。蛇黄肝炎汤对模型小鼠肝组织 SOD 活性、MDA 含量的影响见表 4–47。

表 4–47 蛇黄肝炎汤对模型小鼠肝组织 SOD 活性、MDA 含量的影响（$\bar{X} \pm s$，$n=12$）

组别	SOD（U/mg）	MDA（U/mg）
正常对照组	65.32±7.89	8.33±4.36
模型组	32.58±8.45$^{\triangle}$	25.78±9.59$^{\triangle}$
蛇黄肝炎汤高剂量组	42.87±10.41$^{※}$	17.56±8.12$^{※}$
蛇黄肝炎汤中剂量组	41.58±10.76$^{※}$	15.47±7.25$^{※}$
蛇黄肝炎汤低剂量组	31.11±8.53	23.51±8.93
联苯双酯组	43.14±12.23$^{※}$	16.72±7.64$^{※}$

注：与模型组比较，$^{※}P < 0.05$；与正常对照组比较，$^{\triangle}P < 0.05$。

4. 蛇黄肝炎汤对模型肝损伤小鼠肝脏形态学的影响 正常对照组小鼠肝小叶结构清晰，肝细胞排列规则，肝索及肝窦延中央静脉呈放射状排列，肝细胞未见明显异常，未见炎症细胞浸润。模型组肝脏中央静脉及汇管区静脉周围可见淋巴细胞、中性粒细胞及多少不等嗜酸性粒细胞浸润，汇管区周围肝细胞肿胀，胞质内可见红染颗粒，呈气球样变，部分细胞核碎裂、溶解，提示严重的肝脏炎症反应。蛇黄肝炎汤低剂量组肝脏中央静脉和汇管区静脉周围均可见淋巴细胞、中性粒细胞及少量嗜酸性粒细胞浸润，静脉周围少许肝细胞肿胀，胞质内可见红染颗粒，呈气球样变，炎细胞浸润。蛇黄肝炎汤高、中剂量组肝脏病变均明显减轻，肝小叶结构较为清晰，大部分肝素排列整齐，少许肝细胞肿胀，且蛇黄肝炎汤高剂量组部分小鼠肝脏极个别肝细胞胞质内可见红染颗粒，肝细胞水肿程度比蛇黄肝炎汤中剂量药物组稍轻，炎细胞浸润不明显，提示其对肝脏的保护作用更为显著。小鼠肝脏病理组织形态学见图 4–17。

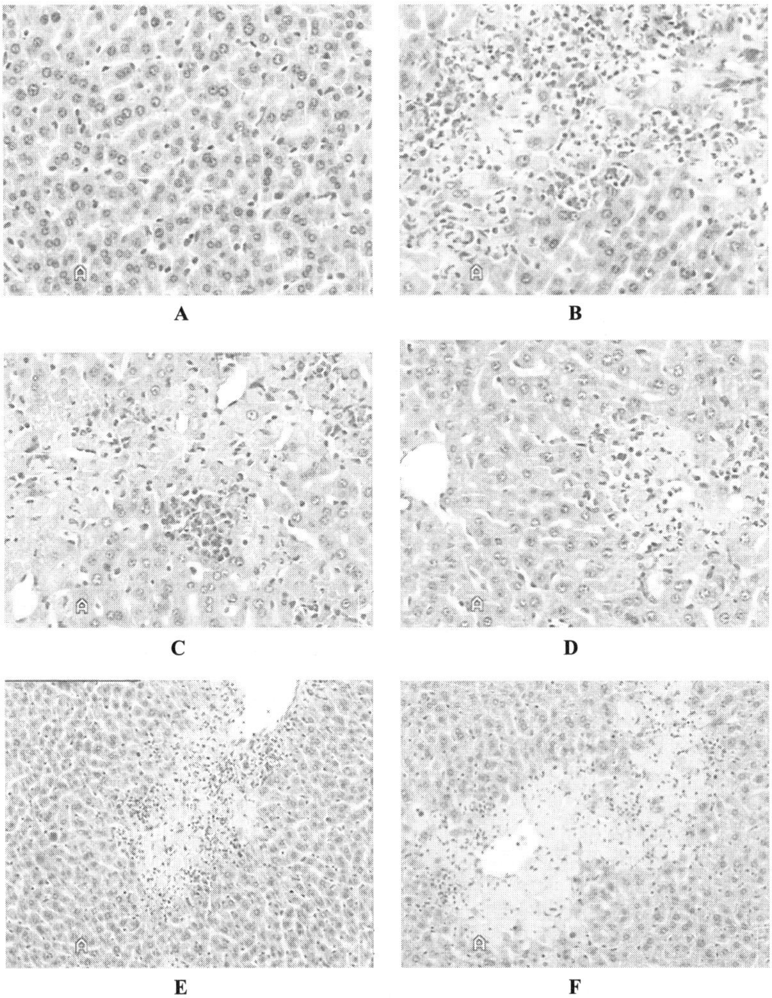

A. 正常对照组；B. 模型组；C. 蛇黄肝炎汤高剂量组；D. 蛇黄肝炎汤中剂量组；
E. 蛇黄肝炎汤低剂量组；F. 联苯双酯组

图 4–17　小鼠肝脏病理组织形态学（×200）

实验研究表明，模型组较正常对照组血清 ALT、AST 活性显著升高，结合病理组织学检查，表明 CCl_4 所致小鼠急性肝损伤模型复制成功。高、中剂量蛇黄肝炎汤均能显著降低由 CCl_4 所致小鼠血清 ALT、AST 活性的升高，其降低作用与目前公认的降转氨酶药联苯双酯较为接近。高、中剂量蛇黄肝炎汤能显著降低模型小鼠肝组织匀浆液中的 MDA 含量，并显著升高 SOD 活性。肝病理切片显示，各剂量蛇黄肝炎汤组均较模型组病理损伤减轻，量效关系明显，且蛇黄肝炎汤高、中剂量组的肝保护作用优于联苯双酯组，表明蛇黄肝炎汤具有增强肝脏抗氧化能力、减轻脂质过氧化物生成和保护肝脏的作用。综上所述，蛇黄肝炎汤对 CCl_4 所致小鼠急性肝损伤有一定的保护作用，且其保护作用可能与抑制自由基的产生、减少脂质过氧化有关。

二、对小鼠碳粒廓清功能影响

慢性乙型肝炎为西医学病名，属中医学“胁痛、臌胀、黄疸”等范畴，病程迁延难愈，治疗困难。《医宗必读·积聚》提出：“初者，病邪初起，正气尚强，邪气尚浅，则任受攻；中者，受病渐久，邪气较深，正气较弱，任且攻且补；末者，病魔经久，邪气侵凌，正气消残，则任受补。”这一原则对慢性乙型肝炎的治疗具有重要意义。现代研究表明，慢性乙型肝炎患者免疫功能低下，尤其是细胞免疫功能低下，是导致发病和病情进展的重要原因。本实验提示了蛇黄肝炎汤具免疫活性，着眼于提高机体免疫力，通过调整脏腑功能，平衡人体阴阳，补虚以泻实，改善机体的内环境，增强机体抗御疾病的能力，以图彻底抑制乙肝病毒复制。本研究为蛇黄肝炎汤应用于临床治疗慢性乙型肝炎提供了实验依据。蛇黄肝炎汤由白花蛇舌草、田基黄、黄芪、五味子等中药组成，现代药理研究表明，白花蛇舌草水煎液能增强小鼠淋巴细胞增殖和抗体、IL–2 的产生能力而具免疫功能增强作用；田基黄能作用于机体的免疫器官和免疫细胞，具增强机体的特异性细胞免疫和免疫调节作用；黄芪主要含黄芪多糖，具有增强机体免疫功能的作用；五味子可使衰老小鼠已萎缩的胸腺及脾脏明显增大变厚而具抗衰老、提高机体免疫功能。现介绍如下。

（一）实验方法

1. 动物分组、给药剂量和时间 健康昆明小鼠，雌雄各半，实验前动物均饲养于中山市中医院 SPF 级动物实验室，适应性饲养 1 周。SPF 级昆明小鼠 50 只，雌雄各半，随机分为蛇黄肝炎汤高、中、低剂量组，空白对照组，阳性药物组，每组 10 只，共 5 组。小鼠用药等效剂量按成人临床日用量与体重折算系数比，计算出高、中、低剂量的用药量相当于 3 倍、2 倍、1 倍的临床剂量，即按含生药 0.6、0.4、0.2g/10g 体重灌胃给药；阳性对照组给予联苯双酯滴丸；空白对照组灌胃给予等体积生理盐水。各组实验动物均按 0.15mL/10g 体重每日灌胃 1 次，连续给药 7d。

2. 方法 末次给药后 1h，每只小鼠尾静脉注射一得阁墨汁 0.05mL/10g 体重，立即计时，于 1（t_1）、5（t_5）min 分别从眼眶静脉丛取血 20μL，将取得的血分别加入 2mL 0.1%（即 1g/L）Na_2CO_3 溶液中，洗净吸管壁附着的血，摇匀。用紫外分光光度计在 680nm 波长处比色测定 t_1、t_5 的光密度值（OD_1）、（OD_5），取 0.1% Na_2CO_3 溶液校正零点，计算廓清指数 K 值。取血完毕同时，用颈椎脱臼法处死小鼠，解剖取肝脏、胸腺和脾脏，用滤纸吸干表面血污，电子天平精密称重，按下列公式计算各组小鼠胸腺指数、脾指数以及廓清指数、吞噬指数，结果进行组间 t 检验。

胸腺（脾）指数 = 胸腺（脾）重（mg）/ 体重（g）

廓清指数 K=（log OD_1−log OD_5）/（t_5−t_1）=log（OD_1 / OD_5）/ 4

吞噬指数 α =（体重 / 肝重＋脾重＋胸腺重）× $\sqrt[3]{K}$

（二）研究结果

1. 对小鼠免疫器官脏器 / 体重比值的影响　由表 4–48 可见，蛇黄肝炎汤高、中、低剂量组及阳性药物组脾脏和胸腺的重量均高于空白对照组，差异具有显著性（$P < 0.05$），表明蛇黄肝炎汤可增加免疫器官的重量。

表 4–48　对小鼠免疫器官的影响（$\bar{X} \pm s$，n=10）

组别	脾脏指数（mg/g）	胸腺指数（mg/g）
空白对照组	5.782±0.895	3.016±0.757
蛇黄肝炎汤高剂量组	6.978±1.783※	4.252±0.889※
蛇黄肝炎汤中剂量组	6.235±1.563※	4.352±0.654※
蛇黄肝炎汤低剂量组	6.065±1.281※	4.252±0.504※
联苯双酯滴丸组	6.656±1.866※	4.442±0.687※

注：与空白对照组比较，※$P < 0.05$。

2. 对小鼠非特异性免疫功能的影响　由表 4–49 可见，蛇黄肝炎汤高、中剂量组及阳性药物组小鼠碳粒廓清指数 K 和吞噬指数 α 均高于空白对照组，差异具有显著性（$P < 0.05$），表明蛇黄肝炎汤具有增强单核巨噬细胞吞噬功能的作用，可增强小鼠的非特异性免疫功能。

表 4–49　蛇黄肝炎汤对小鼠巨噬细胞吞噬功能及肝脾重量的影响（$\bar{X} \pm s$，n=10）

组别	廓清指数 K	吞噬指数 α
空白对照组	0.0147±0.0257	3.2354±0.2855
蛇黄肝炎汤高剂量组	0.0928±0.0562※	4.5275±0.8956※
蛇黄肝炎汤中剂量组	0.0287±0.0356※	3.5662±0.5893※
蛇黄肝炎汤低剂量组	0.0189±0.0322	3.2565±0.4456
联苯双酯滴丸组	0.0889±0.0566※	4.8337±0.9654※

注：与空白对照组比较，※$P < 0.05$。

本实验从免疫学的角度进行了初步探讨，结果表明，蛇黄肝炎汤小鼠灌胃给药后，其网状内皮系统（RES）出现了活化作用，能增加小鼠免疫器官的重量，其免疫功能亦有增强作用，此作用在一定剂量范围内存在着剂量依赖关系，提示随着剂量的增大，免疫增强作用逐渐增强。

三、对 2215 细胞分泌 HBsAg 及 HBeAg 抑制作用

蛇黄肝炎汤主要由白花蛇舌草、田基黄、蒲公英、黄芪等九味药物组成，具有清热解毒、益气护肝等功效，为了解该药的体外抗乙型肝炎病毒的作用，本研究以 HBV 转染的人肝癌细胞（$HepG_2$）2215 细胞株为靶细胞，拟通过体外细胞培养实验观察其对 HBV 分泌 HBsAg 和 HBeAg 的抑制作用。

2215 细胞采用 DMEM 培养液置 37℃，5% CO_2 孵育箱中培养。在长满 2215 细胞的培养瓶内加 0.25% 胰酶 37℃消化 3min，加培养液吹打，1∶3 传代，10 天长满。取生长状态良好的 2215 细胞，配制成 5000 个 /mL 的细胞悬液，接种于 96 孔细胞培养板，每孔 100μL，每个稀释度 3 个复孔，设细胞对照。5 天后收集上清液检测 HBsAg、HBeAg，余下细胞检测细胞存活率。参照建立的 MTT 法测定细胞存活率，吸去 96 孔板培养液，加入 0.4mg/mL 的 MTT 液 100μL/ 孔，37℃孵育 4h，吸弃上清液，加入 100μL 的 DMSO 溶解，用酶联免疫检测仪于 490nm 波长检测，并按公式计算：细胞存活率 =（给药组 OD 均值 – 空白对照 OD 值）/（细胞对照 OD 值 – 空白对照 OD 值）×100%，用 Reed–Muench 法计算药物对细胞的半数有毒剂量 TC_{50}。采用上海科华生物科技有限公司的 HBsAg、HBeAg 检测试剂盒检测，具体操作方法按说明书所示方法进行，并按以下公式计算药物对抗原的抑制率。药物对抗原的抑制率 =（细胞对照 OD 均值 – 给药组 OD 均值）/（细胞对照 OD 均值 – 空白对照 OD 均值）×100%，用 Reed–Muench 法计算对 HBsAg、HBeAg 抑制率为 50%时的药物浓度 IC_{50}。

按上述实验方法进行了 3 个独立批次的实验，实验结果见表 4–50、表 4–51。实验结果显示，蛇黄肝炎合剂在 1∶16 倍稀释时对细胞的破坏率为 63.49%，1∶32 倍稀释浓度时对细胞破坏率＜ 50%；在无毒浓度 1∶32 倍稀释下能抑制细胞分泌 HBsAg 达 64.83%，抑制细胞分泌 HBeAg 达 86.1%。

表 4–50　蛇黄肝炎合剂对 2215 细胞的毒性作用（$\bar{X} \pm s$，n=3）

药物浓度比值	OD 值	破坏率（%）
1∶8	0.29±0.02	53.97
1∶16	0.23±0.01	63.49
1∶32	0.42±0.10	33.33
1∶64	0.79±0.12	–
1∶128	0.71±0.31	–
1∶256	0.61±0.26	–
1∶512	0.48±0.34	–

（续表）

药物浓度比值	OD 值	破坏率（%）
1∶1024	0.24±0.01	-
细胞对照组	0.63±0.08	-

表 4-51　蛇黄肝炎合剂对 2215 细胞分泌 HBsAg、HbeAg 的抑制（$\bar{X}\pm s$，n=3）

药物浓度	HbsAg		HbeAg	
	OD 值	抑制率（%）	OD 值	抑制率（%）
1∶8	0.002±0.00	99.96	0.006±0.00	99.4
1∶16	0.014±0.01	99.48	0.01±0.00	99.0
1∶32	0.88±0.66	64.83	0.15±0.12	86.1
1∶64	2.49±0.06	0.40	0.41±0.12	62.3
1∶128	2.73±0.21	-	0.49±0.10	54.4
1∶256	2.62±0.22	-	0.54±0.09	50.4
1∶512	2.66±0.20	-	0.63±0.21	41.5
1∶1024	2.61±0.11	-	0.78±0.10	27.5
细胞对照组	2.50±0.45	-	1.08±0.14	-

中西医对乙型肝炎的认识是有各自的理论的。乙型肝炎的病原体是乙肝病毒，病毒清除和发病机制与机体对病毒抗原的免疫应答相关，慢性乙型肝炎表现为机体免疫功能低下，乙肝病毒携带者表现为机体免疫耐受。中医学认为，乙肝病毒是一种具有湿热性质的疫毒之邪，是乙型肝炎的致病因素，然而毒邪是否致病，在一定程度上取决于人体正气的强弱。治疗上，一是扶正，“正气存内，邪不可干”，以健脾补肾为要；二是祛邪，“邪去才能正安”，以清热利湿解毒为祛邪之要。蛇黄肝炎合剂亦是选用具有清热解毒、益气扶正作用的白花蛇舌草、田基黄、蒲公英、黄芪、五味子等药物组成，全方具有清热解毒、益气护肝等功效，临床应用对于慢性乙型肝炎有较好疗效，为了进一步探讨其治病的机理，特进行了本实验。

2215 细胞是转染了 HBV-DNA 的肝癌细胞（HepG2），该细胞株能长期稳定地向上清液中分泌 HBsAg 及 HBeAg、完整的大球形颗粒（Dane 颗粒），是目前国内外公认和常用的体外评价抗 HBV 药物的细胞模型。以 2215 细胞株为靶细胞进行细胞培养，观察药物对 HBV 复制过程的影响，可较为准确地反映药物对乙肝病毒复制过程的实际作用。本实验所研究观察的蛇黄肝炎合剂以白花蛇舌草、田基黄等清热解毒类药物为主药，辅以黄芪、五味子等益气扶正药物。药理研究表明，白花蛇舌草水煎剂小鼠、家兔灌胃给药，能刺激网状内皮系统，增强白细胞吞噬能力，并具增强机体免疫功能的作用；另有实验表明，田基黄对四氯化碳所致小鼠肝脏损伤具保护作用，能降低血清转氨酶，并对细胞免疫和体液免疫及非特异性细胞免疫均具有较显著的提高作用。本研究结果提示，蛇黄肝炎合剂对2215细胞分泌HBsAg及HBeAg具有显著的抑制作用。其体内抗乙型肝炎病毒的作用及其机制尚有待进一步研究。

四、单味中药及其复方制剂含药血清抗肿瘤研究

中药治疗是我国恶性肿瘤独特治疗的方法之一，具有几千年的临床应用历史，在防治肿瘤方面积累了丰富的临床用药经验。由于中药成分抗肿瘤作用具有多靶点、多环节、多效应的特点，且其毒副作用低，为寻求有效的抗癌药物的研究热点。我国广大医药工作者采用血清药理学实验方法，在中药的抗肿瘤作用方面进行了大量研究，取得了丰硕的成果，验证了很多单味中药及其复方制剂含药血清体外均有抑制肿瘤增殖、诱导细胞凋亡、抗肿瘤迁移、调节机体免疫等多种作用。

恶性肿瘤已成为严重威胁人类健康的常见性疾病，积极寻找有效的抗肿瘤药及防治方法是当今医学界关注的课题及面临的难题，而中医药抗肿瘤的研究近年来获得了较大的进展。越来越多的临床及实验研究表明，单味中药及其复方制剂在抑制肿瘤细胞增殖、稳定瘤体生长、改善患者症状体征、减毒增效、预防复发、提高生存质量、延长生存期等方面具有独特的优势。但由于中药有效成分复杂，直接进行体外试验有许多干扰因素，科学性较差。

血清药理学克服了中药直接进行体外试验的不利因素，使反应体系更接近于体内环境，客观地模拟了药物与机体的相互作用过程，体现实验时药物与机体相互作用的真实过程，可更深入地揭示药物作用机制，使结果具有真实性和科学性，故血清药理学广泛应用于肿瘤、心血管、消化、免疫等方面的中药药效学研究中，特别是近年来在中药抗肿瘤药效评价中的广泛应用，取得了很大的进展。

（一）抑制肿瘤细胞增殖及直接杀伤作用

1. 抑制肿瘤细胞增殖 抑制细胞的增殖是中药含药血清发挥抗肿瘤作用的重要途径之一。欧冰凝等观察发现，八角莲提取物含药血清体外有较强的抑制人肝癌SMMC-7721细胞增殖作用。丁丽等研究发现，三叶青水提物含药血清呈剂量依赖性地抑制人宫颈癌Hela 229细胞和人恶性黑色素瘤A375细胞的体外增殖，并发现其水提物在体内对小鼠S180肉瘤的生长亦具有抑制作用，表明三叶青水提物在体内外均具有抗肿瘤作用。刘杰民等通过实验发现，自拟通降解毒方（由旋覆花、代赭石、火麻仁、蜈蚣、守宫、半枝莲等组方而成）含

药血清能抑制体外胃癌 MKN-45 细胞的增殖，从体外细胞实验证实该方能抑制肿瘤的生长而具有抗肿瘤作用。杨军等观察发现，复方斑蝥胶囊含药血清对人肝癌 SMMC-7721 细胞增殖具有一定的抑制作用，并呈剂量依赖性。

2. 对肿瘤细胞的直接杀伤作用 抗肿瘤中药含药血清可作用于癌细胞生长的不同阶段，或作用于能量代谢的某一环节，或破坏癌细胞膜稳定性而引起细胞自溶死亡。Mg^{2+}-ATP 酶参与质膜上离子的主动转运，保持细胞膜内外渗透压平衡及参与保持细胞内外的化学梯度和跨膜电位，维持细胞内高钾低钠状态，从而保证细胞的活性。此外，葡萄糖 -6- 磷酸（G-6-P）酶在糖代谢、免疫球蛋白合成及其他蛋白质合成、浓缩、加工等方面发挥着重要作用，是细胞内糖原异生作用中的重要酶之一。刘海兴等观察补中益气汤含药血清对人胃腺癌 SGC-7901 细胞株的酶活性的改变，结果表明，补中益气汤含药血清抗肿瘤作用亦可能与其降低肿瘤细胞质膜标志酶 Mg^{2+}-ATP 酶和内质网标志酶 G-6-P 酶的活性相关。李东涛等研究表明，自拟益气活血软坚解毒方（由生黄芪、炒白术、田三七、白花舌蛇草、半枝莲等组方而成）含药血清有抑制人肝癌细胞系 Bel-7402 细胞生长并有诱导细胞凋亡的作用，其作用机制可能与其促进细胞内 Ca^{2+} 内流及降低线粒体膜电位的作用相关。

（二）诱导肿瘤细胞凋亡

1. 影响凋亡相关基因的调控 肿瘤细胞的凋亡是一个多基因参与的复杂调控过程，可通过调节癌基因和抑癌基因而诱导肿瘤细胞凋亡。张保静等观察发现，自拟清热化湿方（由藿香、川厚朴、姜半夏、赤茯苓、杏仁、生薏苡仁、白豆蔻等组方而成）含药血清可通过下调人胃腺癌 SGC-7901 细胞相关癌基因 CD14，干预肿瘤坏死因子 α（TNF-α）、白细胞介素 1β（IL-1β）蛋白及 mRNA 基因表达，干预细胞 S 期，诱导肿瘤细胞凋亡，从而发挥抗肿瘤作用。宋延平等研究表明，陕西产重楼提取物可引起肝癌 SMMC-7721 细胞的抑制细胞凋亡基因 Bcl-2 蛋白表达水平降低，促进细胞凋亡基因 Bax 蛋白的表达上调、Bcl-2/Bax 比值降低，从而诱导肿瘤细胞的凋亡。何峰等研究表明，皂角刺含药血清能抑制人直肠癌 SW-480 细胞生长和诱导其凋亡，Bcl-2 mRNA 基因表达减少与 Bax mRNA 基因表达增多可能是皂角刺诱导肠癌细胞凋亡的作用机制之一。刘杰民等通过进一步的实验研究表明，通降解毒方含药血清抗肿瘤作用机制之一可能是能增加胃癌 MKN-45 细胞 P16 基因 mRNA 表达，逆转抑癌基因 P16 基因甲基化。

2. 影响肿瘤细胞信号转导通路 Wnt/β-catenin 信号通路在调控细胞的生长、运动、分化，以及在胚胎发育、肿瘤发生及侵袭转移过程中起重要作用。研究表明，肝癌的转移侵袭与 Wnt/β-catenin 信号通路有密切关系。贺松其等运用血清药理学方法，探讨鳖甲煎丸含药血清对肝癌细胞的影响，实验结果表明其抗肝癌细胞转移侵袭的作用机制与其降低肝癌细胞中 β-catenin 蛋白表达、下调 DKK-1 基因的表达，从而阻断 Wnt/β-catenin 信号通路相关。.

（三）抑制肿瘤细胞侵袭与转移

生长增殖速度快、转移和侵袭能力强是恶性肿瘤的基本特征，也是影响患者生命和治疗效果的重要原因。临床治疗中，治疗失败往往是由于肿瘤的转移复发。程旸等采用 MTT 比色法、细胞黏附试验和 Transwell 侵袭试验探讨了鳖甲煎丸含药血清的抗肿瘤作用。结果表明，鳖甲煎丸含药血清具有抑制肝癌 HepG2 细胞生长、黏附和侵袭的作用。刘碧清等采用血清药学的方法探讨肠复康含药血清对体外培养的人结肠癌 HT-29 细胞的抑制作用，其作用机制是通过抑制 Ki-67 的表达及影响基质金属蛋白酶 2（MMP-2）及其组织抑制物（TIMP-2）的相互平衡来影响结肠癌细胞的增殖及浸润转移。

（四）抗肿瘤血管生成

抑制肿瘤血管生成以切断肿瘤组织获得营养途径，已经成为新的肿瘤治疗靶点。经典方法的鸡胚尿囊膜（CAM）模型，被广泛地应用到血管生成实验的各领域。为深入探讨益气养阴方的抗肿瘤作用机制，李彦博等进一步研究发现，自拟益气养阴方（由黄芪、白花蛇舌草、小蓟、太子参、半枝莲、蒲公英等组方而成）含药血清抑制肿瘤细胞诱导 CAM 血管形成的机制之一，可能是与其降低血管内皮生长因子（VEGF）和 MMP-2 的表达相关。孙莉研究发现，六神丸含药血清对人乳腺癌 MCF-7 细胞 VEGF 及 MMP-9 荧光表达有明显抑制作用，且随含药血清浓度升高其抑制作用增强，提示其抗肿瘤作用是通过抗肿瘤新生血管生成途径实现的。

（五）其他

1. 调节机体免疫功能　大量的实验研究表明，中医药抗肿瘤作用机制是通过激发或调动机体的免疫系统，增强机体抗肿瘤免疫功能，从而控制和杀伤肿瘤细胞的。罗春丽等运用中药血清药理学方法研究发现，余甘子含药血清具有促进小鼠脾淋巴细胞增殖，促进小鼠腹腔巨噬细胞活化，以及降低小鼠 S180 腹水瘤细胞存活率的作用。高晓雯等研究发现，芫花根总黄酮含药血清是通过促进正常小鼠脾淋巴细胞增殖、增强自然杀伤细胞（NK 细胞）和淋巴因子活化的杀伤细胞（LAK 细胞）杀伤活性、增强腹腔巨噬细胞的吞噬能力来提高机体免疫功能的，为民间应用芫花根治疗多种癌症提供了实验依据。

2. 增强化疗药物的抗肿瘤活性　中医药抗肿瘤是一种多途径、多靶点的整体治疗，在肿瘤综合治疗中有其独特的优势，在肿瘤临床治疗中经常配合辅助化疗药以发挥其减毒增效作用。刘利萍等制备清热解毒、活血化瘀、扶正固本、化痰祛湿、益气养血、软坚散结 6 种方剂的含药血清，探讨 6 种含药血清对人乳腺癌 MCF-7 细胞生长的影响以及其联合 5- 氟尿嘧啶（5-FU）

的化疗作用。结果表明，6 种方剂含药血清均显示出对 5-FU 化疗不同的增效作用，其中以软坚散结方和化痰祛湿方效果较好，且软坚散结方体内实验亦表现出增效作用。蔡伟等采用血清药理学方法研究发现，虫草素含药血清对人结肠癌 SW1116 细胞株有显著的抑增殖、抗迁移和促凋亡作用，联合顺铂（DDP）可显著提高这一疗效，提示虫草素有一定的化疗辅助作用。

3. 逆转肿瘤细胞的多药耐药性 肿瘤的多药耐药性（MDR）是指肿瘤细胞对一种抗肿瘤药产生耐药后，对其他结构和作用机制不同的抗肿瘤药也产生了耐药性。MDR 是肿瘤细胞耐药的常见方式，也是肿瘤化疗失败的主要原因。实验研究表明，中药可通过不同途径抗 MDR 的产生而起到抗肿瘤的作用。马武开等观察发现，解毒化瘀方（由青黛、山慈菇、蚤休、虎杖、莪术、川芎、丹参、补骨脂等组方而成）含药血清可通过降低人白血病耐药细胞株 K562/A02 细胞核因子（NF）-κB/p65、NF-κB/p50、NF-κB 抑制蛋白表达水平，降低多药耐药基因的表达，从而进一步逆转耐药。孙玺媛等应用血清药理学方法，探讨益气养阴方（由黄芪、白术、北沙参、天冬等组方而成）逆转耐药人肺腺癌 A549DDP 细胞株多药耐药机制。结果表明，益气养阴方含药血清可协同增效提高 DDP 对 A549DDP 细胞的增殖抑制作用，且二者协同使细胞周期阻滞于 G0 期和 G1 期，逆转 A549DDP 细胞对 DDP 的凋亡抵抗，可能是益气养阴方逆转肿瘤多药耐药的机制之一。

五、蛇黄肝炎汤含药血清对人肝癌细胞 HepG-2 增殖抑制作用

蛇黄肝炎汤是根据传统中医理论和临床经验组方而成的本院肝病专科制剂，从 2007 年在肝病专科门诊一直沿用至今。该组方以白花蛇舌草、田基黄为君药，现代研究表明，白花蛇舌草及其有效成分体内外均有显著抑制肝癌细胞增殖作用；田基黄不但能抗病毒、保肝退黄、增强机体免疫功能，而且还具有抑制肝癌细胞增殖作用。蒲公英、虎杖为臣药，蒲公英清热解毒、清肝利湿，有良好的保肝降酶作用；虎杖利湿退黄、清热解毒、活血通经。以黄芪、五味子、丹参、赤芍为佐药，甘草为使药。全方共奏清热解毒、利湿退黄之功，在改善中医临床证候等方面显示出特有的优势。国内外的许多研究已证明慢性 HBV 感染是原发性肝癌发生的重要危险因素，而 HBV 感染仍是我国发生肝癌的一个主要原因，HBV 相关性肝癌得到越来越多的学者们的关注和研究，针对 HBV 相关性肝癌患者的抗病毒治疗有待进一步深入探讨。但目前鲜见蛇黄肝炎汤含药血清体外对人肝癌 HepG-2 细胞增殖作用的相关报道，基于运用蛇黄肝炎汤治疗慢性乙型肝炎的临床疗效以及抗病毒、提高免疫及保肝护肝等多种药效学作用的前期研究成果，促使了我们对该制剂含

药血清作用于人肝癌 HepG-2 细胞活性影响进行深入探讨。

动物经口服给药后采血并分离其血清进行体外实验的方法称为血清药理学方法，可避免传统的体外实验将中药直接加入体外反应体系中，受药物的电解质、渗透压、杂质等一系列因素干扰。血清药理学不仅能反映中药及其代谢产物的药理作用，更能反映由药物诱导机体内源性有效成分所产生的作用，更接近药物在体内环境产生的真实过程，为从细胞分子水平研究中药药理学作用提供了有效的手段。故本实验采用血清药理学实验方法，进一步探讨蛇黄肝炎汤含药血清对体外培养人肝癌 HepG-2 细胞增殖的影响，从而增加实验的可信性和科学性，较客观和真实地阐明该制剂的药效和作用机理，为该制剂在抗肿瘤方面的开发应用提供可靠的实验依据。

（一）含药血清的制备与动物分组

MTT 临用前以 PBS 新鲜配制成含 5mg/mL 溶液备用。将组成蛇黄肝炎汤处方的药材煎煮 2 次，浓缩成人临床常用剂量 4 倍浓度的药液，并以双蒸水倍比稀释成 2 倍、1 倍剂量药液（即分别生药含量为 4.08、2.04、1.02g/mL，相当于人临床常用量的 4、2、1 倍剂量的药液）。25 只大鼠随机分为 1 倍、2 倍、4 倍浓度含药血清组，复方环磷酰胺含药血清组（阳性药物血清组），空白血清组 5 个实验药物组，每组 5 只。不同浓度含药血清大鼠分别灌胃上述 3 种不同浓度的蛇黄肝炎汤水煎液，制备不同浓度的蛇黄肝炎汤含药血清；复方环磷酰胺片研磨成粉末状后以蒸馏水溶解成 0.84mg/mL，按 12.6mg/kg 灌胃给药制备阳性药物血清组；空白血清组大鼠灌胃等体积的生理盐水。

（二）细胞培养

将人肝癌细胞株 HepG-2 细胞于含 15% 胎牛血清的 DMEM 细胞培养基中培养，置于 37℃下 5%CO_2 培养箱中，每隔 3d 传代 1 次。培养至细胞贴壁生长良好，细胞汇合度在 95% 时进行细胞传代一次。

（三）检测指标及方法

1. MTT 法检测含药血清对 HepG-2 细胞的抑制作用　将对数生长期的 HepG-2 细胞用 DEME 培养液稀释成一定密度的细胞悬液（调整细胞悬液浓度至 1.0×10^5/mL），取 100μL 的细胞悬液接种于 96 孔培养板（即每孔接种 1×10^4 个细胞），于含 15% 胎牛血清的 DMEM 培养液中培养，5 个实验药物组，每组各设 5 个复孔，取平均值。96 孔板四周一圈的孔加无菌 PBS。饱和湿度条件下，37℃、5% CO_2 培养箱中培养 24h，使细胞贴壁生长。弃原液，换用含 5% 胎牛血清的 DMEM 培养液，培养 2h。弃旧液，换用上述制备的不同大鼠含药血清，均以 10% 等体积作用于细胞。即各组每孔分别加入 10μL 的空白血清、阳性药物血清及 1 倍、2 倍、4 倍浓度含药血清，并添加含 5% 胎牛血清的 DMEM 培养液至各实验组，每孔的终体积均为 100μL，即血清均占总培养体系 10%。加含药血清后常规培养，培养过程不换液，分别于 24h、48h、72h 取出培养板，弃原液，每孔加入 100μL 无血清的 DMEM 培养液及 10μL 的 0.5% MTT，培养箱内继续孵育 4h 后，小心吸弃孔内上清液。每孔加 100μL 的 DMSO 液，置摇床上低速振荡 15min，使结晶物充分溶解。用酶标仪于 490nm 波长处测量各孔的吸光度值（OD 值），根据以下公式计算抑制率：肿瘤细胞的抑制率（IR）=（1- 给药组平均 OD 值 / 空白血清对照组平均 OD 值）×100%。

2. 集落形成实验 取处于对数生长期的单层 HepG-2 细胞用胰酶消化后，吹打制成单细胞悬液，单个细胞百分率应在 95% 以上。细胞计数，用含 15% 胎牛血清的 DMEM 培养液稀释细胞密度为 2×10^4 个 /L。取细胞悬液 5mL 接种于直径 60mm 的培养皿中（即每皿接种的细胞数为 100 个），以十字方向轻轻晃动培养皿，使细胞分散均匀。置 37℃，5%CO_2 温箱中贴壁培养 24h。弃去旧培养液，各实验组加入不同浓度的含药血清 0.5mL（均占反应体系的 10%），并添加培养液至每皿终体积为 5mL，每组设 3 个平行，取平均值。细胞在上述条件下连续培养 14d，期间换液。14d 后终止培养，弃去培养液，PBS 冲洗 3 次，空气干燥。甲醇固定 15min，弃甲醇后空气干燥。用 Giemsa 染液染色 10min，流水缓慢洗去染液，空气干燥。倒置显微镜下低倍观察集落形成，并计数，每大于 50 个细胞团为一个集落，取集落数的平均值，按以下公式计算不同浓度蛇黄肝炎汤含药血清对 HepG-2 肿瘤细胞的集落形成率和集落形成抑制率。集落形成率（%）= 含药血清组集落形成平均数 / 接种细胞数 ×100%；集落形成抑制率（%）=（1- 含药血清组集落数 / 空白血清对照组集落数）×100%。

（四）实验结果

1. 蛇黄肝炎汤含药血清对人肝癌 HepG-2 细胞的体外增殖抑制作用 结果见表 4-52。

表 4-52 各组 HepG-2 细胞经含药血清作用不同时间后的 OD 值、抑制率比较（%，$\bar{X}\pm s$，n=5）

组别	24h		48h		72h	
	OD 值	抑制率（%）	OD 值	抑制率（%）	OD 值	抑制率（%）
空白血清组	0.478±0.026	—	0.678±0.054	—	0.785±0.042	—
1 倍含药血清组	0.415 ± 0.022^b	13.18	0.542 ± 0.354^b	20.06	0.678 ± 0.082^{ab}	13.63
2 倍含药血清组	0.357 ± 0.014^{ab}	25.32	0.421 ± 0.025^{ab}	37.91	0.546 ± 0.042^{ab}	30.45
4 倍含药血清组	0.278 ± 0.021^a	41.84	0.253 ± 0.012^a	62.68	0.182 ± 0.021^a	76.82
阳性药物血清组	0.289 ± 0.025^a	39.54	0.286 ± 0.042^a	57.82	0.175 ± 0.034^a	77.71

注：与空白血清组比较，$^aP < 0.05$；与阳性药物血清组比较，$^bP < 0.05$。

MTT 法检测结果显示，不同的作用时间，2 倍、4 倍的蛇黄肝炎汤含药血清组与空白对照组比较，OD 值均降低，差异均有统计学意义（$P < 0.05$），表明其对 HepG–2 细胞的生长均有明显抑制作用。4 倍含药血清随作用时间的延长，对 HepG–2 细胞的抑制率逐渐增加（$P < 0.05$），当 4 倍浓度含药血清抑制时间为 72h 时，抑制率达 76.82%，与阳性药物 CTX 作用相当（抑制率达 77.71%），表明含药血清对肿瘤细胞生长的抑制作用存在一定浓度范围和作用时间依赖性。结果见表 4–52。

2. 蛇黄肝炎汤含药血清对人肝癌 HepG–2 细胞集落形成的抑制作用 结果见表 4–53。

表 4–53 各组含药血清对人肝癌 HepG–2 细胞集落形成的影响（$\bar{X} \pm s$）

组别	n	平均集落数	集落形成率（%）	集落形成抑制率（%）
空白血清组	3	59.62±23.43	59.6	—
1 倍含药血清组	3	46.41±18.95[ab]	46.4	22.15
2 倍含药血清组	3	38.52±15.52[ab]	38.5	35.40
4 倍含药血清组	3	15.42±5.32[ab]	15.4	74.16
阳性药物血清组	3	14.23±4.58[a]	14.2	76.17

注：与空白血清组比较，$^{a}P < 0.05$；与阳性药物血清组比较，$^{b}P < 0.05$。

集落形成实验显示，不同浓度的含药血清均能有效降低肿瘤细胞集落形成，与空白血清对照组相比差异均有统计学意义（$P < 0.05$）。且随着含药血清浓度增大，细胞集落形成数逐渐降低，集落形成抑制率随含药血清浓度的增加呈逐渐升高的趋势。当含药血清为 4 倍浓度时，抑制瘤细胞集落形成效果最显著，抑制率达到 74.16%。结果见表 4–53。

本实验观察发现不同浓度的含药血清在不同时间段对人肝癌 HepG–2 均有明显的抑制细胞增殖作用。相同浓度的含药血清随着作用时间的延长，药物的抑制率逐渐增加，差异有统计学意义（$P < 0.05$）。在同一时间段，随着药物浓度的增加，药物对细胞的抑制率也增加，呈剂量依赖性。这就表明蛇黄肝炎汤含药血清对人肝癌 HepG–2 细胞有一定的细胞毒作用，且药物效应具有时间和浓度依赖性。肿瘤细胞集落形成实验结果与 MTT 法测的实验结果基本一致，提示阻滞细胞周期、抑制细胞增殖可能是蛇黄肝炎汤含药血清中的指标性成分治疗肝癌的一个作用机制。中药复方发挥药效往往是多种成分整体协同作用的综合体现，辨识与中药制剂功效密切相关的主要指标性活性成分群，可为深入阐述药效物质基础提供理论依据。下一步有必要考虑采用现代分析方法对蛇黄肝炎汤含药血清中的药源性成分进行定性和定量分析，并结合体外细胞模型进

行药效学评价，即采用血清药理学与血清药物化学的研究手段，深入开展蛇黄肝炎汤含药血清中以原型及其代谢产物为指标性活性成分的药效学研究。若能开发出高效、低毒的中药制剂，将有着重要和深远的意义。

六、含药血清对免疫抑制大鼠免疫功能调节作用

西医学认为肿瘤的发生、发展及预后与机体的细胞免疫状态密切相关，这与中医学认为肿瘤形成与正气不足有关的理论相接近。明·李中梓《医宗必读·积聚篇》曰："积之成也，正气不足，而后邪气踞之。"现代药理及临床研究表明，肿瘤患者的机体常常免疫力低下，对患者的治疗也须祛邪与扶正并举，提高免疫力能提高机体识别异己、杀灭肿瘤细胞的能力。许多中药复方制剂及其有效成分具有良好的调节 T 淋巴细胞免疫功能作用，并有抑制肿瘤生长和抗突变作用。此外，巨噬细胞在机体的非特异性免疫中亦具有重要作用，其吞噬异物的能力在一定程度上反映了机体免疫水平的高低，被激活的巨噬细胞可通过多种途径发挥抗肿瘤作用。本实验所研究的蛇黄肝炎汤正是根据以上理论依据辨证论治，经多年临床经验总结出来的以扶正祛邪、标本兼治为治则组方而成的，在治疗病毒性肝炎上取得较好的临床疗效。在此基础上，为扩大该制剂的适用范围，运用血清药理学研究方法，探讨其体外免疫调节作用，试图从增强免疫功能方面阐明其抗肿瘤作用的机制。本实验运用血清药理学和细胞药理学方法，对其进行了大鼠体外细胞免疫调节作用研究，从而为蛇黄肝炎汤的抗肿瘤应用提供科学实验数据，为该制剂的开发奠定基础。

（一）研究方法

1. 蛇黄肝炎汤含药血清的制备 蛇黄肝炎汤处方药材共煎煮 2 次，浓缩成人临床常用剂量 4 倍浓度的药液，并以双蒸水倍比稀释成 2 倍、1 倍剂量药液（即分别生药含量为 4.08、2.04、1.02g/mL，相当于人临床常用量的 4、2、1 倍剂量的药液），冰箱保存备用。实验大鼠按随机数字表法分组，分别灌胃上述 3 种不同浓度的蛇黄肝炎汤水煎液，制备 4、2、1 倍浓度的含药血清；空白血清组大鼠灌胃等体积的生理盐水；阳性药物血清组大鼠灌胃胸腺肽肠溶片（配制成 0.2mg/mL 溶液）。以上各组大鼠均按 1.5mL/100g 体质量给药，2 次 /d，连续给药 5d，末次灌药后 2h，腹主动脉采血，分离血清，所取血清经 56℃、30min 灭活处理，用 0.22μm 的微孔膜过滤除菌，置 –20℃冰箱 1 个月内保存备用。

2. 免疫抑制模型大鼠的建立 SD 大鼠颈部皮下连续 2d 注射环磷酰胺，每次按 60mg/kg 注射，1 次 /d，静养 2d，使其处于较稳定的免疫抑制状态。末次给药后 1h 椎脱臼处死。

3. 脾淋巴细胞悬液的制备 将免疫抑制模型大鼠以 75% 乙醇浸泡 3min，超净工作台上无菌操作取出脾脏，按常规方法制备脾淋巴细胞悬液。将脾

脏放置200目不锈钢筛网上，置于盛有12mL无菌冰冻Hanks液的培养皿中，用镊子轻轻将脾撕碎，用注射器针芯轻轻研磨脾脏至发白，用Hanks液洗筛网3次，将培养皿中的细胞悬液收集转移到离心管中，离心1000r/min，10min。弃去上清液，加入3mL红细胞裂解液，静置6min后离心，以除去血红细胞，再用PRMI-1640培养液离心洗涤细胞2次，至底部无红色沉淀物质，加入PRMI-1640培养液制成单细胞悬液，取100μL稀释后在细胞计数板上进行细胞计数，并用台盼兰染色，计算细胞存活率在95%以上，调整细胞浓度为1×10^6个/mL备用。

4. 腹腔巨噬细胞（PM_ϕ）细胞液的制备 将免疫抑制模型大鼠用75%酒精浸泡5min，倒立提起，从腹腔一侧稍下注入无血清DMEM培养液10mL，仰卧平放并轻揉压腹膜壁3min，令液体在腹腔内充分流动，静置5min后，无菌条件下打开大鼠腹腔，观察肠管变扁且腹腔液为淡黄色时，用注射器抽取腹腔液转入无菌离心管中，1000r/min离心10min，弃去上清液，加入常规DMEM培养液吹打成悬液。台盼兰染色计数，细胞存活率＞95%，调整细胞浓度为5×10^5个/mL，接种于培养瓶内，培养箱内培养12h后换液，除去漂浮的细胞，得到贴壁生成的PM_ϕ。

5. 含药血清对免疫抑制大鼠脾淋巴细胞增殖的影响 将上述制备的脾淋巴细胞悬液50μL加入96孔细胞培养板，给药组各加入20μL不同含量的蛇黄肝炎汤含药血清；空白血清组及阴性对照组（不加ConA刺激）各加20μL空白血清。混匀后预孵育1h，除阴性对照组外，各组加入浓度为100μg/mL的ConA溶液10μL，用PRMI-1640培养液加至总体积为200μL/孔（ConA终浓度为5μg/mL）。另设调零孔（没有接种细胞，其余操作步骤与其他实验孔一致），各设5复孔。5%CO_2培养箱37℃培养48h，在培养结束前4h，加入5mg/mL的MTT液10μL/孔，继续培养4h。1000r/min离心10min，弃上清，加入DMSO 150μL/孔，震荡溶解10min，用酶标仪于波长570nm处测定各孔OD值。按以下公式计算淋巴细胞刺激指数（stimulating index，SI）：SI=（含药血清平均OD值-阴性对照孔平均OD值）/（空白血清平均OD值-阴性对照孔平均OD值）。以SI作为淋巴细胞增殖指标，SI＞1时，表示有促进增殖的作用。

6. 含药血清对免疫抑制大鼠PM_ϕ吞噬功能的影响 96孔细胞培养板，各剂量给药组加入上述制备的腹腔巨噬细胞悬液50μL/孔和20μL/孔含药血清，空白血清对照组加入空白血清，每孔添加无酚红PRMI-1640培养液至200μL，各设5个复孔。5%CO_2培养箱37℃培养24h，弃孔内培养基，加0.075中性红溶液100μL/孔，培养1h，弃上清液，PBS液洗3遍，加入细胞溶解液100μL/孔，室温放置过夜。次日取上清液于酶标板中，酶标仪540nm处测定各孔OD值，以OD值评价PM_ϕ吞噬活性。

（二）实验结果

1. 蛇黄肝炎汤含药血清对免疫抑制大鼠脾淋巴细胞增殖的影响 由表4–54可知，不同浓度含药血清及阳性药物含药血清均能协同有丝分裂原ConA刺激免疫抑制大鼠脾T淋巴细胞的增殖，呈浓度依赖性地对免疫抑制大鼠脾T淋巴细胞增殖发挥促进作用，在4倍含药血清作用时，刺激效果最好，脾淋巴细胞刺激指数高于其他浓度含药血清组，刺激指数达到6以上。提示蛇黄肝炎汤含药血清具有调节和增强免疫抑制大鼠脾T细胞免疫功能的作用。

表4–54 各组含药血清对免疫抑制大鼠脾淋巴细胞增殖的影响（$\bar{X} \pm s$，n=5）

组别	OD值	SI
1倍含药血清组	0.259 ± 0.041^{b}	1.10
2倍含药血清组	0.560 ± 0.069^{ab}	3.72
4倍含药血清组	0.842 ± 0.059^{a}	6.17
阴性对照组	0.132 ± 0.013^{ab}	—
空白血清组	0.247 ± 0.038^{b}	—
阳性药物血清组	0.806 ± 0.038^{a}	5.86

注：与空白血清组比较，$^{a}P < 0.05$；与阳性药物血清组比较，$^{b}P < 0.05$。

2. 蛇黄肝炎汤含药血清对免疫抑制大鼠PM_{ϕ}增殖的影响 由表4–55可知，与空白药物血清组比较，4倍、2倍蛇黄肝炎汤含药血清均可明显促进免疫抑制模型大鼠PM_{ϕ}吞噬能力（P均< 0.05），提示较高浓度的蛇黄肝炎汤含药血清有显著增强机体免疫状态的作用，而低浓度的含药血清则不具促进作用。

表4–55 蛇黄肝炎汤含药血清对免疫抑制大鼠PM_{ϕ}吞噬功能的影响（$\bar{X} \pm s$，n=5）

组别	PM_{ϕ}吞噬活性（OD值）
1倍含药血清组	0.226 ± 0.50^{b}
2倍含药血清组	0.346 ± 0.027^{a}
4倍含药血清组	0.45 ± 0.052^{a}
空白血清对照组	0.19 ± 0.51^{b}
阳性药物血清组	0.39 ± 0.30^{a}

注：与空白血清对照组比较，$^{a}P < 0.05$；与阳性药物血清组比较，$^{b}P < 0.05$。

本实验采用注射环磷酰胺建立免疫抑制动物模型，结合血清药理学方法将蛇黄肝炎汤制成含药血清进行体外实验，用含有药物成分的血清代替中药粗制剂进行体外实验可排除中药粗制剂直接加入离体反应体系中各种影响因素的干扰，再现了在体实验时药物与机体相互作用的真实过程。我们参考王力倩的方法，选用了5d连续给药，于第5天给药2h后取血清，考虑到动物血清内含有各种活性物质，如激素、酶、抗体等，可能对培养细胞产生毒性及干扰作用，于是采取56℃、30min灭活的方法来消除干扰物质。在此基础上进一步对蛇黄肝炎汤免疫调节作用做量-效关系研究。本实验结果表明，在有丝分裂原ConA刺激下，蛇黄肝炎汤含药血清可促进免疫抑制大鼠脾T淋巴细胞增殖反应，并可促进PM_{ϕ}吞噬活性，表明蛇黄肝炎汤可增强免疫应答过程，具免疫正向调节作用。提示中药复方制剂在抗肿瘤治疗中，可增强免疫功能低下机体免疫力，在调节机体免疫功能、改善症状与体征及减轻放化疗不良反应等方面，都发挥着重要作用。因此，可从中药增强机体免疫的思路出发，开辟中药抗肿瘤的新途径。但由于其抗肿瘤作用机制相当复杂，下一步研究的重点是把该制剂的开发研究与分子生物学结合起来，进一步摸清其作用机制和靶点。

第六节　三孖苦泡茶

三孖苦泡茶为中山市中医院经验方，由三孖苦（又名三叉苦、三桠苦、三丫苦）、绵茵陈、广藿香组成，其中主药三丫苦为芸香科植物三孖苦*Evodialepta*（Spreng）Merr的干燥茎。本品具有清热解毒、去湿退黄、解表和胃的功效，用于外感发热、头痛、咽干、暑湿吐泻、湿热黄疸等证。

一、质量标准

（一）仪器、试剂与样品

索氏提取器，挥发油提取器，电子天平（美国丹法AB160），恒温干燥箱。百秋李醇、绿原酸对照品及茵陈对照药材（中国药品生物制品检定所），三孖苦、广藿香对照药材由中山市药品检验所鉴定。硅胶G（青岛海洋化工厂），其他试剂均为分析纯。

（二）薄层色谱法定性鉴别

1.三孖苦　取三孖苦泡茶2g，用70%乙醇20mL回流提取30min，过滤，滤液水浴挥干，残留物用氯仿1mL溶解，作为供试品。取三孖苦对照药材5g，同法制成对照药材液，另取按原工艺制成的缺三孖苦泡茶2g，同法制成阴性对照液。照薄层色谱法（《中国药典》2000年版附录ⅥB）

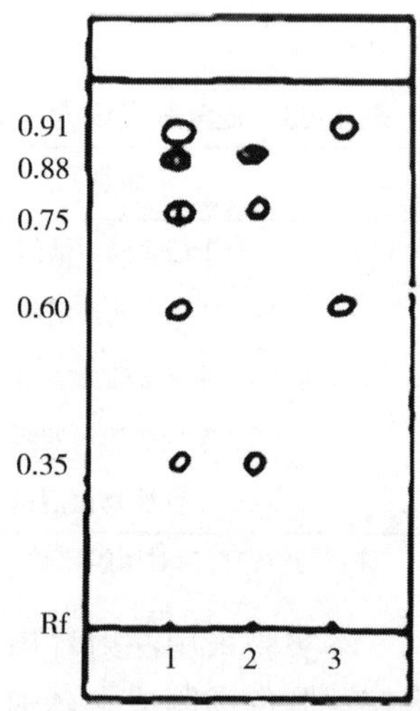

1.供试品；2.对照药材；3.阴性对照液

图4-18　三孖苦薄层色谱

试验，吸取上述三种溶液各 5μL，分别点于同一硅胶 G 薄层板上，以氯仿－醋酸乙酯（8∶2）为展开剂展开，取出晾干，喷以 1% 钼酸钠浓硫酸溶液，105℃加热 10min。供试品色谱中，在与对照药材色谱相应的位置上，显相同颜色的斑点，阴性对照品色谱中无相同斑点。

2. 绵茵陈 取本品 2g，加 50% 甲醇 20mL，冷浸 24h。取上清液 1mL 作为供试品溶液。取绵茵陈对照药材 2g，同法制成对照药材溶液。按原工艺制成缺绵茵陈的阴性对照品，同法制成阴性对照液。取绿原酸对照品，加 50% 甲醇制成 1mL 含 0.5mg 的溶液，作为对照品溶液。照薄层色谱法（《中国药典》2000 年版附录Ⅵ B）试验，吸取上述四种溶液各 5μL，分别点于同一硅胶 G 薄层板上，以氯仿－乙酸乙酯－甲酸（4∶4∶2）为展开剂展开，取出晾干，置紫外光灯（365nm）下检视。供试品色谱中，在与对照药材色谱、对照品色谱相应的位置上，显相同的蓝色荧光斑点，阴性对照品色谱中无相同斑点（图 4–19）。

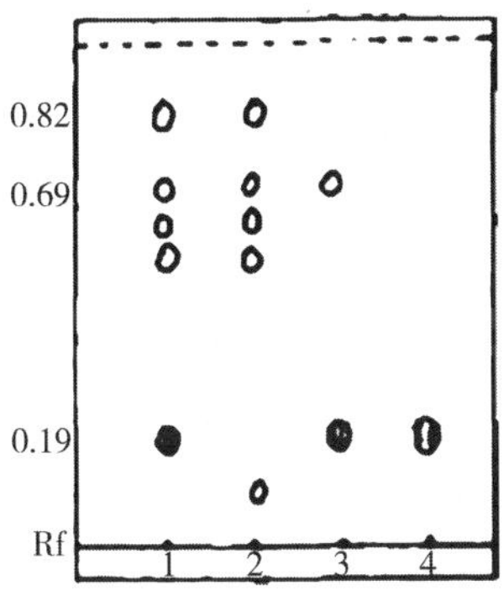

1. 供试品；2. 阴性对照；3. 对照药材；4. 绿原酸

图 4–19 绵茵陈薄层色谱图

3. 广藿香 取本品 20g，照挥发油测定法（《中国药典》2000 年版附录 XD）取得挥发油少许，加乙酸乙酯 1mL，作为供试品溶液。另取广藿香对照药材 5g，同法制成对照药材溶液。另取百秋李醇对照品，加乙酸乙酯制成每 1mL 含 2mg 的溶液，作为对照品溶液。照薄层色谱法（《中国药典》2000 年版附录Ⅵ B）试验，吸取上述三种溶液各 2μL，分别点于同一硅胶 G 薄层板上，以石油醚（30 ～ 60℃）－醋酸乙酯－冰醋酸（95∶5∶0.2）为展开剂展开，取出晾干，喷以 5% 三氯化铁乙醇溶液。供试品色谱中，在与对照品、对照药材色谱相应的位置上显相同的紫蓝色斑点，在与对照药材色谱相应位置上显同一黄色斑点（广藿香酮）（图 4–20）。

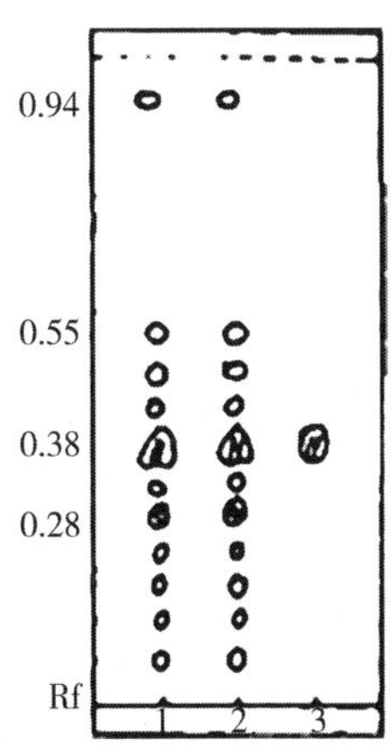

1. 供试品；2. 对照药材；3. 百秋李醇

图 4–20 广藿香薄层色谱图

（三）含量测定

1. 三孖苦总碱 取本品 3 包，80℃烘 2h，置干燥器内放冷，精密称定。加浓氨水少许碱化至潮湿状，置索氏提取器中，加氯仿约 250mL，于水浴（80 ～ 85℃）上回流约4h提净生物碱。回收氯仿蒸发至干，用稀盐酸（水：盐酸=25：1）溶解，滤过，移至100mL容量瓶，加稀盐酸至刻度。精密量取40mL置烧杯中，加热煮沸，稍放冷，逐滴加入1%硅钨酸至沉淀完全，静置。用定量滤纸（干燥至恒重）过滤，沉淀用1%盐酸和蒸馏水各冲洗3次，并在85℃干燥至恒重，精密称重。本品中三孖苦总碱以苦参总碱计算的公式为：三孖苦总碱（g/100g）= 沉淀重（g）· 100/40 · 0.2403/ 成品重（g）。结果见表4–56。

表4–56　三孖苦总碱的相对含量（*n*=3，g/100g）

批号	含量			平均含量	*RSD*（%）
991110	0.8358	0.8127	0.7887	0.8124	1.92
200316	0，8283	0.7924	0.8206	0.8138	1.54

2. 总挥发油　精密称取本品约60g，按《中国药典》附录XD挥发油测定法乙法项下步骤操作，结果见表4–57。由表4–57，可暂定总挥发油含量不得少于0.3mL/100g。

表4–57　总挥发油测定结果（*n*=3，mL/100g）

批号	含量			平均含量	*RSD*（%）
991110	0.3451	0.3203	0.3408	0.3354	1.08
200316	0.3319	0.3484	0.3119	0.3307	1.49

（四）讨论

用TLC法对三孖苦泡茶中各药进行定性分析，并对三孖苦总生物碱和广藿香挥性油进行定量测定，方法简单，操作要求低，重现性好，可用于产品内部质量控制。

三孖苦为君药，有关三孖苦生物碱的文献极少。《中药大辞典》提及根、叶含生物碱，用本品的提取物与碘化汞钾、硅钨酸反应，均呈阳性，证实生物碱的存在，因而在TLC测定中，用1%钼酸钠浓硫酸溶液作显色剂。目前，三孖苦生物碱的结构式、分子量等资料尚未见到，故定量分析中无法用酸性染料比色法及两相滴定法等方法，但本品生物碱含量少，测定误差较大，且提取过程中易发生乳化，故最终采用硅钨酸沉淀的间接重量法，以苦参总碱为参比，求出三孖苦总生物碱的相对含量。本实验中，三孖苦与硅钼酸结合的实验化学因数为0.2403［理论值为0.2646（$4R/SiO_2 \cdot 12WO_3 \cdot 4R \cdot 2H_2O$）］，从表4–56的结果可暂定三孖苦总碱的相对含量不得小于0.7%。

据报道，绵茵陈用高浓度甲醇或乙醇提取时绿原酸含量极低，因而用TLC法测定，供试品、对照药材等相应溶液用50%甲醇冷浸24h提取。

从广藿香的TLC图中可以看出，本品总挥发油的色谱与广藿香油对照品的基本一致，故认定绵茵陈所含挥发油在煎煮中几乎完全损失，因而可将总挥发油的值作为测定广藿香有效成分的定量指标。

二、药理作用

（一）实验材料

1. 动物 NIH 小鼠，体重 18 ～ 22g，雌性,30 只，雄性,90 只；SD 大鼠，体重 150 ～ 180g，雄性，60 只，均购自广东省医学实验动物中心。

2. 药物 三孖苦泡茶（2g/ 小包，中山市中医院提供，批号 20010327）；消炎痛片（华南制药厂，批号 20004.02–2）；面包酵母（法国，双燕牌，生产日期 2000 年 4 月）。

3. 试剂及仪器 冰醋酸，二甲苯（均为分析纯）；AB160 型电子天平（美国丹法）；CR.W12 肛温计（上海医用仪器厂）。

（二）方法与结果

1. 对小鼠扭体反应的抑制作用（镇痛作用） 取 18 ～ 22g 雌雄各半 NIH 小鼠 60 只，随机分成 5 组，每组 12 只，分别给消炎痛 0.02g/kg，三孖苦泡茶水提液高剂量 5.1g/kg、中剂量 3.4g/kg、低剂量 1.7g/kg，生理盐水 0.2mL/10g，连续给药 2d，第 3d 上午给药后 1h 腹腔注射 0.8% 稀醋酸 0.2mL，同时记录小鼠 20min 内扭体次数。结果进行 *t* 检验统计学处理，见表 4–58。结果表明，三孖苦泡茶水提液的高剂量组和中剂量组与生理盐水组比较，有显著性差异，即能抑制由稀醋酸引起的小鼠扭体反应，消炎痛组与生理盐水组比较有显著差异。

表 4–58 三孖苦泡茶对小鼠扭体反应的影响（$\bar{x} \pm s$）

组别	动物数（*n*）	剂量（g/kg）	20min 内扭体次数	镇痛抑制率（%）
生理盐水组	12	–	45.3±8.1.	–
高剂量组	12	5.1	22.5±5.1*	50.7
中剂量组	12	3.4	21.4±5.2*	51.0
低剂量组	12	1.7	16.5±5.1	59.4
消炎痛组	12	0.02	5.3±2.6*	87.7

注：与生理盐水组比较，*P<0.05，**P<0.01。

2. 对小鼠耳肿胀的抑制作用（抗炎作用） 取 20 ～ 25g 雄性 NIH 小鼠 60 只，随机分成 5 组，每组 12 只，分别给消炎痛 0.02g/kg，三孖苦泡茶水提液高剂量组 5.1g/kg、中剂量组 3.4g/kg、低剂量 1.7g/kg 及生理盐水。连续灌胃 2d，第三天给药后 1h，用定量移液管精确吸取 100% 二甲苯 100μL 涂于小鼠右耳正反两面，左耳作空白对照。致炎 3h 后颈椎脱臼处死，沿耳郭基线剪下两耳，用6mm直径打孔器分别在同一部位打下圆片，用电子天平称重，计算肿胀度和肿胀抑制率，结果进行组间 t 检验处理，见表4–59。

结果表明，三孖苦泡茶水提液高剂量组和消炎痛组与生理盐水组比较，有非常显著性差异，即能明显抑制由二甲苯引起的小鼠耳肿胀，三孖苦泡茶提取液中剂量组则有较显著差异。

表4–59　三孖苦泡茶对小鼠耳肿胀的抑制作用（$\bar{x} \pm s$）

组别	动物数（n）	剂量（g/kg）	肿胀总度（g）	肿胀抑制率（%）
生理盐水	10		0.0078±0.0014	
高剂量组	12	5.1	0.0018±0.0005**	38.4
中剂量组	12	3.4	0.0050±0.0008*	36.7
低剂量组	12	1.7	0.0048±0.0008	77.0
消炎痛组	10	0.02	0.0039±0.0010**	50.6

注：与生理盐水组比较，*P<0.05，**P<0.01。

3. 对面包酵母致大鼠发热的影响　大鼠置于实验环境中3～4天，后两天用肛温计每天测大鼠肛温一次，实验当日测体温3次，每小时一次，选择温差不超过0.3℃的大鼠供实验使用。取合格大鼠60只，随机分成5组，分别灌胃，三孖苦泡茶水提液低剂量组为1.74g/kg，中剂量组为2.57g/kg，高剂量组为3.48g/kg，消炎痛组0.02g/kg，生理盐水组1mL/100g，完毕立即背部皮下注射面包酵母（20%）0.6mL/100g，然后分别于第4～9h每小时各测体温一次，数据连同基础体温进行统计学处理（t 检验）。结果见表4–60。

结果表明，三孖苦泡茶水提液的高、中剂量组在第8、9h与生理盐水组比较有显著性差异，低剂量组则在第6、7、8h有显著性差异，消炎痛组有非常显著性差异。

表4–60　三孖苦泡茶对20%面包酵母致热大鼠体温的影响（$\bar{x} \pm s$，n=12）

组别	剂量（g/kg）	4h（℃）	5h（℃）	6h（℃）	7h（℃）	8h（℃）	9h（℃）
消炎痛	0.02	0.18±0.14	0.17±0.08***	0.34±0.09*	039±0.07***	0.49±0.07***	0.45±0.08
高剂量	3.48	0.57±0.17	1.19±0.23	1.52±0.12	1.42±0.16	1.35±0.15*	1.36±0.13*
中剂量	2.57	0.71±0.17	1.19±0.18	1.60±0.12	1.46±0.09	1.36±0.09*	1.39±0.08**
低剂量	1.74	0.44±0.11	0.98±0.13	1.42±0.06**	1.33±0.15*	1.34±0.89*	1.53±0.08
生理盐水	–	0.70±0.02	1.32±0.11	1.80±0.10	1.77±0.12	1.80±0.13	1.82±0.12

注：与生理盐水组比较，*P<0.05，**P<0.01，***P<0.001。

（三）讨论

解热实验是用20%面包酵母液皮下注射大鼠体内，通过机体生成及释放内致热原（EP），最终导致体温调节中枢的体温调节点上移，从而使机体产热加强，散热降低，体温升高。在解热实验的预试验中发现，大鼠皮下注射面包酵母后，体温是先降后升，约在第4h后，出现较明显的体温升高现象，于第9h后，体温曲线平缓并有回落趋势，故本实验选取4～9h作为观察大鼠体温变化的时间段。

镇痛实验曾设计了热板法及扭体法，但在热板法预实验中，三孖苦泡茶提取液高、中、低剂量组与生理盐水组比较均无显著性差异，表明三孖苦泡茶对物理性疼痛无镇痛作用，而在扭体法实验中，高、中剂量三孖苦泡茶水提液对炎性刺激或化学性刺激具镇痛作用。

本实验初步证实三孖苦泡茶具有较好的解热、镇痛、抗炎作用，但在解热方面显效较慢，尤其是低剂量组，这可能与泡茶剂型有关，一是剂量偏小，二是口服中药经胃肠道吸收，再经肝脏首过效应，进入体内循环需较长时间等。

第七节　鼻咽解毒颗粒

鼻咽解毒颗粒为中山市中医院取得药品监督管理部门正式颁发制剂批准文号的医院制剂，系在该院周小军主任中医师经验方的基础上研制而成的颗粒。它具有益气养阴、清热解毒的功效，主要用于气阴两虚夹热毒EB病毒感染性鼻咽炎。经该院多年临床观察，鼻咽解毒颗粒治疗EB病毒感染者效果明显优于未服任何药物的对照组，且口服鼻咽解毒颗粒治疗组血清中TNF-α水平较治疗前明显降低，IL-2水平则明显升高，而对照组该两种表达因子均无明显变化。

一、制备工艺

鼻咽解毒颗粒中全部药材均需采用水煎煮提取，而水提工艺的合理与否将直接影响成品质量，进而影响临床疗效，因此采用正交试验法，以绿原酸含量为指标，对本方进行水提工艺优选试验研究也是非常有必要的。

（一）仪器与试药

1. 仪器　Waters 2487型液相色谱仪，包括515HPLC Pump，HW-2000型色谱工作站；电热恒温水浴锅（上海衡平仪器仪表厂）；电热恒温干燥箱（广东方红医疗器械分厂）；HC-TP11-5架盘药物天平（上海第二天平仪器厂）；电子天平（上海天平仪器厂）。

2. 试药　绿原酸对照品（批号：110753-200212，中国药品生物制品检定所）；黄芪、金银花、黄芩、连翘、菊花、甘草等九味中药材经本院药检室鉴定均为正品，且所用药材均为饮片，购自广州致信中药饮片有限公司。

3. 试剂　供试品溶液制备均使用分析纯试剂，高效液相色谱使用色谱纯试剂。其他试剂均为分析纯；水为重蒸馏水。

（二）方法与结果

1. 提取工艺　将处方中黄芪、射干、茯苓、菊花、甘草等全部九味药材采用水煎煮，水提取液浓缩至一定量的浓缩液，加入 β－环糊精适量，混合均匀，过 20 目筛制颗粒，60℃干燥，取出，过 20 目筛整粒，制成颗粒，包装，质检，即得。

2. 正交设计　通过预试验，认为本方水提工艺的主要影响因素为加水量、煎煮时间和煎煮次数，故重点考察了加水量、浸泡时间、每次提取时间、提取次数 4 个因素，每个因素各取 3 个水平进行正交实验，从而筛选最佳提取工艺。因素水平表见表 4-61。

表 4-61　实验因素和水平表

水平	因素			
	加水量（倍）A	浸泡时间 B	煎煮时间（h）C	煎煮次数 D
1	6	0.5	0.5	1
2	8	1	1.0	2
3	10	1.5	1.5	3

3. 正交试验

（1）正交试验　样品制备按处方量 1/3 的药材比例准确称取黄芪、黄芩、连翘、金银花、菊花、甘草等药材共 18 份（每次试验平行 2 次），分别按 $L_9(3^4)$ 正交表分别进行煎煮，煎煮液经浓缩过滤，滤液定容至 1000mL，备用。

（2）含量测定

A. 色谱条件：色谱柱：Phenomenex luna C_{18} 柱（250mm×4.60mm，5μm）；流动相为乙腈－0.4% 磷酸溶液（13∶87）；检测波长为 327nm。

B. 对照品溶液的制备：精密称取绿原酸对照品适量，置棕色瓶中，加 50% 甲醇制成每 1mL 含 40μg 的溶液，摇匀，即得。

C. 供试品溶液的制备：取上述滤液 5mL，置蒸发皿中，于水浴上蒸干，加 50% 甲醇约 5mL，超声处理（功率 150W，频率 20kHz）5min 使溶解，并用 50% 甲醇洗净置蒸发皿，溶液定容至 10mL 的容量瓶中，摇匀，滤过，取滤液，即得。

D. 测定方法：分别精密吸取对照品溶液与供试品溶液各 10μL，注入液相色谱仪，测定，即得。

4. 试验结果与分析

（1）试验结果　正交试验测定结果见表 4–62，方差分析见表 4–63。

表 4–62　正交试验实验数据表（$\bar{x} \pm s$）

试验号	A	B	C	D	绿原酸含量（mg/mL）
1	1	1	1	1	0.382
2	1	2	2	2	0.566
3	1	3	3	3	0.582
4	2	1	2	3	0.625
5	2	2	3	1	0.475
6	2	3	1	2	0.546
7	3	1	3	2	0.640
8	3	2	1	3	0.610
9	3	3	2	1	0.503
均值 1	0.510	0.549	0.513	0.430	
均值 2	0.549	0.550	0.541	0.584	
均值 3	0.561	0.524	0.566	0.606	
极差	0.051	0.030	0.053	0.176	

表 4–63　方差分析

方差来源	离差平方和	自由度	F 值	显著性
A	0.004	2	2.000	P>0.05
B	0.002	2	1.000	P>0.05
C	0.004	2	2.000	P>0.05
D	0.055	2	27.500	P<0.05
误差 B	0.00	2		

（2）极差方差分析　由表 4–62 极差 R 值可知，$R_D > R_C > R_A > R_B$，影响因素大小顺序为 D > C > A > B，即煎煮次数是影响绿原酸含量的最重要因素，B 因素浸泡时间影响最小。而由表 4–63 也可看出，D 因素煎煮次数对结果有显著性差异（$P < 0.05$），而 A 因素加水量、B 因素浸泡时间、C 因素煎煮时间对结果的影响无显著性意义（$P > 0.05$）。

（3）实验结果综合分析　通过直观分析和方差分析可以看出，D 因素为主要影响因素，对试验结果具有显著性影响，应取其好的水平为 D_3，其他 C 因素、A 因素、B 因素为次要影响因素，对试验结果的影响无显著意义，所以确定本方的水提工艺条件为 $A_3B_2C_3D_3$，即加 10 倍量的水，浸泡 1.0h，煎煮 3 次，每次 1.5h。由于浸泡 1.0h 与浸泡 0.5h，煎煮 3 次与煎煮 2 次，绿原酸含量的差别不大，为节约生产成本，结合生产实际情况，可选取其适当水平为 $A_3B_1C_3D_2$，故最佳工艺条件定为加 10 倍量的水，浸泡 0.5h，煎煮 2 次，每次 1.5h。

5. 验证试验　为进一步确定此工艺的合理性，按照正交试验优选的工艺条件 $A_3B_1C_3D_2$ 进行验证试验，按前述方法测出绿原酸的含量，其结果分别为 0.625mg/mL、0.613mg/mL。与正交试验各工艺结果比较，绿原酸的含量较高，表明本方主要成分绿原酸基本提取完全，该工艺条件是可行的。由验证结果进一步确证此工艺为最佳提取工艺。

（三）讨论

EB 病毒在鼻咽癌的发生过程中起着关键的作用，因此，控制 EBV 在人群中的感染和激活，降低人群 EBV 各种抗体水平，有可能预防或降低鼻咽癌的发病率。研究资料已表明中药在拮抗 EBV 感染机体产生抗原、抗体，降解 EBV 的 DNA 分子，干预 EBV 感染 B 细胞等方面发挥了积极作用。因此，从中草药中寻找出无毒或低毒的抗 EBV 药物是预防和降低鼻咽癌发病率的有效途径。为此开展抗 EB 病毒的中药药物筛选与制剂开发的研究项目，鼻咽解毒颗粒就是在临床应用有效的基础上开发出来的新制剂。鼻咽解毒颗粒原方汤剂服用有效，且组方中主要含有水溶性活性成分，故确定了水提取工艺。正交试验结果经直观和方差分析表明，煎煮次数是影响绿原酸提取效率的主要因素。结合生产实际情况，综合考虑正交试验结果和生产成本确定水提取工艺为 $A_3B_1C_3D_2$，即原方药材加 10 倍量的水，浸泡 0.5h，煎煮 2 次，每次 1.5h 为最佳工艺。该提取工艺优选条件经中试放大验证，与小试基本吻合，结果满意。关于考察指标的确定，绿原酸为该制剂中的主药活性成分，研究表明，绿原酸具有抗氧化、抗肿瘤、抗菌、抗病毒、免疫调节、降糖等多种药理作用。这与本颗粒剂的功能主治基本一致，故评价指标确定为绿原酸是合理可行的。

二、质量标准

（一）性状

本品为浅棕色至棕色颗粒；气微，味微苦。

（二）薄层鉴别

1. 黄芪的鉴别　取本品 10g，加水 50mL，微热使溶解，加水饱和正丁醇萃取2次，每次40mL，合并正丁醇液，继用氨试液洗涤2次，每次30mL，再用正丁醇饱和的水洗涤2次，每次30mL，正丁醇液蒸干，残渣加甲醇2mL使溶解，作为供试品溶液。另取黄芪对照药材1g，加水饱和的正丁醇20mL，超声处理20min，滤过，滤液用氨试液洗涤2次，同法制成黄芪对照药材溶液。再取不含黄芪的阴性样品，采用处方制备工艺制备，余同供试品溶液制备，作为阴性对照溶液。按薄层色谱法试验，吸取供试品溶液和阴性对照溶液各20μL、对照药材溶液10μL，分别点于同一高效硅胶G薄层板上，以三氯甲烷－乙酸乙酯－甲醇－水（15∶40∶22∶10）10℃以下放置的下层溶液为展开剂，展开，取出，晾干，喷以10%硫酸乙醇溶液，在105℃加热至斑点显色清晰，置紫外光灯（365nm）下检视。供试品色谱中，在与对照药材色谱相应的位置上，显相同的荧光斑点，阴性对照色谱无此荧光斑点。

2. 黄芩的鉴别 取本品10g，加乙酸乙酯－甲醇（3∶1）混合溶液30mL，加热回流30min，放冷，滤过，滤液蒸干，残渣加甲醇2mL使溶解，作为供试品溶液。另取黄芩对照药材1g，同法制成对照药材溶液。再取不含黄芩的阴性样品，采用处方制备工艺制备，余同供试品溶液制备，作为阴性对照溶液。照薄层色谱法试验，吸取上述供试品溶液和阴性对照溶液各10μL、对照药材溶液5μL，分别点于同一聚酰胺薄膜上使成条带，以甲苯－乙酸乙酯－甲醇－甲酸（10∶3∶1∶2）为展开剂，预饱和30min，展开，取出，晾干，喷以5%三氯化铁乙醇液。供试品色谱中，在与对照药材色谱相应的位置上，显相同颜色的斑点，阴性对照色谱无此斑点。

3. 甘草的鉴别 取本品5g，加水30mL，微热使溶解，加水饱和正丁醇萃取2次，每次30mL，合并正丁醇液，蒸干，残渣加甲醇2mL使溶解，作为供试品溶液。另取甘草对照药材1g，加水适量湿润，加水饱和的正丁醇30mL，超声处理30min，滤过，滤液蒸干，残渣加甲醇5mL使溶解，作为对照药材溶液。再取不含甘草的阴性样品，采用处方制备工艺制备，余同供试品溶液制备，作为阴性对照溶液。按照薄层色谱法试验，分别吸取上述溶液各10μL，分别点于同一硅胶G薄层板上，以乙酸乙酯－甲酸－冰醋酸－水（15∶1∶1∶2）为展开剂，展开，取出，晾干，喷以10%硫酸乙醇溶液，在105℃加热至斑点显色清晰，置紫外光灯（365nm）下检视。供试品色谱中，在与对照药材色谱相应的位置上，显相同的荧光斑点，阴性对照色谱无此荧光斑点。

（三）检查

粒度：不能通过一号筛与能过五号筛的总和，不得过15%（《中国药典》一部附录Ⅺ B）；水分：不得过6.0%（《中国药典》一部附录Ⅸ H）；其他应符合颗粒剂项下有关的各项规定（《中国药典》一部附录IC）。

（四）浸出物

依据《中国药典》一部附录Ⅹ A 醇溶性浸出物测定法热浸法项下的方法进行测定，以乙醇为浸出溶剂，3 批测定结果分别为 20.21%、19.98%、20.79%。根据上述样品的测定结果，暂定本品醇溶性浸出物不得少于 14%。

（五）稳定性初步观察

本品在室温下依次存放 2、4、6、8、12 个月后，其“性状”“鉴别”“检查”等项仍符合各项规定。

（六）讨论

本品由 9 味药材组方，相互干扰因素多，经反复实验，试用多种展开系统及纯化方法，摸索出主药黄芪、黄芩以及甘草的薄层鉴别方法，这些方法分离效果好，斑点圆整，比移值适中，重现性和专属性好，可有效控制制剂质量。

三、临床应用

目前认为 EB 病毒感染是引发鼻咽癌的重要原因之一，国家抗癌协会已将 EB 病毒感染者作为鼻咽癌的高危人群，并已在鼻咽癌高发区将 EB 病毒检查作为鼻咽癌的普查方法。而经过普查后即出现了未确认为鼻咽癌的 EB 病毒感染者，对此类人群研究相对较少，更未有针对性药物对其进行治疗，只能予以定期观察，这给患者带来较大的身心负担。前期研究显示 EB 病毒感染者中医体质多为气虚和湿热偏热。为了更有针对性地治疗 EB 病毒感染者，根据中医病因病机辨证论治，提出以益气养阴、清热解毒组法研制了鼻咽解毒颗粒，经多年临床观察，取得了明显疗效。

（一）一般资料

所有 EB 病毒感染者均为我院门诊、体检及住院患者，共 200 例，随机分为治疗组及对照组。治疗组 100 例，男 51 例，女 49 例；年龄 19 ～ 56 岁，平均（37.9±11.4）岁；EB 病毒 NA1IgA 水平，以 OD 值表示为（1.19±0.91）。对照组 100 例，男 53 例，女 47 例；年龄 20 ～ 58 岁，平均（38.5±13.1）岁；EB 病毒 NA1IgA 水平，以 OD 值表示为（1.12±0.71）。两组患者性别、年龄、治疗前 EB 病毒 NA1IgA 水平等一般资料比较，无显著性差异（$P > 0.05$），具有可比性。

（二）治疗方法

治疗组口服鼻咽解毒颗粒，每次服 10g，每日 2 次，服用 1 个月。对照组未用任何药物进行治疗，只定期观察，1 个月后进行疗效观察及 EB 病毒复查。

（三）指标检测方法

所有患者均于上午 8 时许抽取外周静脉血，静置半小时后，常规离心留血清 -4℃保存待测。采用 ELISA 法检验 EB 病毒 NA1IgA，以确定为 EB 病毒感染者，EB 病毒 NA1IgA 诊断试剂盒购自中山生物工程有限公司。

（四）疗效标准

以 EB 病毒 NA1IgA 的 OD 值变化来显示 EB 病毒的水平，进行治疗疗效的评价。痊愈：EB 病毒 OD 值小于 0.4，EB 病毒转为阴性；有效：EB 病毒 OD 值下降但仍大于 0.4；无效：EB 病毒 OD 值无下降，仍大于 0.4；恶化：EB 病毒 OD 值上升大于 0.4。

（五）结果

EB 病毒感染者在服用鼻咽解毒颗粒 1 个月后，其血清 EB 病毒 NA1IgA 水平明显降低，有近半数患者病毒转阴，而未用药的对照组，其血清 EB 病毒 NA1IgA 水平无明显降低，两组比较有非常显著性差异，结果见表 4–64。鼻咽解毒颗粒可明显降低 EB 病毒感染者 NA1IgA 水平，在用药过程中未发现有不良反应。

表 4–64　两组患者治疗后临床疗效比较

组别	n（例）	痊愈（例）	有效（例）	无效（例）	恶化（例）	总有效率（%）
治疗组	100	47	34	18	1	81
对照组	100	13	30	52	5	43*

注：与对照组比较，$^{*}P < 0.01$。

（六）讨论

EB 病毒可引起广泛感染，此种感染大多发生在幼年时期且为隐性感染，病毒感染人体后可在体内终生潜伏，在一定条件下活化并进而引发鼻咽癌、淋巴瘤等疾病。通过多年研究，认为鼻咽癌的发生与 EB 病毒感染有关，故在鼻咽癌高发区，EB 病毒检查已成为鼻咽癌早期普查方法之一。通过检验 EB 病毒 IgA 抗体而确定的 EB 病毒感染者是鼻咽癌高危人群。因而针对 EB 病毒感染者进行治疗，进而达到防治鼻咽癌的目的，有非常重要意义。但由于 EB 病毒感染者多为隐性感染且多无临床症状，目前现有的抗病毒药物疗效多不显著，故从中医药中寻求治疗 EB 病毒感染者的药物显得尤为重要。已有的研究表明中药在拮抗 EB 病毒抗原、抗体产生，降解 EB 病毒的 DNA、增强放疗敏感性，影响 EB 病毒感染 B 淋巴细胞以及直接抑制或杀伤鼻咽癌癌细胞等方面均显示出一定作用。中医药治疗疾病的核心是辨证论治，在前期研究的结果显示 EB 病毒感染者中医体质多为气虚和湿热偏热。鼻咽解毒颗粒由黄芪、甘草、太子参、黄芩、菊花、金银花、连翘等药材组成，方中以黄芪益气固表，黄芩清泄肺热共为君药，以金银花、连翘等清热解毒为臣，以太子参养阴生津清利咽喉、茯苓健脾益气为佐，以甘草解毒并调和诸药为使，共奏益气养阴、清热解毒之功。本方采用攻补兼施法则组方，是治疗气阴两虚夹热毒 EB 病毒感染者的良方。

此外，本颗粒剂系中药原方经水煎煮、浓缩、制粒而成，它既省去了汤剂临用时煎煮的麻烦，又克服了汤剂、合剂贮存、携带、服用不便的缺点，更适合现代人的用药需求。总之，该制剂具有药材来源充足、组方合理、制备工艺可行、质量易控、临床疗效较好、患者服用方便等特点，是一种值得临床推广应用的制剂。

第八节　黄蛭口服液

黄蛭口服液系广州中医药大学附属中山中医院研制的纯中药制剂，由大黄、水蛭、牛蒡子3味中药组成，具有活血化瘀、行气化浊的功效，能明显改善患者的血液黏稠度及左室肥厚；也可明显改善高脂血症血瘀痰浊证候患者的血脂水平和临床症状，作用优于丹田降脂丸。临床主要用于高脂血症、高血压、冠心病、脑血管意外等。

一、制备工艺

（一）实验材料

1. 实验仪器　半微量凯氏蒸馏装置（广州玻璃仪器厂）；DF-808A高精度数字pH/离子计（广州市登峰仪器厂）；JA1203电子天平（上海天平仪器厂）；电热恒温水浴锅（上海衡平仪器仪表厂）。

2. 药品与试剂　大黄、水蛭、牛蒡子药材购自广州致信中药有限公司，水蛭经梅全喜教授鉴定为水蛭科动物蚂蟥 *Whitmania pigra* Whitman，其余药材均符合2005年版《中国药典》的要求。所用试剂均为分析纯，水为重蒸馏水。

（二）方法与结果

1. 提取与纯化工艺优选　正交因素水平确定：根据处方中各药材理化性质及常规口服液制备工艺特点，选择提取溶媒（A）、提取时间（B）、提取次数（C）、醇沉浓度（D）4个因素，每个因素各取3个水平进行$L_9(3^4)$正交试验，以总氮含量为考察指标。具体因素水平表见表4-65。

表4-65　正交实验设计因素和水平表

水平	A提取溶媒	B提取时间（h）	C提取次数（次）	D醇沉浓度（%）
1	水	1	1	50
2	50%乙醇	1.5	2	60
3	70%乙醇	2	3	70

2. 正交实验与结果分析

（1）正交实验　按处方比例准确称取大黄、水蛭、牛蒡子药材共 18 份（每次试验平行 2 次），分别按 $L_9(3^4)$ 正交表进行实验。用水作为溶媒时直接加水煎煮，用乙醇作为溶媒时分别加相应浓度乙醇回流即可。提取液醇沉后，回收乙醇，浸膏加蒸馏水溶解至规定容量，备用。精密量取上述溶液 0.2mL，按上述方法测定总氮含量。平行试验 2 次，取平均值，测定结果见表 4–66。再用 SPSS10.0 统计软件对测定结果进行方差分析，结果见表 4–67。

表 4–66　正交实验数据表

实验号	A	B	C	D	总氮含量（mg/mL）
1	1	1	1	1	10.684
2	1	2	2	2	12.518
3	1	3	3	3	13.704
4	2	1	2	3	8.182
5	2	2	3	1	9.706
6	2	3	1	2	10.098
7	3	1	3	2	7.202
8	3	2	1	3	7.744
9	3	3	2	1	9.156
T_1	36.906	26.068	28.526	29.546	
T_2	27.986	29.968	29.856	29.818	
T_3	24.102	32.958	30.612	29.630	
K_1	12.302	8.695	9.509	9.849	
K_2	9.329	9.989	9.952	9.939	
K_3	8.034	10.986	10.204	9.877	
R	4.268	2.291	0.695	0.09	

表 4–67　方差分析

方差来源	离差平方和	自由度	均方	F	P
A	57.562	2	28.781	327.935	<0.01
B	15.868	2	7.934	90.402	<0.01
C	1.472	2	0.736	8.386	<0.01
D	2.433E–02	2	1.216E–0.2	0.139	>0.05
误差	0.790	9	8.776E–0.2		

（2）*极差方差分析* 由表4–66极差R值可知，$R_A > R_B > R_C > R_D$，影响因素大小顺序为A＞B＞C＞D，即提取溶媒是影响浸出物量的重要因素，醇沉浓度影响最小。由表4–67也可看出，A、B、C因素都有显著性差异，而D因素对总氮含量的影响无显著差异。

（3）*实验结果综合分析* 通过直观分析和方差分析可以看出，A、B、C因素为主要影响因素，对试验结果具有显著影响，理论上应各取其好的水平，为A_1、B_3、C_3。D因素即醇沉浓度为次要影响因素，对试验结果的影响无显著差异，结合生产实际情况，可选取其适当水平为D_2；而C因素（提取次数）各水平虽有显著性差异，理论上应选择3次提取，但通过分析试验数据可以看出，提取2次与提取3次总氮提取率相差不大，结合生产实际情况，从缩短生产工艺和降低成本方面考虑，把提取次数确定为2次，即C_2。所以确定本方的提取纯化工艺条件为$A_1B_3C_2D_2$，即原方药材用水作为提取溶媒，煎煮2次，每次煎煮2h，将药液滤过，合并滤液，浓缩至相对密度为1.20左右，加入乙醇使醇浓度达60%进行醇沉。

3. 验证实验 为进一步确定此工艺的合理性，按照正交试验优选的工艺条件$A_1B_3C_3D_2$进行验证试验，按前述方法测出总氮含量，其结果分别为12.3mg/mL、12.6mg/mL、11.8mg/mL。与正交试验各工艺结果比较总氮得率较高，表明本方水溶性有效成分基本提取完全，该工艺条件是可行的。由验证结果进一步确证此工艺为最佳提取纯化工艺。

二、药液澄明度稳定性工艺研究

（一）药液的冷藏处理研究

取回收乙醇后的浸膏加足量蒸馏水溶解至规定量，将药液平均分为两份。一份直接过滤澄清，另一份置4～8℃冷库中放置24h，取上清液过滤澄清，对比两种处理方式的药液稳定性，结果见表4–68。试验结果表明，药液经冷藏处理后，产生橡胶状的沉淀，上清液经过滤后澄明度稳定性得到提高。

表4–68 药液冷藏处理与稳定性情况

处理方法	滤液放置时间与稳定性				
	1d后	2d后	4d后	7d后	15d后
未冷藏	澄清	浑浊	少量沉淀	较多沉淀	大量沉淀振摇难散
冷藏	澄清	澄清	澄清	少量沉淀	少量沉淀轻摇易散

（二）成品pH值与药液澄明度稳定性的研究

药液的pH值对成品的澄明度稳定性有较大影响，通过调节药液的pH值并进行观察，从而确定成品较好的pH值范围，结果见表4–69。试验结果提示，随着药液 pH 值的升高，有利于药液的澄明度与稳定性，但同时加深了药液颜色并增加了药液的腥味，所以较好的 pH 值范围是 4.9 ～ 5.3。

表 4-69 药液 pH 值与成品澄明度及稳定性

pH 值	成品澄明度与稳定性
3.95	放置 1 周，药液发生浑浊，并产生较多沉淀；1 个月后沉淀量明显加大
4.15	放置 1 周，药液稍微浑浊，并产生少量沉淀；2 个月后沉淀量明显加大
4.37	放置 1 周，药液稍微浑浊，并产生少量沉淀；2 个月后沉淀量明显加大
4.68	放置 12 个月，药液稍微浑浊，产生少量沉淀
4.83	放置 12 个月，药液基本澄清，产生少量沉淀
4.95	放置 12 个月，药液基本澄清，产生少量沉淀
5.26	放置 12 个月，药液保持澄清，产生少量沉淀
5.44	放置 12 个月，药液保持澄清，产生少量沉淀
5.68	放置 12 个月，药液保持澄清，产生少量沉淀

黄蛭口服液主要有活血化瘀的功效，方中水蛭为君药，其主要成分多为各种氨基酸和多肽，氨基酸在生物机体代谢中起着重要作用，直接参与合成各种酶、激素和调节人体内代谢的平衡。氨基酸在水蛭活血化瘀的功效中起着重要的作用，提取液中总氮含量的多少可以反映氨基酸提取效果的优劣。因此，采用凯氏定氮法测定总氮含量作为工艺研究的评价指标。实验表明，该方法操作简单、稳定、可行。

黄蛭口服液是在汤剂基础上改进而成，其提取纯化工艺直接影响到制剂质量和临床应用效果。通过以上实验确定其提取纯化工艺为 $A_1B_3C_2D_2$，即原方药材用水作为提取溶媒，药材加水煎煮 2 次，每次煎煮 2h，将药液滤过，合并 2 次滤液，浓缩至相对密度为 1.20 左右（50 ～ 60℃），加入乙醇使醇浓度达 60%，置冰箱内放置 24h，滤过，滤液回收乙醇至无醇味，所得的浸膏加适量蒸馏水稀释至足量。

澄明度是口服液质量的关键指标，本产品由于含生药量较高，并且含动物类药材，通过对药液进行低温冷藏处理和调整 pH 值，使成品能够保持澄清稳定。

三、质量标准

（一）材料

1. 仪器 2487 型 HPLC 仪，包括 515 型色谱泵、HW-2000 型色谱工作站（美国 Waters 公司）；半微量凯氏蒸馏装置（广州玻璃仪器厂）；KQ3200E 型医用超声波清洗器（昆山市超声仪器有限公司）；Goodsee- Ⅰ型薄层色谱摄影仪（上海科哲生化科技有限公司）；JA1203型电子天平（上海天平仪器厂）；电热恒温水浴锅（上海衡平仪器仪表厂）；硅胶G、硅胶H薄层板（青岛海洋化工厂分厂）。

2. 试药 大黄、水蛭、牛蒡子对照药材（批号分别为902-8802、1061-200202、120903-200407）及大黄素、大黄酚、大黄酸、大黄素甲醚、牛蒡子苷对照品（批号分别为110756-200110、110796-200310、0757-200206、758-9402、819-9401）均由中国药品生物制品检定所提供；甲醇为色谱纯，水为重蒸馏水，其余试剂均为分析纯；黄蛭口服液（广州中医药大学附属中山中医院制剂室自制，批号分别为20030508、20030715、20031022）。

（二）定性鉴别

1. 大黄的TLC鉴别 取本品5mL，加盐酸1mL，置水浴上加热30min，立即冷却，用乙醚分2次振摇提取，每次20mL，合并乙醚液，蒸干，残渣加三氯甲烷1mL使溶解，作为供试品溶液；取大黄对照药材0.1g，加甲醇20mL，浸渍1h，滤过，取滤液5mL，蒸干，加水10mL使溶解，同上法制成对照药材溶液；另取大黄酸、大黄素、大黄素甲醚、大黄酚对照品，分别加甲醇制备成每1mL含1mg的溶液，作为对照品溶液；再取不含大黄的阴性样品，采用处方制备工艺制备，余同供试品溶液制备方法制备，作为阴性对照溶液。照薄层色谱法试验，吸取上述供试品溶液、对照药材溶液、对照品溶液、阴性对照溶液各10μL，分别点于同一以羧甲基纤维素钠为黏合剂的硅胶H薄层板上，以石油醚（30～60℃）-甲酸乙酯-甲酸（7.5∶2.5∶0.5）的上层溶液为展开剂，展开，取出，晾干，置紫外光灯（365nm）下检视。结果，供试品色谱中，在与对照药材和对照品色谱相对应的位置上，显相同的荧光主斑点，阴性对照色谱无此荧光斑点。置氨蒸气中薰后，斑点变为红色。TLC详见图4-21。

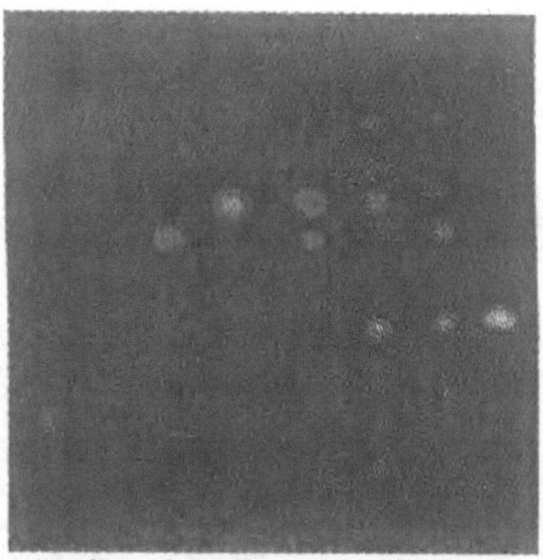

1. 大黄酸；2. 大黄素；3. 大黄素甲醚；4. 大黄酚；5. 大黄对照药材；6、7. 供试品溶液；8. 缺大黄阴性对照

图4-21 大黄365nm紫外下TLC图

2. 水蛭的TLC鉴别 取本品10mL，水浴浓缩至适量，加入硅藻土5g，搅拌均匀，烘至近干，加乙醇30mL溶解，滤过，滤液挥干，加乙醇溶解，使成1mL，作为供试品溶液；另取水蛭对照药材1g，加乙醇10mL，超声振荡15min，滤过，滤液

浓缩至 5mL，滤过，作为对照药材溶液；取不含水蛭的阴性样品，采用处方制备工艺制备，余同供试品溶液制备方法制备，作为阴性对照溶液。照薄层色谱法试验，吸取上述供试品溶液、对照药材溶液、阴性对照溶液各 10μL，分别点于同一硅胶 G 薄层板上，以正己烷 - 醋酸乙酯（4：1）为展开剂，展开，取出，晾干，喷以 10% 硫酸乙醇溶液，在 105℃加热至斑点显色清晰。结果，供试品色谱中，在与对照药材色谱相应的位置上，日光下显相同的紫红色斑点，阴性对照色谱无此颜色斑点；紫外光灯（365mm）下显相同颜色荧光斑点，阴性对照色谱无此荧光斑点。TLC 详见图 4-22、图 4-23。

1、2. 水蛭对照药材；3、4. 供试品溶液；
5. 缺水蛭阴性对照
图 4-22 水蛭日光下 TLC 图

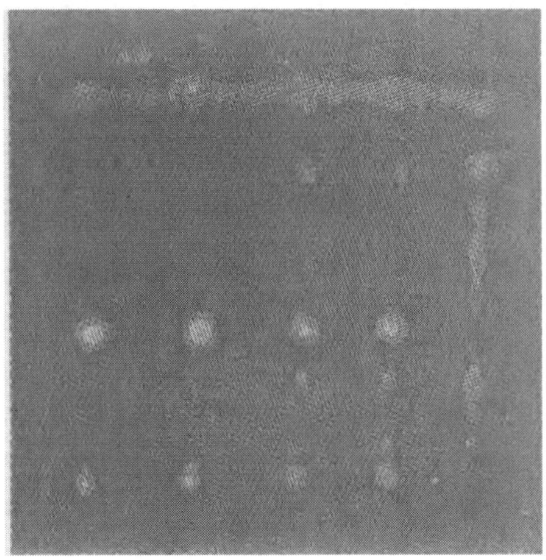

1、2. 水蛭对照药材；3、4. 供试品溶液；
5. 缺水蛭阴性对照
图 4-23 水蛭 365nm 紫外下 TLC 图

3. 牛蒡子的 TLC 鉴别 取本品 10mL，水浴蒸干，残渣加乙醇 10mL，超声处理 20min，滤过，滤液挥干，加乙醇溶解，使成 1mL，作为供试品溶液；取牛蒡子对照药材 1g，加乙醇 10mL，超声处理 20min，滤过，滤液挥干，加乙醇溶解，使成 1mL，作为对照药材溶液；另取牛蒡子苷对照品，加乙醇制备成每 1mL 含 2mg 的溶液，作为对照品溶液；再取不含牛蒡子的阴性样品，采用处方制备工艺制备，余同供试品溶液制备方法制备，作为阴性对照溶液。照薄层色谱法试验，吸取上述供试品溶液、对照药材溶液、对照品溶液、阴性对照溶液各 10μL，分别点于同一以羧甲基纤维素钠为黏合剂的硅胶 G 薄层板上，以氯仿 - 甲醇 - 水（40：8：1）为展开剂，展开，取出，晾干，喷以 10% 硫酸乙醇溶液，在 105℃加热至斑点显色清晰。结果，供试品色谱中，在与对照药材和对照品色谱相应的位置上，日光下显相同颜色斑点，阴性对照色谱无此颜色斑点；紫外光灯（365nm）下显相同颜色荧光斑点，阴性对照色谱无此荧光斑点。TLC 详见图 4–24、图 4–25。

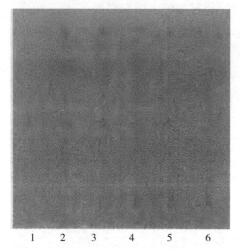

1　2　3　4　5　6

1、2. 牛蒡子对照药材；3、4. 供试品溶液；
5. 缺牛蒡子阴性对照

图 4–24　牛蒡子日光下 TLC 图

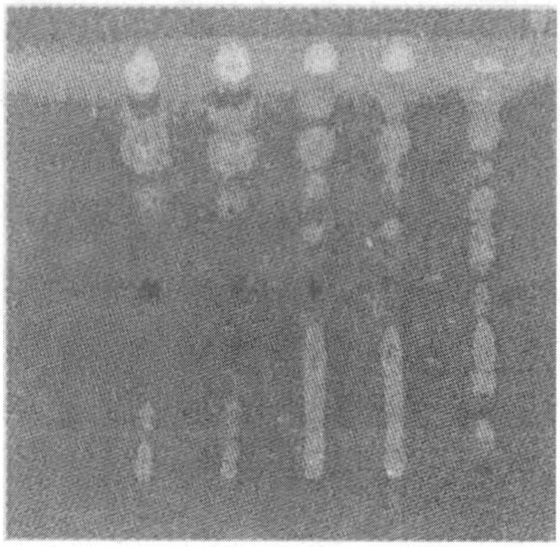

1　2　3　4　5　6

1、2. 牛蒡子对照药材；3、4. 供试品溶液；
5. 缺牛蒡子阴性对照

图 4–25　牛蒡子 365nm 紫外下 TLC 图

（三）含量测定

1. 总氮（N）的含量测定

（1）消解　按 2005 年版《中国药典》（一部）附录“氮测定法”中半微量法测定总 N 含量。精密量取 3 批黄蛭口服液各 0.2mL（V），无损失地转入凯氏烧瓶中，加入 0.3g 无水硫酸钠与 5 滴 30% 的硫酸铜溶液，沿瓶壁滴加 2.0mL 硫酸和数粒玻璃珠，充分混匀。将上述烧瓶置于通风橱内的电炉上加热，使溶液保持在沸点以下，不时振摇，炭化至泡沫消失，然后加大火力，沸腾至溶液变成澄明的绿色后，继续加热 10min。

（2）蒸馏　另取 2% 硼酸溶液 10mL，置于 100mL 锥形瓶中，加甲基红－溴甲酚绿混合指示液 5 滴，将冷凝管尖端插入液面下。将凯氏烧瓶中的内容物经漏斗转入蒸馏瓶中，用少量水淋洗凯氏烧瓶和漏斗数次，再加入 40% 氢氧化钠溶液 10mL，用少量水洗涤漏斗数次，加热进行蒸汽蒸馏，使蒸汽通过冷凝管进入收集瓶内，至硼酸溶液开始由酒红色变为蓝绿色起，继续蒸馏约 10min 后（馏出液容积约为 70mL），将冷凝管尖端提出液面，使蒸汽继续冲洗约 1min，用水淋洗尖端后停止蒸馏。

（3）滴定　将上述馏出液用硫酸滴定液（0.005mol/L）滴定至溶液由蓝绿色变成灰紫色，并将滴定结果用空白试验校正，记下所消耗硫酸滴定液的体积（V_1）。

（4）空白试验　精密量取同等体积的蒸馏水代替试样，同前操作步骤进行空白测定，记下所消耗硫酸滴定液的体积（V_2）。

（5）计算　按每消耗 1mL 硫酸滴定液（0.005mol/L）相当于 0.1401mg 的 N 计算，计算公式为：$X=(V_1-V_2)\times 0.1401/V$

3 批样品总 N 含量测定结果详见表 4-70。

表 4-70　黄蛭口服液中总氮的含量测定结果（n=3）

批号	V（mL）	V_1（mL）	V_2（mL）	X（mg/mL）
20030508	0.2	17.0	0.16	11.8
20030715	0.2	17.7	0.16	12.3
20031022	0.2	18.2	0.16	12.6

2. 大黄酚的含量测定

（1）色谱条件　色谱柱为 Nova-pak C_{18}（150mm×3.9mm，5μm），柱温为室温，流动相为甲醇 -0.1% 磷酸（85∶15），流速为 1.0mL/min，检测波长为 254nm。

（2）对照品溶液的制备　精密称取大黄酚对照品 5.30mg，置 50mL 量瓶中，加甲醇溶解至刻度，摇匀。精密量取上述溶液 2mL，置 25mL 量瓶中，加甲醇稀释至刻度，摇匀，即得浓度为 8.48μg/mL 的对照品溶液。

（3）供试品溶液的制备　取黄蛭口服液 10mL，置于 50mL 锥形瓶中，加 2mol/L 硫酸溶液 10mL，超声处理 5min，再加入氯仿 25mL，水浴回流 1h，冷却，移至分液漏斗中，用少量氯仿洗涤容器，洗液并入分液漏斗中，分离氯仿层，酸液再用氯仿同法萃取 2 次，每次各 25mL，合并萃取液，低温挥干氯仿。残渣加甲醇适量，微热使之溶解，定量移至 25mL 量瓶中，加甲醇稀释至刻度，摇匀，用 0.45μm 微孔滤膜滤过，即得。HPLC 详见图 4-26。

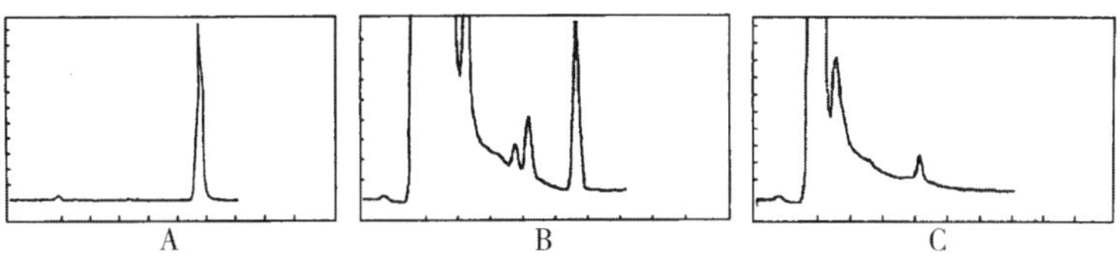

A. 大黄酚；B. 黄蛭口服液；C. 阴性对照

图 4-26　黄蛭口服液的 HPLC 色谱图

（4）线性关系考察　精密吸取大黄酚对照品溶液 2.0、4.0、6.0、8.0、10.0mL，分别置于 10mL 量瓶中，加甲醇稀释至刻度，摇匀，分别进样

20μL，按上述色谱条件测定。以溶液浓度（X）为横坐标，峰面积积分值（Y）为纵坐标绘制标准曲线，得回归方程为 Y=51950.2X–875.7（r=0.9998）。结果表明，大黄酚检测浓度在 1.696 ~ 8.480μg/mL 范围内与峰面积积分值呈良好线性关系。

（5）精密度试验　在上述色谱条件下，精密吸取对照品溶液 20μL 注入 HPLC 仪，重复进样 5 次，分别测定峰面积。结果，平均峰面积为 883012，*RSD*=0.54%，表明仪器精密度良好。

（6）稳定性试验　取供试品溶液（批号：20030715），分别于第 0、2、4、8、16、24h 按上述色谱条件试验，进样 20μL，测定大黄酚含量。结果，*RSD*=0.67%，表明供试品溶液室温放置 24h 稳定。

（7）重现性试验　按供试品制备方法，取同一批号的供试品溶液（批号：20030715），重复测定 5 次。结果，*RSD*=0.82%，表明方法重现性良好。

（8）加样回收率试验　精密量取已测知含量的样品（批号：20030508）5.0mL，置于 50mL 容量瓶中，分别加入上述大黄酚对照品溶液（8.48μg/mL）1、2、3mL，根据每个不同加入量各制备 3 份供试品溶液，按上述色谱条件测定峰面积，并计算大黄酚含量和回收率。结果详见表 4–71。

表 4–71　大黄酚的加样回收率实验结果

样品含量（μg）	加入量（μg）	测得量（μg）	回收率（%）	x（%）	*RSD*（%）
136.05	8.48	144.46	99.17	99.60	1.37
136.05	8.48	144.38	98.23		
136.05	8.48	144.61	100.94		
136.05	16.96	152.63	97.76		
136.05	16.96	152.77	98.58		
136.05	16.96	152.85	99.06		
136.05	25.44	161.95	101.81		
136.05	25.44	161.66	100.67		
136.05	25.44	161.53	100.16		

（9）干扰试验　按处方比例称取缺大黄的其余药味，按黄蛭口服液制备工艺制备阴性样品，按供试品制备方法操作，制备阴性对照溶液，在上述色谱条件下进行分析，记录色谱图。结果，阴性对照在与对照品保留时间相同的位置上无峰出现，表明黄蛭口服液中其他成分对大黄酚的测定无干扰，详见图 4–26。

（10）样品含量测定　将 3 批样品按供试品制备方法制备供试品溶液，在上述色谱条件下测定大黄酚峰面积，进样 20μL，按外标法计算含量。结果详见表 4–72。

表 4–72　黄蛭口服液中大黄酚的含量测定结果

批号	含量（μg/L）	平均含量（μg/mL）	*RSD*（%）
20030508	27.20	27.21	0.17
	27.26		
	27.17		
20030715	28.35	28.59	0.75
	28.64		
	28.77		
20031022	27.55	27.59	
	27.80		
	27.40		

（四）讨论

在大黄和牛蒡子的 TLC 鉴别中，为使鉴别方法简便、快捷，笔者曾采用二者同时鉴别法，即以同一方法制备大黄和牛蒡子对照药材溶液，并同时点于同一硅胶 G 薄层板上，以石油醚（60 ～ 90℃）– 醋酸乙酯 – 甲酸（7.5∶2.5∶0.5）为展开剂进行分析。结果虽然斑点较清晰，但分离度较差。后对二者分别采用文中试验条件鉴别，取得了良好效果。

在采用 HPLC 法测定大黄酚含量时，供试品溶液的制备参考了有关文献方法，色谱条件则参照了 2005 年版《中国药典》（一部）中“大黄”项下测定大黄酚含量的色谱条件。

本方法准确、可靠、专属性强，所建标准可用于本品的质量控制。

四、药理作用

（一）对血小板聚集功能的作用

1. 材料

（1）仪器　400 型双通道血小板聚集仪（美国 Chronolog 公司）。

（2）试药　黄蛭口服液由中山市中医院制剂室提供（批号 20070320）；二磷酸腺苷（ADP）、花生四烯酸（AA）由美国 Sigma 公司提供；血小板聚集蛇毒试剂（PagVR，广州医学院蛇毒研究所，规格：每瓶 0.1mg 冻干制剂）；试剂均在使用前新鲜配制。

（3）动物　雄性SPF级昆明种小鼠，体重18～22g；雄性家兔，体重20～25kg，均由广东省实验动物中心提供，实验动物合格证号：SCXK（粤）2003-0002。

2. 方法与结果

（1）统计学方法　实验数据用SPSS13.0统计软件处理。组间均数差异的比较用 t 检验。

（2）黄蛭口服液对家兔血小板聚集的影响　将家兔随机分为5组，即生理盐水组、阿司匹林（20mg/L）组及黄蛭口服液高、中、低浓度（浓度分别为200、100和50mg/L）组。家兔用戊巴比妥钠麻醉，颈动脉插管采血，新鲜配制的3.28%枸橼酸钠抗凝（1∶9）。1000r/min离心10min制备富血小板血浆（PRP），剩余部分再以3000r/min离心10min制备贫血小板血浆（PPP），用PPP调PRP使血小板计数为（3～34）$\times 10^5$个/mm。向试管内PRP（250μL）给予阿司匹林溶液、3种不同浓度的黄蛭口服液及生理盐水各10μL，37℃温育3min后分别以ADP（1μmol/L）、PagVR（6.25mg/L）和AA（3mmol/L）各5μL为诱导剂聚集血小板。用比浊法测定血小板聚集率，观察1、3、5min的聚集率及聚集血小板最大聚集率。上述实验操作在1.5h内完成。

1) 黄蛭口服液对ADP诱导的家兔血小板聚集的影响：与生理盐水组比较，阿司匹林组及黄蛭口服液高、中、低浓度组对ADP诱导的家兔血小板分别在1、3、5min时的聚集率以及最大聚集率均有显著性差异（$P < 0.05$）；同时，随着黄蛭口服液浓度的增大，对血小板的聚集抑制率也在增高。黄蛭口服液对ADP诱导的家兔血小板聚集的影响见表4-73。

表4-73　黄蛭口服液对ADP诱导家兔血小板聚集的影响（$\bar{x} \pm s$，%，n=6）

组别	血小板聚集率（%）			最大聚集率（%）	聚集抑制率(%)
	1min	3min	5min		
生理盐水组	35.3±9.3	52.7±10.6	58.6±11.8	60.5±8.6	-
阿司匹林组	20.9±8.7*	36.8±5.2*	44.6±4.3*	45.3±7.6*	25.1
黄蛭口服液低浓度组	34.6±6.7*	44.6±6.4*	50.6±10.5*	51.6±6.8*	14.7
黄蛭口服液中浓度组	32.2±8.4*	41.0±3.9*	47.8±8.9*	48.1±9.3*	20.5
黄蛭口服液高浓度组	28.8±8.6*	38.3±7.4*	45.2±9.2*	46.2±11.2*	23.6

注：与生理盐水组比较，*$P < 0.05$。

2）黄蛭口服液对AA诱导的家兔血小板聚集的影响：与生理盐水组比较，阿司匹林组及黄蛭口服液高、中、低浓度组对AA诱导的家兔血小板分别在1、3、5min时的聚集率以及最大聚集率均有显著性差异（$P < 0.05$）；同时，随着黄蛭口服液浓度的增大，对血小板的聚集抑制率也在增高。黄蛭

口服液对 AA 诱导的家兔血小板聚集的影响见表 4–74。

表 4–74　黄蛭口服液对 AA 诱导家兔血小板聚集的影响（$\bar{x} \pm s$，%，n=6）

组别	血小板聚集率（%）			最大聚集率（%）	聚集抑制率（%）
	1min	3min	5min		
生理盐水组	38.6±8.1	45.6±11.1	68.5±8.7	70.8±10.1	–
阿司匹林组	21.6±6.8*	30.4±8.9*	37.3±9.2*	38.9±6.5*	45.1
黄蛭口服液低浓度组	36.9±7.1*	43.8±9.5*	50.8±10.3*	52.5±9.7*	25.8
黄蛭口服液中浓度组	32.7±6.2*	38.7±7.7*	42.8±6.7*	45.8±8.4*	35.3
黄蛭口服液高浓度组	30.1±5.5*	37.1±6.9*	40.9±8.2*	43.6±7.8*	38.4

注：与生理盐水组比较，*$P < 0.05$。

3）黄蛭口服液对 PagVR 诱导的家兔血小板聚集的影响：与生理盐水组比较，阿司匹林组及黄蛭口服液高、中、低浓度组对 PagVR 诱导的家兔血小板分别在 1、3、5min 时的聚集率以及最大聚集率均有显著性差异（$P < 0.05$）；同时随着黄蛭口服液浓度的增大，对血小板的聚集抑制率也在增高。黄蛭口服液对 PagVR 诱导的家兔血小板聚集的影响见表 4–75。

表 4–75　黄蛭口服液对 PagVR 诱导家兔血小板聚集的影响（$\bar{x} \pm s$，%，n=6）

组别	血小板聚集率（%）			最大聚集率（%）	聚集抑制率（%）
	1min	3min	5min		
生理盐水组	41.5±11.4	58.7±9.9	69.6±8.1	76.3±8.5	–
阿司匹林组	42.4±5.6*	60.4±7.6*	71.2±7.7*	75.8±6.1*	0.7
黄蛭口服液低浓度组	35.6±5.9*	47.1±6.8*	53.2±8.9*	56.3±9.4*	26.2
黄蛭口服液中浓度组	32.5±4.7*	40.3±5.2*	46.9±6.7*	49.6±5.9*	35.0
黄蛭口服液高浓度组	28.4±9.3*	36.2±11.7*	41.8±9.9*	42.3±8.8*	41.6

注：与生理盐水组比较，*$P < 0.05$。

（3）黄蛭口服液对小鼠出血的影响　昆明小鼠 40 只，随机分为 4 组，给予不同浓度黄蛭口服液［50、100、200mL/（L·kg）］及生理盐水，灌胃给药，每天 1 次，连续给药 5d，末次给药 1h 后，距尾尖 3mm 处剪断鼠尾。从流出第 1 滴血起计时，每隔 1min 用滤纸接触伤口，至无血痕为止，记录此出血时间。与生理盐水组比较，黄蛭口服液高、中、低浓度组的出血时间均显著延长，提示黄蛭口服液能抑制小鼠的凝血功能。黄蛭口服液对小鼠出血时间的影响见表 4–76。

表 4-76　黄蛭口服液对小鼠出血的影响（$\bar{x} \pm s$，%，n=6）

组别	n	剂量［mL/（L·kg）］	出血时间（min）
生理盐水组	10	–	9.6±3.58
黄蛭口服液低浓度组	10	50	13.6±5.23*
黄蛭口服液中浓度组	10	100	16.8±6.12*
黄蛭口服液高浓度组	10	200	19.5±4.59*

注：与生理盐水组比较，*$P < 0.05$。

（二）对 THP-1 巨噬细胞源性泡沫细胞三磷酸腺苷结合盒转运体 A1 表达的影响

1. 仪器与试剂　黄蛭口服液由中山市中医院药剂科提供，新鲜冰冻血浆 100mL（购自广州血液中心），冷冻超速离心机（optima L-90k），Type90 转头（编号 98u1078，美国 Beckman 公司产品）；自动核酸蛋白分析仪（美国 MED-LAB 公司产品）；THP-1 人单核细胞（中国科学院上海生物化学与细胞生物学研究所细胞库）；逆转录多聚酶链反应试剂盒为美国 Promega 公司产品；牛血清白蛋白（BSA）、佛波酯（phorbol myristate acetate，PMA）、乙腈、胆固醇为 Sigma 公司产品；总 RNA 提取试剂盒（Trizol）为上海生物工程公司产品；ABCA1 和 GAPDH（作为内参）引物均由上海生物工程公司合成；羊抗人 ABCA1 一抗和 FITC 标记的兔抗羊二抗（Santa Cruz 公司），辣根过氧化物酶标记兔抗羊二抗（博士德公司，武汉）。其他试剂均为进口或国产分析纯。

2. 方法

（1）低密度脂蛋白（LDL）的分离修饰及鉴定　健康人血浆购自广州血液中心。将 150mL 血浆置超速离心机作序列超速离心。采用电泳法检验所提 LDL 的纯度，提纯的 LDL 在含 200mol/L 乙二胺四乙酸的 PBS 液中透析 48h，BCA 法定量蛋白质，用 PBS 液调节蛋白质浓度至 1g/L，将 LDL 置于含 10pnoVL$CuSO_4$ 的 PBS 液中进行修饰，24h 后于 37℃透析。过滤除菌，4℃保存，用硫代巴比妥酸反应物质（TBARS）含量来鉴定 LDL 的修饰程度（表 4-77）。

（2）细胞培养　THP-1 单核细胞用含有 10% 小牛血清（CFBS）的 RPMI1640 培养液，37℃、5%CO_2 培养箱中静置培养。培养液中加青霉素和链霉素，用台盼蓝检测细胞活性，保证在各次实验中细胞活性均高于 95%。在每次实验前用 200mg/L 佛波酯（PMA）培育 THP-1 细胞 72h，诱导使其分化成巨噬细胞，在光学显微镜下观察确认。移去含有 PMA 及多余单核细胞的培养液，用 PBS 液清洗细胞。

表 4-77 LDL 与 ox-LDL 的 TG、TC 和 TBARS 测定值

检测指标	LDL	ox-LDL
TG（mol/mL）	0.36	0.33
TC（mol/mL）	3.32	1.88
TG/TC	0.11	0.18
TBARS（nmolMDA/molTC）	0.85	8.03

（3）细胞分组　正常对照组：巨噬细胞在含 1% 小牛血清（CFBS）的 RPMI1640 培养液中分别加入 50mg/L 氧化型低密度脂蛋白（oxidized low density lipoprotein，ox-LDL）与低密度脂蛋白（LDL）培育 48h，使细胞转变成泡沫细胞。给药组：在上述条件培养 24h，换液后加 100mL/L 黄蛭口服液（*V*/*V*）至培养基中继续培养 24h。各组培养于 24 孔板中，细胞密度为 1×10^6/mL，两组均设阴性对照组。

（4）流式细胞术　各组细胞经 4% 多聚甲醛室温下固定 30min，再用含 1% 小牛血清的 PBS 洗 3 遍，每次 5min，加入含 1% 小牛血清、115%ABCA1- 抗的 PBS，置室温 60min，含 1% 小牛血清的 PBS 洗 3 遍，1B200 加 FITC 标记的兔抗羊二抗，室温避光反应 30min。胰酶消化细胞，含 1% 小牛血清的 PBS 洗 3 遍后，移入测试管，用流式细胞仪检测细胞平均荧光强度。每组均以不加 FITC 标记的兔抗羊二抗为阴性对照。每份标本收集 20000 个细胞进行检测。

（5）逆转录聚合酶链反应　当各组巨噬细胞密度达到 1×10^7 个细胞 /L，按 Trizol 试剂盒说明书提取总 RNA。用核酸紫外蛋白分析仪分析 RNA 的质量和纯度，A260/A280 的比值为 1.85，证明 RNA 纯度与完整性较好。取 2g 各组细胞总 RNA 逆转录合成 cDNA，再取 2μL 逆转录产物进行 PCR 循环。92℃温育 5min，92℃变性 1min，60℃复性 1min，73℃延伸 1min，共 30 个循环，末次循环 73℃，延伸 10min。ABCA1（GenBank 序列号 AF285167）的引物序列由 Primer Premier5.0 软件进行设计。上游 5'-CCTGTTTC-CGTTACCCHACTC-3'；　下　游 5'-GTGGGGCAGTGGCCATACTCC-3'。GAPDH 的引物序列：上游 5'-TCACCATCTTCCAGGAGCGAG-3'，下游 5'-TGTCGCTGTTGAAGTCAGAG-3'。PCR 扩增产物长度 ABCA1 为 267bp，GAPDH 为 598bp。反应结束后，取反应产物 10μL 进行 1.5% 琼脂糖凝胶电泳，溴化乙啶染色，UVP 型凝胶图像分析系统摄图，并分析各组目的基因及 GAPDH 基因灰度值，以二者的比值代表 ABCA1 的表达。

3. 结果

（1）流式细胞术分析结果　见表 4-78、图 4-27。

表 4-78　流式细胞术测定黄蛭口服液对 ABCA1 的影响（n=6，$\bar{x} \pm s$）

组别	LDL	ox-LDL	阴性
给药组	59.0±6.2*	53.4±6.9*	60.9±8.5*
对照组	27.8±3.6	38.6±5.8△	28.2±4.3

注：与对照组比较，*$P < 0.05$；与阴性比较，△$P < 0.05$。

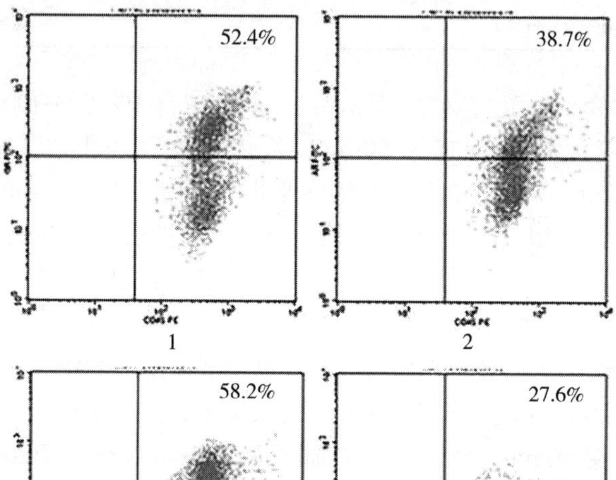

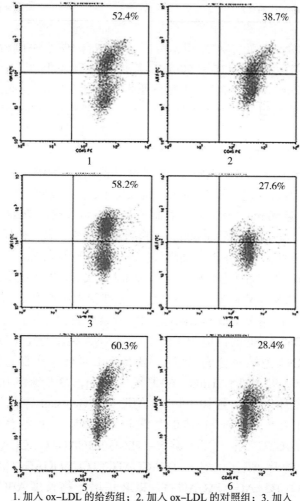

1. 加入 ox-LDL 的给药组；2. 加入 ox-LDL 的对照组；3. 加入 LDL 的给药组；4. 加入 LDL 的对照组；5. 未加入 LDL（或 ox-LDL）的给药组；6. 未加入 LDL（或 ox-LDL）的对照组

图 4-27　黄蛭口服液对 THP-1 细胞 ABCA1 表达的影响

（2）逆转录聚合酶链反应结果　见图 4-28。

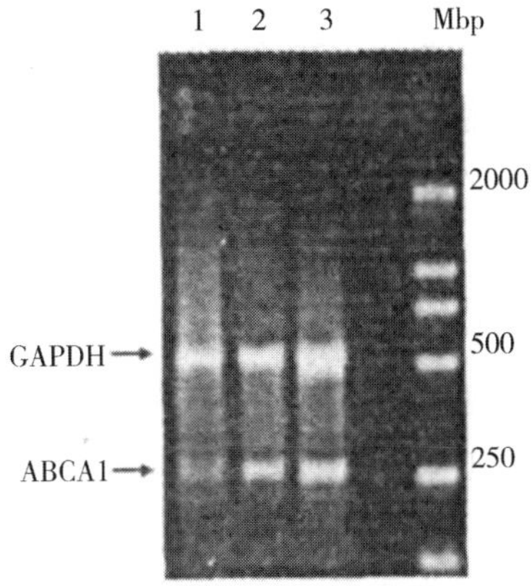

M. DNA 分子量对照；1. 未加入 ox-LDL 的对照组；
2. 加入 ox-LDL 的对照组；3. 加入 ox-LDL 的给药组
图 4-28 黄蛭口服液对 THP-1 细胞 ABCA1mRNA 表达的影响

4. 讨论 PagVR 与血小板活化因子在激活血小板过程中存在共同的信号转导途径，阿司匹林不能阻断其对血小板的激活作用。本实验结果显示，黄蛭口服液对以 ADP、PagVR 及 AA 诱导的家兔血小板聚集均有明显的抑制作用，并能延长小鼠尾动脉出血时间，表明黄蛭口服液对血小板有显著的抑制作用。过度激活的血小板能够介导血小板－血小板聚集，因而血小板的活化在动脉粥样硬化过程中起着重要作用。研究表明，黄蛭口服液对动脉粥样斑块有明显的抑制作用，其较强的抗血小板功能可能是抑制动脉粥样硬化的机制之一。

研究表明，未氧化的 LDL 并不会引起巨噬细胞内吞脂质形成泡沫细胞，但 ox-LDL 则是泡沫细胞形成的最主要因素。本研究表明，ABCA1 在巨噬细胞形成后有明显的表达，未氧化的 LDL 并不会引起巨噬细胞 ABCA1 的上调，但 ox-LDL 则会诱导该因子的上调，与上述情况相一致，说明 ABCA1 是机体对于氧化修饰脂质进行平衡调节的重要因子。本实验表明，中药黄蛭口服液对于各组 ABCA1 的表达都具有上调作用。

第九节 舒脊片

舒脊片是在中山市中医院苏培基主任中医师临床使用多年的有效经验方基础上制成的医院制剂（粤药制字 Z20130008），由白芍、宽筋藤、鸡血藤、桑寄生、独活、牛大力、千斤拔、川芎、当归、防己等 14 味中药组成，具有补血活血、补肝肾、强筋骨、祛风湿之功，主要用于肝肾不足兼外感风寒湿邪所引起的腰腿痛。根据舒脊片方中药材的现有化学、药理等研究资料，同时考虑医院中药制剂生产的特点，配制工艺采用“原方饮片水提取与部分打粉相结合－膏粉混匀－过筛制粒－压片成型”设计，其中防己及一半处方量的独活、川芎、当归打成细粉，而剩余独活、川芎、当归与白芍、宽筋藤等10味药则采用水提法制备。

提取与干燥工艺研究

（一）材料

Agilent1260型高效液相色谱仪（美国安捷伦），BS-224S型电子天平（德国赛多利斯）；800型离心机（上海手术器械厂），HH-S4数显恒温水浴锅（金坛区医疗仪器厂），KQ3200E医用超声波清洗器（昆山市超声仪器有限公司），东方-A型直热式电热恒温干燥箱（广州东方电热干燥设备厂），GLPG中药浸膏专用喷雾干燥机（常州市干燥设备厂有限公司）。芍药苷对照品（中国药品生物制品检定所提供，批号110736-200424），白芍、宽筋藤、鸡血藤、牛大力、川芎、当归、防己等药材均购于广东广弘药材有限公司，经广州中医药大学附属中山中医院梅全喜教授鉴定，均符合《中国药典》(2015年版）一部各相关项下规定。乙腈为色谱纯，水为重蒸馏水，其余所用试剂均为分析纯。

（二）水提工艺优选

1. 因素确定 依据中药水提经验，确定加水量、提取次数、提取时间为水提效果的主要因素，每个因素各选取3个水平。选用$L_9(3^4)$正交表安排试验，取方中需水提药材中主要指标成分芍药苷含量和干浸膏得率为考察指标，并用直观法和方差分析法分析其结果。因素水平表见表4-79。

表4-79 舒脊片水提工艺正交试验因素水平

水平	A	B	C
	加水量/倍	提取时间/h	提取次数
1	8	1	1
2	10	2	2
3	12	3	3

2. 样品制备 按处方比例称取1/20处方量的独活、川芎、当归以及1/10处方量的其余药材，共18份（每次试验平行2次），每份155.7g，分别按正交实验安排，加水提取，浓缩，过滤，滤液浓缩并定容至250mL，作供试样品备用。

3. 干浸膏得率的测定 精密吸取上述溶液25mL置已干燥至恒重的蒸发皿中，在水浴蒸干后，于105℃烘3h，移置干燥器中，冷却30min，迅速精密称定质量。计算供试品干膏量公式如下：干膏量（g）=（$W\times V$）/25。

W 为 25mL 浓缩液中干浸膏重量，*V* 为定容体积。

4. 芍药苷含量测定

（1）供试品溶液的制备　精密取上述各浓缩液 2.0mL，置 25mL 量瓶中，加入甲醇 20mL，超声处理（功率 150W，频率 40kHz）20min，放冷，用甲醇定容，摇匀，3000r/min 离心，上清液再用 0.45μm 微孔滤膜滤过，取滤液，即得。

（2）对照品溶液的制备　精密称取经五氧化二磷减压干燥器中干燥 36h 的芍药苷对照品 5.12mg，置 50mL 量瓶中，加甲醇制成每 1mL 含 0.1024mg 的溶液，即得。

（3）色谱条件　EclipseXDB-C_{18} 分析柱（4.6mm×150mm，5μm），流动相乙腈 -0.1% 磷酸溶液（15∶85），体积流量 1.0mL/min，柱温 30℃，检测波长为 230nm。理论板数按芍药苷峰计算应不低于 3000。见图 4-29。

（4）空白试验　取缺白芍阴性样品，照上述“供试品溶液制备”测定项下提取，按上述色谱条件分析。与对照品相应的位置上，无明显吸收峰出现。结果证明阴性样品对该试验无干扰。见图 4-29。

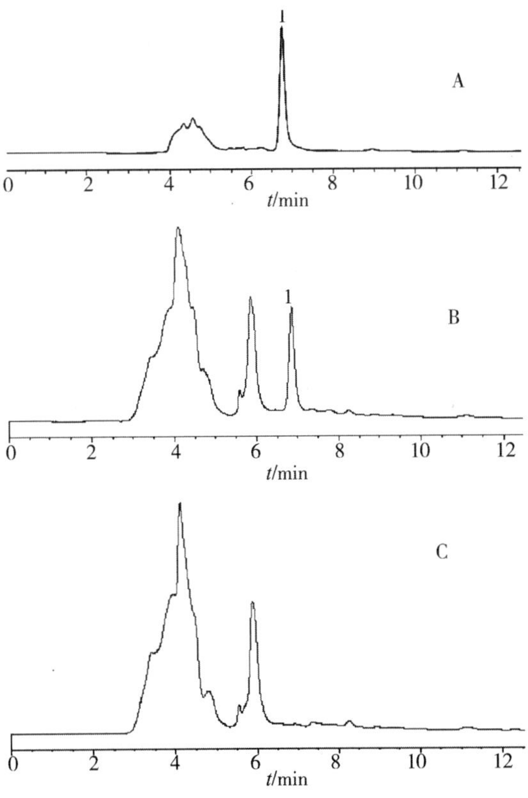

A. 对照品；B. 样品；C. 阴性样品；1. 芍药苷

图 4-29　舒脊片 HPLC

（5）线性关系考察　精密吸取对照品溶液2、3、4、6、8、10μL，按上述条件进样，测得峰面积。以进样量为横坐标、峰面积为纵坐标作图，得标准曲线的回归方程为 Y=1.57942389X + 2.6122678，相关系数 r=0.99995。表明芍药苷的量在0.2048～024μg之间范围内线性关系良好。

（6）精密度试验　精密吸取对照品溶液5μL，重复进样5次，按上述色谱条件测定芍药苷峰面积。结果 *RSD* 0.98%，表明精密度良好。

（7）稳定性试验　取同一供试品溶液，分别于0、1、2、4、8、24h进样10μL，按上述色谱条件测定，结果芍药苷峰面积的 *RSD* 为1.35%，表明供试溶液放置24h内较稳定。

（8）加样回收率试验　取已知含量的同一批样品6份，分别准确加入芍药苷对照品溶液5mL，按供试品溶液制备项下操作方法制备。精密吸取5μL，按上述色谱条件，依法测定含量。结果平均回收率99.58%，*RSD*=1.23%。

（9）样品中芍药苷含量测定　分别精密吸取供试品溶液各5μL，注入液相色谱仪，测定峰面积，用外标一点法计算芍药苷含量。

5. 试验结果与分析

（1）试验结果　采用综合加权评分法，以干膏得量和芍药苷含量的最大值为100分，将各指标成分的总量分别转换为评分值，取干膏得量的加权系数为0.4，芍药苷含量的加权系数为0.6，将每次试验的各指标成分的评分值乘以相应的加权系数后求和，得综合评分值。以综合评分值计算正交试验结果（表4–80），对表4–80结果进行统计学处理，得方差分析（表4–81）。

表4–80　舒脊片水提工艺正交试验安排与结果

No.	因素				浸膏量	芍药苷(mg/g)	综合评分
	A	B	C	D			
1	8	1	1	1	12.76	0.915	77.74
2	8	2	2	2	16.50	0.935	88.06
3	8	3	3	3	19.90	0.838	91.62
4	10	1	2	3	19.96	0.903	95.05
5	10	2	3	1	19.83	0.876	93.36
6	10	3	1	2	14.76	0.958	84.90
7	12	1	3	2	20.13	0.859	93.25
8	12	2	1	3	16.93	0.812	82.94
9	12	3	2	1	18.46	0.993	95.85

（续表）

No.	因素				浸膏量	芍药苷(mg/g)	综合评分
	A	B	C	D			
K_1	257.43	266.04	245.58	266.96			
K_2	273.31	264.36	278.96	266.22			
K_3	272.04	273.38	278.24	269.61			
R	15.88	8.01	33.38	3.39			

表 4–81　综合评分方差分析

方差来源	*SS*	*f*	*MS*	*F*	*P*
A	51.93	2.00	25.97	24.50	<0.10
B	11.90	2.00	5.95	5.61	>0.10
C	242.41	2.00	121.21	114.34	<0.05
D（误差）	2.12	2.00	1.06		

注：$F_{0.1}$（2，2）=9.00；$F_{0.05}$（2，2）=19.00。

（2）*极差方差分析*　由表 4–80 极差 R 值可知，影响因素大小顺序均为 C ＞ A ＞ B。方差分析表明，因素 C 对试验结果有显著影响，因素 A 对试验结果有一定的影响，因素 B 对试验结果无影响，因素 C、A 应取其好的水平为 C_2、A_2，因素 B 选取适当水平，所以确定本方的水提最佳工艺条件为 $A_2B_2C_2$，即原方药材加 10 倍量的水煎煮 2 次，每次 2h。

（3）*验证试验*　为进一步确定此提取工艺的合理性，按照上述方法称取药材 3 份，按照正交试验优选的工艺条件 $A_2B_2C_2$ 进行加水提取，浓缩，过滤，定容，按前述方法测出干浸膏量和芍药苷含量，其结果分别为 20.16、21.51、20.98g 和 0.947、0.914、0.923mg/mL，综合评分值分别为 97.69、99.38、98.52。由结果可见，优化工艺提取得的干浸膏量、芍药苷含量及综合评分值的结果均与正交试验结果基本一致，说明此提取工艺稳定可行。

（三）浓缩工艺确定

提取液浓缩的常用方法有减压浓缩和常压浓缩。常压浓缩存在加热温度高、时间长、效率较低、与外界相通等缺点，而本制剂中主要成分芍药苷在长时间高温加热的情况下容易降解，导致含量下降。根据 GMP 对制剂工艺和本制剂性能的要求，本着尽可能减少有效成分的破坏、缩短生产周期、降低成本、防止药液污染等原则，本提取液采用 60℃左右减压浓缩，适用设备有真空浓缩罐、单效或双效真空浓缩器，其优点是浓缩效率高、温度低，操作过程与外界隔绝，符合 GMP 对设备的要求。

（四）干燥工艺考察

中药浸膏的干燥方法有真空干燥、冷冻干燥、喷雾干燥等，其中喷雾干燥具有干燥时间短、有效成分破坏少等优点，是用于中药液态物料干燥的一种较为理想的方法，故选择喷雾干燥制备浸膏粉。根据影响喷雾干燥效果的几个主要因素，选定进风温度、药液相对密度和出风温度作为考察因素，每个因素取 3 个水平。选用评价喷干效果优劣指标的喷干粉含水量为考察指标，采用正交表 $L_9(3^4)$ 进行试验，筛选最佳喷雾干燥工艺，因素水平见表 4–82。按照表 4–83 的安排进行实验，水分测定按照《中国药典》（2015 年版）四部通则水分测定法第二法（烘干法）测定。结果见表 4–83，方差分析见表 4–84。

表 4–82 喷雾干燥正交试验因素水平

因素水平	A	B	C
	药液相对密度（60℃）	进风温度（℃）	出风温度（℃）
1	1.02	175	75
2	1.10	190	85

表 4–83 喷雾干燥正交实验安排与结果

No.	因素				含水量（%）
	A	B	C	D（空白）	
1	1	1	1	1	6.42
2	1	2	2	2	5.19
3	1	3	3	3	5.34
4	2	1	2	3	4.28
5	2	2	3	1	4.01
6	2	3	1	2	4.61
7	3	1	3	2	4.98
8	3	2	1	3	4.68
9	3	3	2	1	4.15
K_1	16.95	15.68	15.71	14.58	
K_2	12.90	13.88	13.62	14.78	
K_3	13.81	14.10	14.33	14.30	
R	1.35	0.60	0.70	0.16	

表 4-84　膏粉含水量方差分析

方差来源	*SS*	*f*	*MS*	*F*	*P*
A	2.788	2	1.394	20.623	0.046
B	0.541	2	0.270	4.000	0.200
C	0.453	2	0.226	3.348	0.230
D（误差）	0.135	2	0.068		

注：$F_{0.1}$（2，2）=9.00；$F_{0.05}$（2，2）=19.00。

由表 4-83 极差分析可知，影响喷雾干燥膏粉含水量因素大小的顺序均为 A ＞ C ＞ B。方差分析结果表明，A 因素的影响具有显著意义，应取其好的水平为 A_2；选择 B、C 两个因素对实验结果不具有显著性影响，取适当水平 B_2、C_2。综合考虑各方面因素，最后确立的干燥工艺组合为 $A_2B_2C_2$，即药液相对密度为 1.10（60℃），进风温度 190℃，出风温度 85℃。据所筛选的最佳条件验证 3 批，含水量分别为 4.25%、4.10%、4.18%，表明正交试验选出的工艺条件合理，稳定可行。

（五）讨论

本制剂方中白芍有补血活血、柔肝止痛作用，为君药；且现代药理研究表明，白芍中主要有效成分芍药苷有明显的生血作用和显著的镇痛作用，并能改善心脑等器官缺血症状，增加局部血流量，与舒脊片有补血活血作用，可用于腰腿痛的功能主治基本相同，故选择芍药苷作为工艺优选的考察指标是合理、可行的。同时结合传统干浸膏得量指标综合来评价提取工艺，既考虑了传统中药的特点，又与现代研究结果相结合，对提高制剂水平、制定科学经济的工艺流程提供了参考。根据芍药苷和干浸膏得量对提取工艺的影响程度，分配不同的权重系数，芍药苷作为方中重要有效成分，权重系数相应较大些，以 0.6 为宜；干膏得量作为提取工艺的参考指标，能部分反映出该处方药物的提取质量，但干膏得量与疗效不一定成正比例关系，故综合评价时权重系数相应小些，以 0.4 为宜。这样既保证了评价指标全面性，又给予了关键因素相应的侧重，使分析结果更为科学和客观，以保证优选工艺路线的合理性。

在喷雾干燥实际操作过程中发现，药液相对密度大，药液黏稠度大，容易堵塞管路和喷嘴，水分蒸发慢，膏含水量偏高，药粉易粘壁；药液相对密度小，黏度降低，流动性增强，但是蒸发的水量增加，能耗大，造成效率低，也容易造成膏粉含水量偏高。所以喷雾干燥时所用药液相对密度对整个干燥过程影响较大，与正交试验优选的结果一致，即选用适当相对密度的药液进行喷雾干燥尤其重要。

中药复方制剂的制备工艺直接影响制剂质量和临床疗效，因此对中药复方制剂制备工艺的考察极为重要。实验表明，按上述实验优选的提取与干燥工艺得到的干膏粉和有效成分的量较高，性质稳定，可为下一步的制剂成型提供基础和条件。

第十节　熄风通脑胶囊

熄风通脑胶囊由石决明、钩藤、三七、赤芍、珍珠母、蒲黄、豨莶草、牡丹皮、地黄等 11 味中药组成，为广州中医药大学附属中山中医院常用制剂（制剂批准文号：粤药制字 Z20110102）。本制剂具有息风通脑、祛痰开窍、活血化瘀之功，主要用于脑梗死急性期所致的肢体偏瘫、口角㖞斜、言语謇涩等。

一、制备工艺

方中三七粉碎成粗颗粒，用 70% 醇回流提取 3 次，每次 6 倍量，提取时间分别为 1.5、1、1h，药液滤过，回收乙醇并浓缩至相对密度 1.20（80℃）备用（三七提取浓缩液 I）。另取石决明、钩藤、夏枯草、牡丹皮等药材加 10 倍水煎煮两次，每次 1.5h，过滤，合并滤液，浓缩至相对密 1.20（80℃），其余药材浓缩液备用。将三七提取浓缩液 I 与其余药材浓缩液及适量淀粉混匀，过筛制颗粒（过 20 目筛网），低温干燥（60℃），干颗粒过 20 目筛整粒，颗粒填入 0 号胶囊，包装，检验，即得。

根据方中药材的性质及医院中药制剂生产的特点，配制工艺采用“原方水提取与乙醇提取相结合 – 浓缩 – 过筛制粒 – 填充胶囊成型”设计，其中三七采用乙醇提取，剩余 10 味药则采用水提醇沉法。本实验以芍药苷和浸膏得率为指标，采用正交试验法优选熄风通脑胶囊的提取工艺，以确定最佳提取工艺，为扩大生产提供依据。

（一）材料

Agilent 1100 型高效液相色谱仪（美国安捷伦），BS–224S 型电子天平（德国赛多利斯），东方 –A 型直热式电热恒温干燥箱（广州东方电热干燥设备厂）。芍药苷对照品（中国药品生物制品检定所，批号 110736–200424），赤芍、石决明、钩藤、夏枯草等药材（均购于广东广弘药材有限公司，经广州中医药大学附属中山中医院梅全喜教授鉴定，均符合《中国药典》2010 年版各药材项下规定）。乙腈为色谱纯，水为重蒸馏水，其余试剂均为分析纯。

（二）方法与结果

1. 样品制备 取除三七外其余药材的 1/10 处方量（20.5g），加适量水浸泡，提取，浓缩，过滤，滤液浓缩至 100mL，作供试样品备用。

2. 干浸膏得率测定 精密吸取上述样品溶液 25mL 置已干燥至恒重的蒸发皿中，在水浴蒸干后，于 105℃烘 3h，移置干燥器中，冷却 30min，迅速精密称定质量，计算浸膏得率。

3. 芍药苷含量测定

（1）供试品溶液的制备 取样品溶液 0.5g，置蒸发皿中水浴蒸干，加甲醇约 5mL，超声处理（150W，20kHz）5min 使溶解，用甲醇洗净蒸发皿并定容至 10mL 量瓶中，摇匀，滤过，取滤液，即得。

（2）对照品溶液的制备 精密称取芍药苷对照品适量，加甲醇制成 50 mg/L 的溶液，摇匀，即得。

（3）色谱条件 Phenomenex Luna C_{18} 色谱柱（4.6mm×250mm，5μm），流动相乙腈 –0.1% 磷酸溶液（18∶82），检测波长 230nm，流速 1.0mL/min，进样量 20μL，柱温 30℃，见图 4–30。

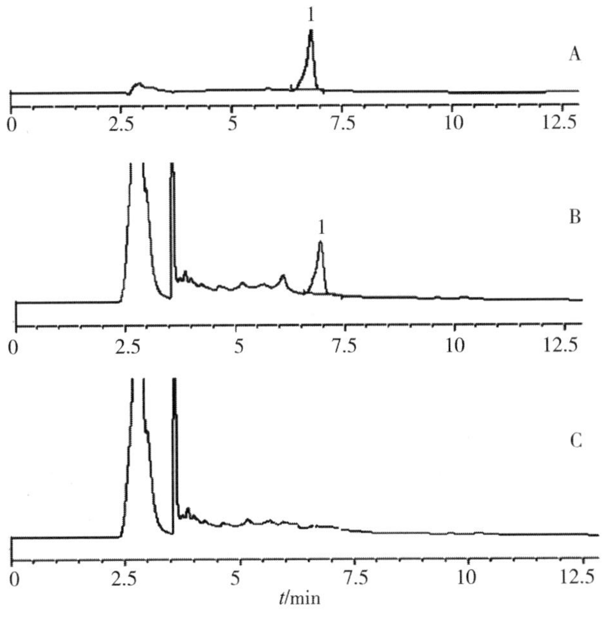

A. 对照品；B. 供试品；C. 阴性溶液；1. 芍药苷

图 4–30 熄风通脑胶囊 HPLC

（4）线性关系考察 精密称取芍药苷对照品 8.6mg，加甲醇适量溶解并定容至 20mL。精密吸取上述溶液 5mL，依次用甲醇稀释成质量浓度为 0.4128、

0.2064、0.1032、0.0516、0.0258、0.0129g/L 的系列对照品溶液，进样量 20μL，以峰面积积分值为纵坐标，芍药苷对照品质量浓度为横坐标，得回归方程 Y=13541X + 5.292（r=0.9999），表明芍药苷在 0.0129 ～ 0.4128g/L 呈良好线性关系。

（5）精密度试验　精密量取同一对照品溶液 20μL，重复进样 5 次，按上述色谱条件测定，结果芍药苷峰面积的 *RSD* 1.02%，表明仪器精密度良好。

（6）稳定性试验　取同一供试品溶液，分别于制备后 0、1、2、4、8、24h 进样 20μL，按上述色谱条件测定，结果芍药苷峰面积的 *RSD* 1.60%，表明供试品溶液放置 24h 内较稳定。

（7）加样回收率试验　取已知含量的同一批样品 6 份，分别准确加入芍药苷对照品溶液 0.5mL，按上述方法制备供试品溶液，精密吸取 20μL 进样，按上述色谱条件测定，结果平均回收率 99.01%，*RSD*1.57%。

4. 水提工艺优选　选取浸泡时间、加水量、提取次数、提取时间为考察因素，每个因素选取 3 个水平，选用 $L_9(3^4)$ 正交表安排试验，以芍药苷提取量和浸膏得率为考察指标，因素水平见表 4–85，试验安排与结果见表 4–86，方差分析见表 4–87。

表 4–85　熄风通脑胶囊水提工艺正交试验因素水平

水平	A 浸泡时间（h）	B 加水量（倍）	C 提取数（次）	D 提取时间（h）
1	0.5	8	1	1.0
2	1.0	10	2	1.5
3	1.5	12	3	2.0

表 4–86　熄风通脑胶囊水提工艺正交试验安排

NO.	A	B	C	D	浸膏得率（%）	芍药苷提取量（mg/g）
1	1	1	1	1	16.128	0.323
2	1	2	2	2	27.439	0.542
3	1	3	3	3	28.049	0.589
4	2	1	2	3	26.779	0.502
5	2	2	3	1	27.542	0.560
6	2	3	1	2	17.831	0.364
7	3	1	3	2	29.554	0.615
8	3	2	1	3	20.354	0.381
9	3	3	2	1	23.346	0.462

No.	A	B	C	D	浸膏得率（%）	芍药苷提取量（mg/g）
K_1	23.872	24.154	18.104	22.339		
K_2	24.051	25.112	25.855	24.941		
K_3	24.418	23.075	28.382	25.061		
R	0.546	2.037	10.278	2.722		
K_1	0.485	0.480	0.356	0.448		
K_2	0.475	0.494	0.502	0.507		
K_3	0.486	0.472	0.588	0.491		
R	0.011	0.022	0.232	0.059		

表 4-87　芍药苷提取量方差分析

方差来源	SS	f	MS	F	P
A（误差）	2.03×10^{-4}	2	1.01×10^{-4}	1.00	
B	7.89×10^{-4}	2	3.94×10^{-4}	3.89	＞0.05
C	8.25×10^{-2}	2	4.13×10^{-2}	407.25	＜0.01
D	5.50×10^{-3}	2	2.75×10^{-3}	27.14	＜0.05

注：$F_{0.05}$（2，2）=19.0，$F_{0.01}$（2，2）=99.0。

由直观分析可知，各因素对水提取工艺的影响顺序为 C＞D＞B＞A。以极值最小的 A 因素为误差项进行方差分析，结果 C 因素具有极显著性差异，D 因素具有显著性差异，B 因素则无显著差异。结合生产成本考虑，确定最佳水提工艺为 $A_1B_2C_2D_2$，即加 10 倍量水浸泡 0.5h，煎煮 2 次，每次 1.5h。

5. 验证试验　按 1/10 处方量称取除三七外其余药材 2 份，按优选的工艺条件进行水提取，浓缩，过滤，定容，测得干浸膏得率分别为 29.017%、28.573%；芍药苷提取量分别为 0.592、0.608g/L，说明优选的提取工艺条件稳定、可行。

6. 醇提工艺优选

（1）因素确定　选择浸泡时间、乙醇用量、乙醇体积分数、回流时间为考察因素，每个因素选取 3 个水平，选用 L_9（3^4）正交表安排试验，取浸膏得率为考察指标，因素水平见表 4-88。

表 4–88 熄风通脑胶囊醇提工艺试验因素水平

水平	A 浸泡时间（h）	B 乙醇用量（倍）	C 回流时间（h）	D 乙醇体积分数（%）
1	0.5	6	0.5，0.5，0.5	60
2	1.0	8	1，1，1	70
3	1.5	10	1.5，1，1	80

（2）浸膏得率测定　按 1/10 处方量准确称取三七共 18 份（每次试验平行 2 次），加乙醇回流提取，过滤，滤液浓缩并定容至 250mL，备用。精密吸取上述溶液 25mL 置已干燥至恒重的蒸发皿中，水浴蒸干，于 105℃干燥 3h，移置干燥器中，冷却 30min，迅速精密称定质量，计算浸膏得率，试验安排及结果见表 4–89，方差分析见表 4–90。

表 4–89 熄风通脑胶囊醇提工艺正交试验安排

No.	A	B	C	D	浸膏得率（%）
1	1	1	1	1	7.667
2	1	2	2	2	8.951
3	1	3	3	3	10.371
4	2	1	2	3	9.898
5	2	2	3	1	10.247
6	2	3	1	2	9.393
7	3	1	3	2	10.611
8	3	2	1	3	6.605
9	3	3	2	1	9.871
K_1	8.996	9.392	7.888	9.262	
K_2	9.846	8.601	9.573	9.652	
K_3	9.029	9.878	10.410	8.958	
R	0.850	1.277	2.521	0.694	

表 4–90 熄风通脑胶囊醇提工艺方差分析

方差来源	SS	f	MS	F	P
A	2.784	2	1.392	1.92	＞0.05
B	4.987	2	2.493	3.43	＞0.05
C	19.792	2	9.896	13.63	＞0.05
D（误差）	1.452	2	0.726	1	

注：$F_{0.05}$（2，2）=19.0，$F_{0.01}$（2，2）=99.0。

由直观分析可知，各因素对醇提工艺的影响顺序为 C > B > A > D。以极值最小的 D 因素为误差项进行方差分析，结果 A、B、C 因素各水平间均无显著性差异，故确定最佳醇提工艺 $A_1B_1C_3D_2$，即加 6 倍量 70% 乙醇浸泡 0.5h，回流提取 3 次，分别为 1.5、1、1h。

（3）验证试验　按 1/10 处方量称取三七药材 2 份，按优选的工艺条件进行乙醇回流提取，过滤，浓缩，定容，测得浸膏得率分别为 12.63%、12.51%，说明优选的醇提工艺条件基本稳定。

（三）讨论

熄风通脑胶囊是在汤剂基础上改制而成，根据处方中药效成分理化性质的不同，有针对性地将提取工艺分为醇提和水提，以使药材中有效成分提取完全，更好地发挥药效。

在水提工艺优选中，由于药材众多，曾尝试选取钩藤中钩藤碱作为考察指标，经多次调整流动相，发现样品中钩藤碱主峰与其他成分峰分离效果差；采用赤芍中芍药苷作为考察指标时，曾尝试采用《中国药典》（2010 年版）一部中赤芍含量测定项下的色谱条件，以甲醇 –0.5mol/L 磷酸二氢钾溶液（40∶60）为流动相，结果样品中芍药苷峰与杂质峰不能有效分离，将流动相改为乙腈 –0.1% 磷酸溶液，并不断调整比例，结果发现本实验选择的比例最好，芍药苷峰与杂质峰分离良好。现代药理研究表明，芍药苷对脑缺血后脑水肿、血脑屏障、大脑局部血流量均具有保护作用，可明显减轻脑水肿程度，降低脑梗死范围，改善神经行为学症状、血脑屏障通透性，增加大脑局部血流量。这些与熄风通脑胶囊具有息风通脑、祛痰开窍、活血化瘀作用，可用于脑梗死的功能主治相同，故选择芍药苷为考察指标。

三七主要含皂苷、黄酮类、部分多糖等成分，无论是从功效还是从主要成分性质分析，均适宜采用乙醇提取。因三七活性成分众多，单选某一成分作为考察指标均不全面，故选择浸膏得率作为评价指标。

二、质量标准

为有效控制该制剂产品质量，保证用药的安全有效，本文按中药新药研究相关技术规范，根据以上几味药的理化性质，采用薄层色谱（TLC）法对制剂中赤芍、钩藤、三七、大黄进行了定性鉴别研究，同时使用高效液相色谱（HPLC）法测定了制剂中芍药苷的含量，建立了可靠、准确、专属性强的质量控制方法。

（一）材料

1. 仪器　Agilent–1100 高效液相色谱仪（美国安捷伦公司）；CAMAG TLC SCANNER Ⅲ型薄层扫描仪（瑞士）；CAMAG TLC SAMPLER 4 型自动

点样仪（瑞士）；PBQ- Ⅱ型薄层自动铺板器（重庆南岸实验电器厂）。

2. 试药 赤芍对照药材、三七对照药材、钩藤对照药材、大黄对照药材购自中国食品药品检定研究院（批号分别为 121093–200402、120941–200506、121190–200402、902–9902）；芍药苷对照品（中国食品药品检定研究院，批号 110736–201136，含量 96.0%）。乙腈为色谱纯，水为双蒸水，其余试剂均为分析纯。熄风通脑胶囊由广州中医药大学附属中山中医院制剂室生产（批号 20120523、20120730、20120918）。

（二）定性鉴别

1. 赤芍的鉴别 取本品内容物 2.4g，加水 30mL，微热使溶解，加水饱和正丁醇萃取 2 次，每次 30mL，合并正丁醇液，蒸干，残渣加甲醇 2mL 使溶解，作为供试品溶液。取缺赤芍药材的其余各药制成的阴性对照品 2.4g，按供试品溶液方法制得赤芍阴性对照溶液。另取赤芍对照药材 0.5g，加乙醇 10mL，超声处理 10min，滤过，滤液蒸干，残渣加乙醇 2mL 使溶解，作为对照药材溶液。照薄层色谱法（《中国药典》2010 年版一部附录Ⅵ B）试验，吸取供试品溶液、阴性对照溶液各 20μL 及对照药材溶液 10μL，分别点于同一硅胶 G 薄层板上使成条带，以氯仿 – 醋酸乙酯 – 甲醇 – 甲酸（40∶5∶10∶0.2）为展开剂，展开，取出，晾干，喷以 5% 香草醛硫酸溶液，在 105℃加热至斑点显色清晰。供试品色谱中，在与对照药材色谱相应的位置上，显相同颜色的斑点，阴性对照色谱无此斑点。见图 4–31。

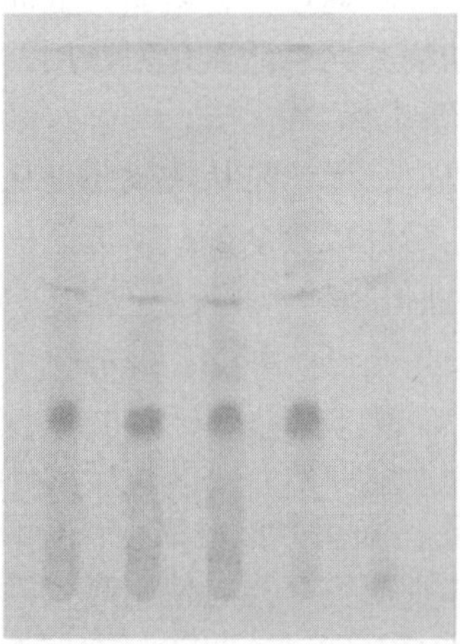

1 ～ 3. 供试品；4. 对照药材；5. 阴性对照

图 4–31 熄风通脑胶囊中赤芍的薄层色谱图

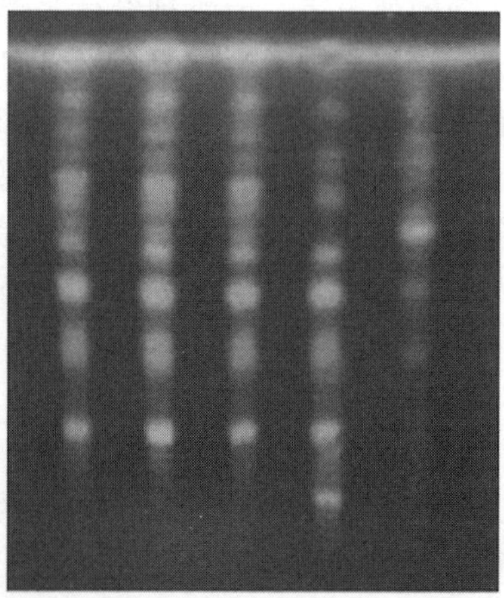

1 ～ 3. 供试品；4. 对照药材；5. 阴性对照

图 4–32 熄风通脑胶囊中三七的薄层色谱图

2. 三七的鉴别 取本品内容物 3.2g，加水 30mL，微热使溶解，加水饱和正丁醇萃取 2 次，每次 30mL，合并正丁醇液，继用氨试液洗涤 2 次，每次 20mL，再用正丁醇饱和的水洗涤 2 次，每次 20mL，正丁醇液蒸干，残渣加甲醇 2mL 使溶解，作为供试品溶液。取缺三七药材的其余各药制成的阴性对照品 3.2g，按供试品溶液方法制得三七阴性对照溶液。另取三七对照药材 1g，加水饱和的正丁醇 30mL，超声处理 20min，滤过，滤液用氨试液洗涤 2 次，同法制成对照药材溶液。照薄层色谱法（《中国药典》2010 年版一部附录Ⅵ B ）试验，吸取上述 3 种溶液各 10μL，分别点于同一高效硅胶 G 薄层板上，以氯仿 – 醋酸乙酯 – 甲醇 – 水（15：40：22：10）10℃以下放置的下层溶液为展开剂，展开，取出，晾干，喷以 10% 硫酸乙醇溶液，在 105℃加热至斑点显色清晰，置紫外光灯（365nm）下检视。供试品色谱中，在与对照药材色谱相应的位置上，显相同颜色的荧光斑点，阴性对照色谱无此荧光斑点。见图 4–32。

3. 钩藤的鉴别 取本品内容物 4.8g，加水 50mL，微热使溶解，冷却后，加氯仿 – 丙酮（1：1）混合液 30mL，振摇提取，滤过，滤液蒸干，残渣加无水乙醇 1mL 使溶解，作为供试品溶液。取缺钩藤药材的其余各药制成的阴性对照品 4.8g，按供试品溶液方法制得钩藤阴性对照溶液。另取钩藤对照药材 5g，加水煮提 1h，滤过，滤液浓缩至约 30mL，加氯仿 – 丙酮（1：1）混合液 30mL 提取，同供试品溶液的制备方法制成钩藤对照药材溶液。照薄层色谱法（《中国药典》2010 年版一部附录Ⅵ B ）试验，吸取上述供试品溶液、阴性对照溶液各 10μL，钩藤对照药材溶液 8μL，分别点于同一用 1% 氢氧化钠溶液制备的硅胶 G 薄层板上，以氯仿 – 醋酸乙酯 – 甲醇（10：5：1）为展开剂，展开，取出，晾干，置紫外光灯（365nm）下检视。供试品色谱中，在与对照药材色谱相应的位置上，显相同颜色的荧光斑点，阴性对照色谱无此荧光斑点。见图 4–33。

4. 大黄的鉴别 取本品内容物 3.2g，研细，加甲醇 30mL，超声处理 15min，滤过，滤液蒸干，残渣加水 20mL 使溶解，加盐酸调 pH 至 2，加乙醚萃取 2 次，每次 20mL，合并萃取液，蒸干，残渣加甲醇 2mL 使溶解，作为供试品溶液。取缺大黄药材的其余各药制成的阴性对照品 3.2g，按供试品溶液方法制得大黄阴性对照溶液。另取大黄对照药材 0.5g，加甲醇 30mL，同法制成对照药材溶液。照薄层色谱法（《中国药典》2010 年版一部附录Ⅵ B）试验，吸取上述供试品溶液、阴性对照溶液各 10μL 及对照药材溶液 5μL，分别点于同一硅胶 G 薄层板上，以石油醚（30 ～ 60℃）– 甲酸乙酯 – 甲酸（15：5：1）的上层溶液为展开剂，展开，取出，晾干，置紫外光灯（365nm）下检视。供试品色谱中，在与对照药材色谱相应的位置上，显相同颜色的荧光斑点，阴性对照色谱无此荧光斑点。见图 4–34。

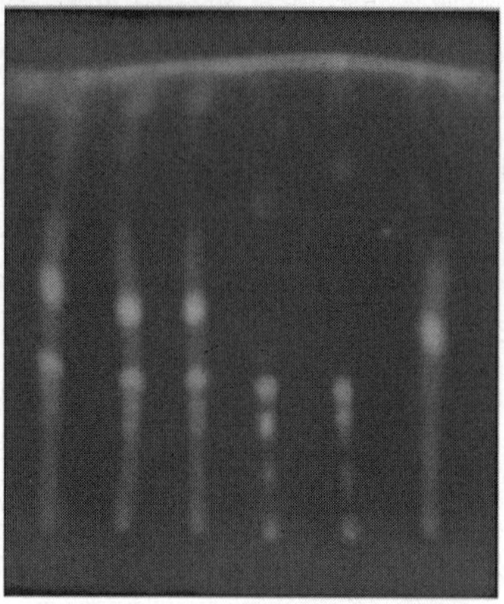

1～3. 供试品；4～5. 对照药材；5. 阴性对照
图 4-33 熄风通脑胶囊中钩藤的薄层色谱图

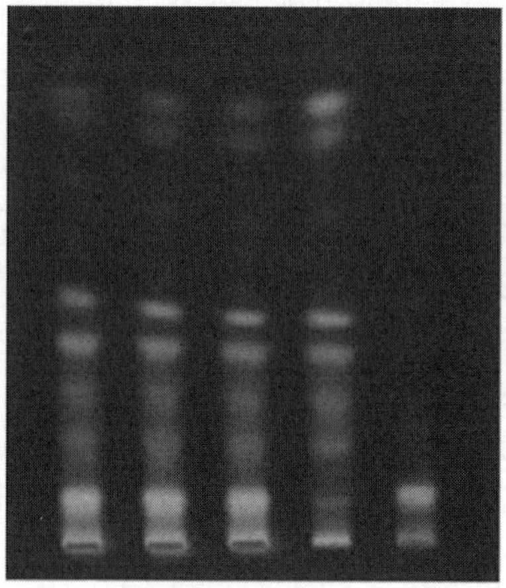

1～3. 供试品；4. 对照药材；5. 阴性对照
图 4-34 熄风通脑胶囊中大黄的薄层色谱图

5. 牡丹皮的鉴别 取本品 8 粒，倾出内容物，加乙醚 40mL，密塞，振摇 15min，滤过，滤液蒸干，残渣加丙酮 1mL 使溶解，作为供试品溶液。取缺牡丹皮药材的其余各药制成的阴性对照品 8 粒，倾出内容物，按供试品溶液方法制得牡丹皮阴性对照溶液。另取丹皮酚对照品，加丙酮制成每 1mL 含 2mg 的溶液，作为对照品溶液。照薄层色谱法（《中国药典》2010 年版一部附录Ⅵ B）试验，吸取上述供试品溶液、阴性对照溶液、对照品溶液各 10μL，分别点于同一硅胶 G 薄层板上，以环己烷 - 乙酸乙酯 - 冰醋酸（4∶1∶0.1）为展开剂，展开，取出，晾干，喷以 2% 香草醛硫酸乙醇溶液（1 → 10），在 105℃加热至斑点显色清晰。供试品色谱中，在与对照品色谱相应的位置上，显相同颜色的斑点，阴性对照色谱无此斑点。

6. 地黄的鉴别 取样品 14 粒，倾出内容物，加甲醇 50mL，超声提取 30min，放冷，滤过，滤液回收甲醇至 1mL 使溶解，作为供试品溶液。另取地黄对照药材 2g，加甲醇 20mL，同法制成对照药材溶液。再取不含地黄的阴性样品，采用处方制备工艺制备，余同供试品溶液制备，作为阴性对照溶液。照薄层色谱法（《中国药典》2010 年版一部附录Ⅵ B）试验，吸取上述 3 种溶液各 10μL，分别点于同一以羧甲基纤维素钠为黏合剂的硅胶 G 薄层板上，以二氯甲烷 - 甲醇（14∶5）为展开剂，展开，取出，晾干，喷以 10% 硫酸乙醇试液，热风吹至斑点清晰，置紫外光灯（波长 365nm）下检视。供试品色谱中，在与对照药材色谱相应的位置上，显相同颜色的荧光斑点，阴性对照色谱无此荧光斑点。

7. 蒲黄的鉴别 取样品内容物5g，加80%乙醇50mL，冷浸24h，滤过，滤液蒸干，残渣加水5mL使溶解，滤过，滤液加水饱和的正丁醇振摇提取2次，每次5mL，合并正丁醇液，蒸干，残渣加乙醇1mL使溶解，作为供试品溶液。另取蒲黄对照药材粉末1g，加80%乙醇50mL，同法制成对照药材溶液。再取不含蒲黄的阴性样品，采用处方制备工艺制备，余同供试品溶液制备，作为阴性对照溶液。照薄层色谱法（《中国药典》2010年版一部附录Ⅵ B）试验，吸取上述3种溶液各5μL，分别点于同一硅胶GF254薄层板上，以甲苯-乙酸乙酯-甲酸（10：4：2）为展开剂，展开，取出，晾干，置紫外光灯（波长254nm）下检视。供试品色谱中，在与对照药材色谱相应的位置上，显相同颜色的荧光斑点，阴性对照色谱无此荧光斑点。

（三）芍药苷的含量测定

1. 色谱条件 色谱柱：Venusil XBP C_{18}色谱柱（250mm×4.6mm，5μm，Agela Technologies）；流动相为乙腈-0.1%磷酸溶液（18：82）；检测波长为230nm；流速为1.0mL/min；柱温25℃。

2. 溶液的制备

（1）对照品溶液 精密称取芍药苷对照品适量，加甲醇溶解，制成每1mL含50μg的溶液，作为对照品溶液。

（2）供试品溶液 取本品10粒，内容物研细，精密称取约1g，置具塞锥形瓶中，精密加入甲醇25mL，超声处理30min，放冷，再称定，用甲醇补足减失的质量，摇匀，滤过，取续滤液1mL，置5mL量瓶中，加甲醇稀释至刻度，用0.45μm的微孔滤膜过滤，即得。

（3）阴性对照溶液 按处方比例称取缺赤芍的其余药味，按熄风通脑胶囊制备工艺制备阴性样品，然后按上述方法操作，制备阴性对照溶液。

3. 专属性试验 取上述对照品溶液、供试品溶液及阴性对照溶液各20μL，按上述色谱条件进行测定，记录色谱图，结果在与对照品保留时间相同的位置上无色谱峰出现，表明熄风通脑胶囊中其他成分对芍药苷的测定无干扰，见图4-35。

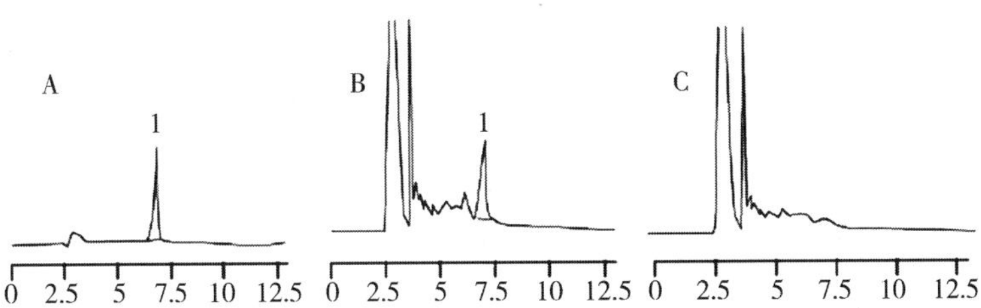

A. 芍药苷对照品；B. 供试品；C. 阴性对照；1. 芍药苷

图4-35 高效液相色谱图

4. 线性关系的考察 精密称取芍药苷对照品 8.6mg，加甲醇适量溶解并稀释至 20mL；精密量取上述溶液 5mL，用甲醇稀释至 10mL，摇匀；再精密量取上述溶液 5mL，用甲醇稀释至 10mL，摇匀，按上述方法依次稀释，分别制成质量浓度为 0.4128、0.2064、0.1032、0.0516、0.0258、0.0129mg/mL 的对照品溶液。每一浓度进样 20μL，以峰面积积分值为纵坐标，芍药苷对照品浓度为横坐标，绘制标准曲线，得回归方程：$Y=13541X+5.292$，$r=0.9999$。结果表明芍药苷在 0.0129 ～ 0.4128mg/mL 时呈良好的线性关系。

5. 精密度试验 在上述色谱条件下，精密吸取对照品溶液（质量浓度 50g/mL）20μL 注入高效液相色谱仪，重复进样 5 次，分别测定芍药苷峰面积，*RSD* 为 0.97%，表明仪器精密度良好。

6. 稳定性试验 取熄风通脑胶囊（批号 20120918）按照上述方法制备供试品溶液，分别于 0、1、2、4、8、24h 时分别进行测定，结果芍药苷平均峰面积为 493.0，*RSD*=1.4%（*n*=6），表明样品溶液放置 24h 内稳定。

7. 重复性试验 取熄风通脑胶囊（批号 20120918）样品 6 份，分别按照上述方法制备供试品溶液，按上述色谱条件测定峰面积。结果 *RSD* 为 0.8%，表明重现性良好。

8. 加样回收率试验 精密称取已知含量的样品（批号 20120918）6 份，分别添加芍药苷对照品适量，按样品测定方法制成供试品溶液，依法进行测定，计算回收率，结果见表 4–91。

表 4–91 加样回收率试验结果（*n*=6）

样品量（g）	样品含量（mg）	加入量（mg）	测得量（mg）	回收率（%）	平均回收率（%）	*RSD*（%）
0.5453	2.4211	1.70	4.0368	99.00	98.90	1.10
0.5568	2.4722	1.70	4.0861	98.89		
0.5479	2.4327	1.70	4.0639	99.95		
0.6610	2.9348	2.55	5.3136	97.17		
0.6604	2.9322	2.55	5.3471	98.65		
0.6659	2.9566	2.55	5.3879	99.32		
0.9566	4.2473	5.10	9.1050	99.22		
0.9528	4.2304	5.10	8.9980	97.38		
0.9592	4.2588	5.10	9.1821	100.56		

9. 样品测定 按上述方法制备对照品溶液和供试品溶液，分别精密吸取 20μL，依照上述色谱条件测定，3 批样品中芍药苷的含量测定结果见表 4–92。

表 4–92　熄风通脑胶囊中芍药苷的含量测定结果（n=3）

批号	含量（mg/g）	平均含量（mg/g）
20120523	4.34	4.31
	4.35	
	4.24	
20120730	3.99	4.05
	4.10	
	4.06	
20120918	4.41	4.44
	4.48	
	4.43	

（四）讨论

由于本制剂是由 10 多味中药组成的复方制剂，成分较为复杂，薄层鉴别过程中对提取方法及展开剂的选择有较高要求。在赤芍、三七、大黄的薄层色谱条件试验过程中，基本都参照《中国药典》（2010 年版）一部薄层鉴别方法，只在提取溶剂方面作了稍微调整和更改，使结果更稳定，且方法简便易行，斑点分离清晰，阴性对照无干扰。在钩藤的薄层色谱条件试验过程中，也曾参照《中国药典》（2010 年版）一部钩藤项下薄层鉴别方法，采取了浓氨试液碱化后，直接用氯仿提取，但结果显示供试品色谱图中，在与对照药材色谱相对应的位置上斑点不明显。考虑本制剂钩藤等主要药味均以水煎煮工艺提取，根据有关文献报道方法，钩藤对照药材采用与本制剂提取工艺一致方法，先加水煎煮后再用有机溶剂提取，结果薄层试验效果良好。实验结果表明，熄风通脑胶囊中赤芍、三七、大黄、钩藤采用文中薄层色谱方法进行定性鉴别，色谱特征斑点明显，专属性强，可用于该制剂的定性鉴别。

采用 HPLC 法测定芍药苷含量时，本文色谱条件曾参照《中国药典》（2010 年版）一部中赤芍含量测定项下的色谱条件，以甲醇 –0.05mol/L 磷酸二氢钾溶液（40：60）为流动相，结果样品中芍药苷峰与杂质峰不能有效分离。后参照《中国药典》（2010 年版）一部中白芍含量测定项下的色谱条件，考察了乙腈 –0.1%磷酸溶液（14：86）、（25：75）、（18：82）流动相体系下熄风通脑胶囊中芍药苷和其他组分的分离情况。最终确定乙腈 –0.1%磷酸溶液（18：82）为最佳流动相系统，各峰分离效果较好，其他成分无干扰。经试验证明本文方法对测定本品中芍药苷含量有效，主要表现为该法重复性好，专属性好，稳定可靠，方便快捷，能准确地控制产品中芍药苷的含量，可作为该制剂的质量控制方法。

三、稳定性研究

（一）考察项目与方法

1. 性状　本品为胶囊剂，内容物为棕黄色至棕褐色的颗粒或粉末；气微香，味苦。

2.TLC 法鉴别　参照熄风通脑胶囊制剂注册标准中有关方法，对方中赤芍、三七、大黄等进行 TLC 法鉴别，TLC 图谱见图 4–36 ～图 4–38。

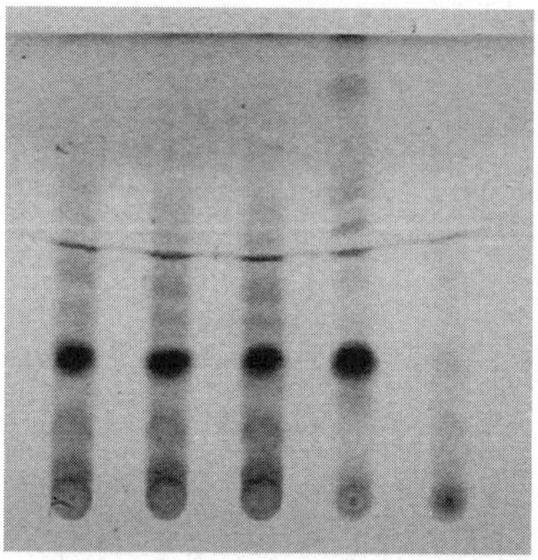

1　2　3　4　5

1 ～ 3. 供试品；4. 对照药材；5. 阴性对照

图 4–36　赤芍的 TLC

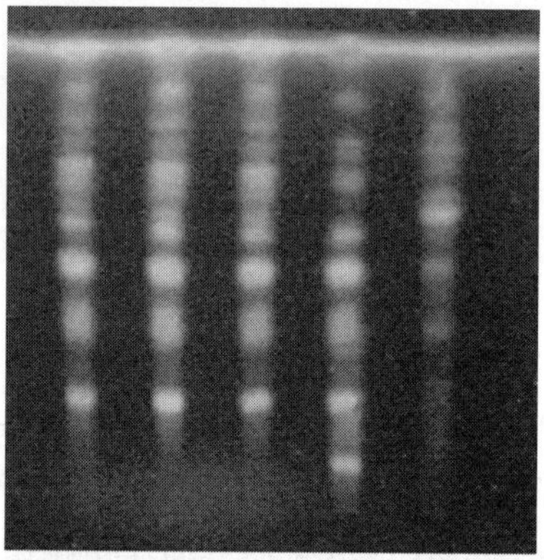

1　2　3　4　5

1 ～ 3. 供试品；4. 对照药材；5. 阴性对照

图 4–37　三七的 TLC

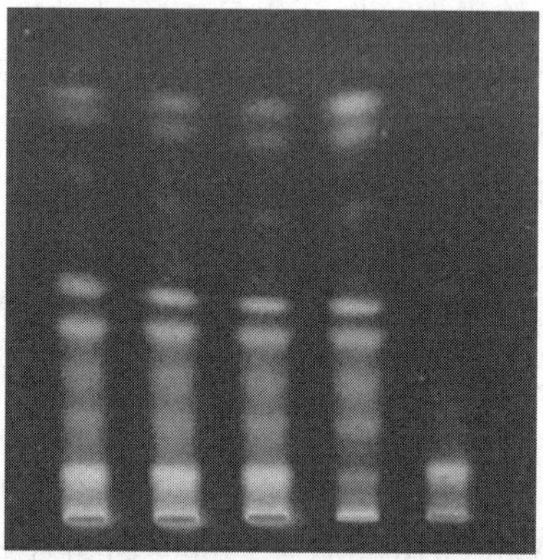

1　2　3　4　5

1 ～ 3. 供试品；4. 对照药材；5. 阴性对照

图 4–38　大黄的 TLC

3. 水分　取供试品内容物 2 ～ 5g，照水分测定法《中国药典》（2010 年版）一部附录Ⅸ H 测定，不得过 9.0%。

4. 崩解时限　取供试品 6 粒，照崩解时限检查法《中国药典》（2010 年版）一部附录ⅫA 检查，应在 30min 内全部崩解并通过筛网。

5. 微生物限度检查 取供试品，按微生物限度检查法《中国药典》（2010 年版）一部附录 XⅢC 检查结果，细菌数、霉菌和酵母菌数均未超过 10 个 / g，大肠埃希菌、沙门菌、活螨未检出，符合相关规定。

6. 含量测定 按照高效液相色谱法《中国药典》（2010 年版）一部附录ⅥD 测定。本品每 1g 含赤芍以芍药苷（$C_{23}H_{28}O_{11}$）计，不得少于 3.4mg。

（1）色谱条件 色谱柱：Venusil XBP C_{18}（L）柱（250mm×4.6mm，5μm，Agela Technologies）；流动相：乙腈 -0.1% 磷酸溶液（18∶82）；检测波长为 230 nm；体积流量：1.0mL/min；柱温：25℃；进样量：20μL。

（2）对照品溶液的制备 精密称取芍药苷对照品适量，加甲醇溶解，制成每 1mL 含 50μg 的溶液。

（3）供试品溶液的制备 取本品 10 粒，内容物研细，精密称取约 1g，置具塞锥形瓶中，精密加入甲醇 25mL，超声（功率 300W，频率 50kHz）处理 30min，放冷，再称定重量，用甲醇补足减失的重量，摇匀，滤过，取续滤液 1mL，置 5mL 容量瓶中，加甲醇稀释至刻度。

（4）测定方法 分别精密吸取对照品溶液和供试品溶液各 20μL，注入高效液相色谱仪，测定对照品与供试品峰面积，计算。色谱图见图 4–39、图 4–40。

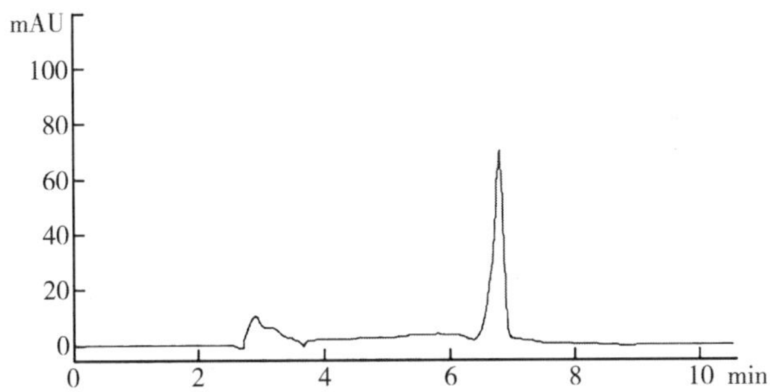

图 4–39 芍药苷对照品 HPLC 图

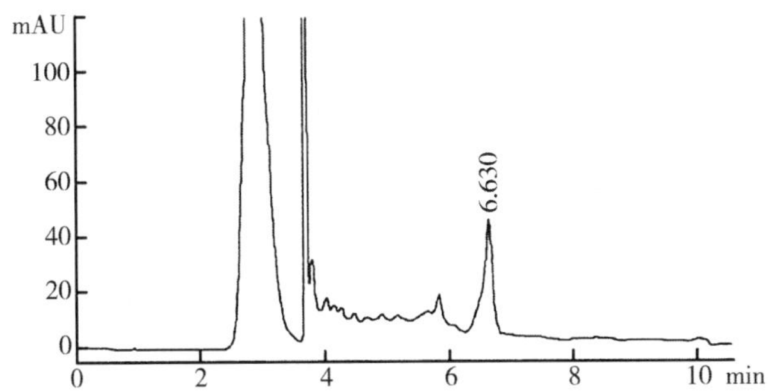

图 4–40 供试品溶液 HPLC 图

（二）影响因素试验

1. 光照试验　将熄风通脑胶囊样品（批号 20061016）置于澄明度检查仪下（光照度 4500±500 lx），分别于 0、5、10d 取样测定，考察光照后样品的变化情况。结果见表 4–93，可见此条件下各项指标无明显变化。

表 4–93　熄风通脑胶囊强光照射试验结果

时间（d）	性状	TLC 鉴别	水分（%）	崩解时限（min）	微生物限度	含量（mg/g）
0	符合规定	检出赤芍、三七、大黄	5.31	12	符合规定	4.07
5	符合规定	检出赤芍、三七、大黄	5.66	10	符合规定	4.01
10	符合规定	检出赤芍、三七、大黄	6.01	12	符合规定	3.95

2. 高温试验　将熄风通脑胶囊（批号 20061016）置于 40℃、60℃恒温干燥箱中，分别于 0、5、10d 取样测定，与 0d 数据比较，考察变化情况。结果见表 4–94 ～表 4–95。

表 4–94　熄风通脑胶囊 40℃试验结果

时间（d）	性状	TLC 鉴别	水分（%）	崩解时限（min）	微生物限度	含量（mg/g）
0	符合规定	检出赤芍、三七、大黄	5.31	12	符合规定	4.07
5	符合规定	检出赤芍、三七、大黄	5.30	11	符合规定	4.05
10	符合规定	检出赤芍、三七、大黄	5.25	12	符合规定	3.93

表 4–95　熄风通脑胶囊 60℃试验结果

时间（d）	性状	TLC 鉴别	水分（%）	崩解时限（min）	微生物限度	含量（mg/g）
0	符合规定	检出赤芍、三七、大黄	5.31	12	符合规定	4.07
5	符合规定	检出赤芍、三七、大黄	5.28	13	符合规定	4.01
10	略有结块	检出赤芍、三七、大黄	5.03	14	符合规定	3.95

由表可知，在 40℃的条件下各项指标无明显变化。在 60℃放置 10d 时性状项下有结块现象，崩解时间稍有延长，水分略有减少，其他指标无明显变化。

3. 高湿度试验　取熄风通脑胶囊（批号 20061016），将其置于相对湿度为（75±5）%、（90±5）% 的干燥器中，然后置于 25℃恒温干燥箱中，分别于 5、10d 取样，考察高湿后样品的变化情况，结果见表 4–96 ～表 4–97。

由表可知，本品在相对湿度（90±5）% 条件下放置 10d 后颜色变深，吸潮软化，甚至变黏，崩解时间缩短，吸湿增重大于20%，芍药苷含量稍有下降，而在相对湿度（75±5）%条件下放置10d后，各项指标未见明显改变，吸湿增重小于5%。

表4-96　熄风通脑胶囊高湿度（75±5）%试验结果

时间（d）	性状	TLC鉴别	水分（%）	崩解时限（min）	微生物限度	含量（mg/g）	样品增重（%）
0	符合规定	检出赤芍、三七、大黄	5.31	12	符合规定	4.07	
5	符合规定	检出赤芍、三七、大黄	6.55	10	符合规定	4.03	1.24
10	略有结块	检出赤芍、三七、大黄	7.36	11	不符合规定	3.98	2.05

表4-97　熄风通脑胶囊高湿度（90±5）%试验结果

时间（d）	性状	TLC鉴别	水分（%）	崩解时限（min）	微生物限度	含量（mg/g）	样品增重（%）
0	符合规定	检出赤芍、三七、大黄	5.31	12	符合规定	4.07	
5	吸潮软化	检出赤芍、三七、大黄	13.91	10	符合规定	3.97	8.60
10	吸潮软化	检出赤芍、三七、大黄	25.38	7	不符合规定	3.92	20.07

（三）稳定性试验

1. 加速试验　分别取3批样品（批号分别为20060925、20061009、20061016），在上市包装条件下，置恒温（40±2）℃、相对湿度（75±5）%的试验箱内放置6个月，分别于0、1、2、3、6个月取样，进行考察，按本品质量标准进行检验。检验结果与0月比较，各项考察指标均未发生明显的变化，指标成分的含量无明显变化，见表4-98。

表4-98　熄风通脑胶囊加速试验结果

TLC法鉴别	水分（%）	崩解时限（min）	微生物限度	含量（mg/g）
检出赤芍、三七、大黄	5.71	8	符合规定	4.36
检出赤芍、三七、大黄	5.64	9	符合规定	4.31
检出赤芍、三七、大黄	5.58	7	符合规定	4.30
检出赤芍、三七、大黄	5.77	8	符合规定	4.30
检出赤芍、三七、大黄	5.82	9	符合规定	4.28
检出赤芍、三七、大黄	5.53	10	符合规定	4.43
检出赤芍、三七、大黄	5.37	8	符合规定	4.40
检出赤芍、三七、大黄	5.61	10	符合规定	4.41

（续表）

TLC 法鉴别	水分（%）	崩解时限（min）	微生物限度	含量（mg/g）
检出赤芍、三七、大黄	5.72	9	符合规定	4.39
检出赤芍、三七、大黄	5.90	11	符合规定	4.38
检出赤芍、三七、大黄	5.31	12	符合规定	4.07
检出赤芍、三七、大黄	5.42	10	符合规定	4.03
检出赤芍、三七、大黄	5.67	9	符合规定	4.01
检出赤芍、三七、大黄	5.86	8	符合规定	3.97
检出赤芍、三七、大黄	5.63	8	符合规定	4.00

2. 长期稳定性试验 取样品 3 批（批号 20060925、20061009、20061016），在上市包装条件下，放置于温度（25±2）℃、相对湿度（60±10）% 的环境中，于 0、3、6、9、12 个月取样测定，与 0 月比较，结果见表 4–99。

表 4–99 熄风通脑胶囊长期稳定性试验结果

批号	时间（月）	性状	TLC 法鉴别	水分（%）	崩解时限（min）	微生物限度	含量（mg/g）
20060925	0	符合规定	检出赤芍、三七、大黄	5.71	8	符合规定	4.36
	3	符合规定	检出赤芍、三七、大黄	5.79	9	符合规定	4.30
	6	符合规定	检出赤芍、三七、大黄	5.83	7	符合规定	4.33
	9	符合规定	检出赤芍、三七、大黄	6.02	8	符合规定	4.29
	12	符合规定	检出赤芍、三七、大黄	6.23	9	符合规定	4.28
20061009	0	符合规定	检出赤芍、三七、大黄	5.53	10	符合规定	4.43
	3	符合规定	检出赤芍、三七、大黄	5.48	8	符合规定	4.45
	6	符合规定	检出赤芍、三七、大黄	5.57	10	符合规定	4.41
	9	符合规定	检出赤芍、三七、大黄	5.82	9	符合规定	4.39
	12	符合规定	检出赤芍、三七、大黄	6.10	11	符合规定	4.40
20061016	0	符合规定	检出赤芍、三七、大黄	5.31	12	符合规定	4.07
	3	符合规定	检出赤芍、三七、大黄	5.48	10	符合规定	4.01
	6	符合规定	检出赤芍、三七、大黄	5.50	9	符合规定	3.99
	9	符合规定	检出赤芍、三七、大黄	5.52	8	符合规定	3.98
	12	符合规定	检出赤芍、三七、大黄	5.61	8	符合规定	3.95

由表4-99可知，样品于（25±2）℃、相对湿度（60±10）%的环境中放置12个月，熄风通脑胶囊各项考察指标均未发生明显变化，符合质量要求，说明熄风通脑胶囊在12个月内质量稳定。

（四）讨论

赤芍为本品主要药味之一，其主要活性成分为芍药苷，笔者参照文献方法所建立的TLC法鉴别方中赤芍和HPLC测定方中芍药苷含量的方法，简便可行，芍药苷在0.0129～0.4128mg/mL范围内与峰面积积分值线性关系良好（r=0.9999），平均加样回收率为98.94%（RSD=1.19%）。此方法准确性好，检验结果准确可靠。

影响因素试验表明，本品在高温受热失重及高湿吸湿增重情况下，在2种温度下放置10d后，失重均小于5%。样品在相对湿度（75±5）%条件下，增重小于5%，而在相对湿度（95±5）%条件下，增重达20%以上。试验结果表明本品较易吸湿，提示生产过程中，干燥后的干颗粒保存、胶囊剂的包装和贮存都要采取不同措施，防止胶囊剂的吸湿潮解。车间生产环境温度宜控制在18～25℃，相对湿度宜控制在70%以下。

四、药理作用

（一）对局灶性脑缺血-再灌注损伤大鼠脑组织TNF-α和IL-1β的影响

1. 材料与方法

（1）实验动物　SPF级雄性SD大鼠，体质量280～350g，购于广州中医药大学实验动物中心提供，实验动物生产许可证号：SCXK（粤）2013-0020。所有动物均饲养于中山市中医院中药药理实验室内，实验动物使用许可证号：SYXK（粤）2010-0109。饲养期间大鼠自由饮水、摄食，室内温度20～24℃，相对湿度40%～60%。

（2）试剂与仪器　熄风通脑胶囊（中山市中医院制剂室，批准文号：粤药制字Z20110102，批号20130911）；步长脑心通胶囊（咸阳步长制药有限公司，批号130149）；TNF-α试剂盒（南京建成生物工程研究所，批号20131203）；IL-1β试剂盒（南京建成生物工程研究所，批号20131203）；钓鱼尼龙线，直径0.26mm，日本生产；Muitiskan MLB3酶标仪［热电（上海）仪器有限公司］；GL-20G-Ⅱ高速冷冻离心机（上海安亭科学仪器厂）。

（3）动物分组、给药途径及药量　选取健康SPF级雄性SD大鼠120只，正常饲养7d后，按体质量随机分为假手术组、模型对照组、步长脑心通组及熄风通脑胶囊大剂量组、中剂量组和小剂量组。各组大鼠造模前进行预防性给药，步长脑心通组给予步长脑心通 0.864g/kg，大剂量、中剂量和小剂量药物组分别给予熄风通脑胶囊内容物 3.456、1.720、0.864g/kg，假手术组、模型对照组给予等体积纯化水，连续灌胃给药 7d，每天 1 次。末次给药后 1h，除假手术组外，其余各组大鼠均采用改良线栓法制备大鼠局灶性脑缺血－再灌注损伤模型，假手术组只麻醉剥离不插入线栓。

（4）动物模型制备　末次灌胃 1h 后对大鼠手术造模，术前 12h 禁食，不禁水。参照 ZEA-LONGA 等的大脑中动脉线栓法，并加以改良。用鱼线制备线栓，头端烧圆口，并在线栓 1.8 ～ 2.5cm 处做好标记。以 10% 水合氯醛（350mg/kg）腹腔麻醉大鼠后，仰卧位固定，颈部备皮，消毒皮肤，在颈部正中切口，分离浅筋膜及肌肉组织，充分暴露右侧颈总动脉及颈内、颈外动脉，结扎颈总动脉、颈外动脉，于颈总动脉分叉切口处向颈内动脉插入线栓至之前标记处，感觉有阻力即达到大脑中动脉起始部，完全阻断其血流，结扎颈内动脉。术后缝合伤口，用 0.9% 氯化钠溶液浸泡纱布覆盖伤口，并于 2h 后拔出鱼线。手术期间及术后 24h 应保持大鼠肛温维持在 37℃。假手术组仅分离右侧颈总动脉、颈外动脉和颈内动脉，而后缝合伤口。

模型成功率检测方法：由于该手术造模对大鼠的伤害比较大，所以该造模存在一定的死亡率，根据神经功能缺损评分判定造模是否成功。

神经功能缺损评分：参照 ZEA-LONGA 等的局灶性脑缺血模型神经功能缺陷评分标准进行评分。0 分：无神经功能缺损症状，活动正常者；1 分：不能完全伸展左侧前肢者；2 分：左侧肢体瘫痪，行走时向左侧旋转，出现追尾现象者；3 分：行走时向左侧倾倒，或不能站立者；4 分：无自发活动者。

（5）制备脑组织匀浆　造模后 24h 将大鼠麻醉，处死后取手术侧大脑及脑前极到视交叉部位的脑组织，称定质量，冰浴条件下用 0.9% 氯化钠溶液制备 10% 脑匀浆。匀浆液经 2850g 离心 10min，取上清液，分装，用于 TNF-α、IL-1β 含量的测定。

（6）检测方法　酶联免疫吸附测定（enzyme-linked immuno-sorbent assay，ELISA）法检测 TNF-α、IL-1β 含量。具体操作严格按照 TNF-α、IL-1β 试剂盒步骤进行，最后用酶标仪测定结果。

（7）统计学方法　运用 SPSS Statistics 19 版软件进行数据统计分析，计量资料数值采用均数 ± 标准差（$\bar{X} \pm s$）描述，组间比较采用单因素方差分析（one-way ANOVA），组间两两比较采用 LSD 法进行，以 $P < 0.05$ 为差异有统计学意义。

2. 结果

（1）大鼠神经功能缺损评分　假手术组大鼠没有神经功能缺损表现，评分均为 0 分。模型对照组、步长脑心通组和熄风通脑胶囊小剂量组、中剂量组、大剂量组均出现不同程度的神经功能缺损症状，在缺血再灌注 24h 后，步长脑心通组及熄风通脑胶囊小剂量、中剂量、大剂量药物组神经功能缺损评分均小于模型对照组，其中步长脑心通组、熄风通脑胶囊大剂量组与模型对照组比较差异有统计学意义（$P < 0.05$）；熄风通脑胶囊小剂量组、中剂量组虽然也有一定改变，但效果不明显，差异无统计学意义（均 $P > 0.05$）。本实验选取 120 只大鼠，其中假手术组 10 只，实际参与造模大鼠为 110 只，模型成功大鼠 50 只，造模成功率为 45.5%。结果见表 4–100。

表 4–100　6 组大鼠神经功能缺损评分（$\bar{X} \pm s$）

组别	剂量（g/kg）	评分
假手术组	–	–
模型对照组	–	2.66 ± 0.78
步长脑心通组	0.864	$1.83 \pm 0.72^{*1}$
熄风通脑胶囊		
小剂量组	0.864	2.00 ± 0.74
中剂量组	1.728	1.92 ± 0.79
大剂量组	3.456	$1.83 \pm 0.72^{*1}$

注：与模型对照组比较，F=2.639，$^{*1}P < 0.05$。

（2）大鼠脑组织中 TNF–α 含量　结果表明，大鼠脑缺血再灌注 24h 后，与假手术组比较，各组大鼠脑组织匀浆 TNF–α 表达比较均有不同程度的升高，模型对照组增高较为明显（$P < 0.05$）。与模型对照组比较，步长脑心通组及熄风通脑胶囊小剂量组、中剂量组、大剂量组均差异有统计学意义（均 $P < 0.05$），结果见表 4–101。

表 4–101　6 组大鼠脑组织中 TNF–α 和 IL–1β 含量的测定值（$\bar{x} \pm s$）

组别	剂量（g/kg）	TNF–α	IL–1β
假手术组	–	32.54 ± 4.00	1.32 ± 0.22
模型对照组	–	$52.74 \pm 6.76^{*1}$	$2.79 \pm 0.45^{*1}$
步长脑心通组	0.864	$38.96 \pm 9.84^{*2}$	$1.56 \pm 0.31^{*2}$
熄风通脑胶囊			
小剂量组	0.864	$40.95 \pm 5.39^{*2}$	$1.61 \pm 0.33^{*2}$
中剂量组	1.728	$33.75 \pm 6.92^{*2}$	$1.45 \pm 0.23^{*2}$
大剂量组	3.456	$35.34 \pm 8.95^{*2}$	$1.44 \pm 0.47^{*2}$

注：与假手术组比较，TNF–α $F = 8.371$，IL–1β $F = 23.883$，$^{*1}P < 0.05$；与模型对照组比较，TNF–α $F = 7.489$，IL–1β $F = 22.70$，$^{*2}P < 0.05$。

（3）大鼠脑组织中IL-1β 含量　结果表明，大鼠脑缺血再灌注24h后，各组大鼠脑组织匀浆中IL-1β 表达比较均有不同程度的升高，且模型对照组增高较为明显（$P < 0.05$）；与模型对照组比较，步长脑心通组及熄风通脑胶囊小剂量组、中剂量组、大剂量组均差异有统计学意义（均$P < 0.05$），结果见表4-101。

3. 讨论　脑缺血-再灌注损伤主要与炎症反应、兴奋性氨基酸、细胞内钙超载、氧自由基和细胞凋亡等几个方面因素有关。研究表明，颅脑创伤后可产生颅内炎症反应，炎症反应在参与脑缺血-再灌注损伤的诸多影响因素中是最重要的一环。尽管中枢神经系统有血-脑屏障，但是损伤后它有类似外周器官的免疫激活，释放大量免疫调节物质，炎症反应导致创伤后黏附分子表达、细胞渗透、炎性分子和生长因子分泌，导致细胞再生或死亡。炎性细胞因子在脑组织超表达致使神经元赖以存在的环境发生变化，使神经元变性。在这个过程中TNF-α 与IL-1β 是主要的促炎因子，它能激活并促进其他因素的发展，并和其他因素相互影响，造成缺血-再灌注损伤的加重。TNF-α 被认为是全身炎性反应的始动递质，是脑损伤后最早出现的细胞因子，可直接导致循环阻力降低，血管通透性增加，血管内皮细胞功能减退。TNF-α 在外伤、炎症时分泌增加，同时可诱导超大量的细胞因子释放，如IL-1、IL-6、IL-8等构成炎症损伤的放大效应。TNF-α 适当增加对机体起防御作用，但过度表达则有神经毒性作用，它能增强血-脑屏障的通透性，引起白细胞浸润和炎症因子聚集，诱导细胞间黏附分子表达，而引发一系列的炎症反应，导致神经细胞肿胀和坏死。研究表明，TNF-α 在脑损伤早期即可产生，且其含量升高越明显，神经功能缺失越严重。ARVIN等研究发现脑创伤后可大量合成和释放TNF-α，同时其可诱导其他细胞因子IL-1β 及炎症递质的产生。IL-1β 是血浆和组织液中的主要分泌形式，也是脑组织中主要形式。IL-1β 促炎作用的重要环节是激活脑内的小胶质细胞，激活的小胶质细胞可通过释放细胞因子、自由基等参与脑内的炎症反应；IL-1β 还可以通过刺激内皮细胞表达白细胞黏附分子，使白细胞聚集在损伤的脑组织周围，加重脑损伤。IL-1β 作为早期产生的促炎细胞因子参与脑水肿的形成，血-脑屏障的破坏，以及诱导其他炎症递质的大量表达。也就是说，在颅脑损伤早期，TNF-α、IL-1β 之间存在着一个可放大且延续炎症反应的正反馈环，造成TNF-α、IL-1β 的超量生成。故在颅脑损伤早期，抑制炎症因子的表达可减轻由细胞因子造成的继发性颅脑损害。

熄风通脑胶囊由三七、大黄、赤芍、石决明、珍珠母、蒲黄、钩藤、牡丹皮、胆南星等10多味中药组方而研制成。方中石决明、珍珠母平肝息风，潜阳降逆，为主药。钩藤、牡丹皮、赤芍镇肝息风，凉血化瘀；胆南星清化痰湿，通经活络；大黄通腑泄热，解毒祛邪，共为辅药。佐以蒲黄、三七活血化瘀通络。诸药合用，共奏息风通脑、祛痰解毒、活血化瘀之功。故凡急性期缺血性脑中风皆可运用。经多年临床证实，发现本方对急性期缺血性脑中风具有疗效确切、副作用小等特点。本实验在制备局灶性脑缺血－再灌注损伤模型基础上，针对脑缺血－再灌注损伤炎症反应关键环节 TNF-α 和 IL-1β 的含量进行研究。结果显示，模型对照组脑组织中 TNF-α 和 IL-1β 水平明显高于假手术组，说明脑缺血－再灌注诱导细胞因子 TNF-α 和 IL-1β 的表达。而熄风通脑胶囊能明显降低脑组织中 TNF-α 和 IL-1β 的水平，提示熄风通脑胶囊能抑制脑缺血－再灌注后 TNF-α 和 IL-1β 的表达，具有抑制炎症反应，并最大程度地减少其对脑组织的破坏作用，从而起到减轻缺血脑组织再灌注损伤的作用，达到防治缺血性脑中风的目的。

（二）对局灶性脑缺血－再灌注大鼠血液流变学的影响

1. 材料与方法

（1）实验动物　雄性 SD 大鼠，体质量 280 ～ 350g，由广州中医药大学实验动物中心提供，许可证号 SCXK（粤）2013-0020。

（2）试剂与仪器　熄风通脑胶囊（中山市中医院制剂室，批号 20130911）；步长脑心通胶囊（咸阳步长制药有限公司，批号 130149）；钓鱼尼龙线，直径 0.26 mm，日本生产；LC-N6 型血液流变仪（北京普利生）；真空采血管；GL-20G-II 高速冷冻离心机（上海安亭）。

（3）动物分组、给药途径及剂量　健康雄性 SD 大鼠 120 只，随机分为 6 组，即熄风通脑胶囊低剂量组（0.864g/kg）、熄风通脑胶囊中剂量组（1.728g/kg）、熄风通脑胶囊高剂量组（3.456g/kg）、步长脑心通组（0.864g/kg）、模型组和假手术组。正常饲养 7d 后，给药组连续灌胃给药 7d，1 次 /d；模型组和假手术组给予等量蒸馏水灌胃。

（4）动物模型制备　末次灌胃 1h 后，对大鼠手术造模，术前 12h 禁食，不禁水。参照 Zea-Longa 的大脑中动脉线栓法，并加以改良。用鱼线制备线栓，头端烧圆口，并在线栓的 1.8 ～ 2.5cm 处做好标记。大鼠腹腔注射 10% 水合氯醛（350mg/kg）麻醉后，采用仰卧位固定，颈部备皮，皮肤消毒，在颈部正中切开，分离皮下筋膜及肌肉组织，使右侧颈总动脉（CCA）及颈内动脉（ECA）、颈外动脉（ICA）充分暴露，结扎颈总动脉、颈外动脉，于颈总动脉分叉切口处向颈内动脉插入线栓至之前标记处，感觉有阻力即达到大脑中动脉起始部，使其血流完全阻断，结扎颈内动脉。术后缝合伤口，用纱布浸泡生理盐水覆盖伤口，并于 2h 后拔出鱼线。手术期间及术后 24h 应保持大鼠肛温维持在 37℃。假手术组仅分离右侧颈总动脉、颈外动脉和颈内动脉，而后缝合伤口。

（5）血液流变学检测　造模后24h将大鼠麻醉并于腹主动脉取血，全血快速取入绿头管中并轻轻摇动，2h内测定全血黏度、血浆黏度和红细胞压积，计算红细胞（RBC）聚集指数、变形指数和刚性指数。统计学处理运用SPSS 19.0统计软件对数据统计分析，计量资料数值采用（$\bar{X} \pm s$）描述，组间比较采用单因素方差分析（one-way ANOVA），组间两两比较采用LSD法进行，以$P < 0.05$为差异有统计学意义。

2. 结果

（1）对脑缺血再灌注损伤大鼠全血黏度、血浆黏度的影响　与假手术组比较，模型组全血黏度低、中、高切变率在10、60、150s^{-1}均显著升高，差异有统计学意义（$P < 0.05$）；与假手术组比较，模型组血浆黏度显著升高（$P < 0.05$）；与模型组比较，熄风通脑胶囊低、中、高剂量组及步长脑心通组在低、中、高切变率时全血黏度均显著降低，差异有统计学意义（$P < 0.05$）；与模型对照组比较，熄风通脑胶囊低、中、高剂量组及步长脑心通组的血浆黏度显著降低（$P < 0.05$）。结果见表4-102。

表4-102　对脑缺血再灌注损伤大鼠全血黏度、血浆黏度的影响（$\bar{x} \pm s$，n=10）

组别	剂量（g/kg）	全血黏度（mPa·s）			血浆黏度（mPa·s）
		低切（10s^{-1}）	中切（60s^{-1}）	高切（150s^{-1}）	
熄风通脑胶囊低剂量组	0.864	$11.30 \pm 1.07^{*}$	$5.73 \pm 0.53^{*}$	$4.53 \pm 0.36^{*}$	$1.38 \pm 0.10^{*}$
熄风通脑胶囊中剂量组	1.728	$10.90 \pm 1.19^{*}$	$5.69 \pm 0.48^{*}$	$4.56 \pm 0.39^{*}$	$1.37 \pm 0.07^{*}$
熄风通脑胶囊高剂量组	3.456	$10.82 \pm 1.01^{*}$	$5.17 \pm 0.57^{*}$	$4.38 \pm 0.45^{*}$	$1.36 \pm 0.08^{*}$
步长脑心通组	0.864	$10.88 \pm 1.16^{*}$	$5.50 \pm 0.50^{*}$	$4.36 \pm 0.39^{*}$	$1.38 \pm 0.07^{*}$
模型组	-	$12.53 \pm 1.71^{\triangle}$	$6.50 \pm 0.76^{\triangle}$	$5.13 \pm 0.68^{\triangle}$	$1.62 \pm 0.27^{\triangle}$

注：与假手术组比较，$^{\triangle}P < 0.05$；与模型组比较，$^{*}P < 0.05$。

（2）对脑缺血再灌注损伤大鼠红细胞聚集指数、红细胞变形指数和红细胞刚性指数的影响　与假手术组比较，模型组的红细胞刚性指数和红细胞聚集指数显著升高，红细胞变形指数则显著降低，差异有统计学意义（$P < 0.05$）；与模型组比较，熄风通脑胶囊各剂量组及步长脑心通组的红细胞刚性指数、红细胞聚集指数、红细胞变形指数均有显著改善（$P < 0.05$）。提示熄风通脑胶囊可明显改善脑缺血再灌注损伤后红细胞应激能力。结果见表4-103。

表 4–103 对脑缺血再灌注损伤大鼠红细胞聚集指数、红细胞变形指数和红细胞刚性指数的影响（$\bar{x} \pm s$，n=10）

组别	剂量（g/kg）	红细胞聚集指数	红细胞变形指数	红细胞刚性指数
熄风通脑胶囊低剂量组	0.864	2.53±0.27*	0.79±0.06*	5.08±0.38*
熄风通脑胶囊中剂量组	1.728	2.45±0.29*	0.82±0.05*	4.94±0.80*
熄风通脑胶囊高剂量组	3.456	2.37±0.33*	0.82±0.07*	4.55±0.56*
步长脑心通组	0.864	2.44±0.27*	0.82±0.07*	4.39±1.59*
模型组	–	3.02±0.44△	0.59±0.08△	5.98±0.79△
假手术组	–	2.26±0.17	0.96±0.08	4.79±0.58

注：与假手术组比较，△$P < 0.05$；与模型组比较，*$P < 0.05$。

（3）对脑缺血再灌注损伤大鼠红细胞压积、血沉的影响　与假手术组比较，模型组血沉、红细胞压积显著升高，差异有统计学意义（$P < 0.05$）；与模型组比较，熄风通脑胶囊各剂量组及步长脑心通组的红细胞压积、血沉均显著降低，差异有统计学意义（$P < 0.05$）。结果见表 4–104。

表 4–104 对脑缺血再灌注损伤大鼠红细胞压积、血沉的影响（$\bar{x} \pm s$，n=10）

组别	剂量（g/kg）	红细胞压积（%）	血沉（mm/h）
熄风通脑胶囊低剂量组	0.864	2.53±0.27*	0.83±0.05*
熄风通脑胶囊中剂量组	1.728	2.45±0.29*	0.82±0.07*
熄风通脑胶囊高剂量组	3.456	2.37±0.33*	0.79±0.06*
步长脑心通组	0.864	2.44±0.27*	0.82±0.07*
模型组	–	3.02±0.44△	0.96±0.08△
假手术组	–	2.26±0.17	0.77±0.05

注：与假手术组比较，△$P < 0.05$；与模型组比较，*$P < 0.05$。

3. 讨论　脑缺血再灌注导致脑组织继发性损伤的病理生理过程是一个多环节、多途径损伤的复杂酶促级联反应，其病理机制非常复杂，与多种因素有关，其中一个重要因素就是血液流变学改变。脑缺血–再灌注时可耗竭三磷酸腺苷（ATP），堆积大量乳酸，降低红细胞膜 ATP 活性，显著降低红细胞变形能力，升高血黏度，增强凝血活性及血小板聚集性，进而阻塞微血管，使血流不畅，进一步加重脑部微循环障碍，导致脑组织的缺血缺氧现象加重。在疾病的预防、诊断、预后判断中，对血液流变学相关指标进行检测具有重要的临床应用价值，尤其是在对致死率和致残率高的心脑血管病应用中显得更为重要。血黏度作为血液流变特性最基本的指标，主要包括全血黏度和血浆黏度，是研究血液流变学的最主要指标，它与血液流动性呈负相关，而与缺血性脑血管病的发生率呈正相关。血黏度增高不仅可造成血流缓慢，直接导致脑组织灌注不足而发生缺氧及代谢障碍，还可导致血管壁物理性损伤和内皮细胞损伤，为血小板聚集提供机会，促进血栓形成。另外，红细胞聚集性和变形性则分别对低切变率血黏度和高切变率血黏度具有重要影响，红细胞聚集性增加，可使红细胞变形能力和血液流动性降低，从而升高血黏度。红细胞变形性增加，则降低红细胞的聚集性，增加血液流动性而降低血液黏度。作为血液流变学主要指标的血黏度、红细胞变形性指数和红细胞聚集性指数等也是脑缺血－再灌注损伤的病理生理过程中一个重要考察指标，通过考察预防性用药对脑缺血－再灌注损伤大鼠血液流变学主要指标变化情况，可初步了解该药物对脑缺血－再灌注损伤的保护作用。

本实验表明，脑缺血 2h、再灌注 24h 后，大鼠全血黏度、血浆黏度、血沉、红细胞压积、红细胞刚性指数和红细胞聚集指数均有不同程度升高，红细胞变形性指数则降低。熄风通脑胶囊能有效抑制脑缺血－再灌注大鼠全血黏度、血浆黏度、血沉、红细胞压积、红细胞刚性指数和红细胞聚集指数升高，升高红细胞变形性指数。提示熄风通脑胶囊能改善脑缺血－再灌注损伤大鼠血液流变性，进而改善微循环，使脑血流量增加，保护缺血再灌注损伤脑组织，为该药的开发和临床应用该药防治急性缺血性脑梗塞方面提供理论依据。

第十一节　和胃消痞合剂

和胃消痞合剂是在中山市中医院黄颖思主任中医师临床使用多年的有效经验方基础上研制而成的，制剂批准文号：粤药制字 Z2008-0002。该制剂是由白芍、三七、延胡索（醋）、香附、黄芩、郁金、柴胡等 14 味中药组成，具有疏肝和胃、行气消胀、止痛之功，主要用于胃脘部胀、痛连双胁、嗳气、纳呆、口干、尿黄等症。经多年临床观察发现，和胃消痞合剂合用西药治疗慢性胃炎效果优于单纯西药治疗，且无明显的不良反应。

一、制备工艺

根据和胃消痞合剂方中每一味药材的化学、药理等特性，同时考虑医院中药制剂生产的特点，配制工艺采用“原方药材水提取与乙醇提取相结合－回收乙醇浓缩－配液－灌装成型”设计，其中三七、延胡索（醋）采用乙醇提取，而剩余白芍、香附、郁金等 12 味则采用水提醇沉法制备。本实验采用正交试验法，分别以芍药苷和浸膏得量为指标，进行工艺优选试验研究。

（一）工艺路线的选择

根据处方中每味中药材的化学成分、药理作用与临床疗效的不同，确定本方中三七与延胡索（醋）宜采用醇提，其余药材采用水提醇沉并收集挥发油为宜。

（二）成型制备工艺

取方中香附、黄芩、郁金、白芍、柴胡、蒲公英等12种药材，加10倍量水，加热煎煮2次，每次1.5h，并收集挥发油另器贮藏，合并2次煎液，滤过，药液浓缩至相对密度1.05～1.10（60℃），放冷，缓慢加入乙醇使含醇量至70%，搅匀，静置过夜，滤过，滤液回收乙醇至无醇味并浓缩至相对密度1.05～1.10（60℃），备用。另取三七和延胡索（醋），粉碎成粗颗粒，用70%乙醇回流提取3次，每次6倍量，提取时间分别为1.5、1、1h，药液滤过，回收乙醇并浓缩至相对密度1.05～1.10（60℃），备用。取上述所有提取浓缩液及挥发油，混合，搅匀，加入单糖浆200mL、苯甲酸钠3g，混匀，用蒸馏水调节体积至1000mL，静置过夜，收集上清液，灌装于100mL洁净无菌塑料瓶中，包装，检验，即得。

（三）提取工艺

1. 材料 美国Agilent 1100系列高效液相色谱仪；芍药苷对照品（中国药品生物制品检定所，批号110736-200424）；甲醇为色谱纯；其余试剂均为分析纯；所用药材均为饮片（广东广弘药材有限公司）；水为注射用水。

2. 处方 三七4g，香附36g，黄芩6g，郁金40g，白芍64g，柴胡24g，蒲公英72g，陈皮40g，鸡内金24g，厚朴40g，法半夏36g，枳实60g，海螵蛸64g，延胡索（醋）40g，共制成1000mL。

3. 水提醇沉工艺优化

（1）因素确定 依据中药水提醇沉经验，确定醇沉体积分数、煎煮时间、煎煮次数，加水量为水提醇沉效果的主要因素。每个因素各选取3个水平。选用 $L_9(3^4)$ 正交表安排试验，取方中需水提药材中主要指标成分芍药苷含量为考察指标，并用直观法和方差分析法分析其结果。因素水平表见表4-105。

表4-105 试验因素和水平表

A 醇沉体积分数	B 煎煮时间（h）	C 煎煮次数	D 加水量（倍）
70	0.5	1	8
80	1.0	2	10
90	1.5	3	12

（2）正交试验

样品制备：取除三七、延胡索（醋）外其余药材的1/10处方量按正交实验安排，加水浸泡，提取，浓缩，醇沉，滤过，滤液定容至100mL，作供试样品备用。

供试品溶液的制备：取上述滤液10mL，置蒸发皿中，于水浴上蒸干，加甲醇约5mL，超声处理（功率150W，频率20kHz）5min使溶解，并用甲醇洗净置蒸发皿，溶液定容至100mL的量瓶中，摇匀，滤过，取滤液，即得。

对照品溶液的制备：精密称取芍药苷对照品适量，加甲醇制成每1mL含60μg的溶液，摇匀，即得。

色谱条件：色谱柱：Phenomenex luna C_{18}柱（250mm×4.60mm，5μm）；流动相：乙腈-0.1%磷酸溶液（14∶86）；检测波长：230nm；体积流量：1.0 mL/min；柱温：25℃，见图4-41。

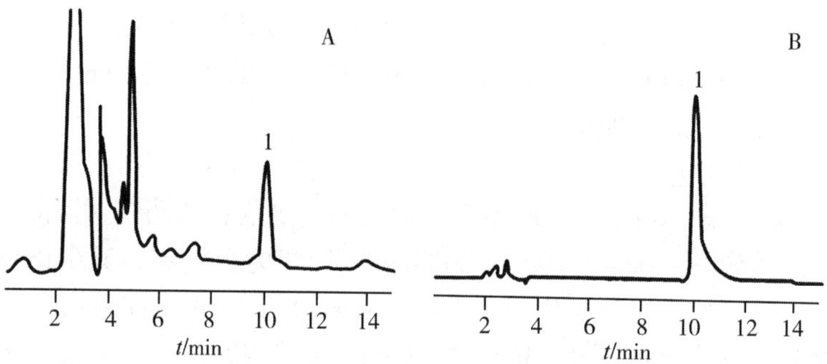

A. 样品；B. 对照品；1. 芍药苷

图4-41 和胃消痞合剂高效液相色谱图

线性关系考察：分别精密吸取对照品溶液2、5、10、20、30μL注入液相色谱仪，按上述色谱条件测定，记录峰面积，以对照品进样量（X，μg）为横坐标，峰面积积分值（Y）为纵坐标，绘制标准曲线，计算回归方程：$Y=1.028\times10^6X+1043$，$r=0.9993$，表明芍药苷在0.12～1.8μg有良好的线性关系。

样品中芍药苷含量测定：分别精密吸取对照品溶液与供试品溶液各10μL，注入液相色谱仪，测定，即得。

（3）试验结果与分析

试验结果：正交试验测定结果见表4-106，方差分析见表4-107。

表4-106 正交试验设计及结果（$\bar{x}\pm s$）

试验号	A	B	C	D	芍药苷含量（g/L）
1	1	1	1	1	0.496
2	1	2	2	2	0.736

（续表）

试验号	A	B	C	D	芍药苷含量（g/L）
3	1	3	3	3	0.849
4	2	1	2	3	0.566
5	2	2	3	1	0.739
6	2	3	1	2	0.748
7	3	1	3	2	0.483
8	3	2	1	3	0.597
9	3	3	2	1	0.821
均值 1	0.694	0.515	0.614	0.685	
均值 2	0.684	0.691	0.708	0.656	
均值 3	0.634	0.806	0.690	0.671	
极差（*R*）	0.060	0.291	0.094	0.029	

表 4–107　方差分析表

方差来源	离差平方和	自由度	*F* 值	*P* 值
A	0.006	2	6.000	>0.05
B	0.129	2	129.000	<0.05
C	0.015	2	15.000	>0.05
D	0.001		1.000	>0.05
误差 B	0.00	2	1.000	

极差方差分析：由表 4–106 极差 *R* 值可知，$R_B > R_C > R_A > R_D$，影响因素大小顺序为 B > C > A > D，即煎煮时间是影响芍药苷含量的重要因素，D 因素加水量影响最小。而由表 4–107 也可看出，B 因素即提取时间差异有显著性，而其他 3 个因素对芍药苷含量的影响都无显著性意义。

结果综合分析：由于 D 因素加水量 8 倍与 10 倍相关结果很小，但考虑到药材的吸水，所以确定本方的水提最佳工艺条件为 $A_1B_3C_2D_2$，即原方药材加 10 倍量的水，煎煮 2 次，每次 1.5h，醇沉浓度为 70%。

验证试验：为进一步确定此提取工艺的合理性，按照 1/10 处方量称取除三七、延胡索（醋）外其余药材 2 份，按照正交试验优选的工艺条件 $A_1B_3C_2D_2$ 进行加水提取，浓缩，醇沉，滤过，定容，按前述方法测出芍药苷含量，其结果分别为 0.780、0.802。由结果可见，优化工艺提取得的芍药苷成分含量的结果均与正交试验结果一致，说明此提取工艺条件基本稳定。

（四）醇提工艺优化

1. 因素确定 依据中药醇提经验，确定乙醇体积分数、提取时间、乙醇用量、浸泡时间为醇提效果的主要因素，每个因素选取 3 个水平。选用 $L_9(3^4)$ 正交表安排试验，取醇溶性浸出物为考察指标，并用直观法和方差分析法分析其结果，详见表 4–108。

表 4–108 实验因素和水平表

水平	A 乙醇体积分数（%）	B 提取时间（h）	C 乙醇用量（倍）	D 浸泡时间（h）
1	70	0.5∶0.5∶0.5	5	0.5
2	80	1∶1∶1	6	1
3	90	1.5∶1∶1	7	1.5

2. 正交试验

（1）正交试验样品制备　按 1/4 处方量准确称取三七、延胡索（醋）2 味药材共 18 份（每次试验平行 2 次），按正交试验安排，加乙醇回流提取，过滤，滤液浓缩并定容至 250mL，备用。

（2）醇溶性固含物测定　精密吸取上述溶液 25mL 置已干燥至恒重的蒸发皿中，在水浴上蒸干后，于 105℃干燥 3h，移置干燥器中，冷却 30min，迅速精密称定质量，计算供试品中醇溶性浸出物的含量。

3. 试验结果与分析

（1）试验结果　正交试验测定结果见表 4–109，方差分析见表 4–110。

（2）极差方差分析　由表 4–109 极差 R 值可知，$R_B > R_C > R_A > R_D$，影响因素大小顺序为 B > C > A > D，即提取时间是影响醇提干膏量的重要因素，D 因素浸泡时间影响最小。而由表 4–110 也可看出，B 因素即提取时间差异有显著性，而其他 3 个因素对醇提干膏量的影响都无显著性意义。

表 4–109 正交试验设计及结果（$\bar{x} \pm s$）

试验号	A	B	C	D	浸膏得量（g）
1	1	1	1	1	0.3099
2	1	2	2	2	0.4602
3	1	3	3	3	0.5309
4	2	1	2	3	0.354
5	2	2	3	1	0.4616
6	2	3	1	2	0.4676

（续表）

试验号	A	B	C	D	浸膏得量（g）
7	3	1	3	2	0.3018
8	3	2	1	3	0.3731
9	3	3	2	1	0.5134
均值 1	0.434	0.322	0.384	0.428	
均值 2	0.428	0.432	0.443	0.410	
均值 3	0.396	0.504	0.431	0.419	
极差（*R*）	0.038	0.182	0.059	0.018	

表 4–110　方差分析表

方差来源	离差平方和	自由度	*F* 比	*F* 值	*P* 值
A	0.002	2	2.000	19.000	>0.05
B	0.050	2	50.000	19.000	<0.05
C	0.006	2	6.000	19.000	>0.05
D	0.001	2	1.000	19.000	<0.05
误差	0.00	2		19.000	

（3）实验结果综合分析　确定本方的醇提工艺条件为 $A_1B_3C_2D_1$，即原方药材加 6 倍量 70% 的乙醇，浸泡 0.5h，煎煮 3 次，煎煮时间分别为 1.5、1、1h。

（4）验证试验　为进一步确定此提取工艺的合理性，按照 1/4 处方量称取三七、延胡索（醋）2 味药材 2 份，按照正交试验优选的工艺条件 $A_1B_3C_2D_1$ 进行加乙醇回流提取，滤过，浓缩，定容，按前述方法测出醇提干膏量，其结果分别为 0.4981、0.4856。由结果可见，优化工艺提取得到的各成分含量的综合评分均与正交试验结果一致，说明此提取工艺条件基本稳定。

（五）讨论

在水提工艺优选中，曾尝试用黄芩中的黄芩苷或厚朴中的厚朴酚作为考察指标，但在试验过程中发现阴性对照有干扰，而采用白芍中芍药苷作为考察指标时，阴性对照无干扰，故本制剂水提工艺优选以芍药苷作为考察指标。此外，现代药理研究表明，芍药苷有明显的抗炎、抗伤害性疼痛的作用，故选择芍药苷作为工艺优选的考察指标是合理、可行的。

处方中三七、延胡索（醋）2 味都为活血化瘀止痛中药，主要含皂苷、生物碱盐、部分多糖等成分，无论是从两药功效还是从所含主要成分上来分析，都适宜采用乙醇提取。因活性成分众多，故选择浸膏得率作为评价指标。

二、质量标准

（一）性状

本品为棕褐色的混悬液体；气微香，味苦。

（二）薄层鉴别

1. 三七的 TLC 鉴别 取本品 20mL，水浴蒸至近干，加硅藻土适量，拌匀，加水饱和的正丁醇 30mL，超声处理 20min，滤过，滤液浓缩至约 2mL，作为供试品溶液；取缺少三七的其余药材制成阴性样品，同法制成阴性对照溶液；另取三七对照药材 0.5g，加水饱和的正丁醇 20mL，超声处理 20min，滤过，滤液浓缩至约 2mL，作为对照药材溶液。照 TLC 法试验，吸取上述 3 种溶液各 10、5、10μL，分别点于同一硅胶 G 薄层板上，以三氯甲烷 - 乙酸乙酯 - 甲醇 - 水（15：40：22：10）10℃以下放置的上层溶液为展开剂，展开，取出，晾干，喷以 10% 硫酸乙醇溶液，于 105℃加热至斑点显色清晰。结果，供试品色谱中，在与对照药材色谱相应的位置上，显相同颜色的斑点；阴性对照无干扰。三七的 TLC 见图 4-42。

2. 白芍的 TLC 鉴别 取供试品溶液；取缺少白芍的其余药材制成阴性样品，同法制成阴性对照溶液；另取白芍对照药材 0.5g，加入水饱和的正丁醇 20mL，超声处理 20min，滤过，滤液浓缩至约 2mL，作为对照药材溶液。照 TLC 法试验，吸取上述 3 种溶液各 10、5、10μL，分别点于同一硅胶 G 薄层板上，以三氯甲烷 - 乙酸乙酯 - 甲醇 - 甲酸（40：5：10：0.2）为展开剂，展开，取出，晾干，喷以 5% 香草醛硫酸溶液，加热至斑点显色清晰。结果，供试品色谱中，在与对照药材色谱相应的位置上，显相同颜色的斑点；阴性对照无干扰。白芍的 TLC 见图 4-43。

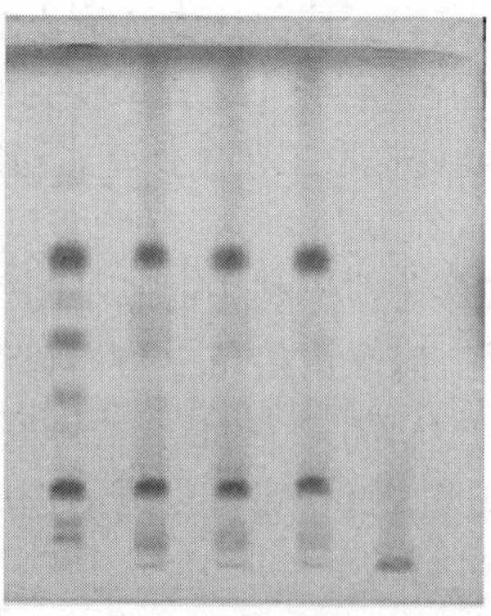

1. 三七对照药材；2 ～ 4. 供试品；5. 阴性对照

图 4-42 三七的 TLC

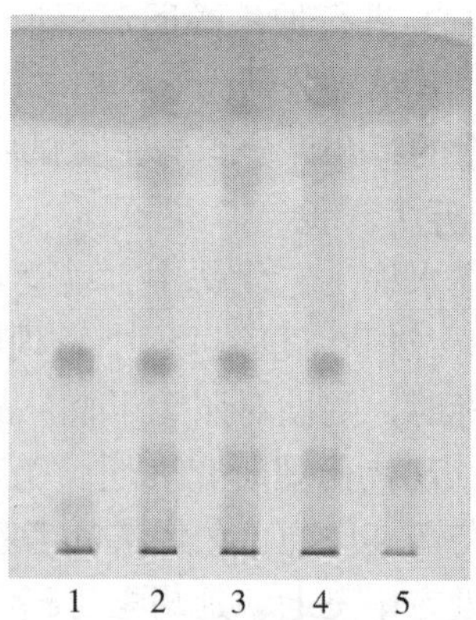

1. 白芍对照药材；2 ～ 4. 供试品；5. 阴性对照

图 4-43 白芍的 TLC

3. 蒲公英的 TLC 鉴别 取本品 20mL，加乙酸乙酯振摇提取 2 次，每次 20mL，合并乙酸乙酯液，蒸干，残渣加甲醇 2mL 使溶解，作为供试品溶液；取缺少蒲公英的其余药材制成阴性样品，同法制成阴性对照溶液；另取蒲公英对照药材 0.5g，加乙酸乙酯 20mL，超声处理 20min，滤过，滤液蒸干，残渣加甲醇 2mL 使溶解，作为对照药材溶液。照 TLC 法试验，吸取上述 3 种溶液各 10、5、10μL，分别点于同一硅胶 G 薄层板上，以三氯甲烷 – 乙酸乙酯 – 甲酸（9 : 5 : 1）为展开剂，饱和 20min，展开，取出，晾干，置紫外光灯（365nm）下检视。结果，供试品色谱中，在与对照药材色谱相应的位置上，显相同颜色的斑点；阴性对照无干扰。蒲公英的 TLC 见图 4–44。

4. 延胡索的 TLC 鉴别 取本品 20mL，加浓氨试液调 pH 值至 11，加乙醚振摇提取 2 次，每次 20mL，合并乙醚液，蒸干，残渣加甲醇 1mL 使溶解，作为供试品溶液；取缺少延胡索的其余药材制成阴性样品，同法制成阴性对照溶液；另取延胡索乙素对照品，加甲醇制成每 1mL 含 0.2mg 的溶液，作为对照品溶液。照 TLC 法试验，吸取上述 3 种溶液各 10、5、10μL，分别点于同一用 1% 氢氧化钠制备的硅胶 G 薄层板上，以甲苯 – 丙酮（9 : 2）为展开剂，展开，取出，晾干，置碘缸中约 3min 后取出，挥尽板上吸附的碘，置紫外光灯（365nm）下检视。结果，供试品色谱中，在与对照品色谱相应的位置上，显相同颜色的斑点；阴性对照无干扰。延胡索的 TLC 见图 4–45。

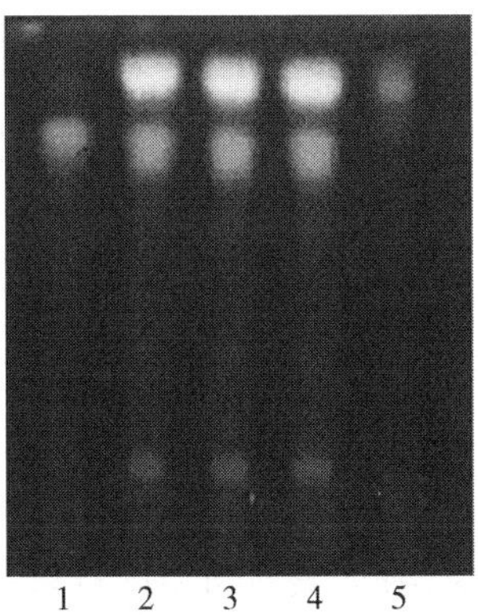

1. 蒲公英对照药材；2 ～ 4. 供试品；5. 阴性对照

图 4–44 蒲公英的 TLC

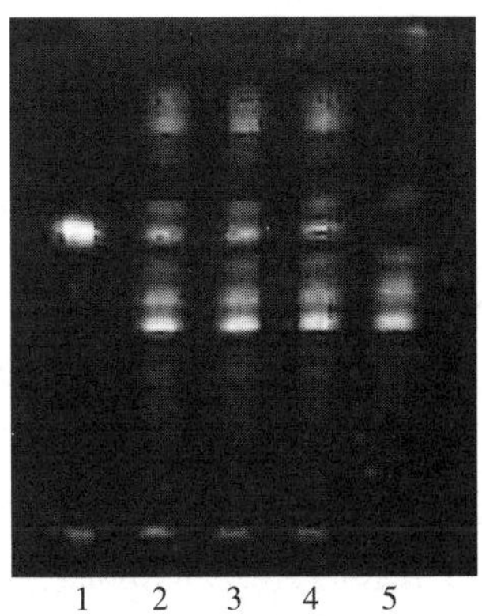

1. 延胡索对照药材；2 ～ 4. 供试品；5. 阴性对照

图 4–45 延胡索的 TLC

（三）检查

相对密度暂定≥ 1.05；pH 值暂定 5.0 ～ 7.0；其他应符合合剂项下有关的各项规定。

（四）总固体物检测

精密量取本品25mL，置称定质量的蒸发皿中，于水浴上加热蒸干，在105℃干燥3h，称定质量，3批测定结果分别为9.05%、9.09%、9.67%。根据上述样品测定结果，暂定本品总固体物不得少于5%。

（五）稳定性考察

1. 加速稳定性试验 取本制剂3批（批号20060804、20060809、20060815），于（40±2）℃、相对湿度（75±5）%的条件下，分别在当月及放置1、2、3、6个月各考察1次。结果，样品性状、鉴别、检查、装量及微生物检查等各项指标均无明显变化。

2. 常温稳定性试验 取本制剂3批（批号20060804、20060809、20060815），分别于室温下在当月及放置3、6、9、12个月各考察1次。结果，样品性状、鉴别、检查、装量及微生物检查等各项指标均无明显变化。

（六）讨论

本制剂按本方案改成合剂后，克服了原煎剂临时煎煮、服用不便的弊端。由于本制剂是由14味中药组成的复方制剂，成分较为复杂，TLC鉴别过程中对提取方法及展开剂的选择有较高要求。在三七、白芍、蒲公英、延胡索的TLC条件试验过程中，基本都参照《中国药典》（2005年版）一部TLC鉴别方法，只在提取溶剂和展开剂方面做了稍微调整和更改，使结果更稳定，且方法简便易行，斑点分离清晰，阴性对照无干扰。此外，尚对方中香附、黄芩、郁金、柴胡、陈皮、厚朴、法半夏和枳实进行了薄层鉴别研究，均因阴性干扰较大，未列入正文。同时，还对该制剂总固体物和制剂稳定性进行了测定和考察，为制剂质量控制提供了实用的方法。至于定量方面，将是下一步工作的重点，以使该制剂质量标准趋于完善。

三、药理作用

和胃消痞合剂对大鼠慢性胃炎pH值和胃黏膜病理影响

在慢性胃炎患者中，患者的胃液pH值和胃黏膜发生变化。慢性胃炎的病理学形态变化，主要局限于黏膜层，极少发展到黏膜下层。慢性炎症长期存在可引起腺体破坏和肠化生，由浅表性胃炎逐渐发展为萎缩性胃炎。另外由于胃黏膜屏障破坏，导致H^+向胃黏膜的返渗，引起胃黏膜受到损害。另外Hp能够直接刺激胃酸分泌，导致高胃酸分泌，所以慢性胃炎患者胃液酸度升高。本实验采用水杨酸与氨水联合造模的方法，从调整胃液pH值和改善胃黏膜病理学形态角度来阐明和胃消痞合剂治疗慢性胃炎机制。

1. 材料

（1）实验动物　SD大鼠雌雄各半，74只，体重140～190g，标准颗粒喂养，由广东省医学实验动物中心提供。动物生产许可证号：SCXK（粤）2003-0002，粤监证字 2008A020。

（2）药物与材料

受试药物：和胃消痞合剂以香附、黄芩、郁金、白芍、柴胡、蒲公英、陈皮、鸡内金、厚朴、法半夏、枳实、海螵蛸、醋延胡索 13 味药材组成（由广州中医药大学附属中山中医院中药房提供）。

阳性对照药物：三九胃泰冲剂，生产厂家：三九医药有限公司，批准文号：Z20044245，规格：每袋 2.5g×6 包。造模药物试剂：氨水，分析纯，洛阳试剂厂（含 NH_3 25.0% ～ 28.0%，用时配成浓度为 0.05% 氨水）；水杨酸钠，分析纯，上海 SSS 试剂有限公司（用蒸馏水配成 2% 水杨酸钠溶液）。麻醉药品：乌拉坦，中国医药上海试剂化学公司，批号 20080512。测试试剂：MDA 试剂盒，南京建成生物技术公司；SOD 试剂盒：南京建成生物技术公司。蒸馏水：由中山市中医院药学部提供。样品保存试剂：甲醛溶液，分析纯，广东广州珠江化工集团。

2. 方法

（1）造模　造模大鼠 62 只，每天按 10mL/kg 灌胃给予 2% 水杨酸钠溶液 2 个月，并自由饮用 0.05% 的氨水，2d 足量喂食，1d 停，按照上述方法造模 2 个月。正常对照组给予充足供应颗粒饲料及洁净自来水。造模后，随机挑取 2 只大鼠，处死后，立即剖腹，摘出全胃，沿着胃大弯剖开胃腔，肉眼观察。并取大鼠胃黏膜，送病理科进行快速病理检查。确认造模成功后停止造模，将造模大鼠分为模型对照组（B 组）、阳性对照组（C 组，三九胃泰）、和胃消痞合剂低剂量组（D 组）、和胃消痞合剂中剂量组（E 组）、和胃消痞合剂高剂量组（F 组），开始给予药物治疗。

（2）药物剂量计算及其喂养方式　喂药方式：A 组：不给予药物治疗；B 组：给予蒸馏水治疗；C 组：给予三九胃泰颗粒冲剂（2.5g/100g 体重）；D 组：给予和胃消痞合剂低剂量（每天 1.45g 生药 /100g 体重）灌胃，相当于人的临床用量；E 组：给予和胃消痞合剂中剂量（每天 2.9g 生药 /100g 体重）灌胃，相当于人的临床用量 2 倍；F 组：给予和胃消痞合剂高剂量（每天 5.8g 生药 /100g 体重）灌胃，相当于人的临床用量 4 倍。全部大鼠均给予标准饲料喂养；供给清洁水，自由摄取，自然光照射，鼠笼及实验室均用 84 消毒液消毒，1 次 / 周。

（3）标本采集和处理　采血完毕后结扎贲门、幽门，摘除全胃，沿胃大弯侧剪开胃腔，除去胃内残渣，立即用 pH 试纸检测胃液 pH 值。同时胃窦部开始从近幽门口至贲门方向取材 0.3cm×1.0cm，用 10% 甲醛保存，送往病理科 HE 染色，光镜检查病理。

（4）血实验标本的收集与处理　用药 4 周后，大鼠处死前应禁水、禁食 1 天，采用乌拉坦对大鼠进行麻醉，每只大鼠经腹动脉插管取血 5mL，血样静置 2h 后用离心机离心 15min，2500r/min，取血清，保存在 –20℃低温环境，待测超氧化物歧化酶（SOD）、丙二醛（MDA）含量。

（5）胃标本的采集和处理　采血完毕后结扎贲门、幽门，摘除全胃，沿胃大弯侧剪开胃腔，除去胃内残渣，立即用 pH 试纸检测胃液 pH 值。

（6）指标观察

1）病理观察：观察胃黏膜厚度、炎症浸润、腺体、结构排列、间质细胞，是否存在肠化生、溃疡病理状态。评分标准：炎症程度分 4 级（0 ～ 4），（0）无炎症；（+）在腺体或底部有个别散在的炎细胞；（+ +）在原体各部分均有较多的炎细胞；（+ + +）有聚集成堆的炎细胞浸润灶。

2）pH 值测定：用 pH 试纸检测胃液 pH 值。

3）SOD 和 MDA 测定：SOD 活力采用黄嘌呤氧化酶法测定，其原理为黄嘌呤氧化物在有氧条件下催化底物黄嘌呤或次黄嘌呤氧化生成尿酸的同时产生 O^{2-}，O^{2-} 与化学发光剂鲁米那（氨基苯二酰肼）反应生成激发态的中间产物，当中间产物返回基态时，以光辐射的能量产生发光现象，由于 SOD 能清除 O^{2-}，所以能抑制鲁米那的化学发光，其抑制程度与酶活力大小有关；过氧化脂质降解产物中的丙二醛（MDA）通过 TBA 法测定。

（7）统计学处理　采用 SPSS 10.0 统计软件处理，采用均数 ± 标准差表示，采用 *t* 检验。

3. 实验结果

（1）病理组织观察

1）肉眼观察：给药治疗后大鼠胃黏膜肉眼可见：正常对照组胃黏膜表面光滑，胃壁厚，走向规则，呈粉红色，附着较多黏液，胃壁弹性较好，多皱襞；模型对照组皱襞低平、苍白、紊乱稀少，个别充血，胃黏膜明显变薄，表面黏液少；阳性对照组与和胃消痞合剂 3 个剂量组，变薄程度有所减轻，胃黏膜厚度有所增加，弹性较佳。和胃消痞合剂低、中、高剂量组肉眼所观察胃黏膜与阳性药物对照组相比没有明显差别。

2）光镜所见：正常对照组：大鼠胃窦上皮细胞和胃小凹黏液细胞结构完整，腺体排列紧密规则，未见明显的腺体萎缩、变形坏死等情况；血管无损伤，无充血。模型对照组：大鼠胃窦的各个腺体之间有较多炎症细胞，有聚集成堆的炎细胞浸润灶，炎症细胞侵入黏膜全程；上皮细胞出现明显缺失，部分出现充血、水肿；胃窦部分血管出现扩张。阳性对照组：胃黏膜较模型组增厚，可发现个别炎症细胞，上皮细胞结构完整，腺体结构完整，没有出现萎缩，充血水肿情况较模型组明显减轻。和胃消痞合剂 3 个剂量组：胃黏膜的厚度增厚合适，胃窦上皮细胞、胃小凹黏液细胞和腺体排列紧密规则，结构完整，未见明显的腺体萎缩、变形坏死、肠化生等情况。血管无损伤，无充血，只发现个别散在的炎症细胞。见图 4–46 ～图 4–48。

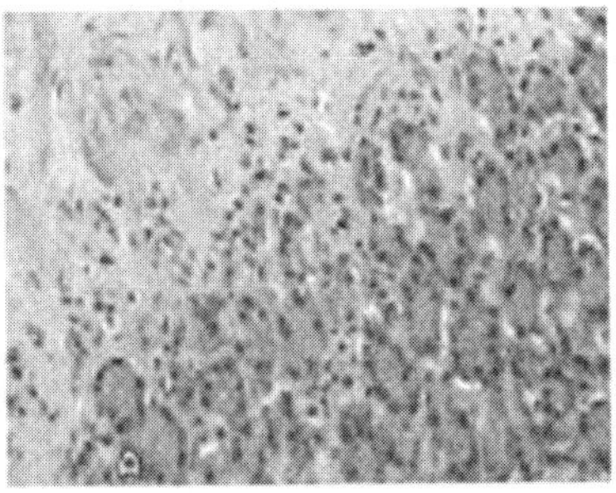

图 4–46　模型图
大鼠造模后，光镜可见较多炎症细胞 ++
（HE，×200）

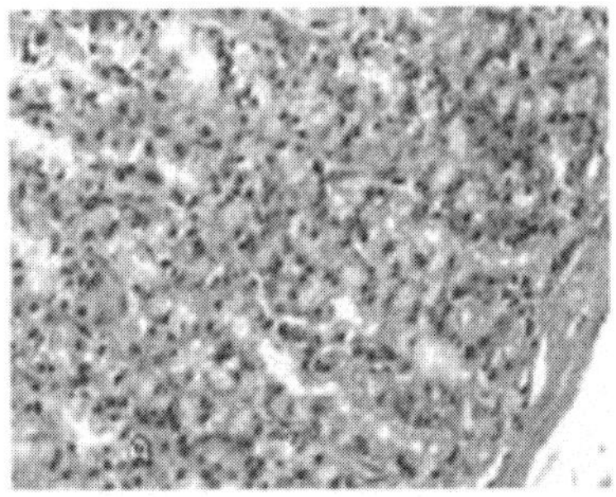

图 4–47　和胃消痞合剂中剂量组
在光镜下的表现可见少量炎症细胞，炎症细胞结果为 0 – +（HE，×200）

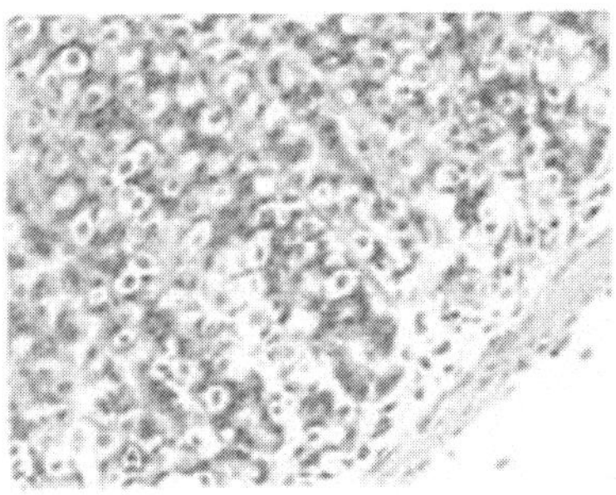

图 4–48　和胃消痞合剂高剂量组
在光镜下的表现可见少量炎症细胞，炎症细胞结果为 +（HE，×200）

（2）炎症评级　由表 4–111 显示，A、C、D、E、F 各组炎症明显低于 B 组（$P < 0.01$），C、D、E、F 组之间的大鼠炎症没有明显差别（$P > 0.05$），结果表明大鼠经过治疗后，炎症细胞浸润明显减少。而模型对照组炎症因子分级明显高于正常对照组，证明造模成功。

表 4–111　各组大鼠炎症程度分级（$\bar{x} \pm s$）

组别	数量	炎症
A 正常对照组	12	0.6364±0.5054*
B 模型对照组	10	1.8000±0.7888
C 阳性对照组（三九胃泰）	12	1.0000±0.6325*
D 和胃消痞合剂低剂量组	12	1.1000±0.5675*
E 和胃消痞合剂中剂量组	12	1.2000±0.4216*
F 和胃消痞合剂高剂量组	11	1.1429±0.6686*

注：与模型组比较，*$P < 0.01$。

（3）胃液 pH 值测定　与 B 组相比，A、C、D、E、F 组别的胃液 pH 值显著增高（$P < 0.01$）。表明和胃消痞合剂和三九胃泰能够明显升高胃液 pH 值，降低酸性过高导致的胃黏膜损害风险。D、E、F 组别之间 pH 值没有差异（$P > 0.05$），表明和胃消痞合剂在调节胃液酸度方面与药物剂量相关性不强。C 组与和胃消痞合剂 3 个剂量组别也没有明显差异。详细见表 4-112。

表 4-112　各组大鼠胃液 pH 值（$\bar{x} \pm s$）

组别	数量	胃液 pH 值
A 正常对照组	12	4.54±0.68*
B 模型对照组	10	3.00±1.00
C 阳性对照组（三九胃泰）	12	4.54±1.36*
D 和胃消痞合剂低剂量组	12	4.60±0.69*
E 和胃消痞合剂中剂量组	12	4.80±0.78*
F 和胃消痞合剂高剂量组	11	4.42 ±1.11*

注：与模型组比较，*P<0.01。

（4）行为状态　施加造模以后，除正常对照组以外，其他组小鼠均出现食欲降低，饮水量减少，皮毛色泽光亮减少、干瘪、疏松、易脱落，弓背，喜扎堆，活动量减少等现象，大部分喜欢扎堆，个别体型较大的大鼠在给药过程剧烈挣扎，但大鼠大便均正常。给药 4 周后除模型对照组以外，阳性对照组、和胃消痞合剂各剂量组的食欲增加，皮毛脱落症状均有所减少，干瘪有所恢复，活动能力也有所增强，与对照组相比，具有明显差异。

（5）和胃消痞合剂对血液 SOD 值与 MDA 的影响　表 4-113 可见，模型对照组与正常对照组相比，SOD 明显降低，MDA 明显升高。模型对照组与阳性对照组和和胃消痞合剂三个剂量组相比，SOD 明显升高；除和胃消痞合剂低剂量组以外，模型对照组 MDA 数值明显高于阳性对照组、和胃消痞合剂中剂量组和高剂量组。和胃消痞合剂三个剂量组之间，SOD 值没有明显差异。

表 4-113　各组大鼠血液 SOD 值与 MDA（$\bar{x} \pm s$）

组别	数量	SOD（U/L）	MDA（nmol/mL）
A	12	173310±4790☆	8.03±1.59★
B	10	158670±6100	9.79±2.06
C	12	173050±2610☆	7.93±1.13★

（续表）

组别	数量	SOD（U/L）	MDA（nmol/mL）
D	12	174190±2610☆	8.32±1.32
E	12	172390±4690☆	7.50±1.93★
F	11	170550±6840☆	6.62±1.9★

注：在造模过程中 2 只大鼠死亡，给药阶段 1 只大鼠死亡。与 B 组相比，☆P<0.01；与 B 组相比，★P<0.05。

4. 讨论 在慢性胃炎患者中，由于胃黏膜屏障破坏，导致氢离子向胃黏膜的返渗，引起胃黏膜受到损害。同时幽门螺杆菌（Helicobacter pylori，Hp）能够直接刺激胃酸分泌，导致高胃酸分泌，所以慢性胃炎患者的胃液酸度升高。抑制胃酸分泌，降低胃酸对胃黏膜的侵蚀是治疗慢性胃炎重要机制，本次实验发现，和胃消痞合剂的低、中、高 3 个剂量组大鼠胃液 pH 值明显高于模型对照组（$P < 0.01$），表明和胃消痞合剂可升高 pH 值，抑制胃酸分泌，减少胃酸向黏膜渗透，降低胃酸对胃黏膜的损伤程度。而且升高胃液 pH 值能够减少胃部出血风险，减低胃部溃疡。病理检查发现，在和胃消痞合剂 3 个剂量组中，炎症细胞浸润减少，肠胃厚度增加，表明和胃消痞合剂对胃黏膜有保护作用，与其调节胃液 pH 值有关。

研究表明，自由基（ROS）与慢性胃炎有密切关系。Hp 是慢性胃炎主要诱发因素，而 Hp 能增加氧自由基水平，降低清除抗氧化能力。Hp 感染后，刺激中性粒细胞向炎症部位趋化，发生氧化，爆发出大量 ROS，ROS 生成的过氧化氢与氯生成 HOCl，与 Hp 生成的氨结合成破坏性更强的物质，其能参与破坏细胞。同时 Hp 产生氧自由基通过损伤 DNA，导致碱基配对错误，使 DNA 双螺旋结构破坏，基因突变，发生癌变。酒精对胃黏膜产生氧化应激损伤，产生大量自由基，破坏细胞正常功能，产生细胞毒害作用，破坏胃黏膜。

由于自由基在体内存在时间极短，难于直接被检测到，只能检测其他物质，所以测定脂质体氧化产物丙二醛（MDA）作为间接体内氧自由基活性水平标志。同时超氧化物歧化酶（SOD）是人体内清除自由基非常重要的物质，它能保护细胞免受侵害。所以本法采用检测 MDA 与 SOD 活性作为观察体内清除氧自由基能力的指标。

本实验研究结果显示，和胃消痞合剂能提高大鼠血液 SOD 值，降低丙二醛水平，说明该药有清除自由基能力，保护消化系统免受氧自由基进一步的攻击。而现代药理结果表明和胃消痞合剂中的白芍具有抗氧化作用。

中医学认为，慢性胃炎病因与饮食不节，邪气内侵，情志失调，脾胃失调有关，在治疗上以行气、消食、健脾、止痛为主要治疗原则。和胃消痞合剂是根据中医理论，选用制延胡索、柴胡、香附、黄芩、郁金、白芍、陈皮、鸡内金等组方，采用现代制备工艺提取制成的。方中制延胡索为活血行气止痛之良药，专治一身上下诸痛，为君药。柴胡、香附、郁金具有疏肝解郁、行气止痛之效，共为臣药。厚朴、枳实消食行气降逆；鸡内金消食化痞；三七活血化瘀，行气生新，止痛；法半夏、白芍、陈皮、黄芩、蒲公英等寒热并用，缓急止痛，降逆消痞；海螵蛸制酸止痛，共为佐药。甘草调和诸药而为使药。现代药理研究也表明，延胡索、柴胡、香附等均有较好的镇痛作用，延胡索、柴胡、白芍、海螵蛸等都有抑制胃酸分泌、保护胃黏膜的作用。纵观全方，具有疏肝和胃、行气、消痞、降逆止痛之功效。临床应用于治疗慢性胃炎，取得显著疗效，且无明显的毒副作用。亦有研究表明用本品治疗慢性胃炎具有较好的经济性，本实验结果也表明本品有升高 pH 值，抑制胃酸分泌，减少胃酸向黏膜渗透，降低胃酸对胃黏膜的损伤程度从而达到保护胃黏膜的作用。故应用和胃消痞合剂治疗慢性胃炎值得推广应用。

本品治疗慢性胃炎总有效率超过 90%，根治幽门螺杆菌有效率 91.5%，而且该药价格合理，经济性与安全性明显优于奥美拉唑，其治疗慢性胃炎的效果与奥美拉唑相当。

第十二节　银蒿解热合剂

银蒿解热合剂为广州中医药大学附属中山中医院临床常用医院制剂，是以荆防败毒散为基础并结合岭南地区外感风热的临床表征开发研制的医院制剂。其由岗梅、金银花、连翘、桑叶、柴胡、绵马贯众等 10 味中药材组方，全方具有辛凉解表、清热之功，主治上呼吸道感染引起的咽喉肿痛、鼻塞、发热、咳嗽等症。目前，方中各味药质量控制标准尚未建立完全，所有鉴别均参考 2010 年版《中国药典》《广东省中药材标准（第一册）》的药材鉴别方法试验。因此，为了更好地控制药品质量，完善制剂质量标准，采用薄层色谱（TLC）法对方中 6 味中药做定性鉴别，为该合剂质量标准再提高提供实验室依据。

一、质量控制

（一）仪器与试药

1. 仪器　KQ5200E 型医用超声波清洗器（昆山市超声仪器有限公司）；Good See－Ⅰ型薄层色谱摄影仪（上海科哲生化科技有限公司）；JA1203 型电

子天平（上海天平仪器厂）；BS224S 型电子天平（北京赛多利斯仪器系统有限公司）；JJ200 型电子天平（常熟市双杰测试仪器厂）；DK–8D 型电热恒温干燥箱（上海跃进医疗器械有限公司）；CH1006 型超级恒温槽（上海衡平仪器仪表厂）；东方 –A 型直热式电热恒温干燥箱（广州东方电热干燥设备厂）；800 型离心机（上海手术器械厂）；HCDX23–1 型电动吸引器（上海二二八厂）；CRLB–1500S 型电炉（肇庆金雅乐电器有限公司）；IXUS115HS–Canon 数码相机（佳能 < 中国 > 有限公司）。

2. 试药 银蒿解热合剂（中山市中医院制剂室提供，批号为 20140520、20141104）；阴性对照样品（中山市中医院制剂室提供）；绿原酸对照品（批号为 110753–201314），连翘苷对照品（批号为 110821–201213），连翘对照药材（批号为 120908–200915），金银花对照药材（批号为 121060–201107），柴胡对照药材（批号为 120992–201108），桑叶对照药材（批号为 121123–201305），绵马贯众对照药材（批号为 121034–200302），岗梅对照药材（批号为 1152–200001），均购自中国食品药品检定研究院；乙酸乙酯、甲苯、甲醇等均为分析纯。

（二）方法与结果

1. 岗梅 取合剂 33mL，在乙酸乙酯中萃取 2 次，每次 35mL，合并乙酸乙酯液，浓缩至 1mL，制成供试品溶液。另取岗梅对照药材 2g，于 100mL 水中煎煮提取 1h，过滤，滤液加乙酸乙酯，相同方法制成对照药材溶液。同供试品溶液制备方法，取缺岗梅药材阴性样品制成缺岗梅阴性对照品溶液。按《中国药典》(2010 年版）附录Ⅵ B 中薄层色谱法操作，将上述溶液各 12μL，分别在同一硅胶 G 薄层板上点样，以乙酸乙酯 – 甲苯 – 甲酸（3∶5∶0.5）为展开剂，展开后，从层析缸中取出，晾干后氨熏，于日光下检视。结果供试品溶液色谱中有 1 个黄色斑点与岗梅对照药材溶液色谱相对应，缺岗梅的阴性对照无干扰色谱图。见图 4–49 A。

2. 金银花 取合剂 20mL，置磨口锥形瓶中，加 30mL 甲醇，超声 30min，用分液漏斗取上层溶液，作为供试品溶液。取缺金银花阴性对照样品，同法制得缺金银花阴性对照品溶液。取金银花对照药材粉末和绿原酸对照品，均用甲醇制成 1g/L 的对照药材及对照品溶液。取上述溶液各 15μL，分别于同一硅胶 H 薄层板上点样，在甲酸 – 乙酸丁酯 – 水（2.5∶7∶2.5）的上层溶液中展开，于通风橱晾干，在紫外光灯（365nm）下检视。结果有荧光斑点同时出现于供试品溶液和金银花对照药材及绿原酸对照品溶液色谱上，且位置颜色均相应，阴性对照无干扰。见图 4–49B。

3. 连翘 取 10mL 合剂，置磨口锥形瓶中，加 20mL 石油醚（30 ～ 60℃），超声提取 18min，用分液漏斗取下层溶液，再用超声方法加 20mL

甲醇同法提取 25min，蒸干滤液，用 4mL 甲醇溶解，制成供试品溶液。同上述方法制得缺连翘阴性对照品溶液。将连翘对照药材粉末及连翘苷对照品，用甲醇制成 0.25g/mL 的对照药材及对照品溶液。取以上溶液各 3μL，分别于同一硅胶 G 薄层板上点样，用三氯甲烷 – 甲醇（5∶1）作展开剂，展开晾干后，用 10% 硫酸乙醇溶液作显色剂喷在板上，于 105℃烘箱中显色，斑点明显即可。结果供试品、连翘对照药材及连翘苷对照品 3 种溶液色谱相应位置有相同颜色的斑点，且缺连翘的阴性对照无干扰。见图 4–49C。

4. 桑叶　取合剂 15mL，浓缩至稠膏状，用适量硅藻土分散，于 35mL 乙醇中超声提取 20min，取滤液蒸干，用 1mL 甲醇溶解，制成供试品溶液。用同样的方法处理得到缺桑叶阴性对照品溶液。同样用超声提取方法，将 2g 桑叶对照药材于 35mL 乙醇中制得对照药材溶液。将上述溶液各 10μL，在同一硅胶 G 薄层板上点样，并在甲苯 – 乙酸乙酯 – 甲酸（8∶2∶1）的上层液中展开，置紫外光灯（365nm）下检视。结果供试品溶液色谱荧光斑点清晰，并与对照药材、对照品溶液的荧光斑点于同一水平线，且缺桑叶的阴性对照无干扰。见图 4–49D。

5. 柴胡　取 30mL 合剂，用水饱和的正丁醇提取 3 次，每次 20mL，合并提取液，于分流漏斗中用 20mL 5%$NaHCO_3$ 溶液洗涤 1 次，取上层溶液于水浴上加热至干，用 2mL 甲醇溶解，制得供试品溶液。另取缺柴胡阴性样品 30mL，同法制得阴性对照品溶液。取 2g 柴胡对照药材，加 20mL 水，在水浴上加热回流 1h，将滤液再以水饱和的正丁醇提取 3 次，同法制得对照药材溶液。吸取上述溶液各 10μL，分别于同一硅胶 G 薄层板上点样，于氯仿 – 水 – 甲醇（80∶2∶25）中展开，晾干，用 1% 对二甲氨基苯甲醛的 10% 硫酸乙醇液显色，于 110℃加热烘干，取出，静置于通风处，待斑点显色明显后检视。结果供试品溶液色谱中，有和对照药材溶液颜色相同且在同一水平位置的斑点，阴性对照无干扰。见图 4–49 E。

6. 绵马贯众　取 30mL 合剂，用盐酸酸化至 pH=2 ～ 3 后，再用乙醚萃取 3 次，合并提取液，于水浴上加热至干，用 2mL 氯仿溶解，制成供试品溶液。取缺绵马贯众的样品，同法制得阴性对照品溶液。另取绵马贯众对照药材 3.0g，于 40mL 水中煎煮沸腾，保持微沸 1h 左右，滤液按供试品溶液制备方法同法制得对照药材溶液。将上述 3 种溶液各 10μL，于同一硅胶 G 薄层板上点样，在氯仿 – 冰醋酸 – 丙酮（16∶0.3∶4）中展开，取出薄层板，晾干，先后喷以 10% 的磷钼酸乙醇溶液及 0.4% 的氢氧化钠溶液，显色后在日光下检视。结果供试品溶液色谱中，有一个与对照药材溶液色谱同一水平线的黄色荧光斑点，阴性对照无干预。见图 4–49 F。

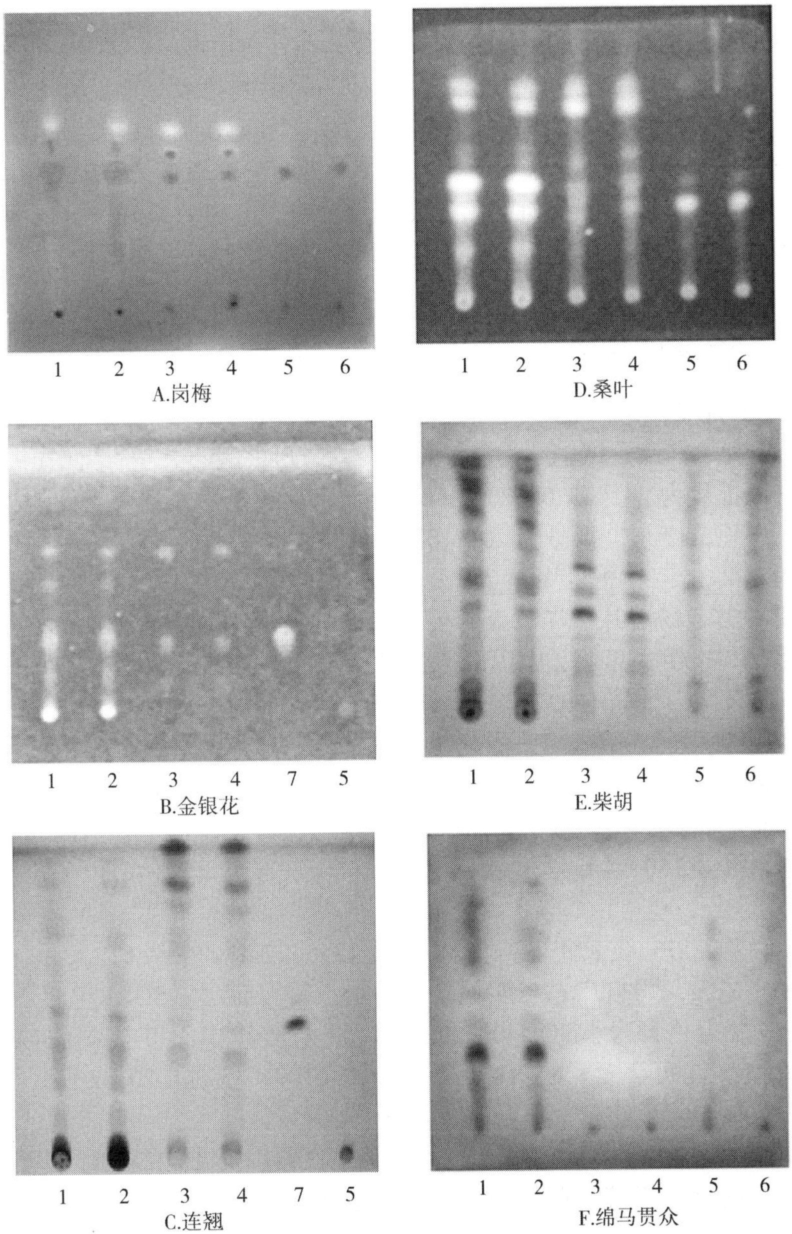

1～2. 供试品溶液；3～4. 对照药材溶液；5～6. 阴性对照品溶液；7. 对照品溶液

图 4-49　薄层色谱图

（三）讨论

银蒿解热合剂为中药复方制剂，成分复杂，方中金银花和连翘 2 种药材的薄层色谱斑点明显，无阴性干扰，其他药材的其他成分也没有干扰斑点，专属性较强。而方中绵马贯众、柴胡、岗梅、桑叶分别存在阴性干扰，主斑点不明显，专属性不强。通过多次方法调整及试验，筛选出合理的提取方法和合适的展开剂，经试验证明，斑点清楚明显，分离效果好，重现性较强，均无阴性干扰，操作简便。该法具有简易、重复性好、专属性强的优点，可为该制剂质量标准提高提供依据。

二、药理作用

（一）抗炎作用

1. 药材、药品、试剂 银蒿解热合剂（广州中医药大学附属中山中医院制剂室，批号为 20140520、20141104）；岗梅药材（广东康美药业股份有限公司，产地：广东，批号为 20141018）经中山市中医院曾聪彦主任中药师鉴定为冬青科植物梅叶冬青 *Ilexas Prella*（Hook.etAm.）Cham P.ex Benth 的根。吲哚美辛肠溶片（江苏亚邦爱普森药业有限公司，规格 25mg/ 片，批号 1402001）；伊文思蓝（中国医药公司，批号 871225）；冰醋酸（西陇化工股份有限公司，批号 1202216）；生理盐水（四川科伦药业股份有限公司，批号 B14012712）；二甲苯（西陇化工股份有限公司，批号 1403218）；水合氯醛（天津市福晨化学试剂厂，批号 20130201）；青霉素钠粉针剂（北京悦康凯悦制药有限公司，批号 01150601）；硫酸链霉素（山东鲁抗医药股份有限公司，批号 150114）；安琪高活性干酵母（安琪酵母股份有限公司，批号 20140918）。

2. 动物 SPF 级 KM 小鼠，体质量 18 ～ 22g；SPF 级 SD 大鼠，体质量 180 ～ 220g，购自广东省实验动物中心，许可证号：SCXK（粤）2013-0002。动物合格证号：NO.44007200049706。饲养于中山市中医院屏障级动物实验室，许可证号：SYXK（粤）2010-0109，室温（20±2）℃，湿度 40% ～ 70%。

3. 仪器 JA1203 型电子天平（上海天平仪器厂）；BS224S 电子天平（北京赛多利斯仪器系统有限公司）；JJ300 型电子天平（常熟市双杰测试仪器厂）；UV-2550 型紫外分光光度计（日本岛津）。YLS-Q4 耳肿打孔器（直径 8mm，山东省医学科学院设备站）。CH1006 超级恒温槽（上海衡平仪器仪表厂）；TD25-WS48 孔多管架自动平衡离心机（长沙湘仪离心仪器有限公司）；微量移液器（上海求精生化试剂仪器有限公司）；MS86603A 秒表（上海星钻秒表有限公司）。

4. 药液的制备

（1）银蒿解热合剂　按处方十种药材的比例，取总药材量 304.18g，加水 15 倍量，蒸馏法提取挥发油及芳香水，收集 300 ～ 350mL 馏出液，冷藏备用（Ⅰ）；药液滤过（药液Ⅰ），药渣再加 10 倍量水，煎煮 1h，药液滤过（药液Ⅱ），合并药液，静置过夜，吸取上清液，上清液备用（中药提取液），将中药提取液边搅边加入挥发油及芳香水液（Ⅰ）混合均匀，加蒸馏水调至与工艺处方浓度相同的药液。最后按照体表系数法，按处方浓度的 1∶2∶4 倍拟定小鼠灌胃给药低、中、高剂量分别为 6.7、13.4、27.0g/kg。而大鼠的药液则是以总药材量 1645g 按上述工艺提取的，拟定大鼠灌胃给药低、中、高剂量分别为 4.7、9.4、18.8g/kg。

（2）岗梅药液　岗梅药材的药液提取中，药材的总量应按照上述银蒿解热合剂分别用于小鼠和大鼠提取的药液浓度，相当于处方中单药岗梅的量，来确定岗梅药材的总量。按提取工艺加 15 倍量水，煎煮 2h，药液过滤，药渣再加 10 倍量水，煎煮 1h，滤过，合并滤液。依据《广东省中药材标准》中岗梅药材常用量（15 ～ 30g）及动物体表系数法，取 30g 的 1∶2∶4 倍量拟定小鼠灌胃给药中剂量为 2g/kg；拟定大鼠灌胃给药低、中、高剂量分别为 0.74、1.5、3.0g/kg。

（3）吲哚美辛药液　按吲哚美辛片说明书的抗风湿初始剂量 25 ～ 50mg，本实验为抗炎实验，按人与动物体表系数计算，拟定小鼠灌胃给药剂量为 9.8mg/kg。因此取吲哚美辛片 25mg，研钵研磨成粉末后加 25.5mL 纯净水溶解，即可。

5. 实验方法

（1）醋酸致小鼠毛细血管通透性增高实验　雄性昆明小鼠 66 只，随机分 6 组：银蒿解热合剂低、中、高剂量组，岗梅中剂量组，空白组以及吲哚美辛组，每组 11 只。按剂量 0.1mL/10g 每天灌胃给药，连续 5d，空白对照组给等体积蒸馏水。末次给药后 1h，按 0.1mL/10g 体质量予各组小鼠尾静脉注射 5% 伊文思蓝生理盐水溶液，随即每只小鼠腹腔注射 0.6% 醋酸，20min 后，脱颈椎处死小鼠，分数次腹腔注射总量为 6mL 生理盐水用以洗涤腹腔，每次注射后轻揉腹部，用注射器抽出洗涤液，合并洗涤液并加生理盐水至 10mL，离心 755rmp，5min，取上清液用紫外 – 可见分光光度计于 590nm 处测吸光度（A）值。

（2）二甲苯致小鼠耳郭肿胀实验　选取雄性昆明小鼠 72 只，随机分为 6 组：银蒿解热合剂低、中、高剂量组，岗梅中剂量组，空白组及吲哚美辛组。各给药组分别予以相应药物灌胃给药，每天 1 次，连续 5d，其中空白组给等体积蒸馏水。末次给药后 1h 后，用微量可调移液器精确吸取 100% 二甲苯

20μL，均匀涂抹于各组小鼠右耳正反两面，每面20μL，左耳作空白对照，致炎30min后颈椎脱臼处死小鼠。在左、右耳郭相同部位用8mm打孔器取下耳片，用分析天平准确称取质量，计算肿胀度、肿胀抑制率。

肿胀度 = 右耳片质量 – 左耳片质量；

肿胀抑制率（%）=［（空白对照组平均肿胀度 – 给药组平均肿胀度）/ 空白对照组平均肿胀度］×100%。

（3）灭菌棉球致大鼠蹊部肉芽组织增生实验　选取SD大鼠66只，随机分成银蒿解热合剂低、中、高剂量组，岗梅中剂量组，模型组及吲哚美辛组。腹腔注射10%水合氯醛（0.35mL/100g）进行麻醉，每只大鼠的左右腹股沟处剃毛并消毒后，各切开皮肤约1cm长的纵切口，将两个灭菌棉球（每个棉球20mg，高压灭菌，各加入含青霉素800U和硫酸链霉素650U的混合液中，50℃烘箱烤干）分别植入大鼠两侧蹊部皮下，随即缝合皮肤。从手术当天开始，各给药组连续给药5d，模型对照组给予同容量的蒸馏水，期间切口缝合处给予常规消毒。第5天将大鼠颈椎脱臼处死，将棉球连同周围结缔组织一起取出，剔除脂肪组织，在70℃烘箱中放置12h后称质量，减去原棉球质量即为肉芽肿净质量。统计时剔除切口处发炎者。以肉芽肿质量进行单因素方差分析，比较各给药组与模型对照组肉芽肿抑制情况的差异。

（二）镇痛作用

1.热板致小鼠疼痛实验　将雌性小鼠逐只放入水温（55.0±0.5）℃水浴箱的金属盘内，选取48只痛阀值10～30s的小鼠，随机分为银蒿解热合剂低、中、高剂量组，岗梅药材中剂量组，空白组以及吲哚美辛组6组，间隔5min，重复两次测得小鼠基础痛阈值。按0.1mL/10g的剂量分别给药,1次/d，共5天。测定末次给药后30、60、90、120min时的痛阈值。为防止足部烫伤，设截止时间为60s，若其在热板上60s仍无痛觉反应，应立即取出，按60s计其痛阈值。比较各组各时段的痛阈值，计算用药后痛阈提高百分率。

痛阈提高百分率（%）=（用药后平均痛阈 – 用药前平均痛阈值）/ 用药前平均痛阈值 ×100%。

2.醋酸致小鼠扭体实验　取雄性昆明小鼠66只，随机分为6组：银蒿解热合剂低、中、高剂量组，空白对照组，岗梅中剂量组及吲哚美辛组，并给小鼠按各给药剂量连续灌胃5d，1次/d。末次给药30min后，各鼠均按0.1mL/10g腹腔注射新配制的0.6%醋酸溶液。观察醋酸溶液注射后20min内的扭体反应（伸展后肢、腹部收缩内凹、臀部抬高）次数。比较各组的扭体次数，计算镇痛百分率。

镇痛百分率（%）=（对照组平均扭体次数 – 实验组平均扭体次数）/ 对照组平均扭体次数 ×100%。

（三）干酵母致大鼠发热实验

筛选合格 SD 大鼠 80 只，随机分为 8 组，每组 10 只，分别为银蒿解热合剂低、中、高剂量组，岗梅低、中、高剂量组，空白组及吲哚美辛组。记录基础温度，各组灌胃等容量的不同剂量药物，1 次 /d，连续给药 5d，第 5 天灌药后，每只大鼠背部按 7mL/kg 皮下注射 20% 酵母混悬液，测定其注射酵母混悬液后 4、5、6、8、9h 的肛温，记录体温变化，比较组间差异。

三、结果

（一）醋酸致小鼠毛细血管通透性增高实验

经单因素方差分析，6 组间方差不齐（$P < 0.05$），多组间均值比较差异有统计学意义（$P < 0.01$）。采用 Dunnett’s–T3 检验进行组间两两比较，各剂量组 A 值均较空白对照组低，表明各剂量组均能明显抑制小鼠腹腔内炎性物质的渗出，且抗炎作用呈一定的量效关系。其中，银蒿解热合剂的中、高剂量组与空白组比较，差异极显著（$P < 0.01$），与吲哚美辛组比较无显著差异（$P > 0.05$）。岗梅中剂量组与空白组比较，有显著差异（$P < 0.05$）；与合剂低剂量组比较，无显著差异（$P > 0.05$）；与合剂中、高剂量组以及吲哚美辛组比较，有显著差异（$P < 0.05$）。结果表明银蒿解热合剂及岗梅均有一定的抗炎作用。见表 4–114。

表 4–114　各组对醋酸致小鼠毛细血管通透性增高的影响（$\bar{x} \pm s$，n=11）

组别	剂量	A 值
空白组	—	0.63±0.23
银蒿解热合剂低剂量组	6.7g/kg	0.35 ± 0.11^{c}
银蒿解热合剂中剂量组	13.4g/kg	0.19 ± 0.93^{b}
银蒿解热合剂高剂量组	27.0g/kg	0.17 ± 0.55^{b}
岗梅中剂量组	2.2g/kg	0.37 ± 0.83^{c}
吲哚美辛组	9.8mg/kg	0.14 ± 0.72^{b}

注：与空白组比较，$^{a}P < 0.05$，$^{b}P < 0.01$；与吲哚美辛组比较，$^{c}P < 0.01$。

（二）二甲苯致小鼠耳郭肿胀实验

采用 SNK 法进行组间两两比较。与空白组比较，银蒿解热合剂的低、中、高剂量组及岗梅中剂量组对二甲苯致耳郭肿胀均有明显的抑制作用（$P < 0.01$），且银蒿解热合剂抗炎作用呈现一定的量效关系。其中高剂量组抑制率达 65.10%，接近吲哚美辛组的 67.70%，提示高剂量组对耳郭肿胀的抑制作用较显著。银蒿解热合剂低剂量组与吲哚美辛组比较，差异显著（$P < 0.05$）。岗梅中剂量与空白组比较，有显著差异（$P < 0.05$）；与银蒿解热合剂低剂量组比较，有显著差异（$P < 0.05$）；与合剂中、高剂量组比较无显著差异（$P > 0.05$）。

表明银蒿解热合剂及岗梅均有一定的抑制耳郭肿胀的作用。结果见表 4–115。

表 4–115　各组对二甲苯致小鼠耳郭肿胀的影响（$\bar{x} \pm s$，n=12）

组别	剂量	肿胀度（g）	肿胀抑制率 %
空白组	—	0.023±0.004	—
银蒿解热合剂低剂量组	6.7g/kg	0.013±0.004ab	42.00
银蒿解热合剂中剂量组	13.4g/kg	0.009±0.005a	58.10
银蒿解热合剂高剂量组	27.0g/kg	0.008±0.003a	65.10
岗梅中剂量组	2.2g/kg	0.010±0.002a	56.70
吲哚美辛组	9.8mg/kg	0.007±0.006a	67.70

注：与空白组比较，[a]$P < 0.01$；与吲哚美辛组比较，[b]$P < 0.01$。

（三）灭菌棉球致大鼠蹊部肉芽组织增生实验

各给药组与模型对照组对比，均有极显著差异（$P < 0.01$），其中银蒿解热合剂高剂量组抑制作用最显著。银蒿解热合剂中、高剂量组与吲哚美辛组比较，无显著差异（$P > 0.05$）。岗梅中剂量组与合剂低剂量组比较，无显著差异（$P > 0.05$）；与合剂中、高剂量组以及吲哚美辛组比较，有显著差异（$P < 0.05$）。表明岗梅对肉芽组织增生有一定的抑制作用。结果见表 4–116。

表 4–116　各组对大鼠棉球肉芽肿实验的影响（$\bar{x} \pm s$，n=11）

组别	剂量（g/kg）	肉芽肿净重（mg）	肉芽抑制率 %
模型组	—	40.4±7.4	—
银蒿解热合剂低剂量组	4.7g/kg	30.0±5.7[a]	25.60
银蒿解热合剂中剂量组	9.4g/kg	22.6±3.1[a]	44.10
银蒿解热合剂高剂量组	18.8g/kg	21.6±2.6[a]	46.50
岗梅中剂量组	1.5g/kg	30.2±5.1[ab]	25.20
吲哚美辛组	6.8mg/kg	21.8±6.2[a]	45.98

注：与模型组比较，[a] $P < 0.01$；与吲哚美辛组比较，[b] $P < 0.01$。

（四）银蒿解热合剂热板法实验

与空白组比较，银蒿解热合剂中、高剂量组 60、90、120min 的痛阈值差异极显著（$P < 0.01$），且与吲哚美辛组无显著差异（$P > 0.05$）。银蒿解热合剂低剂量组与岗梅中剂量组小鼠痛阈值的总体均值比较，无显著差异（$P > 0.05$）；银蒿解热合剂中、低剂量组，岗梅中剂量组与银蒿解热合剂高剂量组比较，小鼠痛阈值总体均值均无显著差异（$P > 0.05$）；岗梅中剂量组、银蒿解热合剂低剂量组与银蒿解热合剂中剂量组比较，小鼠舔足阈值总体均值均无显著差异（$P > 0.05$）。说明银蒿解热合剂中、高剂量组提高痛阈值作用较明显，且高剂量组较其他剂量组延长小鼠对热刺激疼痛的量效关系最为明显。岗梅中剂量组大鼠 90min 时痛阈值与空白组和吲哚美辛组比较均有显著差异（$P < 0.01$），表明有一定的镇痛作用。结果见表 4–117。

表 4–117　银蒿解热合剂热板法实验（$\bar{x} \pm s$，n=8）

分组	剂量（g/kg）	痛阈值（s）				
		基础体温（℃）	30min	60min	90min	120min
空白对照组	—	17.41±1.11	17.18±1.52	17.08±1.66b	18.10±1.90b	17.60±1.67[b]
银蒿解热合剂低剂量组	4.7g/kg	17.22±2.14	17.12±2.21	17.74±2.17b	19.55±2.00b	21.43±1.65[ab]
银蒿解热合剂中剂量组	9.4g/kg	17.84±1.1	18.02±1.63	19.55±1.40[b]	21.27±1.20[ab]	24.26±1.06[a]
银蒿解热合剂高剂量组	18.8g/kg	17.91±1.28	18.39±1.39	19.94±1.56[b]	22.77±1.76[a]	26.24±1.07[a]
岗梅中剂量组	2.2g/kg	17.18±1.99	17.64±2.16	18.41±1.89	20.53±2.09[ab]	22.25±1.66[ab]
吲哚美辛组	9.8mg/kg	17.63±2.15	17.72±1.89	20.14±1.73[a]	23.81±1.63a	24.82±1.87[a]

注：与空白组比较，[a]$P < 0.01$；与吲哚美辛组比较，[b]$P < 0.01$。

（五）银蒿解热合剂扭体法实验

与空白组比较，银蒿解热合剂低、中、高剂量组及岗梅中剂量组均有极显著差异（$P < 0.01$）。银蒿解热合剂中、高剂量组与吲哚美辛组比较，无显著差异（$P > 0.05$），尤其是高剂量组镇痛作用较为显著。岗梅中剂量组与空白组及吲哚美辛组比较，均有极显著差异（$P < 0.01$）；与合剂低剂量组比较有显著差异（$P < 0.05$）；与合剂中、高剂量组有显著差异（$P < 0.05$）。表明岗梅有一定的镇痛作用。结果见表 4–118。

表 4–118　银蒿解热合剂扭体法实验（$\bar{x} \pm s$，n=11）

组别	剂量（g/kg）	扭体次数（次）	镇痛百分率（%）
空白对照组	—	25.64±5.16	—
银蒿解热合剂低剂量组	4.7g/kg	16.73±4.47[ab]	34.75
银蒿解热合剂中剂量组	9.4g/kg	9.64±5.67[a]	62.40
银蒿解热合剂高剂量组	18.8g/kg	5.27±4.41[a]	79.45
岗梅中剂量组	2.2g/kg	13.91±7.77[ab]	45.75
吲哚美辛组	9.8mg/kg	5.00±4.38[a]	80.50

注：与空白组比较，[a]$P < 0.01$；与吲哚美辛组比较，[b]$P < 0.01$。

（六）银蒿解热合剂及岗梅解热实验

与空白组比较，各给药组大鼠体温自 7h 起均有极显著差异（$P < 0.01$）。与吲哚美辛组比较，银蒿解热合剂中剂量组 8h 后无显著差异（$P > 0.05$），高剂量组 6h 后无显著差异（$P > 0.05$），提示其解热作用显著。银蒿解热合剂中剂量组、吲哚美辛组与银蒿解热合剂高剂量组比较，大鼠温差总体均值均无显著差异（$P > 0.05$）；银蒿解热合剂低剂量组和吲哚美辛组大鼠与银蒿解热合剂中剂量组比较，温差总体均值均有显著差异（$P < 0.05$）。银蒿解热合剂各组解热作用呈量效关系。岗梅中剂量组与岗梅高剂量组比较，大鼠温差总体均值无显著差异（$P > 0.05$）。岗梅高剂量组大鼠体温 7h 后升高幅度明显减弱，解热作用逐渐增强，自 6h 起，与吲哚美辛组无显著差异（$P > 0.05$）。岗梅各组解热作用呈量效关系。结果见表 4–119。

表 4–119　银蒿解热合剂及岗梅解热实验（n=10，$\bar{X} \pm s$）

组别	剂量	基础体温（℃）	给药后体温（℃）					
			4h	5h	6h	7h	8h	9h
空白组	—	37.16±0.20	0.51±0.07	1.09±0.12	1.58±0.13	1.94±0.16	2.07±0.19	1.77±0.28
银蒿解热合剂低剂量组	4.7g/kg	37.22±0.17	0.29±0.18	0.72±0.19^{bd}	1.26±0.31d	0.89±0.34bd	0.58±0.30bc	0.31±0.19b
银蒿解热合剂中剂量组	9.4g/kg	37.08±0.14	0.29±0.06^{bd}	0.59±0.13^{bd}	0.79±0.15^{b}	0.43±0.13^{bc}	0.16±0.13^{b}	0.11±0.11^{b}
银蒿解热合剂高剂量组	18.8g/kg	37.13±0.19	0.22±0.06^{b}	0.53±0.14^{bd}	0.68±0.13^{b}	0.30±0.12^{b}	0.10±0.10^{b}	0.14±0.05^{b}
岗梅低剂量组	0.74g/kg	37.22±0.23	0.44±0.11^{d}	0.74±0.11^{bd}	1.12±0.12^{bd}	1.11±0.14^{bd}	0.80±0.14^{bd}	0.62±0.15^{bd}
岗梅中剂量组	1.5g/kg	37.15±0.20	0.25±0.05^{bd}	0.54±0.52^{bd}	0.81±0.14^{bc}	0.66±0.18^{bd}	0.27±0.15^{b}	0.23±0.11^{b}
岗梅高剂量组	3.0g/kg	37.16±0.20	0.35±0.05^{bd}	0.52±0.63^{bd}	0.75±0.14^{b}	0.43±0.16^{b}	0.18±0.15^{b}	0.19±0.11b
吲哚美辛组	1.7mg/kg	37.19±0.20	0.14±0.07^{b}	0.33±0.82^{b}	0.57±0.13^{b}	0.22±0.92^{b}	0.12±0.09^{b}	0.14±0.07^{b}

注：与空白组比较，$^{a}P < 0.05$，$^{b}P < 0.01$；与吲哚美辛组比较，$^{c}P < 0.05$，$^{d}P < 0.01$。

四、讨论

岗梅为广东地产药材，具有抗病毒、抗炎、镇咳、镇痛等药理作用。以岗梅为主药的银蒿解热合剂为中山市中医院临床常用院内制剂，该制剂由岗梅、金银花等 10 味药材组方而成，具有辛凉解表、清热解毒之功效，主要用于上呼吸道感染引起的咽喉肿痛、发热、鼻塞咳嗽等症。本实验考察银蒿解热合剂抗炎、镇痛、解热作用，以及其中主药岗梅的解热药效。实验结果表明，对急性炎症实验中醋酸致毛细血管通透性增高及二甲苯致小鼠耳郭肿胀实验，银蒿解热合剂中、高剂量组的抗炎作用较为显著；对于慢性炎症实验中的棉球肉芽肿实验，银蒿解热合剂中、高剂量组抗炎作用也比较明显，且银蒿解热合剂对急性炎症的抗炎作用优于慢性炎症。镇痛实验中，热板法是通过热刺激足部的感觉神经末梢致痛，类似于急性锐痛；扭体法是通过化学刺激致痛，类似于慢性钝痛，实验也表明银蒿解热合剂具有一定的镇痛作用。银蒿解热合剂中、高剂量组均可明显延长小鼠的痛阈值。而对干酵母致热反应，银蒿解热合剂高剂量组有显著的解热作用，岗梅中剂量组解热作用也较明显。综上所述，银蒿解热合剂有显著的抗炎、镇痛、解热作用。广东地产药材岗梅作为该合剂的主药，也显示了抗炎、镇痛、解热的作用。今后应对广东地产药材岗梅及其复方制剂进行更深入的研究。

第十三节　羌银解热合剂

羌银解热合剂是中山市中医院林棉主任中医师根据传统中医理论结合多年临床工作经验总结出的验方研制而成的纯中药复方制剂，方中选用金银花、连翘、贯众等中药，具有解热、镇痛、抗炎等作用，用于外感热证之发热、头痛等症。

药理作用

（一）实验材料

1. 药品与试剂　羌银解热合剂（由中山市中医院制剂室提供，批号20061223）；消炎痛（山西云鹏制药有限公司，批号20060601）；用生理盐水配成6.25g/L的混悬液供实验用；10%的鸡蛋清生理盐水溶液；冰醋酸、二甲苯（均为分析纯试剂，广州化学试剂厂生产）；干酵母（深圳稻香村食品有限公司，批号20061202）：用生理盐水配成20%的混悬液。

2. 动物　SPF级NIH小鼠，体重18～22g，180只，雌雄各半，由广东省医学实验动物中心提供，动物合格证号：SCXK（粤）2003-0002，粤监证字（2006A017）。SPF级SD大鼠，体重180～220g，120只，雄性90只，雌性30只［由广东省医学实验动物中心提供，动物合格证号：SCXK（粤）2003-0002，粤监证字2006A015］。

3. 实验仪器　BS224S型电子天平（德国赛多利斯）；足跖容积测定仪、金属板、BS型电热三用水浴箱（北京医疗设备厂）；肛温计（上海医药仪表厂）；离心机（上海手术器械厂）；可调移液器（上海金林）；机械秒表（上海钻石）。

4. 实验环境 中山市中医院SPF级动物实验室［实验动物使用许可证号：SYXK（粤）2004-0046，粤监证字2006C046］，雌雄分笼饲养。环境温度（20±2）℃，相对湿度70%。

5. 实验动物分组及给药方法 动物购进后观察1周，均无异常，依体重、性别均衡分组，每组10只。每个实验分别设立5个实验组：羌银解热合剂高剂量组（2.52g生药/mL）、中剂量组（1.26g生药/mL）、低剂量组（0.63g生药/mL），连续灌胃3d，第3d造模；消炎痛组（0.013g/100g）；空白对照组（生理盐水1mL/100g）。

6. 统计学处理方法 采用SPSS10.0 for Windows软件处理。数据用（$\bar{x}\pm s$）表示，采用单因素方差分析，进行Dunnet-t检验。

（二）方法与结果

1. 解热作用 研究药物对酵母引起大鼠发热的影响，见表4-120。选用180～220g的SD大鼠60只，雌雄各半，测量其基础肛温。选出10只做预试验，观察酵母混悬液致大鼠发热时间段及选择酵母的剂量。将余下的SD大鼠50只称重，随机分为5组，每组10只。按体重计算其灌胃量（低剂量组0.63g生药/100g，中剂量组1.26g生药/100g，高剂量组2.52g生药/100g，消炎痛组0.013g/100g）。各给药组大鼠连续灌胃3d。第3d灌胃后，立即背部皮下注射20%酵母混悬液0.6mL/100g。测定其注射酵母混悬液后4、5、6、7、8h的肛温。记录体温变化，比较组间差异。

表4-120 羌银解热合剂对酵母致大鼠发热的影响（$\bar{x}\pm s$）

组别	n	注射酵母后不同时间段大鼠体温变化（Δ℃）				
		4h	5h	6h	7h	8h
空白对照组	10	1.0±1.7	2.9±1.4	2.9±1.1	3.0±1.0	2.6±0.9
消炎痛组	10	-2.3±1.9*	-0.6±1.8*	-2.1±8.5*	1.0±2.3	-0.9±1.8
高剂量组	10	-1.1±1.0*	1.0±1.1*	2.1±1.1	2.5±1.7	1.2±1.7
中剂量组	10	0.4±1.6	2.3±2.2	2.4±1.9	2.0±2.5	-1.1±8.1
低剂量组	10	0.8±2.1	1.8±1.5	1.9±1.6	1.7±1.8	1.4±2.7

注：与同一时间空白对照组相比，*$P<0.05$。

2. 抗炎作用

（1）二甲苯致小鼠耳肿胀试验 研究药物对二甲苯致小鼠耳肿胀的影响，见表4-121。选用18～22g的NIH小鼠60只，雄性。选出10只做预试验，观察二甲苯致炎效果。将余下的小鼠50只称重，随机分为5组，每组10只。按体重计算其灌胃量（低剂量组0.091g生药/10g，中剂量组0.182g生药/10g，高剂量组0.364g生药/10g，消炎痛组0.0019g/10g）。各给药组小鼠连续灌胃

3d。第3d灌胃后1h，用100%二甲苯涂于右耳正反两面，左耳作空白对照，每鼠50μL。40min后，将小鼠断颈处死，沿耳郭基线剪下两耳，用5mm直径打孔器分别在同一部位打下圆耳片，用电子天平称定其重量，计算各组肿胀率差，比较组间差异。肿胀率（%）=（致炎后重量－致炎前重量）/致炎前重量×100%。

表4-121　羌银解热合剂对二甲苯所致小鼠耳郭肿胀率的影响（$\bar{x}\pm s$）

组别	n	两耳肿胀率差（Δmg）
空白对照组	10	94.3±28.4
消炎痛组	10	31.9±21.4*
高剂量组	10	55.8±25.8*
中剂量组	10	67.1±42.7
低剂量组	10	70.0±37.7

注：与空白对照组比较，*P<0.05。

（2）鸡蛋清致大鼠足跖肿胀试验　研究药物对鸡蛋清致大鼠足跖肿胀的影响，见表4-122。选用180～220g的SD大鼠60只，雄性。选出10只做预试验，观察鸡蛋清致炎时间段及效果。将余下的SD大鼠50只称重，随机分为5组，每组10只。按体重计算其灌胃量（低剂量组0.63g生药/100g，中剂量组1.26g生药/100g，高剂量组2.52g生药/100g，消炎痛组0.013g/100g）。各给药组大鼠连续灌胃3天。第3天灌胃后1h，于大鼠右后足跖皮下注射10%的鸡蛋清生理盐水溶液，每鼠0.1mL。用足跖容积测定仪分别测定致炎后0.5、1、1.5、2h各大鼠右后肢足跖排水量（mL）。以致炎前及致炎后排水量差作为足跖的肿胀程度，计算足跖肿胀率，比较组间差异。肿胀率（%）=（致炎后排水量－致炎前排水量）/致炎前排水量×100%。

表4-122　羌银解热合剂对蛋清所致大鼠足跖肿胀率的影响（$\bar{x}\pm s$）

组别	n	致炎后不同时间大鼠足跖肿胀率（%）			
		0.5h	1h	1.5h	2h
空白对照组	10	84.6±13.8	71.6±10.7	64.1±14.2	56.4±12.6
消炎痛组	10	75.2±17.3	65.5±12.9	56.2±17.2*	38.8±8.9*
高剂量组	10	69.2±17.5	57.8±8.9	42.7±10.7	36.4±12.0*
中剂量组	10	69.5±12.4	61.1±12.2	55.4±14.9	54.6±14.3
低剂量组	10	75.6±19.1	71.0±16.8	59.4±14.1	59.3±14.5

注：与空白对照组比较，*P<0. 05。

3. 镇痛作用

（1）冰醋酸致小鼠扭体试验　研究药物对冰醋酸致小鼠扭体的影响，见表 4–123。选用 18 ～ 22g 的 NIH 小鼠 60 只，雌雄各半。选出 10 只做预试验，观察冰醋酸致小鼠扭体时间段。将余下的昆明种小鼠 50 只称重，随机分为 5 组，每组 10 只。按体重计算其灌胃量（低剂量组 0.091g 生药 /10g，中剂量组 0.182g 生药 /10g，高剂量组 0.364g 生药 /10g，消炎痛组 0.0019g/10g）。各组小鼠连续灌胃 3d。第 3d 灌胃后 1h，腹腔注射 0.8% 冰醋酸 0.1mL/10g，0.5h 后测定 15min 内各鼠扭体的次数，然后计算药物镇痛百分率，比较组间差异。镇痛百分率（%）=（对照组平均扭体次数 – 给药组平均扭体次数）/ 对照组平均扭体次数 ×100%。

表 4–123　羌银解热合剂对冰醋酸致小鼠扭体的影响（$\bar{x} \pm s$）

组别	n	扭体次数
空白对照组	10	55.2±14.1
消炎痛组	10	21.1±16.8*
高剂量组	10	25.9±11.2*
中剂量组	10	49.1±13.1
低剂量组	10	38.3±19.1

注：与空白对照组相比较，*$P<0.05$。

（2）小鼠热板法试验　研究药物对物理刺激的影响，见表 4–124。选用 18 ～ 22g 的 NIH 小鼠 60 只，雌性。称重，用秒表记录小鼠自投入至出现舔足的时间（s）做为该小鼠的痛阈值。凡小于 5s 出现或大于 30s（一般为 10 ～ 25s）不出现舔后足或跳跃的小鼠，弃之不用。依次测定各小鼠的痛阈值，取预选合格雌性小鼠 50 只，间隔 5min 再重新测定痛阈值一次，将两次痛阈值的平均值作为该鼠的给药前痛阈值（痛阈值超过 60s，即停止测试按 60s 记）。随机分为 5 组，每组 10 只。按体重计算其灌胃量（低剂量组 0.091g 生药 /10g，中剂量组 0.182g 生药 /10g，高剂量组 0.364g 生药 /10g，消炎痛组 0.0019g/10g）。各组小鼠连续灌胃 3d。第 3d 灌胃后测其 0.5、1、1.5、2h 的痛阈值。用药后 60s 仍无反应的立即取出，其痛阈值按 60s 记算，作为该小鼠给药后的痛阈值。并按公式计算其痛阈提高百分率，比较组间差异。痛阈值提高百分率 =（用药后的平均痛阈值 – 用药前的平均痛阈值）/ 用药前的平均痛阈值 ×100%。

表 4–124　羌银解热合剂对小鼠热板法痛阈值的影响（$\bar{x} \pm s$）

组别	n	痛阈值（s）				
		给药前	给药后 0.5h	给药后 1h	给药后 1.5h	给药后 2h
空白对照组	10	16.8±3.8	12.3±3.9	20.1±9.8	13.4±4.8	13.1±8.1
消炎痛组	10	16.7±4.5	18.0±6.3	16.4±6.0	19.4±6.0	14.3±6.8
高剂量组	10	18.9±3.5	18.0±3.5	19.2±8.4	22.0±8.8	13.8±9.4
中剂量组	10	12.4±3.3	16.1±5.2*	23.4±15.8	18.7±6.6*	15.3±9.6
低剂量组	10	16.8±4.1	14.7±3.8	16.4±9.8	15.0±5.8	13.6±7.6

注：与同一时间空白组相比，*P<0. 05。

（三）讨论

羌银解热合剂由金银花、连翘、贯众等 10 味中药组成，是针对岭南地区外感热症的特点而设计的组方。临床表明其对外感引起的发热、咽痛、肌肉酸痛有较好的疗效。羌银解热合剂对二甲苯所致小鼠耳郭肿胀及鸡蛋清所致大鼠足跖肿胀有明显的抑制作用，消炎痛组和高剂量组同空白对照组相比较具有显著性差异，表明羌银解热合剂有一定的抗炎作用。

羌银解热合剂对热板刺激所致小鼠高、低剂量组，消炎痛组与空白组比较均无显著性差异，中剂量组在给药后 0.5h 和 1.5h 与空白组比较均有显著性差异，其原因需要进一步探讨以求解答。醋酸所致小鼠扭体试验的消炎痛组和高剂量组同空白对照组相比较具有显著性差异，低剂量组和中剂量组对肿胀也有较弱的抑制作用。表明羌银解热合剂对物理性疼痛可能无镇痛作用，而对炎性刺激或化学性刺激产生镇痛作用。解热实验是用 20% 酵母液皮下注射大鼠体内，通过机体生成及释放内致热原（EP），最终导致体温调节中枢的体温调节点上移，从而使机体产热加强，散热降低，体温升高。在解热实验的预试验中发现，大鼠皮下注射酵母混悬液后，体温是先降后升，约在第 4h 后，出现较明显的体温升高现象，于第 8h 后，体温曲线平缓并呈回落趋势，故本实验选取 4 ～ 8h 作为观察大鼠体温变化的时间段。实验也表明，羌银解热合剂有较好的解热作用。

本实验初步证实羌银解热合剂具有较好的解热、镇痛、抗炎作用，但其口服给药起效较慢，这可能与口服中药经胃肠道吸收，再经肝脏首过效应，进入体内循环需较长时间有关。

第十四节　防石合剂

防石合剂为中山市中医院赖海标主任中医师经验方研制而成的院内制剂，由广金钱草、石韦、倒扣草、蛇泡簕、崩大碗、泽泻、怀牛膝、三棱等中草药配伍组成，经临床应用观察有清热利尿通淋的功效，现对其药理作用作如下研究。

药理作用

（一）实验材料

1. 药品及试剂　广金钱草、石韦、倒扣草、蛇泡簕、崩大碗、泽泻、怀牛膝、三棱等生药材（由广宏药材有限公司提供）；乙二醇（分析纯，批号090306，汕头市西陇化工厂有限公司）；氯化铵（分析纯，批号090508，汕头市西陇化工厂有限公司）；尿石通（批号20100320，东莞市亚洲制药有限公司）。

2. 实验动物及饲养环境　雄性SD大鼠，体重（120±20）g，由广东省医学实验动物中心提供［生产许可证号：SCXK（粤）2008-0004］。所有动物均在中山市中医院SPF级动物实验室中饲养，环境温度（20±2）℃，相对湿度为70%。

3. 仪器　雅培（Abbott）Aeroset全自动生化分析仪（美国雅培公司）；OLYMPUS-DX51显微镜［奥林巴斯（中国）有限公司］；F6/10超细匀浆机［弗鲁克（上海）流体机械制造有限公司］；JA1203型电子天平（上海天平仪器厂）。

（二）实验方法

1. 防石合剂的制备　将广金钱草、石韦、倒扣草、蛇泡簕、崩大碗、泽泻、怀牛膝、三棱等生药材共24kg加水浸泡1h，煎提2次，合并滤液，浓缩成4000mL，加入防腐剂，制成6g生药材/mL的溶液保存4℃冰箱中，临用前再稀释成实验所需的浓度。

2. 动物分组及给药方法　SPF级雄性SD大鼠60只，适应性喂养1周后随机分为6组，每组10只。Ⅰ组（空白对照组），Ⅱ组（成石模型组），第2周开始造模，1%乙二醇饮水＋2%氯化铵每天灌胃2mL/只，第5周停止造模；Ⅲ～Ⅴ组（防石合剂低、中、高剂量组）分别每天灌胃给药1.50g生药材/（1.5mL·100g），3.00g生药材/（1.5mL·100g）和6.00g生药材/（1.5mL·100g）防石合剂，并以Ⅱ组相同的方案造模；Ⅵ组（阳性对照组）每天灌胃给药0.16g/（1.5mL·100g）尿石通，并以Ⅱ组相同的方案造模。各给药治疗组均给药 7 周。

3. 观察指标及检测方法

（1）尿液收集　实验结束前用代谢笼收集各组大鼠 24h 尿液，以量筒准确测得 24h 尿量；精密 pH 试纸检测尿液 pH 值。相关指标的检测：尿素氮（BUN，UV-GLDH 法）、肌酐（Cr，肌氨酸氧化酶法）、尿酸（UA，磷钨酸比色法）、无机磷（IP）、钙（Ca^{2+}，偶氮胂Ⅲ法）的排泄量。

（2）血清收集　实验结束后，用 20% 乌拉坦麻醉大鼠，腹腔静脉穿刺取血，3500r/min 离心 10min 后取上层血清检测 BUN、Cr、UA、IP、Ca^{2+} 的含量。

（3）肾组织收集　取血结束后，脱颈椎处死大鼠，切取大鼠的双肾，观察其外观改变，左肾置 10% 中性福尔马林中固定，作常规 HE 石蜡切片、Von-Kossa's 染色以及免疫组化检测肾组织中 OPN 蛋白表达，偏光显微镜下观察肾组织的病理改变以及肾组织草酸钙结晶形态分布情况，右肾精密称重后加入 1mol/L HCl 10mL 浸泡 4h 后用 F6/10 超细匀浆机制备组织匀浆，3000r/min 离心 20min 后取上清夜待测 UA、IP、Ca^{2+} 的含量以及 OPN mRNA 的表达

（4）实时荧光定量 PCR 检测肾组织 OPN mRNA 的表达

1）总 RNA 提取及引物设计：按 Trizol 试剂盒（美国 Gibico 公司）的说明书进行。B-actin 及 OPN mRNA 由广州博川生物科技有限公司合成。引物的序列为：上游：5'-CCTAGGCACCAGGGTGTGAT-3'；下游：5'-TTGGTGACAATGCCGTGTTC-3'；扩增长度 122bp。OPN mRNA 引物序列为：上游：5'-CCATGAGACTGGCAGTGGTT-3'，下游：5'-GGCT-TCAGCCAAGTGGCTAC-3'，扩增长度 139bp。

2）反转录 cDNA：取 2ng~2μg 总 RNA 用 MMLV-RT 逆转录酶按照说明书合成 cDNA。在总 RNA 中加入随机引物（25μM）2μL，用 DEPC 处理过的灭菌水补足至 12μL，混匀，70℃温育 10min 变性后冰浴 2min。依次加入 RNA 酶抑制剂 0.5μL、5×M-MLV Buffer 4μL、RTase M-MLV（RNaseH-）（200U/μL）0.5μL，dNTPMixture（各 10μL）1μL，用 DEPC 处理过的灭菌水补足至 20μL，30℃反应 10min，再 42℃孵育 1h，最后 70℃保温 15min 灭活反转录酶，逆转录产物作为下步 PCR 模板。

3）普通 RT-PCR 反应：反应体系设计为 25μL 总体系，10×PCR buffer 2.5μL，10mM dNTP mix1μL，上下游引物（10μM）各 1μL，普通 DNA 聚合酶 0.3μL（2.5U/μL），样品模板 2μL（约 100ng），用灭菌水补足 25μL 体系。反应条件为：95℃ 5min 预变性，循环内 95℃变性 30s，58℃退火 30s，72℃延伸 30s，PCR 反应 30 个循环后 72℃ 10min，然后 4℃保存。

4）实时荧光定量 PCR 检测：按照试剂说明书配好反应体系，上机进行

RealTime PCR 扩增和检测。反应体系为 20μL 总体系，2×Mix SYBR Green I 荧光反应液 10μL，上下游引物（10μM）各 0.25μL，样品模板 1μL，用灭菌水补足 20μL 体系。反应条件 95℃ 2min 预变性，循环内 95℃ 30s 变性，60℃ 退火 35s，PCR 反应设置 40 个循环，并在每个循环延伸末端点收集荧光信号，绘制扩增曲线；40 个循环后设置（95℃ 15s，60℃ 30s，95℃ 15s）反应步骤，并且对 60℃到 95℃升温的整个过程进行全程荧光信号收集，绘制融解曲线。

4. 统计学处理方法 实验数据用 $\bar{x} \pm s$ 表示，用 SPSS13.0 统计软件分析。计量资料组间比较用 One-Way NOVA 方差分析。

（三）结果

1. 一般观察 Ⅱ～Ⅵ组在实验期间的体重增长幅度均低于Ⅰ组，除Ⅳ、Ⅴ组分别与Ⅰ组的体重增长幅度有极显著性差异（$P < 0.01$）和显著性差异（$P < 0.05$）外，各组间的体重增长均无显著性差异（$P > 0.05$）。除Ⅱ组外，其他各组与Ⅰ组的 24h 尿量均有极显著性差异（$P < 0.01$）；Ⅲ～Ⅴ组与Ⅱ组的 24h 尿液量均有显著性差异（$P < 0.05$）；Ⅵ组与Ⅱ组的 24h 尿液量有极显著性差异（$P < 0.01$）。

2. 24h 尿 BUN、Cr、UA、IP、Ca^{2+} 排出量 各组大鼠 24h 尿 BUN、Cr、UA、IP、Ca^{2+} 排出量如表 4-125 所示，各组间的 24h 尿 BUN、Cr、IP 排出量均无显著性差异（$P > 0.05$）；Ⅱ、Ⅵ组与Ⅰ组的 24h 尿 UA 排出量均有极显著性差异（$P < 0.01$），Ⅲ、Ⅳ组与Ⅰ组的 24h 尿 UA 排出量有显著性差异（$P < 0.05$），Ⅲ～Ⅴ组与Ⅱ组的 24h 尿 UA 排出量均有极显著性差异（$P < 0.01$），Ⅴ组与Ⅵ组的 24h 尿 UA 排出量有显著性差异（$P < 0.05$）；Ⅱ、Ⅲ、Ⅵ组与Ⅰ组的 24h 尿 Ca^{2+} 排出量均有极显著性差异（$P < 0.01$），Ⅳ、Ⅴ组与Ⅰ组的 24h 尿 Ca^{2+} 排出量均有显著性差异（$P < 0.05$），Ⅳ、Ⅴ组分别与Ⅱ组的 24h 尿 Ca^{2+} 排出量有显著性差异（$P < 0.05$）和极显著性差异（$P < 0.01$），Ⅳ组与Ⅵ组的 24h 尿 Ca^{2+} 排出量有显著性差异（$P < 0.05$）。

表 4-125 24h 尿 BUN、Cr、UA、IP、Ca^{2+} 排出量（n=10，$\bar{x} \pm s$）

组别	BUN（mmol/24h）	Cr（μmol/24h）	UA（μmol/24h）	IP（μmol/24h）	Ca^{2+}（μmol/24h）
Ⅰ	5.37±1.31	61.76±18.95	5.18±1.14	23.10±9.84	15.12±4.44
Ⅱ	6.62±1.63	72.43±16.71	9.83±2.70**	23.09±5.06	35.41±9.02**
Ⅲ	7.26±2.66	73.78±21.05	7.18±1.90△△*	25.13±9.56	28.82±12.72*
Ⅳ	6.87±2.25	74.64±24.02	7.23±1.77△△*	22.03±6.95	23.89±7.11△
Ⅴ	6.80±2.76	75.18±27.19	6.08±1.60△△#	24.69±8.06	25.80±6.07*△

（续表）

组别	BUN（mmol/24h）	Cr（μmol/24h）	UA（μmol/24h）	IP（μmol/24h）	Ca^{2+}（μmol/24h）
Ⅵ	7.46±3.37	77.05±40.41	8.10±2.36**	25.11±9.56	32.96±11.79*

注：与正常组（Ⅰ组）比较 *$P<0.05$，**$P<0.01$；与成石模型组（Ⅱ组）比较△ $P<0.05$，△△ $P<0.01$；与阳性对照组（Ⅵ组）比较，# $P<0.05$，## $P<0.01$。

3. 血生化检查 各组大鼠的血清生化指标如表 4–126 所示，除Ⅴ组血清中的 Cr 含量与Ⅱ、Ⅵ组有显著性差异（$P<0.05$）、Ⅱ组与Ⅰ组的 BUN 含量有极显著性差异（$P<0.01$）以及Ⅴ组与Ⅱ组的 UA 含量有显著性差异（$P<0.05$）外，各组间的 BUN、Cr、UA 均无显著性差异（$P<0.05$）；Ⅱ、Ⅴ、Ⅵ组与Ⅰ组的 IP 含量有极显著性差异（$P<0.01$），Ⅲ、Ⅳ组分别与Ⅱ组的 IP 含量有显著性差异（$P<0.05$）和极显著性差异（$P<0.01$），Ⅲ、Ⅳ组均与Ⅵ组的 IP 含量有显著性差异（$P<0.05$）；Ⅱ、Ⅵ组与Ⅰ组的 Ca^{2+} 含量有极显著性差异（$P<0.01$）外，其他各组间的 Ca^{2+} 含量无显著性差异（$P>0.05$）。

表 4–126 各组血清生化检查结果（n=10，$\bar{x}\pm s$）

组别	BUN（mmol/L）	Cr（mmol/L）	UA（mmol/L）	IP（mmol/L）	Ca^{2+}（mmol/L）
Ⅰ	6.28±0.53	29.9±4.04	35.4±7.75	2.58±0.21	2.15±0.06
Ⅱ	7.68±0.69**	31.1±3.51	38.1±4.73	2.17±0.18**	2.29±0.03**
Ⅲ	7.33±1.63	31.1±3.25	37.5±8.26	2.54±0.45△##	2.26±0.09
Ⅳ	6.70±0.86	30.3±3.43	36.8±4.10	2.46±0.27△△##	2.23±0.08
Ⅴ	7.14±0.98	28.1±1.66△#	28.2±7.30△	2.06±0.20**	2.25±0.12
Ⅵ	7.60±1.25	31.2±3.12	44.4±18.02	2.10±0.28**	2.33±0.07**

注：与正常组（Ⅰ组）比较 *$P<0.05$，**$P<0.01$；与成石模型组（Ⅱ组）比较△ $P<0.05$，△△ $P<0.01$；与阳性对照组（Ⅵ组）比较，# $P<0.05$，## $P<0.01$。

4. 肾组织中 UA、IP、Ca^{2+} 的含量 各组大鼠肾组织中 UA、IP、Ca^{2+} 的含量如表 4–127 所示，除Ⅲ组与Ⅵ组肾组织中的 IP 含量有显著性差异（$P<0.05$）外，其他各组间均无显著性差异（$P>0.05$）；Ⅱ、Ⅵ组均分别与Ⅰ组肾组织中的 UA、Ca^{2+} 含量有极显著性差异（$P<0.01$），Ⅲ组与Ⅰ组肾组织中的 UA 有显著性差异（$P<0.05$），Ⅳ组分别与Ⅱ、Ⅵ组肾组织中的 UA 含量有极显著性差异（$P<0.01$）和显著性差异（$P<0.05$），Ⅴ组分别与Ⅱ、Ⅵ组肾组织中的 Ca^{2+} 含量有极显著性差异（$P<0.01$）和显著性差异（$P<0.05$）。

表 4-127　肾组织中 UA、IP、Ca^{2+} 的含量（n=10，$\bar{x} \pm s$）

组别	UA（μmol/g）	IP（μmol/g）	Ca^{2+}（μmol/g）
Ⅰ	0.1137±0.0140	15.95±1.29	3.36±1.79
Ⅱ	0.1843±0.0300**	15.03±1.74	60.39±28.49**
Ⅲ	0.1666±0.0376*	16.33±2.98$^{\#}$	40.51±34.71
Ⅳ	0.1297±0.0252$^{\Delta\Delta\#}$	16.17±2.24	30.58±25.15$^{\Delta\Delta\#}$
Ⅴ	0.1457±0.0360	14.36±1.77	13.25±11.73
Ⅵ	0.1650±0.0087**	14.32±2.37	50.10±27.51**

注：与正常组（Ⅰ组）比较 $^{*}P$<0.05，$^{**}P$<0.01；与成石模型组（Ⅱ组）比较$^{\Delta}P$<0.05，$^{\Delta\Delta}P$<0.01；与阳性对照组（Ⅵ组）比较，$^{\#}P$<0.05，$^{\#\#}P$<0.01。

5. 肾组织病理学检查及偏光显微镜检查　肾组织病理检查结果显示，Ⅱ～Ⅵ组的肾体积均较Ⅰ组稍大，其中Ⅱ组肾脏明显肿大，切面苍白色，表面触摸粗糙不平，其他组程度较轻。常规病理切片 HE 染色中草酸钙晶体镜下为浅黄或棕黄色，Von-Kossa′s 染色中晶体呈黑褐色晶体。Ⅰ组肾切面皮质、髓质界限清，肾表面及肾剖面未见钙化斑，镜下肾乳头、肾盂、肾盏、远曲小管、集合管等结构清晰，皮质、髓质细胞排列整齐、规则，肾皮、髓质未见结晶体及结石，肾小管及上皮细胞未见异常（图 4-50 A）；Ⅱ组大多可见肾皮质近、远曲小管大量结晶体，且结晶成堆分布相互连接，部分近曲肾小管细胞疏松水肿、变性，有少许炎细胞（图 4-50 B）；Ⅲ～Ⅵ组镜下肾乳头、肾盂、肾盏、远曲小管、集合管等结构清晰，皮质、髓质细胞排列整齐、规则，结晶明显少于Ⅱ组，其中Ⅲ组有 4 只大鼠肾皮质近曲小管可见大量浅黄、棕黄色结晶体，结晶单个散在或二三呈群（图 4-50 C-①），4 只大鼠肾皮质近曲小管可见浅黄、棕黄色结晶体，结晶单个散在或二三呈群（图 4-50 C-②），2 只大鼠肾组织未见任何结晶体（图 4-50 C-③）；Ⅳ组有 3 只大鼠肾组织可见较多结晶体（图 4-50 D-①），4 只大鼠肾组织可见少量晶体（图 4-50 D-②），3 只大鼠肾组织未见任何结晶体（图 4-50 D-③）；Ⅴ组有 1 只大鼠肾组织可见较多结晶体（图 4-50 E-①），5 只大鼠肾组织可见少量晶体（图 4-50 E-②），4 只大鼠肾组织未见任何结晶体（图 4-50 E-③）；Ⅵ组有 5 只大鼠肾组织可见较多结晶体（图 4-50 F-①），4 只大鼠肾组织可见少量晶体（图 4-50 F-②），1 只大鼠肾组织未见任何结晶体（图 4-50 F-③）。

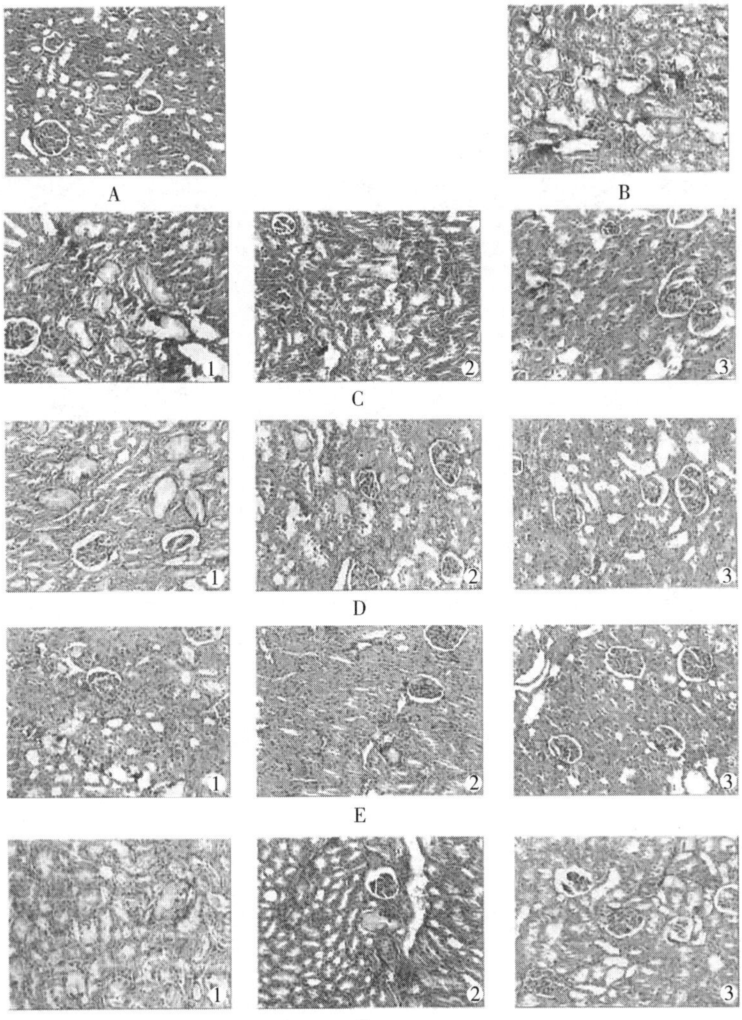

A. 正常组（Ⅰ组）；B. 成石模型组（Ⅱ组）：1% 乙二醇饮水 +2% 氯化铵每天灌胃 2mL；C. 防石合剂低剂量组（Ⅲ组）：每天灌胃 1.50g 生药材 /（1.5mL · 100g）；D. 防石合剂中剂量组（Ⅳ组）：每天灌胃 3.00g 生药材 /（1.5mL · 100g）；E. 防石合剂高剂量组（Ⅴ组）：每天灌胃 6.00g 生药材 /（1.5mL · 100g）；F. 阳性对照组（Ⅵ组）：每天灌胃 0.16g/（1.5mL · 100g）尿石通

图 4-50　肾组织病理变化（Von-Kossa' s 染色，放大倍数 10×10）

6. 各实验组大鼠肾组织 OPN 蛋白的表达　OPN 蛋白主要表达于肾小管上皮细胞的细胞浆，阳性表达表现为胞浆棕黄色；OPN 蛋白在各组中均有表达。其中Ⅰ组大部分肾小管上皮细胞为阴性表达，局部可见弱阳性，见图

4–51 A；Ⅱ组及Ⅲ组部分肾小管上皮细胞胞浆阳性表达，见图 4–51 B、图 4–51 C；Ⅳ组、Ⅴ组、Ⅵ组大部分肾小管上皮细胞胞浆阳性表达，见图 4–51 D、4–51 E、4–51 F。

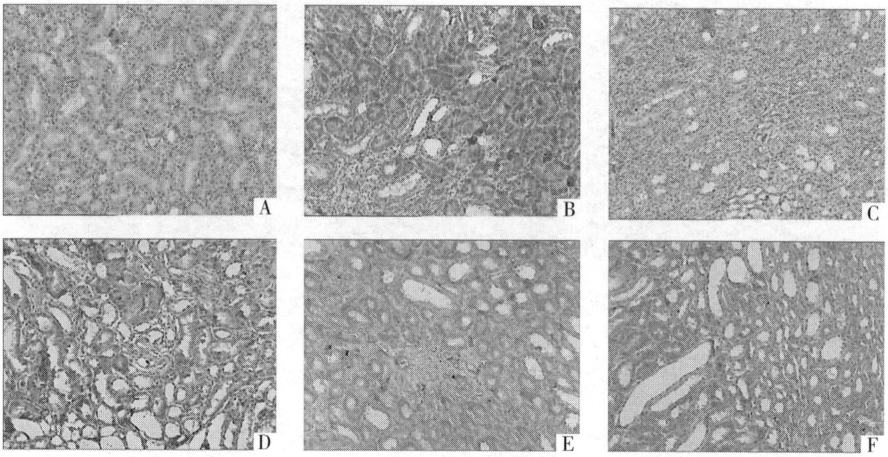

A. Ⅰ组大部分肾小管上皮细胞为阴性表达，局部可见弱阳性；B、C. 部分肾小管上皮细胞胞浆阳性表达；D、E、F. 大部分肾小管上皮细胞胞浆阳性表达

图 4–51　大鼠肾组织 OPN 蛋白的表达

7. 各实验组大鼠肾组织 OPN mRNA 的表达　研究结果表明，实验各组中Ⅱ组 OPN mRNA 的表达显著高于Ⅰ组（$P < 0.01$），OPN mRNA 表达是Ⅰ组的 2 倍，而Ⅳ、Ⅴ、Ⅵ组经药物治疗后较Ⅱ组 OPN mRNA 的表达则进一步增强，Ⅳ、Ⅴ、Ⅵ组是Ⅰ组 OPN mRNA 表达的 3.5 倍（$P < 0.01$）；Ⅳ、Ⅴ、Ⅵ组 OPN mRNA 表达之间无显著性差异（图 4–52、图 4–53）。

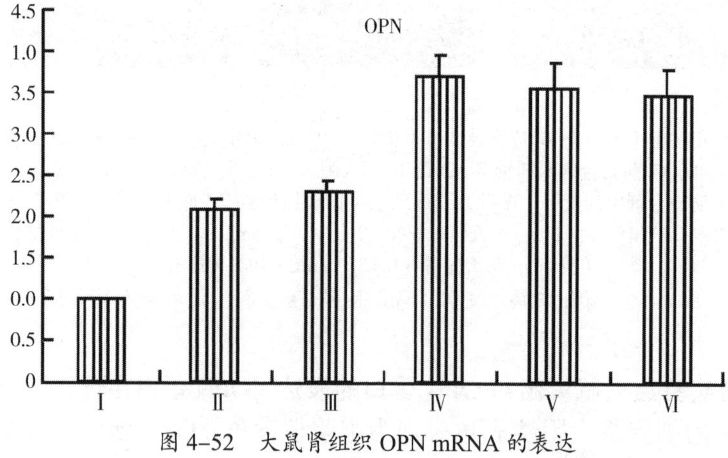

图 4–52　大鼠肾组织 OPN mRNA 的表达

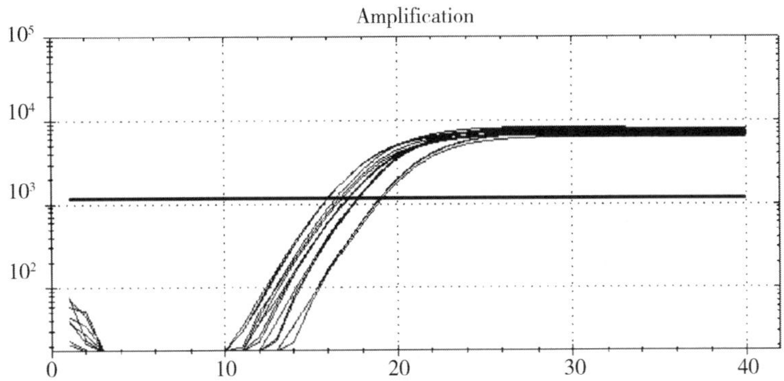

图 4-53　OPN mRNA 荧光定量 PCR 扩增曲线

（四）讨论

肾结石是一种常见疾病，随着人们生活水平的日益提高，肾结石的发病率有不断增高的趋势。肾结石以草酸钙和磷酸钙结石为主，其中又以草酸钙结石居多。大鼠肾草酸钙结石模型是肾结石基础与临床研究的重要方法。乙二醇法是复制泌尿系统结石动物模型的常规方法，也是新药评审中规定选用的方法之一，其成石液大多为乙二醇和氯化铵。实验所采用的造模方法是笔者在实验前期从目前常用的几种实验性大鼠肾草酸钙结石造模方法中筛选出的成石效果好、方法简便、稳定的造模方法。各项生化指标检测结果显示，成石模型组（Ⅱ组）血清和肾组织中的 UA、Ca^{2+} 含量以及 24h 尿 UA、Ca^{2+} 排出量均高于正常组（Ⅰ组），且除血清中的 UA 外，其他项均与Ⅰ组有极显著性差异（$P < 0.01$），综合其病理切片观察结果可以确定，本实验大鼠肾草酸钙结石模型造模成功。但Ⅱ组血清中的 Cr 含量以及 24h 尿 BUN、Cr 排出量均与Ⅰ组无显著性差异（$P > 0.05$），这与前期造模方法筛选中的结果（即"血清中的 BUN、Cr 含量及 24h 尿 BUN、Cr 排出量均与正常组比较有极显著性差异"）不同，推测在停止造模后的 3 周内，可能由于大鼠某种自我治疗能力使得其肾功能得到一定程度的恢复。

泌尿系结石属中医学"石淋""腰痛"等范畴，病机主要是湿热下注，煎熬尿液，蕴结为砂石，阻滞尿路所致。治宜清热利湿，通淋排石。中医药治疗肾结石有着悠久的历史和良好的效果。本研究利用具有清热解毒、利尿通淋等药效的广东地产药材组方为防石合剂来考察其防治草酸钙肾结石的疗效，希望能够利用地方中草药资源治疗肾结石疾病，降低治疗成本。防石合剂以广金钱草和石韦为主，蛇泡簕、崩大碗和泽泻为辅药，清热消肿利尿，且能活血化瘀；以怀牛膝和三棱为佐使药，补肝肾，行气止痛。据文献报道，单味中药金钱草、石韦对大鼠肾结石有良好的肾保护作用，促进尿中草酸钙结晶排泄可能是其作用机制。在本实验期间日常的观察中亦发现，防石合剂给药组（Ⅲ～Ⅴ组）和尿石通阳性对照组（Ⅵ组）大鼠的排尿量明显多于Ⅰ组和Ⅱ组，实验结束时所收集的各组尿液统计结果亦表明Ⅲ～Ⅵ组与Ⅰ组的24h尿量均有极显著性差异（$P < 0.01$）。而各项生化指标检测结果显示，除Ⅵ组血清中的Ca^{2+}含量和24h尿UA排出量外，Ⅲ～Ⅵ组的血清和肾组织中的UA、Ca^{2+}含量以及24h尿UA、Ca^{2+}排出量均低于Ⅱ组；除Ⅲ组肾组织中的UA外，Ⅲ～Ⅴ组血清和肾组织中的UA、Ca^{2+}含量以及24h尿UA、Ca^{2+}排出量均低于Ⅵ组，而且Ⅲ组的24h尿UA排出量与Ⅱ组有极显著性差异（$P < 0.01$）；Ⅳ组肾组织和24h尿中的UA含量均与Ⅱ组有极显著性差异（$P < 0.01$），24h尿Ca^{2+}排出量与Ⅱ组有显著性差异（$P < 0.05$），肾组织中的UA含量和24h尿Ca^{2+}排出量均与Ⅵ组有显著性差异（$P < 0.05$）；Ⅴ组24h尿UA、Ca^{2+}排出量以及肾组织中的Ca^{2+}含量均与Ⅱ组有极显著性差异（$P < 0.01$），血清中的UA含量与Ⅱ组有显著性差异（$P < 0.05$），血清和24h尿中的UA含量以及肾组织中的Ca^{2+}含量均与Ⅵ组有显著性差异（$P < 0.05$）。综合各组的病理切片观察结果可以初步确定，防石合剂对乙二醇和氯化铵所诱导的大鼠肾草酸钙结石的形成有一定抑制作用，其作用具有一定的剂量依赖性，且各剂量组的作用强度不弱于尿石通。

泌尿系结石形成的过程较为复杂，以往对尿结石形成机制的研究多注重于无机成分，基质的研究因其含量少、易变性等原因研究尚少。骨桥蛋白（osteopontin，OPN）是一种富含天冬氨酸的磷酸化糖蛋白，分子量为44kDa，1985年作为骨形成物质而被发现，是在成骨细胞与羟磷灰石形成过程中起桥梁作用而被命名的蛋白，由巨噬细胞自身及受巨噬细胞刺激而分泌。用草酸钙的前体物质乙醛酸诱发大鼠形成草酸钙结石，在肾脏内进行原位杂交，发现大鼠肾远曲小管OPN的表达极为强烈，OPN mRNA的量也在诱发的结石形成后有所增加，本研究同样证实，给予乙二醇饮水+氯化铵2mL/d的成石模型组大鼠OPN mRNA表达明显增强，是对照组的2倍，免疫组化检测OPN表达同样可见OPN蛋白在成石模型组大鼠肾组织中表达增强，提示OPN的表达与结石形成有关。通过荧光定量PCR对各实验组大鼠肾组织OPN mRNA的表达检测中发现，成石模型组大鼠OPN mRNA的表达显著高于对照组，OPN mRNA表达是对照组的3.5倍，而防石合剂的各剂量组则能进一步增强大鼠肾OPN的表达，其中Ⅳ、Ⅴ组是对照组OPN mRNA表达的3倍，免疫组化亦显示对照组大部分肾小管上皮细胞为阴性表达，成石模型组可见部分肾小管上皮细胞胞浆阳性表达，而Ⅳ、Ⅴ组大部分肾小管上皮细胞胞浆阳性表达。以往的研究亦显示，草酸钙肾结石患者ESWL术后口服防石合剂1周及4周后，尿OPN浓度显著升高，明显高于服药前及对照组，与以往的研究结果不同。考虑原因可能是以往的研究中药物并没有真正对大鼠肾组织 OPN 表达进行基因水平的调控，而是通过改善其他成石因素，减少草酸钙结晶生成，从而反馈性地降低 OPN 表达。而防石合剂则可能直接作用于肾小管上皮细胞，通过基因水平调控 OPN 的表达，通过合成更多的 OPN 来直接抑制结石形成，不受其他因素影响。但其确切作用机制尚有待进一步研究。

在本实验中同时发现，防石合剂可显著降低 24h 尿钙及尿尿酸排泄，降低了尿液中成石的危险因素。同时服用防石合剂的大鼠 24h 尿量明显多于对照组和模型组，表明防石合剂还具有较强的利尿作用，也有助于大鼠肾结石的排出。

综上所述，认为防石合剂的作用机制很可能与促进尿中草酸钙结晶和尿酸排泄有关，同时在基因的水平上，通过增强抑石成分 OPN mRNA 及蛋白的表达，直接抑制结石形成，还能显著降低尿钙及尿尿酸排泄，增加尿量，有效预防大鼠草酸钙结石的形成，可以作为一种预防草酸钙肾结石的有效中药制剂。

第十五节　桑菊清解汤

桑菊清解汤为中山市中医院取得药品监督管理部门正式颁发制剂批准文号的医院制剂，系由医院传统经验方的基础上研制而成的合剂。桑菊清解汤具有清热去痰、止咳、解毒的功效，主治肺热咳嗽、咽干、痰多等症。而肺热咳嗽为临床上常见的、多发的呼吸系统疾病，目前尚缺乏针对该疾病的理想治疗药物，中山市中医院内科应用该制剂治疗肺热咳嗽 300 例，取得较好效果，且使用方便。现论述如下。

一、质量标准

（一）处方与制备

1. 处方　桑白皮 30g，野菊花 15g，冬瓜仁 40g，瓜蒌皮 20g，竹黄 20g，川贝 20g，地龙 20g，车前子 150g，芦根 50g，甘草 10g。

2. 制备　以上 10 味，加水浸泡 30min，煎煮 2 次，每次 1.5h，合并煎液，滤过，滤液浓缩至适量，加入砂糖 200g、羟苯乙酯 0.5g、苯甲酸钠 3g，煮沸，调节至 1000mL，静置 24h，取上清液分装，即得。

（二）质量控制

1. 性状　本品为棕色液体，味微苦而甜。

2. 薄层色谱鉴别

（1）桑白皮　取本品 20mL，用醋酸乙酯提取两次，每次 20mL，合并提取液，水浴上浓缩至 1mL，作为供试品溶液。取缺桑白皮的桑菊清解汤按供试品溶液的制备方法制成阴性对照品溶液。另取桑白皮对照药材 0.6g，加水煎煮 30min，滤过，滤液浓缩至约 10mL，以醋酸乙酯提取两次，同法制成对照药材溶液。照薄层色谱法试验，吸取上述 3 种溶液各 10μL，分别点于同一硅胶 G 薄层板上，以苯－醋酸乙酯－甲酸（7∶3∶1，*V/V*）为展开剂，展开，取出，晾干，置紫外灯（365nm）下检视。供试品色谱中，在与对照药材色谱相对应的位置上，显相同颜色的荧光斑点，阴性对照色谱无此荧光斑点。

（2）野菊花　取本品 20mL，用醋酸乙酯提取两次，每次 20mL，合并提取液，水浴挥干，残渣用甲醇 1mL 使溶解，作为供试品溶液。取缺野菊花的桑菊清解汤按供试品溶液的制备方法制成阴性对照品溶液。另取野菊花对照药材 5g，加水 100mL 煮沸 20min，趁热滤过，滤液浓缩至约 30mL，用醋酸乙酯提取两次，每次 20mL，余同供试品溶液制成对照药材溶液。照薄层色谱法试验，吸取上述 3 种溶液各 10μL，分别点于同一硅胶 G 薄层板上，以甲苯（水饱和）－醋酸乙酯－甲酸（10∶5∶1.5，*V/V*）为展开剂，展开，取出，晾干，喷以 5% 三氯化铝乙醇溶液，105℃烘 10min，置紫外灯（365nm）下检视。供试品色谱中，在与对照药材色谱相对应的位置上，显相同颜色的荧光斑点，阴性对照色谱无此荧光斑点。

3. 检查

（1）相对密度　按《中国药典》（2000 年版）一部附录之规定依法检查，应不低于 1.06。

（2）其他　应符《中国药典》（2000 年版）合剂项下有关的各项规定。

4. 稳定性观察　本品在室温下依次存放 2、4、6、8、12 个月后，其“性状”“鉴别”“检查”等项仍符合各项规定。

二、临床应用

（一）一般资料

观察病例共 600 例，均来自我院内科门诊，用简单随机法，随机分为治疗组与对照组。治疗组 300 例，其中男 161 例，女 139 例；年龄最小 16 岁，最大 75 岁，平均 36.7 岁；就诊时病程最短 1d，最长 28d，平均 7d。对照组 300 例，其中男 145 例，女 155 例；年龄最小 12 岁，最大 76 岁，平均 36.5 岁；就诊时病程最短 1d，最长 28d，平均 7d。两组患者中医诊断参照《中医病证诊断疗效标准》，患者均以咳嗽、咯痰为主，并伴有痰黏稠或黄稠，咽干痒，口渴、胸闷，或气喘、鼻塞，舌质红，苔薄黄，脉数等肺热症状。西医诊断则参照《现代内科学》，患者均属急性支气管炎、慢性支气管炎（急性发病期）、急性上呼吸道感染、肺炎。患者观察前未经治疗或经中西药治疗效果不佳。两组病例在年龄、病程、体温和 X 线摄片阳性的分布上无显著差异

（$P>0.05$），具有可比性。

（二）治疗方法

治疗组：口服桑菊清解汤，一次20～30mL，每天3次，小儿用量酌减，7d为一疗程。对照组：按常规予抗生素及排痰止咳对症治疗，青霉素钠480万IU/d，静脉滴注；复方甘草合剂每次10mL口服，每天3次，7d为一疗程。

（三）疗效标准

痊愈：咳嗽、咯痰及全身症状均消失，肺部体征无异常，血分析及体温正常；显效：咳嗽、咯痰及全身症状均减轻或部分消失，肺部体征明显好转或无异常，血分析正常，体温退至37.5℃以下；有效：咳嗽、咯痰及全身症状部分减轻，肺部体征有好转，血分析基本正常，体温退至38.5℃以下；无效：症状、体征无变化或加重，血分析异常。

（四）结果

1. 两组总疗效比较 两组总有效率比较，采用χ^2检验，差异有极显著性（$P<0.01$）。表明本方具有明显的化痰止咳作用。见表4–128。

表4–128 两组临床疗效比较

组别	n（例）	痊愈（例）	显效（例）	有效（例）	无效（例）	总有效率（%）
治疗组	300	84	117	57	42	86
对照组	300	40	85	85	90	70

注：两组比较，$P<0.01$。

2. 两组症状消失时间比较 治疗组84例中，少于2d 25例，2～4d 41例，5～7 d 18例。对照组40例中，少于2d 6例，2～4d 15例，5～7d 19例。经统计学处理，两组差异有显著性（$P<0.05$），表明治疗组化痰止咳时间明显短于对照组。

（五）讨论

中医学认为本病是由于风热邪毒犯肺，灼津为痰，痰热内郁所致。故治疗本病宜清热解毒，泻肺火，化痰止咳。方中桑白皮、野菊花清肺经热毒为主药，配以瓜蒌皮、川贝母、地龙、冬瓜仁清泻肺火、化痰热，以助主药之力；辅以车前子渗湿化痰，竹黄化痰止咳，芦根清热泻火；再使以甘草祛痰解毒，调和药性，共奏清热去痰、止咳、解毒之功。本方组成以性寒味苦入肺经的药物为主，具清解肺热、止咳化痰之功，是治疗风热犯肺和痰热壅肺之肺热咳嗽的良方。

本合剂系中药复方的水煎煮浓缩液，既保持了汤剂吸收快、起效快的用药特点，并可成批生产，省去临用时煎煮的麻烦，以及贮存、携带、服用不便的缺点，更适合现代人的用药要求。该合剂具有药材来源充足、组方合理、制备工艺可行、临床疗效较好、患者服用方便等特点，是一种值得临床推广应用的制剂。

三、药理作用

（一）对大鼠急性肺损伤作用的病理观察

研究采用随机对照实验，通过桑菊清解汤合剂预先给药后，观察通气后肺组织病理学的变化，探讨桑菊清解汤对急性肺损伤的作用，为进一步实验提供依据。

1. 材料与方法

（1）动物模型分组及实验方法　SD大鼠36只（广东省医学实验动物中心提供），雌雄各半，体重（220±30）g，随机分为3组，每组12只：对照组（A组），大潮气量通气组＋0.9%NS（B组），大潮气量通气＋桑菊清解汤处理组（C组）。各组大鼠在相同条件下喂养［中山市中医院屏障级实验动物房，实验动物使用许可证：SYXK（粤）1010–0109］，B组和C组在实验前10d分别另予0.9%生理盐水（1mL/100mg）和桑菊清解汤（中山市中医院，生产批号20110216，300mg）灌胃，1次/d。予腹腔注射20%的乌拉坦溶液（1.4g/kg）麻醉大鼠，麻醉后将大鼠固定于实验台上，颈正中剪毛、碘酒消毒、切开皮肤、钝性分离颈前组织和肌肉并暴露气管，用配置的大鼠气管导管缓慢置入气管并固定，然后碘酒消毒右下肢腹股沟部，分离股动静脉，用24G留置针进行动静脉穿刺并固定，以备注药、抽血。稳定10min后，除对照组A组保留自主呼吸，B组及C组于静脉给予维库溴铵维持肌松并连接小动物呼吸机（型号SAR–83O/P，品牌CWE），机械通气2.5h。通气参数均设为：潮气量（VT）=40mL/kg，呼吸频率（RR）=40次/min，吸呼比（I∶E）=1∶1，呼气末通气压力（PEEP）=0，吸入氧浓度（FiO_2）=21%。应用白炽灯照射胸腹部，保持肛温在（37.0±1.0）℃，避免温度对血流动力学影响。实验结束处死实验大鼠。

（2）标本采集及制备　通气结束，立即放血处死实验大鼠，迅速打开胸腔，取出右肺上叶放入4%中性甲醛中固定24h，然后行石蜡包埋、切片、HE染色以备组织病理学观察。

（3）肺组织病理学观察　将病理切片光学显微镜下观察肺组织结构、肺泡完整性、间质的改变及炎性细胞的浸润。肺部炎症损伤情况病理评分以下列评分为标准：肺间质水肿、肺泡水肿、炎细胞浸润、肺泡出血和肺泡结构完整性的等级，按程度的“无、轻、中、重”分别记为“0、1、2、3分”，然后累计总分。

（4）统计学分析　采用SPSS 13.0统计软件，数据以$\bar{x}\pm s$表示，组间比较应用单因素方差分析（one way ANOVA），$P<0.05$认为差异有统计学意义。

2. 结果 光学显微镜下，肺组织病理评分按以下评分标准：肺间质水肿、肺泡水肿、炎细胞浸润、肺泡出血和肺泡结构完整性的等级，按程度的“无、轻、中、重”分别记为“0、1、2、3 分”，然后累计总分。机械通气 2.5h 时，肺组织病理评分显示：B 组、C 组与 A 组比较差异有统计学意义（$P < 0.05$）；C 与 B 组比较肺损伤程度明显减轻，差别有统计学意义（$P < 0.05$）。见表 4–129 和图 4–54 ～图 4–56。

表 4–129 各组病理学评分（$\bar{x} \pm s$）

	n	病理评分
A 组	12	$0.41 \pm 0.66^{*}$
B 组	12	$6.58 \pm 0.99^{\#}$
C3 组	12	$2.23 \pm 0.72^{*}$

注：与 A 组比较，$^{*}P < 005$；与 B 组比较，$^{\#}P < 005$。

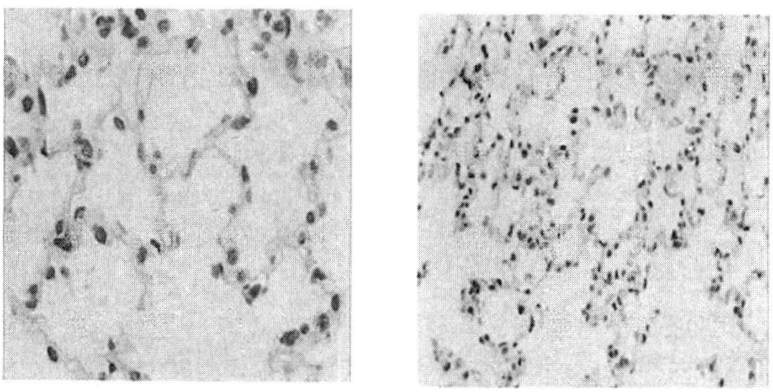

400倍镜下炎症细胞　　100倍镜下肺泡结构

图 4–54 对照组 A 组

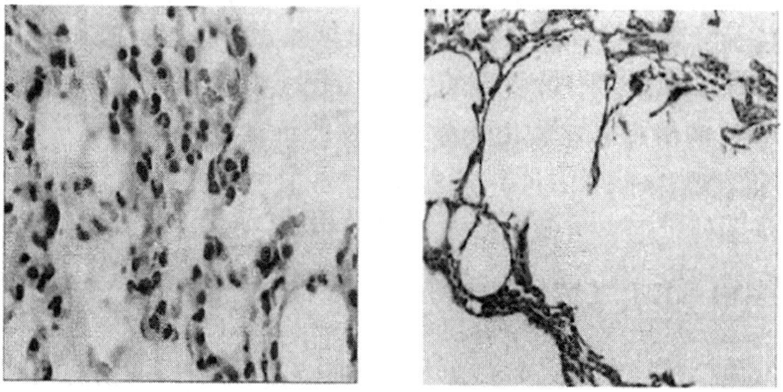

400倍镜下炎症细胞　　100倍镜下肺泡结构

图 4–55 模型组 B 组

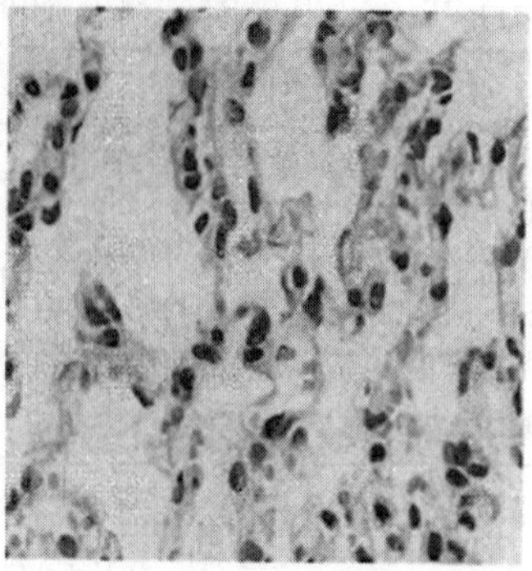

400倍镜下炎症细胞

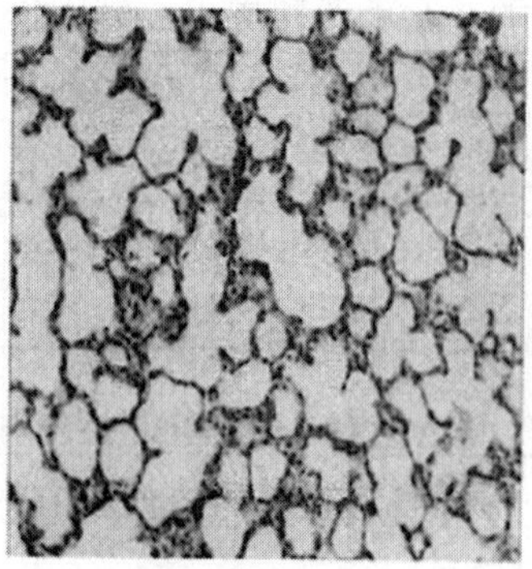

100倍镜下肺泡结构

图 4-56　中剂量实验组 C 组

3. 讨论　目前认为，大潮气量合并无呼吸末正压通气是复制通气性肺损伤（VILI）最简单和有效的方法。因此，本实验中动物模型是借鉴国内外大鼠大潮气量损伤性机械通气的动物模型并结合本院实验条件稍作修改制备的。

因为 VILI 主要发生在肺部已有严重病变需要机械通气辅助治疗的患者，其肺部病变分布不均匀，导致了肺组织顺应性存在区域性差异，所以近几年来，临床研究发现即使以正常或略低的潮气量行机械通气也会导致 VILI 的出现。其发病机理可能是由于支气管炎症反应、分泌物堵塞、肺不张等因素，其部分肺组织已经失去了通气功能，对这些患者即使以常规潮气量（8 ～ 12mL/kg）机械通气，顺应性好的肺泡比顺应性差的肺泡更容易获得气体而发生肺泡过度膨胀扩张，所产生的实际压力相当于大潮气量机械通气产生的刺激，极易造成正常肺组织的损伤，从而进一步损害通气功能，故本实验选择 40mL/kg 的潮气量通气模式对大鼠进行机械通气。预实验发现，以 40mL/kg 的潮气量对大鼠机械通气 2.5h 后，肺组织病理切片观察发现肺泡壁损伤、肺泡间隔断裂、肺间质炎症细胞浸润、肺气肿、肺水肿等典型的 VILI 改变。

桑菊清解汤抑制炎症发生有明显效果，理论上可明显改善急性肺损伤 / 呼吸窘迫综合征（ALI/ARDS）患者的预后。本预实验结果显示，通气前给予桑菊清解汤预处理后，大鼠肺泡结构维持较好，间隔没有明显增厚，间隔和肺泡中炎性细胞浸润明显较少。这都说明桑菊清解汤能够在 VILI 中发挥肺保护作用。

总之，通过实验发现桑菊清解汤在大鼠急性肺损伤的预防治疗中具有积极的保护意义，为进一步实验提供了理论依据，具体机制需进一步深入研究和探讨。

（二）对大鼠通气性肺损伤作用

机械通气（mechanical ventilation，MV）在临床麻醉中为全麻患者提供机械性呼吸，为治疗急性肺损伤（acute lung injury，ALI）和呼吸窘迫综合征（adult respiratory distress syndrome，ARDS）等的重要手段，机械通气本身也会引起肺损伤，即通气性肺损伤（ventilation induced lung injury，VILI）。本研究采用随机对照实验，通过桑菊清解汤和乌司他丁分别预先给药，机械通气 2.5h 后分别测定肺组织湿质量 / 干质量比（W/D）、支气管肺泡灌洗液（BALF）中白细胞总数以及 BALF 和血清中肿瘤坏死因子 –α（TNF–α）量性变化，探讨桑菊清解汤和乌司他丁对大鼠通气性肺损伤的作用。

1. 实验动物 SD 大鼠 48 只，雌雄各半，体质量（240±10）g，广东省医学实验动物中心提供。

2. 实验方法

（1）分组 按随机数字表法分为空白对照组（A 组）、大潮气量通气组（B 组）、桑菊清解汤组（C 组）和乌司他丁组（D 组），每组各 12 只。

（2）给药 各组大鼠在相同条件下喂养，C 组在实验前 10d 予桑菊清解汤灌胃，每天 1 次，D 组在实验前 30min 给予腹腔注射乌司他丁（广东天普生化医药股份有限公司）100 U/g。各组大鼠予腹腔注射 20% 的乌拉坦溶液（1.4g/kg）麻醉，固定于实验台上，颈正中剪毛、碘酒消毒、切开皮肤、钝性分离颈前组织和肌肉并暴露气管，用配置的大鼠气管导管缓慢置入气管并固定，然后碘酒消毒右下肢腹股沟部，分离股动静脉，用 24G 留置针进行动静脉穿刺并固定，以备注药、抽血。稳定 10min 后，除 A 组保留自主呼吸，B 组和 C 组连接小动物呼吸机（型号 SAR–830/P，品牌 CWE）控制呼吸，机械通气 2.5h。通气参数均设为：潮气量（VT）=0.04L/kg，呼吸频率（RR）=40 次 / 分，吸呼比 =1∶1，呼气末通气压力（PEEP）=0，吸入氧浓度（FiO_2）=21%。实验结束放血处死实验大鼠。

（3）标本采集及制备 实验结束时一次抽取 0.003 ～ 0.004L 全血，于 4℃ 环境下，3000r/min 离心 15min，取上清，置于 –80℃超低温冰箱冻存待测；迅速打开胸腔，取右肺组织做肺组织湿质量 / 干质量比（W/D）；用冰生理盐水对左肺进行肺泡灌洗 3 次，将 BALF 离心（3000r/min，15min，4℃），分别留取上清液及细胞沉淀。

（4）观察指标 W/D 测定：取右肺称湿质量，然后放入 80℃电热恒温干燥箱烘烤至恒质量后称干质量，计算肺组织 W/D 比值。BALF 中白细胞总数：BALF 离心后的沉淀部分用预冷的磷酸钠缓释液（PBS）冲洗，再次离心后将细胞重悬于 PBS 中，取 0.001L 重悬液滴于细胞计数板上，光镜下计数白细胞总数。BALF 和血清中 TNF–α 的测定：采用双抗夹心 ELISA 法测定，

TNF-α 试剂盒由武汉伊艾博科技有限公司提供。

（5）统计学方法　采用 SPSS 13.0 统计软件，数据以均数 ± 标准差（$\bar{x} \pm s$）表示，组间比较应用单因素方差分析（one way ANOVA），组内比较应用 SNK（Student–Newman–Keuls）q 检验，$P < 0.05$ 为差异有统计学意义。

3. 结果

（1）机械通气 2.5h 后各组大鼠肺 W/D 比值和 BALF 中白细胞总数　通气结束时 B 组肺组织 W/D 和 BALF 中白细胞总数均明显高于 A 组，差异具有统计学意义（$P < 0.05$），C 组、D 组与 B 组比较，差异有统计学意义（$P < 0.05$）。见表 4–130、表 4–131。

表 4–130　肺损伤大鼠各组 BALF 白细胞总数比较（$\bar{x} \pm s$，10^9/L）

组别	n	白细胞总数
空白组	12	$2.39 \pm 0.49^{*}$
大潮气量通气组	12	$7.39 \pm 0.79^{\triangle}$
桑菊清解汤组	12	$3.57 \pm 0.94^{*}$
乌司他丁组	12	$4.64 \pm 0.67^{*}$

注：与空白组比较，$^{\triangle}P < 0.05$；与模型组比较，$^{*}P < 0.05$。

表 4–131　肺损伤大鼠各组肺组织湿质量 / 干质量的变化比较（$\bar{x} \pm s$）

组别	n	湿质量 / 干质量
空白组	12	$4.36 \pm 0.25^{*}$
大潮气量通气组	12	$7.24 \pm 0.57^{\triangle}$
桑菊清解汤组	12	$5.52 \pm 0.52^{*}$
乌司他丁组	12	$5.53 \pm 0.92^{*}$

注：与空白组比较，$^{\triangle}P < 0.05$；与模型组比较，$^{*}P < 0.05$。

（2）血清及 BALF 中 TNF-α 的变化　B 组血清和 BALF 中 TNF-α 水平较 A 组显著升高，差异有统计学意义（$P < 0.05$）；C 组和 D 组血清和 BALF 中 TNF-α 水平均明显低于 B 组，差异有统计学意义（$P < 0.05$）。见表 4–132。

表 4–132　肺损伤大鼠各组血清和 BALF 中 TNF-α 的变化（$\bar{x} \pm s$，ng/L）

组别	n	血清 TNF-α	BALF TNF-α
空白组	12	$11.58 \pm 0.42^{*}$	$86.78 \pm 23.81^{*}$
大潮气量通气组	12	$25.60 \pm 8.62^{\triangle}$	$294.13 \pm 83.47^{\triangle}$
桑菊清解汤组	12	$17.91 \pm 1.90^{*}$	$120.58 \pm 13.37^{*}$
乌司他丁组	12	$18.64 \pm 1.64^{*}$	$126.64 \pm 21.67^{*}$

注：与空白组比较，$^{\triangle}P < 0.05$；与模型组比较，$^{*}P < 0.05$。

4. 讨论 目前认为，大潮气量合并无呼吸末正压通气是复制 VILI 最简单和有效的方法。因此，本实验动物模型是借鉴国内外大鼠大潮气量损伤性机械通气的动物模型，并结合本院实验室条件稍作修改制备。本实验选择 40mL/kg 的大潮气量通气模式对大鼠进行机械通气。

桑菊清解汤是中山市中医院具有省级药监部门生产批号的方剂，组成：桑白皮 30g，野菊花 15g，瓜蒌皮 20g，川贝母 20g，地龙 20g，冬瓜仁 40g，车前子 15g，竹黄 20g，芦根 50g，甘草 10g。桑白皮、野菊花清肺经热毒为主药，配以瓜蒌皮、川贝母、地龙、冬瓜仁清泻肺火、化痰热，以助主药之力；辅以车前子渗湿化痰，竹黄化痰止咳，芦根清热泻火；再使以甘草祛痰解毒，调和药性。诸药合用，共奏清热祛痰、止咳解毒之功。结合现代药理学研究发现，其抑制炎症发生有明显效果，理论上可明显改善 ALI/ARDS 患者的预后。此前我们在临床实验中也证明了其有明显的临床疗效。

乌司他丁是从人尿液中提取精制而成的糖蛋白，由 143 个氨基酸组成，相对分子质量约为 6700。其药理提示其可以抑制由水解酶、过度炎症反应、缺血和缺氧等造成的组织细胞损害，从而发挥脏器保护作用。

文献表明，机体过度的炎症反应会使肺组织充血、水肿和渗出程度严重，氧合功能障碍，肺组织 W/D 增加，BALF 中白细胞增多，蛋白渗出量增多，动脉血气 PaO_2 降低。本实验结果显示，机械通气 2.5h 后各组大鼠肺 W/D 比值和 BALF 中白细胞总数的比较中，B 组肺组织 W/D、BALF 中白细胞总数均明显高于 A 组、C 组和 D 组。提示在没有任何预防保护的情况下，大潮气量机械通气能明显引起肺内微循环通透性增加，出现肺水肿及渗出。BALF 中白细胞总数显著增高，也证明 VILI 发生时不但有机械性肺组织结构的破坏，还有炎性反应的发生。

现已确认的促炎细胞因子主要有 TNF-α、IL-1β、IL-6、IL-8 等，这些细胞因子在系统性炎症反应综合征（SIRS）发生和发展的病理过程中扮演重要的角色。本实验结果显示，在 0.04L/kg 的潮气量通气 2.5h 后，B 组大鼠 BALF 和血清中 TNF-α 水平显著高于 C 组和 D 组，而使用桑菊清解汤和乌司他丁预处理后，大鼠 BALF 和血清中 TNF-α 显著低于 B 组。

综上所述，呼吸机相关性肺损伤的发病机制错综复杂，目前尚未完全明了，其治疗仍有待于不断探索。随着分子生物学的发展，其机制、治疗研究上一定会有新的突破。通过这次实验，发现桑菊清解汤和乌司他丁在大鼠急性肺损伤的预防治疗中具有积极的保护意义，为临床应用提供了理论依据。

第十六节　悦康外感凉茶

悦康外感凉茶是广州中医药大学附属中山中医院的常用中药制剂，主要由大青叶、板蓝根、连翘、三丫苦、岗梅、水翁花、无患根等中药组成。该制剂具有疏风解热、清热解毒的功效，用于治疗外感风热感冒，发热头痛，咽喉肿痛，上呼吸道炎，扁桃体炎。

质量标准

为有效控制该产品质量，保证用药的安全有效，笔者按中药新药研究规范，根据以上几味药的理化性质，采用薄层色谱（TLC）法对制剂中大青叶、板蓝根、连翘、三丫苦、岗梅进行了定性鉴别，使用高效液相色谱（HPLC）法测定了制剂中靛玉红的含量，建立了可靠、准确、专属性强的质量控制方法。

（一）仪器与试药

1100 型高效液相色谱仪（美国 Agilent 公司）；BS-224S 型电子天平（北京赛多利斯仪器系统有限公司）；HHS-4S 型电热恒温水浴锅（上海衡平仪器仪表厂）；Good See- Ⅰ型 TLC 摄影仪（上海科哲生化科技有限公司）；硅胶 G 薄层板（青岛海洋化工厂分厂）。连翘、岗梅、板蓝根、大青叶对照药材（批号 908-9105、1152-200001、971-200002、747-200005），靛玉红、芦丁对照品（批号 717-200204、080-9303）均购于中国药品生物制品检定所；悦康外感凉茶（广州中医药大学附属中山中医院制剂室制备，批号 20070608、20071126、20080128）；大青叶、板蓝根、连翘、岗梅、三丫苦等处方中药材均由广州中医药大学附属中山中医院中药房提供，经广州中医药大学附属中山中医院梅全喜教授鉴定为真品；甲醇为色谱纯，水为重蒸馏水，其余试剂均为分析纯。

（二）定性鉴别

1. 大青叶、板蓝根的 TLC 鉴别　取样品内容物 2g，加三氯甲烷 20mL，加热回流 1h，滤过，滤液浓缩至 1mL，作为供试品溶液；取缺大青叶、板蓝根药材的其余各药制成的阴性对照品 2g，按供试品溶液方法制得阴性对照溶液；另取大青叶、板蓝根对照药材各 2g，加三氯甲烷 10mL 超声处理 20min，滤过，滤液浓缩至 1mL，作为对照药材溶液；再取靛玉红对照品加三氯甲烷制成每 1mL 含 2mg 的溶液，作为对照品溶液。照 TLC 法试验，分别吸取上述 4 种溶液各 10μL，分别点于同一硅胶 G 薄层板上，以苯 - 三氯甲烷 - 丙酮（5∶4∶1）为展开剂，展开，取出，晾干。结果，供试品色谱中，在与对照药材和对照品色谱相应的位置上，显相同颜色的斑点；阴性对照无干扰。大青叶、板蓝根的 TLC 见图 4–57。

2. 连翘的 TLC 鉴别 取样品内容物 2g，加乙醚 100mL 于索氏提取器中回流 1h，分离乙醚液，挥干乙醚，残渣加甲醇 20mL 回流 30min，分取甲醇液，加甲醇至 20mL，作为供试品溶液；取缺连翘药材的其余各药制成的阴性对照品 2g，按供试品溶液方法制得阴性对照溶液；另取连翘对照药材 2g，超声处理 20min，滤过，滤液浓缩至 2mL，作为对照药材溶液；再取芦丁对照品加甲醇制成每 1mL 含 2mg 的溶液，作为对照品溶液。照 TLC 法试验分别吸取上述 4 种溶液各 10μL，分别点于同一硅胶 G 薄层板上，以醋酸乙酯 – 甲酸 – 水（8：1：1）为展开剂，展开，取出，晾干至无酸味，喷以三氯化铝乙醇液，挥干乙醇后置紫外光灯（365nm）下观察。结果，供试品色谱中，在与对照药材和对照品色谱相应的位置上，显相同颜色的荧光斑点；阴性对照无干扰。连翘的 TLC 见图 4–58。

3. 三丫苦的 TLC 鉴别 取样品内容物 2g，用 70% 乙醇 20mL 回流提取 30min，滤过，滤液水浴挥干，残渣用三氯甲烷 1mL 溶解，作为供试品溶液；另取缺三丫苦药材的其余各药制成的阴性对照品 2g，按供试品溶液方法制得阴性对照溶液；再取三丫苦对照药材 5g，同法制得对照药材溶液。照 TLC 法试验，吸取上述 3 种溶液各 10μL，分别点于同一硅胶 G 薄层板上，以三氯甲烷 – 乙酸乙酯（8：2）为展开剂，展开，取出，晾干，喷以 1% 钼酸钠 – 浓硫酸溶液，于 105℃加热 0.5h。结果，供试品色谱中，在与对照药材色谱相对应的位置上，显相同颜色的斑点；阴性对照无干扰。三丫苦的 TLC 见图 4–59。

4. 岗梅的 TLC 鉴别 取样品内容物 5g，加氨水 20mL 浸泡 30min，加三氯甲烷 50mL 超声提取 30min，滤过，滤液置分液漏斗中，弃去氨水层，三氯甲烷层蒸干，环己烷 1mL 溶解，作为供试品溶液；取缺岗梅药材的其余各药制成的阴性对照品 5g，按供试品溶液方法制得阴性对照溶液；另取岗梅对照药材 2g，同法制成对照药材溶液。照 TLC 法试验，分别吸取上述 3 种溶液各 5μL，分别点于同一以 0.4% NaOH 溶液制备的硅胶 G 薄层板上，以环己烷 – 醋酸乙酯（5：1）为展开剂，展开，取出，置于紫外光灯（365nm）下检视。结果，供试品色谱中，在与对照药材色谱相应的位置上，显相同颜色的荧光斑点；阴性对照无干扰。岗梅的 TLC 见图 4–60。

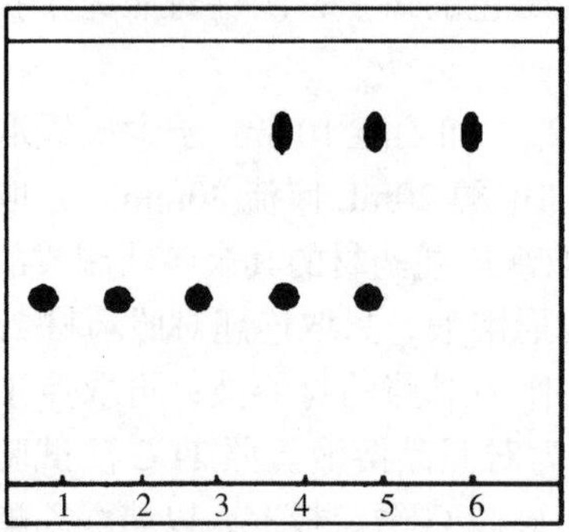

1. 靛玉红对照品；2. 大青叶对照药材；
3. 板蓝根对照药材；4、5. 供试品；
6. 阴性对照

图 4-57　大青叶、板蓝根的 TLC

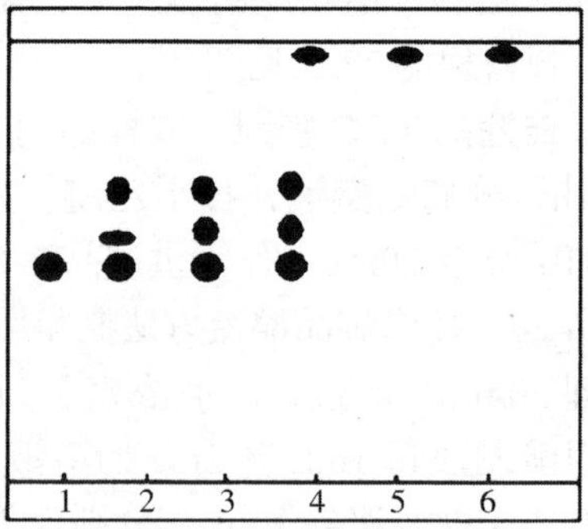

1. 芦丁对照品；2. 连翘对照药材；
3、4. 供试品；5、6. 阴性对照

图 4-58　连翘的 TLC

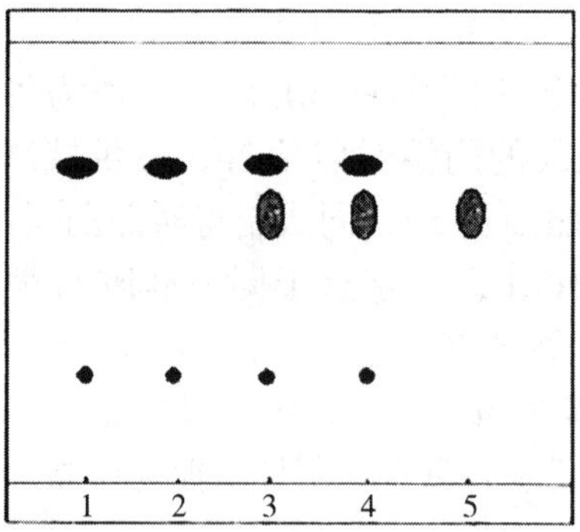

1、2. 三丫苦对照药材；3、4. 供试品；
5. 阴性对照

图 4-59　三丫苦的 TLC

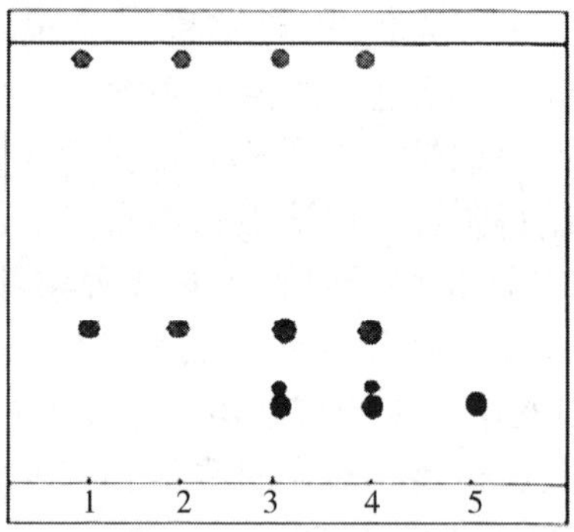

1、2. 岗梅对照药材；3、4. 供试品；
5. 阴性对照

图 4-60　岗梅的 TLC

（三）靛玉红的含量测定

1. 色谱条件　色谱柱：Hypersil ODS（250mm×4.6mm，5μm）；流动相：甲醇－水（75∶25）；流速：1mL/min；检测波长：544nm；柱温：25℃；进样量：20μL。

2. 对照品溶液的制备　精密称取已干燥 24h 的靛玉红对照品 1.9mg，置于 25mL 量瓶中，加甲醇使溶解并稀释至刻度，摇匀，精密吸取此溶液 10mL，置于 50mL 量瓶中，加甲醇至刻度，摇匀，作为对照品溶液。

3. 供试品溶液的制备　取样品适量，混匀，取 6g，精密称定，置于索氏提取器中，加少量氨水湿润后加乙酸乙酯 250mL，浸泡过夜，加热回流提取至提取液无色，回收溶媒至干，残渣加甲醇微热使溶解并转移至 25mL 量瓶中，加甲醇至刻度，摇匀，用 0.45μm 的微孔滤膜滤过，取续滤液，即得供试品溶液。

4. 线性关系考察 精密吸取靛玉红对照品溶液 1、2、4、8、10mL，分别置于 10mL 量瓶中，加甲醇至刻度，摇匀，分别精密吸取 20μL，按照上述色谱条件进样，测定峰面积积分值。以靛玉红的检测浓度（*X*，μg/mL）为横坐标，峰面积积分值（*Y*）为纵坐标绘制标准曲线，得回归方程为 $Y=34.662X+2.3667$（$r=0.9997$）。

结果表明，靛玉红的检测浓度在 1.52 ～ 15.2μg/mL 范围内与峰面积积分值呈良好的线性关系。

5. 精密度试验 精密吸取对照品溶液 20μL，重复进样 5 次，按上述色谱条件分别测定峰面积积分值。结果，平均峰面积积分值为 524.62，*RSD*=1.08%，表明仪器精密度良好。

6. 加样回收率试验 精密称取已知含量的样品 6 份，每份约 3g，各精密加入对照品溶液（靛玉红 1.52μg/mL）6mL，按上述方法制备供试品溶液，按上述色谱条件测定，并计算平均加样回收率。结果，平均加样回收率为 101.61%，*RSD*=1.41%（*n*=6）。

7. 专属性试验 按处方比例称取缺大青叶、板蓝根的其余药味，按悦康外感凉茶制备工艺制备阴性样品，按上述方法制备阴性对照溶液，记录色谱图。结果，在与对照品保留时间相同的位置上无色谱峰出现，表明悦康外感凉茶中其余成分对靛玉红的测定无干扰。色谱见图 4-61。

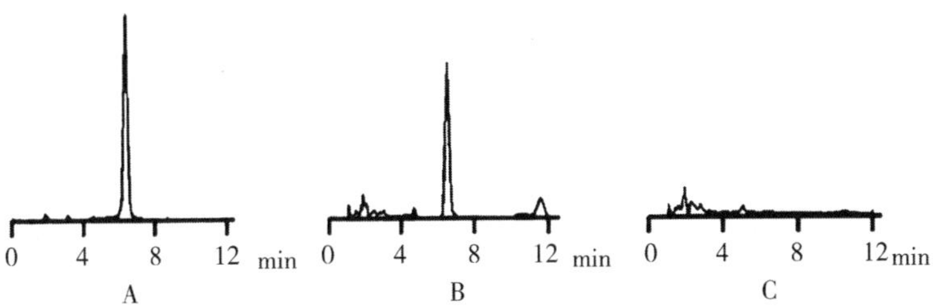

A. 靛玉红对照品；B. 供试品；C. 阴性对照

图 4-61 高效液相色谱

8. 样品含量测定 将 3 批样品按上述方法制备供试品溶液，在上述色谱条件下测定，进样量为 20μL，并按外标法计算含量。结果，3 批样品（批号 20070608、20071126、20080128）中靛玉红的含量分别为 30.84、30.50、31.73μg/g。

（四）讨论

本制剂是由 12 味中药组成的复方制剂，成分较为复杂。方中三丫苦虽在

《广东省中药材标准》中有记载，但无该药材的TLC鉴别方法，经试验采用本文方法取得较好效果。在岗梅的TLC条件试验过程中，原本参照《广东省中药材标准》中的岗梅TLC鉴别方法，但结果不理想。后经摸索，得到本文方法并取得良好效果。连翘TLC鉴别方法采用芦丁作为对照品做TLC试验，结果重现性好，斑点分离清晰，阴性对照无干扰。大青叶、板蓝根的TLC鉴别则都是采用《中国药典》中的大青叶、板蓝根TLC鉴别项下方法，均取得良好效果。

参考《中国药典》及有关文献资料，本试验选择了靛玉红作为悦康外感凉茶的定量指标成分。由于靛玉红为脂溶性成分，属色氨酸系简单吲哚类生物碱，故在供试品溶液制备时笔者先用氨试液碱化样品，可使靛玉红提取的更加充分。有文献报道，用三氯甲烷和乙酸乙酯提取靛玉红的效果差不多，且用索氏提取法能提取的比较完全，考虑供试品溶液在制备过程中的安全性和达到最佳提取效率，笔者选用乙酸乙酯在索氏提取器中提取靛玉红。结果表明，按此法进行8h可以提取完全。

流动相的选择参照《中国药典》中大青叶项下靛玉红含量测定的方法，即甲醇－水（75：25），又经试验发现，随着甲醇的比例降低，靛玉红的出峰时间延后，即靛玉红出峰时间随着流动相极性变大而变大，表明试验所选流动相的比例适中。柱温的选择曾参照有关文献上所述的40℃，但经试验发现，靛玉红的出峰时间随着柱温的升高而变小，此条件下靛玉红的色谱峰与其他组分峰的分离不甚理想，而本试验所选的25℃效果较好。检测波长的选择也曾参照《中国药典》中大青叶项下所述的289nm，但在具体试验过程中发现，在289nm检测波长下，色谱图中杂质干扰较大且靛玉红的色谱峰不明显，后采用有关文献报道的544nm检测波长，制剂中靛玉红能被最大吸收，它的色谱峰能很好地与其他组色谱峰分离，灵敏度较高。

通过以上研究表明，本质量控制方法操作简便，结果准确可靠、重现性好，所建标准可用于该制剂的质量标准。

第十七节　利尿合剂

利尿合剂为中山市中医院制剂（粤药制字Z20071008），由叶下珠、白花蛇舌草、金沙藤、一点红等中药组成，具有清热去湿、解毒通淋的功效，用于泌尿系统感染、慢性肾炎、膀胱炎、肾炎水肿、下焦不利。临床报道其对妊娠期和骨髓损伤引发的泌尿系感染，以及对慢性肾炎、膀胱炎、肾炎水肿、下焦不利等泌尿系感染均有较好的治疗作用，可缓解泌尿系感染患者尿频、尿急、尿痛、小腹坠胀等症状，缩短患者白细胞、红细胞好转时间，缩短患者中段尿细菌清除率。

一、药理作用

（一）材料

1. 药物及主要试剂 利尿合剂（由中山市中医院制剂室提供，批号20150903，含0.90g生药/mL，规格100mL/瓶）；吲哚美辛肠溶片（消炎痛，广东华南药业股份有限公司，批号140401，含吲哚美辛25mg/片，规格100片/瓶）。二甲苯、冰醋酸（广州化学试剂厂，批号分别为970302-2、20070902-2）；伊文思兰（中国医药公司，批号871225）；甲醛（分析纯）、70%乙醇（AR）、蒸馏水、即用MH琼脂培养基（江门市凯琳贸易有限公司）；营养肉汤（广东环凯生物科技有限公司）；药敏纸片（OXOID，广州纳特生物科技有限公司）。

2. 菌株 革兰阳性菌：金黄色葡萄球菌 *Staphylococcus aureus*，ATCC29213；革兰阴性菌：大肠埃希菌 *Pseudomonas aeruginosa*，ATCC25922；两种标准菌株均为国家卫生计生委临床检验中心提供。

3. 实验动物 SPF级昆明种小鼠，体质量（20±2）g，由广州中医药大学实验动物中心提供，动物合格证号SCXK（粤）2013-0034。饲养于中山市中医院中药药理实验室，环境温度（22±2）℃，相对湿度50%～60%。根据实验性质和性别分笼喂养，自由采食饮水。

4. 主要仪器 YLS-Q4耳肿打耳器（直径8mm，山东省医学科学院设备站）；UV-754型紫外可见分光光度计（上海第三分析仪器厂）；微量移液器（上海求精生化试剂仪器有限公司）；TD25-WS48孔多管架自动平衡离心机（长沙湘仪离心机仪器有限公司）；JA1203电子天平（上海天平仪器厂）；LRH-250A生化培养箱（广东省医疗器械厂）；XSW-CJ-2A标准型净化工作台（吴江市津化设备总厂）；LMQR-4060型立式灭菌器（山东新华医疗器械股份有限公司）；DL-ZD1浊度仪（珠海迪尔生物工程有限公司）。

（二）方法

1. 小鼠分组及给药 取小鼠50只，按体质量随机分成空白对照组、吲哚美辛（阳性药）组和利尿合剂高、中、低剂量组，每组10只，雌雄各半。空白对照组灌胃给予生理盐水；利尿合剂高、中、低剂量组分别灌胃给予18.0、9.0、4.5g/kg（以生药计），低、中、高剂量为临床等效剂量的1、2、4倍，每天1次，连续给药7d；第7天吲哚美辛组灌胃0.013g/kg吲哚美辛混悬液1次；给药体积均为20mL/kg。

2. 二甲苯致小鼠耳肿胀实验 末次给药60min后，各组小鼠右耳用精密移液器均匀涂以二甲苯 30μL/ 只，双面致炎，左耳对照。20min 后脱颈椎处死动物，沿耳郭基线剪下两耳，剪去毛，叠加完整，用直径为 8mm 打孔器在同一部位打下两圆耳片，精确称重。以左右耳片质量之差为肿胀度，计算肿胀抑制率。

肿胀抑制率 =（空白对照组平均肿胀度 – 给药组平均肿胀度）/ 空白对照组平均肿胀度

3. 冰醋酸致小鼠扭体反应镇痛实验 最后一次给药后 60min，每只小鼠腹腔注射 0.6% 冰醋酸溶液 0.1mL/10g 体质量致炎，记录 20min 内扭体次数，并计算抑制率。

抑制率 =（对照组平均扭体次数 – 给药组平均扭体次数）/ 对照组平均扭体次数

4. 冰醋酸致小鼠腹腔毛细血管通透性增加抗炎实验 取小鼠 52 只，按体质量随机分成空白对照组、吲哚美辛（阳性药）组和利尿合剂高、中、低剂量组，空白对照组和吲哚美辛组 11 只，其余各组 10 只，雌雄各半。给药方式同上，最后一次给药后 60min，每只小鼠尾静脉注射 0.5% 伊文思兰溶液 0.1mL/10g，随即腹腔注射 0.6% 冰醋酸溶液 0.1mL/10g。注射醋酸 50min 后脱颈椎处死小鼠，打开小鼠腹腔用 5mL 冰生理盐水冲洗，并将冲洗液转移至 10mL 容量瓶中加生理盐水定容至 10mL，所得定容液转移至试管中并 3000r/min 离心 10min，取上清液，在紫外可见分光光度计 590nm 波长处测吸光度（A）值，以 A 值表示腹腔液中的伊文思兰水平。计算抑制率。

抑制率 =（空白对照组平均 A 值 – 给药组平均 A 值）/ 空白对照组平均 A 值

5. 福尔马林致痛镇痛实验 末次给药 1h 于小鼠右后足趾注射 2.5% 福尔马林溶液（20μL/ 只），立即将置于小鼠笼中观测。以舔右后足趾时间为小鼠痛反应指标，分别记录小鼠注射后 0 ～ 10min 和 10 ～ 30min 的累计舔足时间，代表第Ⅰ、Ⅱ时相疼痛强度。计算疼痛抑制率。

疼痛抑制率 =（空白对照组时间 – 给药组时间）/ 空白对照组时间

6.K–B 纸片扩散法体外抑菌实验

（1）菌悬液的配制 两种实验标准菌种金黄色葡萄球菌、大肠杆菌经平板分离培养 24h 后，用无菌接种环挑选数个菌种置于生理盐水稀释液中，用浊度仪校正浓度至 0.5 麦氏标准液。

（2）药敏纸片的制备 取利尿合剂 20mL（0.9g/mL）高温高压灭菌后，用无菌水定容至 20mL。在净化工作台环境下操作，用微量移液器吸取 30μL 药液均匀涂布于无菌空白药敏纸片，两面各 15μL，在无菌平皿中晾干备用。

另吸取 30μL 无菌生理盐水均匀涂布于无菌空白药敏纸片，两面各 15μL，晾干，制备成阴性对照纸片。

（3）利尿合剂抑菌作用及抑菌率　分别取上述菌悬液，在无菌操作条件下，用不同无菌棉棒均匀涂抹在琼脂培养基上，再用无菌镊子将晾干的药敏纸片和阴性对照纸片均匀间隔贴于各琼脂培养基表面，轻压纸片使接触良好，将培养基放入 37℃恒温培养箱培养 18 ～ 24h 后取出，测量并记录各抑菌圈直径，计算平均直径及抑菌率。判断标准：不敏感（≤ 6.25mm，-）；低度敏感（≤ 7mm，+）；中度敏感（＞ 7mm，++）；高度敏感（≥ 15mm，+++）。

抑菌率 =（给药组抑菌圈平均直径 - 阴性对照滤纸片直径）/ 阴性对照滤纸片直径

7. 统计方法　采用 SPSS 19.0 软件处理。数据用 $\bar{x} \pm s$ 表示，采用单因素方差分析，进行 Dunnet-t 或 t'检验。

（三）结果

1. 二甲苯致小鼠耳肿胀实验　对二甲苯致小鼠耳郭肿胀，阳性药吲哚美辛组、利尿合剂高剂量组与空白对照组比较，差异显著（$P < 0.05$、0.01）。结果提示，利尿合剂在 18g 生药 /kg 剂量下对二甲苯致小鼠耳郭急性炎性肿胀具有显著抑制作用，抑制作用达 76.65%，见表 4-133。

表 4-133　二甲苯致耳肿胀模型抗炎实验（$\bar{x} \pm s$，n=10）

组别	剂量（g/kg）	肿胀度（mg）	抑制率（%）
空白对照	-	16.70±7.12	-
吲哚美辛	0.013	10.60±6.69*	36.53
利尿合剂高剂量	18.0	3.90±2.38**	76.65
利尿合剂中剂量	9.0	11.30±3.62	32.34
利尿合剂低剂量	4.5	12.70±1.70	23.95

注：与空白对照组比较：$^{*}P < 0.05$；$^{**}P < 0.01$。

2. 冰醋酸致小鼠扭体反应镇痛实验　如表 4-134 所示，与空白对照组比较，吲哚美辛组和利尿合剂高、中、低剂量组均能明显减少冰醋酸致小鼠扭体反应次数（$P < 0.05$、0.01）；利尿合剂各剂量组对小鼠扭体反应次数的抑制率均高于吲哚美辛组，对冰醋酸致小鼠疼痛的抑制率呈剂量相关性，以 18g/kg 剂量抑制率最高，为 53.82%。结果提示，利尿合剂能对抗冰醋酸所致小鼠的疼痛性反应。其中利尿合剂高剂量组雌性 5 号动物灌胃第 4 天操作失误死亡。

表 4–134 冰醋酸致小鼠扭体反应镇痛实验（$\bar{x} \pm s$）

组别		剂量（g/kg）	扭体次数	抑制率
空白对照	10	–	33.70±14.71	–
吲哚美辛	10	0.013	18.30±10.07*	45.70
利尿合剂高剂量	9	18.0	15.56±8.67**	53.82
利尿合剂中剂量	10	9.0	16.30±9.89**	51.63
利尿合剂低剂量	10	4.5	17.50±10.75**	48.07

注：与空白对照组比较：*$P < 0.05$；**$P < 0.01$。

3. 冰醋酸致小鼠腹腔毛细血管通透性增加抗炎实验 实验结果表明，吲哚美辛阳性对照组和利尿合剂高、中、低剂量组腹腔洗液的A值与空白对照组比较，在统计学上均有显著性差异（$P < 0.05$、0.01）。提示利尿合剂对炎性过程中毛细血管通透性增加具有一定的抑制作用。结果见表 4–135。

表 4–135 冰醋酸致小鼠腹腔毛细血管通透性增加抗炎实验（$\bar{x} \pm s$）

组别	n（只）	剂量（g/kg）	A值	抑制率（%）
空白对照	11	—	1.60±0.31	—
吲哚美辛	11	0.013	0.60±0.20**	62.50
利尿合剂高剂量	10	18.0	0.84±0.41**	47.50
利尿合剂中剂量	10	9.0	1.05±0.50*	34.38
利尿合剂低剂量	10	4.5	0.99±0.37**	38.13

注：与空白对照组比较，*$P < 0.05$，**$P < 0.01$。

4. 福尔马林致痛镇痛实验 与空白对照组比较，吲哚美辛组可显著减少第Ⅰ、Ⅱ时相的疼痛强度（$P < 0.05$、0.01），利尿合剂高、中、低剂量组均可显著降低第Ⅰ时相的疼痛强度（$P < 0.01$），且3个剂量对第Ⅰ时相的疼痛抑制率均相当，分别为45.74%、47.18%、47.43%，利尿合剂3个剂量对第Ⅱ时相的疼痛强度没有显著降低作用。见表 4–136。

表 4–136 福尔马林致痛镇痛实验（$\bar{x} \pm s$，n=10）

组别	剂量（g/kg）	累计舔足时间（s）		疼痛抑制率（%）	
		第Ⅰ时相	第Ⅱ时相	第Ⅰ时相	第Ⅱ时相
空白对照		95.13±38.03	184.45±97.46	38.02	51.61
吲哚美辛	0.013	58.96±27.08**	89.26±67.24*	45.74	35.28
利尿合剂高剂量	18.0	51.62±26.50**	123.98±82.10	45.74	32.78
利尿合剂中剂量	9.0	50.25±14.75**	125.24±50.58	47.18	32.10

（续表）

组别	剂量（g/kg）	累计舔足时间（s）		疼痛抑制率（%）	
		第Ⅰ时相	第Ⅱ时相	第Ⅰ时相	第Ⅱ时相
利尿合剂低剂量	4.5	50.01±26.37**	107.32±75.48	47.43	41.82

注：与空白对照组比较，$^{*}P < 0.05$，$^{**}P < 0.01$。

5.K–B 纸片扩散法体外抑菌实验 利尿合剂对金黄色葡萄球菌和大肠杆菌均有不同程度的体外抑菌作用，对金黄色葡萄球菌和大肠杆菌的抑菌率分别为 95.04%、37.44%。结果见表 4–137 和图 4–62、图 4–63。

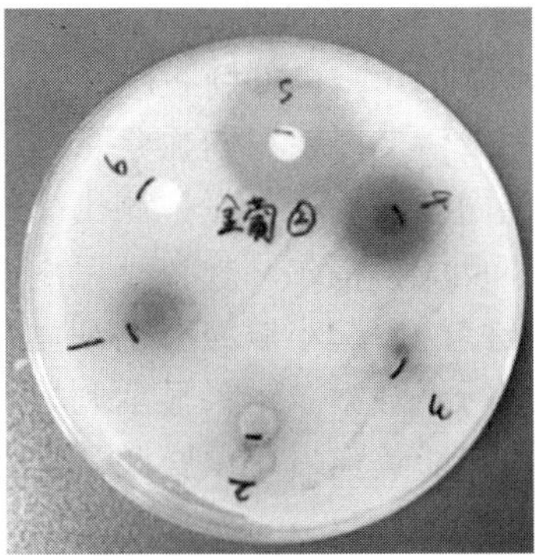

4. 利尿合剂组；6. 阴性对照

图 4–62 利尿合剂对金黄色葡萄球菌的抑菌作用

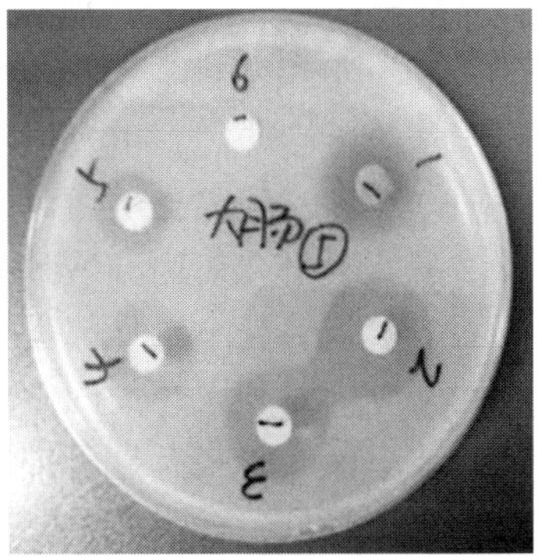

1. 利尿合剂；6. 阴性对照

图 4–63 利尿合剂对大肠杆菌的抑菌作用

表 4–137 利尿合剂抑菌作用及抑菌率（$\bar{x} \pm s$，n=3）

实验菌	阴性对照纸片直径（mm）	抑菌圈平均直径（mm）	抑菌率（%）
金葡球菌	6.25	12.19±2.31	95.04
大肠杆菌	6.25	8.59±1.26	37.44

（四）讨论

泌尿系感染多由革兰阴性菌引起，又以大肠杆菌最为多见。临床疗效观察表明，两组患者中段尿细菌培养大肠埃希菌分别占各致病菌总数的 83.70% 和 85.71%，与相关报道一致。利尿合剂全方均由广东地产药材组成，其中叶下珠具有清热利尿、清肝明目的功效，临床报道用于肾盂肾炎、尿路感染等泌尿系统疾病的治疗，效果较显著。本课题对叶下珠抑菌作用研究表明，叶下珠水提取物对产 BLs 金黄色葡萄球菌、表皮葡萄球菌、肠球菌及产 ESBLs 阴性大肠杆菌均有很强的抑菌作用；白花蛇舌草具有清热解毒、利湿通淋的功效，经现代药理研究表明对大肠杆菌、绿脓杆菌、金黄色葡萄球菌等具有很好的抑制作用，并能增强机体免疫功能；一点红具有凉血解毒、利水消肿的功效，对大肠杆菌、金黄色葡萄球菌、肺炎双球菌等均有很好的抑制作用；金砂藤清热解毒利尿，临床报道用于急性尿路感染、急性膀胱炎、尿路结石、前列腺炎、尿路综合征等淋证。全方共奏清热去湿、解毒通淋的功效。本研究显示，利尿合剂可明显缩短患者尿频、尿急、尿痛、小腹坠胀消失时间，以及尿常规检查中白细胞、红细胞好转时间，对患者中段尿细菌清除率优于对照组，总有效率优于对照组。另有研究表明，利尿合剂用于妊娠期泌尿系感染的治疗及预防脊髓损伤后泌尿系感染均取得很好的疗效，值得推广。

炎症是机体对损伤所产生的防御反应，二甲苯作用于小鼠耳郭，刺激肥大细胞释放组织胺、5-羟色胺等血管活性胺类，引起耳郭组织微血管扩张和通透性升高，组织液外渗，引发水肿。而稀醋酸中的 H^+ 可刺激腹腔毛细血管，使得其通透性增高，引发体液向腹腔内渗。伊文思兰可与血浆蛋白瞬间结合，随体液渗入腹腔，从而可通过检测腹腔内渗出的染料量推测出炎性物质的渗出量。本研究采用醋酸致小鼠疼痛扭体反应、福尔马林致小鼠疼痛舔足反应、二甲苯引起小鼠耳郭炎性肿胀反应及醋酸引起小鼠腹腔毛细血管炎性通透性反应，对利尿合剂的镇痛抗炎作用进行了观察。结果显示利尿合剂对二甲苯致小鼠耳肿胀有显著抑制作用，使冰醋酸致炎后小鼠腹腔洗液伊文思兰 A 值显著降低，表明利尿合剂有显著的抗炎作用。

在扭体反应中，利尿合剂能显著抑制醋酸所致小鼠的疼痛扭体反应。福尔马林可通过刺激 C 纤维激活广动力背角神经元，引发疼痛，由此第Ⅰ时相（0～10min）为直接刺激 C 纤维而引发疼痛，第Ⅱ时相（10～30min）则有炎症机制的参与而引发疼痛。本实验研究发现利尿合剂能显著抑制第Ⅰ时相的疼痛，对第Ⅱ时相疼痛没有显著抑制作用，但整体 3 个剂量均能减少第Ⅱ时相的舔足累计时间，呈疼痛抑制作用趋势，具体机理仍有待进一步研究。

在体外抑菌实验中，利尿合剂对金黄色葡萄球菌和大肠杆菌的抑菌率分别为 95.04%、37.44%，由此表明，利尿合剂具有较好的抗炎镇痛作用，对金黄色葡萄球菌和大肠杆菌具有体外抑菌作用。

二、临床应用

（一）病例选择与方法

1. 病例选择 选取 2012 年 5 月～2013 年 11 月间诊治的符合泌尿系感染（其诊断标准参照卫生部制定发布的《中药新药治疗泌尿系感染的临床研究指导原则》）患者 206 例，所有病例就诊 48h 内未接受抗菌药物及利湿通淋药物治疗，无肝、肾功能损害和无胃炎、胃溃疡病史，非孕妇及哺乳期妇女。按就诊顺序将其随机分为治疗组（利尿合剂）和对照组（宁泌泰胶囊）。对照组患者102例（男36例，女66例），年龄为17～65岁，平均年龄为（35.1±13.2）岁；其中膀胱炎43例，急性肾盂肾炎37例，慢性肾盂肾炎发作7例，复杂性尿路感染10例和再发性尿路感染5例。治疗组患者104例（男35例，女69例），年龄为19～68岁，平均年龄为（34.6±10.4）岁；其中膀胱炎46例，急性肾盂肾炎36例，慢性肾盂肾炎发作7例，复杂性尿路感染6例和再发性尿路感染7例。两组患者在性别、年龄及病情等资料经比较其差异无统计学意义（$P>0.05$），具有可比性。本研究方案经医院伦理委员会批准，所有患者均与院方签署治疗知情同意书。

2. 方法 所有病例未用任何抗菌药物。治疗组患者给予口服利尿合剂，30～35mL/次，每日3次。利尿合剂组方由叶下珠、白花蛇舌草、金沙藤、一点红等组成。对照组患者给予口服宁泌泰胶囊，4粒/次，每日3次。两组患者均以7d为1疗程，共治疗2疗程。在治疗过程中嘱患者多饮水，增加尿量，以利于冲洗尿道。

3. 疗效标准 参照卫生部颁布的《抗菌药物临床研究指导原则》要求，将治疗尿路感染的疗效分为四级，即痊愈：患者症状、体征、病原学检查以及实验室检查结果示均恢复正常；显效：患者病情明显好转，但上述4项检查中有1项未完全恢复正常；有效：患者用药后病情较前有所好转，但不明显；无效：患者用药72h后病情无明显好转甚至恶化。

4. 统计学方法 采用SPSS 19.0版统计学软件分析，计数资料采用均值±标准误（$\bar{x}\pm s$）表示，计量资料采用t检验，组内资料采用χ^2检验；$P<0.05$表示其差异有统计学意义。

（二）结果

1. 两组患者临床疗效情况比较 经治疗，治疗组患者临床有效率99.04%，高于对照组92.15%（$P<0.05$）。两组患者临床疗效情况见表4-138。

表4-138 两者患者临床疗效的比较（n，%）

组别	例数	痊愈	显效	有效	无效	总有效率
治疗组	104	43	48	12	1	99.04*
对照组	102	30	39	25	8	92.15

注：与对照组比较，$^*P<0.05$。

2. 两组患者症状、体征情况比较 经治疗，治疗组患者尿频、尿急、尿痛、小腹坠胀消失时间，以及尿常规检查中白细胞计数、红细胞计数好转时间均明显短于对照组，但经比较差异无统计学意义（$P>0.05$）。两组患者症状、体征情况见表4-139。

表 4-139　两组患者症状、体征情况比较（$\bar{x} \pm s$，t/d）

	例数	尿频消失时间	尿急消失时间	尿痛消失时间	小腹坠胀消失时间	尿常规（WBC）$\times 10^9$/L	尿常规（RBC）$\times 10^{12}$/L
治疗组	104	6.5±2.4	6.8±2.1	5.6±2.5	5.1±2.2	10.4±2.6*	9.4±2.2*
对照组	102	6.8±2.3	6.9±2.4	6.1±2.4	5.8±2.5	10.9±2.7	9.7±2.3

注：与对照组比较，*$P < 0.05$。

3. 细菌学检查及细菌清除率的比较　经治疗，治疗组患者在治疗前的中段尿细菌培养，有 92 株培养出致病菌，阳性率为 88.46%，治疗后细菌清除率为 89.13%（10/92）。对照组患者在治疗前的中段尿细菌培养，有 84 株培养出致病菌，阳性率为 82.35%，治疗后细菌清除率为 82.14%（15/84）。治疗组患者细菌清除率优于对照组，但差异无统计学意义（$P > 0.05$）。其细菌清除率见表 4-140。

表 4-140　两组患者治疗前后中段尿细菌培养结果比较（株）

组别		致病菌总数	大肠埃希菌	变形杆菌	克雷伯杆菌	表皮葡萄球菌	粪链球菌	肺炎链球菌	细菌清除率（%）
对照组	治疗前	92	77	6	5	2	–	2	
	治疗后	10	7	2	1	0	–	0	89.13*
治疗组	治疗前	84	72	8	2	–	1	1	
	治疗后	15	9	3	1	–	1	1	82.14

注：与对照组比较，*$P < 0.05$，“–”未查。

第十八节　槐榆片

槐榆片是在广州中医药大学附属中山中医院的名中医经验方基础上研制而成的中药制剂，由槐花、地榆、墨旱莲、茜草、枳实、火麻仁、桔梗、防风等 12 味中药组成，具有凉血止血、清肠消痔通便的作用，临床可用于痔疮肿痛、肛门痛痒、肠风痔瘘下血或大便带血等，经本院肛肠科 10 多年来的临床观察，疗效满意。

质量控制

（一）实验材料

1. 实验仪器　医用超声波清洗器：KQ3200E（昆山市超声仪器有限公司生产）；薄层色谱摄影仪：Good See–I（上海科哲生化科技有限公司生产）；电子天平：JA1203（上海天平仪器厂生产）；电热恒温水浴锅（上海衡平仪器仪

表厂生产）；硅胶 G、硅胶 H 薄层板（青岛海洋化工厂分厂生产）。

2. 药品与试剂 槐花、地榆、茜草、墨旱莲、芦丁均由中国药品生物制品检定所提供，其批号分别为 1063–9801、121286–200402、121049–200502、958–9201、080–9303；三氯化铝、三氯化铁、甲醇、乙醚、盐酸、石油醚、甲苯、甲酸、丙酮、正己烷、醋酸乙酯、乙醇、无水乙醇均为分析纯。

（二）方法与结果

1. 处方与工艺 方中除桔梗外，其余中药水煎 2 次，浓缩至稠膏状，然后按干燥岗位操作规程干燥成干浸膏。桔梗与干浸膏一起打粉，过 6 号筛，再加硬脂酸镁、滑石粉，然后按照总混岗位操作规程进行总混，后移交压片。按照压片岗位操作规程进行压片，即得。

2. 薄层色谱鉴别

（1）槐花的鉴别 取本品 3 片，研细，加甲醇 20mL，超声处理 10min，滤过，滤液挥干，残渣加甲醇 1mL 使溶解，作为供试品溶液。取槐花对照药材粉末 0.2g，加甲醇 5mL，密塞，振摇 10min，滤过，滤液作为对照药材溶液。另取芦丁对照品，加甲醇制备成每 1mL 含 1mg 的溶液，作为对照品溶液。再取不含槐花的阴性样品，采用处方制备工艺制备，余同供试品溶液制备，作为阴性对照溶液。照薄层色谱法（《中国药典》一部附录 VI B）试验，吸取上述供试品溶液、对照药材溶液、对照品溶液、阴性对照溶液各 5μL，分别点于同一硅胶 G 薄层板上，以醋酸乙酯 – 甲酸 – 水（8∶1∶1）为展开剂，展开，取出，晾干，喷以三氯化铝乙醇溶液，105℃加热至斑点显色清晰。结果供试品色谱中，在与对照药材色谱相应的位置上，显相同的黄色斑点，阴性对照色谱无此颜色斑点。见图 4–64。紫外光灯（365nm）下显相同颜色荧光斑点，阴性对照色谱无此荧光斑点。见图 4–65。

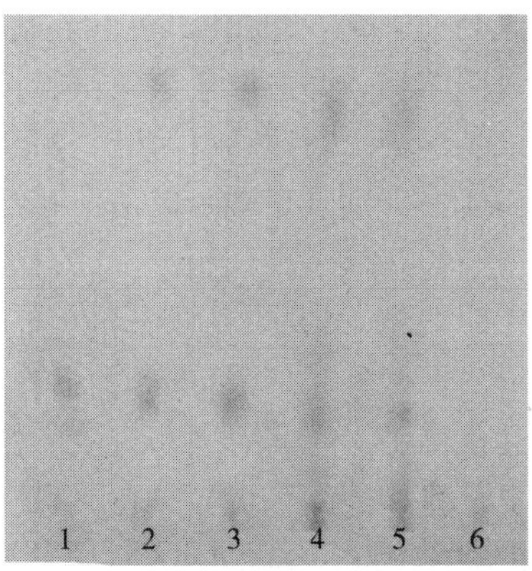

1. 芦丁；2、3. 槐花对照药材；4、5. 供试品；
6. 缺槐花阴性对照
图 4–64 槐花日光下 TLC 图

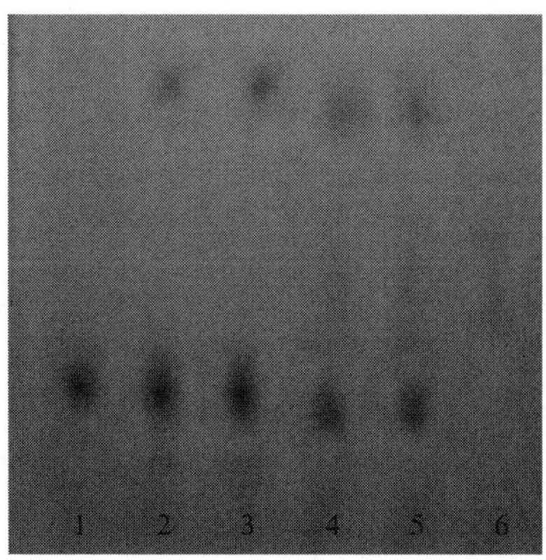

1. 芦丁；2、3. 槐花对照药材；4、5. 供试品；
6. 缺槐花阴性对照
图 4–65 槐花 365nm 紫外光下 TLC 图

（2）地榆的鉴别　取本品5片，研细，加热水20mL使溶解，放冷，离心10min，取上清液，用盐酸饱和的乙醚振摇提取2次，每次15mL，合并乙醚液，挥干，残渣加甲醇1mL使溶解，作为供试品溶液。另取地榆对照药材粉末2g，加水50mL，煮沸30min，放冷，离心10min，取上清液，用盐酸饱和的乙醚振摇提取2次，每次20mL，合并乙醚液，挥干，残渣加甲醇1mL使溶解，作为对照药材溶液。取不含地榆的阴性样品，采用处方制备工艺制备，余同供试品溶液制备，作为阴性对照溶液。照薄层色谱法试验，吸取上述供试品溶液、对照药材溶液、阴性对照溶液各10mL，分别点于同一以羧甲基纤维素钠为黏合剂的硅胶G薄层板上，以甲苯（用水饱和）–醋酸乙酯–甲酸（6∶3∶1）为展开剂，展开，取出，晾干，喷以1%三氯化铁乙醇溶液。结果供试品色谱中，在与对照药材色谱相应的位置上，显相同的蓝色斑点，阴性对照色谱无此颜色斑点。见图4–66。

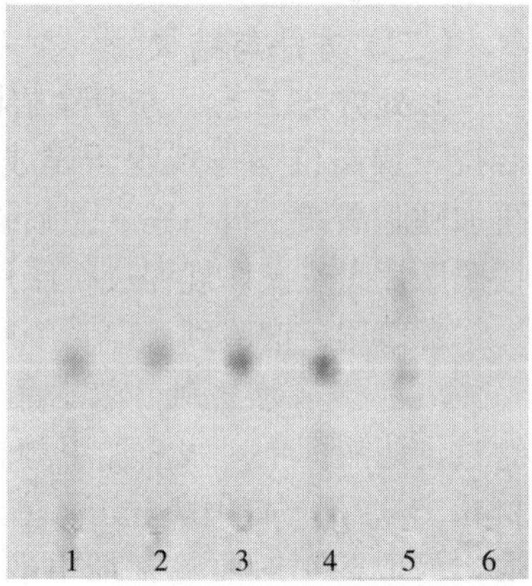

1、2. 地榆对照药材；3、4、5. 供试品；6. 缺地榆阴性对照

图4–66　地榆日光下TLC图

（3）茜草的鉴别　取本品3片，研细，加甲醇15mL，超声处理15min，滤过，滤液挥干，残渣加甲醇1mL使溶解，作为供试品溶液。另取茜草对照药材粉末0.5g，加甲醇10mL，超声处理30min，滤过，滤液浓缩至约1mL，作为对照药材溶液。再取不含茜草的阴性样品，采用处方制备工艺制备，余同供试品溶液制备，作为阴性对照溶液。照薄层色谱法试验，吸取上述供试品溶液、对照药材溶液、阴性对照溶液各5mL，分别点于同一以羧甲基纤维素钠为黏合剂的硅胶G薄层板上，以石油醚（60～90℃）–丙酮（4∶1）为展开剂，展开，取出，晾干，置紫外光灯（365nm）下检视。结果供试品色谱中，在与对照药材色谱相对应的位置上，显相同颜色荧光斑点，阴性对照色谱无此荧光斑点。见图4–67。

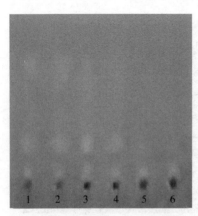

1、2. 茜草对照药材；3、4. 供试品；5、6. 缺茜草阴性对照

图4–67　茜草365nm紫外光下TLC图

（4）墨旱莲的鉴别　取本品5片，研细，加乙醇20mL，超声处理30min，滤

过，滤液挥干，残渣加无水乙醇1mL使溶解，作为供试品溶液。另取墨旱莲对照药材粉末1g，加乙醇20mL，浸泡2h，超声处理30min，滤过，滤液挥干，残渣加无水乙醇1mL使溶解，作为对照药材溶液。再取不含墨旱莲的阴性样品，采用处方制备工艺制备，余同供试品溶液制备，作为阴性对照溶液。照薄层色谱法试验，吸取上述供试品溶液、对照药材溶液、阴性对照溶液各5mL，分别点于同一硅胶G薄层板上，以正己烷-醋酸乙酯（9∶1）为展开剂，展开，取出，晾干，置紫外光灯（365nm）下检视。结果供试品色谱中，在与对照药材色谱相对应的位置上，显相同颜色荧光斑点，阴性对照色谱无此荧光斑点。见图4-68。

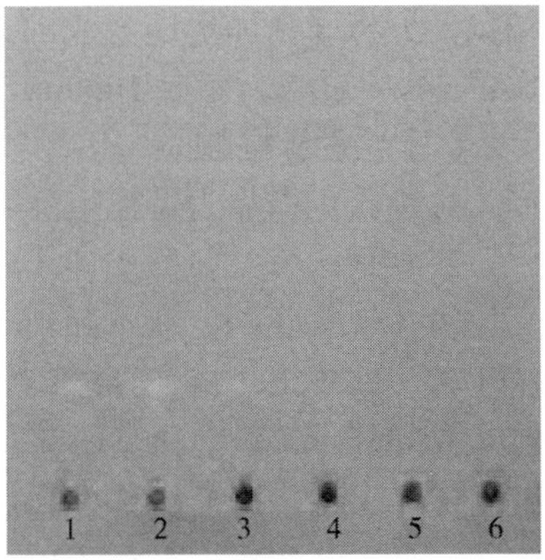

1、2. 墨旱莲对照药材；3、4. 供试品；5、6. 缺墨旱莲阴性对照

图4-68　墨旱莲365nm紫外光下TLC图

（三）讨论

本制剂是由10多味中药组成的复方制剂，成分较为复杂。为了更好地控制成品质量，笔者采用薄层色谱法对其中的4味主要药材进行了鉴别。经3批样品试验证明，该方法简便易行，斑点分离清晰，重现性好，阴性对照无干扰，可作为该制剂质量控制的方法之一。

第十九节　田七口服液

田七口服液是以田七单味组成，经现代工艺研制而成的纯中药制剂，具有散瘀止血、消肿定痛作用。可用于咯血、吐血、衄血、便血、外伤出血、跌打瘀血等。中山市中医院骨科近年来将田七口服液应用于各种闭合性软组织损伤病例，结果取得良好效果。现将其制备方法和临床疗效观察结果介绍如下。

一、制备工艺

（一）处方组成

田七300g，砂糖适量，制成1000mL。

（二）制备方法

取田七饮片洗净，装入不锈钢桶中，倒入4倍量50%的乙醇，渗漉，收集渗漉液，合并滤出液，挥去乙醇，放冷后加入适量蒸馏水，按醇提水沉法精制，另将砂糖加蒸馏水煮沸，加入精滤液中，加蒸馏水至足量，搅拌混匀，放置24h，过滤，制成1000mL。经澄明度检查合格后分装。

（三）质量控制

1. 性状 本品为黄棕色澄明液体，味苦而甜。

2. 鉴别

（1）理化鉴别 取本品10mL，用水饱和的正丁醇10mL提取，水浴挥去正丁醇，残渣以1mL甲醇溶解，取此甲醇液数滴点于滤纸上，干后置紫外光灯（365nm）下观察，显淡蓝色荧光，滴加硼酸饱和的丙酮溶液与10%枸橼酸溶液各1滴，干后置紫外光灯365nm下观察，有强烈的黄绿色荧光。

（2）薄层鉴别 取本品10mL，以水饱和的正丁醇提取两次（10mL/次），离心，分取两次上清液，合并，水浴挥干，残渣以2mL甲醇溶解，作为供试品溶液。另取人参皂苷Rb_1、Rg_1及三七皂苷R_1对照品，加甲醇制成每毫升各含2.5mg的混合溶液，作为对照品溶液。照薄层色谱法实验，吸取上述两种溶液各10μL，分别点于同一硅胶G薄层板上，以正丁醇－醋酸乙酯－水（4：1：5）的上层溶液为展开剂，展开，取出，晾干，喷以硫酸溶液（1→10），于105℃烘约10min。供试品色谱中，在与对照品色谱相应的位置上，显相同颜色的斑点。见图4–69。

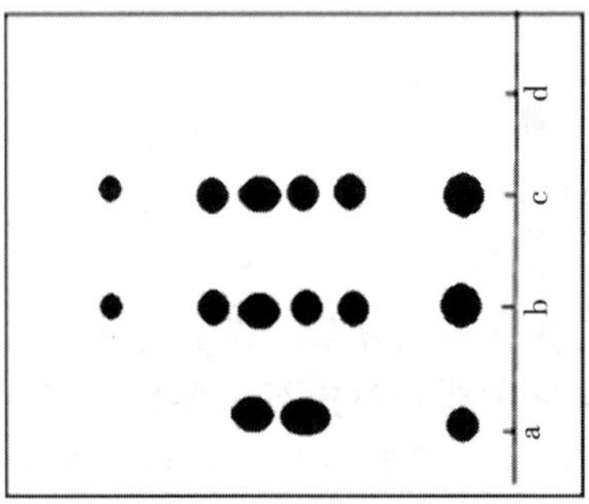

a. 人参皂苷Rb_1、Rg_1，三七皂苷R_1；
b、c. 供试品；d. 阴性对照溶液

图4–69 田七口服液TLC图

3. 检查 相对密度应不低于1.10。其他符合《中国药典》合剂项下有关的各项规定。

二、临床应用

（一）病例资料

122例均为中山市中医院骨科门诊患者，采用双盲法随机分为2组。田七口服液治疗组（治疗组）61例，年龄4～76岁，平均36岁；男38例，女23例；平均病程7天；受伤部位：足踝部12例，膝部13例，腰部5例，胸肩部7例，肘部9例，前臂8例，小腿部7例。伤科七味片对照组（对照组）61例，年龄4～74岁，平均34岁；男37例，女24例；平均病程10天；受伤部位：足踝部15例，膝部9例，肩部9例，肘部5例，小腿部8例，髋部5例，腰部4例，腕部6例。

（二）临床症状和体征

临床症状主要为跌、打、扭、挫、闪等引起患部疼痛、肿胀、皮下瘀血青紫或皮肤挫伤、关节功能障碍，个别患者可见发热（吸收热）。体征主要为局部压痛、肿胀，有的局部皮温略高。为了统一观察标准，将痛觉程度、触痛范围、肿胀程度、关节功能障碍（活动受限程度）和皮下瘀血、青紫、渗出面积等临床表现划分为轻度（+）、中度（++）、重度（+++）和极重度（++++）4 级以便于临床医师观察记录。

（三）治疗方法

治疗组口服田七口服液，10mL/ 次，2 次 /d；对照组饭后口服伤科七味片，2 片 / 次，3 次 /d。两组患者均配合口服 Vit B 和 Vit C。受伤早期均采用局部冷敷，轻度擦伤者局部擦药，关节脱位者复位固定，伤后避免活动。

（四）疗效标准

疼痛完全消失或接近消失，触痛范围缩小 95% 以上，肿胀消失 60% 以上，皮下瘀血、青紫、渗出面积减少 96% 以上（遗留的色痕吸收除外），关节功能恢复到原关节活动度的 65% 以上为临床治愈；疼痛接近全部消失，触痛范围缩小 80% 以上，肿胀消失 50% 以上，皮下瘀血、青紫、渗出面积减少 80% 以上（遗留的色痕吸收除外），关节功能恢复到原关节活动度的 40% ～ 50% 为显效；仍稍有疼痛，触痛范围缩小 55% 左右，肿胀程度消失 40% 以上，皮下瘀血、青紫、渗出面积减少 60% 左右，关节功能恢复到原关节活动度的 40% 以下为有效；疼痛消失不显著，触痛范围缩小、肿胀消失均不明显，皮下瘀血、青紫、渗出面积不减少，关节功能活动无明显好转为无效；总有效 = 临床治愈＋显效＋有效。

（五）结果

两组疗效结果比较见表 4–141。经比较两组疗效有明显差异，治疗组疗效优于对照组（$P < 0.001$）。

表 4–141　两组疗效结果比较

组别	总例数	治愈		显效		有效		无效		总有效率（%）
		例	率（%）	例	率（%）	例	率（%）	例	率（%）	
治疗	61	40	65.57	9	14.75	4	6.56	8	13.11	86.88
对照	61	32	52.46	11	18.03	2	3.28	16	26.23	73.77

注：经比较两组疗效有明显差异（$P < 0.01$），治疗组疗效优于对照组。

（六）讨论

闭合性软组织损伤是伤科常见病，其病理过程是人体在一定条件下对外界损害因素的反映，这种反映是通过人体生理功能变化而反映出来的。其主要表现为受伤部位瘀血、肿胀、疼痛、功能障碍。田七口服液是用单味中药田七组方的制剂，具有活血化瘀、消肿止痛作用。方中田七既能止血，又能化瘀、止血而不留瘀。现代药理研究亦已证明，田七具有活化血小板表面膜糖蛋白 GP Ⅱ b、CP Ⅲ α，促进血小板黏附，激活静止血小板表面 α 颗粒膜、糖蛋白 GMP_{14}，增强血小板凝血功能。而且在止血过程中，继发性纤溶的有效指标 D- 二聚体极少发生阳性，纤维蛋白降解产物不增加，无血栓形成的倾向；有提高局部表皮生长因子的含量、促进成纤维细胞的生成、抑制炎症介质组胺和前列腺素 E 的释放等作用。临床实践也证明，田七口服液治疗闭合性软组织损伤具有疗程短、有效率高、价廉、无明显副作用等特点。虽然伤科七味片也含田七，但由于制成片剂，对患者的吸收有一定困难，吸收率较低，而且还含有剧毒药马钱子，对孕妇及哺乳期妇女有禁忌证，而我院生产的田七口服液具有患者易吸收、吸收率高和起效快的特点，并在使用过程中表现出安全、无毒副作用，与对照组相比，具有一定的优越性，值得基层医疗单位推广应用。

第二十节　青乳合剂

青乳合剂是在中山市中医院临床使用多年的有效经验方基础上制成的，现已取得药品监督管理部门颁发的制剂生产批文（批准文号：粤药制字 Z20110121）。该制剂是由赤芍、蒲公英、王不留行、乳香、没药、桃仁、小茴香等 13 味中药组成，具有清热祛湿、疏肝理气、活血止痛的作用，适用于肝郁气滞、湿热夹瘀型精浊、精癃、前列腺癌、淋症等，即现代的慢性非细菌性前列腺炎、前列腺增生症等。根据青乳合剂方中药材的现有化学、药理等研究资料，同时考虑医院中药制剂生产的特点，配制工艺采用“原方水提并收集挥发油 - 浓缩 - 配液 - 灌装成型”设计，以上水提工艺的合理与否将直接影响成品质量，进而影响临床疗效，因此采用正交试验法，以芍药苷含量为指标，对本方进行水提工艺优选试验研究也是非常有必要的。现将试验研究情况报道如下。

制备工艺

（一）仪器与试药

1. 仪器　美国 Agilent1100 系列高效液相色谱仪；BS-224S 电子天平（德国赛多利斯）；电热恒温水浴锅（上海衡平仪器仪表厂）；电热恒温干燥箱（广东方红医疗器械分厂）。

2. 试药　芍药苷对照品（中国药品生物制品检定所提供，批号 110736-200424）；甲醇为色谱纯（product of Tedia，United States of America）；其余所

用试剂均为分析纯。所用赤芍、蒲公英、王不留行、乳香、没药、桃仁、小茴香等药材均为饮片，购自广东广弘药材有限公司；水为重蒸馏水。

（二）方法与结果

1. 正交设计 依据中药水提经验，确定加水量、浸泡时间、煎煮时间和煎煮次数为影响水提效果的主要因素，每个因素各选取 3 个水平。选用 $L_9(3^4)$ 正交表安排试验，取方中需水提药材中主要指标成分芍药苷含量为考察指标，并用直观法和方差分析法分析其结果。因素水平表见表 4–142。

表 4–142 实验因素和水平表

水平	因素			
	A 水量（倍）	B 浸泡时间（h）	C 煎煮时间（h）	D 煎煮次数（次）
1	6	0.5	0.5	1
2	8	1	1	2
3	10	1.5	1.5	3

2. 正交试验

（1）样品制备 取处方量 1/10 药材按正交试验安排，加水浸泡，提取，过滤，滤液定容至 100mL，作供试样品备用。

（2）供试品溶液的制备 取“样品制备”下滤液 10mL，置蒸发皿中，于水浴上蒸干，加甲醇约 5mL，超声处理（功率 150W，频率 20kHz）5min 使溶解，并用甲醇洗净置蒸发皿，溶液定容至 10mL 的量瓶中，摇匀，滤过，取滤液，即得。

（3）对照品溶液的制备 精密称取芍药苷对照品适量，加甲醇制成每 1mL 含 60μg 的溶液，摇匀，即得。

（4）色谱条件 色谱柱：Phenomenex luna C_{18} 柱（250mm×4.60mm，5μm）；流动相为乙腈 –0.1% 磷酸溶液（14∶86）；检测波长为 230nm；体积流量：1.0mL/min；柱温：25℃。见图 4–70。

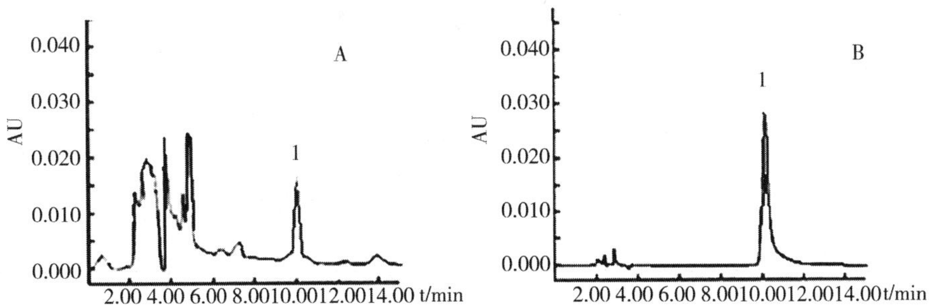

A. 样品；B. 对照品；1. 芍药苷

图 4–70 高效液相色谱图

（5）线性关系考察　分别精密吸取对照品溶液 2、5、10、20、30μL 注入液相色谱仪，按上述色谱条件测定，记录峰面积，以对照品进样量（X，μg）为横坐标，峰面积积分值（Y）为纵坐标，绘制标准曲线，计算回归方程为：Y=1.022×106X + 1004，r=0.9994，表明芍药苷在 0.12 ～ 1.8μg 有良好的线性关系。

（6）样品中芍药苷含量测定　分别精密吸取对照品溶液与供试品溶液各 10μL，注入液相色谱仪，测定，即得。

（三）试验结果与分析

1. 试验结果　正交试验测定结果见表 4–143，方差分析见表 4–144。

表 4–143　正交试验设计及结果（$\bar{x}\pm s$）

No.	A	B	C	D	芍药苷含量（mg/mL）
1	1	1	1	1	0.457
2	1	2	2	2	0.640
3	1	3	3	3	0.659
4	2	1	2	3	0.717
5	2	2	3	1	0.569
6	2	3	1	2	0.608
7	3	1	3	2	0.751
8	3	2	1	3	0.723
9	3	3	2	1	0.565
均值 1	3.084	3.706	3.197	2.531	
均值 2	3.587	3.733	3.694	3.996	
均值 3	4.158	3.356	3.916	4.006	
极差 R	0.013	0.002	0.006	0.048	

表 4–144　正交试验方差分析表

方差来源	SS	f	MS	F
A	0.013	2	6.500	P<0.05
C	0.006	2	3.000	
D	0.048	2	24.000	
误差 B	0.002	2	1.000	

2. 极差方差分析　由表 4–143 极差 R 值可知，$R_D > R_A > R_C > R_B$，影

响因素大小顺序为 D ＞ A ＞ C ＞ B，即煎煮次数是影响芍药苷含量的重要因素，B 因素浸泡时间影响最小。由表 4–144 也可看出，D 因素即煎煮次数有显著性差异，而其他三个因素对芍药苷含量的影响都无显著性意义。

3. 实验结果综合分析 通过直观分析和方差分析可以看出，D 因素即煎煮次数为主要影响因素，对试验结果具有显著性影响，应取其好的水平为 D_3。其他 A、B、C 三因素均为次要影响因素，对试验结果的影响无显著意义，且 B 因素浸泡时间影响最小，浸泡 0.5h 与 1h 结果的差别很小，故选择浸泡 0.5h。因此，最佳工艺条件为，即原方药材加 10 倍量的水，浸泡 0.5h，煎煮 3 次，每次 1.5h。由于煎煮 3 次与煎煮 2 次芍药苷含量差别不大，为节约生产成本，最佳工艺条件定为 $A_3B_1C_3D_2$，即原方药材加 10 倍量的水，浸泡 0.5h，煎煮 2 次，每次 1.5h。

4. 验证试验 为进一步确定此提取工艺的合理性，按照 1/10 处方量称处方药材 3 份，按照正交试验优选的最佳工艺条件 $A_3B_1C_3D_2$ 进行加水浸泡，提取，过滤，定容，按前述方法测出芍药苷含量，其结果分别为 0.66、0.69、0.71。由结果可见，优化工艺提取得的芍药苷成分含量的结果均与正交试验结果一致，说明此提取工艺条件基本稳定。

（四）讨论

青乳合剂是在其汤剂基础上改进而成，在其提取工艺的筛选试验中，根据处方药材所含成分理化性质的不同，有针对性地将提取工艺定为水提和挥发油提取，能够使药材的有效成分得以保留，更好地发挥药效。

在水提工艺优选中，由于药材众多，曾尝试用桃仁中的苦杏仁苷作为考察指标，但在试验过程中发现阴性对照有干扰，而采用赤芍中芍药苷作为考察指标时，阴性对照无干扰，故本制剂水提工艺优选以芍药苷作为考察指标。此外，现代药理研究表明，芍药苷有明显的抗血栓、抗炎、抗伤害性疼痛的作用，这与青乳合剂有活血止痛作用的功效相同，应为该制剂中主要有效成分之一，故选择芍药苷作为工艺优选的考察指标是合理、可行的。

青乳合剂处方中药材水提工艺的好坏将直接影响到临床应用效果，综合上述水提工艺研究结果，确定该药中需水提药材最佳提取工艺为 $A_3B_1C_3D_2$，即原方 13 味药材加 10 倍量水，浸泡 0.5h，煎煮 2 次，每次 1.5h。经实验证明，按上述优选提取工艺制备，制剂中有效成分的提取率高，从而为青乳合剂提取工艺的优选路线提供了参考依据。

第二十一节　金银岗梅颗粒

自拟方金银岗梅颗粒是由栀子、金银花、岗梅根、一点红、火炭母、三丫苦、甘草等组成的中药制剂，用于治疗急慢性咽炎、扁桃体炎等咽喉疾病。抗炎及镇痛作用研究表明，该配方有一定的镇痛作用，对变质性炎症有抗炎作用。该方中栀子为君药，具有泻火除烦、清热利湿、凉血解毒的功效，临床用于热病心烦，湿热黄疸，淋证涩痛，血热吐衄，目赤肿痛，火毒疮疡。

质量标准

（一）高效液相色谱法（HPLC）测定金银岗梅颗粒中栀子苷的含量

栀子中含有黄酮类、三萜类、环烯醚萜类、苯丙素类等，以栀子苷为主要有效成分。栀子苷已为多种制剂的含量测定指标，如舒肝宁注射液。为了更好地控制该颗粒的质量，采用HPLC测定金银岗梅颗粒中的有效成分栀子苷含量。

1. 仪器与样品　岛津LC-20AT；岛津SPD-M20A全波长紫外检测器；Labsolutions数据处理软件系统；Waters 2695；Waters 2996全波长紫外检测器；Empower数据处理软件系统。对照品：栀子苷对照品（来源：中国药品生物制品鉴定所，批号749-9202）。试剂：乙腈（HPLC Merck），水为制备纯水。

2. 方法与结果

（1）色谱条件　色谱柱YMC-Pack ODS-A（250mm×4.6mm，5μm），流动相以水为流动相A，以乙腈为流动相B，检测波长：240nm，流速为1.0mL/min，进样量为10μL。

（2）颗粒制备　金银花等七味药材，加水煎煮2次，每次10倍量2h，过滤，合并滤液，75℃减压浓缩至相对密度1.10～1.15（30℃）稠膏；加入适量糖分、糊精（糖粉：糊精=2：1），制成颗粒45g，即得。

（3）供试品溶液制备　取本品适量，研细，取约0.2g，精密称定为0.2018g，置于50mL具塞三角瓶中，精密加入甲醇25mL，称定重量，超声处理（功率250W，频率59kHz）15min，放冷，再称定重量，用甲醇补足减失的重量，摇匀，过滤，精密量取续滤液3mL，置10mL量瓶中，加甲醇稀释至刻度，摇匀，即得。

（4）阴性样品溶液制备　取缺栀子阴性样品约0.2g，精密称定为0.2330g，样品处理过程参照供试品溶液。

（5）栀子苷对照品溶液　取栀子苷对照品适量，精密称定，加甲醇溶解稀释制成每 1mL 含 33.44μg 的溶液，即得。

（6）对照品制备　取栀子苷对照品适量，精密称定，加甲醇稀释制成每 1mL 含 33.44μg 的溶液，即得。

（7）专属性试验　精密吸取对照品、供试品、阴性对照品，依法进样测定，记录色谱图。结果见图 4–71 ～图 4–74。

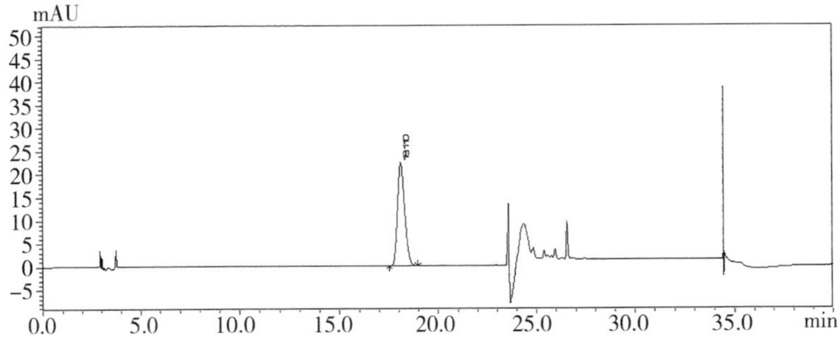

图 4–71　栀子苷对照品测定图谱

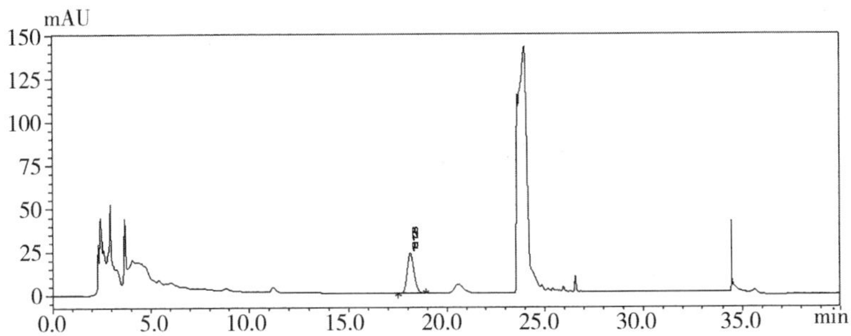

图 4–72　阴性样品测定图谱

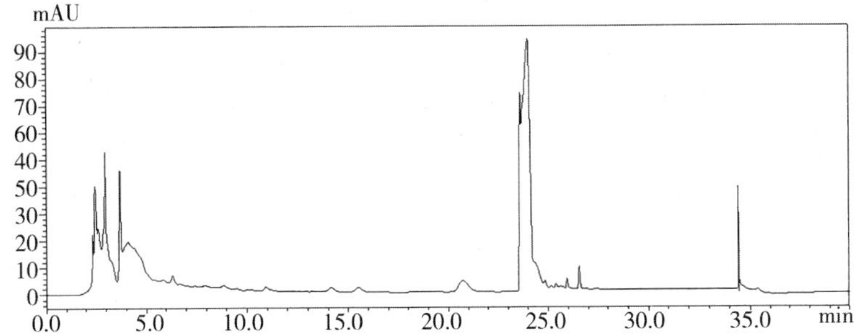

图 4–73　金银岗梅颗粒供试品测定图谱

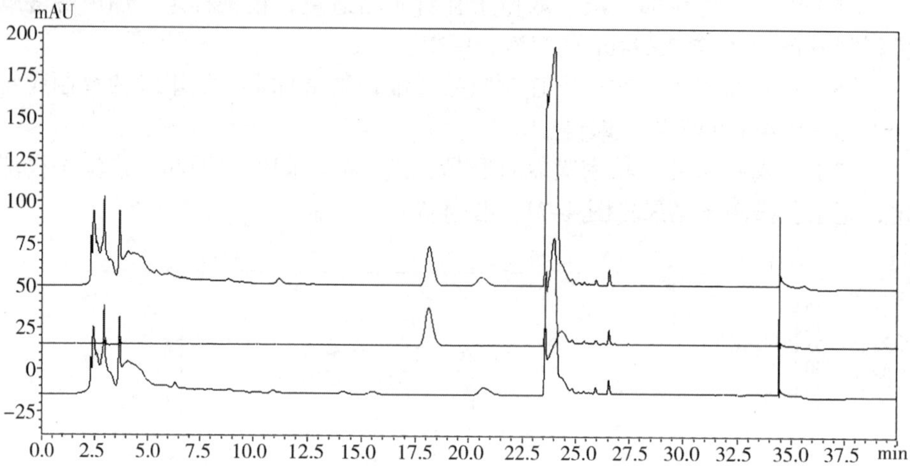

图 4-74　金银岗梅颗粒样品、对照品及阴性样品测定图谱

结果可知，栀子苷的保留时间约为 18.1min，阴性样品中无杂质峰干扰，供试品中杂质峰与栀子苷的最小分离度 *R* 约为 3.306，拖尾因子 *T* 为 1.195，理论塔板数为 13179，分离效果较好。

（8）仪器精密度　取浓度为 37.62μg/mL 栀子苷对照品溶液，按照色谱条件，连续进样 6 次，记录峰面积，结果见表 4-145。

表 4-145　仪器精密度测定结果

进样号	1	2	3	4	5	6	面积均值
栀子苷峰面积	560404	560721	561093	561689	560658	561484	561008
RSD（%）				0.09			

结论：栀子苷峰面积 *RSD* 为 0.09%，说明仪器精密度符合要求。

（9）线性关系考察　取栀子苷对照品适量，精密称定，加甲醇溶解并稀释，制成每 1mL 含 418μg 的对照品溶液，精密移取对照溶液 6mL，置于 20mL 量瓶中，加甲醇稀释定容得对照品线性储备液。精密吸取线性储备液 0.25、1、2、3、4、5mL，分别置于 10mL 量瓶中，加甲醇稀释定容，得 1 ～ 6 号线性溶液。取线性溶液，按照上述色谱条件进样测定，记录峰面积，以对照品浓度 *X*（μg/mL）为横坐标，峰面积 *Y* 为纵坐标，进行线性回归，绘制标准曲线，结果见表 4-146、图 4-75。

表 4-146 栀子苷线性关系考察

溶液编号	浓度（μg/mL）	面积均值
1	3.14	49430.5
2	12.54	194860.5
3	25.08	378532.5
4	37.62	561483.5
5	50.16	758233.5
6	62.70	949150.0

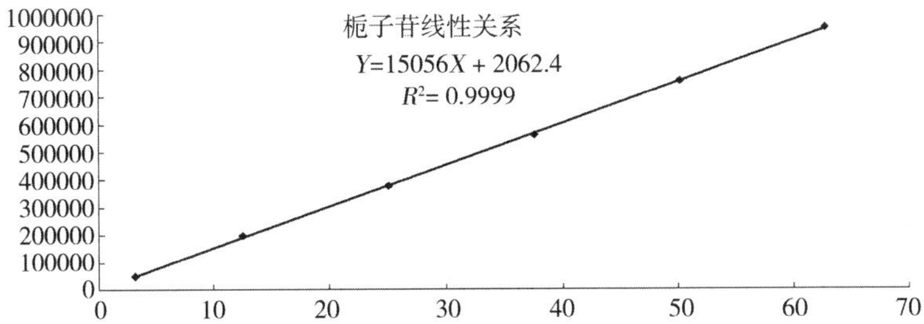

图 4-75 栀子苷标准曲线

结论：栀子苷的标准曲线为 $Y=15056X+2062.4$，$r=0.9999$，表明栀子苷在 3.14 ～ 62.70 μg/mL 范围内线性关系良好。

（10）重复性试验 取本品颗粒粉末 6 份，每份约 0.2g，精密称定，分别按照供试品溶液制备方法处理，依法进样测定，计算样品中栀子苷含量。结果见表 4-147。

表 4-147 样品重复性试验结果

样品编号	称样量（g）	面积均值	含量（%）	含量均值（%）	*RSD*（%）
1	0.1997	552665.0	0.96	0.96	0.31
2	0.2007	558162.5	0.96		
3	0.2007	557487.5	0.96		
4	0.1999	556284.5	0.97		
5	0.2005	556203.0	0.96		
6	0.1999	551738.0	0.96		

结论：样品中栀子苷含量为 0.96%，*RSD* 为 0.31%，本分析方法重复性良好。

（11）稳定性试验　取室温条件下的同一供试品溶液，按照色谱条件，分别于0、2、4、6、8、12、18、24h进样测定栀子苷面积，结果见表4-148。

表4-148　稳定性试验结果

进样时间（h）	栀子苷峰面积	面积均值	*RSD*（%）
0	552509		
2	553255		
4	555676		
6	555620	555155	0.42
8	553267		
12	554042		
18	558687		
24	558183		

结论：栀子苷面积均值为555155，*RSD*为0.42%，故在室温条件下，供试品溶液中栀子苷在24h内稳定。

（12）回收率试验　取已知含量的本品颗粒细粉6份，每份约0.1g，精密称定，精密加入对照品溶液（称取栀子苷对照品11mg，精密称定为10.45mg，置25mL量瓶中，加甲醇溶解并稀释至刻度，摇匀，即得）2.5mL，加入50%甲醇48mL，按照供试品溶液制备方法处理，依法进样测定，记录峰面积，计算回收率，结果见表4-149。

表4-149　栀子苷回收率试验结果

样品	样品称样量（g）	加入量（mg）	面积	测得含量（mg）	回收率（%）	平均回收率（%）	*RSD*（%）
1	0.1009	1.045	592956.5	2.06	103.92		
2	0.1007	1.045	587675.0	2.04	102.35		
3	0.1002	1.045	588387.5	2.04	103.05		
4	0.1005	1.045	588991.0	2.04	102.73	102.73	0.72
5	0.1002	1.045	585811.5	2.03	102.19		
6	0.1007	1.045	586259.0	2.03	101.88		

结论：栀子苷平均回收率为102.73%，*RSD*为0.72%，本法有较好的回收率。

3. 讨论

（1）色谱条件选择　色谱柱：YMC-Pack ODS-A（250mm×4.6mm，5μm）；

流动相：以水为流动相 A，以乙腈为流动相 B。结果可知，栀子苷保留时间约为 18.0min，阴性样品无杂峰干扰，供试品溶液中与相邻杂质峰分离度为 3.925，符合要求，拖尾因子为 1.106，理论塔板数为 13890，结果较好。该色谱条件适用于金银岗梅颗粒中栀子苷测定。

（2）检测波长的选择　液相色谱仪进行紫外光谱扫描，结果在 240nm 波长处有最大吸收，因此本实验所用的色谱波长选择在 240nm 处。

（3）溶剂的选择　当溶剂为 50% 甲醇、30% 甲醇、30% 乙醇时，栀子苷提取效率最优，但从样品过滤及杂质含量角度考虑，最终确定 50% 甲醇作为提取溶剂。本实验建立的 HPLC 法测定金银岗梅颗粒中栀子苷的含量，该方法准确、快速、简便，专属性好，重现性良好，可用于该制剂的质量控制。

（二）HPLC 测定金银岗梅颗粒中绿原酸的含量

金银花被誉为“广谱抗生素”“中药之中的青霉素”“中药抗生素”“药铺小神仙”“长生不老药”等。金银花中以绿原酸为主要有效成分。为了更好地控制金银岗梅颗粒的质量，采用 HPLC 测定其有效成分绿原酸含量。

1. 仪器与材料

（1）仪器　岛津 LC-20AT，岛津 SPD-M20A 全波长紫外检测器，Labsolutions 数据处理软件系统，Waters 2695、Waters 2996 全波长紫外检测器，Empower 数据处理软件系统。

（2）材料　绿原酸对照品（中国药品生物制品检定所，批号 110753-200413）；乙腈（HPLC Merck）；水为制备纯水；磷酸（HPLC 含量≥ 85%，天津市科密欧化学试剂有限公司）。

2. 方法与结果

（1）色谱条件　色谱柱 YMC-Pack ODS-A（250mm×4.6mm，5μm），流动相以 0.4% 磷酸溶液为流动相 A，以乙腈为流动相 B，检测波长：327nm，流速为 1.0mL/ min，进样量为 10μL。

（2）颗粒制备　金银花等 7 味药材 110g，加水煎煮两次，每次 10 倍量水，煎煮 2h，过滤，合并滤液，75℃ 减压浓缩至相对密度 1.10 ～ 1.15（30℃）稠膏；加入适量糖粉、糊精（糖粉：糊精 =2：1），制成颗粒 45g，即得。

（3）供试品溶液制备　取装量差异项下的本品颗粒，研细，取约 0.2g，精密称定，置于具塞三角瓶中，精密加入 50% 甲醇 50mL，称定重量，超声处理（功率 250W，频率 59kHz）15min，放冷，再称定重量，用 50% 甲醇补足减失重量，摇匀，过滤，精密量取续滤液 5mL，置 10mL 量瓶中，加 50% 甲醇稀释至刻度，摇匀，即得。

（4）阴性样品溶液制备　取缺金银花阴性样品约0.2g，精密称定为0.1889g，样品处理过程参照供试品溶液。

（5）绿原酸对照品溶液　取绿原酸对照品适量，精密称定，加甲醇溶解制成每1mL含45.8μg的溶液，即得。

（6）对照品制备　取绿原酸对照品适量，精密称定，加甲醇稀释制成每1mL含13.74μg的溶液，即得。

（7）专属性试验　精密吸取对照品、供试品、阴性对照品依法进样测定，记录色谱图。结果见图4–76～图4–79。

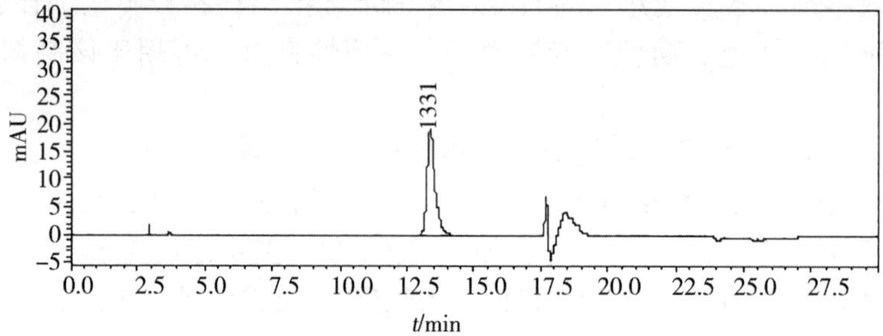

图4–76　绿原酸对照品测定图谱

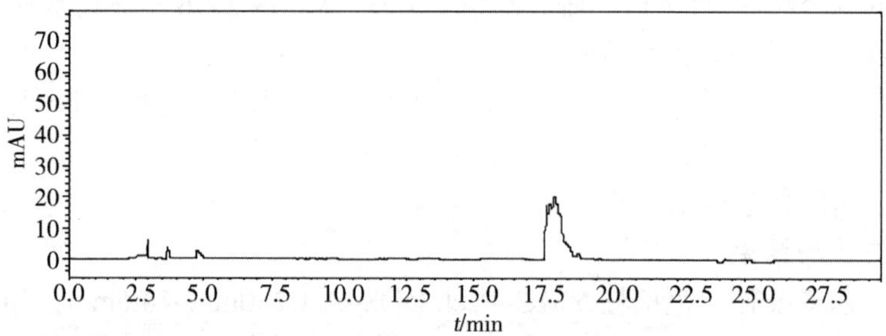

图4–77　缺金银花阴性样品测定图谱

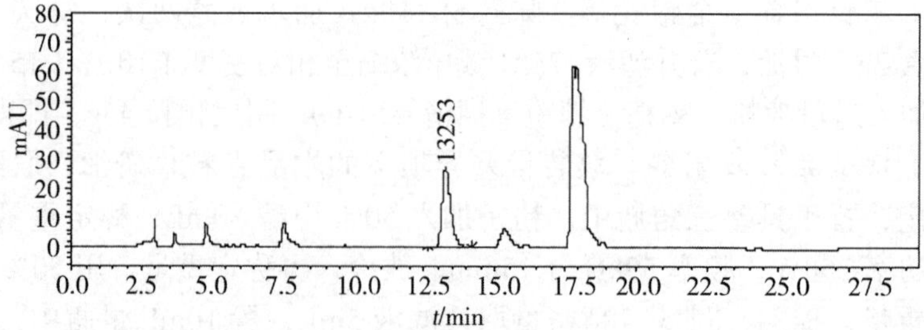

图4–78　金银岗梅颗粒供试品测定图谱

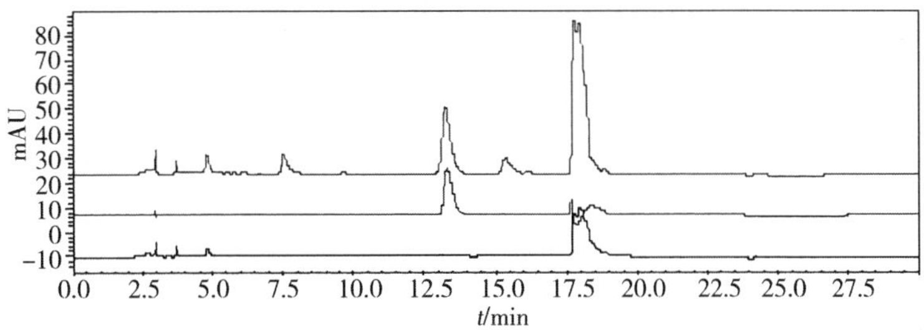

图 4–79 金银岗梅颗粒样品、对照品及阴性样品测定图谱

结果可知，绿原酸的保留时间约为 13.3min，阴性样品中无杂质峰干扰，供试品中杂质峰与绿原酸的最小分离度 *R* 约为 3.939，拖尾因子 *T* 为 1.452，理论塔板数为 10614，分离效果较好。

（8）仪器精密度　取浓度为 20.61μg/mL 绿原酸对照品溶液，按照色谱条件，连续进样 6 次，记录峰面积。结果见表 4–150。

表 4–150　仪器精密度测定结果

进样号	绿原酸峰面积	*RSD*（%）
1	612513	
2	616216	
3	619917	
4	617896	0.57
5	616205	
6	610458	
面积均值	615534	

绿原酸峰面积 *RSD* 为 0.57%，说明仪器精密度符合要求。

（9）线性关系考察　取绿原酸对照品适量，精密称定，加甲醇溶解并稀释，制成每 1mL 含 458μg 的对照品溶液，精密移取对照溶液 3mL，置于 20mL 量瓶中，加甲醇稀释定容得对照品线性储备液。精密吸取线性储备液 0.25、1、2、3、4、5mL，分别置于 10mL 量瓶中，加甲醇稀释定容，得 1 ～ 6 号线性溶液。取线性溶液，按照上述色谱条件进样测定，记录峰面积，以对照品浓度 *X*（μg/mL）为横坐标，峰面积 *Y* 为纵坐标，进行线性回归，绘制标准曲线。结果见表 4–151、图 4–80。

表 4-151 绿原酸线性关系考察

溶液编号	浓度（μg/mL）	面积均值
1	1.72	51898
2	6.87	211863
3	13.74	407143
4	20.61	618912.5
5	27.48	819205
6	34.35	1022934

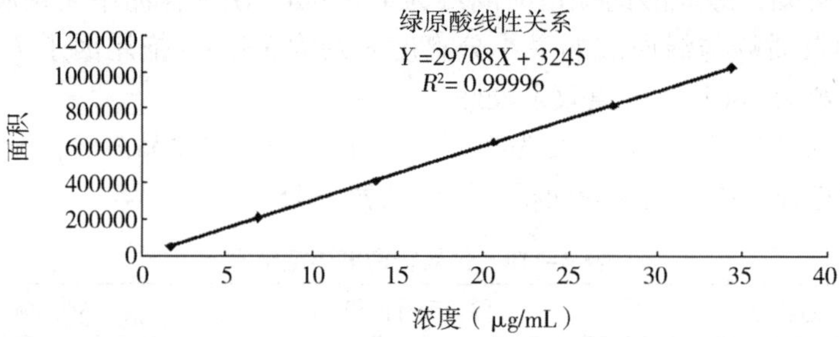

图 4-80 绿原酸标准曲线

绿原酸的标准曲线为：Y=29708X + 3245，r=0.99996，表明绿原酸在 1.72 ～ 34.35μg/mL 范围内线性关系良好。

（10）重复性试验　取本品颗粒粉末 6 份，每份约 0.2g，精密称定，分别按照供试品溶液制备方法处理，依法进样测定，计算样品中绿原酸含量。结果见表 4-152。

表 4-152 样品重复性试验结果

样品编号	称样量（g）	面积均值	含量（%）	含量均值（%）	*RSD*（%）
1	0.2000	572687.5	0.96	0.96	0.81
2	0.2001	573720.5	0.96		
3	0.2003	579202.0	0.96		
4	0.2007	586760.5	0.98		
5	0.2006	574522.5	0.96		
6	0.2001	576084.5	0.96		

结果表明，样品中绿原酸含量为 0.96%，*RSD* 为 0.81%，本分析方法重复性良好。

（11）稳定性试验　取室温条件下的同一供试品溶液，按照色谱条件，分别于 0、2、4、6、8、12、18、24h 进样测定绿原酸面积。结果见表 4–153。

表 4–153　稳定性试验结果

进样时间（h）	绿原酸峰面积	面积均值	*RSD*（%）
0	572891	572987	0.07
2	572472		
4	572740		
6	572809		
8	572884		
12	573020		
18	573706		
24	573376		

绿原酸峰面积均值为 572987，*RSD* 为 0.07%，故在室温条件下，供试品溶液中绿原酸在 24h 内稳定。

（12）回收率试验　取已知含量的本品颗粒细粉 6 份，每份约 0.1g，精密称定，精密加入对照品溶液（称取绿原酸对照品 12mg，精密称定为 11.45mg，置 25mL 量瓶中，加甲醇溶解并稀释至刻度，摇匀，即得）2mL，加入 50% 甲醇 48mL，按照供试品溶液制备方法处理，依法进样测定，记录峰面积，计算回收率。结果见表 4–154。

表 4–154　绿原酸回收率试验结果

样品	样品称样量（g）	加入量（mg）	面积	测得含量	回收率	平均回收率	*RSD*
1	0.1003	0.916	568506.5	1.897	101.79	101.75	0.48
2	0.1005	0.916	569480	1.900	101.94		
3	0.1007	0.916	571697	1.907	102.53		
4	0.1004	0.916	567802.5	1.894	101.43		
5	0.1005	0.916	568881	1.898	101.72		
6	0.1008	0.916	568054	1.895	101.10		

结果显示绿原酸平均回收率为 101.75%，*RSD* 为 0.48%，本法有较好的回收率。

3. 讨论

（1）色谱条件选择　色谱柱：YMC–Pack ODS–A（250mm×6mm，5μm）；流动相：以 0.4% 磷酸溶液为流动相 A，以乙腈为流动相 B。结果可知，绿原酸保留时间约为 13.6min，阴性样品无杂峰干扰，供试品溶液中与相邻杂质峰分离度为4.083，符合要求，拖尾因子为1.222，理论塔板数为10296，结果较好。该色谱条件适用于金银岗梅颗粒中绿原酸测定。

（2）检测波长的选择　液相色谱仪进行紫外光谱扫描，结果在327nm波长处有最大吸收，因此本实验所用的色谱波长选择在327nm处。

（3）溶剂的选择　当溶剂为50%甲醇、30%甲醇、30%乙醇、水时，绿原酸提取效率最优，但从样品过滤及杂质含量角度考虑，最终确定50%甲醇作为提取溶剂。

本实验建立的HPLC法测定金银岗梅颗粒中绿原酸的含量，该方法准确、快速、简便，专属性好，重现性良好，可用于该制剂的质量控制。

第二十二节　白木香叶代泡茶

沉香为瑞香科植物白木香 *Aquilqfia sinensis.*（Lour.）Gilg含有树脂的木材，为广东著名的地产药材。沉香具有行气止痛、温中止呕、纳气平喘等功效，用于胸腹胀闷疼痛、胃寒呕吐呃逆、肾虚气逆喘急。白木香叶为白木香的非药用部位，梅全喜教授团队采用白木香叶提取物和沉香药材做了一系列的对比试验，发现白木香叶提取物具有沉香功效的一些相同的特点，如抗炎、镇痛、降糖、平喘、抗氧化、延缓衰老作用等功效，而且效果显著。而白木香叶代泡茶是由白木香叶粉碎成粗粒，配以甘草等药材，研制成的饮用茶，其具有降气温中、暖肾纳气、治肝郁、降肝气、和脾胃、消湿气、利水开窍等功效，应用于降糖、降脂、益气益精、助睡眠等，饮用方便，效果显著。白木香叶代泡茶的保健效果已有相关研究，而关于白木香叶代泡茶质量标准方面的研究，国内外均无报道，为此，根据其功效对其中可能含有的主要成分设计了定性鉴别，并对其中所含的黄酮含量进行了测定，以期为白木香叶代泡茶质量标准的制定提供参考。

质量标准

（一）仪器与试药

1. 主要仪器　岛津LC-20A高效液相色谱仪，LC-20AT高压泵，SPD-M20A检测器，CBM-20A系统控制器，SIL-20A自动进样器，JU-1901型紫外可见分光光度计，KQ-500型超声波清洗器。

2. 主要试药　槲皮素对照品（中国药品生物制品检定所，批号100081-200406），白木香叶代泡茶（茂名市君元沉香种植发展有限公司提供，批号20120901、20120902、20120903、20120904、20120905），甲醇及乙醇均为色谱纯，水为重蒸水。

（二）方法与结果

1. 理化鉴别

（1）乙醇提取液的制备　称取代泡茶粗粉 10g，加入 100mL 95% 乙醇，加热回流 1h，过滤，加水稀释至含醇 70% 的醇液，转入分液漏斗，加入等量石油醚萃取，除去叶绿素后，得乙醇提取液。

（2）滤纸层析预试法

白木香叶乙醇提取液展开剂：95% 乙醇显色剂，10% 磷钼酸乙醇液。

混合指示剂：5mL 0.1% 甲基红乙醇溶液、15mL 0.1% 甲基橙水溶液、20mL 0.1% 石蕊水溶液，混合均匀；氨气；0.5% 醋酸镁甲醇液。

点样量：0.1mL。

显色方法：取直径 12cm 的普通圆形滤纸一张，将滤纸折划分为 4 份，滤纸中心打一小孔，备插入滤纸芯之用，用毛细管将样品乙醇提取液点在距纸中心约 1cm 处，点样后，将一小条滤纸芯插入滤纸的中心小孔，移至盛有展开剂的直径为 14cm 的培养皿中，进行层析。待溶剂的前沿达到滤纸近边缘后，取出滤纸，待溶剂挥发后，将滤纸剪为 4 份，分别喷以不同显色剂。从滤纸上出现的颜色斑点，初步确定样品的成分。

结果：盐酸 – 镁粉反应，红色；碱性酒石酸试验，棕红色沉淀；α – 萘酚试验，界面出现紫红色环；茚三酮反应，深紫色。

2. 薄层色谱法（TLC） 取本品粉末 4g，加水 30mL，乙醇回流 1h，趁热过滤，滤液浓缩至干，残渣加甲醇 10mL 使溶解，作为供试品溶液。另取白木香叶代泡茶对照品，白木香叶子粉末 4g，同法制成对照药材溶液。照薄层色谱法（《中国药典》2005 年版一部附录Ⅵ B）试验，吸取上述溶液各 4μL 分别点于同一聚酰胺薄层板上，以三氯甲烷：乙酸乙酯：甲酸（5：5：0.5）为展开剂，饱和 30min 展开，取出，晾干。置紫外灯光（365nm）下检视。供试品色谱中，在与对照药材色谱相应的位置上，显相同颜色的荧光斑点。

3. 高效液相色谱法（HPLC）测定白木香叶代泡茶中的总黄酮含量

（1）样品溶液的制备

对照溶液的制备：精密称取槲皮素对照品 10.01mg，加 70% 乙醇溶解并稀释至 100mL，再精密量取 10mL，加甲醇稀释至 25mL，作为标准贮备液（槲皮素 40.04 μg/mL）。

供试品溶液的制备：取白木香叶代泡茶样品约 0.1g，粉碎，精密称定，置具塞锥形瓶中，加 70% 乙醇 25mL 后，精密称定，超声处理 30min，静置室温，再加 70% 乙醇补足减失的重量。

阴性对照溶液的制备：取白木香叶代泡茶中除去白木香叶外其他所有成分，按照上述供试品的制备方法，制备阴性对照溶液。

（2）方法学考察

色谱条件与系统适用性：用十八烷基硅烷键合硅胶为填充剂的色谱柱（Shimadzu，150mm×4.6mm，5nm，C_{18}柱），以甲醇–0.15%磷酸水溶液（50∶50）为流动相，检测波长为337nm，柱温为35℃，流速为1.0mL/min。结果表明，在此条件下，槲皮素可以与相邻杂质峰有较好的分离，阴性对照溶液槲皮素出峰位置无杂质干扰，该方法的系统适用性良好。

线性范围：精密量取上述标准贮备液适量，加70%乙醇分别稀释制成浓度为0.8008、1.6016、3.2032、4.0040、6.0060、8.0080μg/mL的溶液，精密量取10μL进样分析，以峰面积（y）为纵坐标，以进样浓度（x）为横坐标进行线性回归，可得回归方程y=37767x–187.19，r=0.9995，结果表明在本含量测定方法条件下，槲皮素浓度在0.8008～8.0080μg/mL浓度范围内，其浓度与色谱峰面积呈良好的线性关系。

精密度试验：取线性范围项下浓度为6.006的槲皮素对照溶液，连续测定5次，*RSD*为0.53%，表明仪器的精密度良好。

稳定性试验：取同一批供试品溶液，分别于0、2、4、6、8h进样分析，记录色谱图。结果表明供试品溶液在室温放置8h内稳定性良好。槲皮素的峰面积*RSD*为1.29%。

重现性试验：取样品平行提取制备6份供试品溶液，分别测定其总黄酮的含量，*RSD*为0.87%，表明该方法的重现性良好。

加样回收率试验：精密称取已知含量的白木香叶代泡茶，分别加入槲皮素对照品适量，按供试品溶液的制备方法平行制备9份供试品，并测定其槲皮素的含量，槲皮素的平均回收率为98.15%，*RSD*为0.74%，结果表明本方法的回收率良好。结果见表4–155。

表4–155　回收率试验结果

样品重（g）	槲皮素量（mg）	加入量（mg）	测得（mg）	回收（%）	平均回收率（%）	*RSD*（%）
0.1024	0.1536	0.12	0.2718	98.50		
0.1008	0.1512	0.12	0.2701	99.08		
0.1016	0.1524	0.12	0.2697	97.75		
0.1024	0.1536	0.15	0.2997	97.40		
0.1113	0.1669	0.15	0.3155	99.03	98.15	0.74
0.1108	0.1662	0.15	0.3126	97.60		
0.0954	0.1431	0.18	0.3208	98.72		
0.0987	0.1480	0.18	0.3228	97.08		
0.1022	0.1533	0.18	0.3301	98.22		

样品中总黄酮含量测定：取白木香叶代泡茶产品（5批），照上述方法制备供试品溶液，0.45μm微孔滤膜滤过后进样分析，所得结果见表4–156。

表4–156　样品测定结果

批号	样品取量（g）	总黄酮含量（%）	平均含量（%）	*RSD*（%）
20120901	0.1025	0.151		
20120902	0.1052	0.152		
20120903	0.1034	0.149	0.1502	1.44
20120904	0.1008	0.147		
20120905	0.1046	0.152		

（三）讨论

1. 理化鉴别　有人对沉香叶中所含的化学成分进行研究发现，白木香叶中含有多糖、氨基酸、黄酮及苷类、酚类和α–葡萄糖苷酶降糖因子等。这些化学成分具有多种生理活性，例如多糖具有抗癌、增强免疫、抗病毒等作用，预测杀青炮制后的白木香叶代泡茶依然富含这些成分，针对猜想，设计的理化鉴别，盐酸–镁粉反显红色，说明含有黄酮类；碱性酒石酸试验，呈现棕红色沉淀，说明含有还原糖；α–萘酚试验，界面出现紫红色环，说明含有苷类或多糖；茚三酮反应，深紫色，说明含有氨基酸。实验结果和预测结果相一致，说明了白木香叶代泡茶至少含有黄酮类、还原糖、苷类或多糖、氨基酸。本方法适用于检测白木香叶代泡茶的有效成分，检验白木香叶代泡茶质量，操作简单有效。

2. TLC鉴别　该产品的薄层色谱鉴别结果表明，白木香叶代泡茶混入的其他药材对实验影响不大，直接使用白木香叶进行参照对比，专属性和重现性良好，非常适用于白木香叶代泡茶的真伪鉴别，结果准确有效，而且方法简单方便可行，为其质量标准的制定奠定了基础。

3. HPLC测定白木香叶代泡茶中的总黄酮含量　黄酮类化合物是沉香叶中所含的主要的一类化合物，在自然界中是活性较好的一类化合物，据报道具有祛痰、平喘、增强免疫功能等作用。为了明确这类成分在沉香叶中的含量，为白木香叶代泡茶的质量标准奠定基础，本产品以高效液相色谱法测定白木香叶代泡茶中槲皮素的含量作为产品中总黄酮含量的衡量依据，不仅回收率较高，线性良好，而且操作简单。此方法可以用总黄酮含量为标准，来衡量白木香叶代泡茶的质量达标情况，能有效地控制白木香叶代泡茶的质量，为白木香叶代泡茶质量标准的制定提供了有意义的参考。

4. 小结　白木香主要产于广东和海南两地，野生资源稀少，是我国特有的珍稀药用植物，因此科学、合理开发白木香，扩大其应用领域，是当今研究的热点和重点之一。基于白木香珍贵的药用功效及其资源面临枯竭的现状，开发白木香其他部位资源迫在眉睫。由于白木香叶资源丰富，且其具有白木香部分相同功效的特点，因而探讨白木香叶代替沉香药材的可行性是沉香研究开发中的一个重要的研究方向，具有极大的经济效益。本文通过理化鉴别、薄层色谱鉴别及高效液相法对白木香叶代泡茶的质量标准进行分析，为人们更多更深入地研究沉香叶代泡茶提供依据，对于实现白木香资源的综合利用，提高白木香的经济价值具有积极的现实意义。

本研究建立的定性及定量方法简单可行、重复性好，能有效地控制白木香叶代泡茶的质量，为白木香叶代泡茶质量标准的制定提供了有意义的参考，为用药安全和开发利用该药用植物资源提供科学依据。测定白木香叶代泡茶中的总黄酮含量还可以使用芦丁做对照品，或者使用紫外分光光度法，具体效果，要待进一步的实验进行比较，选取最优方案。

第二十三节　火炭母复方制剂

火炭母是蓼科蓼属植物火炭母（*Polygonum chinense* Linn.）的干燥全草。其味酸、甘，性凉，有清热利湿、凉血解毒功效，可用于湿热泄泻、痢疾、黄疸、咽喉肿痛、湿热疮疹等。现代药理研究表明，火炭母具有抗病原微生物、抗氧化及清除自由基、抗炎镇痛、抗癌以及抗腹泻等作用。火炭母应用于临床已有数百年，目前已开发其复方剂型包括合剂、片剂、胶囊剂、洗剂、散剂等，现对火炭母复方制剂的制备工艺、质量标准及临床应用研究综述如下。

一、剂型及其制备工艺

（一）火炭母复方合剂

广东省江门市新会区中医院用火炭母 22kg，布渣叶 22kg，锡叶藤 22kg，青皮 3.4kg，枇杷叶 9.0kg，甘草 5.0kg 组方。上述药味加水煎煮 2 次，每次沸后 2h，混合 2 次煎煮液，滤过，滤液浓缩至约 80000mL，加入白砂糖，煮沸使溶解，补水至足量，煮沸，加入防腐剂，搅匀，滤过。滤液静置 24h，吸取上清液，加入浓薄荷水 1000mL，搅匀，分装，即得保和汤。

（二）火炭母复方片剂

张辰林等取火炭母 100kg、扭肚藤 100kg、车前草 100kg、救必应 67kg、石榴皮 33kg 等 5 味药材，置提取罐中，加药材重量 5 倍量的水煎煮提取

2次，每次2h，合并煎煮液，滤过。滤液用三效浓缩器浓缩至相对密度为1.18～1.20（85～90℃）的浸膏，将此浸膏置醇沉罐内，待药液温度降低至45℃以下时加入计算量95%乙醇，使药液含醇量达65%。充分搅拌均匀，静置24h后，取上清液用双联过滤器滤过，残渣加入与浸膏重量等量的65%乙醇洗涤1次，静置。待澄清后取上清液滤过，合并2次滤液，用多功能酒精回收器回收乙醇并浓缩至相对密度为1.25～1.30（75～80℃）的稠膏，用真空干燥箱60℃干燥至含水4%～6%的干膏。粉碎过100目筛，制成干膏粉，加入蔗糖粉，快速混合制粒，干燥，整粒，压片，包糖衣，分装，即得腹可安片。张嵩等还以火炭母、扭肚藤、救必应、车前草、石榴皮组方制成分散片。

（三）火炭母复方胶囊剂

广州中医药大学第一附属医院用火炭母210g，党参105g，白术140g，茯苓105g，防风84g，延胡索70g，木香42g，白芍105g，陈皮42g，黄连28g，救必应105g，石榴皮210g，甘草35g组方。上述药味中延胡索、黄连粉碎成细粉，备用；其余木香、白术、防风、陈皮原药材，粉碎成粗粉，超临界二氧化碳（SFE-CO_2）萃取，萃取参数为萃取温度45℃，萃取压力25MPa，解析压力5.5MPa，解析温度45℃，二氧化碳（CO_2）流量为260L/h，萃取时间为3h，所得萃取物，备用。萃取后的药渣与党参、火炭母、白芍、石榴皮、救必应、甘草、茯苓用8倍水煎煮提取3次，每次1h，滤过，合并滤液，滤液浓缩至相对密度1.05～1.10（80℃），加入80g糊精，喷雾干燥，得干浸膏粉，加入黄连、延胡索、细粉及SFE-CO_2提取物，混匀，制成颗粒，填充，即得肠激胺胶囊。

（四）火炭母汤剂

李路云等以火炭母15g，叶下珠20g，明党参10g，北五味子10g组方，煎煮2次，每次煎煮30min，合并2次药液，即得火炭母抗乙肝汤。余德钊用火炭母9g，白头翁9g，紫苏叶6g，神曲6g，救必应5g，加水煎煮2次，合并2次药液。任国珍等用火炭母30～40g，金香炉20～30g，葛根15g，车前子15g，白芍10～15g，木香5g（后下），黄芩10g，甘草5g组方进行加减，煎药方法为加清水500～1000mL，煎至100～300mL，即得火炭母汤剂。

（五）其他剂型

吕祖传取火炭母150g，蛇床子30g，冰片6g，先将前两味药水煎至600mL，然后加冰片，即得火炭母洗剂。宋大鹏取精制炉甘石60g，并编号为①组；把火炭母30g，灵仙10g，紫草10g，蝉蜕10g，羌活6g，木贼6g，十大功劳10g，地榆6g等编号为②组。然后，把②组药除火炭母外浓煎汁与火炭母轻煎汁混合浸泡①组药，用纱布罩好置于阳光下晒干，研极细末，然后拌入除麝香、冰片、牛黄之外的按传统制好的药末中，过180目的铜筛，经过高压消毒后，伴入麝香、冰片、牛黄的极细末备用，即得“火炭母退翳散”。

二、质量标准

（一）火炭母复方合剂

古星妙等采用薄层色谱法对保和汤进行质量控制，以火炭母、布渣叶对照药材作对照，结果表明，薄层色谱特征明显、重现性好，能够控制制剂的质量，制剂工艺可行，能保证制剂质量的稳定性和有效性。

（二）火炭母复方片剂

李镜友等用高效液相色谱法测定腹可安片中石榴皮和火炭母的没食子酸含量。结果显示，没食子酸平均加样回收率为98.97%，*RSD*为0.47%。该定量方法简便、准确，能有效地控制腹可安片的质量。王秀芹等用薄层色谱法对腹可安片中石榴皮和火炭母进行定性鉴别，结果表明，薄层鉴别专属性强。谭志艺等采用高效液相法测定腹可安片中火炭母的槲皮素含量，结果表明，槲皮素进样量的线性范围是0.2～2.0μg范围内与峰面积线性关系良好（r=0.9999）；平均加样回收率为99.88%，*RSD*=0.93%（n=6）。该方法简便、灵敏、结果准确、重复性好，可用于腹可安片的质量控制。

（三）火炭母复方胶囊剂

唐洪梅为了控制肠激胺胶囊的内在质量，对本品的火炭母进行了薄层鉴别，结果表明，在供试品色谱中与对照品色谱相应的位置上，显相同颜色的斑点。

三、临床应用

（一）治疗胃肠道疾病

1. 治疗急性胃肠炎 古星妙等使用保和汤（含火炭母）治疗湿热泄泻和伤食泄泻患者共200例，随机分治疗组和对照组各100例。治疗组口服保和汤，对照组口服枫蓼肠胃康颗粒。结果显示，保和汤用于治疗湿热泄泻和伤食泄泻，总有效率分别为98.5%和98.1%，优于对照组总有效率的93.5%和85.3%。李玉萍等取54例成年急性胃肠炎患者，随机分成2组，治疗组28例，使用腹可安（含火炭母）片；对照组26例，使用庆大霉素片（每片4万U）。观察2组的止痛止泻效果。结果表明，腹可安片治疗组有效率为92.8%，庆大霉素片组有效率为88.46%，2组治愈率差异有统计学意义（$P<0.05$），治疗组优于对照组。梁国刚将160例急性胃肠炎患者随机分为2组，治疗组

予腹可安分散片口服，对照组予肠炎宁片口服，3d 后比较 2 组疗效。结果治疗组临床疗效明显优于对照组，且未发现明显不良反应。

2. 治疗肠激综合征 广州中医药大学第一附属医院制备的肠激胺胶囊（含火炭母）具有健脾疏肝、清热祛湿、涩肠止泻的功效，主要用于治疗腹泻型肠易激综合征、慢性结肠炎、腹痛腹泻等症，临床疗效满意。

3. 治疗小儿腹泻 余德钊将 80 例小儿泄泻患儿随机分为治疗组与对照组各 40 例，治疗组以泻痢合剂治疗，对照组口服西药思密达，2 组均以 7d 为 1 疗程，观察泻痢合剂（含火炭母）的疗效。结果显示，治疗组总有效率为 87.5%，对照组为 57.7%，2 组总有效率比较，差异有非常显著性意义（$P < 0.01$）。2 组治疗前后症状积分比较，差异有显著性或非常显著性意义（$P < 0.05$，$P < 0.01$），但治疗组与对照组治疗后比较，差异有非常显著性意义（$P < 0.01$）。梁国庆将 50 例轮状病毒性肠炎患儿随机分为 2 组，治疗组给予腹可安分散片，对照组给予蒙脱石散粉，2 组进行比较，观察腹可安分散片的疗效。结果表明，2 组在总有效率方面无统计学意义，但在有效时间及粪便轮状病毒转阴率两方面有统计学意义。

（二）治疗乙型肝炎

李路云等选取 80 例乙肝病毒性肝炎患者为实验组，选取同期接受治疗的 50 例乙肝病毒性肝炎患者为对照组，其中，实验组采取火炭母抗乙肝汤进行辨证治疗，每日按 3 次服完,1 个月为 1 个疗程。而对照组则采取肝宁片治疗，对比分析 2 组患者治疗后的乙型肝炎 HBeAg 转阴率及临床疗效。结果表明，2 组患者经过临床药物治疗，其中实验组患者治愈 8 例（10%），总有效率为 88.75%，而对照组患者治愈 3 例（6%），总有效率 64%；2 组患者在 HBeAg 转阴率和 HBsAg 转阴率方面，实验组明显高于对照组。

（三）治疗妇科炎症

广州市中西医结合医院用火炭母、苦参、三白草、蛇床子、地肤子等中药组方，用于治疗妇科炎症性疾病，疗效显著，取名为妇洁灵洗剂。吕祖传用火炭母洗剂治疗霉菌性阴道炎患者 32 例，结果显示，1 个疗程治愈 20 例，2 个疗程治愈 10 例，治愈率为 98.7%，半年后随访 20 例，复发 1 例。

（四）其他临床应用

宋大鹏使用“火炭母退翳散”治疗云翳、斑翳、白斑共 35 只眼 35 例，结果显示，火炭母退翳散治疗角膜翳的总有效率为 78%。

综上所述，以火炭母为主药的火炭母复方制剂在许多医院、药厂和民间均有所制备和应用。其剂型包括合剂、片剂、胶囊剂、洗剂、散剂等。临床主要应用于治疗胃肠道疾病、黄疸性肝炎以及妇科炎症，并且效果较好。但也存在着不少问题，首先，在剂型方面存在一定缺陷，如汤剂、合剂、洗剂、散剂等，大多是传统剂型，制剂工艺落后，且临床使用范围较窄，即主要用于胃肠道等疾病治疗。因此，笔者认为有必要进一步加大对火炭母新剂型的研发和利用，扩大其临床应用范围，以便让其发挥更广泛的防病治病作用。

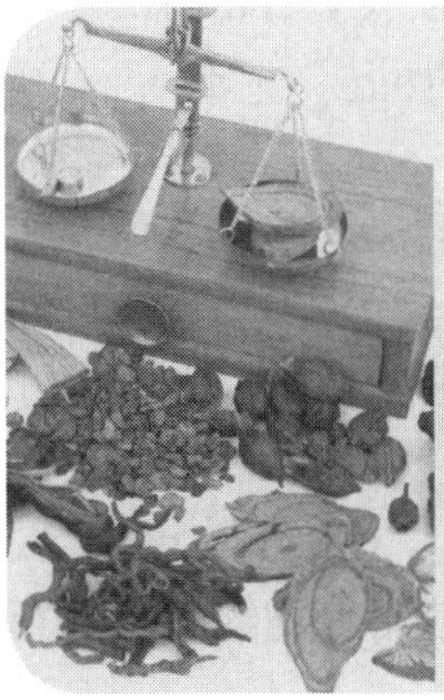

第五章 医院中药外用制剂的药学研究

与医院中药内服制剂相比，医院中药外用制剂多在局部发挥药效，可减少药物因进入体内受到的代谢影响，减少药物不良反应，提升治疗效果，且给药简单，增加患者依从性，为医院制剂的重要组成部分，在皮肤病、妇科、五官科、肛肠科等多种疾病的治疗中发挥重要的作用。

第一节　跌打镇痛液

跌打镇痛液系由中山市中医院的经验方配制而成，其药物组成为三角草、三七、当归、马钱子等二十多味药。具有活血化瘀、舒筋通络、消肿止痛等功效，适用于跌打损伤、瘀血肿痛及慢性软组织损伤引起的肌肉筋脉瘀血肿痛等。经临床实践验证，作用显著。跌打镇痛液获国家知识产权局授予发明专利（专利号：ZL00130813.0）。

一、质量标准

为了确保药品质量，对其质量进行了研究。对方中三七、川乌、马钱子及阿魏酸进行了薄层定性鉴别，对方中毒剧药马钱子中主要成分士的宁采用薄层色谱－紫外分光光度法进行了含量测定，并以此作为该制剂的质控指标。

（一）实验材料

1. 仪器　UV–2100 型紫外分光光度计（日本岛津），东方 –A 型直热式电热恒温干燥箱（广州）；ZF-1型三用紫外分析仪（上海）；AB-160型电子分析天平（美国）；电热恒温水浴锅（上海）；微量进样器（10μL，上海）；双槽展开缸等。

2. 试剂 重蒸馏水（中山市中医院制剂室制）；硅胶G（薄层层析用，青岛海洋化工厂）；氯仿、甲醇、乙醚、乙醇等均为分析纯。10%硫酸乙醇液；改良碘化铋钾；1%三氯化铁-1%铁氰化钾（1∶1）；稀碘化铋钾；0.5mol/L硫酸液等试剂均临用时新配。

3. 样品 跌打镇痛液（中山市中医院制剂室提供，批号990206、990307、990408、990506）；药材：三七、当归、川芎、川乌、马钱子等均购于市药材公司，经鉴定为正品。

4. 对照品 三七皂苷R_1、人参皂苷Rb_1、阿魏酸、士的宁均由中国药品生物制品检定所提供。

（二）方法与结果

1. TLC定性鉴别

（1）三七的TLC定性鉴别 取本品150mL，置蒸发皿中，在水浴上蒸至无醇味（约50mL），放冷，转移至分液漏斗中，使总量达约80mL，用乙醚振摇提取3次，每次20mL，弃去乙醚，水层用水饱和的正丁醇振摇提取3次，每次30mL，合并正丁醇液，用0.5%氢氧化钠溶液洗涤3次，每次10mL，弃去氢氧化钠液，正丁醇液继续用正丁醇饱和的水洗至中性（乳化严重时，可加1～2滴稀盐酸），弃去水层，正丁醇液置水浴蒸干，残渣加甲醇5mL溶解，作为供试品溶液；再取三七药材0.75g，用60%乙醇50mL回流提取2h，醇提取液依法处理，制成三七药材对照液，另取三七皂苷R_1、人参皂苷Rb_1精密称定，分别配成每毫升含1mg溶液，作为对照品溶液；按处方量，取除三七外的其余药材，按制剂工艺及样品制备方法，得缺三七阴性对照液。照薄层色谱（《中国药典》1995版一部附录Ⅵ B）试验，吸取上述溶液各6μL，分别点于同一以0.5% CMC-Na为黏合剂的硅胶G板上，以正丁醇-醋酸乙酯-水（4∶1∶5，上层液）为展开剂，预饱和30min后，展开（展距12cm），取出，晾干。喷以10%硫酸乙醇液，在105℃加热约5min，至斑点显色清晰。供试品色谱中，在与对照药材、对照品色谱相应位置上显相同的紫红色斑点，且重现性良好，阴性对照液色谱相应的位置上不显示斑点。

（2）马钱子的TLC定性鉴别 取本品20mL，精密加入适量的氨水，使成碱性，依次加入氯仿30、20、10mL，并振摇，洗涤，分取氯仿液，蒸干，残渣加甲醇溶解到5mL量瓶并稀释到刻度，作为供试品溶液；再取马钱子药材1g，加氯仿-乙醇（10∶1）混合液5mL与浓氨水1mL置具塞三角瓶中密塞，振摇5min，放置2h，滤过，滤液蒸干，残渣加甲醇溶解，作为对照品溶液；按处方量取除马钱子外的其余药材，按制剂工艺及样品制备方法，得缺马钱子的阴性对照液。照薄层色谱法试验，吸取上述溶液各 6μL，分别点于同一含 0.5% CMC–Na 的硅胶 G 薄层板上，以甲苯 – 丙酮 – 乙醇 – 氯水（4∶5∶0.6∶0.4）的混合液为展开剂，预饱和 10min 后展开，展距 12cm，取出，晾干。以改良碘化铋钾显色，日光下检视，供试品色谱中，在与对照药材相应的位置上显相同颜色的黄红色斑点，重视性良好，阴性对照液色谱相应的位置上不显示斑点。

（3）阿魏酸的 TLC 定性鉴别　取本品 20mL 置蒸发皿中，水浴加热，蒸至无醇味，加适量水搅匀，滤过，滤液转移至分液漏斗，分别用 30、20、15mL 乙醚萃取，合并乙醚液，蒸干，残渣加醋酸乙酯溶解至 50mL 量瓶中，并稀释至刻度，作为供试品液；再分别取川芎、当归对照药材各 2g，分别加乙醚 20mL，冷浸过夜，滤过，滤液挥去乙醚，残渣加醋酸乙酯 5mL 使溶解，作为对照药材溶液；另取阿魏酸对照品，加醋酸乙酯制成每毫升含 1mg 的溶液，作为对照品溶液；按处方量，取除川芎、当归外的其余药材按制剂工艺及样品液制备方法，得缺川芎、当归的阴性对照液。照薄层色谱法试验，分别吸取供试品液、阴性对照液各 6μL，川芎、当归对照药材液及阿魏酸对照品液各 4μL，分别点于同一含 0.5% CMC–Na 的硅胶 G 板上，以苯 – 氯仿 – 醋酸乙酯 – 甲酸（4∶3∶2∶0.6）为展开剂，展开剂预饱和 30min，展开，展距 12cm，取出，晾干。置紫外灯（365nm）下检视，供试品色谱中，在与对照药材、对照品色谱相应的位置上显相同颜色的荧光斑点，且重现性良好，阴性对照液色谱相应的位置不显示斑点。再喷以 1% 三氯化铁 –1% 铁氰化钾（1∶1）试液，供试品色谱中，在与对照药材、对照品色谱相应的位置上显相同颜色的深蓝色斑点，且重现性良好，阴性对照液色谱相应的位置不显示斑点。

（4）川乌的 TLC 定性鉴别　取本品 20mL 置蒸发皿中蒸干，残留物用稀盐酸 30mL 分次洗涤，转入分液漏斗中，用乙醚提取 3 次（20、20、15mL），弃去乙醚液，酸液用浓氨水调至碱性，再用乙醚提取 4 次（20、20、20、15mL），合并乙醚液，水浴挥干，残留物用无水乙醇溶解，作为供试品溶液；再取乌头药材粉末 2g，置圆底烧瓶，加入 10mL 氨水，搅匀，后再加入 20mL 氯仿，水浴回流提取 2h，放冷，使之冷浸过夜，滤过，残渣用 10mL 氯仿洗涤 2 次，合并滤液，挥干，用无水乙醇溶解，作为对照药材液；按处方量，取除川乌外的其余药材，按制剂工艺及样品制备方法，得缺川乌的阴性对照液。照薄层色谱法试验，分别吸取上述 3 种溶液各 6μL，分别点于同一含 0.5% CMC–Na 的硅胶 G 板上，以甲苯 – 丙酮 – 乙醇 – 氨水（5∶4∶0.6∶0.4）为展开剂，展开剂预饱和 30min，展开，展距 12cm，取出，晾干。置紫外灯（365nm）下检视，供试品色谱中，在与对照药材色谱相应的位置上，显相同颜色的荧光斑点，且重现性良好，阴性对照液色谱相应的位置上不显示斑点。再喷以稀碘化铋钾试剂，供试品色谱中，在与对照药材色谱相应的位置上显相同颜色的红黄色斑点，且重现性良好，阴性对照液色谱相应的位置不显示斑点。

2. 含量测定

（1）对照品溶液制备　精密称取105℃干燥至恒重的士的宁对照品6mg置100mL容量瓶中，加硫酸液（0.5mol/L）溶解并稀释至刻度。

（2）标准曲线绘制　精密吸取上述对照品溶液0、1.5、3.0、4.5、6.0、7.5mL，分别置25mL容量瓶中，加硫酸液（0.5mol/L）稀释至刻度，摇匀。照分光光度法在254nm波长处分别测定吸收度，以吸收度为纵坐标，浓度值为横坐标，绘制标准曲线，得回归方程 Y=36.234A+0.4202（r=0.9997）。

（3）样品的含量测定　精密吸取本品20mL，精密加入适量的氨水，调节pH值使成碱性，依次加入氯仿20、15、15、10mL，振摇洗涤分层，合并氯仿液，转移至分液漏斗中，依次加入0.5mol/L硫酸溶液15、10、10、10mL提取，合并4次提取液，加适量的氨水调节pH值至碱性，并用氯仿提取4次，每次20mL，合并氯仿液，水浴浓缩至干，残渣加氯仿溶解，定容于5mL量瓶中，另取士的宁对照品加氯仿制成每毫升含1mg的溶液作为对照品液。分别吸取对照品液5μL和样品液400μL，在硅胶G板上点样，样品溶液点成3.0cm长的色带，以甲苯–丙酮–乙醇–氨水（10：12.5：1.5：0.75）混合液为展开剂，展开，取出，晾干。置紫外灯（254nm）下定位，刮下士的宁部位的硅胶，与士的宁部位面积相等的空白硅胶，分别用滤纸包住，加适量氨水润湿，并用氯仿回流提取3次，每次20mL，合并氯仿液，水浴浓缩至干，残渣以硫酸液（0.5mol/L）溶解，至25mL容量瓶中，加硫酸液至刻度，摇匀。于254nm波长处测定吸收度，计算士的宁含量，结果见表5–1。

表5–1　样品中士的宁含量

批号	含量（mg/mL）	平均含量（mg/mL）
990206	6.508	0.955
990307	6.510	
990408	6.625	
990506	6.609	

二、药理作用

（一）对家兔耳微循环的影响

1. 实验材料

（1）动物　实验用新西兰兔25只，体重2.0～2.2kg，由广州中医药大学实验动物中心提供，实验动物合格证为粤检证字第 2000A018 号。

（2）药品　跌打镇痛液（中山市中医院制剂室提供），跌打镇痛液低剂量样品为该处方各药用 65% 乙醇浸渍得到（含生药 0.5g/mL）；跌打镇痛液高剂量样品由该低剂量样品浓缩而成（含生药 1g/mL）。缺三角草跌打镇痛液样品由跌打镇痛液处方去除三角草用 65% 乙醇浸渍得到（含生药 0.85g/mL）。三角草样品为三角草单味药浸渍而成（含生药 0.32g/mL）。麝香舒活精（黄石飞云制药有限公司生产，批号 200104）；戊巴比妥钠（佛山市化工实验厂生产，批号 86091）；脱毛剂由硫化钡 1g，加可溶性淀粉 3g，加水调成稀糊状得到。

（3）仪器　WX-753B 型微循环仪，徐州医用光学仪器厂生产。

2. 实验方法　实验用新西兰家兔 25 只，随机分为 5 组，分别为三角草组、缺三角草的跌打镇痛液组、麝香舒活精组及跌打镇痛液高、低剂量组。实验前一天将每只兔的右耳脱毛，将兔称重，以 3% 戊巴比妥钠按 1mL/kg 兔耳缘静脉注射麻醉，固定于兔台。在各兔耳外缘中部向内 1cm 处作一标记，以此部位作为微循环观测部位。各组滴加相应药液 0.5mL 于标记处，5min 后检测。打开微循环仪的光源，在显微镜目镜或监测器上寻找到微血管，监视器上系统标有可移动的两个光标，调节此两个光标间的距离，使之与微血管的管径相符，然后测定其血流量，计算公式为血流量 = 微血管截面积 × 血流速度。每兔在用药前后分别测一组数据，以前后的差值作为统计值。对每组用药前后血流量比较以配对 t 检验，用药各组间血流量两两比较使用 SPSS 软件行单因素方差分析，最小显著差法（LSD 法）。

3. 实验结果　结果显示，除缺三角草的跌打镇痛液组用药前后血液量无显著性差异外，其他各组用药前后血流量均有显著性差异。提示跌打镇痛液有良好改善家兔微循环的作用。

表 5-2　各实验组用药前后血流量比较及用药前后血流量差两两比较（$\bar{X} \pm s$，n=5）

组别	剂量（g 生药 / 只）	血流量（μL/s）		用药前后血流量差（$\mu m^3/s$）
		用药前	用药后	
跌打镇痛液低剂量组	0.25	10.20±5.89	19.20±7.01*	9.00±2.92
缺三角草的跌打镇痛液组	0.43	12.00±6.96	20.80±7.60	8.80±4.66
三角草组	0.16	6.80±1.64	24.40±5.50**	17.20±5.22$^{\triangle}$
跌打镇痛液高剂量组	0.50	8.00±1.58	30.20±4.32***	21.80±7.26$^{\triangle}$
麝香舒活精组		7.60±3.51	30.40±7.13**	22.80±7.26$^{\triangle}$

注：与本组给药前比较，$^{*}P < 0.05$，$^{**}P < 0.01$，$^{***}P < 0.01$；与缺三角草的跌打镇痛液组比较，$^{\triangle}P < 0.05$。

急慢性软组织及关节损伤所致的肌肉筋脉瘀血肿痛与循环障碍关系密切，

治疗以活血化瘀、消肿止痛为主。跌打镇痛液处方由多种活血化瘀药组成，用药后能促使血管扩张，血流速度加快，局部血流量明显增加，达到活血、消肿的作用。本实验结果表明三角草作为跌打镇痛液的主药，具有良好的改善局部微循环的作用，但其机理尚未明晰，有待继续开发研究。三角草的血流动力学、血液流变学、抗血栓等其他活血化瘀的药理研究有待进一步探讨。

（二）镇痛作用

1. 实验材料 跌打镇痛液由中山市中医医院制剂室提供，批号20000420。正骨水购自中山市中智医药有限公司，广西玉林制药厂生产，批号99091804。所有动物均购自广东省医学实验动物中心，动物合格证号26-99A029。

2. 方法与结果

（1）*对小鼠扭体反应的抑制作用* 取NIH小鼠56只，体重18～22g，雌雄各半，随机分为4组。外涂给药，给药后1h，每鼠腹腔注射0.1%冰醋酸0.1mL/10g。记录给予致痛剂后30min内各鼠扭体次数，结果见表5-3。

表5-3 跌打镇痛液喷雾剂对小鼠扭体反应的影响（$\bar{x}\pm s$，n=14）

组别	扭体次数	镇痛率（%）
生理盐水组	64±27	
100%跌打镇痛液组	$22\pm26^{***}$	65.6
200%跌打镇痛液组	$4\pm7^{***}$	93.8
正骨水组	$15\pm22^{***}$	76.6

注：与对照组比较，$^{***}P<0.001$。

结果表明，100%跌打镇痛液、200%跌打镇痛液和正骨水均能明显抑制由冰醋酸引起的小鼠扭体反应，但200%跌打镇痛液作用强于其他组。

（2）*对小鼠热板痛阈的影响* 取NIH小鼠31只，雌性，随机分为4组，将恒温水浴调节至（55±1）℃，金属盘底部接触水面，加热后作为热刺激，用秒表记录小鼠自投入热板至出现舔后足的时间作为该鼠的痛阈值。每只小鼠给药前先测定痛阈值，共测2次，以平均值不超过30s者为合格，窜跳、反应迟钝及痛阈值在10～30s范围以外者剔除不用。按组别分别在四肢足趾外涂生理盐水、正骨水、跌打镇痛液。记录给药后0.5、1、1.5、2、3、4h各鼠的痛阈值（超过60s按60s计算），计算痛阈值增加差值，结果见表5-4。

表 5–4　跌打镇痛液喷雾剂对小鼠热板痛阈的影响

组别	动物数	痛阈增加差值					
		0.5h	1h	1.5h	2h	3h	4h
生理盐水组	8	0.1 ±4.8	−2.8±5.2	−3.6±5.7	−2.5±4.0	−1.0±4.6	3.1±3.1
100% 跌打镇痛液组	7	25.3±20.9**	15.9±20.7*	16.1±20.9*	8.6±17.9	13.7±22.1	3.4±15.1
200% 跌打镇痛液组	8	41.1±9.3***	34.3±17.5***	21.2 ±23.2*	8.3±14.0	11.3 ±13.5	9.0±12.4
正骨水组	8	37.0±13.2***	30.6±21.2***	30.1±22.8**	20.6±24.0*	21.0±25.5*	0.6±5.4

注：与对照组比较，$^{*}P < 0.05$，$^{**}P < 0.01$，$^{***}P < 0.001$。

结果表明，100% 跌打镇痛液、200% 跌打镇痛液和正骨水均能明显提高小鼠痛阈值，但正骨水比跌打镇痛液作用时间稍长。

（三）抗炎作用

1. 对小鼠耳肿胀形成的抑制作用　取 18 ～ 22g 雄性小鼠 55 只，随机分成 4 组，乙醚麻醉，依组别将各药液涂于小鼠右耳正反两面，1h 后用微量吸管精确吸取 100% 二甲苯致炎液 100μL 涂于右耳正反两面，左耳作空白对照。致炎 1h 后，将小鼠断颈处死，沿耳郭基线剪下两耳，用 9mm 直径打孔器分别在同一部位打下圆耳片，用千分电子天平称重，每鼠的右耳片重量减去左耳片重量即为肿胀程度，计算肿胀抑制率。结果见表 5–5。

表 5–5　跌打镇痛液喷雾剂对小鼠耳肿胀形成的影响（$\bar{x} \pm s$，n=14）

组别	右耳重（mg）	左耳重（mg）	肿胀程度肿	胀抑制率（%）
生理盐水组	35.2±8.9	16.1±1.3	19.1±8.7	0
100% 跌打镇痛液组	27.9±7.7	15.4±1.5	12.5±7.9*	34.6
200% 跌打镇痛液组	24.3±5.6	16.6±1.7	7.8±5.4**	59.2
正骨水组	27.5±5.2	15.8±4.7	10.2±4.2**	46.6

注：与对照组比较，$^{*}P < 0.05$，$^{**}P < 0.01$。

结果表明，100% 跌打镇痛液、200% 跌打镇痛液和正骨水均能明显抑制由二甲苯引起的小鼠耳肿胀，其中 200% 跌打镇痛液作用非常显著，抑制率比正骨水的高。

2. 对大鼠足趾肿胀形成的抑制作用　选用雄性 SD 大鼠 60 只，体重 150 ～ 180g，随机分成 4 组。外涂给药，1h 后将 100% 蛋清（每只大鼠用 0.1mL）注入大鼠右后足趾腱膜下致炎，每隔 1h 用毛细管放大测量装置测量，记录1、2、3、4、5h足跖肿胀程度，结果见表5-6。

表5-6 跌打镇痛液喷雾剂对大鼠足跖蛋清性炎症的影响（$\bar{x}\pm s$，n=15）

组别	致炎后不同时间足趾肿胀程度（mL）				
	1	2	3	4	5
生理盐水组	0.91±0.15	0.87±0.18	0.79±0.12	0.73 ±0.13	0.59±0.18
100%跌打镇痛液组	0.69±0.14***	0.71±0.13**	0.63±0.14**	0.52±0.14**	0.47±0.13
200%跌打镇痛液组	0.67±0.13***	0.58±0.11***	0.57±0.17***	0.45±0.12***	0.34±0.14***
正骨水组	0.64±0.14***	0.65±0.16**	0.56±0.17***	0.58±0.20*	0.49±0.20

注：与对照组比较，$^{*}P<0.05$，$^{**}P<0.01$，$^{***}P<0.001$。

结果表明，100%跌打镇痛液、200%跌打镇痛液和正骨水均能明显抑制由蛋清引起的大鼠足跖肿胀，其中200%跌打镇痛液作用时间长，效果非常显著。

（四）皮肤刺激性实验

1.实验方法 取健康无伤家兔8只，分为2组，每组4只。Ⅰ组用跌打镇痛液，Ⅱ组用正骨水。于给药前24h将家兔背部两侧去毛，去毛面积约为体表面积的10%（家兔每侧约为70cm²）。将液体受试物滴加适量（一般为1～2mL）在消毒滤纸片（两层）上，贴于家兔一侧背上，用一层油纸及两层纱布覆盖，再用无刺激性胶布封闭，固定或敷裹，使供试品能更好地接触皮肤；另一侧作空白对照或赋形剂对照。4～6h后，除去残留的供试品，于30～60min及24、48h检查供试品对家兔皮肤刺激反应。皮肤刺激反应级数划分标准：红斑焦痂：无红斑为0度；轻微红斑（勉强可见）为1度；中级红斑为2度；中度红斑为3度；轻微红斑至轻度红斑焦痂形成为4度。水肿：无水肿为0度；轻微水肿（勉强可见）为1度；轻微水肿（隆起轮廓清楚）为2度；中度水肿（隆起约1cm）为3度；严重水肿（隆起超过1mm，并超出敷药面积）为4度。

2.实验结果 结果显示外涂跌打镇痛液有轻微红斑、轻微水肿（勉强可见），皮肤反应刺激级数为4级。结果提示跌打镇痛液皮肤刺激性较小。

（五）皮肤急性毒性实验

1.实验方法 选取8只健康成年白色家兔，随机分2组，每组4只。完整皮肤组为Ⅰ组；破损皮肤组为Ⅱ组。动物在受试前24h背部两侧剃去毛，去毛范围约150cm²，给药前检查去毛部位皮肤是否因去毛而受伤，受伤皮肤不宜做完整皮肤的毒性试验。破损皮肤组家兔在皮肤消毒后，用消毒手术刀作井字形划破表皮，以皮肤出现轻微渗血为度。将100%跌打镇痛液直接均匀涂抹于家兔左侧去毛皮肤上，面积为（70±2）cm^2，稍干后再均匀涂抹 1 次（两次共涂药约 8mL），右侧涂生理盐水作为对照，乘湿以无刺激性纱布固定，在其上覆以聚乙烯薄膜，然后再包扎固定，以防止液体挥发。每只动物分笼饲养，给受试物后 24h，未中毒死亡，用温水除去残留于皮肤的受试物。继续观察，连续 7d，观察动物死亡情况和全身中毒表现。毒性症状观察项目包括外观行为、异常运动、精神状态、食欲、大便、呼吸、肤色、异常分泌物等。具体观察项目见表 5–7。

表 5–7　跌打镇痛液急性毒性实验检查方法及结果

器官系统	检查方法	毒性表现	结果（无死亡）	
			完整皮肤组	破损皮肤组
中枢和神经系统	行为	行为变化、不正常叫声、躁动不安或静伏少动	行为正常	行为正常
	异常运动	抽搐、震颤、共济失调、麻痹、局部肌肉抽动、强迫运动	无	无
	对刺激的反应	烦躁易怒、冷漠、感觉过敏、抑制状态	感觉灵敏	感觉灵敏
	神经反射（含翻正反射）	迟钝、丧失	正常	正常
	肌张力	僵硬、松弛	正常	正常
植物神经系统	瞳孔 分泌物	缩小、扩大 流涎、流泪	无变化 一只有眼屎	其中一只稍缩小 一只有眼屎，泪水增多
呼吸系统	鼻 呼吸及其频率	分泌物 急促、过慢、阵式呼吸、kuss maul 氏呼吸	无 正常	无 正常
胃肠系统	大便 腹部形状 大便硬度、颜色	腹泻、便秘 胀气、收缩 不成形、黑便或土色便	正常 正常 正常	正常 正常 正常
泌尿生殖系统	阴唇、乳腺 会阴部	肿胀 肮脏	正常 干净	正常 干净
皮肤和皮毛	颜色、完整性	充血、紫绀、苍白、竖毛、皮毛、松弛、发疹	变红（涂药部位）	变红（涂药部位）
眼	眼睑	下垂	正常	正常
其他	一般状态	异常姿态、消瘦等	正常	正常

2. 实验结果 急性毒性实验动物症状观察结果如表5-7。结果表明，本品涂药后，无论是完整或破损皮肤给药，除涂药部位稍变红外，其余部位及各个系统均无明显异常。本品对动物无明显毒性。

三、临床应用

（一）临床资料

选择四肢关节闭合损伤引起的局部疼痛、肿胀、瘀胀、关节功能障碍者，受伤时间3天内，不包括骨折、脱位、神经损伤等。共460例，随机分为2组。跌打镇痛液组（治疗组）350例中，男183例，女167例，年龄12～67岁；其中踝关节损伤130例，腕关节损伤76例，肘关节损伤62例，肩关节损伤37例，膝关节损伤28例，髋关节损伤17例。正骨水组（对照组）110例中，男62例，女48例，年龄13～65岁；其中踝关节损伤39例，腕关节损伤25例，肘关节损伤21例，肩关节损伤12例，膝关节损伤10例，髋关节损伤3例。两组病例的性别、年龄、病情及损伤部位基本一致。

（二）治疗方法

按治疗组、对照组分别采用跌打镇痛液、正骨水涂擦患处至发热，每次5～10mL，或用纱块湿敷，每天3次，1个疗程为10天。

（三）治疗结果

疗效标准：治愈：自觉疼痛消失，瘀斑消散，压痛、肿胀消失，关节功能活动恢复正常。显效：自觉疼痛消失或有轻微压痛，或疲劳后有不适感，瘀斑消散，肿胀消失，关节功能活动基本恢复正常。有效：疼痛、压痛明显减轻，瘀斑、肿胀基本消退，关节功能活动明显改善。无效：症状、体征无明显改善。结果：治疗组治愈175例，显效117例，有效47例，无效11例，总有效率96.86%；对照组治愈15例，显效26例，有效44例，无效25例，总有效率77.27%。两组疗效经统计学处理，差异非常明显（$P < 0.01$）。在治疗过程中，有5例出现皮肤反应，其中3例出现药疹，伴有轻度瘙痒，停药2～3天后，皮疹消退；2例有烧灼感，停药后消失。

第二节　复方崩大碗灌肠剂

慢性肾功能衰竭（CRF）是各种原发性或继发性肾脏疾病发展的终末阶段，是临床常见的重症之一，病死率极高。本病病程长，且多为不可逆，呈进行性加重，最后发展至尿毒症，严重影响患者的健康和生命。目前在临床上治疗普遍以透析和肾脏移植为主，费用昂贵，普通家庭难以承受，其副作用也会给患者带来很大的痛苦。中医学根据 CRF 的发病、症状及演变规律将其归纳为“关格”“癃闭”“溺毒”“虚劳”等范畴，认为其以脾肾气虚为本，浊邪或瘀血内停为标，故立健脾益肾、通腑降浊、活血化瘀之治则。大量的临床观察证明，用中药灌肠剂治疗 CRF 能延缓肾损害进程，改善症状，延长患者生命，且经济方便、无创伤、痛苦小、副作用小。

我国广东民间早有用崩大碗灌肠治疗 CRF 的方法，并有报道指出，用单味崩大碗水煎汁灌肠治疗 CRF 的临床疗效很好。如陈惠宗用崩大碗汁灌肠治疗 CRF 患者 23 例，取得较好的疗效。中山市中医院亦用其单味药灌肠治疗 CRF 取得较好疗效。然而，对于崩大碗治疗 CRF 的研究都是以临床观察为主，很少对其作用机制进行更为深入的分析和研究。通过以崩大碗为主药的中药灌肠剂治疗 CRF 模型大鼠以研究其作用机制，为该药的临床应用提供实验依据。

药理作用

（一）材料与仪器

1. 实验动物 SPF 级 SD 大鼠 70 只，雌雄各半，体质量（200±20）g，由广东省实验动物中心提供。许可证号：SCXK（粤）2008-0002。

2. 试药 复方崩大碗灌肠剂，由广东省中山市中医院制剂室提供，处方为：崩大碗 60g，五指毛桃 50g，当归 30g，益母草 30g，生大黄 20g，煅牡蛎（先煎）20g，槐花 20g，苦参 15g，蛇舌草 20g。该制剂的所有药材经中山市中医院制剂室曾聪彦主任中药师鉴定。尿毒清颗粒剂，由广东康臣药厂生产，批号 20090520；腺嘌呤，美国 AMRE 公司生产，批号 B2125；乌拉坦：国药集团化学试剂有限公司生产，批号 T20090312。

3. 主要仪器 BX-51 型显微镜（日本 Olympus）；全自动 ABOTT AEROSET 型红外生化分析仪；东亚 4500 型紫外全自动三分类血液分析仪；J2000 型电子天平（常熟市双杰测试仪器厂）；HM340E 石蜡切片机、TEC-5 型包埋机、全自动 ASP300 型脱水机、Gemini 型染色机、JA1203 型电子天平、注射器、代谢笼、烧杯、真空采血管、量筒。

（二）方法

1. 腺嘌呤致大鼠 CRF 模型的建立 大鼠购回后雌雄分开饲养 1 周，随机抽取 10 只正常大鼠（雌雄各 5 只），设为正常对照组，每天喂食正常饲料；其余 SD 大鼠全部喂食 0.5% 的腺嘌呤饲料（由广东省实验动物中心加工），进行实验造模。造模第 30 天收集大鼠 24h 尿液，并剪尾采血，测定 24h 尿蛋白含量、血尿素氮（BUN）及肌酐（Cr）水平，以证实造模成功。

2. 实验分组、给药及检测项目

（1）第 31 天开始给药，给药期间除空白对照组外，其余大鼠继续喂食腺嘌呤饲料。将造模大鼠随机分为 5 组，每组 12 只（雌雄各 6 只）：模型组、尿毒清阳性对照组（3.68g/kg）及复方崩大碗灌肠剂高（19.56g/kg）、中（9.78g/kg）、低（4.89g/kg）剂量组。空白对照组和模型组灌胃等容积蒸馏水（10mL/kg）。因大鼠灌肠操作难度大、效果差，影响实验结果，故所有药物采用灌胃给药方式。以上剂量每日给药 1 次，连续 30 天。实验期间观察大鼠的体质量、食量、饮水、尿量、精神状态、体毛及活动状态。实验第 61 天，将全部大鼠在麻醉状态下从腹主动脉插管采血，并摘除双肾称量质量。用离子选择电极法检验血清中 K^+、Na^+、Cl^- 的含量，偶氮砷Ⅲ终点法检验 Ca^{2+} 的含量，磷钼酸盐法检验 P 的含量，血液分析仪法检验血液红细胞压积（HCT）、红细胞计数（RBC）及血红蛋白（HGB）的含量。

（2）第 9 天开始给药，给药期间除空白对照组外，造模大鼠继续喂食腺嘌呤饲料。将造模大鼠随机分为 5 组，每组 15 只：模型对照组、复方崩大碗灌肠剂高剂量组（22.5g/kg）、复方崩大碗灌肠剂中剂量组（15.0g/kg）、复方崩大碗灌肠剂低剂量组（7.5g/kg）、尿毒清对照组（3.70g/kg）。以上剂量每日给药 1 次，灌肠前 12h 大鼠禁食不禁水，模型组和空白组给予等量生理盐水。连续治疗 27 天后，于代谢笼中收集大鼠 24h 尿液，用量筒量取 24h 尿量，双缩尿比色法测定 24h 尿蛋白定量，全部动物在麻醉状态下从腹疗 27 天后主动脉插管采血，酶偶联速率法测定血尿素（BUN）、肌氨酸氧化酶法测定肌酐（Scr）水平。

3. 统计学处理 实验资料以 $\bar{x} \pm s$，结果采用 SPSS 13.0 统计软件包处理，统计方法为方差分析。

（三）结果

1. 对 CRF 大鼠肾脏系数的影响 结果如表 5-8 所示，由于 CRF 大鼠的肾组织内有大量腺嘌呤代谢物结晶沉积，因此呈“大白肾”状态，故与模型组比较，正常对照组大鼠的肾脏系数显著低于模型组（$P<0.05$）。复方崩大碗灌肠剂高剂量组和尿毒清阳性对照组大鼠的肾脏系数也显著低于模型组（$P<0.05$），中剂量组和低剂量组变化无显著性差异。

表 5–8　复方崩大碗灌肠剂对 CRF 大鼠肾脏系数的影响（$\bar{x} \pm s$，n=12）

组别	剂量（g/kg）	肾脏系数
正常对照组	–	0.72±0.12 *
模型组	–	3.22±0.37
尿毒清对照组	3.68	2.68±0.43 *
复方崩大碗灌肠剂高剂量组	19.56	2.76±0.38 *
复方崩大碗灌肠剂中剂量组	9.78	2.90±0.39
复方崩大碗灌肠剂低剂量组	4.89	3.18±0.39

注：与模型组比较，* $P < 0.05$。

2. 对 CRF 大鼠电解质的影响　结果如表 5–9 所示，CRF 大鼠由于代谢异常，导致渗透性利尿，故体内水电解质平衡紊乱，出现高钾、高磷、低钠、低钙和低氯。给药后，与模型组比较，复方崩大碗灌肠剂高剂量组及尿毒清组各项电解质指标显著改善（$P < 0.05$）。

表 5–9　复方崩大碗灌肠剂对 CRF 大鼠电解质的影响（$\bar{x} \pm s$，n=12）

组别	剂量（g/kg）	K^+（mmol/L）	Na^+（mol/L）	Cl^-（mol/L）	Ca^{2+}（mmol/L）	P（mmol/L）
正常对照组	–	5.96±0.51 *	145.27±1.65 *	102.99±2.65 *	2.43±0.09 *	2.67±0.39 *
模型组	–	8.34±0.60	140.24±1.95	98.34±1.84	1.84±0.21	4.77±0.30
尿毒清对照组	3.68	6.52±0.97 *	142.89±1.45 *	102.89±2.45 *	2.18±0.23 *	4.23±0.35 *
复方崩大碗灌肠剂高剂量组	19.56	7.16±0.43 *	144.74±1.64 *	102.69±2.04 *	2.20±0.14 *	4.19±0.37 *
复方崩大碗灌肠剂中剂量组	9.78	7.57±1.03	143.21±2.64 *	98.91±2.55	1.85±0.25	4.75±0.24
复方崩大碗灌肠剂低剂量组	4.89	7.67±1.31	144.85±1.75 *	100.00±2.29	1.81±0.32	4.61±0.41

注：与模型组比较，* $P < 0.05$。

3. 对 CRF 大鼠血常规的影响　结果如表 5–10 所示，CRF 大鼠 HCT、RBC 和 HGB 显著下降。给药后尿毒清对照组和复方崩大碗灌肠剂高剂量组 CRF 大鼠的 HCT、RBC 和 HGB 含量均显著升高（$P < 0.05$）。复方崩大碗中、低剂量组 RBC 也显著升高（$P < 0.05$）。

表 5–10 复方崩大碗灌肠剂对 CRF 大鼠血液的影响（$\bar{x} \pm s$）

组别	剂量（g/kg）	*n*（只）	HCT	RBC（$\times 10^{12}$/L）	HGB（g/L）
正常对照组	–	10	0.46±0.03 *	7.87±0.58 *	149.80±5.92 *
模型组	–	12	0.39±0.05	5.35±0.72	104.25±10.17
尿毒清对照组	3.68	12	0.44±0.04 *	6.39±0.69 *	118.40±11.81 *
复方崩大碗灌肠剂高剂量组	19.56	12	0.44±0.03 *	6.23±0.44 *	124.10±9.63 *
复方崩大碗灌肠剂中剂量组	9.78	12	0.35±0.05	6.64±0.96 *	114.18±16.08
复方崩大碗灌肠剂低剂量组	4.89	12	0.34±0.03	6.50±0.53 *	116.29±9.38

注：与模型组比较，$^{*}P < 0.05$。

4. 对大鼠尿 UTP 水平的影响　与空白组比较，模型对照组大鼠尿中 UTP 水平明显升高（$P < 0.05$）。复方崩大碗灌肠剂 3 个剂量组和尿毒清对照组尿中 UTP 水平显著低于模型对照组（$P < 0.05$）。见表 5–11。

表 5–11 复方崩大碗灌肠剂对腺嘌呤造模大鼠 UTP 水平的影响（$\bar{x} \pm s$）

组别	24h 尿液总量（mL）	24h 尿蛋白定量（mg）
空白对照组	8.79±5.39	20.94±21.46
模型对照组	35.85±17.3*	66.28±17.77*
尿毒清对照组	23.36±7.18$^{\Delta}$	51.35±18.17$^{\Delta}$
复方崩大碗灌肠剂高剂量组	23.67±6.70$^{\Delta}$	46.00±15.09$^{\Delta}$
复方崩大碗灌肠剂中剂量组	24.34±11.12$^{\Delta}$	53.31±22.33$^{\Delta}$
复方崩大碗灌肠剂低剂量组	26.92±6.80$^{\Delta}$	50.87±10.28$^{\Delta}$

注：与空白组比较，$^{*}P < 0.05$；与模型组比较，$^{\Delta}P < 0.05$。

5. 对大鼠血 BUN 和 Scr 水平的影响　与空白组比较，模型对照组大鼠血中 BUN 和 Scr 水平明显升高（$P < 0.05$）。复方崩大碗灌肠剂 3 个剂量组和尿毒清对照组血中 BUN、Scr 水平显著低于模型对照组（$P < 0.05$）。见表 5–12。

表 5–12 复方崩大碗灌肠剂对腺嘌呤造模大鼠 BUN 和 Scr 水平的影响（$\bar{x} \pm s$）

组别	BUN（mmol/L）	Scr（mmol/L）
空白对照组	7.74±1.11	48.44±6.29
模型对照组	62.91±5.65*	341.73±43.87*

（续表）

组别	BUN（mmol/L）	Scr（mmol/L）
尿毒清对照组	54.07±7.32$^{\Delta}$	294.14±59.53$^{\Delta}$
复方崩大碗灌肠剂高剂量组	41.93±9.62$^{\Delta}$	218.71±84.07$^{\Delta}$
复方崩大碗灌肠剂中剂量组	49.80±9.73$^{\Delta}$	255.56±46.44$^{\Delta}$
复方崩大碗灌肠剂低剂量组	54.13±7.37$^{\Delta}$	290.83±40.45$^{\Delta}$

注：与空白组比较，$^{*}P<0.05$；与模型组比较，$^{\Delta}P<0.05$。

（四）讨论

中医学认为 CRF 的发病机制以脾肾衰败为本，可表现为气、血、阴、阳的不足，同时可以兼有湿浊、湿热、溺毒、水气、瘀血、肝风、风燥等复杂的标实证候。故在 CRF 的发展过程中，据证应选用活血化瘀药、补益药、利水渗湿药及通腑泄浊药等。复方崩大碗灌肠剂由崩大碗、五指毛桃、当归、益母草、生大黄、煅牡蛎（先煎）、槐花、苦参、白花蛇舌草 9 味药材组成。其中崩大碗（又名积雪草）有清热利湿、解毒消肿等功效，有研究表明，崩大碗能抑制肾系膜细胞增殖，对导致肾小球酸化的 TGF-β1 有显著的抑制作用。张边江等报道了崩大碗提取物能抑制血管紧张素Ⅱ（AngⅡ）刺激下的大鼠肾小球系膜细胞增殖和 Ca^{2+} 水平升高。五指毛桃又称“南芪”，能补气升阳，与崩大碗合用可攻补兼施。在 CRF 发展过程中，由于大量代谢毒物产生如肌酐等在体内蓄积，可加剧血管内皮损伤，激活凝血系统，使血液呈高凝状态，从而使血液黏度增高。而当归能改善这一病理过程。益母草具有抗血栓形成和改善微循环的作用，对 CRF 患者的血瘀症状有很好的疗效。大黄能泄浊解毒、活血祛瘀，是治疗 CRF 的经典药物，有研究表明大黄可以通过多种机制延缓 CRF 进展。首先，大黄能改善 CRF 患者的氮质血症，其有效成分是大黄鞣质；其次，大黄能抑制肾脏代偿性肥大和高代谢状态，有助于减少肾小球硬化的发生，延缓 CRF 的进展；再次，大黄能通过抑制细胞 DNA 和蛋白质合成作用而抑制系膜细胞的增殖，有助于延缓 CRF 的进展；最后，大黄能纠正 CRF 患者的脂质代谢紊乱，使甘油三酯含量下降，血清高密度脂蛋白明显升高，还可抑制血清胆固醇的沉积，降低血管的通透性。槐花、白花蛇舌草能加强祛湿解毒之功，促氮质排出。煅牡蛎能促使毒素从血液中进入肠道而排出体外。苦参的有效成分苦参碱对腺嘌呤致 CRF 大鼠的肾间质纤维化有抑制作用。诸药合用，攻补兼施，在延缓 CRF 方面有很好的作用。

Yokasawa 等 1986 年建立了腺嘌呤诱发大鼠慢肾衰的动物模型。用腺嘌呤饲料喂养大鼠诱发 CRF 的病理生理机制是：腺嘌呤的代谢产物 2,8- 二羟基腺嘌呤沉积在肾小管，抑制了氮质化合物的排泄，从而导致氮质血症、尿毒症毒素蓄积及电解质紊乱，最终使肾脏组织严重损害，形成 CRF。本实验观察到随着食用腺嘌呤时间的延长，大鼠日益消瘦，蜷缩拱背，精神萎靡，体毛脱落，尿量增加，尿蛋白含量增高，血 BUN、Cr 水平进行性升高；HCT、RBC 及 HGB 显著下降，该 CRF 大鼠模型与文献报道基本一致。在造模第 8 天测量大鼠尿常规，除空白对照组外其余各组尿常规均出现改变，其中造模大鼠尿常规中蛋白尿及隐血指标均表现出强阳性；采血测得造模大鼠血 BUN 及 SCr 也略有升高；说明在造模 8 天后大鼠的肾脏已经发生改变，呈肾脏疾病的初期表现。给予药物治疗一段时间后观察大鼠的各种体征，发现各给药组大鼠均有恢复，表现为饮食稍增，尿量减少，体重缓慢增加。

实验结果表明，高剂量复方崩大碗灌肠剂能显著改善 CRF 大鼠的症状，使模型大鼠的活动、体质量、精神状态、外观更接近正常大鼠。根据肾脏系数指标可以看出，高剂量复方崩大碗灌肠剂能使肾组织内结晶沉积物减少，纤维组织增生减轻。对肾脏的肉眼观察也能明显看出“大白肾”表面的颗粒状与模型组比较显著改善。大鼠血液生化指标的检验结果提示高剂量复方崩大碗灌肠剂能调节 CRF 大鼠体内的电解质水平，使高钾、高磷、低钠、低钙和低氯状态显著缓解。同时，高剂量复方崩大碗灌肠剂能显著升高 CRF 大鼠 HCT、RBC 及 HGB，改善 CRF 大鼠贫血的趋势，表明高剂量的复方崩大碗灌肠剂对腺嘌呤所致的 CRF 大鼠有显著的治疗作用。

第三节　痔舒息洗剂

痔舒息洗剂是广州中医药大学附属中山中医院制剂，由穿心莲、入地金牛、大黄等组成，功效消炎止痛、收湿止痒，临床用于痔疮肿痛、肛周及阴囊湿疹。

一、提取工艺

为方便制剂的存放和患者的携带、使用，对痔舒息洗剂原来的制备工艺进行改进。本研究以具有清热解毒、抑菌消炎作用的主药穿心莲作为正交优选的对象，并测定新剂型中穿心莲内酯和脱水穿心莲内酯的含量。

（一）实验材料

1. 仪器与试药　Agilent1100 系列高效液相色谱仪（包括 G1322 degasser，AG1311A quatpump，G1316A colcom，G1314A VWD 等）；Hypersil ODS 柱（4.6mm×250mm，5μm）。BA224S 电子天平（德国 Sartorius），HHS-4S 型电热恒温水浴锅（上海衡平）。穿心莲内酯对照品（批号 0797-200105）、

脱水穿心莲内酯对照品（批号 0854-200204）均由中国药品生物制品检定所提供。水为自制多效蒸馏水（0.45μm 滤过），乙醇为 95% 医用乙醇（广州化学试剂厂），甲醇为色谱纯（美国 Fisher 公司）。

2. 样品来源及处理 穿心莲药材购自亳州市亳广中药饮片有限公司（执行标准：2000 年版《中国药典》，许可证号：皖 Y20040019）。

（二）方法与结果

1. 正交试验设计 本试验重点考察煎煮条件对穿心莲内酯和脱水穿心莲内酯的影响。因此，考察因素为溶剂、提取温度、提取次数和提取时间 4 个因素，见表 5-13。

表 5-13 因素水平表

因素	溶剂	提取时间（min）	提取温度（℃）	提取次数（N）
水平 1	0.01%Na_2CO_3 溶液	60	60	1
水平 2	60% 乙醇	90	80	2
水平 3	95% 乙醇	120	100	3

根据因素水平表，选用 $L_9(3^4)$ 正交试验表进行试验，结果见表 5-14。

表 5-14 正交试验设计及试验数据

试验号	因素				穿心莲内酯含量（%）	脱水穿心莲内酯含量（%）
	溶剂 A	时间 B	温度 C	次数 D		
1	1	1	1	1	0.78	0.00
2	1	2	2	2	0.16	0.007
3	1	3	3	3	0.09	0.08
4	2	1	2	3	1.77	0.100
5	2	2	3	1	1.27	1.46
6	2	3	1	2	1.67	0.097
7	3	1	3	2	1.71	0.260
8	3	2	1	3	1.55	0.200
9	3	3	2	1	1.81	0.252
			穿心莲内酯			
K_1	1.03	4.26	4.00	3.86		
K_2	4.71	2.98	3.74	3.54		
K_3	5.07	3.57	3.07	3.41		
R	1.3467	0.4267	0.3100	0.1500		
SS	3.3326	0.2736	0.1535	0.0358		
F	93.2057	7.6526	4.2927			

（续表）

试验号	因素				穿心莲内酯含量（%）	脱水穿心莲内酯含量（%）
	溶剂 A	时间 B	温度 C	次数 D		
			脱水穿心莲内酯			
K_1	0.015	0.36	0.297	0.398		
K_2	0.343	0.353	0.359	0.364		
K_3	0.712	0.357	0.414	0.308		
R	0.2323	0.0023	0.0390	0.0300		
SS	0.0811	8.22×10^6	0.0023	0.0014		
F	9858.84		277.81	167.46		

注：每次提取第 1 次加水 20 倍量，第 2 次加 15 倍量，第 3 次加 10 倍量，后 1 次提取时间比前 1 次递减 1/3。

2. 正交样品液的提取　称取穿心莲药材 10g，按正交设计进行提取，合并提取液置于相同温度的水浴上蒸干，残渣用甲醇 20mL 溶解，滤纸滤过并移取续滤液 1.0mL 至 25.0mL 量瓶中，用甲醇稀释至刻度，进样前用 0.45μm 滤膜滤过作为样品液。

3. 含量测定

（1）色谱条件的选择　色谱柱为 HypersilODS（4.6mm×250mm，5μm），流动相为甲醇－水（55：45），流速 0.8mL/min，检测波长 λ=254nm，检测温度 25℃，灵敏度 0.1 AUFS。

（2）标准曲线的绘制　取恒重的穿心莲内酯对照品约 10.0mg，脱水穿心莲内酯约 2.0mg，分别精密称定，置 25mL 量瓶中，用甲醇配制成浓度为每 1mL 含穿心莲内酯 400μg、脱水穿心莲内酯 80μg 的溶液作为母液。精密吸取 0.5、1.0、2.5、5.0、12.5mL 配制成穿心莲内酯浓度为 8.0、16.0、40.0、80.0、200.0、400.0μg /mL 和脱水穿心莲内酯浓度为 1.6、3.2、8.0、16.0、40.0、80.0μg/mL 的对照品混合溶液，在上述色谱条件下各进样 20μL，以进样浓度（μg/mL）为横坐标，峰面积为纵坐标绘制标准曲线，回归方程为：穿心莲内酯 $Y=13.78588X+4.02317$，$r=0.9998$；脱水穿心莲内酯 $Y=61.73996X-1.03789$，$r=0.9999$。穿心莲内酯浓度为 7.52 ～ 376μg/mL、脱水穿心莲内酯浓度为 1.6 ～ 80μg/mL 范围内分别呈良好的线性关系。

（3）样品测定及结果分析　取滤过的正交样品溶液在上述条件下各进样 20μL，测定峰面积，并根据回归方程得出含量。测定结果及分析见表 5-14。正交试验结果分析表明溶剂对穿心莲内酯的提取具有显著性意义（$P<0.05$），提取时间（$P>0.05$）、温度（$P>0.05$）对穿心莲内酯无显著性影响。对于穿心莲内酯，各因素的影响顺序为溶剂＞时间＞温度＞提取次数。但对于脱水穿心莲内酯，虽然其含量过低，但从统计上看溶剂、温度、次数等因素对于脱水穿心莲内酯的提取皆有一定的影响。

结合 *K* 值考虑，最佳提取工艺为 $A_3B_1C_2D_1$，即用95% 乙醇在80℃水浴提取1次，60min；从直观分析考虑，正交试验表中7号和9号均有较好的提取率。时间因素在相同温度下对穿心莲内酯和脱水穿心莲内酯的影响不显著，可以认为9号提取条件与最佳工艺基本上一致。

（三）讨论

上述实验表明，最主要影响穿心莲有效成分提取率的因素为提取过程中所用的溶剂，而从正交结果分析，60% 乙醇作为溶剂的提取工艺仍有相当的提取率，所以乙醇可以考虑回收重复使用，至于到何等浓度的乙醇会出现穿心莲有效成分提取率的明显差异，有待进一步研究。

根据穿心莲内酯成分的结构，碱提酸沉法较原来的水煎煮法更能有效提取内酯成分，而且比醇提法成本低，如正交试验1号，穿心莲内酯的提取率可以达到醇提法的50%，然而从正交试验结果可看出0.01%Na_2CO_3溶液提取工艺受温度因素影响较大。而且碱水提取工艺所制备的样品液在同等条件HPLC含量测定中，脱水穿心莲内酯成分峰成峰时间较长，响应值不够理想，所以碱水提取工艺亦有待进一步研究。

二、质量标准

（一）实验材料

1. 仪器　Agilent 1100高效液相色谱仪（美国安捷伦公司）（包括G1322 degasser，AG 1311Aquatpump，G1316A colcom，G1314A VWD等）；25、50μL注射器；Hypersil ODS柱（4.6mm×250mm，5μL）。BS 224S电子天平（德国Sartorius），东方-A型直热式电热恒温干燥箱，KQ3200E医用超声波清洗器（昆山市超声仪器有限公司），HHS-4S型电热恒温水浴锅（上海衡平）。

2. 试药　水为自制多效蒸馏水（0.45μm滤过），乙醇为95% 医用乙醇，甲醇为分析纯。穿心莲内酯对照品（批号0797-200105）、脱水穿心莲内酯对照品（批号0854-200204）均由中国药品生物制品检定所提供。痔舒息洗剂自制。

（二）方法和结果

1. 两面针、大黄的薄层色谱鉴别　取本品2g，加甲醇40mL，放置30min，超声30min，滤过，滤液蒸干，加氯仿1mL使溶解，作为供试品溶液。另取两面针对照药材2g，加水50mL，煎煮20min，滤过，滤液蒸干加氯仿1mL制成对照药材溶液。再取大黄素、大黄酸和大黄素甲醚对照品，加氯仿制成每1mL各含0.2mg的混合溶液，作为对照品溶液。照薄层色谱法（《中国药典》2000年版一部附录Ⅴ IB）试验，吸取上述3种溶液各4μL，分别点于同一以羧甲基纤维素钠为黏合剂的硅胶 H 薄层板上，以石油醚（30 ～ 60℃）– 甲酸乙酯 – 甲酸（15∶5∶1）上层溶液为展开剂，展开，取出，晾干。先置紫外光灯（365nm）下检视，供试品色谱中，在与对照药材溶液色谱相应的位置上，显相同的紫蓝色斑点；再置日光下检视，供试品色谱中，在与对照品色谱相应的位置上，显相同的黄色或橙黄色斑点，置氨熏后，斑点变为红色。见图 5–1 ～图 5–3。

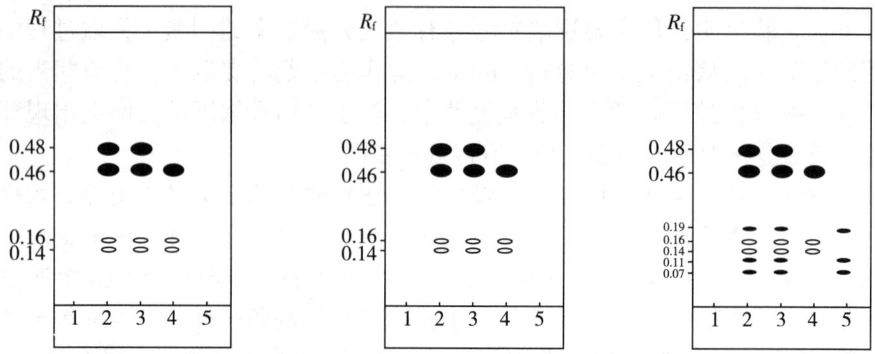

图 5–1　日光下薄层层析图　图 5–2　氨熏日光下薄层层析图　图 5–3　紫外光下薄层层析图
1. 缺大黄、两面针阴性对照溶液；2、3. 供试品溶液；4. 大黄素、大黄酸、大黄素甲醚对照溶液；
5. 两面针对照药材

2. 穿心莲内酯及脱水穿心莲内酯的含量测定　见图 5–4 ～图 5–7。

（1）色谱条件　色谱柱为 Hypersil ODS 柱（4.6mm×250mm，5μm），流动相为甲醇 – 水（48∶52），流速 1.0mL/min，检测波长 $\lambda_{0\sim15}$=225nm，$\lambda_{15\sim30}$=254nm，检测温度 35℃，灵敏度 0.1AUFS。

（2）对照品的制备　取恒重的穿心莲内酯对照品约 10.0mg，脱水穿心莲内酯约 2.0mg，分别精密称定，置 25mL 量瓶中，用甲醇配制成浓度为每 1mL 含穿心莲内酯 400μg、脱水穿心莲内酯 80μg 溶液作为母液。精密吸取 0.5、1.0、2.5、5.0、12.5mL 配制成穿心莲内酯浓度为 8.0、16.0、40.0、80.0、200.0、400.0μg/mL 和脱水穿心莲内酯浓度为 1.6、3.2、8.0、16.0、40.0、80.0μg/mL 的对照品混合溶液。

（3）供试品溶液的制备　取制剂成品约 2.0g，精密称定，置 150mL 带塞锥形瓶中，加甲醇 20mL，放置 30min，超声提取 30min，放置室温，精密吸取上清液 5.0mL 置 25mL 量瓶中，加甲醇至刻度，摇匀，即得。进样前用 0.45μm 滤膜滤过。

（4）标准曲线的绘制　取上述前 5 个浓度的对照品溶液，在上述色谱条件下各进样 5μL，以进样浓度（μg/mL）为横坐标，峰面积为纵坐标绘制标准曲线。回归方程为：穿心莲内酯 $Y=15.29702X+3.84909$，$r=0.99995$；脱水穿心莲内酯 $Y=9.11736X-0.36262$，$r=0.99994$。在穿心莲内酯浓度为 7.52 ～ 188μg/mL 和脱水穿心莲内酯浓度为 1.6 ～ 40μg/mL 范围内呈良好的线性关系。

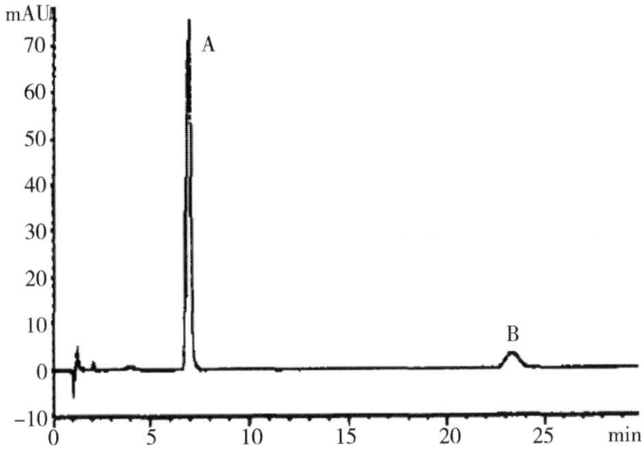

图 5-4　穿心莲内酯和脱水穿心莲内酯对照品的 HPLC 图谱

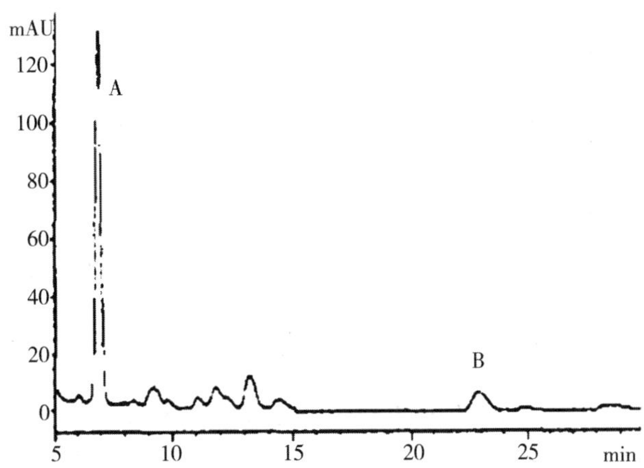

图 5-5　痔舒息洗剂的 HPLC 图谱

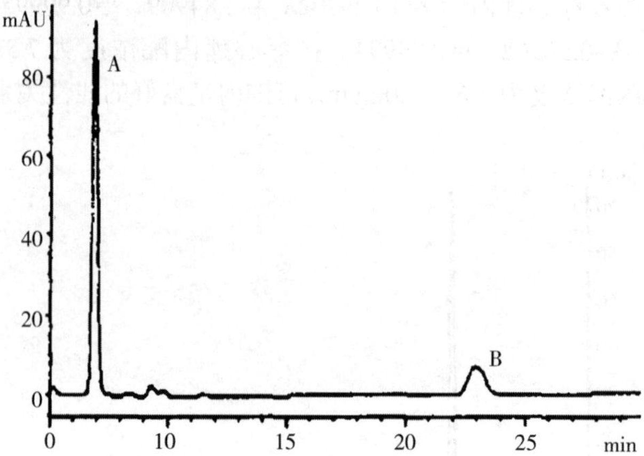

图 5-6 对照药材的 HPLC 图谱

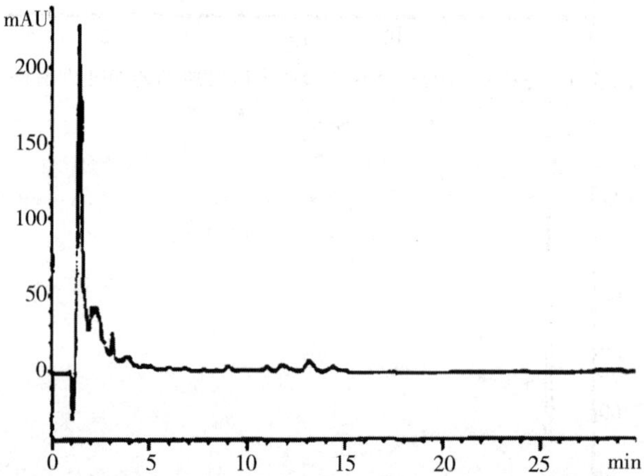

图 5-7 阴性对照的 HPLC 图谱

（5）精密度试验 取浓度为穿心莲内酯 80.0μg/mL、脱水穿心莲内酯 16.0μg/mL 对照品混合溶液，连续进样 5 次。穿心莲内酯 *RSD*=0.42%，脱水穿心莲内酯 *RSD*=0.58%。

（6）稳定性试验 取浓度为穿心莲内酯 80.0μg/mL、脱水穿心莲内酯 16.0μg/mL 对照品混合溶液在 0、1、2、3、4、5h 进样，进行测定。穿心莲内酯 *RSD*=0.41%，脱水穿心莲内酯 *RSD*=0.54%。

（7）重现性试验 取同一批供试品 5 份按上述方法制备，在上述色谱条件下分别进样。穿心莲内酯 *RSD*=1.68%（*n*=5），脱水穿心莲内酯 *RSD*=2.25%（*n*=5）。

（8）回收率试验　取已知含量的供试品，分别加入一定量的穿心莲内酯，按上述测定方法测定，分别进样 5μL，结果见表 5-15。计算平均回收率为 102.9%，*RSD*=3.29%。

表 5-15　回收率试验

供试品含量（μg）	加入对照品量（μg）	实测含量（μg）	回收率（%）	平均回收率（%）	*RSD*（%）
392.1	37.6	432.1	106.4		
458	37.6	498.3	107.3		
390.1	188	581.3	101.7	102.9	3.29
394.7	188	588.3	103		
358.5	376	729.2	98.6		
432.3	376	810.2	100.5		

（三）讨论

本实验使用高效液相色谱仪测定样品中穿心莲内酯和脱水穿心莲内酯含量，若在正交试验色谱条件［流动相为甲醇 - 水（55∶45），流速 0.8mL/min，检测波长 λ=254nm，检测温度 25℃］进样，大黄成分对穿心莲内酯有较大的干扰，使穿心莲内酯峰出现前延，所以在制定质量标准的时候制定新的色谱条件［流动相为甲醇 - 水（48∶52），流速 1.0mL/min，检测波长 $\lambda_{0\sim15}$=225nm，$\lambda_{15\sim30}$=254nm，检测温度 35℃］，因为加大了流动相中水的比例，测定时间相应延长，所以需要加大流速和柱温，改善大黄成分和穿心莲内酯的分离度，在前期使用 225nm 的检测波长增大穿心莲内酯的峰面积和峰高，除了改善峰形还使得干扰部分降至 2.5% 以下。

两面针、大黄的薄层色谱鉴别中，样品液在 UV365nm 荧光下有一鲜红色斑点对两面针成分存在部分干扰，分离效果不够理想。无论是在 TLC 或者是 HPLC 的操作过程中都表明样品液的纯化方法尚待进一步改善，必需既能控制待测成分的损失为最少，又能除去大部分的干扰成分。

三、药理作用

（一）抗炎、镇痛、止血作用

痔舒息洗剂为中山市中医院临床应用 30 年以上的经验方，是外用熏洗治疗痔疮的良方，主要成分是穿心莲、两面针、榕须、大黄、芒硝等，具有清热解毒、消炎止痛、收湿止痒等功能，就其抗炎、镇痛、止血、止痒和抗肛周溃疡药效学研究报道如下。

1. 试验材料

（1）药物与试剂　痔舒息洗剂（由广州中医药大学附属中山中医院制剂室提供，批号为20050203），分别以原液及将原液浓缩成2倍浓度作为低、高剂量；马应龙麝香痔疮膏（武汉马应龙药业集团股份有限公司，批号为040924）；冰醋酸、二甲苯（分析纯试剂，广州化学试剂厂）。

（2）动物　SPF级KM小鼠，合格证号为SCXK（粤）2003-0002，粤监证字2004A019；SPF级SD大鼠，合格证号为SCXK（粤）2003-0002，粤监证字2004A021，均由广东省医学实验动物中心提供。

（3）动物分组　动物购进后观察1周，均无异常，依体质量、性别均衡分组，每组10只，共4组。即空白对照组（A组，给予蒸馏水）、痔舒息洗剂低剂量组（B组，予痔舒息洗剂原液）、痔舒息洗剂高剂量组（C组，予痔舒息洗剂2倍液）、马应龙麝香痔疮膏组（D组，予马应龙麝香痔疮膏）。

（4）仪器　BS224S型电子天平（德国赛多利斯）；BS型电热三用水浴箱（北京医疗设备厂）；定量、可调移液器（上海金林）；机械秒表（上海钻石）；游标卡尺（江苏棱环）；金属盘，打孔器。

（5）实验室环境　中山市中医院SPF级动物实验室，雌雄分笼饲养，SD大鼠每笼5只，KM小鼠每笼20只。环境温度（20±2）℃，相对湿度70%。

2. 方法与结果

（1）小鼠耳肿胀法　取体质量（20±2）g的雄性KM小鼠40只，按体质量随机分为4组，每组10只。将各组药物分别以棉签浸润后，均匀涂布于各对应组小鼠左耳正反两面，以右耳郭作为空白对照，共给药3次，每隔30min重复涂抹一次，末次涂药后的30min，以二甲苯0.05mL均匀涂抹于小鼠左耳郭前后两面使之致炎，20min后小鼠颈椎脱臼致死，剪下两侧耳郭，用直径5mm打孔器打下双侧同一部位耳片，在分析天平上称重，以同一小鼠左右耳片重量之差（Δmg）表示耳郭肿胀程度。取各给药组的平均数与空白对照组比较，进行统计学检验，比较所试药物的抑肿作用。结果见表5-16。

表5-16　痔舒息洗剂抗炎作用试验结果（$\bar{x}\pm s$）

组别	动物数（只）	小鼠两耳质量差异（Δmg）	致炎后不同时间大鼠足跖肿胀率（%）			
			0.5h	1h	2h	4h
A	10	8.04±1.44	50.7±11.2	45.8±3.4	39.6±7.2	28.5±6.4
B	10	4.75±1.72*	48.6±5.8	40.7±5.3	33.0±4.6△	22.5±4.2△
C	10	4.42±2.30*	53.2±5.2	40.6±5.3	28.2±4.5△	22.7±3.3△
D	10	3.17±1.83*	50.3±6.8	35.1±8.0△	24.1±4.4△	19.4±5.3△

注：与A组比较，*$P<0.05$；在同一时间，给药组与A组比较，△$P<0.05$。

（2）大鼠足跖肿胀法　取体质量（140±10）g的雄性SD大鼠40只，按体质量随机分为4组，每组10只，分组同前。于致炎前以各组药物分别充分浸泡大鼠右后足跖部3次，每次5min。于末次给药后，立即以注射器先自右后足跖中部皮下向上注入一部分致炎剂（10%的鸡蛋清生理盐水溶液，每鼠0.1mL），再将动物右后肢拉直，掉转针头向下注完。用游标卡尺分别测量各鼠致炎前及致炎后0.5、1.2、4h右后足跖厚度，判断足趾肿胀程度。比较给药组和空白对照组的肿胀差异程度，计算足跖肿胀率。大鼠足跖肿胀率=（致炎后足跖厚度－致炎前足跖厚度）/致炎前足跖厚度×100%。结果见表5-16，说明痔舒息洗剂有抗炎消肿作用。

（3）物理刺激法（小鼠热板镇痛法）　取体质量（20±2）g的雌性KM小鼠。调节恒温器水温至（55.0±0.5）℃，将金属盘放入其中，使金属盘底部接触水面，每次取雌性小鼠1只，放入金属盘内。记录自放入金属盘至出现舔后足或跳跃反应所需时间（s），凡小于5s内出现或大于30s内不出现舔后足或跳跃的动物，弃之不用。依次测定各鼠的痛阈值，取预选合格的雌性小鼠40只，分组同前，每组10只，间隔5min再重新测定痛阈值1次，将两次痛阈值的平均值作为该鼠给药前痛阈值。分别以各药物充分浸泡小鼠后足5min，以小鼠舔后足为疼痛反应指标，分别测定小鼠给药后0.5、1、1.5、2h的痛阈值。对给药后置金属盘60s仍无反应的小鼠，立即取出，其痛阈值按60s计算，作为该小鼠给药后痛阈值。结果见表5-17。

（4）化学刺激法（小鼠醋酸扭体法）　取体质量（20±2）g的KM小鼠40只，雌雄各半，按体质量随机分为4组，每组10只，分组同前。分别将各药物均匀涂布于腹部，共给药3次，每隔30min重复涂抹1次，并于末次给药后30min将每只小鼠腹腔均注射0.8%醋酸溶液0.2mL，观察并记录20min内小鼠扭体次数。按扭体次数评判各组药物的镇痛效果，结果见表5-17，说明痔舒息洗剂低、高剂量对小鼠醋酸扭体反应有明显的抑制作用，与空白对照组比较，差异有显著性意义（$P<0.05$）；其镇痛作用与马应龙痔疮膏相似，差异无显著性（$P>0.05$）。

表5-17　痔舒息洗剂镇痛作用试验结果（$\bar{x}\pm s$）

组别	动物数（只）	不同时间小鼠热刺激痛阈值（s）					小鼠扭体次数（次）
		给药前	药后0.5h	给药后1h	给药后1.5h	给药后2h	
A	10	11.9±3.4	12.2±3.5	10.0±2.1	9.9±3.6	12.0±3.5	38.8±10.7
B	10	12.2±3.3	12.9±4.5	13.6±5.7	14.8±6.3	14.0±5.3	21.3±16.1$^{\triangle}$
C	10	12.0±4.5	14.3±3.7	13.7±4.4	15.3±3.1*	21.1±4.7*	22.9±16.9$^{\triangle}$
D	10	12.6±2.8	10.3±3.0	11.7±3.1	16.0±4.8*	18.3±6.1*	21.1±11.2$^{\triangle}$

注：在同一时间，给药组与A组比较，*$P<0.05$；与A组比较，$^{\triangle}P<0.05$。

3. 讨论　痔疮是临床最常见的疾病之一，目前，对其治疗应以非手术治疗为主的原则已成为共识。传统中医学理论认为，痔疮为湿热下注、脾气下陷、气滞血瘀所致，故治疗上应以清热燥湿、活血化瘀、消肿止痛为主。为探讨一种疗效高、应用简便的治疗方法，我院根据多年来临床治疗痔疮的经验方研制成痔舒息洗剂。方中穿心莲具有泻火解毒、清热燥湿、凉血消肿的功效，榕须外用有活血止痛的功能，两面针有抗炎、消肿、镇痛、抗菌、改善心血管循环、解痉、抗癌等的功效，大黄具有导滞除湿、活血、止痛、清热解毒的功效，芒硝有抗炎、清热的功能。诸药合用，共奏清热止痛、消炎止痒功效。

本试验结果表明，痔舒息洗剂高、低剂量均能明显抑制二甲苯所致耳部炎症反应，其抑制作用与马应龙麝香痔疮膏相似；痔舒息洗剂高、低剂量在蛋清所致大鼠足跖肿胀试验中，显示了较强的抗炎效果；高剂量痔舒息洗剂对热传导引起的小鼠疼痛有明显的抑制作用，在醋酸扭体反应中显示镇痛作用明显。

（二）止血、止痒、抗肛周溃疡作用

1. 材料

（1）仪器　BS224S 型电子天平（德国赛多利斯公司）；BS 型电热三用水浴箱（北京医疗设备厂有限责任公司）；HST 定量可调移液器（上海金林公司）；MS96306A 机械秒表（上海星钻秒表有限公司）；200mm×0.02 游标卡尺（江苏靖江量具有限公司）。

（2）试药　痔舒息洗剂（广州中医药大学附属中山中医院制剂室，批号 20050203）；马应龙麝香痔疮膏（武汉马应龙药业集团股份有限公司，批号 040924）；组胺磷酸盐（上海国药集团化学试剂有限公司，批号 F20040831）；冰醋酸为分析纯。

（3）动物　SPF 级 KM 小鼠［广东省医学实验动物中心，许可证号：SCXK（粤）2003-0002，合格证号：粤监证字 2004A019］；SPF 级 SD 大鼠［广东省医学实验动物中心，许可证号：SCXK（粤）2003-0002，合格证号：粤监证字 2004A021］；普通级豚鼠［广州中医药大学实验动物中心，许可证号：SC XK（粤）2003-0001］。

2. 方法

（1）实验环境　于广州中医药大学附属中山中医院 SPF 级动物实验室，环境温度：（20±2）℃，相对湿度：70%。雌雄分笼饲养，KM 小鼠每笼 20 只，SD 大鼠每笼 5 只。豚鼠饲养于普通级动物饲养室。

（2）动物分组　动物购进后观察 1 周，均无异常，并依体重、性别均衡分组，每组 10 只，每次实验分别设立 4 组，即痔舒息洗剂低剂量组（痔舒息洗剂原液）、痔舒息洗剂高剂量组（痔舒息洗剂原液浓缩为 2 倍浓度）、马应龙麝香痔疮膏组、正常对照组（蒸馏水）。

（3）小鼠断尾法测定小鼠止血时间　取KM小鼠40只，雌雄各半，按上述方法随机分为4组，每组10只。将小鼠尾部充分浸泡于药液中5min，于给药30min后将小鼠固定，擦去剩余药物，剪去鼠尾尖约0.5cm，待血液自行溢出，用滤纸及时吸去血滴，吸时勿用力挤压断面，计算从人工形成创面到出血停止所需时间，并记为出血时间。

（4）磷酸组胺致痒实验测定豚鼠的致痒阈　取普通级豚鼠40只，雌雄不限，体重（170±10）g，按上述方法随机分为4组，每组10只。实验前分别将各组豚鼠右后足背剃毛，并于实验当日，用粗砂纸擦伤右后足背剃毛处，面积约为1cm^2，并将豚鼠右后足浸泡于各组药液5min，于给药10min后，开始在创面滴加0.01%磷酸组胺液0.05mL，此后每隔3min以0.02%、0.03%、0.04%……浓度递增，每次均按每只0.05mL滴加，直至出现豚鼠回头舔右后足的现象，即以最后出现豚鼠回头舔右后足时所给予的磷酸组胺总量为致痒阈，记录并比较各组致痒阈。

（5）醋酸致大鼠肛周溃疡实验及溃疡程度评定　取体重为（140±10）g的SD大鼠40只，雌雄各半，按上述方法随机分为4组，每组10只。以99.0%醋酸致肛周溃疡，方法为：取一张滤纸，用内径为6mm的打孔器制成大小相等的滤纸片，展开滤纸片，放入99.0%醋酸溶液中，充分浸泡，分别将浸泡后的滤纸片放到肛周，使滤纸片紧密接触肛周皮肤及黏膜，每次黏贴1min，隔0.5min更换1次滤纸片。从致溃疡后的第2d开始，以纱布浸润药物后外敷各组相应药物于溃疡处，每次用药5min，连续给药11d，并观察致溃疡后第3、5、7、9、11d时大鼠溃疡愈合情况，评定溃疡程度（评定标准：有溃疡渗液1分，有少量溃疡渗液2分，有焦痂、基本愈合3分，完全愈合4分）。

3. 结果

（1）小鼠断尾止血时间测定结果　各组小鼠断尾止血时间测定结果详见表5–18。

表5–18　各组出血时间比较（$\bar{x} \pm s$，n=10）

组别	出血时间（s）
正常对照组	53.9±16.0
痔舒息洗剂低剂量组	28.4±11.7*
痔舒息洗剂高剂量组	19.7±8.2*
马应龙痔疮膏组	15.9±7.8*

注：与正常对照组比较，*$P < 0.05$。

由表 5–18 可知，痔舒息洗剂高、低剂量组及马应龙麝香痔疮膏组与正常对照组比较，有显著性差异（$P < 0.05$）。表明痔舒息洗剂具有止血作用。

（2）各组豚鼠磷酸组胺致痒阈测定结果　磷酸组胺致痒实验测定各组豚鼠的致痒阈结果详见表 5–19。

表 5–19　各组致痒阈比较（$\bar{x} \pm s$，n=10）

组别	致痒阈（μg）
正常对照组	6.0±3.2
痔舒息洗剂低剂量组	133.0±71.4*
痔舒息洗剂高剂量组	166.0±135.8*
马应龙痔疮膏组	188.5±172.1*

注：与正常对照组比较，* $P < 0.05$。

由表 5–19 可知，痔舒息洗剂高、低剂量组及马应龙麝香痔疮膏组明显提高了豚鼠的致痒阈，与正常对照组比较，具有显著性差异（$P < 0.05$）。提示痔舒息洗剂具有止痒作用，其止痒效果与马应龙麝香痔疮膏组比较无显著性差异。

（3）大鼠肛周溃疡程度评定结果　各组大鼠肛周溃疡于不同时间评分结果详见表 5–20。

表 5–20　不同时间肛周溃疡评分结果（$\bar{x} \pm s$，n=10）

组别	致溃疡后不同时间大鼠溃疡评分（分）				
	3d	5d	7d	9d	11d
正常对照组	1.50±0.53	1.60±0.52	1.70±0.82	2.20±0.92	2.40±0.52
痔舒息洗剂低剂量组	2.30±0.48*	2.30±0.48*	1.80±0.63	2.30±0.48	2.50±0.53
痔舒息洗剂高剂量组	2.20±0.63*	2.20±0.42*	2.00±0.82	2.40±0.52	2.70±0.48
马应龙痔疮膏组	2.50±0.53*	2.10±0.32*	2.20±0.42	2.60±0.52	3.00±0.00*

注：与正常对照组比较，* $P < 0.05$。

由表 5–20 可知，在醋酸所致大鼠肛周溃疡后的第 3、5d，痔舒息洗剂高、低剂量组及马应龙麝香痔疮膏组具有治疗作用，与正常对照组比较，具有显著性差异（$P < 0.05$）；在致溃疡后的第 7、9、11d，痔舒息洗剂与正常对照组对肛周溃疡的治疗作用则无显著性差异，而马应龙麝香痔疮膏在致溃疡后的第 11d 对肛周溃疡较正常对照组具有显著性的治疗意义（$P < 0.05$）。

4. 讨论　痔疮是直肠末端黏膜下和肛管皮下的静脉扩大、曲张形成的柔软静脉团，临床以脱出、肿痛为主要表现，根据痔疮发生部位的不同，可分为内痔、外痔和混合痔，可发生于任何年龄，以成年人多见，且随年龄增长而加重。发病原因尚不十分清楚，但多认为与直肠内压和肛管压增高、便秘、排便时间延长以及炎症有关。

中医学认为，痔疮素因脏腑虚弱、复感风湿，造成“筋脉横解，肠僻为痔”。广州中医药大学附属中山中医院根据多年来临床治疗痔疮的经验方研制成痔舒息洗剂。该药方中，穿心莲具有泻火解毒、清热燥湿、凉血消肿之功效；榕树须外用有活血止痛功能；两面针有抗炎、消肿、镇痛、抗菌、改善心血管循环、解痉、抗癌等方面的功效；大黄具有化滞除湿、活血、止痛、清热解毒之功效；芒硝有抗炎、清热功能。诸药合用，共奏清热止痛、消炎止痒之效。

本研究对该方剂进行系统药效学动物实验的结果表明，与正常对照组比较，痔舒息洗剂高、低剂量组小鼠的出血时间明显缩短，说明该药止血效果明显；在磷酸组胺致痒实验中，高、低剂量痔舒息洗剂明显提高了豚鼠的致痒阈，提示该药具有止痒作用；在醋酸所致大鼠肛周溃疡实验中，痔舒息洗剂对肛周溃疡有一定治疗作用，但效果不明显。其止痒效果与马应龙麝香痔疮膏比较，无显著性差异。

第四节　蛇黄凝胶、蛇黄散

蛇黄凝胶由蛇鳞草、大黄等5味中药组成，有抗炎镇痛的作用，临床可用于治疗蛇伤肿痛、虫咬肿痛、初期疮疡等症，疗效确切。方中5味药中蛇鳞草与三角草尚无相关质量标准，其中蛇鳞草（方中主药之一）为金星蕨科（Thelypteridaceae）新月蕨属（Pronephrium）多年生蕨类植物三羽新月蕨[*Pronephrium triphyllum*（Sw.）Holtt.]的干燥全草，具有清热解毒、消肿化瘀、化痰止咳之功，主要用于痈疮疖肿，毒蛇咬伤，跌打损伤，湿疹，皮肤瘙痒，急性气管炎。三角草为百合科植物三角草（*Chlorophytum Laxum* R.Br.）的全草或根，具有清热解毒、消肿止痛的功效，民间用于治疗毒蛇咬伤、跌打肿痛。

一、蛇黄凝胶提取工艺

（一）材料

1100系列高效液相色谱仪（美国Agilent公司），BS224S型电子天平（北京赛多利斯仪器系统有限公司），UV-2550型紫外－可见分光光度计（日本岛津）。蛇鳞草、三角草均采自中山市五桂山，由广东药学院田素英教授鉴定分别为金星蕨科植物三羽新月蕨 *Prpnephrium triphyllum*（Sw.）Holtt.的干燥全草，百合科植物三角草 *Chlorophytum laxum* R.Br.的干燥全草；大黄、独行千里、山芝麻均购自广东省中山市中智药业公司，由广东药学院田素英教授鉴定，均符合2010年版《中国药典》一部相关项下要求；三羽新月蕨苷A对照品（由中山市中医院提供，经波谱分析鉴定纯度＞98%），大黄素对照品（中国食品药品检定研究院，批号110756-200110）。水为屈臣氏蒸馏水，乙腈、甲醇为色谱纯，其他试剂均为分析纯。

（二）方法与结果

1. 三羽新月蕨苷A与大黄素的含量测定

（1）色谱条件　Boston Green ODS C_{18} 色谱柱（4.6mm×250mm，5μm），流动相乙腈（A）-0.1%磷酸水（B）-水（C）梯度洗脱（0～40min，10%～70%A，10%B，80%～20%C），流速1.0mL/min，柱温30℃，检测波长226nm，进样量20μL。理论塔板数按三羽新月蕨苷A峰和大黄素峰计算均不低于3000，见图5-8。

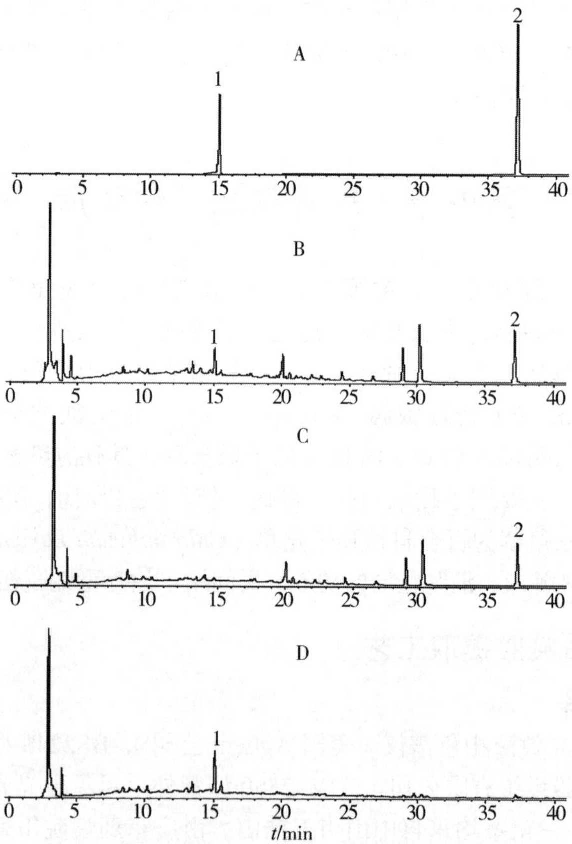

A. 对照品；B. 供试品；C. 缺蛇鳞草阴性对照；
D. 缺大黄阴性对照；1. 三羽新月蕨苷A；2. 大黄素

图5-8　蛇黄凝胶HPLC

（2）对照品溶液的制备　精密称定三羽新月蕨苷 A 与大黄素对照品适量，加甲醇制成 0.2、0.12g/L 的混合对照品溶液，摇匀，即得。

（3）供试品溶液的制备　按处方比例称取药材粗粉（过二号筛）共 1.10g，精密称定，混匀，加 10 倍量 70% 乙醇加热回流 3 次，每次 60min，滤过，合并滤液，水浴蒸干，置 100℃烘箱中烘至恒重，称定质量，计算干膏量，残渣加甲醇使溶解并过滤，滤液用甲醇定容至 25mL 量瓶中，摇匀，经 0.45μm 微孔薄膜滤过，取续滤液，即得。

（4）阴性对照溶液的制备　按处方比例称取（除蛇鳞草外）大黄等药材粗粉（过二号筛）共 0.80g，精密称定，混匀。按上述方法制备供试品溶液，即得缺蛇鳞草阴性对照溶液。同法制备缺大黄阴性对照溶液。

（5）标准曲线的制备　精密吸取已制备好的对照品溶液 0.5、2、4、6、8、10mL，用甲醇稀释成系列质量浓度的混合对照品溶液。按上述色谱条件测定，以质量浓度为横坐标，峰面积为纵坐标，得三羽新月蕨苷 A 与大黄素的回归方程分别为 $Y=33292.203X+16.944$（$r=0.9999$），$Y=134300.721X+31.861$（$r=0.9999$），线性范围分别为 0.005 ～ 0.1，0.003 ～ 0.06g/L。

2. 单因素考察　以三羽新月蕨苷 A、大黄素含量及干膏得率为综合评价指标，采用综合加权评分法进行分析，权重系数分别为 0.4、0.4、0.2。

（1）乙醇体积分数　按处方比例精密称取药材粗粉（过二号筛）6 份，每份约 1.10g，混匀，分别加入 10 倍量 10%、30%、50%、70%、90%、100% 的乙醇溶液，加热回流 60min，按供试品制备方法制备供试品溶液。按上述色谱条件测定，结果显示当体积分数达 70% 时，综合评分最大，其中大黄素含量随乙醇体积分数的增加而增加，当浓度超过 70% 时增加变缓，而三羽新月蕨苷 A 含量及干膏得率在 70% 乙醇时达到最大，超过 70% 晨含量明显下降。

（2）乙醇用量　按处方比例精密称取药材粗粉（过二号筛）6 份，每份约 1.10g，混匀，分别加入 8、10、12、14、16、18 倍量 70% 乙醇加热回流 60min，按供试品制备方法制备供试品溶液。按上述色谱条件测定，结果发现综合评分随乙醇用量增加而增大，用量为 16 倍时综合评分达最大值，之后逐渐减小。

（3）提取时间　按处方比例精密称取药材粗粉（过二号筛）4 份，每份约 1.10g，混匀，各加入 16 倍量 70% 乙醇，分别加热回流 30、60、90、120min，按上述方法制备供试品溶液。按上述色谱条件测定，结果综合评分分别为 98、100、85、55 分。

（4）提取次数　按处方比例精密称取药材粗粉（过二号筛）4 份，每份约 1.10g，混匀，各加入 16 倍量 70% 乙醇加热回流 30min，分别提取 1、2、3、

4次，按上述供试品制备方法制备供试品溶液。按上述色谱条件测定，结果综合评分随提取次数的增加而增大，3次之后变化曲线已较平缓。

3.醇提工艺优选 在单因素试验基础上，以三羽新月蕨苷A、大黄素含量及干膏得率为综合评价指标，采用综合加权评分进行分析，权重系数分别为0.4、0.4、0.2，选取乙醇体积分数、乙醇用量、提取时间、提取次数为考察因素。按处方比例精密称取药材粗粉（过二号筛）9份，每份约1.10g，混匀，按$L_9(3^4)$正交表进行试验，因素水平见表5-21，试验安排及结果见表5-22，方差分析见表5-23。

表5-21 蛇黄凝胶醇提工艺正交试验因素水平

水平	A乙醇体积分数（%）	B乙醇用量（倍）	C提取数（次）	D提取时间（min）
1	60	12	1	30
2	70	14	2	60
3	80	16	3	90

表5-22 蛇黄凝胶醇提工艺正交试验安排

No.	A	B	C	D	三羽新月蕨苷A（mg/g）	大黄素（mg/g）	干膏得率（%）	综合评分
1	1	1	1	1	0.18	0.04	4.45	16.80
2	1	2	2	2	0.50	0.17	15.68	56.02
3	1	3	3	3	0.85	0.20	21.6	81.06
4	2	1	2	3	0.55	0.27	14.81	68.40
5	2	2	3	1	0.79	0.37	22.22	97.18
6	2	3	1	2	0.44	0.20	11.04	52.27
7	3	1	3	2	0.70	0.36	18.35	88.38
8	3	2	1	3	0.42	0.20	9.01	49.49
9	3	3	2	1	0.36	0.37	17.94	73.09
K_1	51.29	57.86	39.52	62.36				
K_2	72.62	67.56	65.84	65.56				
K_3	70.32	68.81	88.87	66.32				
R	21.33	10.95	49.35	3.96				

表 5–23　综合评分方差分析

方差来源	*SS*	*f*	*MS*	*F*	*P*
A	869.96	2	29.50	12.19	<0.05
B	313.59	2	17.71	4.39	<0.05
C	2336.85	2	48.34	32.75	<0.05
D（误差）	71.37	2	5.23	1.00	

由直观分析可知，各因素对醇提工艺的影响顺序为 C ＞ A ＞ B ＞ D。以极值最小的 D 因素为误差项进行方差分析，结果表明因素 C 对提取效果有显著意义。确定最佳提取条件为 $A_2B_2C_3D_1$，即加 14 倍 70% 乙醇提取 3 次，每次 30min。

4. 验证试验　按处方比例精密称取药材粗粉（过二号筛）3 份，每份约 1.10g，混匀，按优选的提取工艺进行验证试验，按供试品制备方法制备供试品溶液。按上述色谱条件测定，结果干膏得率分别为 21.55%、21.03%、22.23%，大黄素提取量依次为 0.37、0.37、0.36mg/g，三羽新月蕨苷 A 提取量分别为 0.78、0.74、0.76mg/g，表明优选的提取工艺稳定可行。

（三）讨论

由于三羽新月蕨苷 A 为水溶性的黄烷醇苷类化合物，与大黄素极性相差较大，故选用梯度洗脱。甲醇为流动相时，三羽新月蕨苷 A 拖尾严重，换用乙腈可很好改善拖尾现象；乙腈与水为流动相时，大黄素拖尾，参照 2010 年版《中国药典》，加入 10% 的 0.1% 磷酸水溶液后可消除拖尾，经调整，最终确定流动相乙腈（A）–0.1% 磷酸水（B）– 水（C）梯度洗脱（0 ～ 40min，10% ～ 70%A，10%B，80% ～ 20%C），显示峰型及分离效果均较好，且无干扰。

预试验比较水提法、醇渗漉法及醇回流法对蛇黄凝胶中干膏得率及三羽新月蕨苷 A、大黄素含量的影响，结果经 *F* 检验发现干膏得率 $P > 0.05$，醇渗漉法与醇回流法中大黄素含量 $P > 0.05$，三羽新月蕨苷 A 含量 $P < 0.05$，表明 3 种提取方法中干膏得率无显著性差异，三羽新月蕨苷 A 及大黄素含量均有显著性差异。以大黄素含量为指标，醇渗漉法≈醇回流法＞水提法；以三羽新月蕨苷 A 含量为指标，醇回流法＞醇渗漉法＞水提法。考虑大黄素极性小，难溶于水，蛇鳞草入药部位多为叶类，质轻易浮，水提较难提取完全，故最终选择醇回流提取法。在对水浴温度进行考察时发现，＜ 80℃时溶液较难沸腾；＞ 120℃溶液易暴沸，溶出增多难滤过，且大黄素含量有所下降。原因可能是由于温度过高，杂质溶出增多，占据了大黄素的溶出空间，而水浴温度在 80 ～ 120℃对提取效果影响甚小，综合考虑，将乙醇回流水浴温度设

定为100℃。

二、蛇黄凝胶成型工艺

（一）仪器与材料

Agilent1100系列高效液相色谱仪（美国）；BS224S电子天平（北京赛多利斯仪器系统有限公司）；岛津UV-2550型紫外可见分光光度计。蛇鳞草、三角草（均采自中山市五桂山，由广东药学院田素英教授鉴定为金星蕨科植物三羽新月蕨 *Prpnephrium triphyllum*（Sw.）Holtt的干燥全草及百合科植物三角草 *Chlorophytum laxum* R.Br.的干燥全草；大黄、独行千里、山芝麻，均购自广东省中山市中智药业公司。triphyllin A标准品（由中山市中医院提供，从蛇鳞草中分离纯化得到，结构已由波谱分析鉴定，纯度大于98%）；大黄酸对照品，购自中国药品生物制品检定所，批号110757-200206。水为屈臣氏蒸馏水；乙腈、甲醇为色谱纯；其他试剂均为分析纯。

（二）方法与结果

1. 经皮渗透液中triphyllin A与大黄酸含量测定方法的建立

（1）色谱条件及系统适应性　色谱柱为Boston Green ODSC_{18}（4.6mm×250mm,5μm）；流动相为：甲醇-（A）0.1%磷酸水（B）-水（C）-乙腈（D），梯度洗脱，0～35min：10%A→10%A，30%B→30%B，50%C→0%C，10%D→60%D；流速1.0mL/min，柱温30℃，检测波长226nm，进样量为20μL。理论塔板数按三羽新月蕨苷A峰面积和大黄酸峰面积计算应不低于3000。

（2）对照品溶液的制备　精密称定triphyllin A与大黄酸对照品适量，加甲醇制成每毫升含0.1mg的triphyllin A和0.032mg大黄酸的混合对照品溶液，摇匀，即得。

（3）供试品溶液的制备　取透皮接受液1mL用0.45μm的微孔滤膜滤过，弃去初滤液，取续滤液，即得。

（4）阴性对照液的制备　缺蛇鳞草阴性对照液的制备：取缺蛇鳞草阴性对照的样品透皮接受液1mL，用0.45μm的微孔滤膜滤过，弃去初滤液，取续滤液，即得。

缺大黄阴性对照液的制备：取缺大黄阴性对照的样品透皮接受液1mL，用0.45μm的微孔滤膜滤过，弃去初滤液，取续滤液，即得。

空白基质对照液的制备：取空白基质的样品透皮接受液1mL，用0.45μm的微孔滤膜滤过，弃去初滤液，取续滤液，即得。

（5）专属性试验　取对照品溶液、供试品溶液、阴性对照液及空白基质对照液，在规定色谱条件下各进样20μL，记录色谱图，见图5-9，结果显示阴性对照无干扰。

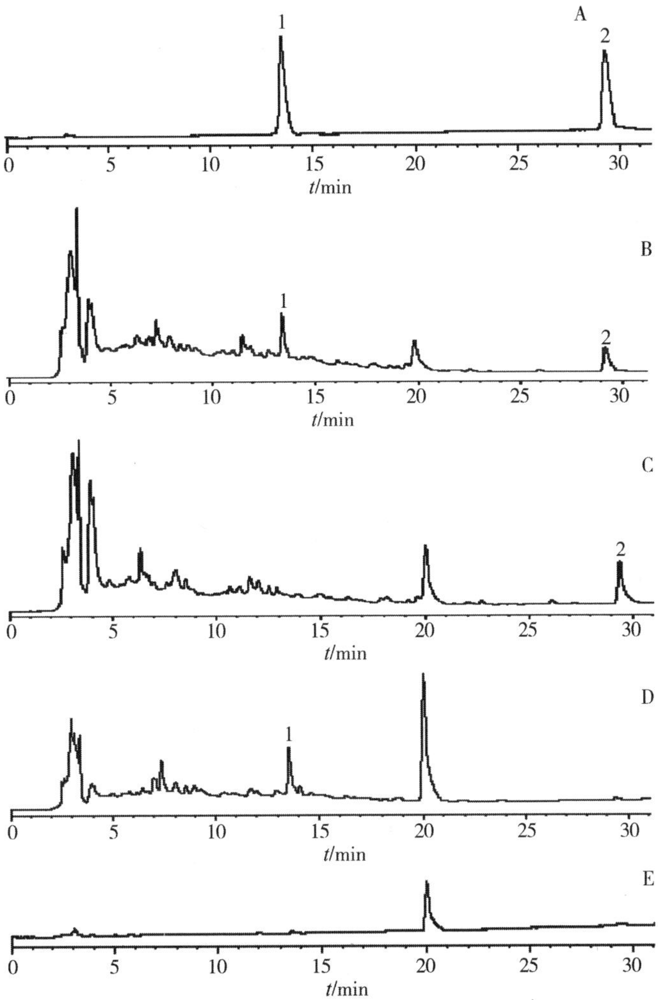

1. 三羽新月蕨苷 A；2. 大黄酸

A. 对照品溶液；B. 供试品溶液；C. 缺蛇鳞草阴性对照液；

D. 缺大黄阴性对照液；E. 空白基质对照液

图 5-9　蛇黄凝胶中三羽新月蕨苷 A 与大黄酸含量测定 HPLC 图谱

（6）标准曲线的制备　精密吸取 0.5、1、2、3、4、5mL 的混合对照品溶液，用甲醇稀释成浓度分别为 25、5、10、15、20、25μg/mL 的三羽新月蕨苷 A 与 8、16、32、48、64、80μg/mL 大黄酸的混合对照品溶液，在规定色谱条件下各进样 20μL。以进样浓度（μg/mL）为横坐标（X），以峰面积为纵坐标（Y）绘制标准曲线，得 triphyllin A 回归方程为 Y=3745.6245X–0.8430604，相关系数 r=0.9999；

大黄酸回归方程为 $Y=159821.734X+5.6814092$，相关系数 $r=0.9999$。

2. 体外透皮实验

（1）实验设计　根据所需考察的因素及预实验，在蛇黄凝胶外观及稳定性的基础上，选择 3 因素 3 水平进行优化。因素及水平情况见表 5–24。

表 5–24　因素和水平

水平	A	B	C	D
	卡波姆（%）	氮酮（%）	甘油（%）	空白项
1	1.5	1	5	1
2	1.7	2	10	2
3	1.9	3	15	3

（2）离体鼠皮的制备　取 18 ～ 22g 的雄性 KM 小鼠，用剪刀剪去腹部皮肤上的毛，断颈处死，剪下皮肤，去除皮下组织，用生理盐水反复多次冲洗，置于 –40℃的冰箱中保存，于 1 周内用完。实验前仔细检查鼠皮的完整性，不得有任何损伤。

（3）凝胶剂的体外透皮实验　将处理好的小鼠鼠皮，角质层向上，固定在透皮仪的 Franz 扩散池上，在角质层一面均匀涂上按试验方案制备的蛇黄凝胶 2g，精密称定，有效扩散面积为 $2.54cm^2$，在接受池中加入含 20% 无水乙醇的生理盐水 8mL 作接受液。将扩散池置（37±1）℃恒温水浴中，搅拌速度 200r/min，分别在 1、2、4、6、8、10、12、24h 取样 1mL，并补充等温度同体积含 20% 无水乙醇的生理盐水。所取样品用 0.45μm 微孔滤膜滤过，取续滤液 20μL 进样，测定含量，并按下式计算出一定时间单位面积的累计透过量。

$$Q_s=[C_n \times V_o+\sum_{i\to 1}^{i\to m} C_i \times V]/S$$

其中，Q_s 为第 n 次取样时单位面积累积渗透量；C_n 为第 n 次取样时接受液中的浓度；C_i 为第 i 次取样时接受液中的浓度；V_o 为扩散池体积；V 为取样体积；S 为扩散面积。

（4）样品的制备方法　按处方比例称取蛇鳞草、大黄等药材粗粉 11g，精密称定，混匀。加 14 倍量 70% 的乙醇，加热回流 3 次，每次 30min，滤过，合并滤液，浓缩至约 1g/mL，即得蛇黄凝胶提取物。取纯化水适量，将卡波姆撒于水面，彻夜溶胀后，加入甘油、蛇黄凝胶提取物、氮酮搅拌均匀，将尼泊金乙酯用少量乙醇溶解后加入搅拌均匀后，用 NaOH 调 pH 至中性，即可。

（5）正交试验设计及结果　根据表 5–25 安排正交试验，按规定制备凝胶样品9份，在上述条件下测定，进行制备工艺优化。结果见表5–25～表5–26。

表5–25　正交试验设计与结果

试验号	因素				三羽新月蕨苷A含量（μg/cm²）	大黄酸含量（μg/cm²）	综合评分
	A	B	C	D			
1	1	1	1	1	56.38	14.76	99.90
2	1	2	2	2	56.49	12.28	91.60
3	1	3	3	3	52.13	7.90	72.90
4	2	1	2	3	50.48	14.28	93.05
5	2	2	3	1	49.14	9.84	76.83
6	2	3	1	2	47.07	8.40	70.12
7	3	1	3	2	46.12	12.58	83.44
8	3	2	1	3	51.31	6.86	68.65
9	3	3	2	1	50.23	6.19	65.43
K_1	88.13	92.13	79.56	80.72			
K_2	80.00	79.03	83.36	81.72			
K_3	72.51	69.48	77.72	78.20			
R	15.62	22.65	5.64	3.52			

表5–26　方差分析结果

因素	SS	f	F	P
A	366.49	2	18.57	>0.05
B	775.64	2	39.29	<0.05
C	49.60	2	2.51	>0.05
误差	19.74	2		

注：$F_{0.05}(2,2)=19.00$，$P<0.05$。

（6）试验结果分析　由直观分析结果可以看出，综合评分数据的极差大小显示各因素主次为B＞A＞C，其中1.7%卡波姆的黏稠度优于1.9%，考虑依据临床患者需求，将卡波姆用量改为1.7%，确定最佳用量为$A_2B_1C_1$。方差分析结果显示，氮酮用量对蛇黄凝胶的成型工艺具有显著意义，卡波姆及甘油用量对其均无显著意义。确定蛇黄凝胶中辅料用量：卡波姆1.7%，氮酮1%，甘油5%。

（三）讨论

1. 接受液的选择 透皮实验中接受液应具有通过皮肤药物的能力，在体内药物渗透通过皮肤能很快被微循环移去，形成漏槽条件，体外实验时接受液亦应提供漏槽条件。常用的接受液有生理盐水、林格氏液和等渗的磷酸盐缓冲液等。由于方中主药蛇鳞草中 triphyllin A 与大黄中大黄酸极性较大，在水中溶解性较好，在保证漏槽条件的基础上，本实验通过预实验选用了含 20% 无水乙醇的生理盐水作为接受液。

2. 指标成分的选择 蛇鳞草作为方中主药之一，目前尚无相关质量标准，本课题前期已对蛇鳞草进行系统的化学成分研究，从中分出六个化合物并确定其结构，其中 triphyllin A 为蛇鳞草中相对含量较高且有一定活性的水溶性黄烷醇苷类化合物，已有报道，采用紫外分光光度法对蛇鳞草根茎和叶中总黄烷醇苷的含量进行测定，因此选用 triphyllin A 作为方中主药蛇鳞草的指标成分。

前期试验已采用正交试验，以方中主药蛇鳞草中 triphyllin A、大黄中大黄素以及干膏得率为综合指标对其提取工艺进行优选，结果为 14 倍量 70% 的乙醇，加热回流 3 次，每次 30min，所得综合评分最高。由于大黄中大黄素、大黄酸均有抗菌作用，考虑大黄素极性较小，在生理盐水中较难溶解，结合预实验结果（大黄素在各种接受液中的含量远小于大黄酸，且色谱峰型也较差），成型工艺时改用大黄酸作为大黄的指标成分。

三、蛇黄凝胶质量标准

（一）仪器与试药

Agilent1100 系列高效液相色谱仪（美国）；BS224S 电子天平（北京赛多利斯仪器系统有限公司）；岛津 UV-2550 型紫外可见分光光度计。

蛇黄凝胶（批号 20130426、20130510、20130620）由广东省中山市中医院制剂室提供；蛇鳞草、三角草均采自中山市五桂山，由广东药学院田素英教授鉴定为金星蕨科植物三羽新月蕨 *Prpnephrium triphyllum*（Sw.）Holtt 的干燥全草及百合科植物三角草 *Chlorophytum laxum* R.Br. 的干燥全草；大黄、山芝麻均购自中山市中智药业公司。大黄素、大黄酸对照品与山芝麻对照药材均购自中国药品生物制品检定所（批号分别为 110756-200110、110757-200206、121088-200702）；三羽新月蕨苷 A（triphyllin A）及三角草苷 A（chlorophytoside A）对照品（由中山市中医院提供，分别从蛇鳞草与三角草中分离纯化得到，结构已经由波谱分析鉴定，纯度经 HPLC 归一化法计算在 98% 以上）。水为屈臣氏蒸馏水；其余试剂均为分析纯。

（二）薄层鉴别

1. 蛇鳞草 TLC 鉴别 取蛇黄凝胶约 2g，加甲醇 15mL，超声 40min，滤过蒸干，残渣加甲醇 2mL 溶解，作为供试品溶液。同法制成缺蛇鳞草阴性对照溶液。另取蛇鳞草药材粗粉 0.3g，加甲醇 15mL，同法制成蛇鳞草药材对照溶液。取 triphyllin A 对照品适量，加甲醇制成每 1mL 含 0.3mg 的对照品溶液。按薄层色谱法（《中国药典》2010 年版一部附录Ⅵ B）试验，分别吸取上述 4 种溶液各 5μL，点于同一硅胶 H 板，以三氯甲烷 – 甲醇 – 丙酮（6：3：1）为展开剂，展开，取出，晾干，喷以 10% 硫酸乙醇溶液显色，在日光灯下检视。供试品色谱中，在与对照药材、对照品色谱相应的位置，显相同的棕红色斑点，且阴性对照无干扰，见图 5–10。

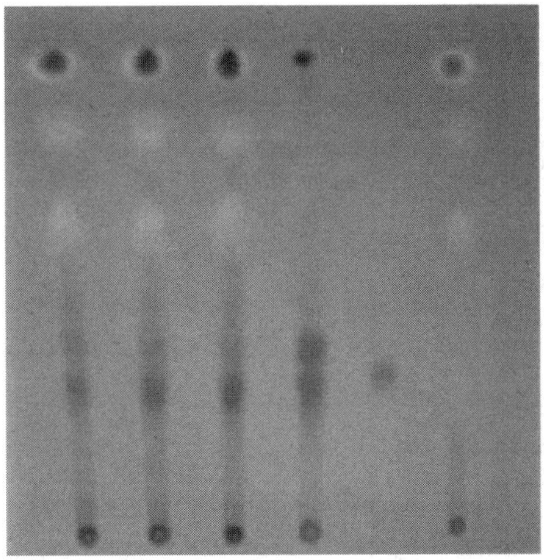

1~3. 供试品；4. 对照药材；5.triphyllin A 对照品；6. 蛇鳞草阴性对照

图 5–10 蛇鳞草 TLC 鉴别

2. 大黄 TLC 薄层鉴别 取蛇黄凝胶约 2g，加甲醇 15mL，冷浸 1h，滤过蒸干，残渣加甲醇 10mL 溶解，再加盐酸 1mL，加热回流 30min，立即冷却，用乙醚萃取 2 次，每次 20mL，合并乙醚液，蒸干，残渣加三氯甲烷 1mL 使溶解，作为供试品溶液。同法制成大黄阴性对照溶液。另取大黄药材粗粉 0.3g，加甲醇 10mL，同法制成大黄对照药材溶液。再取大黄酸、大黄素对照品适量，加甲醇分别制成每 1mL 含 1mg 的对照品溶液。按薄层色谱法（《中国药典》2010 年版一部附录Ⅵ B）试验，吸取上述 5 种溶液各 4μL，分别点于同一硅胶 H 薄层板上，以石油醚（30~60℃）– 甲酸乙酯 – 甲酸（15：5：1）的上层溶液为展开剂，展开，取出，晾干，置紫外光灯（365nm）下检视。供试品色谱中，在与对照药材、对照品色谱相应的位置上，显相同的橙黄色荧光斑点，置氨蒸气中熏后，斑点变为红色，且阴性对照无干扰，如图 5–11、图 5–12。

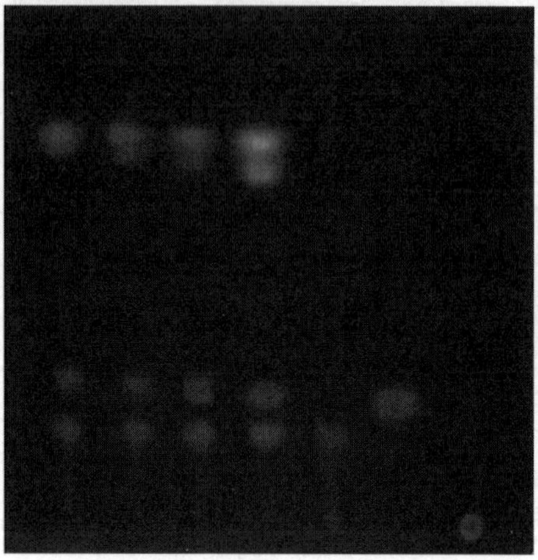

1　2　3　4　5　6　7

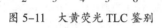

图 5-11　大黄荧光 TLC 鉴别

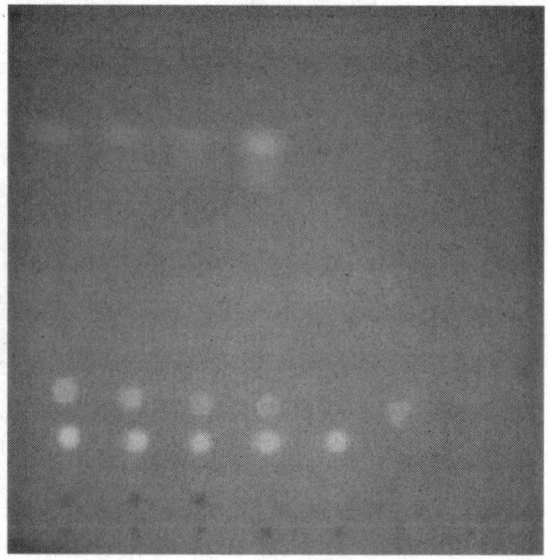

1　2　3　4　5　6　7

图 5-12　大黄薰氨 TLC 鉴别

1~3. 供试品；4. 对照药材；5. 大黄酸对照品；6. 大黄素对照品；7. 大黄阴性对照

3. 三角草 TLC 薄层鉴别　取蛇黄凝胶约 5g，加甲醇 30mL，超声 40min，滤过蒸干，残渣加甲醇 1mL 溶解，作为供试品溶液。同法制成缺三角草阴性对照溶液。另取三角草药材粗粉 1.5g，加甲醇 10mL，同法制成三角草对照药材溶液。再取 chlorophytoside A 对照品适量，加甲醇制成每 1mL 含 1mg 的对照品溶液，按薄层色谱法（《中国药典》2010 年版一部附录Ⅵ B）试验，分别吸取上述 4 种溶液各 8μL，分别点于同一硅胶 H 板，以三氯甲烷 - 甲醇（9∶3）为展开剂，展开，取出，晾干，喷以 10% 香草醛硫酸溶液显色，在日光灯下检视。供试品色谱中，在与对照药材及对照品色谱相应的位置，显相同紫色斑点，且阴性对照无干扰，见图 5-13。

4. 山芝麻 TLC 薄层鉴别　取蛇黄凝胶约 5g，加甲醇 30mL，超声 30min，滤过蒸干，残渣加蒸馏水 30mL 溶解，乙酸乙酯萃取 2 次，每次 30mL，合并乙酸乙酯层蒸干，残渣加甲醇 1mL 溶解，作为供试品溶液。同法制成缺山芝麻阴性对照溶液。另取山芝麻对照药材 1.5g，加甲醇 10mL，同法制成山芝麻对照药材溶液。按薄层色谱法（《中国药典》2010 年版一部附录Ⅵ B）试验，分别吸取上述 3 种溶液各 5μL，分别点于同一硅胶 G 板，以石油醚（30 ～ 60℃）- 乙酸乙酯（7∶1）为展开剂，展开，取出，晾干，置紫外光灯（365nm）下检视。供试品色谱中，在与对照药材色谱相应的位置上，显相同蓝绿色荧光斑点，且阴性对照无干扰，如图 5-14 所示。

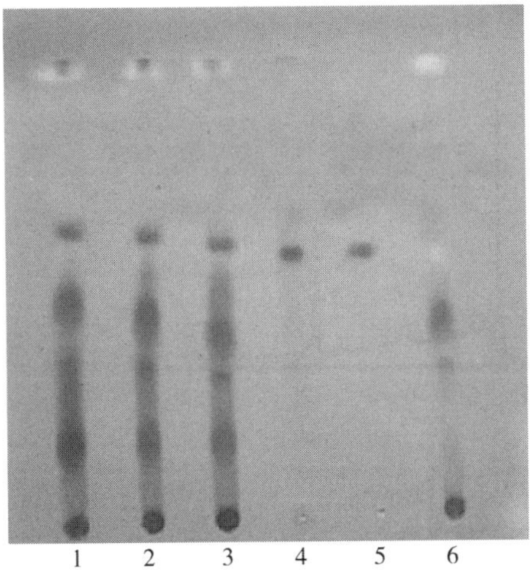

1～3. 供试品；4. 三角草药材；5.chlorophytoside A 对照品；6. 三角草阴性对照

图 5-13　三角草 TLC 鉴别

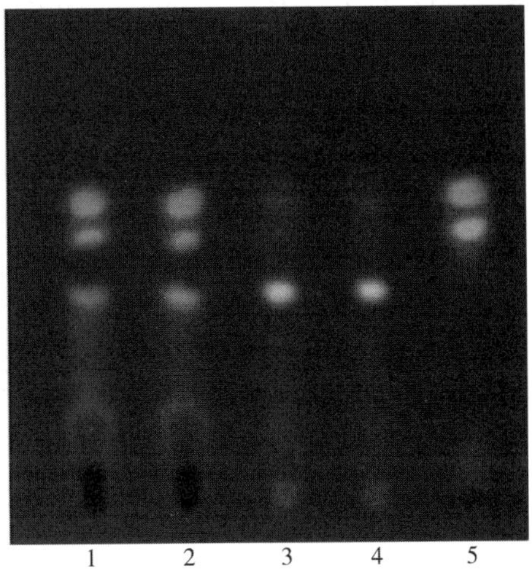

1～2. 供试品；3～4. 对照药材；5. 山芝麻阴性对照

图 5-14　山芝麻 TLC 鉴别

（三）含量测定

1. 色谱条件及系统适用性　色谱柱为 Boston Green ODS C_{18}（4.6mm×250mm，5μm）；流动相为乙腈（A）-0.1% 磷酸水（B）- 甲醇（C）- 水（D），梯度洗脱 0～40min：10%A→60%A，25%B→25%B，15%C→15%C，50%D→0%D；流速 1.0mL/min，柱温 30℃，检测波长 226nm，进样量为 20μL。理论塔板数按 triphyllin A、大黄酸峰面积计算应不低于 3000。

2. 溶液制备

（1）对照品溶液的制备　取 triphyllin A 及大黄酸对照品适量，精密称定，加甲醇制成每 1mL 含 0.16mg triphyllin A 与 0.08mg 大黄酸的混合对照品溶液，摇匀即得。

（2）供试品溶液的制备　取蛇黄凝胶约 1.0g，精密称定，置于磨口三角瓶，加 15mL 甲醇，超声（120W，40kHz）处理 1h，滤过，加甲醇定容至 25mL 量瓶中，摇匀，微孔薄膜滤过，取续滤液，即得。

3. 含量测定的方法学考察

（1）标准曲线的制备　精密量取 triphyllin A、大黄酸混合对照品溶液 1、2、4、6、8mL，用甲醇稀释至 25mL，得到不同浓度的 triphyllin A、大黄酸系列混合对照品溶液，在规定色谱条件下，各进样 20μL。以进样浓度（mg/mL）为横坐标（X），以峰面积为纵坐标（Y）绘制标准曲线，得 triphyllin A 标准曲线为 Y=32718X＋30.293（r=0.9999），表明在 0.0064～0.0512mg/mL

范围内线性关系良好；大黄酸标准曲线为 $Y=54017X-23.747$（$r=0.9999$），表明在 0.0032 ～ 0.0256mg/mL 范围内线性关系良好。

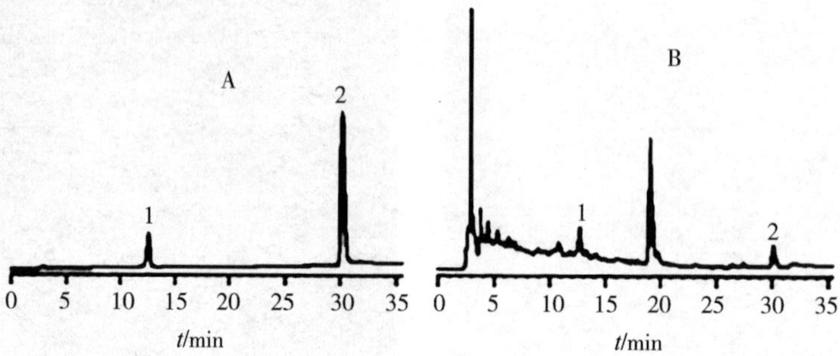

图 5-15　蛇黄凝胶中 triphyllin A 及大黄酸含量测定 HPLC 图谱
1.triphyllin A；2. 大黄酸；A. 对照品溶液；B. 供试品溶液

（2）稳定性试验　精密吸取同一批次（20130510）蛇黄凝胶供试品溶液，在规定色谱条件下，分别于 0、2、4、6、8h 进样，测定峰面积，结果显示 triphyllin A *RSD* 为 1.8%，大黄酸 *RSD* 为 1.3%，表明该供试品溶液在 8h 内稳定性良好。

（3）重现性试验　称取同一批次（20130510）蛇黄凝胶 6 份，每份约 1.0g，精密称定，按供试品制备条件制备供试品溶液，在规定色谱条件下进样测定，结果显示 triphyllin A *RSD* 为 1.4%，大黄酸 *RSD* 为 2.0%，表明本法重复性良好。

（4）加样回收试验　精密称取同一批次（20130510）已知含量蛇黄凝胶各 1.0g，共 6 份，分别精密加入混合对照品溶液适量，按供试品制备条件制备供试品溶液，在规定色谱条件下进样测定，结果见表 5-27 和表 5-28。

表 5-27　三羽新月蕨苷 A 加样回收率测定结果

编号	称样量（g）	样品中的量（mg）	Triphyllin A 加入量（mg）	测得总量（mg）	回收率（%）
1	1.0000	0.2933	0.2970	0.5897	99.8
2	1.0010	0.2937	0.2970	0.6001	103.2
3	0.9990	0.2913	0.2970	0.6018	104.5
4	1.0040	0.2953	0.2970	0.5899	99.2
5	1.0110	0.3021	0.2970	0.5907	97.2
6	1.0050	0.2956	0.2970	0.5985	102.0

注：平均回收率 =101.0%；*RSD*=1.6%。

表 5-28　大黄酸加样回收测定结果

编号	称样量（g）	样品含量（mg）	大黄酸加入量（mg）	测得总量（mg）	回收率（%）
1	0.9950	0.2003	0.2010	0.4029	100.8
2	1.0050	0.2036	0.2010	0.4001	97.8
3	1.0090	0.2045	0.2010	0.4100	102.2
4	0.9960	0.2004	0.2010	0.4090	103.8
5	1.0080	0.2142	0.2010	0.4106	97.7
6	1.0110	0.2054	0.2010	0.4007	97.2

注：平均回收率 =99.9%；*RSD*=1.1%。

（5）样品的测定　取蛇黄凝胶 3 批，按供试品制备条件制备供试品溶液，在规定色谱条件下进样测定，结果见表 5-29。

表 5-29　不同批次蛇黄凝胶含量测定结果（n=3）

批次	Tiphyllin A（mg/g）	大黄酸（mg/g）
20130426	0.256	0.205
20130510	0.301	0.198
20130620	0.297	0.201
平均值	0.285	0.201

（四）讨论

主药之一大黄薄层鉴别参照 2010 年版《中国药典》项下相关标准，由于大黄酸、大黄素均有抗菌作用且价廉，因此选用二者作为大黄薄层鉴别的指标成分。其余 4 味均为岭南特色药，仅独行千里与山芝麻有地方性质量标准，对独行千里进行薄层鉴别结果显示阴性有干扰，在参照相关文献并进行预实验后仍干扰严重、专属性不强、鉴别效果不理想，考虑可能该制剂中其他几味药材中含有与独行千里相似的化学成分，接下来会对其进行进一步研究。蛇鳞草作为方中主药之一，本课题前期已对其进行系统的化学成分研究，从中分出 6 个化合物并确定其结构。已有报道以 triphyllin A 为指标成分对蛇鳞草根茎和叶中总黄烷醇苷的含量进行测定，因此选用 triphyllin A 为指标成分对蛇鳞草进行定性和定量鉴别。三角草作为岭南特色药，亦无相关质量标准，吴惠妃等人在对三角草进行化学成分研究时，从中分出新的化合物三角草苷 A（chlorophytoside A），并建立 HPLC 测定三角草中三角草苷 A 含量，由于本实验所用 chlorophytoside A 对照品纯度未达含量测定标准且三角草并非该制剂主要成分，因此此处仅对其进行定性鉴别；本实验建立的针对这 4 味药材的薄层板鉴别方法简便、快捷、准确，可作为蛇黄凝胶质量标准的定性鉴别方法。

本研究前期在对本制剂提取工艺进行研究时，建立 HPLC 测定方中 triphyllin A 与大黄酸、大黄素含量，经紫外扫描及液相预实验结果显示，triphyllin A 在波长为 226nm 处峰面积最大，且峰型较好，即 226nm 为 triphyllin A 的最佳检测波长；大黄酸与大黄素的最佳检测波长为 254nm，预实验结果显示，在 254nm 下 triphyllin A 不出峰，而 226nm 下大黄酸与大黄素均有出峰且峰型与峰面积均较好，因此选定 226nm 作为本制剂 HPLC 的检测波长。

在对方中主药蛇鳞草、大黄进行含量测定时，预实验结果显示，仅经简单超声处理所得大黄酸出峰快且峰型较好，大黄素未出峰，经《中国药典》方法对样品进行处理后所得大黄素可出峰，但峰型甚小且拖尾严重；考虑可能是本凝胶以水溶性的卡波姆为基质，大黄素极性小，在其中较难溶解缘故。由于本实验为定量实验，若按《中国药典》方法处理样品，不仅增加有效成分损失，还会造成实验结果误差增大，考虑薄层鉴别中大黄素分离效果好，且含量测定时样品经《中国药典》方法处理后可出峰，因此含量测定时仅以大黄酸作为指标成分对凝胶中大黄进行含量测定。

四、蛇黄散药理作用

（一）材料

1. 实验药物 蛇黄散由广州中医药大学附属中山中医院制剂室提供，批号 20040316。季德胜蛇药片，南通精华制药有限公司产品，批号 030416。50% 硫酸镁，由广州中医药大学附属中山中医院制剂室提供，批号 20050117。蛇黄散以凉开水调成薄板状外敷于实验部位，每次外敷 5min 或 10min，共 3 次，每次间隔 30min；季德胜蛇药片打成粉末状，以凉开水调成糊状外敷；50% 硫酸镁外涂抹，每次 5min，共 3 次，间隔 30min。

2. 动物 SPF 级 NIH 小鼠，体重（20±2）g，由广东省医学实验动物中心提供，动物合格证号：SCXK（粤）2003-0002，粤监证字 2004A019。SPF 级 SD 大鼠，体重（120±20）g，由广东省医学实验动物中心提供，动物合格证号：SCXK（粤）2003-0002，粤监证字 2004A021。实验环境为中山市中医院 SPF 级动物实验室，雌雄分笼饲养，SD 大鼠每笼 5 只，NIH 小鼠每笼 20 只。环境温度（20±2）℃，相对湿度 70%。动物购进后观察 1 周。

（二）方法

1. 小鼠耳肿胀法 雄性小鼠 40 只，按体重随机分为 4 组，蛇黄散低、高剂量组分别将药物涂抹于小鼠右耳郭正反两面，阳性药物组予50%硫酸镁外涂抹。于末次涂药后30min，以二甲苯50μL均匀涂抹于小鼠右耳郭前后两面使之致炎，20min后颈椎脱臼致死，剪下两侧耳郭，用直径5mm打孔器打下双侧同一部位耳片，在分析天平上称重，以同一小鼠左右耳片重量之差（Δmg）来表示耳郭肿胀程度。

2. 大鼠足肿胀法 雄性大鼠40只随机分为4组，蛇黄散低、高剂量组分别将药物涂抹于大鼠右后足跖部，阳性药物组予50%硫酸镁外涂抹，末次给药30min后用注射器先自右后足跖中部皮下向上注入一部分的致炎剂（10%的鸡蛋清生理盐水溶液，每鼠0.1mL），将动物右后肢拉直，然后掉转针头向下注完。用容积测量装置分别测量各鼠致炎前及致炎后0.5、1、2、4h右后足体积，作为足肿胀程度。

3. 小鼠热板法 水温（55.0±0.5）℃，记录小鼠从放入金属盒至出现舔后足反应所需时间（s），小于5s或大于30s或跳跃者弃之不用。取预选合格的雌性小鼠40只，间隔5min再重新测定痛阈值一次，将两次痛阈值的平均值作为该鼠给药前痛阈值。实验分组及给药次数如前，蛇黄散低、高剂量组分别将药物涂抹于小鼠四肢足部，季德胜蛇药片外涂抹，以小鼠舔后足为疼痛反应指标，分别测定小鼠给药后的30min、1h、1.5h、2h的痛阈值。

4. 小鼠醋酸扭体法 小鼠40只，雌雄各半，按体重随机分为4组，实验分组及给药次数如前。蛇黄散低、高剂量组分别将药物涂抹于小鼠腹部皮肤，季德胜蛇药片外涂抹，末次给药后30min，于每鼠腹腔注射0.8%醋酸溶液0.2mL，观察并记录20min内每只小鼠产生扭体反应的次数。

（三）结果

1. 对小鼠耳肿胀的影响 蛇黄散低、高剂量以及50%硫酸镁均对二甲苯所致小鼠耳郭肿胀有明显的抑制作用，见表5-30。

表5-30 蛇黄散对二甲苯所致小鼠耳郭肿胀的影响（$\bar{x}\pm s$）

组别	鼠数（只）	左、右耳片重量差（Δmg）
空白对照	10	9.4±2.17
蛇黄散（低剂量）	10	3.6±0.85*
蛇黄散（高剂量）	10	5.6±2.0*
50%硫酸镁	10	5.2±2.2*

注：与空白对照组比较，*P<0.05。

2. 对大鼠足肿胀的影响 蛇黄散低、高剂量以及50%硫酸镁组外敷，在用药后的0.5h、1h、1.5h、2h均对鸡蛋清所致大鼠足肿胀有显著抑制作用，见表5-31。

表 5-31　蛇黄散对大鼠鸡蛋清足跖肿胀的影响（$\bar{x} \pm s$）

组别	鼠数（只）	致炎后肿胀率（%）			
		0.5h	1h	1.5h	2h
空白对照	10	76.02	82.05	85.16	64.70
蛇黄散（低剂量）	10	63.97*	54.64*	55.43*	42.03*
蛇黄散（高剂量）	10	58.44*	58.44*	47.92*	39.12*
50% 硫酸镁	10	53.33*	53.33*	50.54*	34.21*

注：在同一时间，给药组与空白组比较，$^*P < 0.05$。

3. 热板镇痛法实验　蛇黄散高剂量以及季德胜蛇药外敷，对小鼠热板法痛阈值均有明显的提高作用，在用药后的 1h、1.5h、2h 明显高于空白对照组。而季德胜蛇药片在用药后的 0.5h 能明显高于空白对照组，见表 5-32。

表 5-32　蛇黄散对小鼠扭体次数的抑制作用（$\bar{x} \pm s$）

组别	动物数	痛阈值（s）				
		给药前	给药后 0.5h	给药后 1h	给药后 1.5h	给药后 2h
空白对照	10	16.49±2.80	12.49±3.86	13.04±4.05	13.92±3.83	9.95 ±3.48
蛇黄散（低剂量）	10	18.33±4.23	14.41±4.44	18.36±5.15	21.48±13.36	16.62±4.67
蛇黄散（高剂量）	10	18.52±4.33	14.48±4.86	21.14±7.04*	26.72±14.27*	21.70±7.20*
季德胜蛇药	10	16.09±2.48	18.87±6.68*	21.74±7.27*	25.21±14.03*	22.25±14.10*

注：与空白对照组比较，$^*P < 0.05$。

4. 扭体法镇痛实验　蛇黄散高剂量以及季德胜蛇药均能显著降低小鼠扭体法镇痛试验的扭体次数，见表 5-33。

表 5-33　蛇黄散对小鼠扭体次数的抑制作用（$\bar{x} \pm s$）

组别	鼠数（只）	左、右耳片重量差（Δmg）	镇痛率（%）
空白对照	10	46.80±25.80	
蛇黄散（低剂量）	10	33.00±13.40	29.49
蛇黄散（高剂量）	10	12.20±8.12*	73.93
季德胜蛇药	10	7.90±15.18 *	83.12

注：与空白对照组比较，$^*P < 0.05$。

（四）讨论

蛇黄散具有明显的止痛消炎作用，对二甲苯所致小鼠耳郭肿胀以及鸡蛋清所致大鼠足肿胀具有显著的抑制作用，并且使由热板刺激所致的小鼠痛阈值明显提高，使腹腔注射醋酸所致的小鼠扭体次数明显减少，有显著镇痛作用。这些皆为蛇黄散用于临床治疗毒蛇咬伤、疮疡（未溃者）或蚊虫叮咬所引起的红肿疼痛提供了药理实验依据。

第五节　骨科洗剂1号方

骨科洗剂1号方是中山市中医院传统制剂，临床应用于扭挫伤及骨折有较好疗效，深受欢迎。为了控制其制剂质量，现开展如下研究。

质量控制

骨科洗剂1号方由大黄、栀子、薄荷、红花、宽根藤等多味中药组方而成，具有活血祛瘀、消炎止痛、舒筋活络之功效，用于扭挫伤、骨折初期的关节活动不利。羟基红花黄色素A为红花中活血散瘀止痛的主要有效成分。本研究采用反相高效液相色谱法对该方中的羟基红花黄色素A进行含量测定，以控制该制剂质量。

（一）仪器与试药

1. 仪器　Summit高效液相色谱仪（美国Dinex公司）；SB-5200超声波清洗器（宁波新芝科器研究所）。

2. 试药　羟基红花黄色素A对照品（中国药品生物制品检定所，批号111637-200502）；骨科洗剂1号（中山市中医院药剂科，批号050823、050915、051106）；乙腈、甲醇为色谱纯，水为超纯水，其他试剂均为分析纯。

（二）方法与结果

1. 色谱条件　色谱柱：Phenomenex Luna C_{18}（250mm×4.6mm，5μm）；流动相：甲醇–乙腈–0.7%磷酸水溶液（26∶2∶72）；流速：1.0mL/min；检测波长403nm；柱温：30℃。色谱详见图5-16。

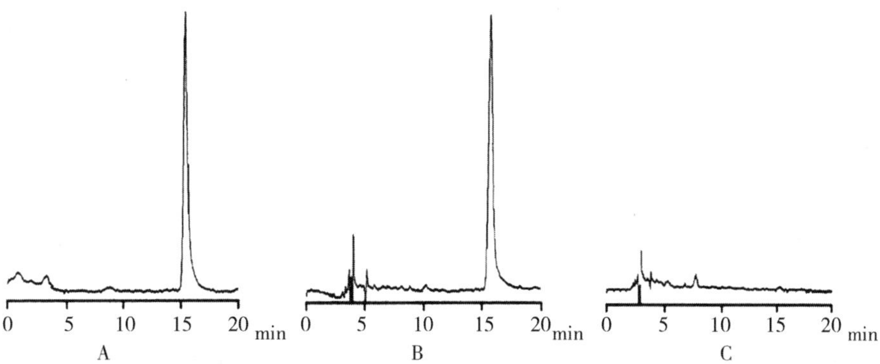

A. 羟基红花黄色素A对照品；B. 供试品；C. 缺红花阴性对照品

图5-16　高效液相色谱

2. 对照品溶液的制备 取羟基红花黄色素A对照品5.0mg，准确称定，置于50mL容量瓶中，加25%甲醇溶解并稀释至刻度，摇匀，配制成浓度为0.1mg/mL的对照品溶液。

3. 供试品溶液的制备 取骨科洗剂1号方药粉10g，准确称定，置具塞锥形瓶中，加入25%甲醇100mL，称定重量，超声处理40min，放冷，以25%甲醇补足减失的重量，摇匀，过滤，取续滤液，即得。

4. 阴性对照品溶液的制备 取按处方比例及制备工艺制备的不含红花的阴性样品，按上述方法制备成阴性对照品溶液。

5. 线性关系考察 取羟基红花黄色素A对照品溶液（0.1044mg/mL），分别按上述色谱条件进样1、2、4、6、8、10、12μL测定。记录峰面积，并以峰面积（Y）对羟基红花黄色素A进样量（X）进行线性回归，得回归方程 $Y=4008.3X-67.12$（$r=0.9998$）。结果表明，羟基红花黄色素A进样量在0.1044～1.2528μg范围内与峰面积积分值线性关系良好。

6. 精密度试验 取上述对照品溶液，按上述色谱条件重复进样6次，每次10μL。记录峰面积值，得到羟基红花黄色素A峰面积的相对标准差（*RSD*）为0.54%，表明精密度良好。

7. 稳定性试验 取上述供试品溶液，分别于0、1、2、4、8、12h时进样1次。记录峰面积值，其 *RSD*=0.93%，表明供试品溶液在12h内稳定。

8. 重现性试验 取同一批次骨科洗剂1号共5份，按上述方法制成供试品溶液并按上述色谱条件测定。记录峰面积值，计算其中羟基红花黄色素A的含量。结果，样品中羟基红花黄色素A的平均含量为0.0880mg/g（*RSD*=1.05%）。

9. 加样回收率试验 取已知含量的骨科洗剂1号方药粉10g，准确称定，共6份，分别加入对照品溶液（0.1044mg/mL）1mL，按供试品制备方法制成供试品溶液，测定含量并计算回收率，结果详见表5-34。

表5-34 加样回收率试验结果

样品含量（mg）	加入量（mg）	测得量（mg）	回收率（%）	平均回收率（%）	*RSD*（%）
0.088	0.1044	0.1914	99.04	99.08	0.52
0.088	0.1044	0.1908	98.47		
0.088	0.1044	0.1923	99.86		
0.088	0.1044	0.1911	98.75		
0.088	0.1044	0.1919	99.52		
0.088	0.1044	0.1912	98.85		

10. 样品含量测定 取不同批号骨科洗剂1号方药粉各10g，准确称定，分别按供试品制备方法制成供试品溶液，依法测定。记录峰面积，按照外标

法计算其中羟基红花黄色素 A 的含量，结果详见表 5-35。

表 5-35 样品含量测定结果

批号	含量（mg/g）	平均含量（mg/g）	*RSD*（%）
050823	0.0877		
050915	0.0883	0.0874	1.24
051106	0.0862		

（三）讨论

羟基红花黄色素 A 为水溶性成分，文献报道多以水为溶媒超声提取，制备供试品溶液。由于该方为多味药材制成的细粉，试验中发现该制剂水提取液杂质较多，难以过滤，因此按照 2005 年版《中国药典》方法以 25% 甲醇为溶媒超声提取，经比较优于水提取，故确定提取方法为 25% 甲醇超声提取 40min。本研究所采用的色谱条件是参照 2005 年版《中国药典》中红花的含量测定方法，羟基红花黄色素 A 在 403nm 波长处检测，有最大吸收。经各项方法学考察，表明本方法简便易行，结果准确，阴性对照无干扰，专属性强，灵敏度高，重现性好，可有效控制该制剂的质量。

第六节 浓薄荷水

浓薄荷水是以薄荷脑为主要原料制成的医院制剂。临床上主要用于口腔矫味及胃肠胀气，近年来被用于麻醉科气管插管后喉部并发症的预防，取得较好的效果，现对其抗炎作用研究报道如下。

药理作用

（一）材料

1. 仪器 微量移液器（上海求精生化试剂仪器有限公司）；BS224S 型电子天平（北京赛多利斯仪器系统有限公司）。

2. 试药 浓薄荷水（由广州中医药大学附属中山中医院制剂室生产，批号 20070815），试验前用丙二醇与乙醇作为溶剂，按 9∶1 比例混合后溶解薄荷脑，再以同体积的生理盐水稀释；布地奈德（阿斯利康制药有限公司，批号为 301212，规格 1mg/2mL）；二甲苯、丙二醇、乙醇为分析纯。

3. 动物 SPF 级 NIH 小鼠，体重（20±2）g，雄性；SPF 级 SD 大鼠，体重（200±20）g，雄性。均购自广东省医学实验动物中心，SCXK（粤）2003-0002，粤监证字 2007A004。

（二）方法与结果

1. 小鼠耳肿胀法 取NIH小鼠40只，随机分为5组：空白对照组（A组）以生理盐水每100g体重0.8mL剂量灌胃；浓薄荷水低剂量组（B_1组）以含薄荷脑100mg/kg剂量灌胃；浓薄荷水高剂量组（B_2组）以含薄荷脑200mg/kg剂量灌胃；布地奈德组（C组）以2mg/kg剂量灌胃；溶剂组（D组，以丙二醇及乙醇按9∶1的比例混合，再加入等体积的生理盐水作为溶剂）以溶剂每100g体重0.8mL剂量灌胃。将各组小鼠腹腔注射药物，每天1次，共3d。在给药的第3天，各组小鼠腹腔注射给药后30min，用微量移液器精确吸取100%二甲苯0.05mL，均匀涂抹于小鼠右耳前后两面致炎，左耳作为空白对照，30min后小鼠颈椎脱臼致死，用直径5mm打孔器分别在双侧耳同一部位打下一圆耳片，用电子天平称重，以右耳重减左耳重求得两耳片质量之差（mg），即肿胀度（反映肿胀程度），并计算肿胀率。

由表5–36可见，高、低剂量的浓薄荷水（B_1及B_2组）和布地奈德（C组）均能明显抑制由二甲苯引起的小鼠耳肿胀，其中B_2组的肿胀率最低。

表5–36 浓薄荷水对二甲苯致小鼠耳肿胀的影响（$\bar{x}\pm s$，n=8）

组别	右耳重（mg）	左耳重（mg）	肿胀度（mg）	肿胀率（%）
A组	14.5±1.7	6.9±0.7	7.6±1.2	111.2±14.0
B_1组	11.4±2.5$^{▲}$	6.4±0.4	5.0±2.3$^{\Delta}$	76.7±32.9$^{\Delta}$
B_2组	9.9±0.5$^{▲}$	6.2±0.6	3.7±0.6$^{\Delta}$	61.2±16.3$^{\Delta}$
C组	10.7±1.3*	6.3±1.2	4.3±0.6*	70.8±16.5*
D组	14.2±1.5	6.9±0.6	7.3±1.2$^{●}$	106.0±17.4

注：与A组比较，$^{●}P<0.05$，$^{*}P<0.01$；与D组比较，$^{\Delta}P<0.05$，$^{▲}P<0.01$（下表同）。

2. 大鼠足跖肿胀法 取SD大鼠40只，随机分为5组：空白对照组（A组）以生理盐水每100g体重0.8mL剂量灌胃；浓薄荷水低剂量组（B_1组）以含薄荷脑80mg/kg剂量灌胃；浓薄荷水高剂量组（B_2组）以含薄荷脑160mg/kg剂量灌胃；布地奈德组（C组）以1.6mg/kg剂量灌胃；溶剂组（D组）以溶剂每100g体重0.8mL剂量灌胃。将各组大鼠腹腔注射药物，每天1次，共3d。在给药的第3天，用注射器先自右后足跖中部皮下向上注入一部分的致炎剂（按每只鼠0.1mL注射10%的鸡蛋清生理盐水溶液），将动物右后肢拉直，然后掉转针头向下注完，并记下时间。用容积测量装置分别测量各鼠致炎前及致炎后0.5、1.0、1.5、2.0、2.5h时右后足跖体积，作为足跖肿胀程度，并计算足跖肿胀率。肿胀度=致炎后足跖体积–致炎前足跖体积，肿胀率（%）=（对照组平均肿胀度–同时相给药组平均肿胀度）/

对照组平均肿胀度 ×100%。

由表 5–37 及表 5–38 可见，高、低剂量的浓薄荷水（B_1 及 B_2 组）和布地奈德（C 组）均能明显抑制由蛋清引起的大鼠足跖肿胀，其中 B_2 组的肿胀率最低。

表 5–37　浓薄荷水对蛋清致大鼠足跖肿胀程度的影响（$\bar{x} \pm s$，mL，n=8）

组别	致炎后不同时间点				
	0.5h	1 h	1.5h	2h	2.5h
A 组	0.95±0.21	0.93±0.17	0.92±0.17	0.86±0.20	0.61±0.26
B_1 组	0.63±0.12$^{\blacktriangle}$	0.62±0.12$^{\blacktriangle}$	0.54±0.13$^{\blacktriangle}$	0.56±0.17$^{\triangle}$	0.44±0.13$^{\blacktriangle}$
B_2 组	0.53±0.24$^{\blacktriangle}$	0.51±0.23$^{\blacktriangle}$	0.54±0.15$^{\blacktriangle}$	0.41±0.16$^{\blacktriangle}$	0.46±0.21$^{\blacktriangle}$
C 组	0.65±0.13*	0.59±0.11*	0.63±0.14*	0.54±0.11*	0.42±0.17*
D 组	0.87±0.07	0.85±0.15	0.82±0.19	0.74±0.14	0.73±0.13

表 5–38　浓薄荷水对蛋清致大鼠足跖肿胀率的影响（$\bar{x} \pm s$，%，n=8）

组别	致炎后不同时间点				
	0.5h	1 h	1.5h	2h	2.5h
A 组	55.80±11.37	54.95±9.48	54.30±9.98	50.72±11.87	36.13±14.91
B_1 组	39.07±9.61$^{\triangle}$	38.84±9.96$^{\triangle}$	34.10±10.14$^{\triangle}$	35.25±12.57	27.74±9.69$^{\triangle}$
B_2 组	34.77±16.69$^{\blacktriangle}$	33.32±16.56$^{\blacktriangle}$	35.17±12.61$^{\triangle}$	26.87±11.77$^{\blacktriangle}$	30.35±15.47$^{\triangle}$
C 组	41.15±9.41$^{\bullet}$	37.42±16.73*	39.26±7.20$^{\bullet}$	34.13±6.09*	26.68±10.56
D 组	52.90±10.15	52.64±18.65	51.31±21.43	45.85±17.48	44.99±15.21

（三）讨论

浓薄荷水是以薄荷脑为主要原料制成的医院制剂，而薄荷脑是唇形科家种大宗中药材薄荷或家薄荷鲜品的提取物，为传统中药，味辛，性凉，具有疏风、清热、解毒等功效。布地奈德为新型糖皮质激素，有报道布地奈德混悬液雾化吸入治疗急性喉炎发作疗效优于静脉滴注 / 雾化吸入地塞米松，其非特异性抗炎及抑制变态反应强度是地塞米松的 20 ～ 30 倍、氢化可的松的 600 倍、丙酸倍氯米松的 2 倍。本实验结果表明，高、低剂量的浓薄荷水对鸡蛋清所致大鼠足跖肿胀均有明显抑制作用，如表 5–37、表 5–38 显示，与布地奈德的抗炎效果类似，提示浓薄荷水对早期急性炎症的充血水肿过程有明显抑制作用。浓薄荷水目前临床上常用于口腔矫味或胃肠胀气。近两年中山市中医院麻醉科在临床手术中，采用术前短时间雾化吸入薄荷水以减少术后咽喉部黏膜反应，从而预防气管插管后喉部并发症发生，取得了一定的效果。

因此，浓薄荷水对鼠足跖肿胀炎症有明显抑制作用，为浓薄荷水的临床应用提供了科学依据，但其抗炎机制将有待进一步研究。

第七节　复方蛇床子阴道栓

外阴瘙痒是妇科常见疾病，往往影响工作和休息，给患者带来极大的精神和肉体上的痛苦。多年来临床上一直用复方中药煎煮液熏洗外阴，有一定疗效，但使用极不方便。根据临床要求，选用了中药蛇床子、苦参、白鲜皮制成浸膏，加西药制霉菌素、己烯雌酚、地塞米松，以不同基质从外观、物理性状和体外释放试验进行筛选，试制了复方蛇床子阴道栓，用于临床，获得较好疗效。

一、制备工艺

（一）药物制备

1. 蛇床子浸膏　取蛇床子 500g，置 3000mL 圆底烧瓶中，加 95% 乙醇湿润 2h，水浴回流提取 1h，过滤，残渣再提两次，每次加 95% 乙醇 1000mL 提取 0.5h，过滤，合并 3 次滤液，回收乙醇并蒸发至无醇味，浓缩液冷却后即凝成黑褐色稠状浸膏，称重约 90g。

2. 苦参浸膏　取苦参 300g，置 2000mL 烧杯中，加 0.1% 的盐酸溶液 1500mL，浸泡 48h（不时搅拌），过滤，合并两次滤液用 20% NaOH 溶液调 pH 值 10 左右，静置过夜，除去上清液，沉淀浓缩至 60g。

3. 白鲜皮浸膏　取白鲜皮 300g 置一搪瓷缸中，加水 1200mL 煎煮 30min，过滤，残渣再加水 1000mL 煎煮 20min，过滤，合并两次滤液，浓缩至 60g。

4. 西药制备　按处方分别取制霉菌素（每片 0.3g 含制霉菌素 50 万 u）、己烯雌酚（每片含 1mg），置乳钵中研细，过 100 目筛备用；地塞米松磷酸钠注射液（每 1mL 含 5mg）。

（二）基质的选择

以不同分子量的聚乙二醇（均为上海合成洗涤剂二厂）、甘油（重庆东方红试剂厂）、明胶（武汉明胶厂）组成不同基质，其组成配比见表 5–39。

表 5–39　聚乙二醇与甘油明胶基质的组成

编号	1	2	3	4
组成	PEG 1000 : PEG 4000（70 : 30）	PEG 1000 : PEG 4000（50 : 50）	PEG 2000 : PEG 4000（70 : 30）	甘油：明胶：水（40 : 40 : 20）

取不同配比的聚乙二醇混合熔融，充分搅拌即得不同聚乙二醇基质；取明胶加适量的蒸馏水浸泡 1h，加甘油于水浴上蒸发至一定量，冷却即得甘油明胶基质。

（三）栓剂的制备

1. 处方组成 蛇床子浸膏 3g，苦参浸膏 2g，白鲜皮浸膏 2g，制霉菌素 100 万 u，已烯雌酚 5mg，地塞米松 7.5mg，基质适量。共制栓剂 20 颗。

2. 制法 取基质至水浴上熔化稍冷后，分别加入浸膏和西药，充分搅匀，按栓剂的制备方法制成栓剂。密封于塑料膜中单个包装，贮存备用。

（四）栓剂的物理性状检查与体外释放试验

1. 外观检查 栓剂呈棕褐色，每颗重 2.5g 左右，重量差异符合 1980 年版英国药典规定，不超过 5%。

2. 物理常数测定

（1）软化点 参照南京药学院（现中国药科大学）主编的《药剂学》介绍的仪器和方法，记录栓剂基质压扁时的温度。

（2）硬度 方法与测软化点相同，记录在圆盘上加砝码至栓剂压扁时的重量。

（3）融化时间 用 500mL 烧杯盛蒸馏水 500mL，置恒温水浴中，调节温度（37±1）℃，悬以吊篮，投入 2 颗栓剂，加入挡板，每分钟将吊篮提取一次，基质为聚乙二醇的以全部通过筛网，吊篮中不留有任何未融团块及固体残芯为准；基质为甘油明胶的以完全融化为准，记录时间。

3. 体外释放试验 用 500mL 烧杯装 200mL 生理盐水，置恒温水浴中调节（37±1）℃，加入 2 颗栓剂，以 30r/min 的速度搅拌软化即开始取液，每次 5mL（每次取液后立即补充 5mL 生理盐水），间隔 5min 取液一次，于 72 型分光光度计在 480nm 处测其不同时间的光密度，与另外 2 颗栓剂在相同条件下完全融化时的光密度相比，求得各时间的累积释放百分数为释放度。

（五）结果

1. 物理常数测定 结果见表 5–40。

表 5–40 物理常数测定*

基质编号	软化点（℃）		硬度（g）		融化时间（分 ' 秒 "）	
	基质	栓剂	基质	栓剂	基质	栓剂
1	37.7	32.3	2785	1681	23′ 50″	21′ 50″
2	39.4	35.6	3035	2022	29′ 00″	26′ 27″
3	39.7	34.5	3085	1981	31′ 40″	28′ 58″
4	38.7	36.7			47′ 25″	45′ 15″

注：* 表中数据均为三次平均值。

2. 体外释放试验 结果见表 5-41、表 5-42 和图 5-17。

表 5-41 四种不同基质栓剂的光密度

编号	各次取液的释放度（%）								
	1	2	3	4	5	6	7	8	9
1	0.12	0.72	1.03	1.20	1.21				
2	0.14	0.72	1.04	1.12	1.15	1.20			
3	0.10	0.70	0.96	1.10	1.14	1.16	1.18		
4	0.075	0.2350	0.35	0.49	0.64	0.64	0.92	1.03	1.11

注：* 开始软化时为第一次取样，1、2、3、4 型栓剂软化时间分别为 1′55″、2′55″、3′05″、6′30″；以后每隔 5min 取样一次，取液次数按 1、2、3…排列。

表 5-42 四种不同基质栓剂的释放度

编号	各次取液的释放度（%）								
	1	2	3	4	5	6	7	8	9
1	9.8	61.5	88.0	100					
2	11.3	61.0	88.2	95.0	97.7	100			
3	8.1	59.3	81.4	93.3	96.7	98.4	100		
4	6.2	20.4	30.4	42.6	55.65	66.1	79.97	89.6	96.5

1、2、3、4 型基质制备的栓剂融化时的光密度分别为 1.23、1.24、1.25 和 1.21，计算释放度见表 5-42；以释放度 - 时间作图，见图 5-17。

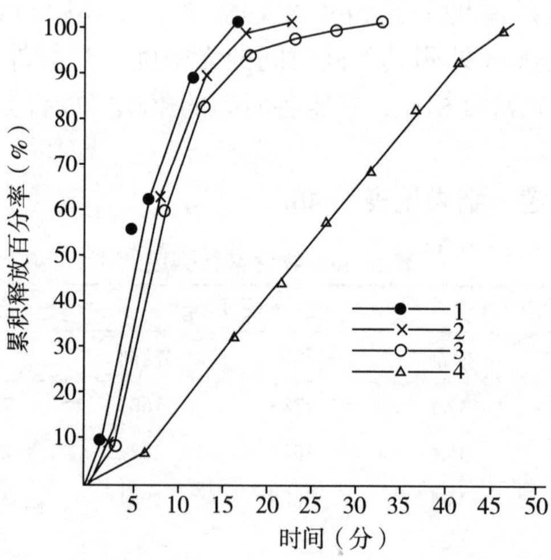

图 5-17 不同基质栓剂释放曲线

二、临床应用

1. 适应证 霉菌性阴道炎、滴虫性阴道炎、老年性阴道炎、非特异性阴道炎及宫颈炎。

2. 治愈标准 症状消失，妇科检查炎症表现消失。化验：白带涂片查霉菌，滴虫转阴。

3. 疗程 七天为一疗程。

4. 用药方法 栓剂：阴道栓每晚一颗（系采用I型基质制成）。中药煎煮：每日一剂，煎液坐浴。

5. 两种剂型的疗效观察比较 见表5–43。

表5–43 两种剂型疗效观察比较

病种（阴道炎）	治疗例数		一转阴例数		无效例数		治愈率（%）		P值
	煎液	栓剂	煎液	栓剂	煎液	栓剂	煎液	栓剂	
霉菌性	8	17	5	16	3	1	62.5	94	
滴虫性	6	13	2	12	1	1	33.3	92.3	< 0.01
非特异性及老年性	5	4	3	4	2	1	60	100	

三、结论

1. 单独的蛇床子栓和制霉菌素栓临床应用有效，但效果单一。将以上两药制成复方栓剂，可起到杀虫、抗菌、抗过敏等作用，能加快阴道正常功能的恢复，治疗多种原因引起的外阴瘙痒，用于临床初步获得较好效果，且使用方便。

2. 从表5–40、表5–42中看出用聚乙二醇为基质制备的栓剂，其药物释放度与融化时间的关系是融化快，释放亦快；反之融化慢，释放也慢。软化点、硬度、融化时间的测定系供气温高低不同时选用基质的参考。

3. 从图5–17中可看出，聚乙二醇为基质的栓剂，药物释放快，甘油明胶则释放慢。故临床要求起效快的，一般选用1号基质为好，临床要求维持时间长的可选用4号基质。

4. 两种剂型治疗效果，经统计学处理，有非常显著的差异（$P < 0.01$）。中药栓剂效果更好，而中药煎液坐浴，因阴道内药液浓度低，不易达到治疗效果，且中药煎煮使用不便，不易为患者所接受。

5. 用栓剂治疗滴虫性阴道炎治愈后有3例复发，主要因滴虫极易藏匿于阴道皱襞内或邻近器官中，次之为反复感染。

6. 副作用：少数患者用药后三天阴道有辣痛感，以后痛感减轻。个别患者将药塞在阴道口处疼痛较剧，如将药塞入阴道穹隆部，疼痛随即缓解。

第八节　复方四黄外洗液

复方四黄外洗液是中山市中医院研制的中药外用制剂，是以《肘后备急方》黄连解毒汤为基本方加减组方，延伸制成。复方四黄外洗液是由黄芩、虎杖、大黄、黄柏、黄连等6味中药组成的，具有清热解毒、去腐生肌、消肿止痛的功效，对炎症早期渗出水肿起明显抑制作用，治疗开放性骨折感染创面、外科感染伤口、眼镜蛇伤溃疡和手部开放性损伤有较好疗效。方中的黄连清热燥湿，泻心火兼中焦之火；黄芩消肿止血，清肺热，泻上焦之火；黄柏泻火除湿，解毒疗疮，泻下焦之火；连翘清热解毒，泻三焦之火，有泻火解毒之功；大黄清热泻火，清利湿热；虎杖祛风利湿，消瘀定痛。诸药合用具有清热解毒、祛湿收口、拔毒生肌的功效，有良好的抗菌、消炎、止痛、提高免疫功能的作用。

质量控制

（一）仪器与试剂

1. 仪器　Agilent Technologies 1260 infinity高效液相色谱仪；BS224S型电子天平（北京赛多利斯仪器系统有限公司）；KQ 3200E医用超声波清洗器（昆山市超声仪器有限公司）；东方–A型直热式电热恒温干燥箱（广州东方电热干燥设备厂）；HH–S4数显恒温水浴锅（金坛市医疗仪器厂）；旋转蒸发器RE–2000B（上海亚荣生化仪器厂）；SHZ–D（Ⅲ）循环水式真空泵（上海予华仪器设备有限公司）。

2. 试剂　甲醇，乙腈（色谱级），水为双蒸水；其余试剂均为分析纯。盐酸小檗碱、大黄素、黄芩苷、连翘苷对照品（中国药品生物制品检定所，批号依次为110713–200911、110756–2001117、110715–201117、908–9105）。四黄外洗液均由中山市中医院制剂室提供，批号分别为20160905、20160923、20161014、20161110、20161125、20161212、20170109、20170206、20170223、20170315，以上批次分别编号为1、2、3、4、5、6、7、8、9、10。

（二）方法与结果

1. 供试品的制备　取复方四黄外洗液样品5mL置于50mL容量瓶中，加甲醇定容至刻度，精密测重，超声30min，冷却后补足重量，过滤，取续滤液用0.22μm微孔滤膜滤过，取续滤液，即得。

2. 对照品的制备　精密称取盐酸小檗碱、大黄素、黄芩苷、连翘苷对照品适量，各加甲醇制成每 1mL 含约 90μg 的溶液，即得。

3. 指纹图谱的建立

（1）色谱条件　色谱柱：Zorbax SBC_{18}（150mm×4.6mm，5μm）（美国 Agilent 公司）；检测波长 254nm；柱温 25℃；流动相为 0.1% 磷酸（含 0.03mol/L 磷酸二氢钾）（A）– 乙腈（B）– 甲醇（C），梯度洗脱时间程序见表 5–44；流速为 1mL/min，柱温为 25℃，进样量为 10μL，分析时间为 60min。

表 5–44　流动相梯度洗脱程序

时间（min）	流动相 A（%）	流动相 B（%）	流动相 C（%）
0	90	10	0
10	80	20	0
20	70	30	0
30	60	40	0
33	70	30	0
36	50	30	20
39	50	10	40
41	20	0	80
46	20	0	80
48	40	20	40
50	50	30	20
51	70	30	0
53	90	10	0
60	90	10	0

（2）方法学考察

精密度试验：精密吸取同一批成品供试品溶液 10μL，按照上述色谱条件进样，连续 6 次，记录色谱图中共有峰的保留时间和峰面积。以共有峰中的 7 号峰（连翘苷）作为内标准峰，结果显示，共有峰的相对保留时间和相对峰面积积分值的 *RSD* 分别为 0.04% ～ 0.92% 和 0.28% ～ 0.97%（n=6），符合指纹图谱的要求，表明仪器精密度良好。

重复性试验：精密称取同一批样品 6 份，按照上述方法制备供试品溶液，按上述方法测定，记录各共有峰保留时间和峰面积。以 10 号峰（小檗碱）作为内标准峰，结果显示，共有峰的相对保留时间和相对峰面积积分值的 *RSD* 分别为 0.47% ～ 2.36% 和 0.48% ～ 2.55%（n=6），符合指纹图谱要求，表明本法重复性较好。

稳定性试验：取同一批供试品溶液，在相同条件下分别于0、2、4、8、12、24h测定结果，以13号峰（大黄素）的保留时间和峰面积值作为参照，共有峰的相对保留时间和相对峰面积积分值的*RSD*分别为0.11%～2.10%和0.50%～2.37%（*n*=6），表明供试品溶液在24h内稳定，符合指纹图谱要求，表明试液在24h内稳定。

（3）样品测定　分别精密吸取不同批号10批复方四黄外洗液各5mL，按照上述制备方法制备供试品溶液，按上述方法进行测定，样品色谱图见图5-20。以9号峰（盐酸小檗碱）的保留时间和峰面积值作为参照，共有峰的相对保留时间及相对峰面积分别见表5-45、表5-46。

表5-45　10个批次复方四黄外洗液HPLC指纹图谱共有峰的相对保留时间

共有峰号	相对保留时间										*RSD*（%）
	1	2	3	4	5	6	7	8	9	10	
1	0.072	0.072	0.072	0.072	0.072	0.072	0.072	0.072	0.072	0.072	0.000
2	0.097	0.097	0.097	0.098	0.097	0.097	0.097	0.097	0.097	0.097	0.326
3	0.113	0.110	0.113	0.113	0.113	0.113	0.113	0.112	0.113	0.112	0.864
4	0.403	0.402	0.404	0.406	0.404	0.403	0.403	0.403	0.405	0.405	0.304
5	0.534	0.533	0.535	0.537	0.535	0.535	0.535	0.535	0.537	0.533	0.256
6	0.597	0.597	0.599	0.600	0.625	0.625	0.625	0.625	0.627	0.623	2.258
7	0.858	0.858	0.857	0.858	0.857	0.858	0.858	0.858	0.858	0.855	0.113
8	0.955	0.955	0.896	0.897	0.895	0.896	0.895	0.895	0.897	0.891	2.783
9	1.000	1.000	1.000	1.000	1.000	1.000	1.000	1.000	1.000	1.000	0.000
10	1.031	1.032	1.034	1.034	1.033	1.034	1.034	1.033	1.035	1.030	0.151
11	1.059	1.058	1.059	1.059	1.058	1.060	1.059	1.059	1.059	1.055	0.128
12	1.308	1.308	1.311	1.313	1.310	1.311	1.310	1.308	1.312	1.304	0.198
13	2.232	2.232	2.235	2.242	2.232	2.233	2.230	2.226	2.240	2.221	0.273

表5-46　10个批次复方四黄外洗液HPLC指纹图谱共有峰的相对峰面积

共有峰号	相对峰面积										*RSD*（%）
	1	2	3	4	5	6	7	8	9	10	
1	0.263	0.269	0.282	0.252	0.336	0.185	0.330	0.345	0.337	0.405	20.699
2	0.116	0.111	0.139	0.129	0.168	0.088	0.160	0.170	0.156	0.201	23.365
3	0.062	0.058	0.053	0.059	0.078	0.041	0.076	0.064	0.073	0.092	22.116

（续表）

共有峰号	相对峰面积										RSD（%）
	1	2	3	4	5	6	7	8	9	10	
4	0.045	0.043	0.040	0.038	0.042	0.034	0.042	0.049	0.039	0.045	10.114
5	0.119	0.115	0.074	0.089	0.103	0.075	0.106	0.090	0.097	0.084	16.377
6	0.207	0.222	0.168	0.185	0.375	0.294	0.368	0.206	0.345	0.270	29.468
7	0.835	0.835	1.013	0.875	0.964	0.809	0.940	1.240	0.947	1.112	14.195
8	0.070	0.070	0.067	0.460	0.043	0.043	0.044	0.052	0.043	0.042	23.354
9	1.000	1.000	1.000	1.000	1.000	1.000	1.000	1.000	1.000	1.000	0.000
10	0.128	0.129	0.111	0.118	0.133	0.110	0.129	0.111	0.131	0.117	7.561
11	0.400	0.400	0.420	0.382	0.415	0.383	0.415	0.545	0.415	0.459	11.332
12	0.086	0.087	0.082	0.132	0.129	0.141	0.131	0.213	0.134	0.151	30.163
13	0.090	0.090	0.071	0.075	0.075	0.076	0.074	0.051	0.075	0.065	15.152

4. 复方四黄外洗液指纹图谱的建立 精密吸取对照品溶液、供试品溶液各 10μL，注入高效液相色谱仪，按选定的色谱条件进行检测。同一实验条件下，测定 10 批供试品 HPLC 色谱图。根据不同批次供试品测定结果所给出的峰数、峰值（积分值）和峰位（相对保留时间）等相关参数进行分析、比较，制定优化的指纹图谱，见图 5-18 ～图 5-20。

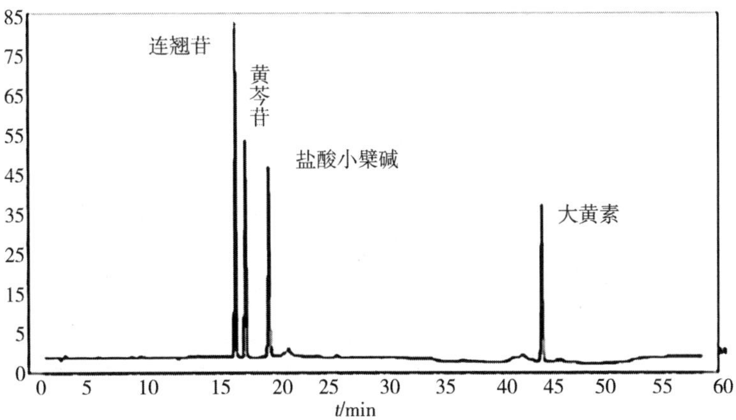

图 5-18 对照品图谱

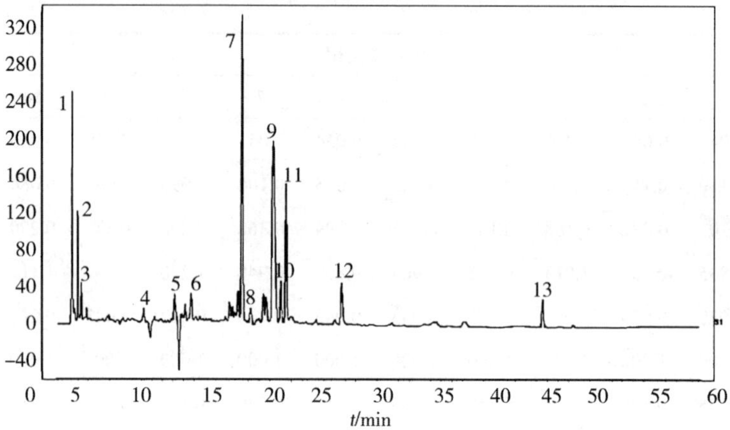

图 5-19　供试品图谱

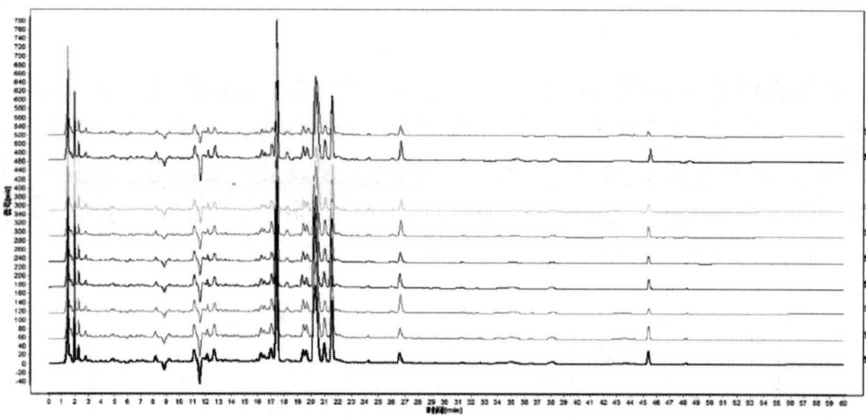

图 5-20　10 批样品指纹图谱

5. 复方四黄外洗液 HPLC 指纹图谱相识度的计算　相似度是评价中药指纹图谱的一个重要参数，据此分析中药质量的稳定性。本试验利用相关系数法对 10 批复方四黄外洗液进行了相似度计算，结果见表 5-47。

表 5-47　复方四黄外洗液指纹图谱相识度计算

	S1	S2	S3	S4	S5	S6	S7	S8	S9	S10	对照
S1	1	0.997	0.981	0.995	0.993	0.990	0.993	0.992	0.990	0.981	0.996
S2	0.997	1.000	0.980	0.991	0.995	0.990	0.995	0.994	0.984	0.978	0.995
S3	0.981	0.980	1.000	0.992	0.998	0.990	0.988	0.991	0.981	0.993	0.992

（续表）

	S1	S2	S3	S4	S5	S6	S7	S8	S9	S10	对照
S4	0.995	0.991	0.992	1.000	0.993	0.994	0.994	0.995	0.994	0.989	0.998
S5	0.993	0.995	0.988	0.993	1.000	0.989	1.000	0.999	0.984	0.991	0.997
S6	0.990	0.990	0.990	0.994	0.989	1.000	0.990	0.991	0.985	0.979	0.995
S7	0.993	0.995	0.998	0.994	1.000	0.999	1.000	0.999	0.985	0.990	0.998
S8	0.992	0.994	0.991	0.995	0.999	0.991	0.999	1.000	0.986	0.993	0.998
S9	0.990	0.984	0.981	0.994	0.984	0.985	0.985	0.986	1.000	0.981	0.992
S10	0.981	0.978	0.993	0.989	0.991	0.979	0.990	0.993	0.981	1.000	0.991
对照	0.996	0.995	0.992	0.998	0.997	0.995	0.998	0.998	0.992	0.991	1.000

（三）讨论

流动相的选择：经多次试验比较，甲醇－磷酸（为 0.1% 磷酸，含有 0.03mol/L 磷酸二氢钾，后面的磷酸均是）、乙腈－磷酸、甲醇－水、乙腈－水，都不如甲醇－乙腈－磷酸为流动相，梯度洗脱能较好地使样品中四种所需成分分离出来且样品出的峰较多。

萃取溶剂的选择：比较过以 50%、75%、100% 甲醇为溶剂萃取样品有效成分，经过检验 50%、75% 甲醇含量的峰不如 100% 甲醇峰高。

检测波长的选择：试验过程中对该样品进行了 DAD 扫描，比较过 203nm、233nm、245nm、254nm、265nm、365nm 波长，在实验过程中同时对样品进行了扫描，综合考虑各个色谱峰的强度比例、HPLC 梯度洗脱中基线的稳定性等因素，试验结果表明，主要色谱峰均在 254nm 附近有较大吸收，且杂质峰相对较少，故测定波长选择 254nm。

柱温的选择：试验过程中同时比较了 20℃、25℃、30℃。然而 20℃、30℃柱温时的基线都比较漂浮，而且某些峰分不开，因此选择了 25℃作为实验的柱温。

在此实验选择的是 HPLC 色谱法来建立复方四黄外洗液指纹图谱；复方四黄外洗液中含有的成分是很多的，如大黄素、大黄素甲醚、大黄酚、大黄酸、连翘苷、连翘脂苷 A、盐酸小檗碱、盐酸黄柏碱、黄柏碱、黄连碱、虎杖苷、黄芩苷等，而在本实验结果中确定了 7 号峰为连翘苷、8 号峰为黄芩苷、9 号峰为盐酸小檗碱、13 号峰为大黄素。在溶剂的选择时，第一就想到万能溶剂甲醇，然后尝试不同浓度的甲醇进行比较，相比之下 100% 浓度的甲醇萃取效果好；在选择波长时，先同时测定跨度较大的波长，然后一步步缩小范围，得到 254nm 波长时最好；在流动相的选择时，因为不同的物质需要不同的油相或者不同的水相，所以选择了乙腈、甲醇、磷酸三相梯度来作为流动相；在柱温的选择时，尝试了不同的温度，最好的为25℃。从十个批次的复方四黄外洗液指纹图谱相识度来看，相识度都达到0.90以上，说明这十个批次都有较好的一致性。所建立的复方四黄外洗液指纹图谱，确定了13个共有峰，各峰分离度良好，符合指纹图谱技术规范，所建方法简单、可靠，可作为复方四黄外洗液质量控制的重要依据之一。

中药指纹图谱是一种用综合、宏观、非线性的分析观念和质控模式来全面表征中药组成特征及质量的分析技术，已成为国际认同、提倡并推荐的中药质量评价手段，在中药各研究领域的应用日益广泛。通过HPLC指纹图谱对10批次样品的测定，结果表明该方法重复性好、专属性强，指纹图谱体现了以连翘苷、大黄素、黄芩苷、盐酸小檗碱为指标的主特征，可以用这些指标性成分来控制复方四黄外洗液的投料情况，用已知的色谱条件，建立活化成分的标准曲线，从而定量分析，进一步来说，可以建立数字化指纹谱，抛开成分论，全面和有效分析地评价整个中药制剂。通过建立复方四黄外洗液的中药指纹图谱，为其提供较为合理的整体质量评价依据，进一步完善复方四黄外洗液质量标准。

第九节　四黄膏

四黄膏由大黄、黄连、黄芩、黄柏等组成，具有清热燥湿、泻火解毒、攻积祛瘀的作用。大黄有效成分为蒽醌衍生物，有抗真菌、抗病毒、消炎抗过敏、止痒及不同程度的抑菌作用；黄连主要含小檗碱，对葡萄球菌、链球菌、肺炎杆菌、炭疽杆菌均有较强的抗菌作用；黄芩含黄芩苷、黄芩素和鞣酸，有较广的抗菌谱；黄柏亦有不同程度的抑菌作用。

制备工艺

（一）材料

1. 仪器　1100系列高效液相色谱（HPLC）仪（美国Agilent公司）。

2. 试药　大黄、黄连、黄芩、黄柏（广州药材公司），由广东省中山市中医院梅全喜主任中药师鉴定为真品；大黄素对照品（中国药品生物制品检定所，批号110756-200110）；其余试剂均为分析纯。

（二）方法与结果

1. 醇提工艺研究

（1）醇提正交试验设计　选择主要影响提取的乙醇浓度（A）、乙醇用量

（B）、提取时间（C）、提取次数（D）作为考察因素，每个因素选定3个水平，以大黄素含量作为指标，运用 $L_9(3^4)$ 正交试验设计法进行试验。醇提工艺因素水平见表5–48。

表5–48　醇提工艺因素水平

水平	因素			
	A（%）	B（倍数）	C（h）	D
1	60	6	0.5	1
2	70	8	1	2
3	80	10	1.5	3

（2）提取方法　按 $L_9(3^4)$ 正交试验表设计工艺条件称取大黄、黄芩各30g，按正交试验各项要求先加入乙醇浸润0.5h，再回流规定次数和时间，滤过，合并液，回收乙醇，浓缩至适量，测定大黄素的含量。

（3）乙醇提取正交试验流浸膏中大黄素含量测定方法　依照HPLC法测定，色谱条件与系统适应性试验：填充剂为18烷基硅键合硅胶，流动相为乙腈－水－醋酸–5%磷酸（20：80：2：0.5），检测波长为278nm，柱温为50℃，理论板数按大黄素峰计算，应不低于2500。对照品溶液的制备：精密称取在120℃减压干燥至恒重的大黄素对照品适量，加甲醇制成每1mL含20μg的溶液，作为对照品溶液。供试品溶液的制备：取流浸膏适量，置30mL量瓶中，加甲醇30mL，超声处理30min，放冷，加甲醇至刻度，摇匀，滤过，取续滤液2mL，置于5mL量瓶中，加甲醇稀释至刻度，摇匀，即得。测定方法：分别精密吸取对照品溶液与供试品溶液各20μL注入HPLC仪中，测定、计算，即得。醇提工艺正交试验结果见表5–49；醇提工艺方差分析结果见表5–50。

表5–49　醇提工艺正交试验结果

No.	因素				浸膏量	大黄素（mg/g）	总量（g）
	A	B	C	D			
1	1	1	1	1	·80	6.21	0.50
2	1	2	2	2	102	8.16	0.83
3	1	3	3	3	85	10.30	0.86
4	2	1	2	3	49	18.35	0.90
5	2	2	3	1	48	12.10	0.58
6	2	3	1	2	99	7.96	0.79
7	3	1	3	2	62	11.02	0.68

（续表）

No.	因素				浸膏量	大黄素（mg/g）	总量（g）
	A	B	C	D			
8	3	2	1	3	53	13.15	0.70
9	3	3	2	1	66	9.08	0.60
K_1	3.76	2.65	2.46	2.17			
K_2	2.80	2.56	2.82	2.62			
K_3	2.53	2.72	2.62	3.11			
R	0.27	0.16	0.36	0.94			

由表 5–49 可知，D 因素 R 值最大，是主要影响因素，C 为次要因素，再次为 A 和 B 因素。说明乙醇提取次数对大黄素提取影响最大，提取次数以 3 次为佳，优选条件为 $A_2B_3C_2D_3$。

表 5–50　醇提工艺方差分析结果

方差来源	离差平方和	自由度	方差	F	P
A	0.014	2	0.007	0.50	>0.05
B	0.009	2	0.005	0.50	>0.05
C	0.029	2	0.014	0.50	>0.05
误差	0.108	2	0.054	0.50	>0.05
总和	0.160	8	0.080	0.50	>0.05

由表 5–50 可知，A、B、C、D 4 因素对提取大黄素含量影响不显著，根据节约原则，A 因素可选择 A_1，B 因素可选择 B_1。因此，最后确定最佳工艺条件为 $A_1B_1C_2D_3$，即乙醇浓度为 60%，用量为药材总量的 6 倍，提取时间为 1h，提取次数为 3 次。

2. 水提工艺条件研究

（1）正交试验设计　选择主要影响提取的加水量（A）、浸泡时间（B）、煎煮时间（C）、煎煮次数（D）作为考察因素，以流浸膏中鞣质含量为考察指标，运用 $L_9(3^4)$ 正交试验设计进行试验。水提工艺因素水平见表 5–51。

表 5–51　水提工艺因素水平

水平	因素			
	A（%）	B（倍数）	C（h）	D
1	6	0.5	1	1
2	8	1	2	2
3	10	1.5	3	3

（2）水煎煮提取　取黄连、黄柏各30g，按正交试验设计提取，然后浓缩，用60%乙醇沉淀，过滤，滤液浓缩至流浸膏，以流浸膏中鞣质的含量测定结果作为考察指标。

（3）水煎煮提取液中鞣质的含量测定方法　依照2005年版《中国药典》（一部）附录X B鞣质含量测定法，取流浸膏适量，精密称定，置锥形瓶中，加水稀释至刻度，滤过，滤液作为供试品溶液。

（4）总水溶性部分的测定　精密量取供试品溶液25mL，蒸干，残渣于105℃干燥3h，称重（T_1）。水溶性部分的测定，精密量取供试品溶液10mL，加皮粉（干燥品6g）振摇15min，滤过，精密量取溶液25mL，蒸干，残渣于105℃干燥3h，称重（T_2）。

皮粉水溶性部分的测定：精密量取水100mL，加皮粉（干燥品6g），振摇15min，滤过，精密量取溶液25mL，蒸干，残渣于105℃干燥3h，称重（T_0）。

按下列计算鞣质的含量（%）：鞣质的含量（%）=（$T_1-T_2+T_0$）/$W\times100\%$

式中，W为取样量，单位为g。水提工艺正交试验结果见表5-52，水提工艺方差分析结果见表5-52。

表5-52　水提工艺正交试验结果

No.	因素				浸膏量	鞣质含量（mg/g）	鞣质总量（g）
	A	B	C	D			
1	1	1	1	1	53	6.21	0.50
2	1	2	2	2	82	8.16	0.83
3	1	3	3	3	54	10.30	0.86
4	2	1	2	3	102	18.35	0.90
5	2	2	3	1	52	12.10	0.58
6	2	3	1	2	56	2.32	0.13
7	3	1	3	2	55	3.54	0.19
8	3	2	1	3	61	2.49	0.15
9	3	3	2	1	50	3.36	0.17
K_1	0.47	0.54	0.40	0.39			
K_2	0.51	0.44	0.60	0.51			
K_3	0.56	0.52	0.51	0.61			
R	0.09	0.10	0.20	0.22			

由表 5-52 可知，D 因素是主要影响因素，C 为次要影响因素，再次为 B 和 A 因素。因此，水提取次数对鞣质提取影响最大，提取次数以 3 次为佳，优选最佳条件为 $A_3B_1C_2D_3$。

表 5-53 水提工艺方差分析结果

方差来源	离差平方和	自由度	方差	*F*	*P*
A	0.002	2	0.001	0.50	＞0.05
B	0.002	2	0.001	0.50	＞0.05
C	0.004	2	0.002	0.50	＞0.05
误差	0.004	2	0.002	0.50	＞0.05
总和	0.012	8	0.002	0.50	＞0.05

由表 5-53 可知，A、B、C、D 4 因素对提取鞣质量影响均不显著，根据节约的原则，A 因素可选择 A_1，因此最后确定最佳条件为 $A_1B_1C_2D_3$，即水用量为药材总量的 6 倍，浸泡时间为 0.5h，煎煮时间为 2h，提取次数为 3 次。

（三）讨论

四黄膏中，大黄、黄芩采用乙醇提取，以大黄素含量为考察指标，确定最佳工艺条件为：乙醇提取浓度为 60%，用量为药材总量的 6 倍，提取时间为 1h，提取次数为 3 次。黄连、黄柏采用水煎煮法提取，以鞣质含量为考察指标，确定最佳工艺条件为：水用量为药材总量的 6 倍，浸泡时间为 0.5h，煎煮时间为 2h，提取次数为 3 次。

采用本工艺制备四黄膏，操作简便，稳定性好，可为工业生产提供理论依据。

第十节 克痒敏酊

克痒敏酊是由防己、黄柏、三叉苦等 19 味中药加工制成的酊剂，具有收敛止痒、消炎解毒的功效，用于治疗急慢性湿疹、接触性皮炎等引起的皮肤瘙痒症。方中作为主要臣药的黄柏具有清热燥湿、泻火除蒸、解毒疗疮的功效，可用于治疗湿疹瘙痒。

质量控制

（一）仪器与试药

2695 型 HPLC 仪（美国 Waters 公司）；纯水器（美国 Mil-lipore 公司）；

乙腈（色谱纯，德国Merck公司）；甲醇（分析纯，广州化学试剂厂）；水为超纯水；盐酸小檗碱对照品（中国药品生物制品检定所，批号110713-200208）；克痒敏酊（广州中医药大学附属中山中医院自制，批号071001、071005、071103）。

（二）方法与结果

1. 色谱条件 色谱柱：Agilent Eclipse XDB C_{18}（250mm×4.6mm，5μm）；流动相：乙腈-5mmol/L辛烷磺酸钠（32∶68，用磷酸调pH3.0）；流速：1mL/min；检测波长346nm；进样量10μL；柱温35℃。

2. 溶液的制备

（1）对照品溶液的制备 精密称取盐酸小檗碱对照品适量，加甲醇制成每1mL含盐酸小檗碱30μg的溶液，即得。

（2）供试品溶液的制备 精密量取本品2mL，置于10mL量瓶中，加甲醇至刻度，摇匀，滤过，取续滤液，即得。

（3）阴性对照溶液的制备 按处方比例取除黄柏以外的各味药材，按克痒敏酊制剂的制备工艺制成阴性样品，再按上述方法制成阴性对照溶液。

3. 系统适应性试验 取上述阴性对照、对照品和供试品溶液，按上述色谱条件注入液相色谱仪，记录色谱图。结果，阴性无干扰；待测峰与其他组分峰分离度良好，盐酸小檗碱的理论塔板数不低于3000。色谱见图5-21。

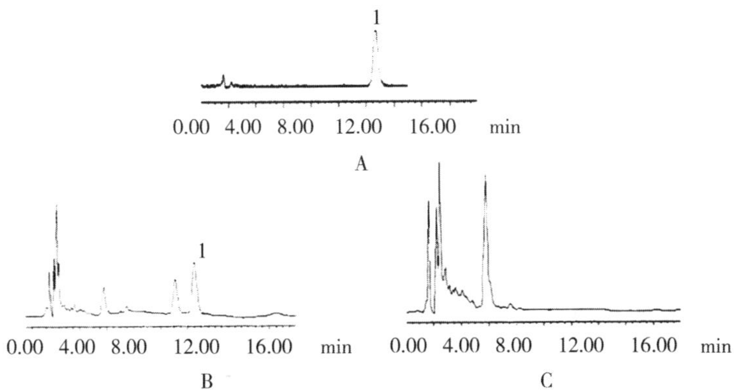

A. 对照品；B. 供试品；C. 阴性对照；1. 盐酸小檗碱

图5-21 高效液相色谱

4. 方法学考察

（1）线性关系考察 取对照品溶液，按上述色谱条件分别进样2、5、10、15、20、25、30μL，记录色谱图。以盐酸小檗碱进样量（X，μg）为横坐标，峰面积积分值（Y）为纵坐标绘制标准曲线，得回归方程为$Y=4.06\times10^6X-1.50\times10^5$（$r=0.9999$，$n=7$）。结果表明，盐酸小檗碱进样量在

0.0592～0.8883μg 范围内与峰面积积分值呈良好线性关系。

（2）精密度试验　取同一供试品溶液，连续进样 5 次，记录盐酸小檗碱色谱峰峰面积。结果，*RSD*=0.95%（*n*=5），表明方法精密度良好。

（3）稳定性试验　取同一供试品溶液，分别在 0、2、4、8、12、24h 依次进样，记录盐酸小檗碱色谱峰峰面积。结果，*RSD*=0.79%（*n*=6），表明供试品溶液在 24h 内稳定。

（4）重现性试验　取同一批样品（批号 071001），按上述方法平行制备 6 份供试品溶液，按上述色谱条件测定盐酸小檗碱含量。结果，盐酸小檗碱的平均含量为 0.16mg/mL，*RSD*=0.45%（*n*=6），表明方法重现性良好。

（5）加样回收率试验　精密量取已知含量的克痒敏酊（批号 071001）1mL，分别加入盐酸小檗碱对照品溶液（浓度为 0.0987mg/mL）1mL，按上述方法制备供试品溶液，平行 6 份，按上述色谱条件测定样品含量，计算加样回收率，结果见表 5-54。

表 5-54　加样回收率试验结果（*n*=6）

样品含量（mg）	加入量（mg）	测得量（mg）	回收率（%）	平均回收率（%）	*RSD*（%）
0.1616	0.0987	0.2609	100.61	99.71	1.18
0.1616	0.0987	0.2596	99.29		
0.1616	0.0987	0.2580	97.67		
0.1616	0.0987	0.2612	100.91		
0.1616	0.0987	0.2598	99.49		
0.1616	0.0987	0.2606	100.30		

5. 样品含量测定　取 3 批克痒敏酊（批号 071001、071005、071103），按上述方法制备供试品溶液，按上述拟定方法进行测定。结果，3 批样品中盐酸小檗碱的含量分别为 0.16、0.17、0.17mg/mL。

（三）讨论

参考有关文献，对流动相进行了优化，比较了辛烷磺酸钠与十二烷基磺酸钠作为离子对试剂的差异。结果表明，前者的出峰时间较快且柱压较低，同时分离度符合要求，故选择辛烷磺酸钠作为缓冲盐，确定流动相。利用二极管激光阵列检测器记录盐酸小檗碱的紫外光谱图，选择其最大吸收波长，确定最佳检测波长为 346nm。本方法简单易行，适合于对克痒敏酊的质量控制。

第十一节 消炎止痒洗剂

消炎止痒洗剂是由黄芩、黄柏、黄连、白鲜皮、苦参等10味中药组成，以黄芩、黄柏、黄连为主药。黄芩为唇形科植物黄芩 *Scutellaria baicalensis* Georgi. 的干燥根，其中所含的黄芩苷能显著影响白细胞的多种功能，表明其有抗炎作用。黄柏为芸香科植物黄皮树 *Phellodendron chinense* Schneid. 的干燥树皮，其有明显的抗菌、抗炎作用；黄连为毛茛科植物黄连 *Coptis chinensis* Franch.、三角叶黄连 *Coptis deltoidea* C. Y. Cheng et Hsiao 或云连 *Coptis teeta* Wall. 的干燥根茎，其具有抗炎与免疫调节作用。此方诸药合用，对防治皮炎、湿疹、皮肤瘙痒等具有良好的效果。现代药理学研究表明，黄连提取液、苦参提取液有明显的抑菌作用，对皮肤致病真菌也有不同程度的抑制作用。为了改进提取工艺，根据临床用药经验和处方药材中有效成分的性质，分别采用水提醇沉、醇提水沉、醇提水沉结合水提醇沉（不调 pH 值）和醇提水沉结合水提醇沉（调 pH 值）4种工艺提取药材，并对提取工艺进行比较研究，最终确定消炎止痒洗剂中药材的提取工艺。

制备工艺

（一）材料

1. 仪器 RE52C 旋转蒸发仪、B-220 恒温水浴锅（上海亚荣生化仪器厂）；AS20500A 超声波清洗器、AP-01P 真空泵（天津奥特赛恩斯仪器有限公司）；UV-1800 紫外 - 可见分光光度计［岛津仪器（苏州）有限公司］；LC-1260 高效液相色谱仪（美国安捷伦科技有限公司）。

2. 药品与试剂 黄芩苷、盐酸小檗碱对照品（中国食品药品检定研究院，批号分别为 110715-201117、110713-000911）；乙腈（上海锦源精细化工厂，批号 20110215）；甲醇（广州市东江化工厂，批号 2012071102）；乙醇（广州洛辛宝化学试剂有限公司）。

3. 药材 试验用10种药材分别购买于高要市得隆中药饮片厂、佛山市天泰药业有限公司中药饮片厂、广西玉林市祥生中药饮片有限责任公司。药材来源见表5-55。

表 5-55 药材来源

药材名称	产地	生产厂家	批号
马齿苋	广西	高要市得隆中药饮片厂	101211
苦参	山西	高要市得隆中药饮片厂	111109
白鲜皮	河北	高要市得隆中药饮片厂	110719
百部	广西	高要市得隆中药饮片厂	110719
黄柏	四川	佛山市天泰药业有限公司中药饮片厂	110402
黄芩	河北	广西玉林市祥生中药饮片有限责任公司	110502
黄连	四川	高要市得隆中药饮片厂	110327
荆芥	河北	高要市得隆中药饮片厂	110327
薄荷	广西	高要市得隆中药饮片厂	110327
地肤子	四川	高要市得隆中药饮片厂	110327

（二）黄芩苷和盐酸小檗碱的含量测定

1. 色谱条件 色谱柱：Hypersil BDS C_{18}（250mm×4.6mm，5μm）；流动相：乙腈（A）-0.05mol/L 磷酸二氢钾溶液（B），梯度洗脱；检测波长：278nm；进样量：10μL；流速：1mL/min；柱温：30℃。在此色谱条件下，黄芩苷和盐酸小檗碱的保留时间分别为 8.5、16.8min。梯度洗脱程序见表 5-56。

表 5-56 梯度洗脱程序

t（min）	A（%）	B（%）
0～5	21	79
＞5～20	33	67
＞20～23	＞33～21	＞67～79
＞23～30	21	79

2. 对照品溶液的制备

（1）黄芩苷对照品溶液的制备 精密称取于 60℃减压干燥 4h 的黄芩苷对照品 1.460mg，加甲醇制成质量浓度为 0.0584mg/mL 的黄芩苷对照品溶液。

（2）盐酸小檗碱对照品溶液的制备 精密称取于 100℃干燥 5h 的盐酸小檗碱对照品 1.032mg，加甲醇制成质量浓度为 0.1032mg/mL 的盐酸小檗碱对照品溶液。

3. 供试品溶液的制备 分别称取黄柏 10g、黄连 4g、黄芩 10g、马齿苋 10g、地肤子 10g、苦参 10g、百部 10g、白鲜皮 10g、荆芥 10g，粉碎成粗颗粒，混匀后加入 8 倍量 75% 乙醇溶液，浸泡 30min，加热回流提取 3 次，每次 1.5h，滤过，合并滤液。按药材和药液 1∶1（*m/V*）浓缩，取浓缩液，按照浓缩液和蒸馏水 1∶3（*V/V*）加入煮沸的蒸馏水，边加边搅拌，静置 24h，滤过，合并滤液，用蒸馏水调整体积至 400mL，吸取上述溶液，0.45μm 微孔滤膜滤过，取续滤液，即得。

4. 线性关系考察 分别精密量取质量浓度为 0.0584mg/mL 的黄芩苷对照品溶液、0.1032mg/mL 的盐酸小檗碱对照品溶液 0.1、0.2、0.4、0.6、0.8、1.0mL，分别用甲醇定容至 1mL，进样 10μL，记录色谱图。分别以黄芩苷、盐酸小檗碱峰面积积分值（y）为纵坐标，黄芩苷、盐酸小檗碱质量浓度（x，mg/mL）为横坐标，进行线性回归，得黄芩苷、盐酸小檗碱回归方程分别为 $y=2638987.02x-15105.743$（$r=0.9999$，$n=6$），$y=2658227.59x-3769.773$（$r=0.99997$，$n=6$）。结果表明，黄芩苷、盐酸小檗碱的质量浓度分别在 0.01002 ～ 0.5046、0.01036 ～ 0.5151mg/mL 范围内与峰面积积分值呈良好线性关系。

5. 精密度试验

（1）黄芩苷的精密度试验　取供试品溶液适量，按上述色谱条件连续进样测定 6 次。结果，$RSD=1.73\%$（$n=6$），表明方法精密度良好。

（2）盐酸小檗碱的精密度试验　取供试品溶液适量，按上述色谱条件连续进样测定 6 次。结果，$RSD=1.90\%$（$n=6$），表明方法精密度良好。

6. 稳定性试验

（1）黄芩苷的稳定性试验　取上述供试品溶液适量，分别于 0、2、4、6、8、12h 按上述色谱条件进样测定，记录色谱图。结果，$RSD=1.82\%$，（$n=6$），表明供试品溶液在 12h 内稳定。

（2）盐酸小檗碱的稳定性试验　取上述供试品溶液适量，分别于 0、2、4、6、8、12h 按上述色谱条件进样测定，记录色谱图。结果，$RSD=2.06\%$（$n=6$），表明供试品溶液在 12h 内稳定。

7. 加样回收率试验

（1）黄芩苷的加样回收率试验　准确量取已知质量浓度（0.1015mg/mL）的黄芩苷供试品溶液 1mL，共 9 份，分别加入 0.0820、0.0820、0.0820、0.1020、0.1020、0.1020、0.1196、0.1196、0.1196mg/mL 的黄芩苷对照品溶液 1mL，按上述色谱条件测定，计算加样回收率，结果见表 5-57。

（2）盐酸小檗碱的加样回收率试验　准确量取已知质量浓度（0.1030mg/mL）的盐酸小檗碱供试品溶液 1mL，共 9 份，分别加入 0.0825、0.0825、0.0825、0.1030、0.1030、0.1030、0.1240、0.1240、0.1240mg/mL 的盐酸小檗碱对照品溶液 1mL，按上述色谱条件测定，计算加样回收率，结果见表 5-57。

表 5–57　加样回收率试验结果（*n*=9）

成分	试验号	样品量（mg）	加入量（mg）	测得量（mg）	回收率（%）	平均（%）	*RSD*（%）
黄芩苷	1	0.1015	0.0820	0.1812	97.2	98.8	1.87
	2	0.1015	0.0820	0.1819	98.0		
	3	0.1015	0.0820	0.1811	97.1		
	4	0.1015	0.1020	0.1986	95.2		
	5	0.1015	0.1020	0.2046	101.1		
	6	0.1015	0.1020	0.2035	100.0		
	7	0.1015	0.1196	0.2199	99.0		
	8	0.1015	0.1196	0.2205	99.5		
	9	0.1015	0.1196	0.2240	102.4		
盐酸小檗碱	1	0.1030	0.0825	0.1840	98.2	99.0	1.88
	2	0.1030	0.0825	0.1832	97.2		
	3	0.1030	0.0825	0.1820	95.7		
	4	0.1030	0.1030	0.2036	97.7		
	5	0.1030	0.1030	0.2076	101.6		
	6	0.1030	0.1030	0.2061	100.1		
	7	0.1030	0.1240	0.2259	99.1		
	8	0.1030	0.1240	0.2264	99.5		
	9	0.1030	0.1240	0.2300	102.4		

（三）提取方法的选择

1. 试验方法

（1）水提醇沉法　分别称取黄柏 10g、黄连 4g、黄芩 10g、马齿苋 10g、地肤子 10g、苦参 10g、百部 10g、白鲜皮 10g、荆芥 10g，粉碎成粗颗粒，混匀后加入 8 倍量蒸馏水，浸泡 30min，加热回流提取 3 次，每次 1.5h，滤过，合并滤液。按药材和药液比 1∶1（*m/V*）浓缩，取浓缩液缓缓加入 95% 乙醇，使含醇量达到 75%，边加边搅拌，静置 24h，滤过，合并滤液，滤液浓缩至无醇味，放至室温，用蒸馏水调整体积到 400mL，混匀，滤过，即得样品 1。

（2）醇提水沉法　分别称取黄柏 10g、黄连 4g、黄芩 10g、马齿苋 10g、地肤子 10g、苦参 10g、百部 10g、白鲜皮 10g、荆芥 10g，粉碎成粗颗粒，混匀后加入 8 倍量 75% 乙醇溶液，浸泡 30min，加热回流提取 3 次，每次 1.5h，滤过，合并滤液。按药材和药液 1∶1（*m/V*）浓缩，取浓缩液，按浓缩液和蒸馏水 1∶3（*V/V*）加入煮沸的蒸馏水，边加边搅拌，静置 24h，滤过，合并滤液，用蒸馏水调整体积至 400mL，即得样品 2。

（3）醇提水沉结合水提醇沉（不调 pH 值） 分别称取黄柏 10g、黄连 4g、苦参 10g、百部 10g，粉碎成粗颗粒，混匀后加入 8 倍量 75% 乙醇溶液，浸泡 30min，加热回流提取 3 次，每次 1.5h，滤过，合并滤液，按照药材和药液 1∶1（*m/V*）浓缩，取浓缩液，按浓缩液和蒸馏水 1∶3 加入煮沸的蒸馏水，边加边搅拌，静置 24h，滤过，合并滤液，备用。另称取黄芩 10g、马齿苋 10g、地肤子 10g、白鲜皮 10g、荆芥 10g，粉碎成粗颗粒混匀后加入 8 倍量蒸馏水，浸泡 30min，加热回流提取 3 次，每次 1.5h，滤过，合并滤液，按药材和药液比 1∶1（*m/V*）浓缩，取浓缩液缓缓加入 95% 乙醇，使含醇量达到 75%，边加边搅拌，静置 24h，滤过，合并滤液，浓缩至与饮片总质量相当的体积，备用。取上述制备好的 2 份浓缩液，混合均匀，用煮沸的蒸馏水调整体积至 400mL，静置 24h，滤过，即得样品 3。

（4）醇提水沉结合水提醇沉（调 pH 值） 分别称取黄柏 20g、黄连 8g，粉碎成粗颗粒，混匀后加入 6 倍量 70% 乙醇溶液，浸泡 30min，加热回流提取 3 次，提取时间分别为 2、1、1h，滤过，合并滤液，按药材和药液 1∶1（*m/V*）浓缩（28 ～ 30mL），取浓缩液，按浓缩液和蒸馏水 1∶1（*V/V*）加入煮沸的蒸馏水，搅拌，滤过，用 20% HCl 调 pH 值为 1 ～ 2，冷藏 24h 滤过，收集滤渣，得混合提取物。另称取黄芩 20g、苦参 20g、百部 20g、马齿苋 20g、地肤子 20g、白鲜皮 20g、荆芥 20g，粉碎成粗颗粒混匀后加入 8 倍量蒸馏水，浸泡 30min，加热回流提取 2 次，每次 1.5h，滤过，合并滤液，按药材和药液比 1∶1（*m/V*）浓缩至 160 ～ 180mL，取浓缩液缓缓加入适量 95% 乙醇，使含醇量达到 70%，边加边搅拌，静置 24h，滤过，合并滤液，浓缩至与饮片总质量相当的体积，得蒸馏水提取物。取上述混合提取物适量，用适量沸水溶解，与蒸馏水提取物混合均匀后，加入适量蒸馏水，并用 20%NaOH 调 pH 值为 6 ～ 7，再用蒸馏水调整体积至 800mL，滤过，即得样品 4。

2. 试验结果 量取样品 1、2、3、4 各适量，按上述方法测定各样品中黄芩苷和盐酸小檗碱含量，并进行对比分析。结果，综合比较后发现，醇提水沉法虽然两个指标的含量均不是最高，但处于中间水平，故选用醇提水沉法作为提取方法。不同提取方法下黄芩苷和盐酸小檗碱含量测定结果见表 5-58。

表 5–58 不同提取方法下黄芩苷和盐酸小檗碱含量测定结果（mg/mL，n=3）

成分	水提醇沉法	醇提水沉法	水提醇沉＋醇提水沉（不调 pH 值）法	水提醇沉结合醇提水沉（调 pH 值）法
黄芩苷	0.6512	0.2260	0.1082	0.2700
盐酸小檗碱	0.1070	0.2183	0.2498	0.1570

消炎止痒洗剂由苦参、黄芩、黄连等清热燥湿、泻火解毒中药组成，苦参中主要含有苦参碱、苦参总碱等生物碱，在体外对痢疾杆菌、变形杆菌及金黄色葡萄球菌等均有明显的抑制作用。现代药理学研究也表明，黄连提取液、苦参提取液等有明显的抑菌作用，尤其对皮肤致病真菌有不同程度的抑制作用；且临床应用表明，本品对防治皮炎、湿疹、皮肤瘙痒等具有良好的效果。以往主要采用水提醇沉工艺，但制得的制剂质量一直不够稳定，为了寻找更佳的提取工艺，本实验设计了水提醇沉、醇提水沉、醇提水沉结合水提醇沉（不调 pH 值）和醇提水沉结合水提醇沉（调 pH 值）4 种工艺制备，并以其有效成分黄芩苷和盐酸小檗碱含量为指标进行比较。结果发现，水提醇沉工艺提取的黄芩苷含量虽然很高，但盐酸小檗碱的含量却降到了最低；醇提水沉结合水提醇沉（不调 pH 值）工艺虽然提取的盐酸小檗碱的含量最高，但黄芩苷的含量却降到了最低；醇提水沉工艺和水提醇沉结合醇提水沉（调 pH 值）工艺相比，盐酸小檗碱和黄芩苷的含量相当，考虑到操作过程的复杂性和生产企业的生产效率、生产成本，最后将消炎止痒洗剂的工艺路线定为醇提水沉法。

第十二节　紫甘软膏

紫甘软膏为湖北蕲春李时珍医院试制的院内制剂，用于治疗接触性皮炎、荨麻疹和各种皮肤病继发感染，获得较满意疗效。

一、制备工艺

（一）处方

紫草素 0.5g，甘草次酸 0.3g，艾叶油 0.2g，硬脂酸 15.0g，氢氧化钾 1.4g，甘油 10.0g，丙二醇 5.0mL，单硬脂酸甘油酯 6.0g，尼泊金乙酯 0.1g，蒸馏水加至 100.0mL。

（二）药物提取

1. 紫草素的提取　取紫草粗粉，加 95% 乙醇浸泡过夜，滤过，再重复浸泡一次（乙醇总用量为生药量的 8 ～ 10 倍）滤过，合并两次滤液，薄膜蒸发回收乙醇，浓缩液中加入 2% NaOH 溶液适量（约为浓缩液的 1/3 倍）使浓缩液由紫红色变蓝色，布氏漏斗抽滤，残渣用碱液洗涤 2 次，洗液并入滤液，加浓盐酸（稍过量）使产生紫红色沉淀，静置，抽滤，用蒸馏水洗沉淀物至中性，于 60° C 以下干燥，得紫红色粉末状紫草素（得率约 2%）。

2. 甘草次酸的提取 取甘草粗粉，用 12 倍量 0.5% 氨水渗漉，渗漏液浓缩至原体积 1/5，过滤，滤液加浓硫酸调 pH3.0，出现棕红色沉淀，放置，倾去上清液，再抽滤得棕色沉淀，水洗 3 次，60° C 以下干燥，得甘草酸粗品（得率约 10%），磨粉，加 3 倍量 95% 乙醇回流 3 次，合并回流液，通入氨气至 pH8.0，放置，析出结晶，过滤，得甘草酸三氨盐，室温干燥后加等量冰醋酸加热溶解，放冷，析出结晶，过滤，结晶依次用少量的醋酸和乙醇洗，然后干燥得甘草酸单氨盐，加入 5% 硫酸在油浴上 110℃水解 10h，抽滤，水洗至中性，干燥得白色甘草次酸（得率约 1%）。

3. 艾叶油的提取 取鲜蕲艾叶，置蒸馏器中共水蒸馏，收集初馏液（约为原生药的 5 ～ 8 倍量）置挥发油提取器中抽提 3 ～ 4h，分离油、水二相，得淡绿色的艾叶油（得率 0.8% ～ 1%）。

（三）制备

取氢氧化钾，加适量的水加热溶解。另取硬脂酸、单硬脂酸甘油酯、尼泊金置水浴上加热溶融，待冷至 80℃时，在不断搅拌下加入同温的氢氧化钾溶解。另取紫草素、甘草次酸、艾叶油加入甘油、丙二醇研匀，加入尚未变稠的基质中，加水至足量，充分搅匀即成，本品呈灰白色。

二、临床应用

（一）治疗方法

患者经医生检查确诊后，填写疗效观察表，将药交患者本人外搽。用温水将患处洗净后，用紫甘软膏外搽，每天 3 次， 5 天为一疗程，不再给予其他内服、注射或外用药。

（二）疗效标准

显效：用药一疗程，红肿、水疱或皮疹完全消退，瘙痒及刺痛感消失，基本痊愈。有效：用药一疗程，红肿、水疱或皮疹大部分消退，瘙痒及刺痛感明显减轻，其他症状有所改善。无效：用药一疗程，病情无任何变化或变化不明显。

（三）结果

紫甘软膏应用一年多来，共治疗接触性皮炎、荨麻疹及因外用皮质激素或抗组胺药治疗无效、使病情恶化而致的继发感染共 74 例，效果如表 5-59 所示。

表 5-59　各种病种的疗效比较

病种	例数	显效（占%）	有效（占%）	无效（占%）	总有效率（%）
接触性皮炎	34	25（73.53）	7（20.59）	2（5.88）	94.12%
荨麻疹	27	12（44.44）	10（37.04）	5（18.52）	81.48%
继发性感染	13	9（69.23）	4（30.77）		100%

目前，临床上多用皮质激素、含抗生素的皮质激素或含有抗组胺药的软膏外搽治疗多种皮肤疾患。但皮质激素和抗组胺药有时会引起接触性皮炎，抗生素既可预防感染也可引起接触性皮炎，使病情恶化，导致继发感染。皮质激素能抑制肉芽组织生长，延缓伤口愈合，使伤口久治不愈。鉴此，我们试制了紫甘软膏，组方中紫草素有抗炎抗菌作用，能促使肉芽组织生长及创口愈合，甘草次酸具有皮质激素样抗炎抗过敏作用，艾叶油有杀菌止痒作用。配合使用具有良好的抗菌抗炎抗过敏作用，并能止痒。临床应用表明本品对原发性接触性皮炎和荨麻疹有较好疗效，对因使用皮质激素或其他外用药而使病情恶化导致的皮肤病继发感染，疗效更佳。

提取过程中：①紫草素含量因紫草品种不同而有较大差异，软紫草 *Macrotoia euchroma*（Royle）pauls 含量较高，为 3.092%，提取的软紫草中紫草素得率一般在 2% 左右，若用其他品，紫草素得率低于 1%。在提取中用乙醇提取次数愈多，得率愈高，一般提取 2 ～ 3 次即可，再增加提取次数，得率变化不大。②甘草酸粗品也可用丙酮回流，加 20%KOH 乙醇液制成甘草酸三钾盐，再提取分离成甘草次酸，两种方法得率几无差异，但丙酮价格昂贵，故用乙醇回流加氨制成甘草酸三氨盐较为简便，经济。③本品中紫草素等主药是混悬在基质中，因此制备时必须充分研细，加入基质后应充分搅匀，使其分布均匀。④本品在治疗接触性皮炎时，一般每天搽 1 ～ 2 次即可取得满意效果，但对荨麻疹和皮肤病继发感染则需每天搽 3 ～ 4 次才能取得较好效果，若次数太少则效果不佳。⑤本品皮肤涂搽后，无红肿、不适感觉，在临床应用中也未见有过敏或其他不良反应发生。在应用中亦发现本品对蚊、臭虫叮咬而致瘙痒及小疔、疖等也有较好疗效。

第十三节　复方除痱液

痱子，在夏、秋二季是一种常见的急性皮炎，其主症是瘙痒及烧灼感，如不及时采取治疗措施，抓破皮肤后可引起感染，发展成为毛囊炎、疖肿或溃疡。市售的痱子水、痱子粉等系列保健药物，经扑搽后，由于汗液的作用，常附着皮肤表面，堵塞排汗毛孔，而使痱子不易治愈，给患者（尤以小儿）带来了痛苦。至此，设计并配制了此液，经多家医院临床试用，效果很满意，现报告如下。

一、制备工艺

（一）处方设计

1. 处方 大黄 30g，黄连 15g，黄柏 15g，苦参 30g，白芷 15g，甘草 15g，明矾 30g，炉甘石 5g，硼砂 5g，大蒜 5g，鲜丝瓜叶 10g，冰片 30g，薄荷脑 10g，甘油适量，香精适量，95% 乙醇 500mL，60% 乙醇 500mL，蒸馏水适量，共制成 1000mL。

2. 设计依据 大黄具有泻热毒、行瘀血等功用。《本草纲目》载：“大黄，乃足太阴、手足阳明、手足厥阴五经血分之药，凡病在五经血分者，宜用之。”黄连、黄柏、苦参具有清热燥湿、泻火解毒之功。白芷具有燥湿止痛、芳香通窍之用，并可止痒。甘草具有清热解毒、缓和药性的作用。冰片、薄荷脑有散郁火、消肿止痒作用，并有较强的渗透性，可加速肿、痒的消失。炉甘石、硼砂具有收湿止痒敛疮的功能，用以增强收湿止痒作用。明矾收敛止痒。大蒜作为一种辅助解毒剂。甘油具有吸湿性，对皮肤有柔润作用。鲜丝瓜叶捣汁频抹之，可治痈疽不敛，近年报道有除痱功能和美容皮肤之用。

（二）配制方法和质控

1. 配制方法 称取大黄、黄柏研碎成粗粉，取大蒜、鲜丝瓜叶放置具塞广口瓶内，加入 60% 乙醇 400mL，浸渍 7d，每天振摇 15min，过滤后，放置棕色瓶内，密塞保存（甲液）。称取黄连、苦参、炉甘石、白芷（均为粗粉）置另具塞广口瓶内，加入 95% 乙醇 400mL，浸渍 7d，每天振摇 15min，过滤后，置另一棕色瓶内，密塞保存（乙液）。称取薄荷脑、冰片置干燥玻璃乳钵内混研共溶后，分散于乙液中，密塞保存。称取甘草，煎煮两次，每次加水适量，文火持沸 30min，过滤，再将滤液浓缩至 200mL 加入明矾搅拌溶解，后放置棕色瓶内保存（丙液）。将甲、乙两液合并，在慢加快搅下加入丙液和硼砂，静置 48h。滤取澄清液后，再加入香精，加入 60% 乙醇 100mL，再加蒸馏水至 1000mL，搅匀，静置 24h 后分装即得。如有絮状沉淀，应滤除。

2. 质控标准

（1）性状 本品为深黄色澄明液体。

（2）含醇量 60%（*V/V*）。

（3）pH 值 5.6（用天津塘沽化学试剂厂生产的 pH 广范试纸测试该浓度下溶液的 pH 值）。

（4）皮肤刺激性试验　经用家兔涂搽试验观察，对皮肤无刺激性，未发现任何异常反应。

（5）稳定性观察　取本品5瓶，每5天观察颜色、澄清度等情况。经观察3个月，均未见色变、混浊等现象。

（6）贮藏　密闭阴凉处保存。

二、临床应用

本品具有清热解毒、利湿止痒之功效。主治各型痱子及湿疹。

（一）病例选择

本品经临床使用数百例，普遍反映效果显著，除痱止痒迅速。随机统计其中的212例，其中男性138例，女性74例，年龄1～42岁。根据痱子的类型，分为白痱、红痱、脓痱，其中白痱26例，红痱118例，脓痱68例。

（二）疗效判定标准

每日用棉签蘸取适量，轻搽患痱处4次，至2天后检查痱子是否消失痊愈，共观察6天。

痊愈：2天后，患痱部位全部消失；显效：2天后，主要症状明显好转；好转：2天后，主要症状减轻；无效：2天后，主要症状无改善。

（三）观察结果

本品经多家医院临床验证，结果表明：痊愈113例，显效75例，好转22例，无效2例，总有效率为99.06%，见表5-60。

表5-60　复方除痱液疗效结果分析

病例分类/疗效	白痱	红痱	脓痱	合计例数	有效率（%）	总有效率（%）
痊愈	16	72	25	113	53.30	
显效	7	38	30	75	35.38	
好转	2	8	12	22	10.38	99.06
无效	1	0	1	2	0.94	
合计	26	118	68	212	99.06	

应用复方除痱液治疗痱子和湿疹具有疗程短、作用快、收敛止痒迅速、疗效确切、效果显著等特点，且花钱少、配制方法简便。本品涂搽后，皮肤清凉，无不适感，无任何不良反应，具有明显的社会效益和经济效益。此液采用浸渍法配制，气味芳香，所得醇液有助于药效的发挥，其组方合理，是一种理想的治疗痱子的药物，连续使用效果尤为显著，值得推广应用。

第十四节　慢盆一号散

慢盆一号散是临床经验方开发的院内制剂，主要由蒲公英、红藤、败酱草等13味药材组方而成，具有活血化瘀、软坚化结、抗菌消炎的功效，临床上主要用于慢性盆腔炎的治疗，取得良好效果。本制剂是直接把药材粉碎成粗粉，工艺简单可行，操作性强。处方中蒲公英具有清热解毒、消痈散结的功效，而咖啡酸是蒲公英的有效成分，为更好地控制本制剂的质量，着重研究采用反相高效液相色谱法测定慢盆一号散中咖啡酸的含量方法。

一、质量控制（咖啡酸的含量测定）

（一）仪器与试药

戴安 ultimate3000 型高效液相色谱仪（美国戴安公司）。慢盆一号散（医院制剂，规格：含蒲公英 15g/200g，批号 100201、100202、100203、100204、100205、100206）；咖啡酸对照品（批号 A0096，成都曼思特生物科技有限公司，供含量测定用）。甲醇、乙腈为色谱纯，其他试剂均为分析纯。

（二）方法与结果

1. 色谱条件及系统适用性试验　色谱柱：Kromasil C_{18}（250mm×4.6mm，5μm）；流动相：甲醇 –0.01mol/L 磷酸二氢钠溶液（取磷酸二氢钠 1.56g，加水至 1000mL，用 1% 的磷酸溶液调节 pH 至 4.0）（20∶80）；流速：1.0mL/min，检测波长：323nm，进样量 10μL，柱温为 40℃。在此条件下，供试品中咖啡酸与其他组分峰能达到基线分离，分离度符合要求，理论板数按咖啡酸峰计应不低于 3000（图 5–22 ～图 5–24）。

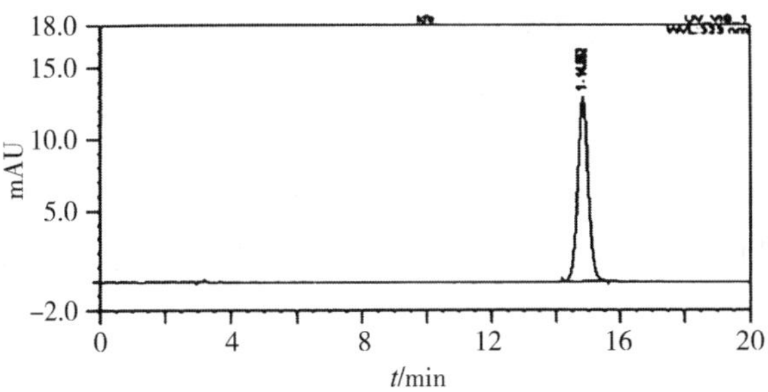

图 5–22　咖啡酸对照品 HPLC 色谱图

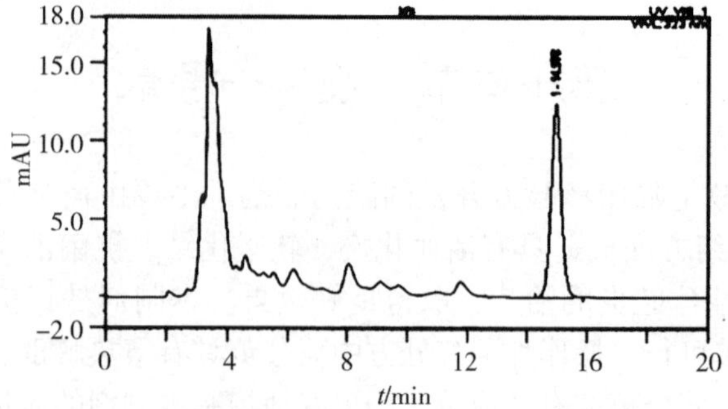

图 5-23　慢盆一号散样品 HPLC 色谱图

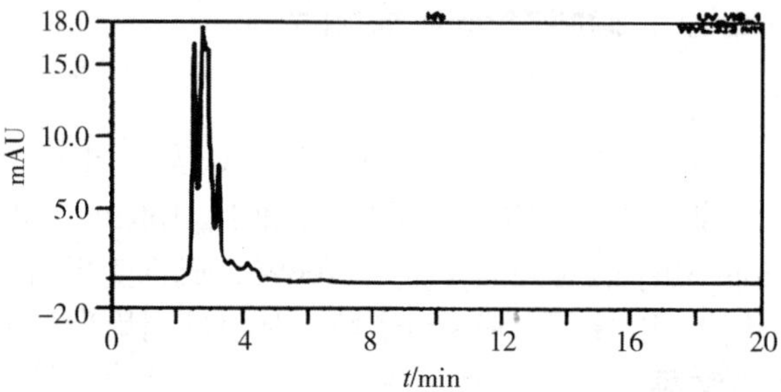

图 5-24　慢盆一号散阴性对照样品 HPLC 色谱图

2. 样品溶液的制备

（1）对照品溶液的制备　精密称取咖啡酸对照品 20.06mg 置 100mL 量瓶中，加甲醇溶解，并稀释至刻度，得到 0.2006mg/mL 的咖啡酸对照品贮备液。精密移取 1mL 置 25mL 量瓶中，加甲醇至刻度，得 8.024μg/mL 的咖啡酸对照品溶液。

（2）供试品溶液的制备　取本品粉末约 13g，精密称定，置 100mL 具塞量瓶中，精密加入 5% 甲酸的甲醇溶液 50mL，称定重量，超声处理 30min（功率 250 W，频率 20 kHz），取出，放冷，再称定重量，用 5% 甲酸的甲醇溶液补足重量，摇匀，离心，取上清液，置棕色量瓶中，作为供试品溶液。

（3）阴性供试品溶液的制备　取处方比例药材（除蒲公英外），按慢盆一号散制备工艺制得慢盆一号散蒲公英阴性散，再按供试品制备方法制得阴性对照供试品溶液。

3. 干扰试验　照上述色谱条件，取上述 3 种溶液，分别注入液相色谱仪，结果表明供试品色谱在与对照品色谱相应位置上，有一相同的色谱峰，而空白供试液在此保留时间内无干扰。

4. 线性关系考察　精密量取咖啡酸对照品溶液（8.024μg/mL）5、10、15、20、25、30μL 注入液相色谱仪，按上述色谱条件测定咖啡酸色谱峰面积，以咖啡酸进样量为横坐标，峰面积积分值为纵坐标，得回归方程：Y=49.54X−0.0119（r=0.9995），线性范围：0.04012 ～ 0.2407μg。结果表明在此范围内咖啡酸进样量与峰面积呈良好的线性关系。

5. 精密度试验 取同一批供试品（批号 100201）溶液连续进样 6 次，按含量测定方法测定。结果咖啡酸峰面积的 *RSD* 为 1.2%，表明此法精密度高。

6. 稳定性试验 取上述供试品溶液 10μL，分别在 0、2、4、8、12、24h 进样测定，峰面积的 *RSD* 为 0.8%（n=6），表明供试品溶液在 24h 内测定基本稳定。

7. 重复性试验 取同一批慢盆一号散供试品（批号 100202）6 份，按上述方法制备 6 份供试品溶液，并按照规定色谱条件测定。结果咖啡酸峰面积的 *RSD* 是 1.1%，表明此法重复性好。

8. 加样回收试验 精密称定慢盆一号散粉末（批号 100203，含咖啡酸 0.024mg/g）适量（相当于含蒲公英 0.5g），置 100mL 具塞量瓶中。再精密量取咖啡酸对照品贮备液（0.156mg/mL）1mL 分别加至上述 100mL 量瓶中，精密加 5% 甲酸的甲醇溶液 50mL，称定重量，超声处理 30min（功率 250W，频率 20kHz），取出，放冷，再称定重量，用 5% 甲酸的甲醇溶液补足重量，摇匀，离心，取上清液，置棕色量瓶中，作为供试品溶液。按上述色谱条件，测定咖啡酸的峰面积，测得平均回收率是 100.2%，*RSD* 是 0.7%（表 5−61）。

表 5−61 加样回收率试验结果

称取量（g）	样品含量（mg）	加入量（mg）	测得量（mg）	回收率（%）	平均回收率（%）	*RSD*（%）
6.5012	0.1560	0.1560	0.3109	99.29	100.2	0.7
6.5038	0.1561	0.1560	0.3126	100.3		
6.5141	0.1563	0.1560	0.3143	101.3		
6.5106	0.1563	0.1560	0.3119	99.74		
6.5122	0.1563	0.1560	0.3134	100.7		
6.5023	0.1561	0.1560	0.3120	99.94		

9. 样品测定 取慢盆一号散粉末，研细，称取适量（约相当于含蒲公英 1g），精密称定，置 100mL 具塞量瓶中，精密加 5% 甲酸的甲醇溶液 50mL，称定重量，超声处理 30min（功率 250W，频率 20kHz），取出，放冷，再称定重量，用 5% 甲酸的甲醇溶液补足重量，摇匀，离心，取上清液，置棕色量瓶中，作为供试品溶液。按上述色谱条件，测定咖啡酸的峰面积，计算慢盆一号散粉末中咖啡酸的含量，3 批样品（批号 100204、100205、100206）的结果显示咖啡酸含量是 0.025mg/g，*RSD* 是 2.3%。

（三）讨论

不同流动相的比较：先后比较了甲醇–磷酸盐溶液（pH=3.5）、甲醇–磷酸盐溶液（pH=4.5）以及甲醇–磷酸盐溶液的不同比例作为流动相，经预试验，本实验采用甲醇–磷酸盐溶液（pH=4.0）（20∶80）作为流动相，所得峰形较好，可获得较高的理论塔板数、分离度，拖尾因子达到要求，主峰、杂质峰能达到基线分离，经方法学验证结果满意。此方法简便准确、专属性强、精密度好、回收率高，为考察慢盆一号散的咖啡酸含量以及稳定性实验提供可靠的方法。

二、质量控制（盐酸小檗碱与黄柏碱的含量测定）

慢盆一号散处方中黄柏具有清热解毒、燥湿的功效，而盐酸小檗碱与盐酸黄柏碱均是黄柏的有效成分，新版《中国药典》也将此两个成分的含量作为控制黄柏质量的指标之一。为更好地控制本制剂的质量，本研究采用反相高效液相色谱法同时测定慢盆一号散中盐酸小檗碱与盐酸黄柏碱的含量。

（一）仪器与试药

Agilent1200 型高效液相色谱仪。慢盆一号散（自制，规格：含黄柏 15g/200g，批号 201201、201202、201203）；盐酸小檗碱（批号 110713–200609，中国药品生物制品检定所，供含量测定用）；盐酸黄柏碱对照品（批号 20100410，四川维克奇生物科技公司，纯度 99.5%）。甲醇、乙腈为色谱纯，其他试剂均为分析纯。

（二）方法与结果

1. 色谱条件及系统适用性试验 色谱柱：Kromasil C_{18}（250mm×4.6mm，5μm）；流动相：乙腈 –0.05mol/L 磷酸二氢钾溶液（使用磷酸调节 pH 至 4，每 100mL 加十二烷基磺酸钠 0.2g）=32∶68；流速：1.0mL/min，检测波长：284nm，进样量 10μL，柱温为 40℃。在此条件下，供试品中盐酸小檗碱、黄柏碱与其他组分峰能达到基线分离，分离度符合要求，理论板数按黄柏碱峰计应不低于 5000，见图 5–25 ～图 5–27。

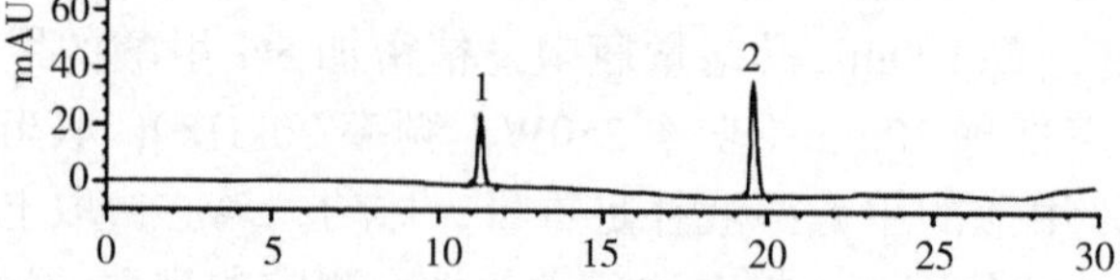

1. 黄柏碱；2. 盐酸小檗碱

图 5–25　盐酸小檗碱、黄柏碱标准品 HPLC 色谱图

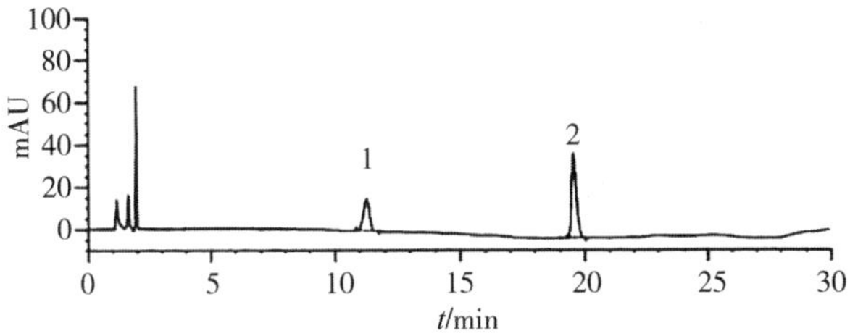

图 5-26　慢盆一号散样品 HPLC 色谱图

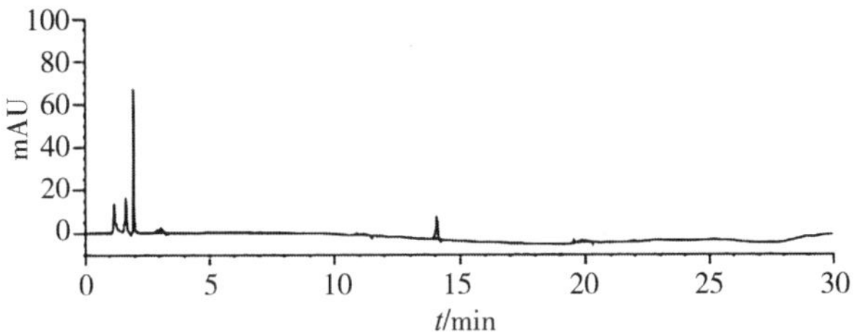

图 5-27　慢盆一号散阴性样品 HPLC 色谱图

2. 样品溶液的制备

（1）对照品溶液的制备　精密称取盐酸小檗碱、黄柏碱对照品置 100mL 量瓶中，加流动相溶解，并稀释至刻度，得到 0.1012mg /mL 的盐酸小檗碱对照品溶液、0.1035mg /mL 的黄柏碱对照品溶液。

（2）供试品溶液的制备　取本品粉末，精密称取 13g（约相当于黄柏药材 1g），置 200mL 具塞量瓶中，加流动相 100mL，精密称定重量，超声处理 30min（功率 250W，频率 20kHz），取出，放冷，再称定重量，用流动相补足重量，摇匀，离心，取上清液，作为供试品溶液。

（3）阴性供试品溶液的制备　取处方比例药材（除黄柏外），按慢盆一号散制备工艺制得慢盆一号散黄柏阴性散，再按上述制备方法制得阴性对照供试品溶液。

3. 干扰试验　照上述色谱条件，取上述 3 种溶液，分别注入液相色谱仪，结果表明供试品色谱在与对照品色谱相应位置上，有相同的色谱峰，而阴性供试品溶液在此保留时间内无干扰。

4. 线性关系考察　精密量取盐酸小檗碱对照品溶液、黄柏碱对照品溶液 5、10、15、20、25、30μL 注入液相色谱仪，按上述色谱条件测定盐酸小檗碱、黄柏碱色谱峰面积，以进样量为横坐标，峰面积积分值为纵坐标，得回归方程盐酸小檗碱：$y=42415.4x-1.9$（$r=0.9995$），线性范围：0.506 ～ 3.036μg；黄柏碱：$y=36871.5x-0.6$（$r=0.9998$），线性范围：0.5175 ～ 3.105μg。结果表明在此范围内盐酸小檗碱、黄柏碱进样量与峰面积呈良好的线性关系。

5. 重复性试验 取同一批供试品（批号 201201）粉末，按供试品溶液制备方法制备 6 份供试品溶液。结果盐酸小檗碱、黄柏碱的含量 *RSD* 分别是 1.2%、0.6%。表明此法重复性好。

6. 稳定性试验 取上述盐酸小檗碱、黄柏碱对照品及供试品溶液各 10μL，分别在 0、2、4、8、12、24h 进样测定，观察峰面积的变化情况。结果显示，在 24h 内盐酸小檗碱、黄柏碱对照品溶液、供试品溶液样品的峰面积变化均小于 2%，表明在 24h 内测定样品溶液是稳定的。

7. 中间精密度试验 与重复性试验的仪器、时间、操作人员不同，精密称取粉末适量（约相当于黄柏 1g）置 100mL 量瓶中，配制 6 份，测定盐酸小檗碱、黄柏碱的含量。结果显示，盐酸小檗碱、黄柏碱的含量相对标准偏差均小于 2%，与重复性比较，12 个结果的相对标准偏差分别为 0.6%、0.7%，表明此法测定盐酸小檗碱、黄柏碱的中间精密度良好。

8. 加样回收试验 精密称定慢盆一号散（批号 201201，含盐酸小檗碱、黄柏碱分别是 4.275、0.525mg/g）粉末适量（相当于含黄柏 0.5g），分别置 200mL 具塞量瓶中。再精密量取盐酸小檗碱对照品贮备液（1.0646mg/mL）2mL、黄柏碱对照品贮备液（0.1326mg/mL）2mL 分别加至上述 200mL 具塞量瓶中，加流动相 96mL，精密称定重量，超声处理 30min（功率 250W，频率 20kHz），取出，放冷，再称定重量，用流动相补足重量，摇匀，离心，取上清液，置棕色量瓶中，作为供试品溶液。按上述色谱条件，测定盐酸小檗碱、黄柏碱的峰面积，计算其测得量。测得盐酸小檗碱、黄柏碱平均回收率分别是 99.83%、99.50%，*RSD* 分别是 0.3%、0.3%，见表 5-62 ～表 5-63。

表 5-62 盐酸小檗碱回收率试验结果

称取量（g）	样品含量（mg）	加入量（mg）	测得量（mg）	回收率（%）	平均回收率（%）	*RSD*（%）
0.5023	2.1473	2.1292	4.2831	100.3	99.83	0.3
0.5021	2.1465	2.1292	4.2741	99.92		
0.5144	2.1991	2.1292	4.3199	99.61		
0.5112	2.1854	2.1292	4.3058	99.59		
0.5130	2.1931	2.1292	4.3132	99.57		
0.5024	2.1478	2.1292	4.2765	99.98		

表 5–63　盐酸黄柏碱回收率试验结果

称取量（g）	样品含量（mg）	加入量（mg）	测得量（mg）	回收率（%）	平均回收率（%）	*RSD*（%）
0.5023	0.2637	0.2652	0.5271	99.32		
0.5021	0.2636	0.2652	0.5279	99.66		
0.5144	0.2701	0.2652	0.5336	99.36	99.50	0.3
0.5112	0.2684	0.2652	0.5314	99.17		
0.5130	0.2693	0.2652	0.5341	99.85		
0.5024	0.2638	0.2652	0.5280	99.63		

9. 样品测定　取慢盆一号散粉末（批号 201201、201202、201203），研细，精密称取适量（约相当于含黄柏 1g），置 200mL 具塞量瓶中，加流动相 100mL，精密称定重量，超声处理 30min（功率 250W，频率 20kHz），取出，放冷，再称定重量，用流动相补足重量，摇匀，离心，取上清液，置棕色量瓶中，作为供试品溶液。按上述色谱条件，测定盐酸小檗碱、黄柏碱的峰面积，计算慢盆一号散粉末中盐酸小檗碱、黄柏碱的含量，3 批样品测定结果表明慢盆一号散中盐酸小檗碱、黄柏碱的平均含量分别是 4.275mg /g、0.525mg /g，*RSD* 分别是 0.9%、0.4%。折算药材含量分别是 5.7%、0.70%，符合质量标准的要求。

（三）讨论

1. 测定波长的选择　盐酸小檗碱与黄柏碱作为黄柏的含量测定指标，检测波长分别为 265nm 与 284nm，而参考文献报道，盐酸小檗碱的检测波长也是 265nm。在 265nm 波长下，黄柏碱几乎没有吸收，在 284nm 处有最大吸收，而小檗碱在两个波长下几乎没有影响，所以选择 284nm 作为检测波长。

2. 不同流动相的比较　考察了乙腈 – 水、乙腈 –0.1% 磷酸溶液和乙腈 –0.05mol /L 磷酸二氢钾溶液 3 种流动相体系，结果发现，乙腈 – 水流动相体系洗脱能力不够，分离度不如乙腈 – 磷酸缓冲盐体系好；乙腈 – 磷酸缓冲盐体系洗脱力强，其中十二烷基磺酸钠的加入可以有效地防止拖尾等不足，所得峰形及分离效果都较好，可以有效地防止拖尾，因此选用乙腈 – 磷酸缓冲盐体系作为流动相。

此方法简便准确、专属性强、精密度好、回收率高，为考察慢盆一号散的盐酸小檗碱与黄柏碱含量以及稳定性实验提供可靠的方法。

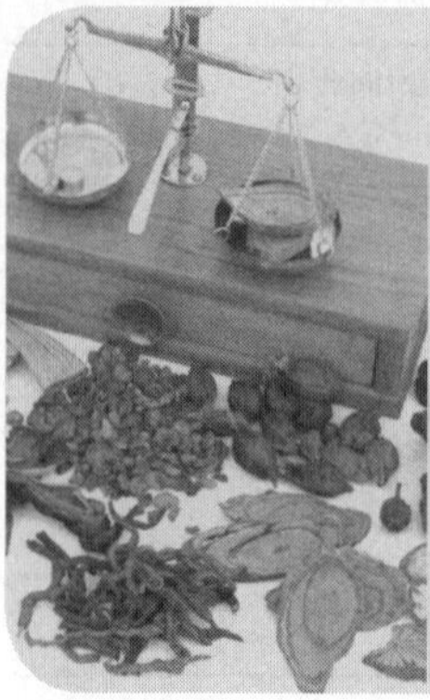

第六章 其他中药制剂的药学研究

除对上述多个医院中药制剂从制备工艺、质量控制、药效学以及临床疗效等方面进行研究外，梅全喜带领的科研团队坚持守正创新，将科研和临床紧密融合，对临床疗效确切、应用广泛的其他中药制剂亦积极开展药效物质基础及药理作用研究，进一步推动中药制剂的现代化和产业化发展。

第一节　痛泻要方破壁饮片

痛泻要方出自《丹溪心法》，为治疗肝脾不和之痛泻的常用方。现代常用于治疗急慢性肠炎、慢性结肠炎、肠道易激综合征等属肝旺脾虚者有较好疗效。我们选用本方制作成破壁饮片并开展质量标准及药效学研究工作，为临床提供应用依据。

一、质量控制

（一）仪器与材料

1. 仪器　Agilent1260 型高效液相色谱仪（配有自动进样器、四元梯度泵、柱温箱、DAD 检测器，美国 Agilent 公司）；KQ5200E 型超声波清洗器（昆山市超声仪器有限公司）；BS224 型电子天平（上海舜宇恒平有限公司）；VORTEX 3000 型涡旋振荡器；Synergy UV 超纯水机。

2. 材料　芍药苷（批号 MUST18032901，质量分数 99.30%）、橙皮苷（批

号 MUST18032502，质量分数 98.76%）、升麻素苷（批号 MUST18040310，质量分数 99.21%）、苯甲酰芍药苷（批号 MUST-17121212，质量分数 99.81%）对照品均购自成都曼思特生物科技有限公司；白术（批号分别为 20161028、20161101、20170112、20170125、20170424、20170502）、芍药（批号分别为 20160927、20161020、20161128、20170419、20170426、20170608）、陈皮（批号分别为 20160530、20160921、20170326、20170402、20170425、20170426）、防风（批号分别为 20160803、20160824、20160917、20161210、20170103、20170130）药材均购自中智大药房，编号为 S1 ～ S6，经中山市中医院曾聪彦教授鉴定均为正品；痛泻要方破壁饮片［批号分别为 20170125（S7）、20170130（S8）、20170210（S9）、20170213（S10）、20170220（S11）、20170221（S12），中山市中智药业集团有限公司］；甲醇为色谱纯（默克公司）；水为超纯水。

（二）方法与结果

1. 对照品溶液的制备 分别精密称取对照品芍药苷、升麻素苷、橙皮苷、苯甲酰芍药苷适量至 10mL 的容量瓶内，加甲醇溶解并定容至刻度线，得混合对照品中各成分的浓度分别为 640、160、600、65μg/mL。

2. 痛泻要方供试品溶液的制备

（1）传统饮片母液的制备 按白术：芍药：陈皮：防风为 3：2：1.5：1 的比例称取一定量中药饮片至圆底烧瓶中，往圆底烧瓶加入 10 倍量的蒸馏水，浸泡 30min，然后回流提取 30min，过滤，再加 10 倍量的蒸馏水提取 30min，合并滤液至旋转蒸发仪上浓缩稀释至 0.9g/mL。

（2）痛泻要方破壁饮片母液的制备 精密称量痛泻要方破壁饮片 9g，加入适量的蒸馏水至水浴锅上加热溶解，稀释至浓度为 0.9g/mL。

（3）供试品溶液的制备 分别精密量取适量痛泻要方中药饮片及其破壁饮片母液至容量瓶中，加入适量的甲醇定容至刻度线，涡旋 3min，超声 6min，使样品充分溶解，用甲醇补重后，用 0.45μm 滤膜将所得样品溶液过滤，即得供试品溶液，浓度均为 90mg/mL。

3. 色谱条件 Agilent Technologles HPLC Column ZORBAX SB-C_{18} 色谱柱（4.6mm×250mm，5μm）；流动相：甲醇（A）-水（B），梯度洗脱（0 ～ 5min，15% ～ 30%A；5 ～ 25min，30% ～ 45%A；25 ～ 50minA，45% ～ 55%A；50 ～ 60min，55% ～ 70%A）；平衡时间为 10min；柱温为 35℃；检测波长为 230nm；流速为 1mL/min；进样量为 10μL。混合对照品及样品的色谱图见图 6-1。

4. 线性关系考察 精密量取混合对照品溶液，分别用甲醇稀释 1、2、4、8、16、32 倍，得到系列质量浓度的混合对照品溶液，进样 10μL，进行测定。以各对照品的质量浓度（μg/mL）为横坐标（x），峰面积积分值为纵坐标（y），绘制标准曲线，得各成分回归方程、相关系数和线性范围。检测限（LOD）

按信噪比 =3，定量限（LOQ）按信噪比 =10 计，结果见表 6-1。

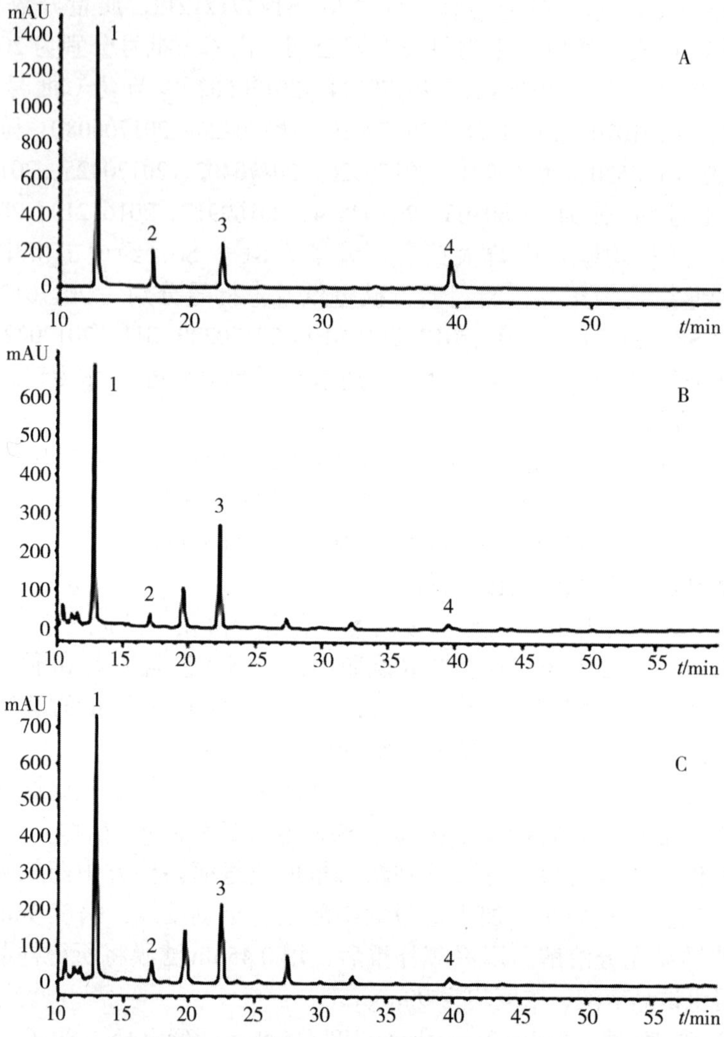

1. 芍药苷；2. 升麻素苷；3. 橙皮苷；4. 苯甲酰芍药苷

图 6-1 混合对照品溶液（A）、痛泻要方传统饮片（B）和破壁饮片（C）HPLC 色谱图

表 6-1 线性关系考察结果

待测成分	回归方程	R^2	线性范围（μg/mL）	LOD（μg/mL）	LOQ（μg/mL）
芍药苷	y=11.462x–92.832	0.9993	20 ～ 640	1.667	5
升麻素苷	y=17.672x–31.133	0.9999	5 ～ 160	1	3.333
橙皮苷	y=17.772x–44.794	0.9998	16.25 ～ 600	1.016	3.25
苯甲酰芍药苷	y=23.406x–20.703	0.9998	2.03 ～ 65	1.354	1.098

5. 方法学考察

（1）精密度试验　取低、中、高质量浓度混合对照品溶液进行日内和日间精密度考察，按规定色谱条件进样测定，记录各成分的色谱峰峰面积。日内精密度考察为低、中、高质量浓度混合对照品溶液同一天连续进样测定6次；日间精密度考察为低、中、高浓度混合对照品溶液连续进样测定3天，每天连续进样6次。分别记录各成分的色谱峰峰面积，计算各成分峰面积的*RSD*，结果见表6–2，日内和日间精密度的*RSD*值均小于2%，表明该仪器精密度良好。

表6–2　精密度考察结果（*n*=6）

待测成分	质量浓度（μg/mL）	日内精密度 *RSD*（%）	日间精密度 *RSD*（%）
芍药苷	40	0.74%	1.16%
	160	0.59%	0.92%
	640	0.26%	0.96%
升麻素苷	10	0.39%	0.53%
	40	0.28%	0.67%
	160	0.23%	0.47%
橙皮苷	37.5	0.50%	0.58%
	150	0.69%	0.70%
	600	0.20%	0.39%
苯甲酰芍药苷	4.063	0.60%	0.96%
	16.250	0.71%	0.79%
	65	0.44%	0.50%

（2）重复性试验　取同一批痛泻要方及其破壁饮片供试品溶液6份，在规定色谱条件下进样测定。分别记录各成分的色谱峰峰面积，测得芍药苷、升麻素苷、橙皮苷、苯甲酰芍药苷的*RSD*值分别为0.50%、0.77%、0.24%、0.88%，表明该方法重复性良好。

（3）稳定性试验　取同一批痛泻要方及其破壁饮片供试品溶液放置室温，分别于0、2、4、6、8、12、24h进样，在规定色谱条件进样测定峰面积，测得芍药苷、升麻素苷、橙皮苷、苯甲酰芍药苷的*RSD*值分别为0.34%、0.88%、0.40%、0.61%，提示样品溶液的4个成分在24h内稳定性良好。

（4）加样回收率试验　取已经测定含量的同一批痛泻要方及其破壁饮片供试品溶液，分别精密加入相当于样品中各成分含量的80%、100%、120%的对照品溶液适量，共3份，每个浓度各3份。用0.45μm微孔滤膜过滤，在规定色谱条件下进样测定峰面积，并计算各成分的加样回收率和 *RSD* 值。结果见表 6–3，芍药苷、升麻素苷、橙皮苷以及苯甲酰芍药苷的平均回收率为 96.31% ～ 102.79%，表明该方法准确度好。

表 6–3　加样回收率测定结果（*n*=3）

组分	样品含量（mg）		加入量（mg）		测得量（mg）		平均回收率（%）		*RSD*（%）		平均值（%）	
	饮片	破壁饮片	饮片	破壁饮片	饮片	破壁饮片	饮片	破壁饮片	饮片	破壁饮片	饮片	破壁饮片
芍药苷	2.180	2.224	1.744	1.779	3.900	3.955	98.62	97.34	0.32	0.80	0.96	0.51
	2.180	2.224	2.180	2.224	4.365	4.375	100.23	96.73	1.65	0.22		
	2.180	2.224	2.562	2.669	4.700	4.880	98.38	99.53	0.93	0.51		
升麻素苷	0.133	0.206	0.106	0.165	0.242	0.375	102.79	102.78	0.13	1.40	0.77	0.75
	0.133	0.206	0.133	0.206	0.266	0.412	100.32	100.38	1.49	0.23		
	0.133	0.206	0.159	0.247	0.292	0.454	100.01	100.43	0.70	0.64		
橙皮苷	0.706	0.615	0.562	0.492	1.257	1.114	98.72	101.30	0.44	0.39	1.00	0.41
	0.706	0.615	0.702	0.615	1.378	1.237	96.31	101.07	1.21	0.18		
	0.706	0.615	0.843	0.738	1.517	1.345	96.73	98.87	1.33	0.65		
苯甲酰芍药苷	0.030	0.034	0.024	0.027	0.053	0.061	98.54	101.92	0.38	0.68	0.61	0.54
	0.030	0.034	0.030	0.034	0.059	0.067	98.67	99.64	1.28	0.64		
	0.030	0.034	0.035	0.041	0.065	0.075	100.00	101.88	0.18	0.30		

6. 样品含量测定　取 6 批痛泻要方及其破壁饮片母液，按供试品制备方法制备供试品溶液，进样 10μL，每个供试品溶液进样 3 次，在规定色谱条件下进样测定峰面积。结果见表 6–4。

表 6–4　痛泻要方及其破壁饮片中 4 种成分的含量测定（*n*=3，mg/g）

分组	批号	芍药苷	升麻素苷	橙皮苷	苯甲酰芍药苷
传统饮片	1	4.7704	0.2892	1.5724	0.06709
	2	4.7751	0.2907	1.5728	0.06708
	3	4.7724	0.2900	1.5719	0.06700
	4	4.7762	0.2906	1.5705	0.06700
	5	4.7717	0.2908	1.5736	0.06707
	6	4.7721	0.2901	1.5741	0.06706

（续表）

分组	批号	芍药苷	升麻素苷	橙皮苷	苯甲酰芍药苷
破壁饮片	1	4.9498	0.4606	1.3600	0.07534
	2	4.9495	0.4619	1.3633	0.07581
	3	4.9485	0.4619	1.3635	0.07553
	4	4.9484	0.4610	1.3610	0.07553
	5	4.9469	0.4619	1.3642	0.07573
	6	4.9474	0.4605	1.3619	0.07599

二、UPLC 法同时测定痛泻要方及其破壁饮片中 7 种活性成分的含量

（一）仪器与材料

1. 仪器 Waters H-CLASS 超高液相色谱仪（配有 DAD 检测器、四元梯度泵、在线脱气装置、自动进样器，美国 Waters 公司）；BT25s 型十万分之一天平（德国赛多利斯公司）；JA31002 型电子精密天平（上海舜宇恒平公司）；KH-5200DE 超声波清洗机（中国昆山禾创公司）；LGJ-10 型冷冻干燥机（北京松源华兴科技发展有限公司）；MX-S 型旋涡混匀器（美国赛洛捷克公司）；Scientific SL8R 型台式冷冻离心机（美国 Thermo 公司）；Milli-Q Direct 8 型超纯水系统（美国 Millipore 公司）。

2. 材料 芍药内酯苷（批号 MUST-14112008）、芍药苷（批号 MUST-15090711）、5-O- 甲基维斯阿米醇苷（批号 MUST-15092017）、橙皮苷（批号 MUST-15070211）、芸香柚皮苷（批号 MUST-15040705）、川陈皮素（批号 MUST-15090814）对照品，成都曼思特生物科技有限公司，纯度均大于 99.8%；升麻素对照品，中国药品生物制品检定所，批号 111710-200602，纯度大于 99.8%。炒白术（产地：浙江，批号 20140301）、陈皮（产地：四川，批号 20140301）、炒白芍（产地：浙江，批号 20140401）、防风（产地：湖北，批号 20140201），北京同仁堂（亳州）药材责任有限公司，经中山市中医院药检室曾聪彦主任中药师鉴定为白术、白芍、陈皮、防风正品药材。药材样本保存于中山市中医院药理实验室中药样品室。上述药材分多次回流提取，得 6 批实验供试中药饮片冻干粉样品，批号分别为 20160205、20160206、20160207、20160208、20160209、20160210；6 批痛泻要方破壁饮片由中山市中智药业集团有限公司生产，批号分别为 20160130、20160201、20160202、20160203、20160204、20160205。

甲醇（批号 15055023）、乙腈为色谱纯（批号 15065031），美国 TEDIA

有限公司；水为超纯水（MILLI–Q 型超纯水仪制备）；甲酸为分析纯，天津市科密欧化学试剂有限公司，批号 20140724。

（二）方法与结果

1. 色谱条件 Waters Acquity UPLC BEH C_{18} 色谱柱（100mm×2.1mm，1.7μm）；流动相：乙腈（A）–0.1% 甲酸（B），梯度洗脱（0 ～ 3min，13% ～ 25%A；3 ～ 4min，50% ～ 50%A；4 ～ 6min，75% ～ 25%A；6 ～ 8min，90% ～ 10%A）；平衡时间为 30min；流速：0.3mL/min；检测波长为 240nm；柱温：35℃；进样量：2μL。色谱图见图 6–2。

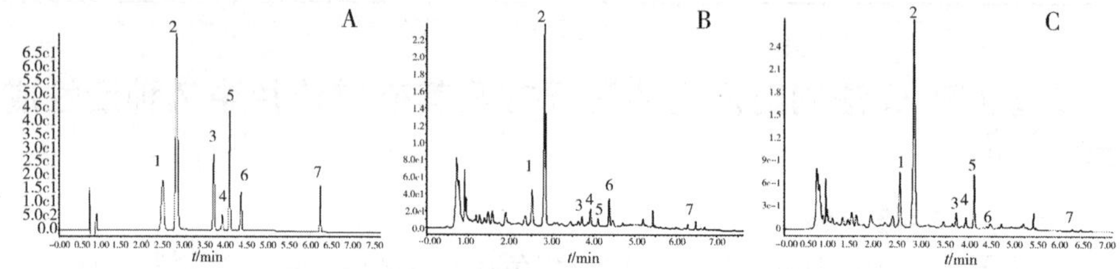

1. 芍药内酯苷；2. 芍药苷；3. 升麻素；4. 芸香柚皮苷；5.5–O– 甲基维斯阿米醇苷；6. 橙皮苷；7. 川陈皮素

图 6–2　痛泻要方混合对照品（A）、药材饮片（B）、破壁饮片（C）UPLC 色谱图

2. 混合对照品溶液的制备 分别精密称取芍药内酯苷、芍药苷、升麻素、芸香柚皮苷、5–O– 甲基维斯阿米醇苷、橙皮苷、川陈皮素对照品适量，精密称定后用甲醇定容于 10mL 容量瓶中，得混合对照品储备液，浓度分别为 503、1660、124、320、215、203.5、7.75μg/mL。

3. 痛泻要方供试品溶液的制备

（1）痛泻要方冻干粉的制备　分别称取炒白术 3g，炒白芍 2g，炒陈皮 1.5g，防风 1g，共 6 份。分别置 6 个圆底烧瓶中，同时加入药材 10 倍体积的冷水，浸泡 30min，然后回流提取 30min，药液用 8 层纱布过滤；再加 10 倍量水 2 次，分别回流提取 30min，药液用 8 层纱布过滤，合并药液，于旋转蒸发仪上浓缩至 20mL，用液氮将浓缩液冷却，于冻干机上真空减压干燥 24h，制成饮片冻干粉。为保证 6 批冻干粉所含活性成分均匀，6 份药液同时制备，并置于冻干机上完成。6 份中药饮片冻干粉的得率分别为 43.2%、43.5%、43.1%、42.8%、43.8%、42.6%。

（2）痛泻要方冻干粉母液的制备　精密称取痛泻要方冻干粉（批号 20160205）0.648g（相当于生药 1.5g，得率为 43.2%），将冻干粉用超纯水溶于 10mL 容量瓶中，并定容至刻度，涡旋 2min，超声 5min，使其充分溶解，得痛泻要方冻干粉母液，浓度为 150mg/mL，为生药量。

（3）破壁饮片母液的制备　称取痛泻药方破壁饮片（批号 20160130）1.5g（相当于生药 1.5g），加入一定量沸水，当水温冷却至 60℃时，用料理机将溶液搅拌 0.5 ～ 1min，最后将样本稀释至 10mL，涡旋 2min，超声 5min，使样品充分溶解，得破壁饮片母液，浓度为 150mg/mL，为生药量。

（4）供试品溶液制备　精密量取痛泻要方冻干粉母液及破壁饮片母液各 1mL，2 种供试品母液分别过 0.22μm 微孔滤膜滤过，即得痛泻要方冻干粉供试品溶液及破壁饮片供试品溶液，2 份供试品溶液的最终浓度均为 150mg/mL，为生药量。

4. 线性关系考察　分别精密量取混合对照品储备液 0.3125、0.625、1.25、2.5、5、10mL 置 10mL 量瓶中，用甲醇溶解并定容，分别取上述溶液及未稀释的母液 2μL 注入液相色谱仪，按上述色谱条件，测定峰面积。以峰面积积分值（y）对质量浓度（x）进行回归分析，7 种成分的回归方程、相关系数（r）和线性范围见表 6-5。

表 6-5　回归方程、线性范围及相关系数

待测成分	回归方程	r	线性范围（μg/mL）
芍药内酯苷	y=111.89x + 41.247	0.9998	0.0314 ～ 1.006
芍药苷	y=103.22x + 1076	0.9998	0.1038 ～ 3.32
升麻素	y=368.38x–128.98	0.9994	0.0078 ～ 0.248
芸香柚皮苷	y=30.226x + 0.2265	0.9999	0.02 ～ 0.64
5–O– 甲基维斯阿米醇苷	y=275.69x + 62.126	1	0.0134 ～ 0.43
橙皮苷	y=53.232x + 65.216	0.9998	0.0127 ～ 0.407
川陈皮素	y=313.47x + 29.476	0.9998	0.0005 ～ 0.0155

5. 方法学考察

（1）精密度试验　精密量取混合对照品储备液 2.5mL 置 10mL 量瓶中，用甲醇溶解并定容，按规定色谱条件，连续进样 6 次，记录峰面积，结果芍药内酯苷、芍药苷、升麻素、芸香柚皮苷、5–O– 甲基维斯阿米醇苷、橙皮苷、川陈皮素保留时间 RSD（n=6）分别为 0.39%、0.19%、0.33%、0.23%、0.09%、0.09%、0.10%；峰面积 RSD（n=6）分别为 0.73%、0.82%、0.73%、0.60%、0.87%、0.89%、0.50%，说明仪器精密度良好。

（2）稳定性试验　取同一批痛泻要方冻干粉（批号 20160205）及破壁饮片的供试品溶液（批号 20160130），室温下放置，分别在不同时间点（0、2、4、6、10、12h）进样，按规定色谱条件测定，记录峰面积，结果痛泻要方冻干粉供试品中芍药内酯苷、芍药苷、升麻素、芸香柚皮苷、5–O– 甲基维斯阿米醇苷、橙皮苷、川陈皮素保留时间 RSD（n=6）分别为 0.96%、0.47%、0.68%、0.98%、0.95%、1.21%、0.41%；峰面积 RSD（n=6）分别为 0.23%、0.30%、

1.12%、0.98%、0.95%、0.33%、0.93%；破壁饮片供试品中芍药内酯苷、芍药苷、升麻素、芸香柚皮苷、5-O-甲基维斯阿米醇苷、橙皮苷、川陈皮素保留时间 *RSD*（*n*=6）分别为 0.64%、0.65%、0.51%、0.50%、0.41%、0.26%、0.12%；峰面积 *RSD*（*n*=6）分别为 0.75%、0.88%、0.52%、0.63%、0.32%、0.52%、0.74%，说明样品溶液中各成分在室温条件下 12h 内稳定性良好。

（3）重复性试验　取同一批痛泻要方冻干粉（批号 20160205）及破壁饮片（批号 20160130）样品 6 份，精密称定，按供试品制备条件制备供试品溶液，在规定色谱条件下进样测定，结果痛泻要方冻干粉供试品中芍药内酯苷、芍药苷、升麻素、芸香柚皮苷、5-O-甲基维斯阿米醇苷、橙皮苷、川陈皮素保留时间 *RSD*（*n*=6）分别为 0.76%、0.50%、0.28%、0.62%、0.26%、0.56%、0.08%；峰面积 *RSD*（*n*=6）分别为 0.78%、0.92%、0.97%、0.64%、1.36%、1.44%、2.11%。破壁饮片供试品中芍药内酯苷、芍药苷、升麻素、芸香柚皮苷、5-O-甲基维斯阿米醇苷、橙皮苷、川陈皮素保留时间 *RSD*（*n*=6）分别为 0.54%、0.61%、0.46%、0.64%、0.49%、0.56%、0.56%；峰面积 *RSD*（*n*=6）分别为 0.89%、0.98%、0.38%、0.90%、1.27%、0.75%、0.90%，说明该方法重复性良好。

（4）加样回收率试验　取已知含量的同一批痛泻要方冻干粉（批号 20160205）及破壁饮片（批号 20160130）样品各 9 份，痛泻要方冻干粉每份 0.324g（相当于生药 0.75g，芍药内酯苷、芍药苷、升麻素、芸香柚皮苷、5-O-甲基维斯阿米醇苷、橙皮苷、川陈皮素的含量分别为 0.11%、0.63%、0.0053%、0.15%、0.0066%、0.12%、0.0024%），中药破壁饮片 0.75g（相当于生药 0.75g，芍药内酯苷、芍药苷、升麻素、芸香柚皮苷、5-O-甲基维斯阿米醇苷、橙皮苷、川陈皮素的含量分别为 0.17%、0.67%、0.0113%、0.0553%、0.0483%、0.0076%、0.0002%），精密称定，再分别加入精密称定的相当于样品中各成分生药含量 80%、100%、120% 的对照品溶液，按供试品制备方法配置母液，平行准备 3 份，摇匀，用 0.22μm 微孔滤膜滤过即得。按规定色谱条件进样 2μL 测定。结果见表 6-6。

表 6–6 痛泻要方中 7 种活性成分的回收率实验（n=3）

组分	样品中含量（μg）		加入量（μg）		测得量（μg）		平均回收率（%）		*RSD*（%）		平均值（%）	
	饮片	破壁饮片	饮片	破壁饮片	饮片	破壁饮片	饮片	破壁饮片	饮片	破壁饮片	饮片	破壁饮片
芍药内酯苷	824.41	1266.51	659.53	1013.21	1483.30	2278.70	99.90	99.90	0.05	0.02	99.67	99.41
	824.41	1266.51	824.41	1266.51	1643.70	2522.07	99.38	99.13	0.24	0.96		
	824.41	1266.51	989.29	1519.82	1811.10	2774.30	99.74	99.21	0.14	0.08		
芍药苷	4695.79	5002.20	3756.63	4001.76	8451.30	9005.07	99.97	100.03	0.02	0.05	99.68	100.06
	4695.79	5002.20	4695.79	5002.20	9365.30	10010.50	99.44	100.12	0.06	0.06		
	4695.79	5002.20	5634.95	6002.64	10309.40	11007.47	99.62	100.04	0.18	0.04		
升麻素	40.11	84.39	32.09	67.52	71.87	152.07	98.95	100.23	1.26	0.72	99.75	99.62
	40.11	84.39	40.11	84.39	80.67	168.43	101.10	99.58	1.05	1.05		
	40.11	84.39	48.14	101.27	87.87	184.70	99.21	99.04	0.65	0.82		
芸香柚皮苷	1127.55	414.72	902.04	331.77	2027.60	749.93	99.78	101.04	0.05	1.13	99.70	99.92
	1127.55	414.72	1127.55	414.72	2249.07	826.57	99.46	99.31	0.19	0.48		
	1127.55	414.72	1353.06	497.66	2478.87	909.50	99.87	99.42	0.05	0.14		
5–O– 甲基维斯阿米醇苷	49.32	362.12	39.46	289.69	88.77	652.83	99.97	100.35	0.46	0.15	99.19	99.77
	49.32	362.12	49.32	362.12	97.93	722.53	98.56	99.53	1.05	0.27		
	49.32	362.12	59.19	434.54	107.93	794.23	99.03	99.44	0.84	0.62		
橙皮苷	893.63	56.96	714.90	45.57	1606.13	102.93	99.66	100.90	0.28	0.24	99.92	99.97
	893.63	56.96	893.63	56.96	1789.70	113.80	100.27	99.80	0.15	0.23		
	893.63	56.96	1072.35	68.35	1964.20	124.77	99.83	99.21	0.20	0.73		
川陈皮素	17.82	1.30	14.26	1.04	32.10	2.34	100.18	100.57	0.21	0.45	99.85	99.91
	17.82	1.30	17.82	1.30	35.52	2.58	99.34	99.12	0.51	1.25		
	17.82	1.30	21.38	1.55	39.21	2.85	100.03	100.04	0.20	0.91		

6. 样品含量测定 取6批痛泻要方冻干粉0.648g（相当于生药1.5g）及破壁饮片1.5g（相当于生药1.5g），精密称定，分别按供试品制备方法制备供试品溶液，进样2μL，每个溶液进样3次，按规定色谱条件测定，按生药量代入计算。结果见表6–7。

表6–7 痛泻要方样品中7种活性成分的含量（μg/g，*n*=6）

	批号	含量						
		芍药内酯苷	芍药苷	升麻素	芸香柚皮苷	5–O–甲基维斯阿米醇苷	橙皮苷	川陈皮素
中药饮片	20160205	1098.74	6270.68	54.18	1478.59	65.82	1185.48	22.28
	20160206	1098.50	6261.96	53.24	1510.35	65.26	1188.86	23.72
	20160207	1095.59	6271.85	52.92	1511.89	65.99	1190.99	24.19
	20160208	1101.19	6246.85	53.53	1496.01	66.62	1193.11	24.15
	20160209	1098.50	6251.37	54.09	1506.38	65.48	1196.00	24.06
	20160210	1102.97	6280.95	53.88	1492.26	65.26	1197.62	23.96
破壁饮片	20160130	1667.00	6715.34	111.51	537.59	485.74	71.36	1.75
	20160201	1684.15	6623.63	112.33	551.35	481.82	71.78	1.80
	20160202	1694.70	6591.76	112.61	551.40	483.44	74.74	1.69
	20160203	1693.66	6716.93	112.70	550.07	481.74	76.94	1.65
	20160204	1687.99	6587.28	112.78	559.29	482.14	79.95	1.69
	20160205	1704.60	6782.70	113.22	568.03	482.07	80.88	1.78

（三）讨论

痛泻要方是中医临床治疗肠易激综合征（D–IBS）的经典方剂，疗效显著，方中活性成分研究已有相关报道。本研究首次建立了UPLC法在同一液相条件下测定痛泻要方饮片及破壁饮片中7种活性成分，无论是饮片还是破壁饮片均可以在同一条件下快速、准确地测定出上述活性成分，且两种饮片中各成分的化学组成并未发生改变，只是部分活性成分含量存在差异，如破壁饮片中升麻素及5–O–甲基维斯阿米醇含量较饮片有所上升，而橙皮苷及芸香柚皮苷含量较饮片则是下降的，芍药苷和芍药内酯苷含量在两种饮片中变化不大。由于中药的有效成分含量极易受采收时间、季节变化、产地及加工方法等因素的影响，本实验中两种饮片活性成分含量出现差异可能是由于实验所使用的饮片与破壁饮片并不属于同一来源导致的，这也是我们提出有必要对中药破壁饮片进行质量控制的原因。本研究还提示破壁制备的中药复方并未发生原有物质组成的变化，说明将中药破壁饮片这一新剂型应用于中药复方是可行的。

UPLC 法测定痛泻要方饮片及破壁饮片中活性成分方法的建立，缩短了采用 HPLC 法的测定时间，降低检测成本，提高检测效率，同时方法简便、快速、稳定、可靠，可为今后复方中药破壁饮片选择优质药材和进一步优化破壁加工工艺提供参考。

三、药理作用

（一）材料与仪器

1. 实验动物 SPF 级 BALB/c 小鼠，购自济南朋悦实验动物繁育有限公司，实验动物生产许可证号：SCXK（鲁）20140007，饲养于中山市中医院 SPF 级实验室，实验室动物使用许可证号：SYXK（粤）2015-0109。SPF 级 SD 大鼠 10 只，雄性，体质量 180 ～ 220g，购于广东省实验动物中心，实验生产许可证号：SCXK（粤）2013-0002，饲养于广州中医药大学（大学城）实验动物中心，实验动物使用许可证号：SYXK（粤）2013-0085。SPF 级 SD 大鼠 94 只，雄性，体质量（200±20）g，购于山东省医学实验动物中心，动物生产许可证号：SCXK（鲁）20140007，饲养于广东省中山市中医院屏障级实验室，实验室动物使用许可证号：SYXK（粤）2015-0109。实验室 12h 昼夜交替，室内恒温（22±2）℃，相对湿度 40% ～ 70%，统一适应性喂养 1 周。

2. 药物与试剂 痛泻要方破壁饮片购自中山中智药业有限公司，批号 20160205；炒白术、陈皮、炒白芍、防风购自北京同仁堂（亳州）药材责任有限公司，经中山市中医院曾聪彦主任中药师鉴定均为正品药材，药材样本保存于中山市中医院药理实验室中药样品室。匹维溴铵、蓖麻油、芥子油、冰醋酸均购自西陇化工股份有限公司。氢氧化钠分析纯（配制成 1mol/L 氢氧化钠溶液，批号 1607021，西陇化工股份有限公司），羧甲基纤维素钠（CMC-Na，批号 960501，广州市化学试剂玻璃仪器批发部），匹维溴铵（批号 642647，Abbott Healthcare SAS），氯化乙酰胆碱（Ach，源叶生物公司，批号 D13A9B58827），硫酸阿托品（Atr，源叶生物公司，批号 M03M7K10353），氯化钾（西陇科学股份有限公司，批号 1609251），试验中所使用的水全部为蒸馏水。

3. 仪器 Multiskan FC 型酶标仪（上海赛默飞世尔仪器有限公司）；JJ500Y 型电子天平（常熟市双杰测试仪器厂）；2mm 钢珠，中山伟锋五金店。生物机能实验系统（Power Lab8/30）；生物张力换能器（Panlab Haravard Apparatus Spain TRT201A）；恒温平滑肌浴槽（Panlab Haravard Apparatus SpainL E13206 THERMOSTAT）；压力传感器（Panlab Haravard Apparatus Spain TRT201A）；电子分析天平（上海精密科学仪器有限公司，JA1203N）；移液器（美国 Eppendorf）。JY92-IIN 型超声波细胞粉碎机（宁波新芝生物科技股份有限公司，功率为65W，频率为20~25kHz）；超微粉碎匀浆机（德国Fluko公司）；TD25-WS型48孔多管架自动平衡离心机（长沙湘仪离心机仪器有限公司）；TS-8型摇床（海门市其林贝尔仪器制造有限公司）；BCA蛋白浓度测定试剂盒（批号为78100150），RIPA裂解液（强）（批号为74k00153），均来源于北京鼎国昌盛生物技术有限责任公司；Rat血管活性肠肽（VIP）酶联免疫吸附试验（ELISA）KIT96T试剂盒（上海酶联生物科技有限公司，批号为05/2017）；水合氯醛（上海展云化工有限公司，批号为161115）。

（二）方法

1. 痛泻要方破壁饮片对内脏高敏感小鼠胃肠影响

（1）动物分组及给药　痛泻要方由白术、白芍、陈皮、防风按9∶6∶4.5∶3的比例组成。实验分为6组：痛泻要方破壁饮片低剂量组（生药2.925g/kg）；痛泻要方破壁饮片中剂量组（生药5.85g/kg）；痛泻要方破壁饮片高剂量组（生药11.7g/kg）；痛泻要方中药饮片对照组（生药5.85g/kg）；匹维溴铵（0.026g/kg）阳性对照组；对照组（蒸馏水）。给药体积按10mL/kg计，每组小鼠均连续灌胃给药7d。

（2）蓖麻油致小鼠腹泻模型　挑选60只BALB/c小鼠，雌雄各半，体质量25～30g。随机分为6组，分组及给药方式同上，末次灌胃给药30min后各组小鼠灌胃给予蓖麻油（0.2mL/只），立刻开始计时，至每只小鼠排出稀便为终止时间，记录每只小鼠排出稀便的潜伏期，超出30min未腹泻的按30min记录。

（3）压力应激致小鼠胃肠运动过强模型　挑选60只BALB/c小鼠，雌雄各半，体质量25～30g。随机分为6组，分组及给药方式同上，各组小鼠于实验前1d每只单独鼠笼饲养24h，建立小鼠新环境孤养模型，造模期间小鼠饮水和喂养正常。实验当天末次灌胃给药30min后再次将小鼠孤养，其间禁食禁水，观察1h内小鼠的排便情况，记录粪球的数量。

（4）芥子油致小鼠腹痛模型　实验动物分组及给药方式同上，各组小鼠末次灌胃给药30min后，每只小鼠用0.61mm内径的导尿管插入小鼠肛门4cm处，将50μL芥子油（芥子油与70%乙醇体积比为1%）灌入小鼠结肠内，灌注前在小鼠肛周提前涂抹凡士林防止芥子油接触刺激肛门。将注入芥子油的小鼠分开单笼放置，同时保持环境安静，5min以后每只小鼠会出现自发性的疼痛运动，观察并记录小鼠动作次数，包括舔腹、伸长腹部、在地板上挤压腹部等动作，记录从开始出现第1次疼痛反应至20min以内的自发性疼痛运动，并计算镇痛百分率。

镇痛百分率（%）=（对照组平均腹痛次数－给药组平均腹痛次数）/对照组平均腹痛次数×100%

（5）冰醋酸致小鼠扭体模型　实验动物分组及给药方式同上，末次给药

30min 后，各组小鼠均腹腔注射 0.6% 的冰醋酸，单独将小鼠放进干净独立的笼子中，并记录每只小鼠 20min 以内的扭体次数，计算镇痛百分率。

镇痛百分率（%）=（对照组平均扭体次数 – 给药组平均扭体次数）/ 对照组平均扭体次数 ×100%

（6）小鼠结肠珠排出模型　实验动物分组及给药方式同上。实验前 1d 所有实验动物全部禁食 12h，末次灌胃给药 30min 后，将小鼠用 10% 水合氯醛按 10mL/kg 的量轻度麻醉，将提前预热好的钢珠（37℃，直径 2mm）塞进末端结肠大约 2cm 深，塞入珠子以后将小鼠单独放置于干净的鼠笼中，记录从放入珠子至排出的时间，如果 30min 内没有排出珠子则按 30min 计算。

2. 痛泻要方破壁饮片对小鼠胃排空、小肠推进及转运的影响

（1）动物分组及给药　选择 60 只 SPF 级的 BALB/c 小鼠，体重为 25 ～ 30g，雌雄各半。随机分为 6 组：空白组，匹维溴铵组，痛泻要方高、中、低剂量组以及痛泻要方中药饮片组，每组 10 只。空白组灌胃蒸馏水，匹维溴铵组灌胃 0.026g/kg，痛泻要方高、中、低剂量组分别灌胃 11.7、5.85、2.925g/kg，每日 1 次，共 7 天。

（2）小鼠胃排空实验　将 60 只 BALB/c 小鼠随机分为 6 组，分别为空白组，匹维溴铵组，痛泻要方破壁饮片高、中、低剂量组以及痛泻要方中药饮片组，每组各 10 只，雌雄各半。各给药组给药剂量如上，空白组给予蒸馏水灌胃，每日 1 次，连续给药 7 天，末次灌胃前小鼠需禁食 12h。各实验组于末次给药后 30min，每只小鼠均灌入 1.5%CMC–Na 配制的 0.05% 酚红糊 0.25mL，于 20min 后脱臼处死。取出小鼠的胃及小肠，并称取胃全重，沿胃大弯将小鼠胃剪开，将其内容物用 4mL 蒸馏水全部冲进试管中洗净，再次称量胃净重，将残留物涡旋 3min，于 3500r/min 离心 10min，吸取上清液 1mL 至事先装有 1mL 1mol/L 氢氧化钠溶液的试管中，再次涡旋 3min 充分混匀，取混合液 200μL 于酶标仪 560nm 处测量样本吸光度 A。再另取 10 只正常小鼠灌入 0.25mL 酚红，将小鼠立即处死，按上述方法处理并测定吸光度 A，作为基数值，以公式 Ⅰ 计算小鼠胃排空率，公式 Ⅱ 计算小鼠胃残留率，以酚红在胃中的排空率及胃残留率综合评价胃排空速度。

Ⅰ：胃排空率（%）= [（1– 小鼠胃酚红 A）/ 酚红 A 基值] ×100%

Ⅱ：胃残留率（%）= [（胃全重 – 胃净重）/ 0.5456] ×100%（0.5456 为基值）

（3）小鼠小肠推进实验　将 60 只 BALB/c 小鼠随机分为 6 组，分别为空白组，匹维溴铵组，痛泻要方破壁饮片高、中、低剂量组以及痛泻要方中药饮片组，每组各 10 只，雌雄各半。各给药组给药剂量如上，空白组给予蒸馏水灌胃，每日 1 次，连续给药 7 天，在灌胃前小鼠需禁食 12h。各实验组于末次给药后30min，每只小鼠均灌入1.5% CMC–Na配制的0.05%酚红糊0.25mL，于20min后脱臼处死。取出小鼠的胃及小肠，测量小肠总长度及酚红在小肠中推进的长度，按下列公式Ⅲ计算小肠推进率。

Ⅲ：小肠推进率（%）=（酚红所到长度／小肠总长度）×100%

（4）小鼠小肠转运实验　将60只BALB/c小鼠随机分为6组，分别为空白组，匹维溴铵组，痛泻要方破壁饮片高、中、低剂量组以及痛泻要方中药饮片组，每组各10只，雌雄各半。各给药组给药剂量如上，空白组给予蒸馏水灌胃，每日1次，连续给药7d，末次灌胃前小鼠需禁食12h。各实验组于末次给药后30min，每只小鼠均灌入1.5% CMC–Na配制的0.05%酚红糊0.25mL，于20min后脱臼处死。取出小鼠的胃及小肠，将小肠平均分成10段，每段小肠的内容物放入盛有2mL蒸馏水的试管中，涡旋3min，于3500r/min离心10min，吸取上清液0.5mL于另一个事先装好0.5mL 1mol/L氢氧化钠溶液的试管中，涡旋3min充分混匀，取混合液200μL于酶标仪560nm处测量样本吸光度A，按下列公式Ⅳ计算小肠转运率GC。

Ⅳ：GC=∑（所测定肠段放射性／总摄入放射性）×肠段×100%

3. 痛泻要方破壁饮片对大鼠离体结肠平滑肌收缩的影响

（1）Kers液的配制　称取NaCl 118mM，KCl 4.75mM，$MgSO_4$ 1.18mM，$NaHCO_3$ 24.8mM，KH_2PO_3 1.18mM，CaCl 22.5mM，$C_6H_{12}O_6·H_2O$ 10mM，混匀后加入1000mL蒸馏水至完全溶解即得。

（2）供试液的制备

痛泻要方中药饮片药液配制：称取炒白术3g，炒白芍2g，炒陈皮1.5g，防风1g。每份药材分别放圆底烧瓶中，同时加入药材10倍体积的冷水，浸泡30min，然后回流提取30min，水提液用8层纱布过滤，分别将两次药液合并，于旋转蒸发仪上浓缩至15mL，得痛泻要方药液浓度为500mg/mL。

痛泻要方破壁饮片药液配制：精密称取痛泻要方破壁饮片（批号20160205）7.5g，将痛泻要方破壁饮片加入一定量沸水，当水温冷却至60℃时，用料理机将溶液搅拌0.5～1min，最后将痛泻要方破壁饮片稀释至浓度为500mg/mL。

（3）离体肠的制备　将实验SD大鼠提前禁食18h，于次日脱颈椎处死，随后立即剖开腹腔，找到大鼠的结肠并剪下，将剪下的结肠放入提前配置好的4℃克氏液中，分离除去肠系膜，用克氏液冲出结肠中的大便，然后将结肠剪成数小段，每段长1cm。将结肠置于盛有5mL克氏溶液的浴槽中，一端挂在浴槽通气钩上，另一端固定于张力换能器的钩上，负荷值为1g，张力换能器与Lab Chart 8生物采集处理系统相连记录平滑肌收缩变化。浴槽内的温度始终保持（37±0.5）℃，同时持续稳定通入95% CO_2 + 5% O_2的混合气体，维持浴槽内环境。

（4）不同质量浓度痛泻要方中药饮片及破壁饮片水提液对正常大鼠离体肠平滑肌收缩的影响　取大鼠结肠，按上述方法制备肠段，将离体结肠平滑肌条放入恒温浴槽（37±0.5）℃平衡30min，待结肠蠕动稳定后，记录正常波动曲线10min，计算平均张力值为空白基值，随后采用累计加入法，每隔5min分别向浴槽内加入梯度终浓度为6、24、48、60mg生药/mL的痛泻要方及破壁饮片供试液，并记录结肠蠕动曲线，观察痛泻要方对离体结肠的张力、频率及收缩振幅，分析给药前后离体结肠的波动变化，并计算张力、频率及收缩振幅抑制率。

（5）痛泻要方中药饮片及破壁饮片水提液对高钾（KCl）诱导的大鼠离体肠平滑肌收缩的影响　取大鼠结肠，按上述方法制备肠段，将离体肠平滑肌放入恒温浴槽（37±0.5）℃平衡30min，待结肠蠕动稳定后，记录正常波动曲线10min，计算平均张力、频率及收缩振幅值为空白基值，随后加入终浓度为100mmol/L的KCl，孵育5min，待收缩平衡后分别加入600μL（终浓度为60mg生药/mL）痛泻要方及破壁饮片供试药液，并记录加入后5min结肠蠕动曲线，观察离体结肠的张力、频率及收缩振幅，分析给药前后离体结肠的波动变化，并计算张力、频率及振幅的变化率。

（6）痛泻要方中药饮片及破壁饮片水提液对阿托品（Atr）诱导的大鼠离体肠平滑肌收缩的影响　取大鼠结肠，按上述方法制备肠段，将离体肠平滑肌放入恒温浴槽（37±0.5）℃平衡30min，待结肠蠕动稳定后，记录正常波动曲线10min，计算平均张力值为空白基值，随后加入1μmol/L的阿托品，孵育5min，待收缩平衡后分别加入600μL（终浓度为60mg生药/mL）痛泻要方及破壁饮片供试药液，并记录加入后5min结肠蠕动曲线，观察离体结肠的张力、频率及收缩振幅，分析给药前后离体结肠的波动变化，并计算张力、频率及振幅的变化率。

以上每组实验均用不同的大鼠重复8次。（注：负值表示兴奋，正值表示抑制）。

张力变化率（%）=（给药前平均张力－给药后平均张力）/给药前平均张力×100%。

振幅变化率（%）=（给药前平均振幅－给药后平均振幅）/给药前平均振幅×100%。

频率变化率（%）=（给药前平均频率－给药后平均频率）/给药前平均频率×100%。

4.痛泻要方破壁饮片对腹泻型肠易激综合征模型大鼠肠推进及血管活性肠肽含量的影响

（1）药液制备　称取适量痛泻要方破壁饮片，用90℃水充分溶解，混匀，配制成痛泻要方破壁饮片低、中、高剂量溶液，浓度分别为1.015g/kg（临床1/4量）、2.030g/kg（临床1/2量）、4.060g/kg（临床1倍量），放凉，置4℃冰箱保存，待用。取匹维溴铵片碾碎，用蒸馏水溶解，配制成质量浓度为0.018g/kg的阳性对照药液，置4℃冰箱保存，待用。

（2）IBS–D动物模型建立　采用改良慢性束缚刺激法建立IBS–D动物模型。随机挑选8只SD大鼠作为正常组，其余大鼠全部参与造模。造模大鼠每日于固定时间捆绑束缚3h，再随机选择另一种复合刺激方式补充刺激。复合刺激方式包括昼夜颠倒12h / 12h，禁食24h，强迫游泳30min，禁饮24h，悬尾1h，孤养12h，饮糖水24h。每种方法随机重复2～3次，大鼠连续刺激造模21d，造模期间观察大鼠的体质量、行为活动、饮食饮水等变化。

（3）动物分组及给药　将造模大鼠随机分为6组，分别为正常组，模型组，匹维溴铵组，痛泻要方破壁饮片低、中、高剂量组。各组大鼠于造模后第7d开始灌胃给药，连续21d，每天1次，正常组及模型组灌胃等体积蒸馏水。

（4）样本采集　试验结束前1d，所有动物均禁食不禁饮18h，并于末次灌胃给药后将大鼠置代谢笼内1h收集粪便，腹腔注射10%水合氯醛（0.35mL/100g）麻醉大鼠，待翻正反射消失后迅速打开腹腔采集腹主动脉血；同时取出大鼠远端结肠组织并分为2段，分别置液氮及4%多聚甲醛中储存；最后打开大鼠头骨，取出大脑组织，将其分为2份，分别置液氮及4%多聚甲醛储存。将液氮中的结肠组织、脑组织标本随后移入–80℃冰箱中保存。

（5）观察指标

体质量：造模期间注意观察动物的状态、毛色及饮食饮水状态，并记录试验期间大鼠第1、7、14、21、28天体质量变化情况。

排便情况：观察大鼠第1、7、14、21、28天的排便情况，于代谢笼中收集大便，按照Bristol评分系统评估，并记录大鼠排便粒数。详见表6–8。

表6–8　Bristol大便分级评分标准

分级	大便状态
1级	呈分散颗粒状或块状，质硬似坚果
2级	呈腊肠状，成块，表面凹凸不平
3级	呈腊肠状，表面可见裂痕
4级	呈腊肠或似蛇形
5级	呈柔软团块状，断面、边缘呈不平滑状
6级	呈糊状或绒状，粗边蓬松，边界不清
7级	呈水样，无固体物质

小肠推进率：大鼠末次灌胃给药后 1h，每只大鼠灌胃自制营养糊（活性炭与奶粉比例为 1∶5，*m/m*）2mL，待肠蠕动 30min 后将大鼠依据灌胃营养糊先后顺序处死，取出小肠，用直尺测量小肠全长及营养糊推进长度，并计算小肠推进率。小肠推进率（%）=（推进长度 / 小肠全长）×100%。

大鼠肠道敏感性 AWR 评估：各组大鼠给药前及给药结束后分别进行内脏敏感性评估，用导尿管连接血压计自制气囊扩张器，将 10F 导尿管插入大鼠肛门，球囊位置距肛门处 1cm，用胶布将导管固定于大鼠尾巴，采用腹壁回缩反射（AWR）评分标准，打气时观察大鼠腹部疼痛压力阈值。AWR 评分标准为：0 无行为学反应；1 身体静止，头部活动减少；2 腹肌轻微收缩，腹部不离开地面；3 腹肌强烈收缩，腹部抬离地面；4 骨盆抬起，身体拱起。观察到大鼠腹部抬起，身体拱起时，表明达到疼痛阈值，此时分别记录血压计读数，并计算每组与正常对照组之间的差异程度即阈值偏离度，最小容量阈值正常对照组为 A，模型组为 B，阈值偏离度 =（I_B–I_A / I_A）。为避免操作误差，每次测量均由同一人完成，每只大鼠测量 3 次，每次间隔 5min，取平均值作为最终结果。

血清、结肠及脑组织中 VIP、5–HT、SP 含量（ELISA 法）：血浆于 4℃条件下静置 2h，3000r/min 离心 10min，取上清液，按 ELISA 试剂盒步骤测定血清中 VIP、5–HT、SP 含量。将结肠组织从 –80℃冰箱中取出，室温解冻，用磷酸盐缓冲液（PBS）洗净，滤纸吸干多余液体，用眼科剪剪碎，并加入裂解液，用超声波细胞粉碎机粉碎 10s，再用手持式超微粉碎匀浆仪进一步粉碎（以上步骤均在冰浴条件下完成），匀浆液于 12000r/min 离心 20min，取匀浆上清液进行蛋白定量，并按 ELISA 试剂盒步骤测定 VIP、5–HT、SP 含量。将脑组织从 –80℃冰箱中取出，于室温解冻，取出脑组织，匀浆制作及测定步骤与结肠组织相同。

结肠、大脑组织形态学：将取出的大鼠结肠组织及脑组织放入 10% 多聚甲醛中固定，常规脱水，石蜡包埋，切片，苏木精 – 伊红（HE）染色，于光学显微镜下观察。

（6）统计学处理　将所得数据全部输入 SPSS19.0 软件进行统计分析，计数资料采用（$\bar{x} \pm s$）表示，组间比较采用单因素方差分析检验进行处理。$P < 0.05$ 为有显著性差异，$\alpha = 0.05$ 为检验水平。

（三）结果

1. 痛泻要方破壁饮片对内脏高敏感小鼠胃肠影响的研究

（1）痛泻要方破壁饮片对蓖麻油致小鼠腹泻模型腹泻潜伏期的影响　结果如表 6–9 所示，与对照组比较，各给药组小鼠腹泻潜伏期均显著延长（$P < 0.05$）。其中以痛泻要方破壁饮片高剂量作用最好。

表 6-9 痛泻要方破壁饮片对蓖麻油致小鼠腹泻模型腹泻潜伏期的影响（$\bar{x} \pm s$，$n=10$）

组别	剂量（g/kg）	小鼠腹泻时间（min）
对照组	–	1.15±0.29
匹维溴铵组	0.026	6.79±2.31*
破壁饮片低剂量组	2.925	4.61±1.65*
破壁饮片中剂量组	5.85	6.3±2.60*
破壁饮片高剂量组	11.7	9.76±3.16*
痛泻要方中药饮片组	5.85	5.3±1.2*

注：与对照组比较，*$P<0.05$。

（2）痛泻要方破壁饮片对应激致小鼠排便数量的影响　结果如表 6–10 所示，与对照组比较，各给药组小鼠排便数量显著减少（$P < 0.05$）。其中以痛泻要方破壁饮片高剂量作用最好。

表 6–10 痛泻要方破壁饮片对应激致小鼠排便数量的影响（$\bar{x} \pm s$，$n=10$）

组别	剂量（g/kg）	小鼠排便数（颗）
对照组	–	23.75±6.54
匹维溴铵组	0.026	5.30±3.13*
破壁饮片低剂量组	2.925	4.80±2.62*
破壁饮片中剂量组	5.85	5.40±4.09*
破壁饮片高剂量组	11.7	2.70±1.64*
痛泻要方中药饮片组	5.85	8.60±2.72*

注：与对照组比较，*$P < 0.05$。

（3）痛泻要方破壁饮片对芥子油致小鼠腹痛模型的影响　结果如表 6–11 所示，与对照组比较，除痛泻要方破壁饮片低剂量组外，各给药组小鼠腹痛次数显著减少（$P < 0.05$）。其中以中药饮片组作用最好，痛泻要方破壁饮片高剂量作用与之接近。

表 6–11 痛泻要方破壁饮片对芥子油致小鼠腹痛次数的影响（$\bar{x} \pm s$，$n=10$）

组别	剂量 /（g/kg）	腹痛次数 / 次	镇痛百分率 /%
对照组	–	36.0±6.9	–
匹维溴铵组	0.026	18.80±10.64*	47.78
破壁饮片低剂量组	2.925	2.8±8.04	46.18
破壁饮片中剂量组	5.85	21.80±9.93*	39.4
破壁饮片高剂量组	11.7	1.60±7.21*	67.78
痛泻要方中药饮片组	5.85	10.78±5.43*	70.06

注：与对照组比较，*$P < 0.05$。

（4）痛泻要方破壁饮片对冰醋酸致小鼠扭体试验的影响　结果如表 6–12 所示，与对照组比较，各给药组小鼠扭体次数显著减少（$P < 0.05$）。其中以痛泻要方破壁饮片高剂量作用最好。

表 6–12　痛泻要方破壁饮片对冰醋酸致小鼠扭体试验的影响（$\bar{x} \pm s$，n=10）

组别	剂量（g/kg）	扭体次数（次）	镇痛百分率（%）
对照组	–	30.25±5.92	–
匹维溴铵组	0.026	6.13±6.49*	46.69
破壁饮片低剂量组	2.925	1.0±5.98*	63.64
破壁饮片中剂量组	5.85	16.10±6.90*	46.78
破壁饮片高剂量组	11.7	8.10±1.91*	73.20
痛泻要方中药饮片组	5.85	13.70±6.45*	54.71

注：与对照组比较，*$P < 0.05$。

（5）痛泻要方破壁饮片对小鼠排出钢珠时间的影响　结果如表 6–13 所示，与对照组比较，各给药组小鼠排出钢珠时间显著延长（$P < 0.05$）。其中以痛泻要方破壁饮片高剂量作用最好。

表 6–13　痛泻要方破壁饮片对小鼠排出钢珠时间的影响（$\bar{x} \pm s$，n=10）

组别	剂量（g/kg）	钢珠排出时间（min）
对照组	–	1.15±0.29
匹维溴铵组	0.026	6.79±2.31*
破壁饮片低剂量组	2.925	4.61±1.65*
破壁饮片中剂量组	5.85	6.3±2.60*
破壁饮片高剂量组	11.7	9.76±3.16*
痛泻要方中药饮片组	5.85	5.3±1.2*

注：与对照组比较，*$P < 0.05$。

2. 痛泻要方破壁饮片对小鼠胃排空、小肠推进及转运的影响

（1）痛泻要方对胃排空率及胃残留率的影响　实验结果显示，与空白组相比，痛泻要方破壁饮片各剂量组、痛泻要方中药饮片组、匹维溴铵组可显著抑制小鼠胃排空率（P 均< 0.05），同时增加小鼠胃残留率（$P > 0.05$），结果具有统计学意义，说明痛泻要方破壁饮片对小鼠胃排空具有一定的抑制作用，且抑制作用优于痛泻要方中药饮片组。见表 6–14。

表 6-14 痛泻要方破壁饮片对小鼠胃排空的影响（$\bar{x} \pm s$，$n=10$）

组别	剂量（g/kg）	胃排空率（%）	胃残留率（%）
对照组	–	83.57±11.48	8.94±6.38
匹维溴铵组	0.026	39.21±11.98*	28.41±13.23*
破壁饮片低剂量组	2.925	61.33±22.93	45.46±10.68*
破壁饮片中剂量组	5.85	41.77±23.03*	44.91±25.72*
破壁饮片高剂量组	11.7	44.65±17.12*	52.97±29.67*
痛泻要方中药饮片组	5.85	50.47±23.10*	38.67±9.56*

注：与对照组比较，*$P < 0.05$。

（2）痛泻要方对小肠推进率的影响　实验结果显示，与空白组相比，痛泻要方破壁饮片各剂量组、痛泻要方中药饮片组、匹维溴铵组可显著抑制小鼠的小肠推进率（$P < 0.05$），结果具有统计学意义，说明痛泻要方破壁饮片有拮抗小鼠小肠推进作用，可有效抑制小鼠肠蠕动，且抑制作用优于痛泻要方中药饮片组。见表 6-15。

表 6-15 痛泻要方破壁饮片对小鼠小肠推进的影响（$\bar{x} \pm s$，$n=10$）

组别	剂量（g/kg）	小肠推进率（%）
对照组	–	83.53±9.29
匹维溴铵组	0.026	39.14±11.81*
破壁饮片低剂量组	2.925	48.52±5.60*
破壁饮片中剂量组	5.85	45.95±5.17*
破壁饮片高剂量组	11.7	30.84±5.85*
痛泻要方中药饮片组	5.85	49.20±5.64*

注：与对照组比较，*$P < 0.05$。

（3）痛泻要方对小肠转运的影响　实验结果显示，与空白组相比，痛泻要方破壁饮片各剂量组、痛泻要方中药饮片组、匹维溴铵组可显著抑制小鼠的小肠转运率，结果具有统计学意义（$P < 0.05$），说明痛泻要方破壁饮片有拮抗小鼠小肠转运的作用，且抑制作用优于痛泻要方中药饮片组。见表 6-16。

表 6-16 痛泻要方破壁饮片对小鼠小肠转运的影响（$\bar{x} \pm s$，$n=10$）

组别	剂量（g/kg）	小肠转运率（%）
对照组	–	9.09±1.60
匹维溴铵组	0.026	4.94±1.12*

（续表）

组别	剂量（g/kg）	小肠转运率（%）
破壁饮片低剂量组	2.925	4.37±0.83*
破壁饮片中剂量组	5.85	5.68±1.47*
破壁饮片高剂量组	11.7	5.64±1.29*
痛泻要方中药饮片组	5.85	5.76±1.92*

注：与对照组比较，$^{*}P < 0.05$。

3. 痛泻要方破壁饮片对大鼠离体结肠平滑肌收缩的影响

（1）不同质量浓度痛泻要方中药饮片及破壁饮片水提液对正常大鼠离体肠平滑肌收缩的影响　与给药前空白结肠相比，当浴槽内痛泻要方中药饮片和破壁饮片给药总浓度为 6mg 生药 /mL 时，各离体结肠组织平滑肌收缩张力、频率及振幅无明显变化，结果无统计学差异（$P > 0.05$）；当浴槽内痛泻要方中药饮片和破壁饮片给药总浓度分别为 24、48、60mg 生药 /mL 时，各离体结肠组织平滑肌的收缩张力大幅下降，结果均具有显著性差异（$P < 0.05$），但对于结肠平滑肌频率及振幅并无明显改变，结果无统计学差异（$P > 0.05$）。不同质量浓度痛泻要方中药饮片和破壁饮片水提液对大鼠离体肠平滑肌运动波形影响见图 6-3、图 6-4；痛泻要方中药饮片和破壁饮片水提液对大鼠离体肠平滑肌收缩张力、频率与振幅的影响见表 6-17、表 6-18。

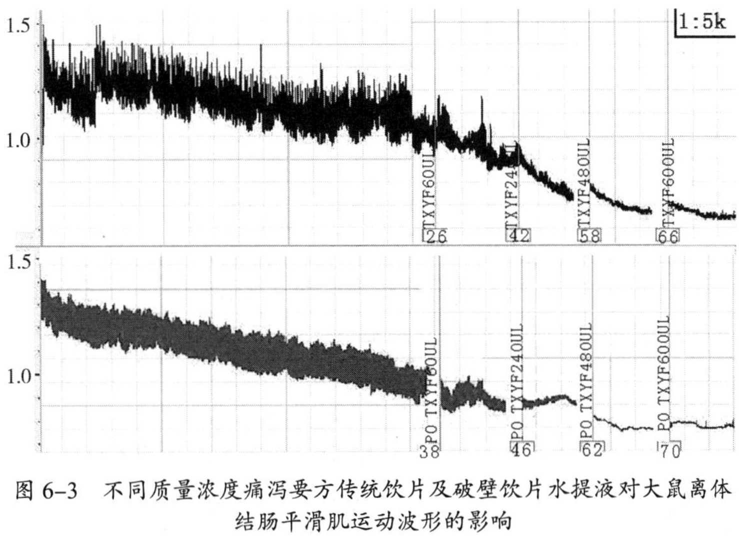

图 6-3　不同质量浓度痛泻要方传统饮片及破壁饮片水提液对大鼠离体结肠平滑肌运动波形的影响

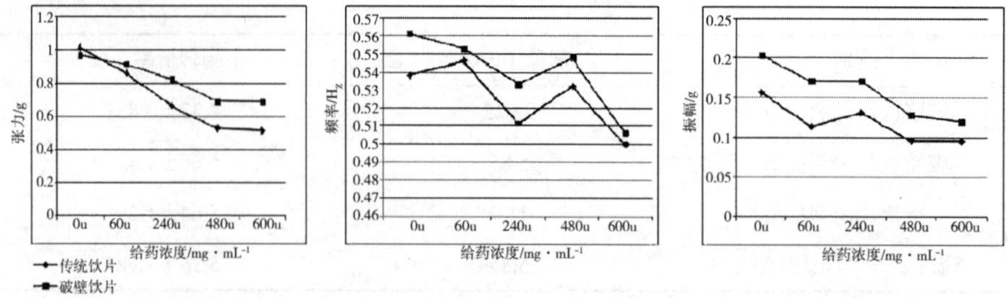

图 6-4　不同质量浓度痛泻要方中药饮片及破壁饮片水提液对大鼠离体小肠平滑肌的影响

表 6-17　不同质量浓度痛泻要方中药饮片及破壁饮片水提液对正常大鼠离体肠平滑肌的影响（$\bar{x} \pm s$，n=8）

质量浓度（mg/mL）	张力（g）		频率（Hz）		振幅	
	中药饮片	破壁饮片	中药饮片	破壁饮片	中药饮片	破壁饮片
0	1.01±0.19	0.97±0.15	0.54±0.06	0.56±0.05	0.156±0.076	0.203±0.136
6	0.86±0.12	0.91±0.13	0.55±0.06	0.55±0.06	0.114±0.052	0.171±0.143
24	0.66±0.12*	0.82±0.10	0.51±0.07	0.53±0.07	0.131±0.064	0.154±0.140
48	0.53±0.19*	0.69±0.08	0.53±0.05	0.54±0.19	0.096±0.037	0.128±0.133
60	0.51±0.20*	0.68±0.08	0.49±0.21	0.50±0.13	0.095±0.058	0.120±0.132

注：与药物质量浓度为 0 时比较，* 表示 $P < 0.05$，** 表示 $P < 0.01$。

表 6-18　不同质量浓度痛泻要方中药饮片及破壁饮片水提液对正常大鼠离体肠平滑肌作用变化率的影响（$\bar{x} \pm s$，n=8）

质量浓度（mg/mL）	张力变化率（%）		频率变化率（%）		振幅变化率（%）	
	中药饮片	破壁饮片	中药饮片	破壁饮片	中药饮片	破壁饮片
0	–	–	–	–	–	–
6	14.85	6.19	–1.85	1.79	26.92	15.76
24	34.65	15.46	5.56	5.36	16.03	24.14
48	47.52	28.87	1.85	3.57	38.46	36.95
60	49.50	29.90	9.26	10.71	39.10	40.89

（2）痛泻要方中药饮片及破壁饮片水提液对乙酰胆碱（Ach）诱导的大鼠离体肠平滑肌收缩的影响　与空白基值相比，向正常运动离体结肠肌条浴槽内分别加入终浓度 10 ～ 4mol/L Ach，可立即引起结肠肌条的张力、频率及振幅迅速增高，达到峰值（$P < 0.05$），然后收缩逐渐下降，并维持稳定幅度。随后再向浴槽内加入痛泻要方中药饮片及破壁饮片水提液，各肌条张力、频

率及振幅明显大幅下降，与加入 Ach 时相比有显著性差异（$P < 0.05$），说明痛泻要方可有效抑制 Ach 引起的结肠收缩，松弛离体结肠平滑肌。结果见图 6-5 及表 6-19、表 6-20。

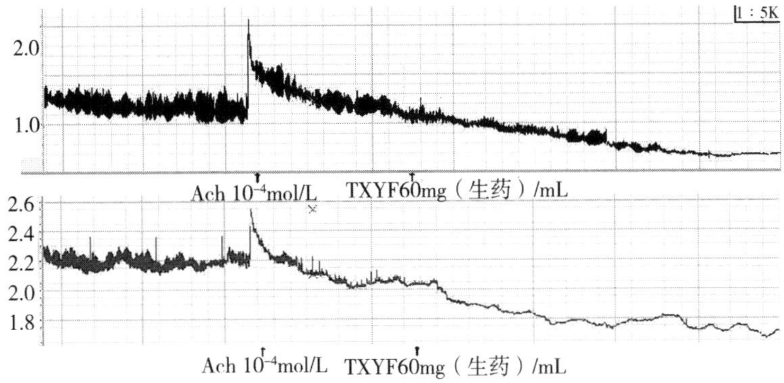

图 6-5　痛泻要方（TXYF）传统饮片及破壁饮片水提液对乙酰胆碱诱导下大鼠离体肠平滑肌运动波形的影响

表 6-19　痛泻要方中药饮片及破壁饮片水提液对 Ach 所致痉挛状态下大鼠离体肠平滑肌的影响（$\bar{x} \pm s$，n=8）

分组	质量浓度	张力（g）		频率（Hz）		振幅	
		中药饮片	破壁饮片	中药饮片	破壁饮片	中药饮片	破壁饮片
空白基值	0	1.14±0.92$^{\triangle}$	1.25±0.17$^{\triangle}$	0.51±0.17$^{\triangle}$	0.48±0.13$^{\triangle}$	0.039±0.008$^{\triangle}$	0.046±0.022$^{\triangle}$
Ach	10^{-4}mol/L	2.22±0.74*	2.45±0.15*	0.85±0.12*	0.93±0.07*	0.089±0.008*	0.075±0.021*
痛泻要方	60 生药 mg/mL	0.65±0.22$^{*\triangle}$	0.98±0.19$^{*\triangle}$	0.55±0.08$^{*\triangle}$	0.55±0.09$^{*\triangle}$	0.010±0.003$^{*\triangle}$	0.034±0.016$^{*\triangle}$

注：与空白基值比较，*表示 $P < 0.05$，**表示 $P < 0.01$；与加入 Ach 比较，$^{\triangle}$表示 $P < 0.05$，$^{\triangle\triangle}$表示 $P < 0.01$。

表 6-20　痛泻要方中药饮片及破壁饮片水提液对 Ach 所致痉挛状态下大鼠离体肠平滑肌作用变化率的影响（$\bar{x} \pm s$，n=8）

分租	质量浓度	张力变化率（%）		频率变化率（%）		振幅变化率（%）	
		中药饮片	破壁饮片	中药饮片	破壁饮片	中药饮片	破壁饮片
空白基值	0	–	–	–	–	–	–
Ach	10^{-4}mol/L	–94.01	–95.24	–67.28	–93.93	–169.80	–62.33
痛泻要方	60mg 生药 /mL	70.69	99.85	35.12	40.51	92.14	54.61

（3）痛泻要方中药饮片及破壁饮片水提液对高钾（KCl）诱导的大鼠离体肠平滑肌收缩的影响　与空白基值相比，向正常运动离体结肠肌条浴槽内分别加入终浓度 100mmol/L KCl，可立即引起结肠肌条的张力、频率及振幅迅速增高，达到峰值（$P<0.05$），然后收缩逐渐下降，并维持稳定幅度。随后再向浴槽内加入痛泻要方中药饮片及破壁饮片水提液（终浓度 60mg 生药 / mL），各肌条张力、频率及振幅明显大幅下降，与加入 Ach 时相比有显著性差异（$P<0.05$），说明痛泻要方可有效抑制 KCl 引起的结肠收缩，松弛离体结肠平滑肌。结果见图 6–6 及表 6–21、表 6–22。

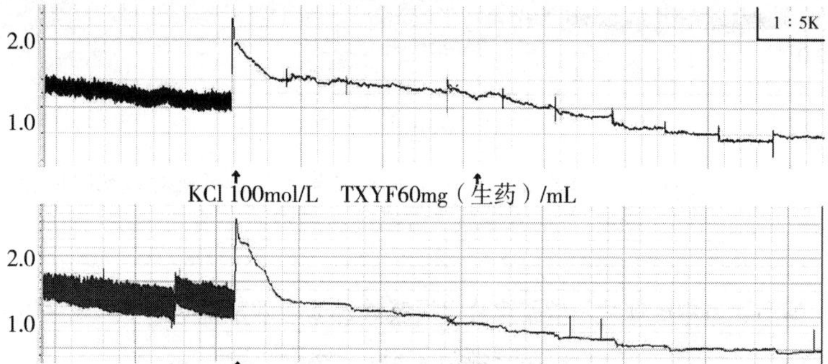

图 6–6　痛泻要方中药饮片及破壁饮片水提液对 KCl 诱导下大鼠离体肠平滑肌运动波形的影响

表 6–21　痛泻要方中药饮片及破壁饮片对 KCl 所致痉挛状态下大鼠离体肠平滑肌的影响（$\bar{x}\pm s$，n=8）

分组	质量浓度	张力（g）		频率（Hz）		振幅	
		中药饮片	破壁饮片	中药饮片	破壁饮片	中药饮片	破壁饮片
空白基值	0	$1.16\pm0.05^{\triangle}$	$1.22\pm0.03^{\triangle}$	$0.60\pm0.02^{\triangle}$	$0.62\pm0.03^{\triangle}$	$0.039\pm0.007^{\triangle}$	$0.098\pm0.079^{\triangle}$
KCl	100mmol/L	$2.58\pm0.76^{*}$	$2.59\pm0.16^{*}$	$2.57\pm0.13^{*}$	$2.57\pm0.14^{*}$	$0.100\pm0.007^{*}$	$0.181\pm0.051^{*}$
痛泻要方	60mg 生药 /mL	$0.84\pm0.07^{*\triangle}$	$1.03\pm0.09^{*\triangle}$	$0.60\pm0.08^{*\triangle}$	$0.59\pm0.08^{*\triangle}$	$0.009\pm0.003^{*\triangle}$	$0.028\pm0.039^{*\triangle}$

注：与空白基值比较，*表示 $P<0.05$，**表示 $P<0.01$；与加入 KCl 比较，$^{\triangle}$表示 $P<0.05$，$^{\triangle\triangle}$表示 $P<0.01$。

表 6-22　痛泻要方中药饮片及破壁饮片对 KCl 所致痉挛状态下大鼠离体肠平滑肌作用变化率的影响（$n=8$）

分租	质量浓度	张力变化率（%）		频率变化率（%）		振幅变化率（%）	
		中药饮片	破壁饮片	中药饮片	破壁饮片	中药饮片	破壁饮片
空白基值	0	–	–	–	–	–	–
KCl	100mmol/L	−123.47	−113.33	−326.51	−313.64	−154.17	−83.87
痛泻要方	60mg 生药 /mL	67.54	60.39	76.58	77.08	90.70	84.35

（4）痛泻要方中药饮片及破壁饮片水提液对阿托品（Atr）诱导的大鼠离体肠平滑肌收缩的影响　与空白基值相比，向正常运动离体结肠肌条浴槽内分别加入终浓度 1μmol/L 的 Atr，可立即引起结肠肌条的张力、频率及振幅迅速降低，使结肠平滑肌松弛，结果有统计学差异（$P<0.05$），然后肌条收缩维持稳定幅度。随后再向浴槽内加入痛泻要方中药饮片及破壁饮片水提液（终浓度 60mg 生药 /mL），各肌条张力、频率及振幅明显大幅增强，与加入 Atr 时相比有显著性差异（$P<0.05$），说明痛泻要方可抑制 Atr 所致的结肠平滑肌松弛。结果见图 6-7 及表 6-23、表 6-24。

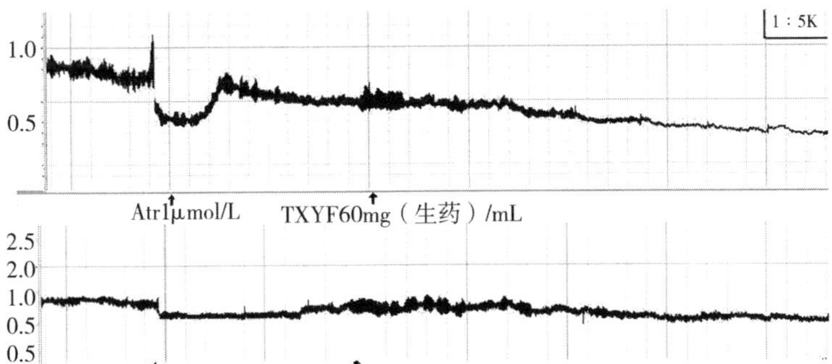

图 6-7　痛泻要方中药饮片及破壁饮片水提液对 Atr 诱导下大鼠离体肠平滑肌运动波形的影响

表 6-23　痛泻要方中药饮片及破壁饮片对 Atr 所致痉挛状态下大鼠离体肠平滑肌的影响（$\bar{x}\pm s$）

分组	质量浓度	张力（g）		频率（Hz）		振幅	
		中药饮片	破壁饮片	中药饮片	破壁饮片	中药饮片	破壁饮片
空白基值	0	$1.18\pm0.11^{\triangle}$	$1.29\pm0.13^{\triangle}$	$0.48\pm0.07^{\triangle}$	$0.47\pm0.07^{\triangle}$	$0.132\pm0.078^{\triangle}$	$0.099\pm0.042^{\triangle}$
Atr	1μmol/L	$0.73\pm0.15^{*}$	$0.69\pm0.18^{*}$	$0.33\pm0.09^{*}$	$0.32\pm0.07^{*}$	$0.027\pm0.028^{*}$	$0.051\pm0.015^{*}$
痛泻要方	60mg 生药 /mL	$1.09\pm0.15^{\triangle}$	$1.11\pm0.12^{\triangle}$	$0.54\pm0.04^{\triangle}$	$0.55\pm0.08^{\triangle}$	$0.108\pm0.063^{\triangle}$	$0.086\pm0.019^{\triangle}$

注：与空白基值比较，*表示 $P<0.05$，**表示 $P<0.01$；与加入 Atr 比较，$^{\triangle}$表示 $P<0.05$，$^{\triangle\triangle}$表示 $P<0.01$。

表 6–24 TXYF 中药饮片及破壁饮片对 Atr 所致痉挛状态下大鼠离体肠平滑肌作用变化率的影响（$\bar{x} \pm s$）

分组	质量浓度	张力变化率（%）		频率变化率（%）		振幅变化率（%）	
		中药饮片	破壁饮片	中药饮片	破壁饮片	中药饮片	破壁饮片
空白基值	0	–	–	–	–	–	–
Atr	1μmol/L	38.17	46.66	30.44	31.22	79.26	48.43
痛泻要方	60mg 生药 /mL	–49.14	–60.62	–61.33	–72.21	–293.71	–68.28

4. 痛泻要方破壁饮片对腹泻型肠易激综合征模型大鼠肠推进及血管活性肠肽含量的影响

（1）体质量变化　与正常组比较，模型组大鼠造模后体质量下降明显，第 7 天体质量最低（$P < 0.05$），第 14、21、28 天体质量缓慢回升，但仍处于较低水平（$P < 0.05$）。与模型组比较，第 7 天各给药组大鼠体质量均上升，差异无统计学意义（$P > 0.05$）；第 21、28 天，各给药组大鼠体质量回升明显（$P < 0.05$），破壁饮片高剂量组效果较好，结果与匹维溴铵组最接近。详见表 6–25、图 6–8。

表 6–25 各组大鼠体质量比较（$\bar{x} \pm s$，n=8）

组别	剂量（g/kg）	第 1 天	第 7 天	第 14 天	第 21 天	第 28 天
正常组		236.00±2.83	236.00±2.83	239.25±5.34*	252.13±4.61	277.13±3.27
模型组		237.60±3.66#	216.40±2.55#	220.40±8.50#	225.00±3.89#	227.80±3.94#
匹维溴铵组	0.018	240.73±4.76	240.73±4.76	219.09±6.20	235.82±4.94*	250.55±5.16*
破壁饮片低剂量组	1.015	237.78±3.88	237.78±3.88	217.80±3.79	227.30±7.32	243.10±4.51*
中剂量组	2.03	233.69±5.21	233.69±5.21	218.22±5.89	223.89±5.46	241.22±4.66*
高剂量组	4.06	233.33±3.30	233.33±3.30	216.73±4.90	230.00±4.56*	248.36±3.98*

注：与模型组比较，*$P < 0.05$；与正常组比较，#$P < 0.05$。

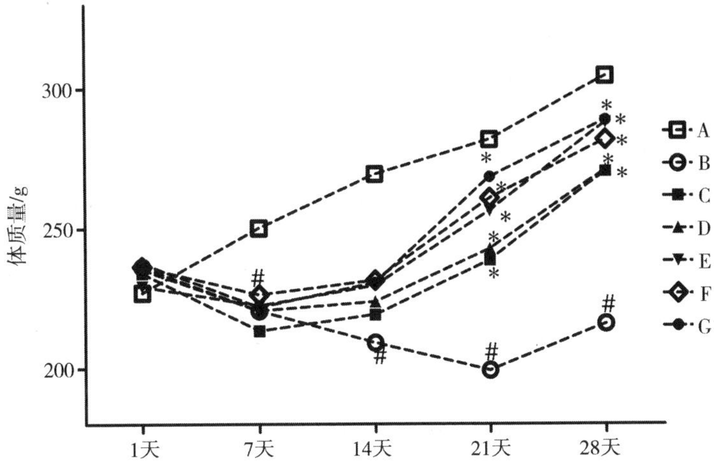

A. 正常对照组；B. 模型组；C. 痛泻要方破壁饮片低剂量组；D. 痛泻要方破壁饮片中剂量组；E. 痛泻要方破壁饮片高剂量组；F. 痛泻要方中药饮片组；G. 匹维溴铵组

图 6–8 痛泻要方破壁饮片对腹泻型肠易激综合征大鼠体质量的影响

（2）排便情况 与正常组比较，模型组大鼠粪便 Bristol 评分显著升高（$P < 0.05$），造模后大鼠大便性状改变明显，形状不规则，多呈糊状，或排稀便、水便。与模型组比较，造模第 7 天各给药组大鼠 Bristol 评分差异无统计学意义（$P > 0.05$）；造模第 14、21、28 天各给药组大鼠随着给药时间的延长，大便性状逐渐改善，粪便 Bristol 评分逐渐回落，各给药组评分第 28 天最低（$P < 0.05$）。详见表 6–26，图 6–9。

与正常组比较，模型组大鼠排便数量于造模后第 7 天急剧升高（$P < 0.05$），第 14、21、28 天均维持在较高数量（$P < 0.05$）。与模型组比较，破壁饮片各剂量组大鼠造模第 7 天排便数量均大幅度增加，差异无统计学意义（$P > 0.05$）；随着给药时间的延长，各给药组第 14、21、28 天排便粒数逐渐减少（$P < 0.05$），第 28 天各组大鼠排便数量最少，其中破壁饮片高剂量组效果与匹维溴铵组接近，呈浓度依赖性。详见表 6–27，图 6–9。

表 6–26 各组大鼠粪便 Bristol 评分比较（$\bar{x} \pm s$，分，n=8）

组别	剂量（g/kg）	第 1 天	第 7 天	第 14 天	第 21 天	第 28 天
正常组		3.33±0.50	3.33±0.50	3.33±0.50	3.33±0.50*	3.33±0.50*
模型组		3.30±0.48	5.00±0.67#	6.10±0.74#	6.50±0.53#	6.70±0.48#

（续表）

组别	剂量（g/kg）	第 1 天	第 7 天	第 14 天	第 21 天	第 28 天
匹维溴铵组	0.018	3.50±0.52	4.67±0.78	4.75±0.75*	4.67±0.65*	4.42±0.67*
破壁饮片低剂量组	1.015	3.40±0.52	4.90±0.88	5.50±0.53	5.30±0.48*	4.90±0.74*
中剂量组	2.03	3.45±0.52	5.18±0.75	5.27±0.47*	5.18±0.40*	4.82±0.60*
高剂量组	4.06	3.42±0.52	4.92±0.79	5.00±0.60*	4.92±0.51*	4.67±0.65*

注：与模型组比较，*$P<0.05$；与正常组比较，#$P<0.05$。

表 6-27　各组大鼠排便粒数比较（$\bar{x} \pm s$，粒，$n=8$）

组别	剂量（g/kg）	第 1 天	第 7 天	第 14 天	第 21 天	第 28 天
正常组		9.88±2.36	9.50±1.85*	9.50±1.60*	9.25±1.67*	8.55±1.97
模型组		9.10±2.02	33.30±3.34#	38.90±1.91#	41.70±2.31#	9.67±2.39
匹维溴铵组	0.018	8.42±2.02	31.67±2.77	26.83±2.21*	23.92±2.35*	8.55±1.97
破壁饮片低剂量组	1.015	8.50±2.17	34.30±2.50	30.20±2.78*	27.10±3.48*	9.67±2.39
中剂量组	2.03	8.55±1.97	33.36±2.29	30.64±1.80*	25.36±3.35*	8.55±1.97
高剂量组	4.06	9.67±2.39	32.25±2.22	9.92±3.18*	26.58±3.11*	9.67±2.39

注：与模型组比较，*$P < 0.05$；与正常组比较，#$P < 0.05$。

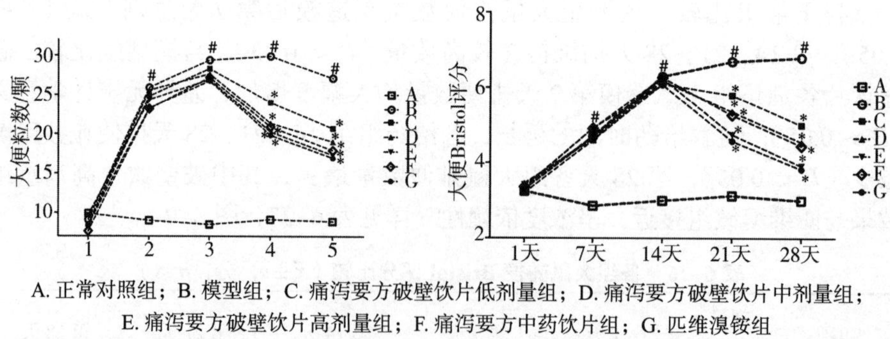

A. 正常对照组；B. 模型组；C. 痛泻要方破壁饮片低剂量组；D. 痛泻要方破壁饮片中剂量组；
E. 痛泻要方破壁饮片高剂量组；F. 痛泻要方中药饮片组；G. 匹维溴铵组

图 6-9　痛泻要方破壁饮片对腹泻型肠易激综合征大鼠排便情况及 Bristol 评分的影响

（3）小肠推进率　与正常组比较，模型组大鼠小肠推进长度明显延长，小肠推进率大幅度提高（$P < 0.05$）。与模型组比较，破壁饮片各剂量组大鼠小肠推进长度缩短，小肠推进率下降（$P < 0.05$）。详见表 6-28。

表 6-28　各组大鼠小肠推进率比较（$\bar{x} \pm s$，$n=8$）

组别	剂量（g/kg）	小肠长度（cm）	推进长度（cm）	小肠推进率（%）
正常组		105.88±6.58	57.13±5.17*	53.96±3.71*
模型组		103.75±4.65	82.38±3.54#	79.43±2.17#
匹维溴铵组	0.018	106.50±5.21	61.63±6.97*	57.75±4.46*
破壁饮片低剂量组	1.015	103.38±5.73	77.13±4.16	74.75±4.96
中剂量组	2.03	102.88±4.85	75.13±6.38	73.05±5.53*
高剂量组	4.06	102.50±5.01	69.00±6.00*	67.28±4.27*

注：与模型组比较，$^*P < 0.05$；与正常组比较，$^\#P < 0.05$。

（4）痛泻要方破壁饮片对腹泻型肠易激综合征大鼠肠道敏感性 AWR 评估的影响　结果如图 6-10 所示，与正常对照组比较，模型组抬腹性及拱背性最小疼痛阈值显著降低（$P < 0.05$）。与模型组比较，除痛泻要方破壁饮片低剂量组外，各给药组抬腹性及拱背性最小疼痛阈值显著升高（$P < 0.05$）。

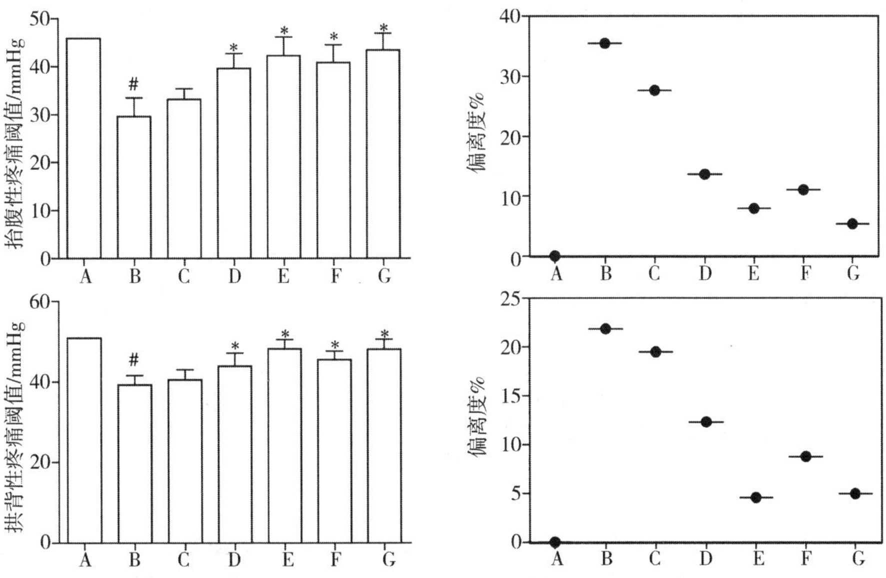

A. 正常对照组；B. 模型组；C. 痛泻要方破壁饮片低剂量组；D. 痛泻要方破壁饮片中剂量组；E. 痛泻要方破壁饮片高剂量组；F. 痛泻要方中药饮片组；G. 匹维溴铵组

图 6-10　痛泻要方破壁饮片对腹泻型肠易激综合征大鼠肠道敏感性 AWR 评估的影响

（5）痛泻要方破壁饮片对腹泻型肠易激综合征大鼠血清、结肠及脑组织中 VIP 含量的影响　与正常组比较，模型组大鼠血清、结肠及下丘脑 VIP 含量显著下降（$P < 0.05$）。与模型组比较，破壁饮片各剂量组大鼠血清、结肠

及下丘脑中 VIP 含量显著上升（$P < 0.05$）。详见表 6-29。

表 6-29　各组大鼠血清、结肠及下丘脑 VIP 水平比较（$\bar{x} \pm s$，n=8）

组别	剂量（g/kg）	VIP（pg/mL）		
		血清	结肠	脑组织
正常组		153.79±40.26*	241.40±21.81*	248.57±18.67
模型组		84.59±10.16#	118.13±24.07#	139.32±13.34#
匹维溴铵组	0.018	143.75±17.09*	220.21±23.18*	221.38±9.35*
破壁饮片低剂量组	1.015	103.44±16.49	151.06±30.63	135.41±12.07
中剂量组	2.03	144.96±18.08*	177.62±23.24*	181.22±14.57*
高剂量组	4.06	143.94±20.61*	208.29±17.41*	207.81±15.35*

注：与模型组比较，*$P < 0.05$；与正常组比较，#$P < 0.05$。

（6）痛泻要方破壁饮片对腹泻型肠易激综合征大鼠血清、结肠及脑组织 5-HT 含量的影响　结果如图 6-11 所示，与正常对照组比较，模型组大鼠血清、结肠及脑组织中 5-HT 含量显著升高（$P < 0.05$）。与模型组比较，各给药组大鼠血清、结肠及脑组织中 5-HT 含量显著降低（$P < 0.05$）。

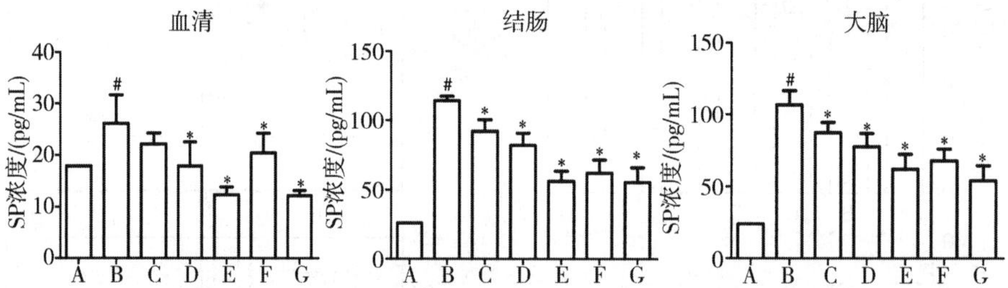

A. 正常对照组；B. 模型组；C. 痛泻要方破壁饮片低剂量组；D. 痛泻要方破壁饮片中剂量组；E. 痛泻要方破壁饮片高剂量组；F. 痛泻要方中药饮片组；G. 匹维溴铵组

图 6-11　痛泻要方破壁饮片对腹泻型肠易激综合征大鼠血清、结肠及下丘脑 5-HT 含量的影响

（7）痛泻要方破壁饮片对腹泻型肠易激综合征大鼠血清、结肠及脑组织 SP 含量的影响　结果如图 6-12 所示，与正常对照组比较，模型组大鼠血清、结肠及脑组织中 SP 含量显著升高（$P < 0.05$）。与模型组比较，除痛泻要方破壁饮片低剂量组大鼠血清 SP 含量差异无统计学意义（$P < 0.05$）外，各给药组大鼠血清、结肠及下丘脑组织中 SP 含量显著降低（$P < 0.05$）。

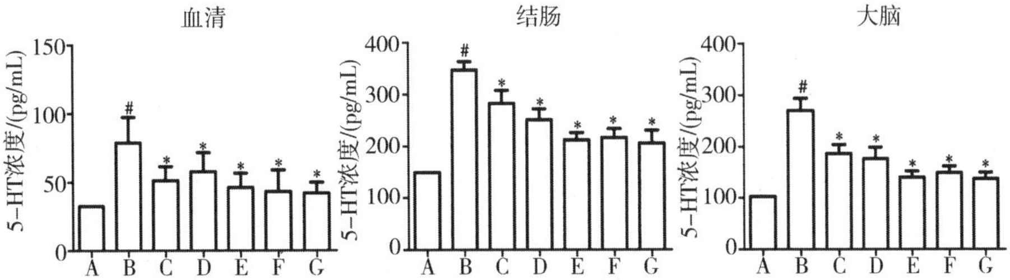

A. 正常对照组；B. 模型组；C. 痛泻要方破壁饮片低剂量组；D. 痛泻要方破壁饮片中剂量组；E. 痛泻要方破壁饮片高剂量组；F. 痛泻要方中药饮片组；G. 匹维溴铵组

图 6-12 痛泻要方破壁饮片对腹泻型肠易激综合征大鼠血清、结肠及下丘脑 SP 含量的影响

（8）结肠病理切片结果　正常组大鼠肠黏膜上皮细胞排列规则整齐，上皮细胞未见坏死脱落，黏膜层未见炎性细胞浸润，固有层腺体未见萎缩减少，黏膜下层血管未见充血水肿，肌层未见萎缩溶解性改变。与正常组比较，模型组大鼠肠黏膜层上皮细胞有坏死脱落，黏膜结构轻微破坏，固有层中可见少量炎性细胞浸润，腺体未见明显萎缩，黏膜下层和肌层未见明显病理改变。与模型组比较，破壁饮片低、中、高剂量组大鼠的肠黏膜上皮细胞排列规则整齐，未见坏死脱落细胞及明显炎性细胞浸润，固有层中腺体未见萎缩及减少，黏膜下层及肌层未见明显病理改变；匹维溴铵组除肠黏膜可见个别上皮细胞坏死脱落，其余均未见明显病理改变。详见图 6-13。

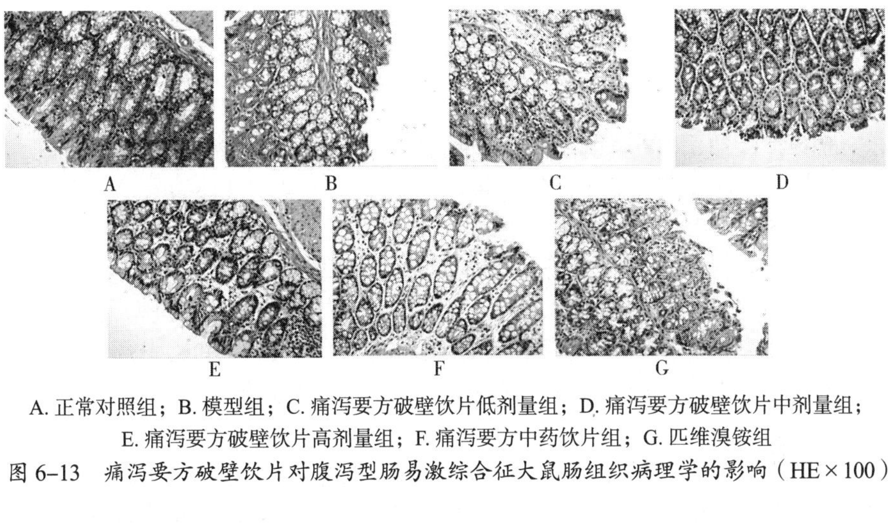

A. 正常对照组；B. 模型组；C. 痛泻要方破壁饮片低剂量组；D. 痛泻要方破壁饮片中剂量组；E. 痛泻要方破壁饮片高剂量组；F. 痛泻要方中药饮片组；G. 匹维溴铵组

图 6-13 痛泻要方破壁饮片对腹泻型肠易激综合征大鼠肠组织病理学的影响（HE×100）

（9）大脑病理切片结果　正常对照组大脑海马结构正常，无特殊病理改变；模型组大脑海马神经元细胞核发生明显固缩，细胞稀疏，神经元纤维短

粗扭曲，海马中神经纤维萎缩明显；痛泻要方破壁饮片低剂量组大脑海马神经元细胞核明显固缩，细胞明显减少、疏松，神经纤维短粗扭曲，结构疏松淡染，萎缩明显；痛泻要方破壁饮片中剂量组大脑海马神经元细胞明显减少，固缩稀疏，神经纤维短粗扭曲，稀疏淡染；痛泻要方破壁饮片高剂量组大脑海马神经元细胞排列密集，少量细胞核固缩，神经纤维未见扭曲、萎缩性改变，排列密集；痛泻要方中药饮片组大脑海马神经元细胞明显变少，层数明显变薄，1～3层，可见部分神经元细胞核固缩，神经纤维短粗扭曲，神经纤维稀疏淡染；匹维溴铵组大脑海马神经元细胞明显固缩，神经纤维短粗扭曲，神经元细胞稀疏淡染。详见图6–14。

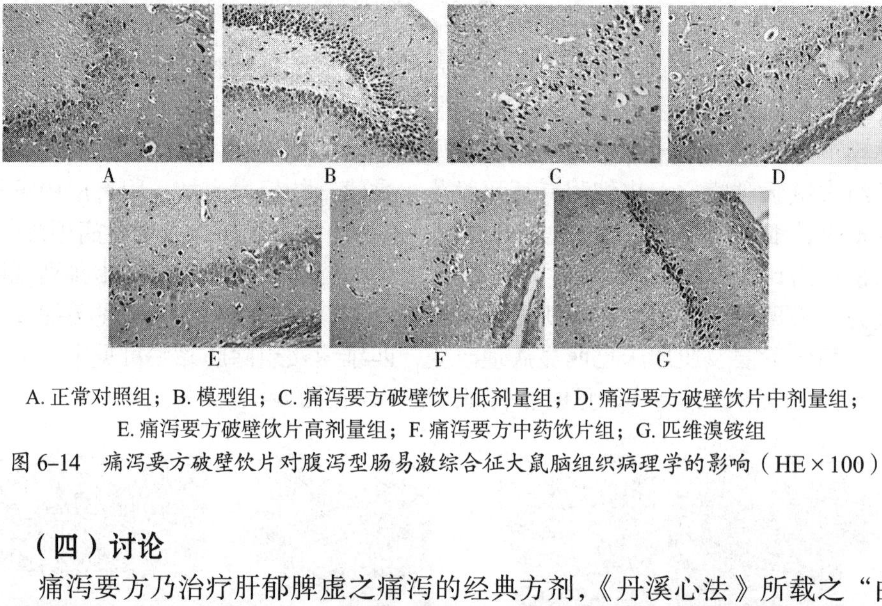

A. 正常对照组；B. 模型组；C. 痛泻要方破壁饮片低剂量组；D. 痛泻要方破壁饮片中剂量组；
E. 痛泻要方破壁饮片高剂量组；F. 痛泻要方中药饮片组；G. 匹维溴铵组

图6–14　痛泻要方破壁饮片对腹泻型肠易激综合征大鼠脑组织病理学的影响（HE×100）

（四）讨论

痛泻要方乃治疗肝郁脾虚之痛泻的经典方剂，《丹溪心法》所载之“白术芍药散”为此方最早的记载，“痛泻”之方名始见于《医方考》，其痛泻之症为肝脾不和、土虚木乘、脾失健运所致，治宜祛湿止泻、补脾抑肝为大法。而痛泻要方之君药白术可补脾燥湿，健脾益气以治土虚；臣药白芍，柔肝平肝，缓急止痛，与白术相配伍，补土泻木，止泻止痛，调和肝脾；佐以陈皮，行气止痛，健脾燥湿，则强化脾胃运化之功最佳；再以防风引药专入肝脾，加强祛风胜湿止痛之效。全方四药相配，共奏补脾祛湿止泻、柔肝止痛之功效，则痛泻自愈。

药理研究通过考察痛泻要方破壁饮片和传统饮片对内脏高敏感小鼠胃肠影响、对腹泻型肠易激综合征模型大鼠肠推进及血管活性肠肽含量的影响，以及对大鼠离体结肠平滑肌收缩的影响，探讨二者之间的疗效差异及量效关系，研究显示，痛泻要方破壁饮片低、中、高三个剂量组均表现出良好的疗效，与对照组相比可有效延长蓖麻油致小鼠腹泻潜伏期，减少应激致小鼠排便数量，显著抑制小鼠疼痛扭体次数，减弱小鼠胃肠蠕动，延长结肠钢珠排出时间，抑制小鼠的胃排空、小肠推进以及小肠转运，提高 IBS-D 大鼠体质量，改善其腹泻稀便症状及降低肠道敏感性，保护 IBS-D 大鼠结肠黏膜及脑组织形态，降低 IBS-D 模型大鼠 VIP、5-HT、SP 在血清、结肠及脑组织中的含量，其作用呈剂量依赖性。且破壁饮片中剂量组与中药饮片组疗效最接近，高剂量组则优于中药饮片组。离体实验结果显示，痛泻要方破壁饮片水提液可有效抑制大鼠离体结肠平滑肌自发运动收缩张力；可显著抑制 Ach、KCl 诱导所致大鼠离体结肠平滑肌收缩，对抗 Atr 诱导的大鼠离体结肠平滑肌松弛，其作用效果与传统中药饮片一致。

综上，说明破壁饮片可以作为传统饮片的补充应用，也为临床进一步使用破壁饮片提供了理论依据。

第二节　玉屏风散

玉屏风散由白术、黄芪、防风组成，最早出自元·朱丹溪的《丹溪心法》，为中医经典名方。该方作为补益剂列入国家统编教材《方剂学》，具有益气固表止汗、增强免疫之功效。玉屏风散常用于治疗中医学的各种汗证、虚证及西医学的过敏性鼻炎、呼吸道感染、皮肤病等。

一、药理作用

（一）增强免疫作用

早期有许多关于玉屏风散水煎液增强小鼠免疫功能研究的报道，后来学者在这些报道的基础上对玉屏风散的免疫机制作了进一步研究。研究表明，玉屏风散提取液可显著促进小鼠脾淋巴细胞增殖和刀豆蛋白 A（ConA）诱导的脾淋巴细胞转化，以及促进小鼠腹腔巨噬细胞活化吞噬能力及增殖，从而增强体液免疫作用。李玉梅等考察了玉屏风散联合维生素 C 预防流感的机制，结果表明维生素 C 玉屏风散可通过激活黏膜免疫防御机制，增强免疫，促进呼吸道保护性抗体 SIgA 和 IgG 抗体的形成来抵抗病毒。

（二）对细胞因子的影响

玉屏风散对细胞因子白细胞介素（IL-4、IL-6、IL-10、IL-17）以及干扰素 -γ（IFN-γ）、肿瘤坏死因子 -α（TNF-α）均有一定作用。这些细胞因子多具有抗感染、免疫调节、参与炎症反应等作用。玉屏风散主要通过作用于这些细胞因子来发挥抗过敏、抗炎等药理作用。洪敏等的研究表明玉屏风散醇提液可抑制IFN-γ和IL-4的分泌，而玉屏风散乙酸乙酯萃取物可抑制IFN-γ分泌，提高IL-4水平。其醇提液可能影响了T细胞总的群体数量，表现为Th1和Th2细胞因子水平均下降；而乙酸乙酯萃取物在炎症效应阶段的作用则主要是通过对IFN-γ的抑制，且可能与促进Th2细胞因子IL-4的分泌有关。可见，玉屏风散醇提液和乙酸乙酯萃取物均能抑制迟发型超敏反应，但反应特点有所不同。该课题组进一步研究了玉屏风散治疗小鼠变应性接触性皮炎的具体剂量及治疗机制，结果表明，玉屏风散6.5g / kg剂量组可使模型组小鼠耳组织匀浆中IL-4水平显著降低；玉屏风散在诱导期（有效剂量为6.5g / kg）即可对模型小鼠耳肿胀度呈现显著抑制作用，发挥其抑制Th2变态反应的作用。

彭青和等通过建立肺气虚证大鼠模型，检测治疗组和对照组大鼠TNF-α、白细胞介素-10（IL-10）等指标，结果表明治疗组TNF-α阳性表达的面积显著下调，而IL-10表达显著升高。TNF-α是参与炎症反应的主要细胞因子，IL-10能抑制Th1细胞因子的分泌，而TNF-α表达下降及IL-10表达升高可有效抑制炎症反应。研究提示玉屏风散和六君子汤通过下调TNF-α表达和上调IL-10表达，对慢性支气管炎症发挥治疗作用。

（三）对肿瘤细胞的作用

张露蓉等进行了系列实验，探讨了玉屏风散对Hepa1-6肝癌荷瘤小鼠肝癌细胞的抑制和调节作用及其作用机制。结果均表明，玉屏风散20、25、30g/kg体质量对Hepa1-6肝癌荷瘤C_{57}小鼠的肿瘤抑制率分别为18.86%、28.81%、37.44%。玉屏风散在增强机体免疫的同时可直接诱导肿瘤细胞凋亡，并呈量效和时效依赖性抑制肝癌细胞的增殖及生长。

（四）抗氧化作用

鲍英存等研究发现，玉屏风散含药血清作用于老龄小鼠脾淋巴细胞后，衰老细胞减少，总超氧化物歧化酶（T-SOD）活性增高，丙二醛（MDA）、细胞活性氧（ROS）含量降低。SOD是一种抗氧化酶，可保护细胞不受氧自由基的损伤，MDA含量可反映脂质过氧化的程度，二者是抗氧化损伤的重要指标。结果表明玉屏风散可通过提高老龄小鼠脾淋巴细胞T-SOD、降低MDA活性和细胞内ROS水平，发挥抗氧化作用，从而延缓细胞衰老。

玉屏风散及其复方药理作用及临床应用广泛，若能将其药理药效与临床医学紧密相结合，可为人们防治各类疾病提供有力保障。对玉屏风散及其复方的药理作用和临床应用进行总结，可为其制剂新产品的研发提供依据。但其进一步的相关机制研究报道不多，其药效的物质基础尚不清楚，临床药理学的研究甚少，这将是以后研究的重点方向。

二、临床应用

玉屏风散临床应用非常广泛，涉及呼吸系统、泌尿系统、消化系统、神经系统疾病以及血液病、妇科病、皮肤病、五官科疾病等。

（一）呼吸系统疾病

1. 鼻炎 任冬等采用玉屏风散联合苍耳子散治疗慢性鼻炎，观察168例慢性鼻炎患者2个疗程，10d为1个疗程，对慢性肥厚性鼻炎根据病情可增加1个疗程。结果显示临床疗效显著，慢性单纯性鼻炎总有效率为100.0%，慢性肥厚性鼻炎总有效率为86.8%。李丹青等探讨头孢丙烯联合玉屏风散治疗急性细菌感染性鼻窦炎的临床疗效，共观察200例，对照组和治疗组各半，治疗组患者治愈率和总有效率分别为75.0%、98.0%，明显高于对照组的53.0%、83.0%。谢欧翎观察变应性鼻炎患者124例，考察玉屏风散加味治疗变应性鼻炎的临床疗效，结果总有效率为95.16%，明显高于对照组的85.87%，临床效果显著。

2. 支气管炎 王红艳等观察单纯玉屏风散方治疗小儿哮喘性支气管炎36例，对照组32例。结果显示治疗组痊愈率和总有效率分别为38.89%（14例）、80.56%（29例），疗效显著，并且无不良反应。一项采用玉屏风散联合舒利迭气雾剂预防毛细支气管炎喘息复发的研究显示，治疗组的急性患者在常规治疗的基础上服用玉屏风散，再给予吸入舒利迭气雾剂，1喷/次，每喷持续30s，每日2次；结果表明，与对照组相比，治疗组哮鸣音消失时间明显缩短，复发时间显著延长，6个月内复发次数明显减少，提示玉屏风散联合舒利迭气雾剂预防毛细支气管炎喘息复发有明显疗效。

3. 哮喘 黄玉琴将144例支气管哮喘患儿分为治疗组和对照组各72例，观察了玉屏风散加减治疗小儿支气管哮喘的疗效；结果显示治疗组的总有效率（93.06%）显著高于对照组（72.22%），随访治疗组复发率为9.72%，也显著低于对照组复发率的36.11%。周小华等应用加味玉屏风散治疗咳嗽变异性哮喘小儿患者30例（3～13岁），治疗组能有效缓解咳嗽变异性哮喘患儿咳嗽主症，显效18例，显效率达60%，明显优于对照组的36.7%。

4. 支气管肺炎 马晓薇等应用玉屏风散联合捏脊治疗小儿支气管肺炎，观察了治愈后符合出院标准的患儿半年内咳嗽复发的次数，共观察了80例，治疗组及对照组各半，结果表明，治疗组咳嗽次数显著减少，有效率达97.5%。

5. 慢性阻塞性肺病 吕俊刚等观察了玉屏风散联合喘可治注射液治疗109例慢性阻塞性肺病（包括轻度、中度、重度、极重度患者）的临床疗效，治疗3个月，随访1年，检测指标为肺功能、胸部X线、CT等；结果显示有效45例，显效61例，无效5例，总有效率为95%；并且其对轻度、中度慢性阻塞性肺病患者临床疗效显著，但对于重度、极重度患者疗效不明显。

（二）泌尿系统疾病

孟欢欢等观察加味玉屏风散治疗60例慢性肾小球肾炎脾肾气虚证患者6周的临床疗效，结果显示，在总有效率及降低24h尿蛋白和血肌酐的作用方面，治疗组明显优于对照组，差异有统计学意义（$P < 0.05$）；表明玉屏风散能显著改善慢性肾小球肾炎患者的中医临床症状，同时可以降低尿蛋白含量。

（三）消化系统疾病

1. 迁延性腹泻 程瑞朵等探讨了玉屏风散对迁延性腹泻患儿的治疗作用。结果表明，与对照组比较，治疗组腹泻停止时间明显缩短；血清干扰素γ（IFN-γ）水平明显升高；经随访腹泻复发率治疗组明显低于对照组。提示玉屏风散可通过升高迁延性腹泻患儿血清IFN-γ水平、提高免疫力来缩短病程，同时降低腹泻病复发率。

2. 慢性泄泻 王文金观察加味玉屏风散治疗小儿慢性泄泻脾虚型的临床疗效，共观察128例，其中治疗组65例和对照组63例，治疗周期为5～28d。结果显示治疗组显效率为91%（59/65），总有效率为97%（63/65），明显高于对照组的60%（38/63）和81%（51/63），且所有患儿均未出现不良反应。说明玉屏风散加味可有效治疗小儿脾虚型慢性泄泻，且安全性好。

（四）神经系统疾病

据报道，有学者运用玉屏风散加味煎服治疗面神经炎，服用2剂后患者口眼歪斜明显好转，继续服用6剂后，口眼完全恢复正常。

（五）血液病

1. 静脉曲张 石传科等观察了玉屏风散联合芍药甘草汤加味对60例气虚质下肢静脉曲张的治疗效果。结果表明，与对照组比较，治疗组显效率高，在下肢静脉曲张并发症（静脉溃疡）的收缩率方面效果明显，大大缩小了静脉溃疡面积。

2. 过敏性紫癜 仕军伟等采用中西医结合疗法治疗儿童过敏性紫癜，对照组进行常规西医疗法，治疗组行常规西医疗法＋加味玉屏风散。结果显示，治疗组总有效率为95.7%，治愈率为82.6%，住院时间为（7.5±1.5）d，明显优于对照组［77.3%、50.0%、（8.5±2.1）d］。患儿的治愈率和总有效率明显提高，病程明显缩短。

（六）妇科疾病

1. 产后身痛气虚 早期冯冬兰用玉屏风散加减联合程氏蠲痹汤治疗76例产后身痛患者，结果显示，治疗1～4个疗程后患者身痛及其他症状消失，总有效率为94.7%，61例停药3个月后也不再复发。成如珍采用玉屏风散单方治疗产后气虚的患者，结果显示患者气虚症状改善，免疫力提高，并且未见副反应。

2. 不孕症　余洁探讨加味玉屏风散治疗免疫性不孕的临床疗效，结果显示，治疗组有效率（83.33%）及抗体转阴后妊娠率（36.11%）明显高于对照组的58.33%、8.33%，提示玉屏风散加味治疗免疫性不孕临床疗效显著。

（七）皮肤病

1. 慢性荨麻疹　孔丹旸观察加味玉屏风散对128例慢性荨麻疹患者的治疗效果，治疗组和对照组各64例，结果显示，治疗4周后，治疗组总有效率为98.43%，高于对照组的93.75%，且治疗组复发率明显低于对照组。

2. 寒冷性荨麻疹　黄龙研究了加味玉屏风散治疗72例原发性获得性寒冷性荨麻疹的近远期临床疗效；治疗组和对照组各36例，治疗组给予加味玉屏风散口服，对照组给予特非那丁片口服，治疗1、3周及停药1、3周后观察其疗效。结果显示：治疗1、3周后及停药1周后，治疗组和对照组疗效比较，差异无统计学意义（$P > 0.05$），停药3周后治疗组总有效率为72.22%，明显高于对照组的47.22%。

3. 老年带状疱疹　张志明采用玉屏风散联合阿昔洛韦片口服治疗老年带状疱疹，疗程为15d。结果表明，治疗组总有效率为92.2%，明显高于对照组的72.9%，两组比较差异有统计学意义（$P < 0.05$）；在止疱及结痂时间、痊愈时间方面治疗组均明显短于对照组，后遗神经痛的发生率也低于对照组。

4. 湿疹　韩莉观察了玉屏风散联合盐酸非索非那定片治疗慢性湿疹120例的临床疗效，治疗组和对照组各60例。治疗4周后，治疗组痊愈率及总有效率分别为65%、95%，均显著高于对照组（35%、83.33%）；治疗组病患复发率为25%，总不良反应发生率为5%，显著低于对照组的60%、16.67%，差异均有统计学意义（$P < 0.05$）。

（八）五官科疾病

1. 单纯疱疹病毒性角膜炎　陈芳红研究了玉屏风散加味对复发性单纯疱疹病毒性角膜炎的临床疗效，共观察116例，试验组和对照组各58例，结果表明试验组总有效率达96.56%，复发率为6.89%，优于对照组。

2. 过敏性结膜炎　李华运用六味玉屏风散（黄芪、白术、淫羊藿、北五味子、甘草、防风）联合洗眼法治疗过敏性结膜炎，总有效率为82.5%，临床疗效显著。

（九）其他作用

研究发现，玉屏风散可治疗自汗盗汗，对于手术放疗引起的汗症疗效较好；同时玉屏风散对原发性肝癌、胰腺癌也具有一定的抑制作用。早期报道显示玉屏风散对感冒、水肿、类风湿关节炎、银屑病、胃下垂、病毒性心肌炎、高血压等均有一定的临床疗效。

第三节　喉疾灵片

喉疾灵片是由广东博罗制药厂研制生产的治疗咽喉部疾患的纯中药制剂，方由山豆根、了哥王、板蓝根、连翘、天花粉、桔梗、合成牛黄、珍珠层粉、诃子、猪牙皂、广东土牛膝、冰片等配伍组成，功能清热解毒、散肿止痛，主治急慢性咽喉炎、扁桃体炎及腮腺炎等症，有较好疗效。

一、临床应用

北京同仁医院和北京中医医院的耳鼻喉科应用喉疾灵片观察治疗咽部炎症 32 例，男性 21 例、女性 11 例，年龄 16 ～ 60 岁；其中急性咽炎 15 例，慢性咽炎急性发作 13 例，急性扁桃体炎 4 例。以喉疾灵片内服，每日 3 次，每次 3 片，平均用药时间 3.5 ～ 8 天，结果痊愈 5 例，显效 15 例，无效 2 例，总有效率 93.7%。

开封市第一人民医院耳鼻喉科用本品治疗咽喉炎症 30 例，其中慢性咽炎 15 例，急慢性喉炎 10 例，急性扁桃体炎 5 例，并用西药抗生素、喉片等对照治疗 30 例咽喉疾病。结果喉疾灵片组急性咽炎、喉炎均在用药 3 ～ 7 天痊愈，慢性咽炎、喉炎症状均有改善，急性扁桃体炎 3 例痊愈、2 例效果不显改用他药治疗，总有效率 93.3%；治愈 20 例，治愈率达 66.7%，对照组的疗效与治疗组相似，两组结果无明显差异（$P > 0.05$）。

河南周口地区人民医院耳鼻喉科用本品治疗咽喉疾病 60 例，其中急性咽炎 10 例，急性扁桃体炎 28 例，喉炎、口腔炎、上呼吸道感染 16 例，结果全部有效，治愈 53 例，治愈率 88.3%，治愈病例中一般用药 7 天内症状及体征均全部消失，效果较为显著。

二、药理作用

喉疾灵片经北京市临床药学研究所研究结果表明有抗菌、抗病毒及消炎作用，且无任何毒副作用。

（一）抗菌作用

用喉疾灵片 40% 混悬液按扩散法，选择甲型溶血性链球菌、克雷伯肺炎杆菌、金黄色葡萄球菌、白色葡萄球菌、大肠杆菌、绿脓杆菌等菌种进行抑菌试验。结果表明本品对上述各种致病菌均有抑制作用，尤其是对引起咽炎的甲型溶血性链球菌及肺炎杆菌、金黄色葡萄球菌作用更强。

（二）抗病毒作用

用喉疾灵 1∶10 药液，选择 Ad_7Gomen 株及 $CoxB_2$ Chin–1 株病毒进行抗病毒试验，结果表明喉疾灵片对 $CoxB_2$ 病毒有抑制作用。$CoxB_2$ 病毒是引发咽部感染病毒之一，尤其是在春季因该病毒感染者多见。

（三）消炎作用

采用鼠耳肿胀法，先将 30 只小鼠随机分为给药组和对照组，每组 15 只，按 2.5g/kg 剂量给药 4d，用二甲苯在耳部致炎，4h 后取耳部观测肿胀程度以比较其消炎作用。结果表明用二甲苯致炎的动物模型成立，给药组与对照组肿胀程度比较有非常显著性差异。表明喉疾灵片对二甲苯引起的肿胀具明显的消炎作用。

（四）毒副作用

选择雄雌各半的昆明种小鼠 20 只，以最大浓度、最大体积一次性口服给药，剂量为 7.2g/kg（相当于人用量的 100 倍）。连续观察 7d，动物未见死亡或不良反应。

第四节　禾心素胶囊

禾心素胶囊是由水稻秸秆提取物为主要成分制成的。研究表明本品有降尿酸、降血脂作用，应用于治疗痛风症有较好的效果。

药理作用

（一）实验材料

1. 动物　健康 SD 老龄大鼠 60 只，体重 280 ～ 320g，雌雄各半，SPF 级，合格证号为 2004A029。KM 小鼠，雌雄兼用，体重 18 ～ 22g，SPF 级，合格证号为 2004A027，均由广东医学院（现广东医科大学）实验动物中心提供。

2. 药物　禾心素（由茂名汇禾实业有限公司提供，批号 050608）；复方丹参片（广州白云山制药总厂中药厂，批号 040906）；盐酸肾上腺素注射液（天津金耀氨基酸有限公司，批号 050328）；去甲肾上腺素注射液（上海禾丰制药有限公司，批号 040609）；磷酸川芎嗪片（丽珠集团利民制药厂，批号 040815）；绞股蓝总苷片（陕西安康中药厂，批号 041207）。

3. 仪器　FASCO–3010B 全自动血流变快测仪；XTB–A 型连续变倍体视显微镜（桂林光学仪器厂）。

（二）方法与结果

1. 对大鼠血液流变学的影响

（1）方法　将大鼠随机分为 6 组，每组 10 只。对照组每天蒸馏水灌胃，连续14d，第14d停食，次晨断头取血检验。血瘀模型组，每天蒸馏水灌胃，连续14d，于第14d皮下注射体积分数为0.1%肾上腺素0.08mL/kg，共2次，2次间隔4h，在2次之间（前后各间隔2h）将大鼠浸入冰水中5min，处置后停食，次晨断头取血检验。禾心素高、中、低3个剂量组（0.52、0.26、0.13g/kg）及复方丹参片（0.20g/kg）均连续14d灌胃给药，第14d造模（方法同血瘀模型组），次晨断头取血检验。所有数据用$\bar{x}\pm s$表示，采用中国数学药理学会孙瑞元教授主编的NDST程序进行方差分析。

（2）结果　由表6-30、表6-31可见，模型组的各项指标与正常对照组比较均有极显著差异（$P<0.01$），表明模型的复制是成功的。与模型组比较，禾心素及复方丹参片对全血黏度、血浆黏度、红细胞压积、红细胞聚集指数、红细胞变形指数和红细胞阴性指数均有显著的影响（$P<0.05$或$P<0.01$）。

表6-30　禾心素对急性血瘀模型大鼠全血黏度、血浆黏度的影响（$\bar{x}\pm s$，n=10）

组别	剂量（g/kg）	全血黏度（mPas）			血浆黏度（mPas）
		低切（3s）	中切（30s）	高切（200s）	
对照组		$3.87\pm0.41^{\#\#}$	$4.73\pm0.61^{\#\#}$	$9.01\pm0.79^{\#\#}$	$1.66\pm0.09^{\#\#}$
模型组		$5.66\pm0.52^{**}$	$6.85\pm0.54^{**}$	$12.31\pm0.63^{**}$	$1.94\pm0.13^{**}$
复方丹参组	0.20	$4.2\pm0.33^{\#\#}$	$5.37\pm0.42^{*\#\#}$	$10.12\pm0.6^{**\#\#}$	$1.71\pm0.05^{\#\#}$
禾心素小剂量组	0.13	$5.12\pm0.55^{**\#}$	$6.11\pm0.67^{**\#}$	$12.02\pm0.73^{**}$	$1.83\pm0.07^{**\#}$
禾心素中剂量组	0.26	$4.68\pm0.43^{**\#\#}$	$5.82\pm0.56^{**\#}$	$11.71\pm0.67^{**\#}$	$1.81\pm0.05^{**\#}$
禾心素大剂量组	0.52	$4.02\pm0.35^{\#\#}$	$5.54\pm0.45^{**\#\#}$	$10.62\pm0.78^{**\#\#}$	$1.77\pm0.07^{**\#\#}$

注：与正常对照组比较，$^{**}P<0.01$；与模型组比较，$^{\#}P<0.05$，$^{\#\#}P<0.01$。

表6-31　禾心素对急性血瘀模型大鼠红细胞相关指标的影响（$\bar{x}\pm s$，n=10）

组别	剂量（g/kg）	红细胞压积（$1\cdot L^{-1}$）	红细胞聚集指数	红细胞变形指数	红细胞阴性指数
对照组		$0.38\pm0.03^{\#\#}$	$5.44\pm0.37^{\#\#}$	$0.62\pm0.05^{\#\#}$	$3.42\pm0.61^{\#\#}$
模型组		$0.47\pm0.06^{**}$	$6.71\pm0.52^{**}$	$0.83\pm0.08^{"}$	$4.53\pm0.37^{**}$
复方丹参组	0.20	$0.40\pm0.02^{\#}$	$5.87\pm035^{*\#\#}$	$0.71\pm0.11^{**\#\#}$	$4.06\pm0.52^{*\#}$
禾心素小剂量组	0.13	$0.42\pm0.05^{*\#}$	$6.11\pm0.46^{**\#}$	$0.80\pm0.10^{**}$	$4.42\pm0.61^{**}$
禾心素中剂量组	0.26	$0.40\pm0.03^{**\#}$	$6.03\pm0.23^{**\#}$	$0.76\pm0.13^{**\#}$	$4.25\pm0.43^{**}$
禾心素大剂量组	0.52	$0.40\pm0.06^{\#}$	$5.92\pm0.41^{*\#}$	$0.73\pm0.09^{**\#\#}$	$4.09\pm0.54^{*\#}$

注：与正常对照组比较，$^{**}P<0.01$；与模型组比较，$^{\#}P<0.05$，$^{\#\#}P<0.01$。

2. 对小鼠耳郭微循环的影响

（1）方法　将60只小鼠随机等分成5组：禾心素3个剂量组：0.18、0.36、0.72g/kg体重；阳性药磷酸川芎嗪片的剂量为65.0mg/kg；对照组为蒸馏水组。各组分别按20mL/kg体重灌胃给药，连续14d，对照组给予等容量蒸馏水。于末次给药后1h，麻醉，以医用橡皮膏轻贴轻拉去耳郭毛，小鼠腹部向下固定在观察台上，调节耳托高度，使耳郭平展在耳托上，在耳托上和耳郭表面滴加少许液体石蜡。将观察台置于解剖显微镜的载物台上，调节冷光源适当亮度。在透射光下，用50～100倍镜观察小鼠耳郭微循环，分别记录用药前后耳郭微循环细动脉、细静脉的血管口径和毛细血管开放量（毛细血管网交点计数法），计算用药前后的差值作为变化值。所有数据用$\bar{x} \pm s$表示，采用中国数学药理学会孙瑞元教授主编的NDST程序对所得数据进行方差分析。

（2）结果　见表6-32。结果显示，川芎嗪和禾心素高、中、低剂量组对小鼠耳郭微循环的细动脉口径、细静脉口径及毛细血管开放量均有显著影响。

表6-32　禾心素对小鼠耳郭微循环的影响（$\bar{x} \pm s$，n=12）

组别	剂量（g/kg）	细动脉口径变化值（μm）	细静脉口径变化值（μm）	毛细血管开放量变化值（个/mm）
对照组		0.4±1.3	0.7±1.2	0.5±1.0
磷酸川芎嗪组	0.65×10^{-2}	2.5±1.5**	6.1±1.8**	3.6±1.5**
禾心素小剂量组	0.18	1.1±0.8	2.2±1.3*	1.8±0.9**
禾心素中剂量组	036	2.1±1.4*	4.4±1.6**	2.8±1.2**
禾心素大剂量组	0.72	2.3±1.1**	4.9±1.4**	3.1±1.3**

注：与对照组比较，$^{*}P < 0.05$，$^{**}P < 0.01$。

3. 对小鼠腹腔巨噬细胞吞噬功能的影响　小鼠60只，随机等分为5组，其中4组分别灌服高、中、低剂量的禾心素胶囊内容物和绞股蓝总苷片混悬液，每天给药1次，连续10d；对照组灌服等体积蒸馏水。实验小鼠经腹腔注射5%的鸡血红细胞，每鼠0.5mL。2h后颈椎脱臼法处死，即刻由腹腔注入0.5mL生理盐水，轻揉腹腔1min，剪开腹部皮肤，在肌肉层开一小口，取腹腔液于洁净载玻片上推片，37℃孵育30min，Giemsa染色后镜检，在显微镜下直接观察统计，每只小鼠2000个巨噬细胞。计算吞噬率和吞噬指数：吞噬率（%）=（吞噬鸡血红细胞的巨噬细胞数／2000）×100%；吞噬指数=被吞噬的鸡血红细胞总数／吞噬鸡血红细胞的巨噬细胞数。所有数据用$\bar{x} \pm s$表示，采用中国数学药理学会孙瑞元教授主编的NDST程序进行方差分析。结果见表6-33。

表 6-33 禾心素胶囊对小鼠腹腔巨噬细胞吞噬功能的影响（$\bar{x} \pm s$）

组别	剂量（g/kg）	吞噬率（%）	吞噬指数
对照		43.7±8.6	0.61±0.12
绞股蓝总苷片	0.02	57.4±9.3**	0.86±0.17**
禾心素胶囊低剂量	0.18	53.2±8.1*	0.81±0.13**
禾心素胶囊中剂量	0.36	61.4±11.2**	1.02±0.24**
禾心素胶囊高剂量	0.72	67.6±9.0**	1.21±0.31**

注：与对照组比较，$^{*}P < 0.05$，$^{**}P < 0.01$；n=12。

4. 对正常小鼠溶血素形成的影响 小鼠 60 只，随机等分为 5 组，于给药第 1 天，每鼠腹腔注射 5% 鸡红细胞生理盐水混悬液，0.2mL / 只，进行免疫，于最后 1 次给药后 2h，小鼠眼眶取血，离心，分离血清，用生理盐水 1∶100 稀释后，取 1mL 与 5% 鸡红细胞混悬液 0.5mL、10% 补体 0.5mL（豚鼠血清，用鸡红细胞预先饱和 6h）混匀，37℃孵育 30min，冰水中终止反应。另设不加补体的空白管作对照。吸取各管上清液于 721 分光光度计 540nm 处比色，测定溶血素形成情况。结果见表 6-34。

5. 对正常小鼠溶血空斑形成的影响 小鼠 60 只，随机等分为 5 组，于最后 1 次给药后 2h，将小鼠脱颈椎处死，解剖取出脾脏，将两个小鼠脾脏放在一起用匀浆器匀浆，并调脾细胞混悬液中脾细胞数为 5×10^{6} 个 /mL。取脾细胞混悬液 0.5mL，加 0.2% 鸡红细胞混悬液和 1∶10 的豚鼠血清 0.5mL，混匀，另设不加补体的空白管，37℃孵育 1h，离心，取上清液于 721 分光光度计 413nm 处比色，测溶血空斑形成情况。结果见表 6-34。

6. 对正常小鼠淋巴细胞转化率的影响 小鼠 60 只，随机等分为 5 组，于给药前 3d，每鼠均加肌注 PHA 8mg /（kg · d），于最后 1 次给药后 2h，小鼠剪尾取血，推片，瑞氏染液染色，油镜观察，计算外周血淋巴细胞转化率。结果见表 6-34。

表 6-34 禾心素胶囊对小鼠溶血素形成、溶血空斑形成和淋巴细胞转化率的影响（$\bar{x} \pm s$）

组别	剂量（g/kg）	溶血素形成（%）	溶血空斑形成	淋巴细胞转化率（%）
对照		0.131±0.017	0.053±0.011	43.2±4.7
绞股蓝总苷片	0.02	0.181±0.023**	0.075±0.015**	63.8±3.1**
禾心素胶囊低剂量	0.18	0.178±0.016**	0.068±0.012**	61.2±2.7**
禾心素胶囊中剂量	0.36	0.193±0.031**	0.078±0.023**	65.6±2.9**
禾心素胶囊高剂量	0.72	0.225±0.044**	0.081±0.027**	71.3±4.1**

注：与对照组比较，$^{*}P < 0.05$，$^{**}P < 0.01$；n=12。

从表 6–34 可看出，与空白对照组比较，高、中、低剂量禾心素胶囊组均可非常显著地促进正常小鼠溶血素的形成、淋巴细胞的转化和溶血空斑形成（$P < 0.01$）。

7. 对血中尿酸水平的影响

（1）*动物分组* 取大鼠 60 只，随机分为正常对照组（A 组）、模型组（B 组）、别嘌呤醇组（C 组）和禾心素胶囊高、中、低剂量组（D1、D2、D3 组），共 6 组，每组 10 只。

（2）*方法* 将动物置 18 ～ 22℃实验室饲养 7d 后，随机等分为 6 组，除 A 组外，其余各组每天上午灌胃给予腺嘌呤 50mg/kg 体重，并给予含酵母粉 100mg/kg 的饲料（按每天 1g/kg 体重），制备大鼠高尿酸血症模型；下午分别灌胃给药，D1、D2、D3 组禾心素胶囊的剂量分别为 0.52、0.26、0.13g/kg 体重，C 组别嘌呤醇的剂量为 0.045g/kg 体重，B 组给予等容量的蒸馏水，连续给药 21d。于末次灌胃给药后 1h 乙醚麻醉，开胸，心脏取血 2mL，检测尿酸值。

（3）*统计学处理* 所有资料用 $\bar{x} \pm s$ 表示，采用中国数学药理学会孙瑞元教授主编的 NDST 程序进行方差分析。

（4）*结果* 连续给药 21d 后，禾心素胶囊对大鼠血中尿酸水平的影响见表 6 –35。结果显示，别嘌呤醇和禾心素胶囊（高、中剂量组）均可明显降低高尿酸血症大鼠血中尿酸水平（$P < 0.05$ 或 $P < 0.01$）。

表 6–35 禾心素胶囊对高尿酸血症大鼠血中尿酸水平的影响（$\bar{x} \pm s$，n=10）

组别	剂量（g/kg）	血尿酸浓度（Nmol/L）
A	–	$71.3 \pm 9.2^{\#\#}$
B	–	$251.2 \pm 71.3^{**}$
C	0.045	$81.4 \pm 10.8^{*\#\#}$
D1	0.13	$225.3 \pm 62.1^{**}$
D2	0.26	$96.4 \pm 32.5^{**\#}$
D3	0.52	$169.7 \pm 39.4^{**\#\#}$

注：与 A 组比较，$^{*}P < 0.05$，$^{**}P < 0.01$；与 B 组比较，$^{\#}P < 0.05$，$^{\#\#}P < 0.01$。

8. 对血脂浓度的影响

（1）*动物分组* 取大鼠 60 只，随机等分为空白对照组（E 组）、高脂模型组（F 组）、阳性对照组（月见草油，G 组）及禾心素胶囊高、中、低剂量组（H1、H2、H3 组），共 6 组。

（2）*方法* 以基础饲料喂饲适应两周后，采尾血测定血清总胆固醇（TC）和甘油三酯（TG）值，按大鼠 TC 水平和性别随机分成 6 组，每组 10 只，雌雄各半。对照组喂以普通标准饲料，试验组给予含 1% 胆固醇、20%

猪油及10%蛋黄粉的饲料。H1组（0.13g/kg体重）、H2组（0.26g/kg体重）、H3组（0.52g/kg体重）于每天下午3时给药，连续灌胃给药30d；F组和G组灌胃等容积的蒸馏水。所有动物按雌雄分笼喂养，自由采食与饮水。连续给药30d，禁食12h后，麻醉分离颈总动脉，插管采血2mL，肝素抗凝管采血2mL，分别用全自动生化分析仪测定TC、TG、高密度脂蛋白（HDL）和低密度脂蛋白（LDL）的含量。其中TC、TG采用酶法测定，HDL和LDL采用免疫比浊法测定。

（3）统计学处理　同上方法。

（4）结果　见表6-36。结果显示，禾心素胶囊可显著降低高脂血症大鼠血清中TC、TG和LDL的浓度（$P<0.05$ 或 $P<0.01$），同时可显著提高HDL的浓度（$P<0.05$ 或 $P<0.01$）。

表6-36　禾心素胶囊对高脂血症大鼠血脂的影响（μmol/L，$\bar{x}\pm s$，n=10）

组别	剂量（g/kg）	TC	TG	HDL	LDL
E		$3.62\pm0.45^{\#\#}$	$1.84\pm0.4^{\#\#}$	$2.66\pm0.74^{\#\#}$	$2.63\pm0.11^{\#\#}$
F		$12.35\pm2.47^{**}$	$3.26\pm0.73^{**}$	$1.73\pm0.61^{**}$	$4.66\pm0.43^{**}$
G	12.0	$5.03\pm0.49^{**\#\#}$	$2.22\pm0.5^{\#\#}$	2.15 ± 0.42	$2.88\pm0.35^{\#\#}$
H1	0.13	$9.31\pm0.74^{**\#\#}$	$3.01\pm0.47^{**}$	$1.96\pm0.31^{*}$	$4.37\pm0.39^{**\#}$
H2	0.26	$8.22\pm0.94^{**\#\#}$	$2.63\pm0.53^{**\#}$	2.24 ± 0.47	$4.01\pm0.21^{**\#\#}$
H3	0.52	$5.11\pm0.68^{**\#\#}$	$2.14\pm0.36^{\#\#}$	$2.41\pm0.58^{\#}$	$2.93\pm0.25^{**\#\#}$

注：与E组比较，$^{*}P<0.05$，$^{**}P<0.01$；与F组比较，$^{\#}P<0.05$，$^{\#\#}P<0.01$。

（三）讨论

禾心素是以水稻秸秆提取物为主要成分，配以灵芝、冬虫夏草研制而成。水稻秸秆又称稻秆、禾秆、稻穰、稻草，早在唐代就已作药用了，唐《本草拾遗》载："稻穰：主黄病。"黄病即类似于黄疸型肝炎。但将其作为药物单独记载的则是明代的《滇南本草》，载其："味甘、平，性温，无毒。主治宽中，宽肠胃，下气，温中止泻，消牛马肉积、宿食……草节，走周身经络，治筋骨痰火疼痛。"最早提到其有治疗痛风的作用。今天在民间还有不少用稻秆治疗痛风症的经验，禾心素胶囊亦是根据民间用稻秆治疗痛风症的验方研制而得。目前已申报国家发明专利（专利申请号：200510036366.5）。

本研究结果表明，禾心素胶囊可显著改善急性血瘀模型大鼠的血液流变学，具有降低血液"浓、黏、凝"的倾向；改善小鼠耳郭微循环的作用，提高正常小鼠腹腔巨噬细胞的吞噬功能及吞噬指数，可促进正常小鼠溶血素的形成、淋巴细胞的转化及溶血空斑形成，明显降低血尿酸水平，亦能明显降低高脂血症大鼠血清TC、TG和LDL水平，提高HDL的水平。提示禾心素胶囊有增强非特异性免疫、体液免疫和细胞免疫，活血化瘀，防治痛风症和高脂血症的作用。

第五节　黄连解毒汤

黄连解毒汤是清热解毒的经典古方，首载于葛洪的《肘后备急方》，该书（卷二）中“黄连解毒汤”的最早记载：“治伤寒时气温病方第十三……又方，黄连三两，黄柏、黄芩各二两，栀子十四枚，水六升，煎至二升，分服。治烦呕不得眠。”但当时没有方名，方名首见于王焘的《外台秘要》，异名亦见“火剂汤”（《脉因证治》卷上）、“三黄解毒汤”（《医学心悟》卷六）。方剂是由黄连、黄芩、黄柏、栀子（3∶2∶2∶3）组成；以大苦大寒的黄连为君药，黄芩为臣药，黄柏、栀子合为佐使，功用泻火解毒，主治一切实热火毒，三焦热盛之证。目前，国内学者对于该方的研究面涉及甚广且不拘泥于经典，其中包括分析复方中化学成分、拆方及配伍的化学成分变化的研究，抗内毒素、抗氧化、降糖调脂以及抗炎抗肿瘤等药效学的实验研究，同时还对黄连解毒汤含药血清成分进行系统分析，并对其有效成分在体内药物代谢过程等做了研究。根据现代药理学及医学方解研究，黄连解毒汤中各味药部分有效成分如小檗碱、黄芩苷、黄芩素等均具有一定的抗感染作用，在抑制体外细菌、真菌以及病毒性感染方面效果尤为突出，临床上也有相关经验应用。为此，笔者查阅了黄连解毒汤对抗细菌、真菌、病毒、原虫以及其他微生物感染等的实验室及临床治疗感染性疾病的文献资料，并对其研究进展做了分析。

一、抗细菌感染作用

（一）抗铜绿假单胞菌感染

铜绿假单胞菌（Pseudomonas aeruginosa）亦称绿脓杆菌，是医院重症监护病房（ICU）第二常见的条件致病菌。朱小明等报道采用微量倍比稀释法测定黄连解毒汤在体外抑制铜绿假单胞菌的MIC为100g/L，运用棋盘稀释法测定其与阿奇霉素的协同作用，联用后两药的MIC分别为25g/L（含生药量，以下同）和25mg/L，抑菌分级指数FIC为0.1875，提示两药协同作用明显。另外，用MTT法检测黄连解毒汤抑制铜绿假单胞菌生物被膜80%时的药物浓度MIC_{50}均为250g/L（作用时间为1、3、7d）。通过光学显微镜和扫描电镜观察细菌生物被膜生长情况，其结果示，加药液培养3d的铜绿假单胞菌周围黏液质增加，形态模糊，继而培养1周后再次观察发现此时生物被膜已没有形成，菌体清晰，菌数减少。表明黄连解毒汤确有抗生物被膜形成的作用。

（二）抗大肠埃希菌感染

Toll 样受体是一种 I 型跨膜蛋白，能识别病原分子的相关模式，启动先天免疫应答，在获得性免疫系统启动前发挥其抗感染作用，并调控获得性免疫，其中 TLR9 是近年来研究较多的方法之一，其特异性识别存在于细菌和病毒的核酸序列，在抗微生物方面起着重要作用，正常情况下有少量表达。刘晓强等报道黄连解毒汤能够抑制感染大肠埃希菌大鼠脑组织中 TLR9 及相关因子的表达，从而保护细菌所致的脑损伤；通过脑组织形态学观察予大鼠腹腔注射大肠埃希菌的试验组，结果发现其脑组织体积增大，脑膜血管扩张充血；而预防给药组这些现象则不明显，且相比之下，TLR9 在各脑组织的表达量与试验组相比显著减少。

（三）调节胃肠道菌群

谭俊青等报道研究显示黄连解毒组方颗粒剂和汤剂对小鼠胃肠道菌群平衡有调节作用，实验结果均表明，无论是予小鼠灌胃 14d 的低剂量黄连解毒组方颗粒剂［0.103g/（d·只）］，还是低剂量的汤剂［0.075 g/（d·只）］均能使小鼠体质量增加，肠道中双歧杆菌和乳酸杆菌数量增加，而条件致病菌肠球菌和大肠埃希菌均减少，淋巴细胞数无明显变化，回肠黏膜和盲肠均正常，显示该方不同剂型低剂量的使用能调节小鼠胃肠道菌群平衡；但高、中剂量的组方颗粒剂［≥ 0.206g/(d·只)］以及高剂量汤剂［≥ 0.15g/(d·只)］均能使小鼠肠道菌群失调，回肠黏膜变薄，肠绒毛显著萎缩变短脱落，淋巴细胞减少，结果均显示黄连解毒汤在长期过高剂量使用时反而有类似于滥用抗生素的不良反应的作用。因此，一定剂量的黄连解毒汤虽能抑制常见的胃肠道致病菌如幽门螺杆菌、肠球菌以及大肠埃希菌等，但从中医辨证及“方证对应”角度分析，胃肠道消化性疾病有其致病及发病特点，消化道溃疡有其中医分型论治，肠道菌群有其自身的平衡环境，黄连解毒汤实为大寒之物，药性急剧猛烈，滥用易致病情加重。因此，提示临床上慎用黄连解毒汤治疗消化性疾病，否则效果适得其反。

（四）抗耐药性细菌感染

目前，抗生素的滥用使得细菌感染出现比较难以控制的局面是产生严重的耐药性。据报道质粒介导的超广谱 β－内酰胺酶（ESBL）及染色体突变去阻遏持续高产 AmpC 酶是导致肠杆菌科细菌对第 3 代头孢菌素耐药的两类最重要的酶，因此从植物药资源中寻找有效的抗细菌耐药性能也是一项重大的课题。刘平等报道 500.00、250.00、125.00g/mL 的黄连解毒汤对产 ESBL 的大肠埃希菌和高产 AmpC 酶的肺炎克雷伯菌均有不同程度的抑制作用，提示黄连解毒汤能够成为中草药抗耐药菌方面的后备军，然而结果也显示黄连解毒汤对 2 种产酶菌部分有效，但抑菌作用不理想，而且黄连解毒汤对产酶菌株和不产酶菌株的抑菌作用相似，这与中药成分比较复杂有关，有的成分不溶或难溶于水而易溶于有机溶剂，有的成分加热时会破坏或挥发，这些原因都会影响抑菌结果。李永伟等报道采用纸片法筛选产超广谱 β－内酰胺酶大肠杆菌，测定其对大肠杆菌 ATCC8099 最低抑菌浓度为 0.6g/L，逆转超广谱 β－内酰胺酶大肠杆菌的最佳培养时间为 30h，最佳质量浓度为 0.3g/L。因此，可知黄连解毒汤对耐药性大肠杆菌具有一定逆转作用。

（五）其他

另外，曾雪花等报道采用连续倍比试管稀释法测定黄连解毒汤对副溶血弧菌、金黄色葡萄球菌、福志贺菌、铜绿假单胞菌、大肠埃希菌、肺炎链球菌以及伤寒沙门菌的 MIC 值，结果显示黄连解毒汤体外抑制副溶血弧菌和金黄色葡萄球菌效果显著，其 MIC 为 62.5mg/mL 和 125mg/mL（含生药量，以下同），而对其余的细菌抑制作用均不明显，其 MIC 值均大于 1000mg/mL。

此外，罗海燕等报道用不同剂型、不同加工工艺制备的黄连解毒汤，其体外抑菌效果也不尽相同，如颗粒剂抑菌效果优于传统煎煮汤剂；用超微粉碎技术加工提取的黄连解毒汤药液与普通粉碎技术加工相比，其抑菌效果更加显著。周国梁等报道将黄连解毒汤组方、拆方做了抑菌试验，显示相同浓度不同拆方的黄连解毒汤抑菌效果也不同，而这也与抑菌有效成分小檗碱与其他药味成分反应，如黄芩苷与盐酸小檗碱产生沉淀，使得小檗碱溶出率下降从而抑菌效果降低等相关报道相吻合。这些实验结果提示，对于黄连解毒汤及其组方的抑菌效果尚需深入研究，全方的抑菌效果是否为单味药的叠加，抑或是次于方中某些单味药效果，都有待探讨。因此，这也涉及复方拆方的研究，以更好地利用其抗感染作用并使用于临床治疗。

二、抗真菌感染作用

黄连解毒汤对于须癣毛癣菌和白假丝酵母菌也有其抑制作用。前者是一种较常见及最易从人和动物分离出的皮肤癣菌之一，而后者则通常存在于肠道及阴道内，在正常机体中数量较少，不引起疾病，当机体免疫功能或防御力下降或正常菌群相互制约而失调，致使该菌大量繁殖并改变生长形式（芽生菌丝相）侵入细胞引起疾病。

陶茂灿等报道应用美国临床和实验室标准协会（CLSI）的产胞丝状真菌微量液基稀释法（M38–A）和 M27–A2 微量液体稀释法，测定黄连解毒汤与西药联用后对须癣毛癣菌和白假丝酵母菌的 MIC 值。实验结果显示，黄连解毒汤本身就具有抗真菌效果，并且与西药联用后更显示了良好的协同作用，对须癣毛癣菌的抑菌作用优于白假丝酵母菌。

汪长中等报道黄连解毒汤及其复方中单味药黄连、黄柏、黄芩均对白假丝酵母菌生物膜的形成有一定影响，从而发挥其抑菌作用，而其中黄连抑制白假丝酵母菌的效果优于复方以及黄柏、黄芩两味单味药材，栀子则无明显抑菌作用。因此提示，黄连解毒汤组方或拆方或与西药联用后可用于临床治疗真菌性疾病的感染。

三、抗病毒感染作用

疱疹病毒主要分为单纯疱疹病毒和带状疱疹病毒，是一种常见的传染性病原体，尤其在性传播疾病中占有重要地位。中医学对其理解为“热疹”范围，病因为外感风热时毒，内动郁火湿热所致，病位以肝胆肺胃为主。因此，中医常用其作为治疗热毒炽盛型感染性炎症的有效方剂（黄连解毒汤），受到人们青睐。朱静报道通过三年的实验研究，先通过体外抗病毒实验筛选，发现黄连解毒汤有效组分药液以及含药血清对 11 种病毒有不同程度的抑制作用，其中以疱疹病毒 I 效果最佳；筛选出其抗疱疹病毒的有效部位群，并对该部位群做了化学成分的系统分析，从中分离出 13 种化合物，鉴定了 11 种，并经文献检索证实了此 11 种化合物均为首次在黄连解毒汤中得到，其中未见木犀草素在该复方四味药中分离得到的相关报道；同时还通过对该有效部位群 HPLC 图谱研究，讨论了单煎与混煎的相互作用关系及影响，阐明了全方中各味药对其抗病毒的贡献。

四、临床上用其治疗感染性疾病作用

脓毒症是由感染引起的全身炎症反应和免疫功能紊乱，其发展所致的重度脓毒症、脓毒症休克、器官功能障碍综合征（MODS）等，病死率较高。目前，对于脓毒症及其所致 MODS 的发病机制尚未清楚，而采用中西医结合在治疗脓毒症、MODS 方面显示了独特的优势，已基本形成对脓毒症的明确辨证。

于洋报道通过选用清热解毒代表方——加味黄连解毒汤（黄连解毒汤＋大黄）为其研究的治疗方剂，临床上选择 32 例脓毒症患者作为研究对象，感染以呼吸系统感染为主，其次为消化系统感染（腹腔内感染）、泌尿系统感染及皮肤感染等；研究对象分为中西治疗组（给予加味黄连解毒汤结合西医治疗）及西医治疗组（给予单纯西医治疗）。结果显示，脓毒症中西治疗组病死率为 20%，西医治疗组病死率为 52.94%，后者明显高于前者；同时，32 例患者治疗前后的氧合指数、血乳酸、CRP、Glasgow 指标差值经比较其差异有统计学意义。因此提示，临床上使用加味黄连解毒汤联合常规西医治疗，既发挥了西药有力的杀菌作用，迅速控制感染，又利用加味黄连解毒汤的抑菌抗感染作用，达到“菌毒并治”的目的，消除了内毒素引起的中毒，减轻了患者的炎症反应，改善各脏器功能及患者组织灌注，防止机体各系统出现功能衰竭。

另外，重症肛周脓肿也是由感染引起的全身炎症反应综合征（SIRS），临床上约20%以上合并脓毒症，主要是由于肛管、直肠周围软组织及其间隙内急慢性化脓性感染导致的脓肿，如治疗不及时或处理不当常易引起感染性休克，甚至死亡。目前，季成春等报道应用中医药配合治疗术后重症肛周脓肿，并观察其临床疗效，治疗组采用口服黄连解毒汤。结果显示，黄连解毒汤术后治疗重症肛周脓肿能够迅速恢复患者体温，白细胞计数显著下降，治疗组血清内毒素、TNF-α 水平明显低于对照组，说明黄连解毒汤可能对内毒素有灭活作用或可促进其排出，进而明显降低血清内毒素水平，并通过下调TNF-α 来减轻切口周围及全身炎症反应，起到治疗作用。另有研究表明，采用黄连解毒汤水煎液坐浴治疗术后重症肛周脓肿，有助于术后创面加速愈合，降低脓肿的复发率和肛瘘发生率。因此，提示黄连解毒汤在临床上口服及外用均有一定的抗感染作用，通过抑菌杀菌等来治疗脓毒症、MODS、重症肛周脓肿等感染性疾病。

黄连解毒汤在治疗糖尿病以及糖尿病并发症颈痈方面也有一定临床疗效。糖尿病颈痈是一种比较严重的皮肤和皮下组织化脓性感染，发于颈部和背部。邱蜀报道以黄连解毒汤为基础方剂配合其他清热药（如蒲公英、金银花、连翘）及滋阴清热药（如天花粉、生地黄、牡丹皮）等，成为加味黄连解毒汤，并对152例糖尿病颈痈患者进行干预治疗。其中治疗组76例，痊愈32例，好转40例，无效4例，总有效率为94.74%；对照组76例，治愈25例，好转38例，无效13例，总有效率为82.89%，治疗组疗效优于对照组（$P < 0.05$）。两组痊愈3月后随访，治疗组复发3例，对照组复发12例，两组差异有统计学意义（$P < 0.05$）。糖尿病属于中医学“消渴”范畴，患者临床上并发症较多，如感染性颈痈就是常见的并发症之一。黄连解毒汤本身具有一定的抗感染作用，增加滋阴清热药则能够在治疗基础病的情况下，使感染迅速得以控制，改善微循环状态，有明显的促进伤口愈合作用，在临床上具有一定的实用意义。

对于抗感染而言，中药有其别于西药的作用，它可以作用于抗感染的多个环节点，或能与西药联用发挥其协同作用，甚至也能逆转细菌耐药性，有其独特的治疗优势。截至目前，对于黄连解毒汤的抗感染机制尚不十分清楚，另外复方中化学成分复杂多样，制剂形成时亦能产生新成分或使原来有效成分进行化学转化，使原方剂增效或减效，这也提示对于黄连解毒汤方剂而言，为了使抗感染效果最大化，组方与拆方的药效差别是其一项重要的研究内容，如何能使方剂“古方今用”也是中药研究学者亟待解决的问题。另外，黄连解毒汤抗感染的临床疗效、抑菌机制及药动学等方面也仍需进一步细致探讨，以便更好地发掘其潜在的临床应用前景。

第六节　大黄汤液

大黄是中医临床常用的泻下药，其有效成分为蒽醌衍生物及其苷类，为热不稳定性物质，久煎后易受到破坏而导致泻下作用减弱，故中医临床使用攻下方剂时，习惯将大黄后下煎药。那么究竟煎多长时间，用什么煎法才使制备液中有效成分含量最高，临床应用疗效最好呢？已有不少人作过实验探讨，但由于这些实验所取因素或水平单一，缺乏系统性，所以结果也不一样，有人认为直火煎煮 15 ～ 20min 蒽醌类成分含量最高；有人认为水浴煎煮 10min，提取 2 ～ 3 次，蒽醌提取量最高；有人认为以 1kg/cm^2 高压蒸煮 15min 含蒽醌量最高。为了系统地考察煎煮方法、煎煮时间和煎煮药物的浸泡与否对大黄制备液中蒽醌含量的影响，本文选用了正交试验法进行设计试验，现报道如下。

制备工艺

（一）实验方案

选用 L_9（3^4）正交表进行设计实验（表 6–37）。

表 6–37　实验因素水平表

水平	煎煮方法（A）	水平（B）	煎煮方法（C）
1	直火煎煮	0	5
2	水浴煎煮	30	15
3	1 kg/cm^2，高压蒸煮	60	25

（二）实验材料和方法

1. 实验材料　本试验所用大黄购自蕲春县蕲州中药材公司，经鉴定为北大黄，系蓼科植物掌叶大黄 *Rheum palmatum* L. 或唐古特大黄 *Rheum tanguticum* Maxim.*ex* Balf. 的根及根茎。

2. 制备方法　大黄片的制备，取生大黄，除尽杂质，洗净、润透、切片、晒干。

（1）直火煎煮　取大黄片 50g，加适量水，浸泡至所需时间（或不浸泡），直火（800W 电炉火）加热至沸，计时，保持沸腾至所需时间，单层滤纸滤取药液，调节药液总量至 50mL。

（2）水浴煎煮　取大黄片50g，加水适量，浸泡至所需时间（或不浸泡），于水浴锅上（锅内水为室温）用1000W电炉加热，至水浴锅内水沸腾1min开始计时，煎煮至所需时间，单层滤纸过滤，调节药液总量至50mL。

（3）$1kg/cm^2$高压蒸煮　取大黄片50g，加水适量，浸泡至所需时间（或不浸泡），放入高压消毒锅内加热至表压指示$1kg/cm^2$计时，蒸煮至所需时间，单层滤纸过滤，调整药液至50mL。

每一试验号同时制备样品两批，各样品的具体制备工艺见表6–38。

表6–38　样品制备工艺表

试验号	方案	制备工艺
1	$A_1B_1C_1$	不浸泡，直火煎煮5min
2	$A_1B_2C_2$	浸泡30min，直火煎煮15min
3	$A_1B_3C_3$	浸泡60min，直火煎煮25min
4	$A_2B_1C_2$	不浸泡，水浴煎煮15min
5	$A_2B_2C_3$	浸泡30min，水浴煎煮25min
6	$A_2B_3C_1$	浸泡60min，水浴煎煮5min
7	$A_3B_1C_3$	不浸泡，$1kg/cm^2$高压蒸煮26min
8	$A_3B_2C_1$	浸泡30min，$1kg/cm^2$高压蒸煮5min
9	$A_3B_3C_2$	浸泡60min，$1kg/cm^2$高压蒸煮15min

3. 含量测定

（1）仪器与试剂　721分光光度计（上海第三分析仪器厂），5% NaOH–2% NH_4OH混合液，冰醋酸（AR），乙醚（AR），甲醇（AR）。

（2）测定操作

蒽醌对照品的提取：取大黄粗末用乙醇回流提取3次，每次1h，回收乙醇得浸膏，加20% H_2SO_4溶液在水浴上回流30min，加乙醚溶解，分取乙醚液，加5% NaOH溶液萃取，分取红色的碱水层，加稀盐酸调pH为2，即产生沉淀，抽滤，水洗至中性得大黄蒽醌对照品（苷元）。

标准液的配制及标准曲线的绘制：精密称取105℃干燥2h蒽醌对照品30mg，按文献方法配制标准液并绘制标准曲线。结果当蒽醌对照品的浓度为12、24、36、48μg/mL时，光密度为0.291、0.590、0.885、1.195，呈较好的线性关系。

含量测定：按文献方法测定，结果见表6–39、表6–40。

表 6-39　样品蒽醌含量测定结果

	1	2	3	4	5	6	7	8	9
Ⅰ	4.00	4.29	4.23	5.05	4.80	4.94	5.15	5.30	5.70
Ⅱ	3.81	4.40	3.94	4.53	4.20	4.75	5.00	5.10	5.55
合计	7.81	8.69	8.17	9.58	9.00	9.69	10.15	10.40	11.25

由表 6-40 所示，因素 A 高度显著，因素 C 显著，因素 B 不显著，结合 A、B 因素水平试验值的多重比较，大黄用高压蒸煮比水浴、直火煎煮提出蒽醌含量显著高，水浴煎煮比直火煎煮提出蒽醌也显著高。大黄煎煮 15min 比 25min 的蒽醌含量显著高。

表 6-40　数据计算处理结果

表头设计	A	B	C	
	1	2	3	4
$Ⅰ_1$	−3.83	−0.96	−0.60	−0.44
$Ⅱ_2$	−0.23	−0.41	1.02	0.03
$Ⅲ_3$	3.30	0.61	−1.18	−0.35
S	4.2366	0.2116	0.4332	0.0209
F	43.1162	2.1535	4.4087	0.2127
P	< 0.01	> 0.1	< 0.05	> 0.1

4. 讨论与小结　本实验用正交设计对大黄汤液制备工艺的三个有关因素进行实验，结果表明，煎煮方法对蒽醌的含量有极显著影响，煎煮时间对含量有显著影响，而煎煮前的浸泡则对蒽醌含量几乎无影响。结果还表明，以 $1kg/cm^2$ 高压蒸煮 15min 为制备大黄汤液的最佳方案。这说明高压蒸煮优于直火和水浴煎煮，也证实了中医传统认为大黄不宜久煎是有科学道理的。

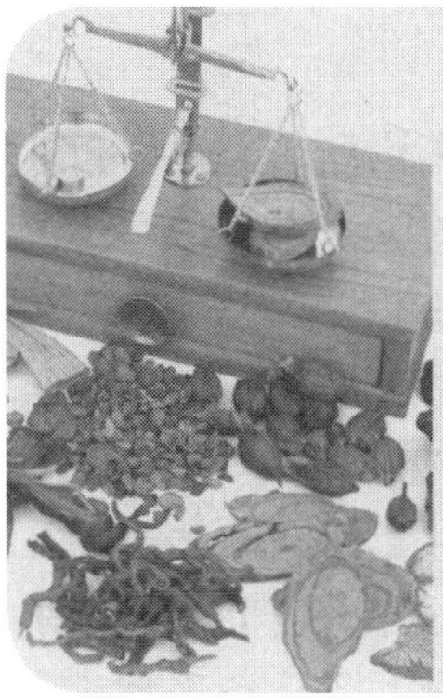

第七章 中药炮制研究

中药来源于自然界的植物、动物、矿物，这些天然药物或质地坚硬、个体粗大，或含有杂质、泥沙，或具有较大的毒副作用等，一般不可直接使用，都要经过专门的加工炮制，使之成为中药饮片以后才能应用于临床。中药炮制是中药学科的重要组成部分，是传统中医药特色的重要体现。中药材经过各种方法加工炮制后，不仅在外观性状上起了变化，从原药材变成整洁美观的中药饮片，而且性味、疗效也随之改变，有的降低毒性，纠正偏性；有的趋利避害，增强疗效；有的调整药性，引药归经；有的便于调剂和制剂、贮存保管、服用，等等。中药炮制对提高中医临床用药的安全性和有效性均具有重要意义。

第一节　文献研究

随着对中药炮制理论和实践经验的不断丰富，创造积累了一套系统的中药炮制方法和理论，产生了一大批炮制文献。这些记载中药炮制方法与理论的文献，一部分是炮制专著，另一部分内容则存在于本草、方书、医案、医经等古籍文献中。梅全喜教授带领的科研团队多年来一直致力于对中医药著作中的炮制学成就进行整理研究，不但归纳总结当时零散的炮制方法，更为中药炮制提供了可供参考的规范，对炮制工艺的传承与创新发展起到积极的推动作用。

一、葛洪《肘后备急方》对中药炮制的贡献

《肘后备急方》为晋代道教理论家、医学家、炼丹家葛洪所著，是一部由可供急救医疗、实用有效的单验方及简要灸法汇编而成的医方书。该书成于动乱年代，为解百姓之苦，多采用简便易得价廉之药，如韭、大蒜、姜、灶下黄土、墨、牛、马、鸡、鸭等禽畜及其血、粪等，使用这些天然的药材前要进行加工处理。书中所用方剂在其脚注多含有某些药物的炮制方法，除个别药材的炮制方法较为复杂外，其他药材的炮制方法相对于炮制专著来说工艺往往比较简单，但其炮制用语有的已延用至现代，尤其是炮制辅料的应用，扩大了药物的使用范围，增强了中药在临床应用的灵活性，已具备现代中药炮制的雏形，对后世中药炮制产生了较大影响，极大地丰富了后世的炮制理论及方法，很多炮制方法仍为现代采用，至今仍有现实指导意义。本文就其在中药炮制方面的贡献进行综合分析如下。

（一）修制

修制是药物最基本的加工炮制法，用以除去非药用部分和杂质，使药材清洁纯净，以符合临床需要。葛洪十分重视药物的修制，书中记述了许多药材的修制方法，如去皮尖（杏仁、桃仁）、去皮心（巴豆、天门冬）、去皮（杏仁、枣、皂荚）、去心（巴戟天、麦门冬）、去毛（枇杷叶）、去丝（白僵蚕）、去核（乌梅、枣）、去闭口及子（椒）、去足翅（斑蝥）、去皮脐（附子）、去节（麻黄）、去芦头（藜芦）、削去皮（桂、生杍木）、去头（蝙蝠）、破腹去肠（生虾蟆）、去穣（青橘皮、陈皮）等。其“治食中诸毒方第六十”云：“蜀椒闭口者有毒，戟人咽，气便欲绝，又令人吐白沫。”“治卒中诸药毒救解方第六十八”亦云：“蜀椒闭口者有毒，误食之，便气欲绝，或下白沫，身体冷。”“治卒心痛方第八”中提出“椒”的修制方法为“去闭口及子”。可知通过简单的挑选加工，除去非药用部分有使有毒药物减毒去毒的作用，说明了修制的重要性。

（二）切制

在切制或粉碎方面有㕮咀（姜、干姜、小蒜、桂、苦参）、嚼（生大豆黄、胡麻、梨叶）、切（姜、桃叶、蓼若叶、竹叶、松叶、生地黄、牛膝茎叶、莎草根、真珠、生茅根、杜仲）、捣取汁（韭、牛蒡茎叶、土爪根、地黄、小蒜、生刺蓟、蛇莓、生天门冬、生葛）、绞取汁（牛马粪、驴屎、青蒿、生菖蒲根、葛根、韭根、蘘荷根、常思草、生瓜根、生地黄、羊蹄根、地榆根、赤苋茎叶、生麦苗）、捣为末、捣碎（天南星、沙参、龙骨、附子、荇菜）、捣筛（常山、釜下土、鸡屎白、猪苓）、锉（菝葜、黄柏、虎杖根、京芎、柳白皮、生地黄）、削（樟木、楠）、劈（黄杉木）、擘（栀子、生姜、橘皮、大

枣、桃仁）、研（杏仁、麝香）、碾（瓜蒂、僵蚕）、杵（桃仁、杏仁、乌梅肉、葶苈、麻仁、胡麻、黑豆叶）等方法。

“（绞、捣）取汁”为其中比较特色的中药炮制方法之一，源于鲜药治病的传统中医用药经验，通常是将药物捣碎后用压榨的方法，使所含的汁液大量排出，多以甘凉多汁的新鲜药物为宜，多用于新鲜植物根茎叶类药物的炮制。而最为现代人所津津乐道的是治疗疟疾的药物青蒿，早在东晋，葛洪就在《肘后备急方·治寒热诸疟方第十六》中云：“青蒿一握，以水二升渍，绞取汁，尽服之。”2015 年诺贝尔生理学或医学奖获得者之一的屠呦呦教授，正是受其启发，采用低温提取的方法，从青蒿中提取出具有高效、速效、低毒优点的抗疟有效单体青蒿素，成为首位获得诺贝尔奖科学类奖项的中国人。屠呦呦曾表示，青蒿素的发现是中国传统医学给人类的一份礼物，在研发的最关键时刻，是中医古代文献给予她灵感和启示。亦正如该奖项评选委员会主席齐拉特的评价：“这表明中国传统的中草药也能给科学家们带来新的启发。”

此外，书中所载的“㕮咀”是一种较为原始的药物粉碎加工方法，历代对其有多种解释，但后世多为信奉的是元代李杲的注释：“㕮咀，古之制也。古者无铁刃，以口咬细，令如麻豆，为粗药，煎之，使药水清，饮于腹中，则易升易散也，此谓㕮咀也。”后改用其他工具切片、捣碎或锉末，但仍用此名。

（三）水制

书中所载水制方法包括汤浸洗去滑（半夏）、洗尘令净（旋覆花）、酒醋浸（鸡子）、水浸（瓜蒌、蓝实叶、川芎、蜗牛、炙甘草、猪脂肪）、酒浸（莎草根、虎头骨、川芎、石斛、威灵仙、鹿角、菟丝子、淫羊藿）、醋浸（青木香）、米泔水浸（桑根白皮、川芎、苍术）、乳汁浸（覆盆子）、童子便浸（木贼）、生乌麻油浸（乌麻花）、酒渍（菟丝子、牛膝、常山、牡荆子、黄连、莨菪子、豉、松节、乌鸡、大腹蛇、百部根、商陆、杜仲、粳米、苦参、皂荚）、水渍（粳米、乌梅、青蒿、白胶、常山）、醋渍（枳实、鸡子）、暖汤渍（小蒜）、乳汁渍（黄连、蕤仁、干姜）、牛胆汁渍（槐子）等等。所涉及液体辅料较为广泛，除现代较为常用的水、蜜、酒、醋、米泔水外，还有较为少用的乳汁、胆汁、童子便、生乌麻油等，而且对辅料质量要求严格，如醋制以陈年米醋“三年醋酽”、酒浸以封缸酒“无灰清酒”等。其中常山、牛膝酒渍服等的记载，为后世酒制常山、牛膝的起源。

书中对某些有毒药物的水制方法记载得较为具体，如生半夏毒性大，“治伤寒时气温病方第十三”指出：“用半夏半两，汤浸洗七遍去滑，生姜一两同锉碎，以水一大盏，煎至六分。”“治胸膈上痰癖诸方第二十八”云：“半夏，不计多少，酸浆浸一宿，温汤洗五七遍，去恶气。”提示炮制具有减毒去毒的作用，可见已经积累了一些炮制有毒药物的经验，开始有意识地对有毒药物进行炮制，以保证临床的安全使用。此外，在“治卒中诸药毒救解方第六十八”中提到用生姜汁可解半夏毒，大豆汁可解附子、乌头毒，为后世用姜制半夏和用豆腐、黑豆制附子等炮制方法提供了依据。

（四）火制

不同方剂中针对所治病症以及配伍药物的不同，其炮制方法也有差异，书中对许多药物的火制法进行了说明，如烧为末（发、鼠屎、刀鞘、鳖头、独头蒜、蛇蜕）、烧灰（马蹄、鹿角、桑树白皮、花桑枝）、烧令赤（鹿角）、熬令黑（鸡矢白）、熬令赤黑（杏仁）、熬令黄黑（鸡子白）、熬令黄（鸡矢白、杏仁）、熬令焦（大豆）、熬令紫色（芫花、杏仁）、熬令香（莎草根、胡麻）、熬烟绝（干漆）、炒令紫色（黄丹）、炒令无声（大豆）、煨（生姜、梨、半夏、白槟榔）、蜜煎（升麻）、炮（附子、干姜、藜芦）等。其中特别重视炮制中的煨法，论述较为详细，根据包裹物的不同分为面裹煨、纸裹煨、糖煨等，如“治卒上气咳嗽方第二十三”中云：“以梨一颗，刺作五十孔，每孔内以椒一粒，以面裹于热火灰中煨令熟。”“治胸膈上痰癖诸方第二十八”中云：“用半夏净洗，焙干，捣，罗为末，以生姜自然汁和为饼子，用湿纸裹，于慢火中煨令香。”“治卒胃反呕啘方第三十”中云：“生姜四两，烂捣，入兰香叶二两，椒末一钱匕，盐和面四两，裹作烧饼熟煨。”可见火制品的品种已相当丰富，其应用不断扩大，且同为火制，已经提出火候程度的要求，对炮制程度的控制更加严格，如炒制中其火候程度分为炒令黑、炒令焦、炒令黄等；熬制中又分为熬令黑、熬令赤黑、熬令紫色、熬令焦、熬令烟断、熬令香等；在烧制中分为烧末、烧灰、烧令赤等，可见已经开始重视炮制技术的标准问题，炮制技术得以进一步完善。

除上述直接用火或间接用火加热处理药材的加工方法外，该书还介绍了加入不同辅料拌炒的“炙法”，如酥炙（海犀膏、鳖甲、虎头骨、枣、马兜铃）、蜜炙（杜仲、苏合香）、醋炙（皂角）、姜汁炙（厚朴、金挺蜡茶）等方法，并首次记载了胶状类药物的炮制技术，如“治卒上气咳嗽方第二十三”中以酥炙法炮制海犀膏：“用海犀膏一大片，于火上炙令焦黄色，后以酥涂之，又炙再涂，令通透。可碾为末用，汤化三大钱匕，放冷服之，即血止。水胶是也，大验。”此外，“治卒阴肿痛㿗卵方第四十二”中载有以直火煅牡蛎的煅法：“牡蛎不限多少，盐泥固济，炭三斤，煅令火尽。”这些方法为后世的火制法奠定了基础，至今仍有效指导中医药实践。

（五）水火共制

水火共制法是既用水，又用火，或加入辅料共同处理药物，以改变药物性能与形态的一种方法。葛洪所用的水火共制法主要包括清蒸（桑树白皮灰、皂荚刺灰、大豆、商陆根、桑根、茯苓、稻米、侧柏叶、桑叶、胡麻、盐）、辅料蒸（百合和蜜蒸、吴茱萸和酒蒸、威灵仙酒蒸）、清水煮（马屎、粳米、桃仁、芫花、商陆根、巴豆、水银、半夏）、浆水煮（温州白干姜）、酒煮（牛子屎、吴茱萸、龙胆、苦参）、醋煮（干漆、小蒜、苦参、菰子）、人溺煮（大蚓）、牛乳煮（硫黄）、姜汁煮（牵牛子、皂荚）、蜜煮（天门冬）等。书中不仅简述了炮制的方法，还对炮制提出了要求，如“治卒绝粮失食饥惫欲死方第三十五”中云：“十斤松脂，五度以水煮过，令苦味尽。”

其中，反复蒸制（三蒸三曝、九蒸九曝、百蒸百曝）是书中所提及的一种采用蒸法和晒法反复炮制中药材的传统方法，具体操作方法因药材品种不同而不同，主要是为了纠偏药材药性或增加有效成分。如“治风毒脚弱痹满上气方第二十一”中云：“取好豉一升，三蒸三曝干。”“治卒绝粮失食饥惫欲死方第三十五”中云：“取稻米一斗，淘汰之，百蒸百曝。”“治卒得癞皮毛变黑方第四十”中云：“用侧柏叶，九蒸九曝。”“治百病备急丸散膏诸要方第七十二”中云：“威灵仙一味，洗焙为末，以好酒和，令微湿，入在竹筒内，牢塞口，九蒸九曝。”

针对不同的药材，其干燥方法亦不尽相同，书中做了说明：有自然干燥，如曝干（桑树白皮、漆叶、莨菪子、天门冬、桃仁、鸡粪、韭、猪胆白皮、水萍、西国草）、日中晒干（半夏、川芎、浮萍、桑叶）、悬令干（生栗、鳜鱼胆）、放干（补骨脂）等；人工干燥，如焙干（半夏、青橘皮、陈皮、威灵仙、干柿蒂、菟丝子）、炙燥（乌梅）、炒干（生地黄）两大类。

综上所述，葛洪的《肘后备急方》虽叙述简略，但言简意赅，文风朴实，实用性强，所载方剂有许多至今仍有卓效，其中关于药物的炮制理论和方法对当今中药炮制理论的继承整理和开发研究有着重要的指导价值，其宝贵内容值得进一步挖掘研讨，是一部具有较高实用价值的医方著作。

二、《岭南采药录》中药物炮制方法

岭南地区幅员辽阔，气候温暖湿润，降水充沛，为其动植物生长提供了优越的生存条件，并成为岭南地区所特有的药材资源。岭南医家在运用本地生草药防治疾病的长期实践中积累了丰富的经验，民国年间，岭南草药学医家医著中尤以《岭南采药录》对现代岭南草药学发展影响较大。该书为南海人萧步丹所著，搜集两粤出产之岭南草药 482 味编纂而成，是一部研究岭南生草药的专著。该书总结祖传经验，力求实用，较全面地反映了近现代岭南中草药成就。书中不仅简明扼要阐述了药物的形态、药性、用法和药效，还记载了大量有关药物的炮制方法，尤其是当中一些岭南地区特别的炮制工艺和独具特色的炮制品种，至今仍为现代所沿用，且大多数与现代科学是相符的，对后世炮制工艺的研究仍具有重要的参考价值。本文所研究《岭南采药录》以1932年萧灵兰室铅印本（广东科技出版社2009年影印）为底本。

（一）修制法

修制法是最简单的炮制方法，包括对药物进行整理、选取、清洁、切削等过程。有些药物经修制后便可直接配方，或可为下一步炮制作好准备。具体药物“修制”方法，根据《岭南采药录》的实际运用，可归纳整理为拣净、捣剉。“拣净”是指拣选适宜用药部位，去除非药用部位，如书中载有：山慈菇“入药宜去毛壳”、金樱蔃“去毛刺”、金线钓虾蟆“去外黑皮”、卢橘叶“去毛”、火秧竻“去竻”等。“捣剉”即“切制”，还将视实际操作和临床需要，添加水、蜜、糖、盐、酒糟等一同捣烂，一方面可起到溶媒的作用，有利于药物有效成分的释出，另一方面可与药物一同起治疗作用。如书中载有：大飞扬草“捣烂”、九里香草“捣碎”、马齿苋“捣汁”、山苍叶“捣自然汁”、丢了棒“擂烂”、猪腰子“研细末”、尖尾风“切粒”、野芋“切片”、野芋根之皮“削去”、茉莉根“酒磨”、苦茄子“醋磨”、扁柏叶“和糖捣”、天芥菜“以盐醋同捣”，等等。

其中，《岭南采药录》载有山慈菇“根似慈菇，有毛壳”，认为山慈菇须“入药去毛壳”，据该书对山慈菇外形的描述，与百合科 Liliaceae 郁金香属 Tulipa 老鸦瓣 *Tulipa edulis*（Miq.）Baker 相符。又因老鸦瓣的鳞茎有毛壳包裹，是需要剥掉毛壳才能入药的，而杜鹃兰是没有毛壳的，故可以进一步推断，应该是老鸦瓣的鳞茎，而不是杜鹃兰的假鳞茎。又因老鸦瓣剥光毛壳后，表面光滑而有“光慈菇”之名，历来一直作为山慈菇使用。此外，书中以“卢橘叶”为正名而以“枇杷叶”为别名收载，指出卢橘叶治呃逆之证，须“去毛”，历代多部本草文献均有类似记载，皆认为枇杷叶必须刷净绒毛，若去毛不尽，能令人咳，其炮制方法仍沿用至今，《中国药典》规定枇杷叶的饮片炮制应“除去绒毛”。“卢橘叶”为书中带有典型的广东地方特色的药名之一，至今仍在广东方言俚语中使用，保留并体现了该书岭南地方药物特色，促进了岭南中草药在地方老百姓中的推广应用。

（二）水制法

用液体对药材进行辅助处理可统称为水制法，现代常用的水制法主要有淘、洗、浸、润、漂、水飞等。

1. 清水制　广东地区民间有将植物的地下部分（根及根状茎）以“蔃”命名的习俗，故金樱蔃即金樱根。书中记载金樱蔃“浸水捣汁熬膏”，即金樱根炮制时须放入水中浸泡，洗净，润透，目的是清洁药物、除去杂质、软化药物，以便于下一步的炮制。清水制还可用于减轻药物的不良气味等，如臭草“置清水中露二三夜，以水点眼治目痛”，由于臭草带有强烈刺激性气味，使用前须经长时间的浸泡，方可达到矫臭除臭的目的，以适用于临床。

2. 其他液体辅料制 除用清水外，还可添加其他具有辅助作用的液体辅料，起到增强主药疗效或降低毒性或影响主药理化性质的作用。书中有以酒、黄酒、醋、童便、姜汁、盐水等各种液体辅料用于药物的炮制，广泛应用于浸泡法、炙法、蒸煮法、煅淬法等多种炮制方法。

尤其值得一提的是，书中多用酒（好酒、双蒸酒）为液体辅料炮制中药。中医学理论认为，酒性味甘辛、大热，具有活血通络、祛风散寒、化瘀止痛等功效，取酒善行药势而达于脏腑、四肢百骸之性，药借酒力、酒助药势，对跌打损伤、风湿性关节炎、关节疼痛等疾病有独特的疗效。在酒制方法上主要有酒浸法，如穿破石“以之浸酒”、山薄荷“浸酒用之”等；有酒煎煮法，如豺狗利“煮酒服”、小闹羊花其根“以酒煎服”；亦有酒蒸法，如倒黏子“取嫩叶酒蒸”；另有酒炒法，如小榕叶“酒炒至黑”等；还有热投法，如莲叶“炒黑淬酒服之”、野麻根“炒黑调酒服”、山桔叶“下铁锅炒至将焦，即入好酒煮沸”等。

此外，书中所载药物中有以童便来炮制的，历代医家认为，用童便炮制中药能起到去除药物毒性的作用，还有滋阴降火、止血疗伤、下气、利尿等功效。可单独使用童便炮制，如天仙子“服之令人狂浪放宕”；可“用童便浸透，晒干服之”；还可与多种辅料共制，如猪仔笠“和童便、姜汁、黄酒、盐水，十蒸九晒，服之润颜益精”。但由于种种原因，至今童便制法已基本被淘汰。但笔者认为童便除作为辅料炮制中药外，其本身也是一味中药，对治疗某些疾患有着独特的疗效，需要辨证地来看待，不能轻易地抛弃而不用，甚至全盘否认。

（三）火制法

火制法是直接用火加热，或配合各种辅料共同修治的方法。清·汪昂《本草备要》中指出药物炮制方法火制中“凡药火制四，煅、煨、炙、炒也”。其中“煅”就是将药材用猛火直接或间接煅烧，即现代炮制方法中的明煅法、闷煅法和煅淬法。《岭南采药录》收载有多种需制炭的药物，并强调通过火制以“煅存性”，即用火烧到外部枯黑，里面焦黄为度，使药物一部分炭化，而不能灰化，另一部分仍能尝出原有的气味。药物经炭制后有止血、收敛生肌的作用，是传统的中药炮制方法之一。

“煨”亦为火制的一种，用以降低药物的毒副作用，缓和药性，增强疗效。除可直接煨热、煨存性外，另载有猴姜“研末猪肾夹煨，空心食”、箭头草“以之放鲜肉内，煨热取出，去草食肉”。现已鲜有用之，今煨法多以湿面、湿纸包裹或滑石粉、麦麸等加热后煨制。其中，书中提及野芋“将芋根用湿纸封好，煨热之，以擦头额及腰脊前后心手弯脚弯”，用于治疗“感冒觉头痛身倦”，反应了该书著者在临床用药实践中对药物炮制经验的认识总结，对现今有毒药物的炮制仍有指导意义。野芋为天南星科植物海芋的根茎或茎，在广东地区习称“痕芋头”，亦作狼毒使用，名为“广东狼毒”，《本草纲目》谓其“辛，有大毒”，功可清热解毒、行气止痛、消肿散结。但由于其根茎与食用芋头非常相似，容易被生食、误食，可散见有引起中毒的临床报道。现代药理研究表明，广东狼毒有抗炎镇痛、抗肿瘤、抑制真菌等多种作用，若炮制得当，可广泛应用于肺结核、高热流感、疔疮肿毒等多种疾病的治疗。

“炒”作为中药火制主要方法之一，应用广泛，根据药物受热程度的不同，书中所载“炒”，有干炒、炒热、炒焦、炒黑等的不同；或根据所加辅料种类的不同，又有米炒、土炒、盐炒、铁锡粉炒等的区分。其中根据书中五指柑“止吐泻，和米炒淬水饮之”的论述，现代有研究报道，以五指柑药材中总黄酮和木犀草素含量为评价指标，以米和五指柑的比例、预热时间、米炒温度和炒制时间四因素，对五指柑米炒工艺进行研究，寻找出米炒五指柑的最佳炮制方法，以期更好地发挥其清热降火、止吐止泻的作用。

（四）水火共制法

将药物通过水、火共同加热，以改变性能、增强疗效、消除或减低毒性及副作用，统称为水火共制法，包括蒸、煮、焯、淬等。根据药物加辅料或不加辅料隔水加热，书中所载的蒸法中又可有水蒸、酒蒸、醋蒸等的不同。此外，对一些药材则强调采用“十蒸九晒”的方法炮制，多用单蒸法，如豨莶草“十蒸九晒”、蛇泡竻“十蒸九晒”等，亦有加入多种辅料共同蒸晒，如猪仔笠“又和童便、姜汁、黄酒、盐水，十蒸九晒”。十蒸九晒为蒸法的一种，而历代本草中多有记载与其相类似的“九蒸九晒”传统的炮制方法，是指采用蒸法和晒法反复炮制中药材，以改善药物的疗效，具体细节因药材品种不同而不同。九和十均是古人表示大和多的数字，不一定就指准确的九次、十次，有时泛指多次，一般蒸晒次数以药材色泽和形态判断。九蒸九晒中药材的炮制方法作为中药的特色，具有悠久的历史文化、深厚的历史底蕴。但由于其工艺复杂繁琐，目前对九蒸九晒炮制机制研究尚不深入，炮制工艺未有详尽说明，对于九蒸九晒次数的质疑等种种原因，九蒸九晒药物的临床应用较少，当代只有个别药材品种依然保留了“九蒸九晒”加工方法，如黄精、地黄、何首乌、芝麻等。故加强对“九蒸九晒”炮制方法的研究，可为遵循古法炮制提供科学依据，并为临床用药提供有效的技术支撑。

（五）其他制法

除上述以外的一些特殊制法可概括为其他制法，包括制霜、发酵、发芽等。其中，制霜系指除去药物部分油分，以降低毒性及副作用，增强疗效，起到一定的治疗作用，适于果实、种子类药材。《岭南采药录》载鸦胆“其仁多油，生食令人吐，作霜捶去油入药佳”，强调鸦胆子须经制霜后入药，否则会引起药物不良反应。而现行的炮制方法是取净鸦胆子仁，炒热后研碎，用多层吸油纸包裹，压榨去油，反复数次，至松散成粉不再黏结成饼为度，取出碾细。除制霜外，还有发酵、发芽等炮制方法，这些方法中有不少仍然沿用至今。

（六）岭南特色炮制法

书中记载了多种岭南草药的炮制方法，有些与其他文献收载相同，但也有些方法独特，颇具岭南炮制技术特色，尤其值得一提的是“四制益母草”。益母草具活血祛瘀、利水消肿、安胎等功效，为妇产科常用要药。历代记载益母草的炮制方法繁多，包括炒制、制炭、酒制、醋制、蜜制和四制法等，但由于历史等多方面的原因，炮制方法目前尚没有完全统一，各地在继承传统经验时均保留了地方特点。书中载有“益母艾，别名益母草、红花艾……熬膏四制为丸，名益母丸，妇之胎产极效。四制者，加童便、米醋、黄酒、姜汁同浸也”。四制益母草为广东地区炮制益母草的传统习用品，四制能增强其去瘀生新作用[《广东中药志（第二卷）》]。但在《广东省中药材标准》（2004 年版第一册、2011 年版第一册及第二册）、《广东省中药饮片炮制规范》（2011 年版第一册）及历版的《中国药典》中均无相关收载，仅在 1984 年版《广东省中药炮制规范》中可见四制益母草的收载。此外，同属岭南地区的广西也有关于四制益母草炮制方法的收录，只是具体工艺上略有不同，故四制益母草的炮制工艺为岭南地区所特有。现代四制益母草所用的辅料多为盐、醋、姜、酒四种，摒弃了传统习用的童便，而改用为盐，取其能引药入肾，缓和燥性，四者兼制，能增强引药入气血肝肾作用，而达到增强祛瘀生新、调经止痛的功效。可见不同年代、不同著作关于四制益母草炮制方法在辅料用量和具体制法上的记载有所不同，其炮制工艺在继承传统的基础上不断改进和创新，以确保临床用药安全有效。

此外，书中还有很多岭南特色炮制方法有待发掘整理，特别是一些在该书中提出的药物炮制方法，但在当今相关文献著作中未有收录的，值得引起注意。如独脚仙茅“若十蒸九晒，用沙塘藏好，清早服之，能壮精神，乌须发”；又如“猴姜，别名骨碎补、千花锦、胡猕姜……研末猪肾夹煨，空心食，治耳鸣及肾虚久泄牙疼”等论述，其炮制理论及炮制工艺方法可待进一步验证，以期开发扩大岭南特色饮片炮制品种，创造更多的社会价值和经济价值。

综上所述，《岭南采药录》为岭南本草史上重要的著作之一，记载岭南地区广泛使用的多种民间中草药，对促进岭南医药发展有直接而深远的影响。其中关于药物的炮制方法，对当今中药炮制理论的继承整理和开发研究有着重要的指导价值。今后一方面应进一步加强对该著作岭南民间草药基原的考证、医药价值的研究，另一方面应深入系统整理、发掘研究药物的炮制方法，使其在促进岭南中医药学发展和造福人类健康中发挥更大作用。

第二节　炮制方法及理论研究

由于毒性中药对于疾病防治具有积极临床疗效，尤其在一些疑难杂症和重症疾患方面具有一定疗效，但相应的安全性问题也日渐明显。中药材传统的炮制技术一直是减低中药材毒性的有效方法之一，通过炮制解除或降低毒性药物的毒副作用，使得中药临床应用安全有效。为突显中药炮制的重要性，尤其是对毒性药物临床应用所起的重要作用，有必要对一些临床应用广泛的毒性中药如附子的炮制方法进行深入的整理研究。此外，梅全喜教授与他所带领的团队近年来一直致力于道地药材的开发研究，对艾叶、陈皮、广陈皮、新会陈皮、何首乌等道地药材在其炮制方面亦有系统的整理研究。

一、艾叶炮制历史沿革

艾叶也称蕲艾，为蕲春四大著名道地药材之一。本品不仅为临床常用中药，亦是艾灸的必需原料。为了提高艾叶的质量，更好地发挥其医疗效能，特将其炮制沿革做一探讨。

（一）艾叶的净制与切制沿革

古文献中最先提到艾叶须净制的是宋代记载为“去枝梗”“拣净”。至明代后期医家龚庭贤在前贤的基础上提出还须“去筋梗”“去根”以及“揉去尘土、择净枝梗”。现代《中国药典》（1985 年版）对艾叶净制要求仍未超越上述范围。

在切制上，唐代记载“先炒细擘”，也就是炒后用手将其擘开。宋代则要求“细剉”“切”“杵成茸”“碾末”等。元代又出现“捣烂”。至明代则有“搂熟”“打烂”“揉烂如棉”等。清代又有“浸捣”。现代文献中亦无要求切制这一炮制工序。

（二）艾叶炮制的历史沿革

最早记载艾叶炮制方法的是汉代的《华氏中藏经》。根据其成书年代，笔者推测汉代临床应用的即可能是艾叶的炮制品。

汉代记载艾叶的炮制方法比较单一，仅“炒”一法。至唐代除沿用炒法外，又出现一些其他制法，如炭制、熬、炙、焙干。宋代是艾叶炮制革新较盛期，仅采用新法就有“米醋煎”“糯米炒”“清面丝遍洒”“焙干”“醋炒”等炮制方法；且在制法程度上有所记载，如炒制的微炒、炒黄、炒焦等。明代在炮制上处于发展盛期，新增酒炒、酒醋制、香附酒醋制、枣制、米制、盐制等 6 种炮制方法，并出现炮制质量要求的记载，如炭制须“存性”。清代在艾叶炮制方法上没有大的建树，大多数是沿用唐、宋时期的炮制法，但在炮制理论、炮制与药性作用等方面，提出了新的见解。

（三）熟艾的炮制沿革

熟艾的出现最早见于唐代《备急千金要方》中记载：“须用陈久者，治令细软，谓之熟艾。”说明熟艾是经过加工成细软的生艾。以现代角度来看只能算是加工品。制作方法明代是“拣取净叶，扬去尘屑，加入石臼内木杵捣熟，罗去渣，取白者，再捣，至柔烂如绵为度”。至清代则是先“用粉糊浆透，日干，杵去粉并叶屑，则成白绒，谓之熟艾；现代则是取净叶，碾成细绒，筛去灰屑。古代大多数文献记载在熟艾的基础上须再进一步炮制。现代则只将熟艾作为艾条、艾柱的原料使用。

（四）历代对艾叶炮制作用的认识

古代对艾叶的炮制作用认识首先是为了方便制剂。至明代已认识到艾叶不经炮制的危害性，如《本草纲目》载：“若生艾灸火，则伤人肌脉。”同时，还认识到通过炮制手段来改变艾叶的性能，如《本草通玄》载“生用则凉，熟用则热”。清代汪昂在《医方集解》中即指出：“调经加醋艾。”《嵩崖遵生全书》中则认识到“醋炒治其燥偏，酒制益其焰性”。可见，艾叶的炮制目的不仅仅为了方便制剂，而是为了改变药性和减弱或消除临床上出现的副作用。

二、陈皮、广陈皮、新会陈皮炮制历史沿革及现代研究

陈皮为芸香科植物橘 *Citrus reticulata* Blanco 及其栽培变种的干燥成熟果皮；药材可分为“陈皮”和“广陈皮”。广陈皮来源于橘的变种茶枝柑 *Citrus reticulata*‘Chachi’和四会柑 *Citrus suhoiensis* Tanaka，其中又以茶枝柑的主产地新会称茶枝柑皮为新会陈皮，为广陈皮的上品。

陈皮最早以橘柚之名始载于《神农本草经》，被列为上品。其后历代本草及医书对其多有记载，至明代《本草品汇精要》开始强调道地广东，始有广陈皮概念出现。至清代医家张璐的《本经逢原》始有明确记载产地新会的陈皮。此后陈皮、广陈皮、新会陈皮经常在不同的本草和医书等文献中出现，有关其炮制方法也散见于历代医方本草。笔者在查阅古今文献的基础上，对陈皮、广陈皮、新会陈皮的炮制历史沿革及现状进行系统归纳整理与分析，为其炮制的深入研究提供参考。

（一）炮制历史沿革

陈皮的药用历史悠久，故其炮制方法也较早就有记载。自唐代孙思邈《备急千金要方》始有记载陈皮炮制方法以来，历代本草和医学专著等多有其炮制方法记载。广陈皮、新会陈皮药用历史较陈皮晚，兴盛于明清时期，至今也有近 700 年历史，炮制方法也有较多记载。

1. 陈皮炮制历史沿革　陈皮虽然以“橘柚”之正名、“橘皮”之异名始载于《神农本草经》，但在唐代以前以整个橘皮入药，未有净制、切制等炮制之说。古代文献中最早提及陈皮须净制的是唐代孙思邈《备急千金要方》，载有“去赤脉，去瓤”的净制方法。随后另一唐代医家王焘所著的《外台秘要》载有“切”“炙令黄焦香气出”之炮炙方法，此为迄今最早提及陈皮切制和炮炙的古籍。此后，唐代的《食医心鉴》《颅囟经》《仙授理伤续断秘方》等增加了“去白”的净制方法及微炒、醋炙等炮炙方法。至宋元时期，除沿用前人所用的方法之外，又发展了一些其他制法，如巴豆制、麸制、姜制、童便制、黑豆制、盐制等，且炮制方法描写更为具体，可操作性强，为陈皮炮制革新的鼎盛期。迄明代，陈皮的炮制工艺在宋代的基础上有了进一步的继承和创新，炮制品种达数十种，新增了诸如煅制、蜜制、米泔水制、鲤鱼制、蒸制等方法。明《普济方》中有“麸炒”“焙”“烧”等多达十几种炮制方法，陈皮炮制工艺达到一个崭新的阶段。至清代，陈皮的炮制方法在秉承先人制法的基础上，又有新的突破，提出用香附、白矾、甘草合乌梅等多种辅料分别炮制陈皮，使陈皮炮制品种达到 20 多种，进一步丰富了陈皮的炮制品种，满足了临床不同需求。

2. 广陈皮炮制历史沿革　广陈皮作为道地性强的特色陈皮品种，自明代始与陈皮分开记载。最早提及广陈皮炮制方法的是明代朱棣等编著的《普济方》，载有“黄酒炒”。随后明代另一医家龚廷贤编著的《鲁府禁方》载有法制陈皮炮制方法：“广陈皮一斤，青盐、五味子、甘草各四两，山茱萸去核，乌梅去核各二两。将陈皮在温水浸一宿取出，将内白刮去晒干，将青盐等五味，置砂锅底，陈皮在上，水可满陈皮，用文武火烧干止。”明代《先醒斋广笔记》和《审视瑶函》则分别载有蒸制广陈皮和广陈皮去白炮制方法。至清代，广陈皮的炮制方法在继承明代的“酒炒”“法制”“蒸制”等的基础上，又发展出去筋、清炒、盐水浸等炮制方法，进一步丰富了广陈皮的炮制方法。

3. 新会陈皮炮制历史沿革　新会陈皮作为广陈皮上品的一种，其出现时间比陈皮、广陈皮晚，药用记载始于明清时期。清代《本经逢原》载橘皮：“苦、辛，温，无毒。产粤东新会，陈久者良。”为新会陈皮的始载本草，其炮制方法沿用了陈皮固有的炮制方法。此后，新会陈皮多并入陈皮项，其炮制仍旧没有跳出陈皮、广陈皮炮制的范围。但作为地域特色明显的新会陈皮，其产地采集加工与贮存非常讲究，有一套独特的传统技艺。首先，新会陈皮非常重视采收时期，农历立秋至秋分，秋分至立冬，立冬至冬至后三个采收时段加工出不同货式，有柑青皮、微红皮和大红皮等，不同货品用途不同。其次，新会陈皮的产地加工要求至细至微："拣果考眼力，二三刀开皮。翻皮看门路，晒皮趁天气。"果以扁身油皮方为上品；刀以"对称二刀""正三刀"或"丁字二刀"方为正统；艺以"冬前好天气，失水软翻皮，自然陈晒制，晾晒不迟疑"为内行。最后，新会陈皮陈化要求较高，往往需要在新会地区内陈化三年以上，才能称之为"新会陈皮"。其存放位置要求在地势较高、自然通风、干燥且三离（离地、离墙、离顶）的地方，同时要做足做好防烧、防霉、防虫和防潮措施，旧皮定装定仓，适时返晒。传统一直流传着"贮皮需有道，伺理比心机""麻绳串灶尾熏，麻袋装阁楼放"等的存皮做法，是新会陈皮特色陈化过程的真实写照。

（二）现代炮制规范

基于加热炮制对橙皮苷和挥发油等陈皮主要成分有影响的认识，简单的净制、切制与低温干燥成为现代陈皮的主流炮制方法，如 2010 年版、2015 年版《中国药典》一部及 1988 年版《全国中药炮制规范》等记载陈皮炮制方法皆是如此。其他蒸制、清炒、麸炒、土炒、制炭、盐炙、蜜炙等方法目前只在一些地方中药饮片炮制规范上有收载，除《北京市中药饮片炮制规范》将广陈皮独立出来外，其他省份炮制规范均将广陈皮、新会陈皮纳入陈皮项下，至于单独的新会陈皮现代炮制方法仅在一些文献中可见。全国现行炮制品及其炮制方法概况见表 7–1。

表 7–1　陈皮、广陈皮、新会陈皮现代炮制规范

方法来源	炮制品种	炮制方法
2015 年版《中国药典》	陈皮	除去杂质，喷淋水，润透，切丝，干燥
1988 年版《全国中药炮制规范》	陈皮	取原药材，除去杂质，抢水洗净，闷润至透切丝，晒干
	陈皮炭	取净陈皮丝置锅内，用中火加热，炒至黑褐色，喷淋清水少许，灭尽火星，取出，晾干，凉透
2008 年版《北京市中药饮片炮制规范》	陈皮	取原药材，除去杂质，迅速洗净，闷润 4 ～ 8h，至内外湿度一致，切窄丝，阴干或低温干燥，筛去碎屑
	广陈皮	取原药材，除去杂质，加工成块
	陈皮炭	取陈皮丝，置热锅内，用武火 150 ～ 180℃炒至表面黑褐色，喷淋清水少许，熄灭火星，取出，晾干

（续表）

方法来源	炮制品种	炮制方法
1984年版《广东省中药饮片炮制规范》	陈皮	除去杂质，切丝；或洗净，稍闷，切丝，低温干燥
	蒸陈皮	取净陈皮，湿润后，蒸3～4h，闷1夜，取出，切丝，低温干燥
2008年版《上海市中药饮片炮制规范》	陈皮	将原药除去杂质，喷淋水，润透，切丝（宽2～3mm），晒干或低温干燥，筛去灰屑
	蜜麸炒陈皮	取陈皮照麸炒法，用蜜炙麸皮拌炒至内表面呈黄色，筛去麸皮
2005年版《天津市中药饮片炮制规范》	陈皮	取原药材，除去杂质及霉黑部分，喷淋清水，润透，切丝，低温干燥
2018年版《天津市中药饮片炮制规范》	陈皮炭	取原药材，除去杂质，置锅内加热，炒至黑褐色及时喷淋清水，取出，放凉
2007年版《广西中药饮片炮制规范》	陈皮	除去杂质，喷淋清水，闷润，切丝或小块，阴干
	蒸陈皮	新鲜陈皮洗净，置蒸笼内蒸至上气后半小时，取出，闷一夜，切丝或小块，干燥，筛去灰屑
2012年版《山东省中药饮片炮制规范》	炒陈皮	取净陈皮丝，置锅内，文火微炒，取出，放凉
	土陈皮	先将锅用文火加热，放入灶心土细粉，待翻动土粉较轻松状态时，倒入净陈皮丝，翻炒至表面挂匀土粉，微带焦斑时，及时取出，筛去土粉，放凉
	陈皮炭	取净陈皮丝，置热锅内，中火炒至表面黑褐色时，喷淋清水少许，灭尽火星，取出，及时摊凉，凉透
2012年版《福建省中药饮片炮制规范》	蜜陈皮	取原药材，除去杂质，喷淋水，润透，切丝，干燥。取炼蜜，加适量开水稀释，加入净陈皮丝，拌匀，闷透，置锅内，用文火加热，炒至黄色不黏手时，出锅，放凉
	盐陈皮	取原药材，除去杂质，喷淋水，润透，切丝，干燥，照盐水制法炒干
	制陈皮	取原药材，除去杂质，喷淋水，润透，切丝，干燥，照蒸法或煮法蒸至辅料汁（生姜捣烂取汁，与醋、盐混合均匀即得）吸尽，放凉，干燥（每100kg陈皮，用醋5kg、姜5kg、盐3kg）
2005年版《安徽省中药饮片炮制规范》	陈皮	取原药材，除去杂质及变黑的果皮，抢水洗净，润软，切丝，晒干或低温干燥，筛去碎屑
2006年版《重庆市中药饮片炮制规范及标准》	陈皮	除去杂质，喷淋水，润透，切丝，干燥
	炒陈皮	取净陈皮丝，照麸炒法炒至颜色变深

（续表）

方法来源	炮制品种	炮制方法
1986 年版《吉林省中药炮制标准》	陈皮	除去杂质，速洗净灰土，捞出，润透，切 3mm 丝，晒干
2005 年版《浙江省中药饮片炮制规范》	陈皮	取原药，除去杂质及青色、霉黑者，抢水洗净，切丝，低温干燥
2015 年版《浙江省中药饮片炮制规范》	炒陈皮	取陈皮饮片，照清炒法炒至表面色变深、微具焦斑时，取出，摊凉
2002 年版《江苏省中药饮片炮制规范》	陈皮	取原药材，拣去杂质及变黑的果皮，抢水洗净，润软，切丝，低温干燥，筛去灰屑
	炒陈皮	取净陈皮置锅内，用文火炒至深黄色，取出
2005 年版《河南省中药饮片炮制规范》	陈皮	除去杂质，喷淋水，润透，切丝，阴干
	土陈皮	取净陈皮丝，照土炒法炒至表面呈焦黑色（每 100kg 陈皮丝，用灶心土 30kg）
	陈皮炭	取净陈皮丝，照炒炭法炒至外呈黑色，内呈黑褐色，喷洒凉水，灭尽火星，取出，晾一夜
2015 年版《四川省中药饮片炮制规范》	蒸陈皮	取陈皮，除去杂质，湿润后，照蒸法蒸透，取出，切丝，低温干燥
	麸炒陈皮	取陈皮，除去杂质，湿润后，切丝，照麸炒法炒至颜色变深
2005 版《贵州省中药饮片炮制规范》	陈皮	取原药材，除去杂质，淋水润透，切丝，阴干
1986 年版《云南省中药饮片炮制规范》	陈皮	拣净杂质，洒水湿润，剪或铡成 2 ～ 2.7cm 的条片，晒干即可
2008 年版《江西省中药饮片炮制规范》	陈皮	除去杂质，抢水洗净，剪成三角块或切丝，低温干燥
	麸炒陈皮	取陈皮块片或丝，用麸炒至黄色为度（每 100kg 陈皮，用麦麸 20kg）
2010 年版《湖南省中药饮片炮制规范》	陈皮	取原药材，除去杂质，抢水洗净，润透，切粗丝，低温干燥，筛去灰屑
1980 年版《甘肃省中药炮制规范》	陈皮	洗净泥土，捞出，润透，切丝，晒干
	蜜陈皮	取净陈皮，剪成小方块，再取蜂蜜用文火炼成老蜜，将陈皮块倒入，炒成黄色时，出锅，摊开，晾凉（每 100kg 陈皮，用蜂蜜 18.75kg）

（续表）

方法来源	炮制品种	炮制方法
	盐陈皮	取净陈皮，剪成小方块，再用大青盐化水，倒入，文火炒拌均匀，出锅，摊开，晾凉（每 100kg 陈皮，用大青盐 3kg）
	陈皮炭	净陈皮块用武火炒至表面黑色，内成黄色时，洒水适量，摊开，晾凉
2005 年版《云南省中药饮片标准》	醋陈皮	取陈皮饮片，置容器内，加醋拌匀，闷润，吸尽。用文火炒干，外表面呈黄褐色至棕褐色，略有焦斑，取出，晾凉，筛去碎屑，即得
	陈皮粉	取药材，净选，洗净，阴干或低温干燥，粉碎成中粉，即得
中国专利	新会陈皮制品	A. 将出产于广东省新会市的新会柑果剥取鲜柑皮 10kg，晒干；B. 用喷雾器将白酒 380mL 均匀地喷洒于干柑皮两面，装入密封容器内恒温 40℃闷 1h；C. 将步骤 B 所得放入蒸笼用 100℃蒸汽蒸 5min，取出，晒干；D. 将步骤 C 所得放入密封容器内，于 30 ～ 33℃保存 1 年后便成为浓郁香醇的新会陈皮制品

（三）现代炮制研究

1. 炮制工艺研究　炮制工艺合理与否直接影响陈皮质量，进而影响临床疗效，为此，现有不少专家学者对陈皮炮制工艺进行了研究。针对传统的天然晒制方法受天气条件影响大的缺陷，陈景怀等采用烘干机进行了新会陈皮烘干试验，具体工艺流程为：原料的选取和验收→鲜果取皮→低温烘至果皮发软→果皮翻反整形→45℃恒温烘干→入库贮存存化。吴霞等采用正交试验法确定了广陈皮的最佳烘烤工艺。吴晓东等通过正交试验优选出了蒸制陈皮的最佳炮制工艺为：每 100kg 陈皮加 200kg 水，室温闷润 2h，在 70~80℃下蒸制 30min。张琳等以层次分析法计算权重系数，多指标综合评分结合 Box-Behnken 设计－响应面法确定了 2015 年版《中国药典》一部规定的陈皮饮片最佳炮制工艺为每千克陈皮加水量 33%，闷润 64min，闷润温度 45℃，为进一步规范陈皮炮制工艺提供了理论依据。

2. 炮制化学研究　黄酮类、挥发油类、生物碱类和一些微量元素是陈皮的主要活性成分。目前对陈皮不同炮制品黄酮类和挥发油类化合物化学成分的研究较多。楼一层等采用紫外分光光度法对常见的麸炒陈皮、土炒陈皮、生用陈皮、盐炙陈皮、甘草汁炙陈皮、童便制陈皮以及蜂蜜、乌梅汁和姜汁制陈皮等 9 种炮制品的橙皮苷含量进行了测定。结果表明，橙皮苷在不同炮制品中的含量排序：土炒陈皮＞生陈皮＞麸炒陈皮＞蜜制陈皮＞甘草炙陈皮＞童便制陈皮＞姜汁制陈皮＞乌梅汁制陈皮＞盐炙陈皮。高明等以水蒸气蒸馏法提取陈皮炮制品中的挥发油，并采用 GC–MS 联用技术对所提取挥发油的化学成分进行分析。结果表明陈皮蒸制后挥发油含量有所减少，由生品的 1.13% 减少到 1.06%，成分也有所变化。冯敬群等对陈皮的生品、炮制品（麸炒、蜜炙）中挥发油含量、物理常数进行了测定，并对三者挥发油及其醇浸液中各化学组分进行了比较。结果表明，与生品比较，麸炒、蜜炙陈皮挥发油的颜色加深，比重增大，挥发油含量、比旋度降低明显，折光率变化不大。徐小飞等还研究了广陈皮炮制前后辛弗林含量变化。此外，为比较不同贮存期的陈皮及陈皮炮制品质量，对不同贮存期的陈皮及其陈皮炮制品化学成分研究也有不少报道。

陈皮作为一种常见的药食两用中药，其应用非常广泛，炮制方法亦众多。通过查阅历代有关文献，发现陈皮、广陈皮和新会陈皮分别在唐代、明代和清代始有相关炮制内容记载。历代炮制方法有净制、切制和炒、焙、熬、煮、蒸、制炭、麸炒、酒制、蜜制、泔水制、醋制、童便制、黑豆制、姜制、盐制、巴豆制、鲤鱼皮制、明矾制、米制、面制、香附制等 20 多种；现代炮制方法主要以简单的净制、切制为主，粉碎、炒炭、蒸、蜜麸炒、清炒、土炒、蜜制、盐制、麸炒、醋制等方法收载于各地方炮制规范中，整体趋于简化炮制工艺、缩短炮制时间。现代在继承古人多种炮制方法的同时摒弃了焙、熬、泔水制、童便制、黑豆制、巴豆制、鲤鱼皮制、明矾制等 10 余种炮制方法，上述 10 余种炮制品是真的临床效果不佳被摒弃，抑或是具有某些独特临床疗效，只是因为其他原因而被迫放弃的，有待进一步深入研究。目前对陈皮、广陈皮的最佳炮制工艺优选和不同炮制品化学成分的研究内容较多，但是关于炮制后对其药理作用及临床疗效方面的研究极少，而作为陈皮优等品的新会陈皮的炮制研究几乎是空白。故今后应加强陈皮、广陈皮炮制品的药理机理和临床疗效的研究，将新会陈皮的炮制研究作为重点突破口。

三、沉香炮制方法及入药方式探讨

沉香为瑞香科植物白木香 *Aquilaria sinensis*（Lour.）Gilg 含有树脂的木材，主要功效为行气止痛、温中止呕、纳气平喘。《名医别录》记载沉香“悉治风水毒肿，去恶气”。《本草经集注》记载沉香只作香料不复正药，只有在治疗恶核毒肿时才有药用价值：“沉香、薰陆香、鸡舌香、藿香、詹糖香、枫香，此六种香皆合香家药用，不正复入药，唯治恶核毒肿，道方颇有用处。”早期本草学著作对沉香的药用记载比较朴素简单，五代以后关于沉香的性味功效以及临床应用有了比较全面的记载。

随着中药炮制学的发展，由炮制技术形成，到炮制学科初成、炮制学科完善，再到炮制学科进一步发展，沉香的炮制方法在这 4 个时期中也有了不同的演变，由最初的切制、用时捣碎，到后来的酒炙、蜜制、醋制、焙制。随着炮制方法的不同，沉香入药方式也发生了演变。现就其炮制方法及入药方式做综合论述如下。

（一）沉香古代炮制方法

我国最早炮制著作《雷公炮炙论》记载沉香："凡使，须要不枯者，如觜角硬重、沉于水下为上也；半沉者，次也。夫入丸散中用，须候众药出，即入，拌和用之。"《本草纲目》记载："凡使沉香，须要不枯，如觜角硬重沉于水下者为上，半沉者次之。不可见火。时珍曰：欲入丸散，以纸裹置怀中，待燥研之。或入乳钵以水磨粉，晒干亦可。若入煎剂，惟磨汁临时入之。"清代以后多沿用前者炮制方法，如《本草易读》："沉水下者上，半沉者次之。磨汁用或研粉干之。""入汤剂磨汁，入丸散镑曝燥磨，忌火。"沉香炮制方法主要分切制和炮制。

1. 切制

（1）捣碎　沉香切制多以粉碎成细粉为主，一般都是用时捣碎。《肘后备急方》载"令破如大豆粒"；《备急千金要方》中沉香与诸药合用，其用法多以㕮咀为主，如五香枳实汤"上十四味，㕮咀，以水五升，煮取一升八"；"凡使，先别锉碎，捣罗为细末，方入药用"（《外台秘要》《太平惠民和剂局方》）；"大三脘散七十，上十一味，同一处杵为粗散……"（《类证活人书》）。

（2）磨　沉香切制有磨法。磨法有磨粉和磨汁之分，而沉香多是与它药配伍共同磨汁，如"沉香煎时磨少许"（《史载之方》）；"锉末或以水磨粉晒干"（宋·《小儿药证直诀》、明·《本草原始》）；四磨汤中沉香的炮制方法为磨汁"人参、槟榔、沉香、天台、乌药，右四味，各浓磨水……"；《本草蒙筌》："与乌药磨服"；《景岳全书》云"磨汁"。

（3）镑　镑法属于雷公炮炙十七法之一，即用镑刀切成细小薄片。沉香镑制始于宋代。如神仙紫雪中沉香镑（宋·《小儿药证直诀》）；《济生方》中黑锡丹使用沉香，其炮制方法也为镑："沉香（镑），附子（炮，去皮脐）……"

（4）剉　沉香切制有剉法，即将沉香剉末。如《洪氏集验方》："应痛内托圆，沉香半两，剉……"《仁术便览》中沉香升气汤"上锉，水煎服"；《顾松园医镜》"入丸散锉末"；《是斋百一选方》沉香降气汤"沉香（七钱，锉）"。

（5）研　研法，最早出现在南宋时期的《雷公炮炙论》，而沉香使用研法炮制出现在宋代，明清时代广泛应用。如《炮炙大法》载"凡用沉香、木香、乳香、没药……须研极细"；《本草从新》："用纸裹怀中，候暖，乳研易于成粉。"

沉香切制有捣碎、㕮咀、磨、镑、剉、研等方法，其中磨、镑、剉、研均属于雷公炮炙十七法，雷公炮炙十七法虽始于南北朝，但沉香使用这些切制方法出现在唐宋时期，明清时期开始盛行。宋代以前沉香切制只说㕮咀，少部分医书也有记载沉香磨制的记载。沉香切制方法的改变，是利用不同的方法将沉香粉碎，其共同目的是便于沉香的调配和调剂，以及通过扩大与他物接触的表面积增加药效。从中药炮制历史沿革发展来看，春秋战国时期炮制技术形成，至宋代，中药切制技术已逐渐完善，而沉香切制方法的改进与此有关。

2. 炮制 随着时间变化，沉香炮制在唐代有醋制，如《外台秘要》载"捣碎，烊醋少许，丸如小豆……"在宋代有酒浸和酒浸成膏，如《博济方》中"用好酒三升，浸两伏时，银器中文武火熬成膏，乳钵内研如糊"；《圣济总录》载"锉一两，杵末，好酒三升，同干柿浸半日，文武火熬成膏，研粉入药"。醋浸如《外台秘要》载"以苦酒三升浸一宿，以生麻油一斗，微火煎三上三下"。发展到明代时期出现蜜制和焙制，蜜制如《奇效良方》云"一两，炼蜜半斤，煎五十沸，别贮"；《外科启玄》中用"焙"法。到清代其酒炙中出现酒磨这一炮制方法，如《本草逢原》载："凡心腹卒痛……并宜酒磨服之；补命门精冷，宜入丸剂。"

综上，纵观沉香的加工炮制方法，发现沉香大多以酒制为主。酒制升提，具有向上、向外的作用，沉香为理气药，沉香酒制引药上行，增强理气作用，同时治疗上焦头面病邪疾病。现代研究表明酒制能增加中药有效成分的溶解度，因其对细胞穿透力强，有助于有效成分的溶出而增加药效。沉香有效成分主要为挥发油类、2-（2-苯乙基）色酮类，其主要成分均易溶于乙醇。因此沉香经酒制后有效成分的溶出提高，药效增强。

（二）沉香现代炮制方法

沉香现代炮制方法多沿袭古代。沉香传统用法为除去枯废白木，劈成小块，用时捣碎或研成细粉。《中药炮制经验集成》中载沉香炮制方法有劈碎，研粉；浸镑；蒸镑等。国产沉香采用浸镑，如取国产沉香，加水浸 4h，润 2d，用清水淋洗 1 次，再润 2d，镑 2cm 厚的片。进口沉香采用蒸镑，如取进口沉香，加水浸 12 ～ 24h，蒸 1h，镑 2cm 厚的片。《中药学》中载："三分至一钱，入煎应后下。研末冲服，每次 0.5 ～ 1g。亦可用原药磨汁服。"2015 年版《中国药典》记载："除去枯废白木，劈成小块。用时捣碎或研成细粉。"由此可见沉香于当前以切片为主，用时捣碎。现有将沉香用去筛的粉碎机粉碎成粉末，再将加工后的沉香粗粉以小包装 PVC 袋密封，既便于调剂，又能防止其挥发性物质的散失。

地方炮制规范中，沉香炮制方法多是取原药材，除去枯废白木，劈成小块，用时研粉即得。《广东省中药炮制规范》（1984 版）记载沉香炮制方法为：除去枯废白木，劈成小块，用时捣碎或研成细粉。福建、湖南等省所用沉香都为饮片，用时捣碎研粉。有的地方有沉香饮片和沉香粉两种用法：《贵州省中药饮片炮制规范》记载贵州省所用沉香有沉香饮片和沉香粉。福建莆田所用沉香也是沉香粉和沉香饮片，载："沉香取原药材，除去枯废白木，劈成小块。用时捣碎或研成细粉。沉香粉取净沉香小块，捣碎，研成细粉。"有的省则直接使用沉香粉，如江西和山东所用沉香都是沉香粉，载"取沉香，除去枯废白木，劈成小块，研成细粉"。

（三）沉香入药方式

1.沉香内服　查阅古代及现代文献，了解到沉香的入药方式有入煎剂、丸剂、散剂、膏剂等。有关古籍记载沉香入丸散剂应后下，入汤剂磨汁。沉香以膏剂入药有关记载，如《海药本草》云："并宜煮酒服之。诸疮肿，宜入膏用。"沉香入丸剂多以蜜丸为主，偶有酒糊丸及面糊丸等。《华佗神方》中记载华佗治气瘤神方："各为细末，蜜为丸。"《备急千金要方》中治七孔臭气载："末之，蜜丸。"《奇方类编》载沉香至珍丸："上为末，面糊为丸。"《本草纲目》载："为末，酒糊丸梧子大。""各研末，以麻仁研汁作糊，丸梧子大。"《儒门事亲》载沉香降气丸："上为末，生姜汁浸，蒸饼为丸，如桐子大。"入汤剂有磨汁冲服，亦有盐汤点服，《是斋百一选方》载沉香降气汤"上味捣碎为细末，盐汤点服"。

现代沉香药用多沿用古代方法，"入汤剂磨汁，入丸散镑曝燥磨，忌火"。而相关医药著作中所记载沉香用法大多为研粉吞服，《月经病方剂证治》记载沉香鳖甲散用法为"上一十五味，为细末……温服空心，日三服"；《慢性胃炎名家传世灵验药对》中记载沉香与陈皮、香附等配伍使用，入药方式为"入汤剂宜后下，或磨汁、锉末冲服"；《延年益寿中草药应用》一书指出治疗脾胃虚寒肢冷以及治疗上虚下盛之痰喘方面，沉香与他药配伍使用入药方式为研粉吞服；《中华肿瘤治疗大成》所载沉香用法用量"研末冲服，或原药磨汁服"。现今随着人们对药膳食疗的关注度不断增强，沉香在药膳方面也有了应用，如《心血管病四季药膳》书中提到的桂枝沉香煮牡蛎，沉香在其中的应用也是研粉再与他物共煎煮。同时也有沉香与花茶直接冲泡做茶饮。

2.沉香外用　沉香入药方式除内服外还有外用。沉香外用最早记载可追溯至南北朝，《本草经集注》有载作香料用。《华佗神方》中华佗治月经逆行中记载："浓磨沉香服五钱，并用酽醋贮瓶内，火上炙，热气冲两鼻孔，血自能下降。"《备急千金要方》口病第三载："以粗罗之，临薰衣时，蜜和用。"《本草纲目》曰："治痘疮黑陷，用沉香、檀香、乳香等份，薰于盆内。抱儿于上熏之，即起。"《冯氏锦囊秘录》中所载沉香白牙散外用刷牙。

中药可通过炮制以达到减毒、增效、纠性、矫味、洁净、扩大临床应用等目的，如李中梓所云："制药贵得中，不及则无功，太过则伤性……酒制升提，盐制润下，姜制温散，醋制收敛……去穰者宽中，抽心者除烦。"炮制技术形成时期，沉香炮制以切制为主，切制粉碎不仅使其与他药配伍使用时调配便捷，同时粉碎后的沉香与煎液接触面积增大，增加有效成分的溶出，药效增加。而这一方法也一直沿用至今，足以见得沉香切制在整个沉香炮制方法中的重要地位。在炮制品种和技术扩大应用时期，沉香炮制方法新增酒制、醋制、蜜制、焙制等法。沉香炮制方法由简单的切制发展到酒制、醋制、蜜制、焙制，使其在功效应用上有所不同，如酒制升提增强其理气之效；醋制入肝止痛，增强其止痛之效；蜜制和中益元，增强其健脾和胃、补中益气之效。而清代出现的沉香焙制，其主要目的是使沉香充分干燥，便于粉碎和贮存。

沉香炮制方法详细记载始于南北朝《雷公炮炙论》。沉香炮制方法有捣碎、研粉、磨汁、锉、酒制、蜜制等方法。其中被后世沿用的方法是其切制部分。沉香多以粉末入药，不宜久煎。现代研究表明，沉香主要成分为挥发性成分，久煎使挥发性成分散失，所以沉香在古今应用时多为用时捣碎，但捣碎法难以满足现代快节奏的生活需求。此外，沉香的有效成分主要集中在树脂部分，而树脂的分布不均匀性是沉香质量控制的最大难题，从而导致沉香饮片不能尽其用处。

随着中药现代化的发展，当前市面上出现多种新型中药饮片，如煮散饮片、超微饮片、配方颗粒、破壁饮片等。根据沉香的物理特性及活性成分特点，笔者认为将沉香开发成破壁饮片的形式应用有利于保存其药效及控制产品质量的均一性。

中药破壁饮片是将符合《中国药典》要求并具有细胞结构的中药饮片，经现代破壁粉碎技术加工至粒度 D90 ＜ 45μm 的粉体，加水或不同浓度的乙醇黏合成型，制成的 30 ～ 100 目原饮片全成分的均匀干燥颗粒状饮片。工艺上，中药破壁饮片的破壁粉碎技术和成型技术均只改变了中药饮片的物理形态，未经高温提取处理，保留了原饮片的化学成分及药性。在质量方面，中药破壁饮片改善了原传统饮片的物质均匀性。应用方式上，中药破壁饮片除可像传统饮片一样煮沸 3 ～ 5min 成汤剂，也可直接冲泡服用如茶饮，还可采取搅拌匀浆形成混悬液的方式服用，应用便捷，同时药品稳定性及安全性较传统饮片更易控制。此外，中药破壁饮片因破壁技术的引入，可提高中药饮片的利用率，有利于紧缺中药资源如沉香等中药的可持续发展，对保护生态环境、节约中药资源有着显著的作用。将沉香制成破壁饮片将有利于沉香产业链的发展。

四、槟榔炮制方法探讨

槟榔为棕榈科植物槟榔（*Areca catechu* L.）的干燥成熟种子，具有驱虫消积、行气利水的功效，其主要有效成分为槟榔碱。槟榔的传统炮制方法是浸泡至透切片，这种方法可使槟榔碱的损失达25%。因而近年来对槟榔泡制提出了多种改进方法，如淋润法、直接粉碎法等，其中直接粉碎法得到了较多的提倡。

现以槟榔的有效成分槟榔碱的含量为依据，对五种槟榔炮制方法进行了比较研究：①换水浸泡切片法：取净槟榔加水浸泡，每天换水一次，至润透，沥干水分，切极薄片，干燥恒重后按《中国药典》规定的方法测定槟榔碱的含量。②不换水浸泡切片法：取净槟榔加水（恰好浸没槟榔）浸泡，至润透，沥干水分，切极薄片，干燥恒重后测定槟榔碱的含量。③直接粉碎法：取净槟榔置电钵中打碎，过8目筛，干燥至恒重后测定槟榔碱含量。④淋润法（湖北省炮制规范法）：拣去杂质，洗净，捞于筐内，上盖湿布，经常淋水，润透后切薄片，干燥恒重后测定槟榔碱含量。⑤先淋后闷切片法：取净槟榔浸湿，捞入筐内，上盖湿布，每天淋水，一星期后，放入小口坛内，盖紧坛口，闷润，隔天一次喷少量温热水至湿透，闷润透后取出切极薄片，干燥恒重后测定槟榔碱含量。分别取上述五种方法炮制的槟榔干燥恒定后，称取等量，加等量的水煎煮45min后过滤，取药渣充分干燥至恒重，分别按《中国药典》法测定槟榔碱的含量。结果见表7–2。

表7–2 槟榔饮片或颗粒中槟榔碱的含量及煎出量

品名	饮片或颗粒含量（%）	煎煮后药渣含量（%）	煎出量（%）	煎出率（%）
换水浸泡切片	0.2583	0.1420	0.1163	45.03
不换水浸泡切片	0.2935	0.1633	0.1302	44.36
粉碎颗粒	0.3145	0.2014	0.1140	36.14
淋润法	0.3022	0.1677	0.1345	44.51
先淋后闷切片	0.3091	0.1704	0.1387	44.87

注：煎出量＝饮片或颗粒含量－煎煮后药渣含量；煎出率＝煎出量／饮片或颗粒含量×100%；表中含量均为两次所测数据的平均值。

换水浸泡法槟榔碱的损失较多，达18.1%，使其饮片含量（0.2583%）达不到《中国药典》（1977年版）规定的槟榔碱含量不得少于0.3%的要求，很显然，浸泡法是不宜用于炮制槟榔的。但值得注意的是，目前不少基层单位仍用此法炮制槟榔，这是不妥当的。不换水浸泡法对槟榔碱含量也有影响，能损失槟榔碱约7%左右，且不适于夏季使用，因夏季气温高，浸泡过程中浸液极易发生腐败变质而使药材变色，因此该法也是值得商榷的。

直接粉碎法被认为是当前槟榔炮制改革较成熟的一种方法，《中国药典》（1977年版）、地方规范如《湖北省中草药炮制规范》等和部分教科书及专著均予以收载。从上述实验结果可以看出，若以饮片或颗粒中槟榔碱的含量来评价炮制方法，无疑是直接粉碎法为优。但直接粉碎法的颗粒煎出率比饮片低8%～10%，实际上，颗粒中槟榔碱的煎出量（0.1140%）比浸泡法（0.1163%）还低，且这种方法还有粉碎度不易控制、不利于保管、煎煮时易糊底等缺点，失去了中药饮片原有的特性，因此笔者认为这种方法不宜提倡。

淋润法是湖北省中草药炮制规范法，对槟榔碱含量影响较小，损失率约4.2%，但仍比先淋后闷法损失率约高2倍。淋润时，上层（紧贴湿布）槟榔与下层槟榔润透时间不一致，且淋润法润透时间长，一般比先淋后闷法平均要长2～3天。先淋后闷法是根据中药材软化应"少泡多润"的原则和淋法、闷法以及槟榔本身的特点而设计的，实验证明炮制过程中槟榔碱的损失率仅约2%，饮片煎出率高，达44.81%，生产周期也较其他方法为短。经多年临床应用也证明这种方法炮制的槟榔治疗效果好。本法操作简便易掌握，无须特殊设备，因此建议槟榔的炮制方法采用先淋润、后闷润再切片的方法。

五、附子炮制方法探讨

（一）古今附子炮制方法变革

附子为毛茛科植物乌头 *Aconitum carmichaeli* Debx. 子根的加工品，味辛、甘，大热，有毒，归心、肾、脾经，具有回阳救逆、补火助阳、逐风寒湿邪的功效，是传统的温里回阳药，治疗阳虚里寒证的首选药材。其药效与毒性并存，难以把控用量及保障用药安全，故附子炮制工艺的优化改良是历代医家研究的重点。为进一步深入研究炮制方法对附子安全用药的影响，规范附子炮制方法，在此以历史演变为线，对古今文献中附子炮制方法及演变过程加以整理及总结。

1. 古代炮制方法　生附子有大毒，临床多外用，始载《神农本草经》列于下品，载"其汁煎之，名射罔，杀禽兽。"可见附子毒性极强。有关附子炮制的最早文字记载见于张仲景《金匮玉函经》，提出了"蜜炙"的概念，"……以蜜二升煎取一升……熬去皮，不㕮咀，水煮去滓，内蜜再煎"，首次标明药物与辅料用量，具体讲述了降低其毒性的方法及用量，初现附子炮制这一概念。此后，医家对其炮制方法各取所长，不断改进。如《华氏中藏经》记载："河水浸七日换水，浸去皮尖，切片干之。"首次记载了浸泡附子降低毒性的炮制方法。同时，该书中首次出现"酒浸"这一炮制方法："（乌喙）苦酒渍外”，目的是以酒助药性，增加其滋补肾阳作用。南齐《刘涓子鬼遗方》中首次明确提出炮的程度“炮裂”。陶弘景《本草经集注》记载，“塘灰火炮炙，令微坼”，将“炮”的程度调整至为“微坼”。随后南北朝《雷公炮炙论》相较于单纯“炮”，首次提出了“炮后再焙”的炮制方法，如“于文武火中炮，令皱坼者去之……至明取出，焙干用”，详细描述了附子炮制的过程及操作方法。以此为基础，逐渐发展出炮后再煮等炮制方法，如宋《圣济总录》中“炮，水煮三五沸，去皮”，明《本草纲目》中提出炮后炒，“炮令发坼……乘热切片再炒”，也是为了更有效地降低附子的毒性。

宋《三因极一病证方论》中首次提出盐水制，“以盐水浸再炮……”，先用盐水浸泡降低毒性后再炮制，以提高炮制效率。此为后世制盐附子的理论依据，也是现代胆巴炮制的雏形，金元时期出现盐水、童便浸后再煮等。同时《雷公炮炙论》中首次出现使用辅料进行附子炮制的相关记载，“用黑豆汁浸……即生去尖皮底了，薄切”，介绍了去皮可降低毒性，注明了药材与黑豆汁的比例。首次出现混合辅料炮制的方法是孙思邈《备急千金药方》和《千金翼方》中用醋和猪脂合煎的炮制方式，“明旦以猪脂五两煎之，附子色黄”“附子末和醋涂，治疗疮肿甚者”，在此基础上后世发展出姜汁制、醋制、朱砂制、黑豆汁制等加辅料的炮制方法。这些方法均属于水火共制类别，与现代加辅料炙的原理相同，均是利用辅料的相关特性，以降低附子的毒性。宋《苏沈良方》提出“纸裹煨”这一炮制方法：“偎纸裹艰。”《三因极一病证方论》中记载有“煨熟，新水浸一时久，去皮脐，焙干”一法，其目的与炮后再焙相同，在煨后用水加以浸泡后再焙干。总的来说，就是在保障临床疗效的同时，持续降低附子中毒性成分的含量。无论是“生去皮脐，刻作瓮……面裹煨熟，去面不用”，还是《本草备要》中“水浸面裹煨……乘热切片炒黄，去火毒用”，以及清《玉楸药解》中“煨去皮脐，切片，隔纸焙干，稍生服之，则麻木昏晕”，煨作为炮制方法降低毒性的同时使辅料更易与药材结合，而“面裹”能使附子受热均匀，更易于控制其炮制程度。现代药效学研究认为，附子去毒的关键在于加热过程中毒性成分的水解，与辅料的使用无关。在这种思想的影响下，现今附子的辅料炮制仅有沿用甘草、黑豆等辅料共制。后世医家所用附子基本上都在上述炮制范畴。

炮制方法“烧”首次出现于晋代葛洪的《肘后备急方》中，“炭火内烧令黑勿令药过……”，首先提出炮制时的程度“黑”。宋《太平圣惠方》、宋《圣济总录》中亦有相同记载：“去脐皮，烧令烟尽。”指出炮制程度的判断标准是“烧令烟尽”，与清《类证治裁》中“烧灰存性”及现今的“炒炭存性”异曲同工。煅法温度较高，能大幅度减少其毒性成分，但需注意“存性”方能够获得较好的疗效，该法始见于宋代《小儿卫生总微论方》。明《普济方》中首先提出“炒”这一炮制方法。明《寿世保元》中进一步优化了这种炮制方法，“炒，去心”。《景岳全书》在此基础上又明确了炒的程度，“切，略炒燥”。但不同时期对附子“炒”的炮制程度要求不同。清《本草述》中“剉碎炒黄”，提出炮制后炒制品颜色为“黄”。《温病条辨》中记载“炒”的炮制程度为“生附子炒黑”。

由于附子具有独特的药效作用，历代医家对其炮制方法均较重视，并积极改进。宋、明时期多为醯醅腌制法；明末出现盐腌制炮制法，在降低毒性的同时，增加了附子的保存时间，至清代盛行一时；清末、民国出于节约成本和除其毒性的考虑，将盐腌制法改为胆巴腌制炮制法。1941 年《四川省彰明县概况》最早用文字记载了附子胆巴腌制炮制法，“用胆腌足二十日”，目前《中国药典》中收载的附子胆巴腌制加工方法即源于此。此时已有医家认识到，附子炮制的目的不仅仅是为了解毒，也是将去毒与治疗相结合。现代药理学研究认为，干热法在降低附子毒性成分含量的同时，避免了有效成分的流失，但也有局限性，去毒程度难以掌控，所有炮制过程更多依靠经验，缺乏系统、科学的标准。因此有必要进一步筛选优化传统炮制工艺，减少有效成分在加工过程中的流失。

2. 现代炮制方法　2015 年版《中国药典》中，附子炮制品主要有盐附子、黑顺片、白附片、淡附片、炮附片等。附片的炮制工艺持续改进，包括计量单位的优化、炮附片炮制工艺的更新、炮制过程中浸泡所需辅料的更换、煮制标准和炮制程度的明确、将“厚片”量化等；具体体现在将“厚片”量化为“0.5cm”，片型标明为“纵切片”，删除了稀盐卤水浸泡、熏硫等工艺，更加规范附子的炮制方法，更加注重临床使用安全。

在某些地方原卫生局 / 卫生厅等发布的炮制规范中保留有具有当地特色的附子炮制方法，如《云南省中药饮片炮制规范》（1974 版）中的胆汁炙法，《北京市中药饮片炮制规范》（1974 版）中的煮制法，《天津市中药饮片炮制规范》（1975 版）中的甘草煮制法、黑豆煮法，《辽宁省中药炮制规范》（1975 版）中的矾水煮制法，《黑龙江省中药饮片炮制规范及标准》（1975 版）中的甘草、黑豆煮麦麸吸干法，《内蒙古自治区中药饮片切制规范》（1977 版）中的甘草、黑豆矾水制法，《广东省中药饮片炮制规范》（1977 版）中的生姜汁蒸法，《河北中药手册》（1979 版）中的卤水煮后蒸制法，还有《上海市中药饮片炮制规范》（1980 版）中的豆腐煮制法，《河南省中药炮制规范（修订本）》（1983 版）、《湖南省中药饮片炮制规范》（1983 版）中的蒸制法，以及《湖南省中药饮片炮制规范》（1983 版）中的烤制法等。在发展各地方独有的附子炮制方法外，浙江省药检所结合现代仪器设备进行了加压蒸制和单一煮制的附子炮制方法试验，结果显示，高压蒸制后的附子外观性状与胆巴炮制后的附子相似，但其总生物碱含量远高于后者。进一步研究发现，炒制法、蒸制法炮制的附子样品中 3 种单酯型生物碱含量及总和明显高于按《中国药典》方法炮制的饮片和生附片。现代的蒸制法、炒制法与 2015 年版《中国药典》所收载的附子炮制方法比较，前两者中的苯甲酰新乌头原碱、苯甲酰乌头原碱、苯甲酰次乌头原碱等有效成分的含量明显高于后者收载的黑顺片、白附片、淡附片、炮附片，推测这也是临床疗效较优的主要原因。

吴佩衡先生认为，“附子一药不在于制透而在于煮透”，并结合时代特点制出“附子膏”，即将附子洗净，加水蒸制滤过，将滤液浓缩成膏状体，用药时将附子膏代替附片使用。王龙虎等利用现代仪器设备，提出微波附子，即将生附子洗净去皮后，浸泡 1 日，再换水浸漂数日，如此反复多次后隔水蒸制，蒸透后干燥，选用高频微波机进行辐射干燥，制得微波附子；以该法制得的附子毒性低，药效好，生产效率高，工艺简单。温瑞卿等发现，不经过胆巴蒸制或炒制的无胆附片中的单酯型生物碱含量明显高于 2015 年版《中国药典》规定；同时其毒性生物碱含量远低于规定标准。单纯加热炮制对附子总生物碱含量影响较小，王昌利等研究发现，附子炮制过程中成分流失主要在泡、漂、浸环节，但蒸煮法能明显减小附子毒性，特别是加压后在节省时间的同时提高了效率，简化了工艺。高桥真太郎首先提出以 110 ～ 115℃及 $1.5kg/cm^2$ 条件下蒸附子 40min，通过破坏酯键的方式降低毒性，同时避免生物碱的流失。以此为基础，1990 年出现了高压蒸煮的炮制方法，在胆巴水中将生附子浸泡数日，漂洗后切片，高温高压下蒸 30min，干燥，工艺简单，过程可控，在有效地减少毒性生物碱含量的同时避免了有效成分的流失。张荣等进一步优化了高温高压炮制法，发现伴随蒸气压力的增大和蒸制时间的延长，附子中的乌头类生物碱含量逐渐降低，但这种炮制法对药效的影响还需做进一步药理学实验证实。为考察加压蒸制附子的安全性，张丽萍在 0.245MPa 条件下蒸制药材 1.5h，测定最大给药量，结果发现，当最大给药量为临床最大用量的数百倍时仍未见相关毒性反应，表明该炮制方法炮制的附子临床用药安全性高。李志勇等研究了高温高压炮制法对附子药效关系的影响，发现附子改善心功能的作用受炮制时间的影响。

随着科技的进步，相继出现了运用现代工艺制作的附子颗粒剂、微波附子等新的炮制品。先将泥附子制成淡附片后，蒸制晾干，用微波干燥，可制成含水量低于 10% 的附片。相关研究显示，微波炮制的附片与其他炮制品相比，毒性成分双酯型乌头碱含量基本无变化，但水溶物和石油醚溶出物增多，表明微波炮制能增加有效成分溶出，还可有效去除其他无活性成分，增加饮片稳定性，便于贮存，使用方便；在保持原有药效的同时增加了多项有效指标水平，明显提高了附子的有效性和药用价值。

现代附子的大规模炮制加工方式来源于四川江油地区，通过洗净、胆巴泡、煮、剥皮、切片、漂、蒸、晒等系列流程进行炮制。各地方现行的附子炮制规范大多如此，炮制工艺差异较大的方面主要表现在辅料和工艺的不同，辅料的不同在于辅料材料，如甘草汁、豆腐、甘草黑豆汁，其原因为各地区附子应用历史的不同；工艺的不同在于有以辅料汁共煮或先煮后蒸。现在可购买的附子炮制品有 10 余种，除 2015 年版《中国药典》收录的品种外，其他炮制品的使用并不广泛，仅在特定地区作为特殊用途使用，如四川炮天雄产量极少，多用于高端保健饮片。总的来说，现行 2015 年版《中国药典》收载的方法能利用现代设备较为精确地控制附片炮制过程，但工艺较为烦琐。虽有部分现代药学工作者在不影响药效的前提下，以传统炮制方法为基础，研究出了部分省工省时、操作程序简便的现代附子炮制方法，逐步完善炮制工艺，但这些工艺大多数需配备要求较高的机器设备，并缺乏现代化大生产的工艺技术参数和相关经验，以及相应质量标准，目前临床使用较少。

3. 讨论 附子的药理作用较多且效果独特，不同炮制品对应不同的适应证。淡附片药力较和缓，长于回阳救逆、散寒止痛；黑顺片与炮附片药效几近相同；白附片则药力稍逊于上述品种。谭茂兰使用黑顺片改善了模型动物病理状态，表明炮制后附子的补火助阳功效增加，散寒止痛功效降低。熊秋韵等以附子不同炮制品作用于室颤模型小鼠，结果表明，炮制附子抗炎镇痛作用强于生附子。上述研究均证明了炮制法会影响附子的药效，如对炎性疼痛，选用炒附片较好；对抗免疫抑制时，选用黑顺片、淡附片和蒸附片较好。所以，应根据病情的不同选择不同的炮制品。

目前市面上的附子炮制品有黑顺片、白附片、淡附片、炮附片、挂片、刨附片、熟附片、黄附片等 10 余种，主要使用范围为医疗和养生保健。如当代四川“火神派”名医善用附子，尤以擅用超大剂量附子为突出特点，但因其附子使用剂量大，保障其安全有效的均一稳定显得十分重要。传统附子炮制工艺主要使用辅料、水等通过浸制、煮、水漂等方法，促进有毒生物碱发生水解，降低有毒生物碱含量后应用于临床。但在这种加工过程中，大量有效成分流失，炮制程度不可控。而现行的附子炮制方法普遍存在炮制太过的情况，虽确保了临床使用安全，但药效常难达到预期。现行 2015 年版《中国药典》对附子的炮制方法、炮制过程无明确规定，不同厂家、不同地区因其实际情况的不同，炮制过程中浸泡时间、煎煮时间、温度等关键参数不同，致使附子炮制品的药效作用和毒性各不相同，甚至存在不同产地加工的附子的有效成分含量相差 10 余倍。由此看来，缺乏规范的炮制工艺使炮制过程中炮制工序、时间、温度不统一，影响了附子的临床疗效和用药安全。毒性中药饮片炮制过度难以保证临床用药的有效性，炮制不足则存在安全用药风险，因此有必要规范化附子的炮制方法、炮制流程。

古今附子的炮制方法众多，但其毒理、药效、炮制的工艺及其物质基础等尚不清楚，也无全面反映附子炮制质量的指纹图谱和质量标准，临床无法根据患者药用要求的不同选择使用相适宜的附子炮制品（甚至是否需要炮制）。对于传统医学，我们既要传承，更要创新。本课题组发掘、整理附子炮制的传统工艺与现代工艺，其目的是确保附子临床用药安全有效，为开发附子新的炮制方法，规范附子现有炮制方法、炮制流程提供参考。但目前关于附子炮制存在很多的问题，如炮制方法对附子药效的影响范围，如何根据附子的炮制方法确定其临床使用范围，如何制定科学规范的附子炮制方法，亟待解决。

（二）中药附子炮制方法探讨

附子炮制历史悠久，方法繁杂，不同附子炮制品的化学成分、药效学和毒理学均有差异，与其炮制加工方法等息息相关。特别是随着近代科学技术的不断发展，结合当地历史用药习惯，各地出现了许多新的附子炮制品。为进一步深入研究炮制方法对附子用药安全性的影响，为规范附子炮制积累资料，本文对近年来《中国药典》及各省市地方中药炮制规范中有关于附子的炮制方法加以整理归纳，总结如下。

1. 附子的炮制方法　附子炮制始见于汉代，从汉代至今，附子的炮制方法已演变有 70 余种之多。从汉代至唐代，附子都采用直接干热法解毒，如炮、烧、煨、炒、焙和烘等；宋代发展到用液体辅料及药汁煮或蒸制；清代开始采用胆巴水浸制、煮、漂和蒸等方法；现代根据各地传统用药习惯、炮制习惯的不同，在某些地方的规范中也出现过许多具有当地特色的附子炮制方法，如《天津市中药饮片炮制规范》（1975 年版）中的甘草煮制法、黑豆煮法，《黑龙江省中药饮片炮制规范及标准》（1975 年版）中的甘草、黑豆煮麦麸吸干法，《广东省中药饮片炮制规范》（1977 年版）中的生姜汁蒸法，《上海市中药饮片炮制规范》（1980 版）中的豆腐煮制法等。后面随着国家管理的不断规范和炮制方法的不断改进，很多炮制方法繁复、使用范围小、不良反应频发的炮制品已被淘汰或者不再使用。现行 2020 年版《中国药典》收载了黑顺片、盐附子、白附片、炮附片和淡附片 5 种饮片炮制规格。除现行药典收载的附片炮制方法外，经过查阅整理近代全国各省市地方中药饮片炮制规范发现，被收载过的附子炮制品种有生附片、刨附片、熟附片、熟附片（豆腐制）、蒸附片、炒附片、煨附子、黄附片、黄附块、临江片、卦附片、阳附片及阴附片等，现介绍其中典型的几种炮制方法，见表 7–3。

表 7–3 《中国药典》(2020 年版)及各省市地方中药饮片炮制规范中附子炮制概况

饮片规格	炮制方法	性状片型
黑顺片	煮至透心；蒸至表面出现油面光泽后烘干	表皮黑褐色，横切面呈暗黄色，半透明状，质硬而脆，断面角质样
白附片	浸泡，煮透，剥去外皮，切片，浸漂，蒸透，晒干	无外皮，黄色，半透明
淡附片	选盐附子，漂尽盐分，与甘草、黑豆煮透心，至口尝无麻苦感后切薄片，晒干	表皮黑褐色，横切面呈褐色，半透明；质硬，断面角质样，口尝无麻舌感
炮附片	用砂烫至鼓起并微变色	无外皮，黄白色，半透明，表面鼓起，黄棕色，质脆
生附片	取泥附子，洗净，切片，干燥即可	表皮黄褐色或黑褐色，横切面呈白色或浅灰黄色；味辛辣、麻舌，体轻，质脆
蒸附片	生附片，清水润透，蒸至表面出现油面光泽后烘干	表皮黑褐色，横切面呈棕黄色，具油润光泽；质硬而脆，断面角质样
炒附片	砂炒至滑利后，投入生附片，砂至表皮黄棕色、断面黄色	表皮黄棕色，切面浅黄色或黄棕色，质松脆；味微苦，微有麻舌感
熟附片	泥附子在胆巴水中浸泡数日，同浸液煮至透心，剥去外皮，切片，漂尽胆巴后，蒸至透心，表面出现油面光泽后烘干	切面黄白色或灰黄色，半透明状具油润光泽；质硬而脆，断面角质样
黄附片	泥附子在胆巴水中浸泡数日，同浸液煮至透心，剥去外皮，切片，漂尽胆巴后，用调色液染成黄色后烘干	切面黄色；质硬而脆，断面角质样
卦附片	泥附子在胆巴水中浸泡数日，同浸液煮至透心，剥去外皮，对剖，成为两瓣如卦形的附片，水浸漂后用调色液染成浅茶色，取出，蒸制至出现油面光泽，烘干	如卦形，切面灰褐色，半透明状具油润光泽；质硬而脆，断面角质样，微有麻舌感
刨附片	泥附子在胆巴水中浸泡数日，同浸液煮至透心，漂尽胆巴后阴干，刨成直径约 2cm 的片，再用水浸漂，取出烘干	表皮黑褐色，切面呈灰白色或浅灰黄色，气微，味淡
盐附子	泥附子在胆巴水中浸泡过夜后，加食盐，继续浸泡，每日取出晒晾，并逐渐延长晒晾时间，直至附子表面出现大量结晶盐粒(盐霜)、体质变硬为止；切成厚片，干燥	表面披盐霜，呈灰黑色，顶端芽痕，周围有瘤状突起支根或支根痕；可见充满盐霜的小空隙及多角形形成层环纹；味咸而麻，刺舌
临江片	将盐附子盐分漂尽后，刮去外皮，切厚片，米泔水漂 3d 后，以生姜片拌匀，蒸至表面出现油质，风干至表面“结面”后用文火烘干	切面呈淡黄棕色，半透明状具油润光泽；质硬而脆，断面角质样

（续表）

饮片规格	炮制方法	性状片型
煨附子	将盐附子盐分漂尽后，晾干，然后平铺于糠灰中，上覆生姜片后以草纸覆之，再铺糠灰 4 ～ 5cm 厚于纸上，灰上平铺少量稻草、干糠壳，于四角点火引燃，待糠烬灰冷，取出附子，蒸至口尝无或微有麻舌感时取出，日摊夜闷至半干，切薄片，晾干	表面周边灰棕色，切面微有光泽，具孔隙；质脆，味微咸，口尝无或微有麻舌感
熟附片（豆腐制）	将盐附子咸味漂去，加水与豆腐同煮至嚼无麻感，摊晾至外干内润，切薄片，晾干	表皮呈暗褐色或黑褐色，有细皱纹，切面呈淡黄棕色或淡褐色，半透明状，质坚
黄附块	将原药除去杂质，筛去灰屑	切面多凹凸不平，边缘隆起，内部凹陷可见 1 个多角形环纹，角质状；质坚硬，难折，气微，味淡
阴附片	漂法同煨附子，再加明矾、甘草漂 1d	外皮黑褐色，切面暗黄色，油润具光泽。质坚硬，断面角质样
阳附片	盐附子纵切厚片，河水洗净，漂 9 次水，晒干，砂炒至鼓起、变白色入药	外皮黑褐色，表面鼓起黄棕色，质松脆

2. 附子炮制使用的辅料

（1）胆巴　胆巴味咸、性寒，能软坚散结、防腐、解毒。最早使用胆巴炮制附子的记载是《四川省彰明县概况》，目前《中国药典》(2020 年版）中收载的附子胆巴腌制加工方法就是源于此。现代药理学研究结果表明，胆巴含有多种金属离子，对中枢神经系统有抑制作用，附片中胆巴含量过高还会引起消化道不良反应。因此，在附子的炮制中，胆巴的使用存在争议，有研究认为用胆巴（卤水）浸泡附子是为了增加存储时间，为进一步炮制做准备，而非从药性考虑；附子的临床应用多为扶阳，使用纯阴的胆巴炮制附子与临床运用附子“扶阳抑阴”的观点相悖。也有不同观点认为，胆巴属阴，用其阴性平抑附子的火性，以达到阴阳平衡。

（2）甘草　甘草味甘、性平，能和中缓急、解毒，是常用的毒性中药饮片的炮制辅料之一。以甘草降低附子毒性在历代均有应用，《金匮要略》中含附子的方剂中，配伍使用甘草的就有 11 首。现代药理学研究结果表明，附子经过甘草炮制后，其心脏毒性显著降低，强心作用进一步增强，并能拮抗乌头碱诱发的心律失常，能够降低临床使用的风险。也有研究认为，其药理作用变化的原因在于甘草影响了炮制过程中附子中有效物质的溶出，减少了机体对于其有效物质的吸收。因此，历代医家认为附子与甘草配伍后对心脾阳虚诸证有较好的疗效。

（3）黑豆　黑豆味甘，具有散癖、驱风和滋养肾脏等功效。有学者认为，黑豆中的某些成分可与附子中的毒效成分发生反应，生成不溶性物质，可降低附子毒性，因为黑豆参与炮制后，附子中的有效成分单酯型生物碱含量明显高于其他对照饮片。但在其他研究中并没有显示出黑豆对于附子炮制的特殊作用，因此，也有学者认为黑豆在附子炮制中存在的作用有限。

（4）谷糠　谷糠是疏松的稻谷外壳，与药物共制可使药物受热均匀，避免局部过热。使用谷糠炮制的煨附子是“建昌帮”附子特色的炮制方法之一。在附子的炮制中，谷糠能够使附子的受热温度稳定在 130 ～ 210℃，在此温度范围内，麦麸和附子中含有的生物碱类成分发生化学反应，从而导致药效成分增加或燥性成分降低，在缓和药性的同时，可增强附子健脾祛湿的功效。

（5）姜　姜味辛、性温，能散寒、解毒，药物经姜制后毒性降低。以生姜制附子的目的是以热制热，增强附子补火助阳的功效。早在《博济方》中就有记载姜制附子的方法，“用生姜半斤，以水一碗，同煮附子……”现代研究结果认为，姜中某些有效成分可能对乌头类生物碱的吸收、代谢或乌头类生物碱的机体毒性效应产生拮抗。特别是干姜的乙酸乙酯提取物与附子的共煎液与附子单煎液比较，虽然前者的乌头碱和次乌头碱溶出率明显增加，但毒性却明显减小；并且，姜辣素对附子中毒性成分也存在抑制作用。

（6）豆腐　豆腐味甘、性平，具有生津润燥、清热解毒等功效。使用豆腐共制附子，主要是因为豆腐表面积大、空隙多，具有很好的吸附能力，能吸收附子中部分毒素，起到缓和药物毒性的作用；同时，豆腐作为一种两性化合物，可与附子中生物碱等成分结合产生沉淀，降低药物的毒性。

（7）米泔水　米泔水味甘、性凉，无毒。使用米泔水浸泡附子，可以很好地使附子中的生物碱成分溶出，从而大大降低生物碱的含量，进而降低毒性。但目前米泔水制附子的应用与研究鲜有报道，这与米泔水不易收集、难以适应大生产有关。

3. 附子炮制机制与炮制作用

（1）炮制机制　附子的炮制是双酯型生物碱转化为焦乌头碱、苯甲酰新乌头原碱等物质的过程。现代研究结果表明，附子炮制解毒机制可归纳为以下几点：①附子中二萜双酯类生物碱在加热和酸碱条件下水解，得到氨基醇类生物碱；②附子中二萜双酯类生物碱中的乙酰基被脂肪酰基取代，生成毒性很弱的酯碱；③通过浸、泡、漂等过程使毒效物质流失，以致毒性减弱。古代附子的炮制多以“炮”和“烧”等干热法为主，但近代和现代多用浸漂法和湿热法，原因在于传统方法的火候和时间不易掌握，无法形成科学系统的炮制标准。附子炮制方法众多，有多种方法用到辅料炮制以降低毒性。以甘草为例，有研究结果发现，甘草易与附子中的相关毒效物质反应，生成毒性更小的酯类生物碱，达到减毒的目的；也有研究结果发现，甘草所含的甘草黄酮能拮抗乌头碱引发的心律失常，可以降低附子不良反应的发生风险，保证临床患者用药安全。可见，加辅料炮制可在单纯加热炮制的基础上，借助辅料中的成分与乌头碱型生物碱发生更加复杂的反应或产生拮抗作用等机制，达到减毒存效的目的。

（2）炮制作用　附子在临床应用中，可能需依据药理作用的不同侧重而选择不同炮制品。淡附片药力较和缓，长于回阳救逆，可用于厥逆亡阳证，也可用于寒湿痹痛；黑顺片和炮附片常用于肢厥无脉、泄泻无度、脉微欲绝等症；白附片药力稍逊于黑顺片、炮附片；炮附片以温肾暖脾为主，可用于虚寒泄泻、阳虚水肿。阳附片和阴附片都有补火助阳、散寒止痛的功效，但阳附片的补火助阳效果较优于阴附片，故在实际临床应用中，阳附片用于阳虚较严重者，阴附片用于阳虚较轻或体质较弱者。对于炎症性疼痛，选用炒附片的效果强于淡附片和黑顺片；在对抗免疫抑制作用时，宜选用黑顺片。不同的炮制方法对附子相关药效的物质基础产生了不同的影响，导致其药理作用的差别。不同附子炮制品的临床应用见表 7-4。

表 7-4　不同附子炮制品的临床应用

炮制品名称	临床应用
生附片	回阳救逆，用于阳脱重症、四肢厥逆、寒痰咳嗽、气虚痰厥、小儿脱肛和痈疽胬肉
黑顺片	用于肢厥无脉、中风瘫痪、痰涎壅盛、泄泻无度和脉微欲绝等症
白附片	回阳救逆，温肾助阳，还可以祛寒止痛
蒸附片	补火助阳，祛寒止痛
炒附片	用于肢冷脉微、心腹冷痛、虚寒吐泻久痢、亡阳欲脱和阳痿宫冷
熟附片	用于肾阳不足、畏寒肢冷、腹痛和便溏等症
黄附片	温扶元阳，散寒燥湿，用于阳痿、宫冷、心腹冷痛、虚寒吐泻、阴寒水肿、阳虚外感和寒湿痹痛
卦附片	用于心腹冷痛、脾泄冷痢、风寒湿痹、踒躄拘挛、阳痿、宫冷、阴疽疮漏及沉寒痼冷之疾
刨附片	用于虚寒泄泻、风寒湿痹、阳虚水肿、阳虚感冒和精泄不禁，以温经通脉、散寒温肾暖脾为主
临江片	用于肢冷脉微、阳痿宫冷、心腹冷痛、虚寒吐泻、阴寒水肿、阳虚外感和寒湿痹痛
煨附子	用于肾阳虚之腰痛、腰以下冷、遗精阳痿、耳鸣耳聋和小便频数
熟附片（豆腐制）	主治风寒湿痹、半身不遂、寒疝腹痛和跌打伤痛等
黄附块	弥补元阳、益火之源，用于凡肾阳不足、命火衰微、畏寒肢冷、阳痿和尿频之症
阴附片	用于阳虚较轻或体质较弱者
阳附片	用于阳虚较严重者
淡附片	药力较和缓，长于回阳救逆、散寒止痛

4. 讨论 目前，胆巴炮制是附子的主要炮制方法，但是胆巴炮制存在诸多问题，因此，炮制出一种新的疗效确切、使用安全的附子炮制品迫在眉睫。结合相关文献和历代本草研究，大量研究结果证明，蒸法可有效地保留附子的成分和降低毒性；再结合现代的存储保鲜技术，是否可以略掉胆巴浸泡这道工序，使用直接蒸制或用液体辅料及药汁蒸制的方法开发制备蒸附片，充分体现中药炮制的“减毒增效”作用。张景岳在《本草正》中对于附子炮制提到“惟姜汁一制颇通”；由近代《吴附子》一书中可知，“火神派”用药遣方多以附子－干姜配伍使用，从而扶阳抑阴，增强疗效。因此，能否在传承古代附子炮制精华的同时守正创新，开发出一种新的姜制附子的炮制品，应用于邪寒直中少阴、元阳欲脱等危重症的救治。

附子临床应用效果独特且药理作用多样，炮制方法不同，其适应证也发生变化。但目前附子炮制品适宜证型与炮制方法间的关系尚不明确，尤其是对于炮制后适应证发生改变的研究，是临床应用中复方和配伍研究急需解决的关键问题。如何减毒增效，把握附子炮制前后药效和适应证的变化，对附子不同炮制品的适宜证型进行探索将是未来需要重点研究的内容之一。

（三）附子炮制前后化学成分及药效毒理学研究

迄今为止，约有七十多种传统和现代技术可用于附子的炮制。不同附子炮制品的化学成分、药效学和毒理学均有差异，这与其炮制加工方法和生药原料息息相关。该类饮片炮制是否得当，直接关系到临床使用的安全性和有效性，因此对该类中药炮制后的化学成分及药效学、毒理学进行相关研究具有重要意义。

1. 炮制后化学成分变化 生物碱是附子的主要药效成分，也是其毒性成分。附子主要包括脂溶性和水溶性生物碱，脂溶性生物碱主要为双酯型和单酯型生物碱，水溶性生物碱包括一些微量生物碱如附子亭碱等。古今炮制目的均为减毒增效，现代药学研究认为在炮制的过程中，其毒性成分水解，结构改变，生成单酯型的苯甲酰乌头碱，从而降低毒性便于内服。

与传统胆巴炮制品相比，生附子总生物碱含量最高，经胆巴炮制后 6 种酯型生物碱含量均明显降低。吕永磊等将胆附子、白附片、黑顺片总生物碱、酯型生物碱的含量以及三种双酯型生物碱含量进行测定比较，发现乌头碱、新乌头碱、次乌头碱三种炮制品酯型生物碱、总碱含量顺序为胆附子＞白附片＞黑顺片，同时胆附子可检测到三种双酯型生物碱，而白附片和黑顺片基本未检测到。相比于白附片，通过蒸、炒工艺炮制的无胆蒸制和炒制附片的单酯型生物碱含量明显高于胆制附片 5.3 ～ 8.7 倍，且蒸制和炒制附片之间无显著性差异，无胆蒸制、炒制附片中单酯型生物碱与双酯型生物碱的相对含量（MAs/DAs）较传统胆制附片提高 4 ～ 13 倍，这可能是蒸制、炒制附片临床疗效优于胆制附片的原因。与传统白附片有胆巴的炮制工艺相比，市售无胆蒸制或炒制附片去毒存性效果较好，三种双酯型生物碱降低，总生物碱、酯型生物碱流失相对较少。无胆炮制新工艺后，炮制品生物碱与可溶性多糖含量，总双酯型生物碱（DAs）成分含量有胆附片明显高于无胆附片，其总生物碱的保留率较高，双酯型生物碱转化率也较高。中医临床普遍认为盐附子经浸漂和辅料煮制制备成淡附片成分发生量变和质变；等进一步研究显示，虽然甘草和黑豆共制淡附片中的有效成分单酯型生物碱量明显高于甘草及黑豆分制的对照饮片，但附子去毒的关键可能还是在于加热方式、温度、时间，而不在于辅料的使用。

匡青芬等发现去皮炒附片炮制过程中存在单酯型乌头碱下降区间与双酯型乌头碱上升区间不一致现象，推测可能由于双酯型乌头碱向单酯型乌头碱转化过程中存在中间体或涉及其他生物碱与6种酯型乌头碱的相互转化。唐小龙等使用干热高温烘制法和湿热高压蒸制法炮制附子，与黑顺片比较，高压附片中生物碱含量得到保留，单酯型生物碱含量明显高于黑顺片，而毒性成分双酯型生物碱含量也较低，质量符合《中国药典》规定，炮制工艺简便可行，避免了胆巴炮制有效成分的流失，且炮制品毒性小。吴荣祖运用现代工艺研制附子颗粒，发现该颗粒不仅能保持传统加工品（附片）的原有药效，而且还表现增效结果，提高了附子的有效性和药用价值。孙鹏等用附子粉为原料，通过固态发酵筛选能使附子减毒增效的微生物；以菌种生长情况、双酯型生物碱含量变化及物质成分变化为评价指标，采用黑曲霉对附子进行生物转化，实现了减毒增效的目的，为附子炮制新方法的深入研究提供理论依据。Jaiswal等比较附子在中国和印度传统医学中的三种炮制方法对有效成分的变化后发现，各工艺降低有毒生物碱含量的效果依次为：水处理＞牛乳处理＞牛尿处理；这些方法在两种传统的药物体系中，都能有效地减少附子的毒性。

彭诗涛等对现代及传统炮制方法进行比较发现，现代烘烤法≈砂烫法＞清炒法＞古代干热法＞药典法。现代烘烤法和砂烫法与生附片比较，三种双酯型生物碱含量降低88.9%～90.15%，三种单酯型生物碱含量增加255.2%～385.6%；与药典炮附片比较，三种单酯型生物碱和七种水溶性生物碱含量均显著增加。通过对临床使用附子各炮制品中药效成分含量进行比较可知，总生物碱含有量为生附片＞蒸附片＞炒附片＞白附片＞熟附片；相比生附片，炮制后的附片单酯型生物碱含量明显升高，双酯型生物碱含量明显降低，单酯型生物碱与双酯型生物碱含量占比发生改变。

2. 炮制后药效学变化 附子药性辛、甘，大热，有毒，归心、肾、脾经，有回阳救逆、补火助阳、散寒止痛的功效。现代医学理论认为，回阳救逆与强心、抗心律失常、扩张血管、增强肾上腺皮质系统的作用直接相关；散寒作用可以理解为与增强免疫系统、镇痛、增加血氧等作用相关。不同的炮制方法对相关药效的物质基础产生不同的影响，导致了其药理作用的差别。因此，附子在临床应用中其不同炮制品的应用可能需依据其药理作用的不同侧重而有所选择。

现代药理学研究表明，附子的强心有效成分主要包含乌头碱类成分，乌头碱对心脏的作用最为明显，其机制主要是兴奋迷走神经，大剂量表现为对心脏的毒性作用，引起心律失常。不同浓度的生附子水煎醇沉液给予离体蛙心心衰模型，强心作用迅速；不同浓度的炮附子水煎醇沉液给予离体蛙心心衰模型，强心作用缓慢，但强心作用及持续时间都强于生附子；以氯仿致小鼠室颤为药效指标的实验结果表明，生附子由于乌头碱类含量高，剂量稍大，即出现心律失常，传导阻滞；而炮附子则具有显著的强心、抗心肌缺血作用和提高小鼠耐缺氧能力的作用，其抗炎镇痛作用亦较生附子增强。这些研究表明无论生附子还是炮附子都具有强心作用，但也同时提示生附子起效快，作用强，但维持时间短；而炮附子作用慢，弱于生附子，但维持时间长，二者强心作用成一定的量－效、时－效关系。

谭茂兰等使用黑顺片对模型动物病理状态的改善反映炮制前后附子功效的变化，结果显示炮制后附子的补火助阳功效有所增加。胆巴的加入一定程度上会影响其功效发挥，加工时需将其漂净。附子加工成黑顺片后其散寒止痛功效有所降低。相对黑顺片，蒸附片粉末在抗炎方面表现出更好的作用，能显著降低大鼠足肿胀程度；在镇痛实验中，黑顺片水煎液、黑顺片均表现出良好的效果，可以显著提高大鼠对疼痛刺激的承受能力。传统附子炮制品中淡附片药力较和缓，长于回阳救逆，散寒止痛；黑顺片与炮附片药效几近相同；白附片则药力稍逊于上述几种。在临床上各有侧重，淡附子以回阳救逆为主，可用于厥逆亡阳证，如四逆汤，也可用于寒湿痹痛，如甘草附子汤；炮附子以温肾暖脾为主，可用于虚寒泄泻，如附子理中丸。又如在治疗炎症时，可选用炒附片、淡附片、蒸附片和黑顺片；对于炎症疼痛，选用炒附片较好；在对抗免疫抑制作用时，宜选用黑顺片、淡附片和蒸附片。

随着现代附子炮制方法的不断改进，相对传统方法，新的微波炮附子在保证了安全性的同时，具有较缓和的强心、抗心肌缺血作用和耐缺氧能力，抗炎镇痛作用增强，对胸腺作用和性腺都有较大的影响，不仅能增强免疫功能，而且与性机能的作用有关，广泛用于温补脾肾的方剂中。吴文笛等一改传统胆巴浸泡漂洗流失工艺，用泥附子 1 次洗净，常压恒温加热水解提取制粒工艺，并经毒理、药理药效等方面与传统工艺加工附片做多项试验指标对比，避免了传统加工工艺大量流失生物活性物质的弊端，将使温里回阳首选药附子的药效充分展示发挥，惠及广大患者。为对新法加工附子与传统附片药效学进行比较研究，李立纪等从体外血小板聚集、小鼠耳郭微循环和垂体后叶素所致豚鼠离体心脏缺血再灌注三个方面比较，该实验结果表明，采用定时、控温、除杂、制颗粒等新法加工的附子具有抑制体外血小板聚集的作用，对心血管有保护作用，而传统加工附片未见此作用；且能扩张小鼠耳郭微血管口径和增加小鼠耳郭毛细血管的开放数，与传统加工附片比较差异具有显著性。以此为基础，有人通过对同一批次的附子药材进行炮制，得到了包含传统与新法四种不同炮制工艺的炮制品。然后对四种炮制品煎煮液进行急性毒性、回阳救逆、回阳通脉、强心作用的实验研究，发现高压片在回阳救逆方面与黑顺片作用基本相当，但高压片的毒性要小于黑顺片，同时在回阳通脉、强心作用方面还要优于黑顺片，高压片能够显著升高离体大鼠心脏的 HR、LVSP、$\pm dp/dt_{max}$ 值，降低 LV–EDP 值，其强心作用优于黑顺片、高温片和微波片，是否提示高压片中单酯型生物碱高低与其强心作用强弱有一定相关性，或者高压片保留了其他未知强心成分，有待进一步研究。

3. 炮制后毒理学变化　乌头碱、新乌头碱和次乌头碱是附子的主要毒性成分，经水煎后可水解成无毒衍生物。因此，长时间煎煮等炮制方法是附子临床使用前解毒增效的传统方式。但经过 Sun Wan 等的研究表明即使经过长时间煎煮，炮附子的临床使用也不够安全。生附片的醇、水提液均有较大毒性，其余炮制品的醇提液毒性大于水提液，毒性大小依次为生附片、黑附片、白附片、炮附片，这可能与水提液中存在较多糖有关。为进一步比较附子不同炮制品的毒性和药效，采用离体蛙心法、垂体后叶致心肌缺血法、耐缺氧法、热板法、耳片法、腺体称重法及改良寇氏法等观察不同炮制品的药效和毒性。结果表明毒性大小的顺序为生附子＞白附片＞香港炮附子＞微波炮附子。在等同剂量下各炮制附子均有强心抗毒作用。微波炮附子和香港炮附子均具有促进幼鼠腺体发育生长作用，微波炮附子还有抗心肌缺血作用。微波炮附子不仅保持了原有药效，且毒性明显降低，还能促进免疫器官的增长。在剂量为 4g/kg 时，附子炮制品炮附片、炮天雄（炮附子）、黑顺片对比格犬未见明显心脏毒性，而炮附片和炮天雄（炮附子）相比黑顺片在等剂量时安全性更高，这可能与炮制工艺相关。与黑顺片比较，高温片、微波片组有些脏器系数呈下降趋势，提示可能是由于它们的毒性反应大于黑顺片组导致的。而黑顺片与高压片脏器系数比较，高压片的脏器系数要大于黑顺片，其他脏器系数并无明显差异，提示高压片对于心脏的毒性可能要小于黑顺片。而由 HE 染色切片也可以看出，附子 4 种炮制品对于心、肝、肾均有一定的损伤。同时高压组的心、肝、肾的病理切片表现的症状要轻于其他组，说明高压片对于主要脏器的毒副作用要小于其他 3 种炮制品。附子及其炮制品的效价未出现明显差异，提示炮制后降低了相应的毒性，但药效并未受到明显影响。很多针对附子的实验研究均已经上调到细胞分子水平，附子对药物代谢酶和外排转运蛋白调节作用的显著影响表明，附子与作为药物代谢酶和（或）外排转运蛋白底物的药物共同给药可能引起药物相互作用，不同个体中药物代谢酶和（或）外排转运蛋白的多态性导致附子药效学和毒理学的差异。

当代四川“火神派”名医善用附子，尤以擅用超大剂量附子为突出特点，附子常用至 100g 以上甚至 300g，因其附子使用剂量大，历代火神派医家十分重视附子的炮制问题。通过适当的炮制方式来降低毒性、存效增效，保证临床使用安全，也是当前研究的一大热点。但对于目前附子药效与毒效的关系及炮制减毒的作用机制与物质基础的研究还较薄弱。不同炮制方法所得附子炮制品中有效成分的含量差异悬殊，导致附子药材的药性发生变化，而 2015 年版《中国药典》附子只规定了双酯型生物碱的限量和单酯型生物碱的最低含量，而无具体范围，给附子类药物在临床的使用中增加了风险。因此建立科学可行的炮制品质量标准评价体系，开展附子炮制工艺、工艺技术参数的筛选优化及饮片片型改革等研究，才能在确保附子临床用药安全的前提下发挥最佳药效，拓宽附子新的用药形式和药用价值。

附子药理作用多种多样且效果独特，炮制方法不同，适应证也发生变化；除了传统的强心、抗心律失常、血管扩张、心肌保护等多种作用外，还用于治疗糖尿病并发症、抗肿瘤等。但因为其炮制方法对药效和适应证的改变关系不清，不同炮制品附子的适宜证型不同，对附子药效定量标准难以统一，严重制约了附子在临床中的广泛使用，尤其是对于炮制后适应证发生改变的研究，这是临床应用中复方和配伍研究的基础。因此如何尽量保存和充分利用附子有效成分以增强其药理作用，把握附子炮制前后药效学的变化，成为未来需要重点研究的内容之一。

附子经过不同的方法炮制后，减毒作用明确，但炮制方法不同，减毒的程度不同，在减毒的过程中药效也发生了相应的变化。笔者认为在后续的研究中应当着重探讨炮制减毒的化学反应及化学物质基础的变化与药效和毒性变化之间的关系，侧重于比较毒性变化与药效变化趋势。把握附子“毒”与“效”的辨证关系，加强对附子炮制后“减毒存效”与“增效减毒”的研究，全面揭示附子炮制减毒的物质基础变化和药理药性变化作用机理。

附子主要毒性成分及有效成分皆为其中酯类生物碱，属于治疗窗很窄的药物。历代医家对附子的应用剂量从 3～500g 不等，然而《中国药典》（2015 年版）规定附子用量仅为 3～15g。因此，如何在确保附子药效的同时规避其用药风险，成为现代中药临床药学深思的问题。治疗药物监测（TDM）作为辅助诊断和监控药物过量中毒的重要手段，在实现个体化用药、制定合理给药方案方面发挥重要作用。为了在确保附子临床用药安全的前提下发挥最佳药效，拓宽附子新的用药形式和药用价值，并为发展中药临床药学，开展具有中医药特色的治疗药物监测作探索，本课题组在后续研究中拟对附子及其多种炮制品在临床个体化用药进行中药 TDM，运用现代科学方法探讨其有关的作用机理，阐明和揭示其作用机制及其科学内涵，通过对附子及其不同炮制品的 TDM 获得大量治疗学定量化数据，为指导临床科学地辨证施治，解决附子长期困扰中医临床“毒”与“效”关系，将经验用药推进到科学用药，从而制定附子科学的个体化给药方案。

六、何首乌炮制前后对胆红素肝细胞摄取及胆汁排泄的影响

何首乌是蓼科植物何首乌 *Polygonum multiflorum* Thumb. 的干燥块根，按炮制方法不同分为何首乌和制何首乌，是常见的生熟异效的中药。何首乌解毒截疟、消痈、润肠通便；制何首乌补肝肾、强筋骨、乌须发、化浊降脂。因其强大的功效，何首乌在临床上应用普遍。然而，近年来何首乌的不良反应报道越来越多，其中肝毒性报道尤为引人关注。

肝脏是药物代谢的重要器官，因为肝细胞中含有多种代谢酶、摄取及外排转运体。胆红素是人体内一种非常重要的内源性物质，是临床上判定黄疸的重要依据，亦是肝功能的重要指标和肝损害的重要生物标志物，主要经肝脏代谢。研究表明，肝细胞对胆红素的摄取经 OATPs 转运，主要是由 OATP1B1 和 OATP1B3 介导摄取入肝，其外排主要经 MRP2 转运体。肝细胞的单层贴壁培养可以用于药物摄取入肝实验的研究，而通过“三明治培养”的肝细胞则可形成胆管结构，模拟肝脏的功能，所以作为研究药物代谢的主要体外工具之一。本研究应用单层贴壁培养和“三明治培养”大鼠原代肝细胞（SCRH）和 OATPs、MRPs 的底物胆红素建立的摄取模型及胆汁清除模型，研究何首乌炮制前后对胆红素摄取及外排的影响，为何首乌的临床用药提供一定的参考。实验采用改良的 Seglen 胶原酶原位 2 步灌流法提取大鼠原代肝细胞，最后以台盼蓝拒染法检查细胞存活率，取存活率在 90% 以上的细胞用于下一步实验。结果如下。

1. 大鼠原代肝细胞的提取与鉴定 利用改良的 Seglen 胶原酶原位 2 步灌流法提取大鼠原代肝细胞效率高，活性好。平均每只大鼠可获 5×10^7 ～ 6×10^7 个肝细胞，台盼蓝拒染法计算的平均存活率为 90% 左右。

2.HPLC 定量检测方法验证 在本研究所用的检测条件下，胆红素（UCB）在 0.01 ～ 2μM 内线性关系良好（$R^2>0.999$），定量限为 0.01μM，检测限为 0.005μM。UCB 高、中、低 3 个浓度（2、0.2、0.02μM）的回收率均大于 99.9%，日内和日间精密度均小于 5.55%，准确度在 94.2% ～ 100.1% 之间。方法学结果表明，该检测方法的专属性、灵敏度、准确度及精密度均可

以满足本研究的要求。

3. 不同产地何首乌炮制前后对大鼠原代肝细胞增殖抑制作用 由表 7–5、表 7–6 可看出，何首乌提取物（RPME）、制何首乌提取物（PPME）对大鼠原代肝细胞的增殖抑制作用随着浓度的增加越来越强；随着作用时间的延长，何首乌提取物对大鼠原代肝细胞作用 12h、24h、48h 的 IC_{50} 值分别为 920.8±42.71、351.3±50.1、480.4±93.57μg/mL，12h 与 24h 相比，何首乌提取物对大鼠原代肝细胞增殖抑制作用有明显的增强（$P<0.001$），而 24h 与 48h 相比，48h 的增殖抑制作用并没有明显变化；制何首乌提取物对大鼠原代肝细胞 12h、24h、48h 的 IC_{50} 值分别为 –、6723.67±925.25、3871±728.32μg/mL，24h 与 48h 相比，随着时间的延长，制何首乌提取物对大鼠原代肝细胞增殖抑制作用显著性增强。由 IC_{50} 值可以看出，何首乌炮制后对大鼠原代肝细胞的增殖抑制作用有明显的降低。

表 7–5 RPME 不同时间对大鼠原代肝细胞的影响（$\bar{x}\pm s$）

RPME–Concentration（μg/mL）	Control（%）		
	12h	24h	48h
Control	100	100	100
40	115.9±19.2	96.16±4.15	99.01±4.27
100	103.3±11.52	84.11±6.23*	97.93±4.57
250	86.57±2.19	62.49±4.79***	74.62±8.72**
500	61±12.6 6**	34.12±3.72***	37.47±5.83***
1000	55.11±20.39**	22.62±7.51***	29.26±12.51***
2000	43.62±8.45***	10.64±6.96***	17.46±6.61***

注：*$P<0.05$，**$P<0.01$，***$P<0.001$ 与对照组比较。

表 7–6 PPME 不同时间对大鼠原代肝细胞的影响（$\bar{x}\pm s$）

PPME–Concentration（μg/mL）	Control / %		
	12h	24h	48h
0	100	100	100
40	140.3±4.1*	128.97±3.86***	95.12±1.63
100	129.45±3.79*	122.29±2.75***	90.2±12.63
250	121.97±20.83	112.38±3.91**	80.1±2.64*
500	104.33±18.64	95.95±6.75	68.28±4.92*
1000	98.41±3.1	78.1±4.41***	50.25±15.24
2000	92.36±5.78	65.21±6.1***	43.79±7.52*

注：*$P<0.05$，**$P<0.01$，***$P<0.001$ 与对照组比较。

4. 何首炮制前后对大鼠原代肝细胞摄取胆红素的影响 未加药时，何首乌与制何首乌提取物时，大鼠原代肝细胞对胆红素的摄取率均在 99% 以上；阳性组加了吉非贝齐后，大鼠原代肝细胞对胆红素的摄取率为 43.3%，何首乌组随着何首乌、制何首乌提取物浓度的增加，大鼠原代肝细胞对胆红素的摄取也越来越少。何首乌及制何首乌提取物抑制大鼠原代肝细胞摄取胆红素的 IC_{50} 值分别是：何首乌 211.1±12.27μg/mL；制何首乌 1331±128.93μg/mL。由 IC_{50} 值可以看出，何首乌炮制后对大鼠原代肝细胞摄取胆红素的抑制作用有明显的降低。见图 7–1 ～图 7–4。

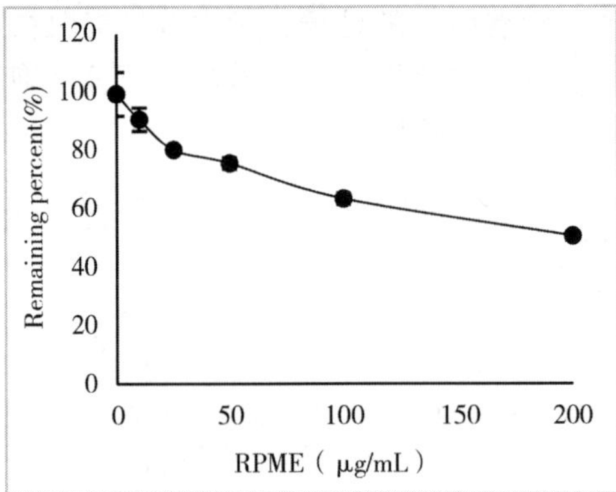

图 7–1 RPME 对 UCB 摄取抑制曲线（n=3，$\bar{x}\pm s$）

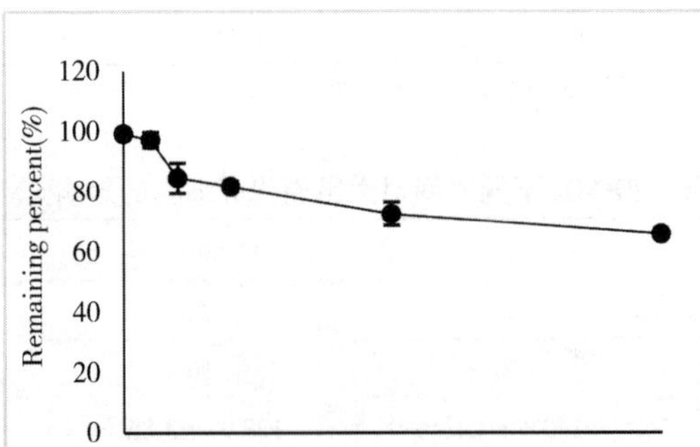

图 7–2 PPME 对 UCB 摄取抑制曲线（n=3，$\bar{x}\pm s$）

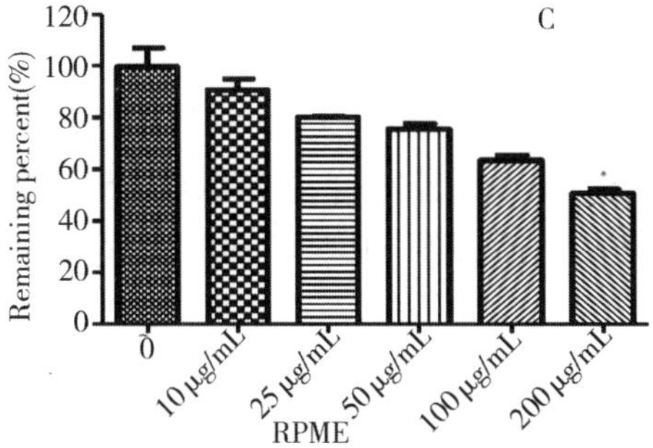

图 7–3　RPME 对 UCB 摄取的影响（n=3，$\bar{x}\pm s$，$^{**}P$<0.01 and $^{***}P$<0.001 versus control）

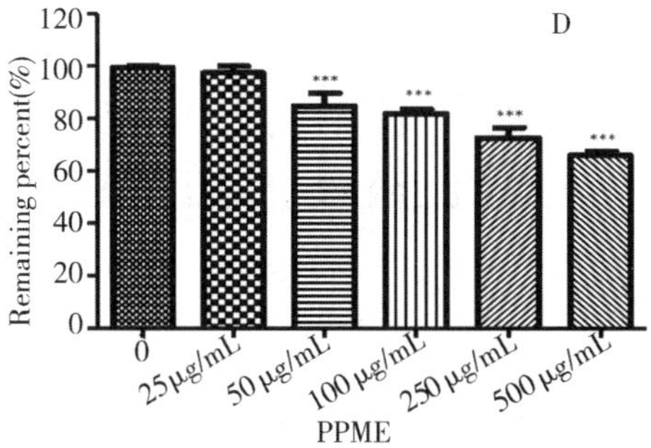

图 7–4　PPME 对 UCB 摄取的影响（n=3，$\bar{x}\pm s$，$^{**}P$<0.01 and $^{***}P$<0.001 versus control）

5. 何首炮制前后对大鼠原代肝细胞外排胆红素的影响　何首乌提取物胆红素的蓄积的影响分别见图 7–5 和图 7–6。结果显示，空白对照组在含 Ca^{2+} 与不含 Ca^{2+} 两种状态下对胆红素的外排有明显差异，说明“三明治培养”大鼠原代肝细胞胆管形成良好。何首乌提取物 16μg/mL 在含 Ca^{2+} 的状态下，对胆红素的蓄积有一定抑制作用，而在不含 Ca^{2+} 的状态下则有一定的促进作用；50μg/mL 不管在含 Ca^{2+} 还是不含 Ca^{2+} 的状态下，对胆红素的蓄积都有一定促进作用；200μg/mL 则是在两种状态下对胆红素的蓄积有一定抑制作用。未加药时，胆红素的胆汁外排指数（BEI）与清除率（CL）分别是 56.5% 和 0.0036/（min · kg），MK–571 对胆红素的外排有明显抑制作用，其 BEI 与 CL 分别是 36.96% 和 0.002/（min · kg），何首乌提取物 16、50、200μg/mL 对胆红素的 BEI 都有一定抑制作用，但并不具有浓度依赖性；对 UCB 的 CL 具有抑制作用，且随着浓度的增加，抑制作用增强。

制何首乌提取物对胆红素蓄积的影响分别见图 7–7 和图 7–8。结果显示，制何首乌提取物 25μg/mL 不管在含 Ca^{2+} 还是不含 Ca^{2+} 的状态下，对胆红素的蓄积都有一定抑制作用；100μg/mL 则是在两种状态下对胆红素的蓄积有一定促进作用；500μg/mL 则是在含 Ca^{2+} 的状态下抑制胆红素的蓄积，在不含 Ca^{2+} 的状态下促进胆红素在细胞内蓄积。未加药时，胆红素的 BEI 与 CL 分别是 48.97% 和 0.0038/（min · kg），制何首乌提取物 25、500μg/mL 对胆红素的 BEI、CL 都有一定抑制作用，制何首乌提取物 100μg/mL 对 UCB 的 BEI、CL 具有促进作用。

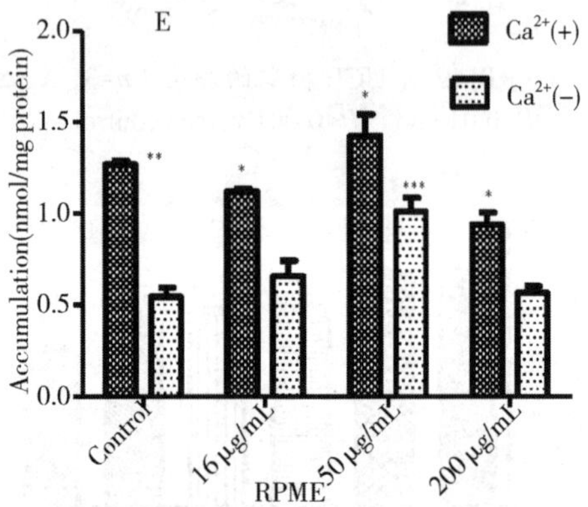

图 7–5 RPME 对 UCB 蓄积的影响（n=3，$\bar{x}\pm s$，**P<0.01 and ***P<0.001 versus control）

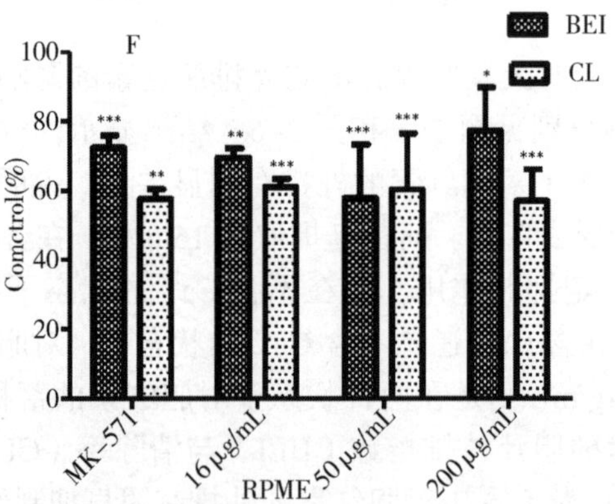

图 7–6 RPME 对 UCB 的 BEI 与 CL 的影响（n=3，$\bar{x}\pm s$，**P<0.01 and ***P<0.001 versus control）

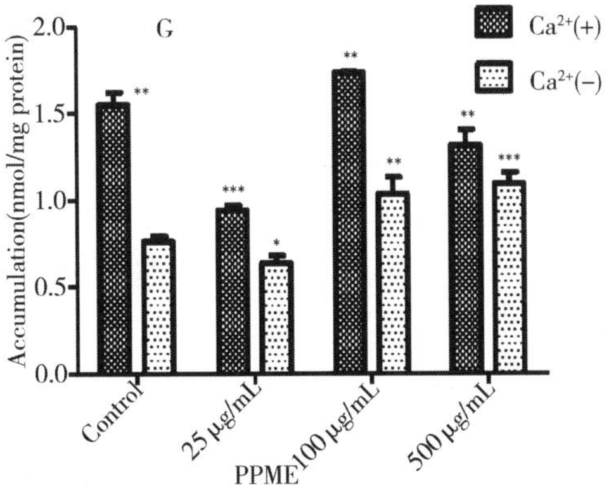

图 7-7　PPME 对 UCB 蓄积的影响（n=3，$\bar{x} \pm s$，**P<0.01 and ***P<0.001 versus control）

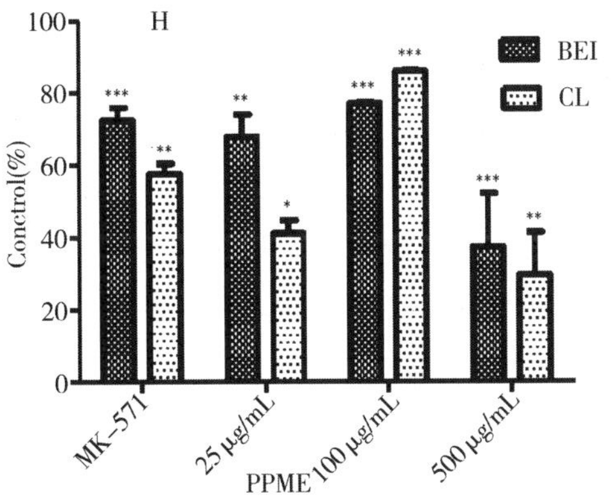

图 7-8　PPME 对 UCB 的 BEI 和 CL 的影响（n=3，$\bar{x} \pm s$，**P<0.01 and ***P<0.001 versus control）

本研究根据何首乌引起肝损伤的报道，以大鼠原代肝细胞作为研究对象，胆红素作为底物，研究了何首乌炮制前后提取物对大鼠原代肝细胞摄取、外排胆红素的影响。大鼠原代肝细胞毒性结果显示，在何首乌与制何首乌提取物浓度增加或作用时间延长时，均对大鼠原代肝细胞增殖有一定的抑制作用。大鼠原代肝细胞实验结果显示，随着何首乌、制何首乌提取物浓度的增加，胆红素的摄取率越来越少，胆红素经 OATPs 转运体转运入肝细胞，主要经 OATP1B1 转运，吉非贝齐是 OATP1B1 转运体的特异性抑制剂，所以推测何首乌与制何首乌可能是通过抑制 OATPs 转运体或者 OATP1B1 转运体，使胆红素的摄取量减少，从而引发与胆红素蓄积相关系列疾病。在 SCRH 模型上考察何首乌炮制前后对胆红素外排的影响。由于胆管上主要分布外排转运体，胆红素主要经 MRP2 外排，MRP2 主要分布于胆管膜上，所以胆红素的外排主要经胆汁排泄，利用已知的 MRP2 抑制剂 MK–571 评价了抑制 MRP2 对胆红素胆汁排泄的影响，结果显示胆红素的胆汁清除率明显降低。此外，由胆红素外排实验结果可看出，何首乌与制何首乌对胆红素的胆汁排泄有一定抑制作用，因此推测何首乌与制何首乌可能是通过抑制 MRP2，导致胆红素的胆汁排泄减少，从而引发胆汁淤积。何首乌炮制前后提取物影响胆红素摄取及胆汁排泄的机制还需更进一步研究。

七、中药炮制淬法的研究

淬法是中药炮制常用方法之一，长期以来对矿物、动物甲壳、化石及骨类药材的粉碎、增效和矫味起着重要作用。当前，淬法存在着炮制工艺标准、辅料用量混乱的现象。为了更好地统一和改进炮制工艺，提高淬制品质量，保证中医用药的有效性，现对淬法的沿革、原理、工艺及辅料作一探讨，以供参考。

（一）淬法沿革

淬法在中药炮制中的应用可追溯到春秋战国时期，马王堆汉墓帛书《五十二病方》中即有关于淬法最早的文字记载。帛书中提到“淬法”的有三处：①“伤痉：……治之，熬盐令黄，取一斗，裹以布，卒（淬）醇酒中，入即出，蔽以市，以熨头。”②“瘩：□□及□不出者方：以醇酒入口，煮胶，广□□□□□□□，燔（煅）煅□□□□火焠（淬）酒中，沸尽而去之，以酒饮病［者］……”③“牡痔：……燔小隋（椭）石，淬□中，以熨。”淬，帛书作卒，淬焠，皆通。所举第 1 方和第 3 方用之作外熨，第 2 方取淬液饮服。所用淬液为酒和醋，虽帛书中的淬法仅作直接治疗之用，与后世之淬法炮制概念尚有一定差别，但其所记载之方法、淬材、淬液，实为后世淬法的渊源。直至汉代，淬法使用仍不普遍，到唐代才得以发展，品种增多，对淬法的操作方法和淬制程度也有了详细记载，如唐·昝殷在《经效产宝》中记载鹿角的淬制方法是：“烧令赤，酒中淬之，冷又烧之更淬，以角碎为度。”到了宋代，淬制品种猛增，初步统计达 39 种之多，其中新增有 33 种，见表 7–7。

许多矿物药的淬制是从这一时期开始的，其中有不少品种，如代赭石、禹余粮、紫石英等一直沿用至今，淬制工艺也日趋完善。明清时期，淬法得到了进一步发展，在《普济方》一书中就收载了 27 种淬制品，是现存资料中记载淬制品最多的医药著作。明清之后，随着淬制品长期临床应用及检验和炮制原理的深入研究，发现有些药物淬制是不必要的和不合理的，如《华氏中藏经》中地黄的淬制是不合理的，必将导致药材的炭化和药效丧失，故早已淘汰不用。所以，到了近代淬制品种有所下降。据不完全统计，淬制品种达30余种，而真正在全国范围内淬制的药物只有自然铜、磁石、炉甘石等十余种，其中二十余种仅少数地区使用淬法炮制。据《中国药典》收载淬制药物来看，主要淬制对象已局限在某些高温不分解的非水溶性矿物药范围内。

表 7–7　淬法沿革的概况

年代	淬制品种	其中				淬液	
		沿用	举例	新增	举例	沿用	新增
唐以前	3		地黄、小椭石、盐			酒、醋	
唐代	10			10	自然铜、磁石、炉甘石、蚶壳、无名异、鹿角、赤铜屑等	酒、醋	黄连汁
宋代	39	6	自然铜、磁石、炉甘石、无名异、蚶壳、鹿角	33	禹余粮、赤石脂、麦饭石、代赭石、寒水石、密陀僧、海浮石、阳起石、皂角刺	酒、醋、黄连汁	水、楮木汁、童便、生姜汁
元代	14	10	自然铜、磁石、紫石英、炉甘石、禹余粮、麦饭石、代赭石、蛇含石、无名异、花蕊石	4	礨理黄石、芦荟、乌金石、海浮石	醋、童便、黄连汁	盐水
明代	58	34	玄精石、古文钺、鹅管石、附子、石中黄、凝水石、金牙石、绿矾、无名异、阳起石、海浮石、铁砂	24	石绿、锡蔺脂、针砂、云母、龙骨、草乌头、瓦楞子、硫黄、磁霜、蓬莪术、青礞石、海螺	醋、酒、童便、水、姜汁、盐水、黄连汁、楮木汁	三黄汤
清代	42	31	紫石英、代赭石、石决明、鹿角、白石英、蛇含石、赤铜、石膏、密陀僧、吸铁石、海浮石、草乌	11	人中白、南星、铜绿、鳖甲、白珠砂、空青、岩香、甘草、川紫贝子、象牙、龙齿	醋、酒、水、童便、三黄汤、黄连汁	皂角汁、韭叶汁、羌活汁、复方药汁
近代	30	24	瓦楞子、石决明、玄精石、石蟹、紫贝齿、穿山甲、寒水石、礞石、钟乳石、鹅管石、磁石	6	虎骨、龟板、海马、海龙、海狗肾、阴起石	醋、酒、水、黄连汁、三黄汤、盐水	退翳散汁、复方药汁

（续表）

年代	淬制品种	其中				淬液	
		沿用	举例	新增	举例	沿用	新增
77版《中国药典》	9	9	自然铜、龟板、禹余粮、赭石、虎骨、穿山甲、紫石英、磁石、鳖甲			醋	
83版《中国药典》	7	7	自然铜、龟板、穿山甲、紫石英、磁石、赭石、鳖甲			醋	

（二）淬法的作用与原理

唐代以前，淬法记载多见于处方药味脚注，没有具体的操作工艺及作用原理的记载，自唐代开始，医药学家们逐渐对淬法的作用及原理有了认识。唐·蔺道人在《仙授理伤续断秘方》中提出了自然铜“火煅醋淬存性”的见解，其后又有自然铜“非煅不可入药”(《本草衍义拾遗》)之说。据现代研究，自然铜主要含二硫化铁（FeS_2），有效成分以铁为主，主要为亚铁 Fe^{2+}，因为亚铁吸收较好，近有人对生煅自然铜亚铁含量研究指出，煅淬品亚铁含量远比生品高，而煅淬次数增加，亚铁含量反而下降。这说明当时对淬制品的作用原理已有了认识。明李时珍指出代赭石火煅淬的作用原理是：“取其相制，并为肝经血分引用也。”明·李梴在《医学入门》中对淬法（醋淬）做了总结：“诸石火煅红，入醋能为末。”它概括了一些矿物类药物火煅醋淬的目的是易于粉碎，利于煎出有效成分，然而淬法不仅仅是帮助粉碎，而且还能改变理化性质，增强疗效，减少副作用，除去不纯成分。代赭石主要成分为三氧化二铁（Fe_2O_3），经火煅醋淬，除使质地酥脆，易于粉碎外，还有：一是经高温煅烧，其高价铁（Fe^{3+}）被还原成低铁即亚铁化合物，易被胃酸溶解和吸收，从而加强了补血之功；二是减少了过多的高价铁对胃肠道的刺激作用；三是三氧化二铁能与醋酸起反应，生成醋酸铁，可增加在水中的溶解度。再如炉甘石，历代多用黄连汁或以黄连为主的复方药汁淬制，其主要作用并不是便于粉碎，而是为了使药物细腻，并能增强其清火解毒、明目退翳的作用。由此可见，淬法具有在组方用药前使淬液与药物起“初步配伍”的作用，而历来仅以“诸石火煅红，入醋能为末”来解释矿物类药的淬制原理显然是不够的。此外，中医药学对动物类如龟板、鹿角等药物淬制理论均不见系统的总结，因此，中医药淬制理论需要进一步地总结整理和深入研究。

（三）淬制工艺及辅料

从历代资料记载来看，多数品种是反复淬制几次的。其记载工艺的方法归纳起来有两种，一种是直接记载淬制次数，以三、七、十次为多，最多的淬制次数达三十次；同一品种淬制次数不同，如磁石的淬制有“一次”（《重刊本草衍义》）、“两次”（《医学纲目》）、“三次”（《银海精微》）、“五次”（《本草述》）、“九次”（《太平惠民和剂局方》）、“十次”（《博济方》）等。谁是谁非，不能轻易地下结论，因为当时具体情况不同，如药物的质地和体积、煅制程度、淬液用量以及各地各人的经验和要求不同。从医学角度讲，他们的目的是相同的仅是方法不同而已，但可以肯定这些方法中存在差异，以及是否合理的回题，这会使后辈在实际操作中无所适从，也不利于淬制的合理化、标准化。另一种工艺记载方法是提出了淬制应达到的客观程度，有外观上的标准，如代赭石“以淬褐为度”（《重修政和经证类备急本草》）、“不拘遍数，以手捻碎为度”（《小儿卫生总微论方》）；随后对辅料用量也提出了规定，“紫石英，一两，用炭火煅通红，醋三升，淬开”（《奇效良方》）。但这种工艺未能达到很好的继承，多数是按前一种工艺淬制，这就导致后来淬制工艺的混乱现象，有必要进行澄清。

淬法所用的液体辅料称淬液，历代所用淬液有醋、酒、水、童便、盐水及药汁等。其中用醋的最多，在历代全部94种淬液制品中有71种，占总数的75.4%。淬液的用量在古代较少规定，现代用量亦相当混乱，各地不尽相同。如100kg自然铜的用醋量有5kg、6.25kg、10kg、12.5kg、15kg、20kg、25kg或适量。其他药物的淬液用量也是如此。有人认为，只控制淬制次数就行，淬液用量则无关紧要，殊不知淬液用量太少，一是药物不能完全进入淬液骤然冷却，而难于粉碎；二是药物与淬液之间的反应不完全，可溶性有效成分减少，从而发挥不了药效；三是溶于淬液中的毒性、刺激性及杂质成分减少，达不到减少刺激性、除去杂质的目的，淬液用量过多则造成浪费。因此，淬液的用量也是至关重要的，在制定淬制工艺时，必须规定淬液的用量范围，同时应考虑淬液的质量。

最后必须指出，对于炮制中的淬法，我们应科学地加以认识，不要盲目地凡古皆遵。对于“遵古炮制”要继承合理的部分，不合理的则实事求是地加以改进。

（四）对淬法研究的几点建议

中医临床实践和现代研究表明，淬制作用是肯定的，但目前淬制方法的研究尚欠深入，亟待加强。

1. 认真进行传统淬法的总结和文献整理。现代炮制虽来源古代，有的有依据，有的是推论而来，有正确也有误传误用的，在淬制方法上“各地各法，一药多法”的现象极为普遍，单纯运用现代科学技术对淬法进行研究是难以得到正确结论的。因此，加强传统淬法的总结和整理，了解古人提出淬法的原意图，是开展现代淬制研究的基础工作，必须予以重视。

2. 目前，不少品种的淬法存在着工艺不尽完善、辅料用量不统一、要求不一致等问题，很难保证药物质量。要使中药淬制合理化、标准化，应从淬制工艺和辅料用量着手研究，探讨淬制过程中成分变化，阐明淬制作用原理，为改进淬制方法、统一淬制工艺、规定淬液用量、制订淬制品标准规格而提供科学的依据。

3. 淬制同其他炮制一样，是在中医基本理论和中医用药基本原则指导下产生和发展起来的。药物经淬制后能否适合临床需要，除对淬制工艺、化学成分、药理作用研究外，最终的检验和判断将取决于临床验证。因为，在很多中药活性成分不明确及一些病理模型和药理指标不能正确地反应药性的情况下，实验是不能完全代替临床验证的。因此，加强淬制药物的临床研究，将有助于淬制研究水平的提高。

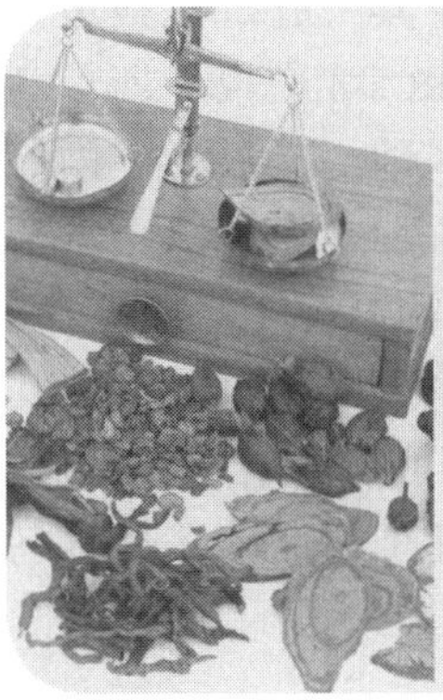

第八章 中药毒性研究

古人云“是药三分毒”，凡是药物皆具有两重性，一方面是疗效，另一方面就是不良反应，药物的两重性是药物作用的基本规律之一。从现存最早的中药学专著《神农本草经》提出有毒、无毒中药概念开始，历代医家对中药毒性理论有不断的补充和发挥。“毒性中药”的概念不但包含了传统本草学著作中所记载的如生川乌、生草乌、生附子、砒石等有毒中药，随着西方化学、毒理学等现代学科的融入，扩大了对药物认识范围，毒性中药还包含现代实验研究发现的含马兜铃酸、吡咯里西啶类生物碱等毒性成分的有毒中药。正确理性认识中药毒性，对指导临床合理用药，减少中药的毒副作用，提高中药疗效，确保临床用药安全，具有十分重要的意义。

第一节 何首乌肝毒性研究

何首乌始记于唐代的《何首乌录》，是蓼科植物何首乌 *Polygonum multiflorum* Thunb. 的干燥块根，别名夜合、交藤、地精等，主要分布于云南、贵州、陕西、四川、湖南、湖北、广东、广西等地。何首乌是常见的生熟异效的中药，被历版《中国药典》所收载，按炮制方法不同分为何首乌和制何首乌。何首乌解毒截疟，消痈，润肠通便，用于疮痈，瘰疬，风疹瘙痒，久疟体虚，肠燥便秘；制何首乌补肝肾，强筋骨，乌须发，化浊降脂，用于血虚萎黄，眩晕耳鸣，须发早白，腰膝酸软，肢体麻木，崩漏带下，高脂血症。随着何首乌在临床与民间的广泛应用，其不良反应报道越来越多，其中肝毒性报道尤为引人关注。2006 年，英国药品与健康产品管理局（MHRA）通报了何首乌制剂致肝损伤的不良反应信息，指出何首乌存在肝毒性风险。其后，国内外关于何首乌致肝损伤的报道层出不穷，英国、澳大利亚、加拿大等国家的药品监管部门陆续发布了对何首乌及其相关制剂的监管及限用政策。2014 年，国家食品药品监督管理总局（CFDA）发布通报，提醒关注口服何首乌及其成方制剂有引起肝损伤的风险，超剂量、长期连续用药等可能会增加此风险。现主要从临床报道、临床特点、原因分析及实验研究等几个方面阐述何首乌的肝毒性，旨在为何首乌的合理应用提供参考。

一、何首乌肝毒性报道及临床特点分析

表 8–1　1996 ~ 2016 年何首乌及其制剂致肝损伤报道汇总

年份	例数	临床症状	实验室检查	用药情况
1996	2	皮肤及巩膜黄染	TBIL（↑）、ALT（↑）、AST（↑）等	何首乌饮片，首乌片
1997	1	乏力、腹胀、厌油	ALT（↑）、AST（↑）、TBIL（↑）等	首乌片，5 片 / 次，3 次 / 天，连服 20 天
1998	2	全身皮肤瘙痒、食欲不振、小便色如浓茶、厌油腻、恶心呕吐	TBIL（↑）、ALT（↑）、AST（↑）等	何首乌及其方剂
2000	6	均感乏力，纳差、巩膜黄染 5 例，恶心、呕吐 2 例等	ALT（↑）、AST（↑）、DBIL（↑）、TBIL（↑）、肝炎病毒（–）等	2 例用首乌片，10~12 克 / 天，4 例用含何首乌方剂，分别于 4 周、6 周、24 周后发病
2001	1	恶心呕吐、皮肤瘙痒、黄疸	TBIL（↑）、AST（↑）、ALT（↑）、DBIL（↑）、GGT（↑）等	首乌片，连服两周
2002	1	乏力、纳差、尿如浓茶样	TBIL（↑）、DBIL（↑）、AST（↑）等	首乌片，连服 3 个月
2003[	2	均出现皮肤巩膜轻度黄染	ALP（↑）、GGT（↑）、ALB（↑）、AST（↑）、TBIL（↑）、肝炎病毒（–）等	1 例用何首乌饮片，煎服 6 天；1 例连用 10 天
2004	2	乏力、纳差、厌油	AST（↑）、IBIL（↑）、ALT（↑）、GGT（↑）、TBIL（↑）等	白蚀丸（含何首乌），2.5 克 / 次，一日 3 次，连服 1 月
2005	1	尿色深黄、乏力、皮肤瘙痒	ALT（↑）、AST（↑）、ALB（↑）、TBIL（↑）、DBIL（↑）、γ–GT（↑）等	汇仁肾宝口服液，10 毫升 / 次，3 次 / 天，连服 1 月

（续表）

年份	例数	临床症状	实验室检查	用药情况
2005	1	全身黄染	TBIL（↑）、AST（↑）、ALT（↑）、DBIL（↑）、γ-GT（↑）、ALP（↑）等	何首乌饮片，连服 30 天
2006	7	黄疸、尿色变深、腹痛、食欲减退等	-	ShenMin、首乌片、首乌丸
2006	2	乏力、纳差、黄疸	AST（↑）、GGT（↑）、ALB（↑）、TBIL（↑）、DBIL（↑）等	首乌酒，30 ~ 50 毫升/天，连用 20 天；首乌片，6 片/次，3 次/天，连用 1 月余
2007	1	巩膜及全身黄染	DBIL（↑）、ALT（↑）、AST（↑）等	首乌片，6 片/次，3 次/天，连服 40 天
2008	3	纳差、腹胀、尿黄如浓茶、皮肤及巩膜黄染	AST（↑）、GGT（↑）、ALP（↑）、TBIL（↑）、DBIL（↑）等	何首乌饮片，分别服用 20 天、10 天、5 天
2009	1	黄疸、黑尿和苍白的粪便	ALT（↑）、AST（↑）、BILI（↑）、AP（↑）、GGT（↑）、LDH（↑）	首乌片，连服 1 个月
2010	1	乏力、眼干、巩膜黄染等	TBIL（↑）、AST（↑）、ALT（↑）、DBIL（↑）、γ-GT（↑）等	首乌片，连服 8 个月
2011	25	乏力、黄疸	TBIL（↑）、AST（↑）、ALT（↑）、DBIL（↑）、GGT（↑）↑等	何首乌饮片
2012	2	1 例皮肤巩膜深度黄染；1 例皮肤巩膜轻度黄染	ALT（↑）、AST（↑）、TBIL（↑）、DBIL（↑）、白蛋白、球蛋白等	何首乌饮片，每日泡服 2 克，连服 2 月余
2013	2	皮肤、巩膜黄染，小便颜色进行性加深，全身乏力，恶心，食欲减退	TBIL（↑）、AST（↑）、ALT（↑）、DBIL（↑）、γ-GT（↑）、AKP（↑）等	何首乌饮片，1 例 15 克/天，连用 20 天；1 例 5 克/天，连用半年
2014	2	尿色深、皮肤瘙痒、全身皮肤黏膜黄染	ALT（↑）、AST（↑）、GGT（↑）、TBIL（↑）、DBIL（↑）等	何首乌饮片，10 ~ 20 克/天，连服 20 天；首乌片，5 片/次，3 次/天，连服 3 周
2014	18	食欲不振、疲劳、黄疸	TBIL（↑）、AST（↑）、ALT（↑）、DBIL（↑）、GGT（↑）等	何首乌与制何首乌饮片
2015	1	皮肤巩膜黄染等	ALT（↑）、AST（↑）、γ-GT（↑）、TBIL（↑）、DBIL（↑）等	何首乌饮片，每日 5 克，连用 40 天
2015	1	黄疸、腹胀、厌食、乏力	TBA（↑）、TBIL（↑）、ALT（↑）、AST（↑）、GGT（↑）、ALP（↑）等	精乌胶囊、活力苏口服液及含何首乌方剂，连用 3 月

（续表）

年份	例数	临床症状	实验室检查	用药情况
2015	2	巩膜黄染、尿色变黄、纳差	ALT（↑）、AST（↑）、GGT（↑）、ALP（↑）、TBIL（↑）、IBIL（↑）、DBIL（↑）	何首乌饮片，10 ～ 20 克 / 天，连用 1 月
2016	1	尿色如红茶样、皮肤及巩膜黄染、呕吐物为黄色胆汁样	TBIL（↑）、AST（↑）、ALT（↑）、DBIL（↑）、γ-GT（↑）、AKP（↑）等	含何首乌方剂，连用 2 月

由表 8–1 可知，口服何首乌及其成方制剂有引起肝损伤的风险，88 例患者的主要临床表现包括黄疸表现（尿黄、目黄、皮肤黄染等）、全身乏力、消化道症状（食欲不振、厌油等）和实验室检查异常（胆红素及转氨酶升高等）。何首乌导致的肝损伤病例一般属轻、中度，多呈可逆性，停药后对症治疗基本可痊愈，预后多较好，但也有严重肝损伤，甚至致死的个案病例报告。对于不可治愈的病例，多数患者是因为长期或大剂量服用何首乌或其制剂而导致重型肝炎，或者患有其他疾病所致。

二、何首乌致肝损伤的主要原因和因素

1. 何首乌本身含肝毒性成分。
2. 长时间和超剂量用药。
3. 药物配伍不合理或同时使用其他可导致肝损伤的药品。
4. 患者自身因素（如肝功能不全、遗传性肝脏代谢酶缺陷）。

三、何首乌致肝损伤实验研究

目前对何首乌致肝损伤的实验研究主要研究对象包括何首乌提取物和何首乌单体成分。

（一）何首乌提取物致肝损伤

黄伟等通过小鼠急性毒性实验发现，何首乌具有一定的毒性。提取方式不同，何首乌提取物所含组分不同，从而导致对肝脏的损伤程度不同。Huang 等研究发现，单次灌胃给予小鼠一定剂量的何首乌醇提物或水提物，可造成小鼠急性肝损伤，并呈现“量 – 时 – 毒”的关系。Lin 等研究了何首乌提取物对 L02 人肝细胞的毒性。结果显示，生首乌、制首乌乙醇提取物对人肝细胞的毒性均明显强于其水提物，这提示，何首乌泡酒或用乙醇提取引发肝损伤的风险增加。吕旸等研究了不同来源何首乌的肝细胞毒价，初步判定生首乌毒价在 310 ～ 350U/g 波动，制首乌毒价限度为 130U/g。作者建议每天服用何首乌毒价应少于 1780U，避免长期用药。通过对 8 种含何首乌中成药的毒价

检测，发现白蚀丸引发肝损伤风险较大，服药需谨慎。由此可见，何首乌确实对肝脏存在一定的损伤作用，且生首乌的毒性大于制首乌的毒性，与临床表现结果一致，炮制虽然对何首乌的肝毒性有所降低，但在临床上使用时仍需谨慎。

（二）何首乌单体成分致肝损伤

何首乌含有多种成分，主要包括蒽醌类、二苯乙烯类、磷脂类、鞣质类、酚类、甾醇类等化合物。《中国药典》（2015 年版）何首乌和制首乌的主要质控成分为结合蒽醌和二苯乙烯苷。目前，大多数学者认为何首乌致肝毒性的物质基础主要是其所含的蒽醌类成分，因蒽酚衍生物在结肠内可生成高活性的蒽酮，吸收入肝后导致肝损伤。另外，也有部分学者认为鞣质也是何首乌致肝损伤的主要成分。

1. 蒽醌类 卫培峰等研究了何首乌不同成分与肝细胞凋亡的相关性，结果表明，大黄酚很有可能是何首乌致肝损伤的主要成分。孙向红等研究了大黄素、大黄酸、二苯乙烯苷对肝细胞及肝癌细胞的影响。结果表明，大黄素、大黄酸随着浓度与作用时间的延长，对 L02 细胞和 BEL 细胞的损伤作用加大，抑制率提高，二苯乙烯苷无明显细胞毒性作用。Ma 等对何首乌单体成分进行了毒代动力学研究，结果显示，大剂量重复给药，大黄素可在肝细胞内蓄积，其 AUC 和 C_{max} 呈上升趋势，提示大黄素与何首乌致肝损伤存在一定的因果关系。

2. 鞣质类 胡锡琴等用何首乌提取的鞣质对大鼠进行灌胃，结果显示，小剂量无明显肝损害，短期、中剂量对肝脏有所损害，长期、大剂量灌胃对大鼠肝脏损害作用更大，停药均自愈。吴宇对何首乌 70% 醇提物及其 16 个单体成分的肝细胞毒性进行了考察。结果显示，大黄素、大黄酸、没食子酸、白藜芦醇具有明显生物细胞毒性，并推测没食子酸可能是何首乌致肝损伤的主要成分。Chalasani 等研究发现，何首乌 70% 总醇提物和没食子酸对肝细胞具有损伤作用。

四、何首乌致肝损伤机制研究

卫培峰等用制首乌、大黄酸、大黄素、大黄酚给大鼠灌胃给药 3 个月，检测出 TNF-α 与制首乌不同成分引发大鼠肝脏细胞凋亡有相关性。林龙飞研究发现，何首乌诱导肝损伤的机制主要与线粒体功能相关的氧化磷化以及三羧酸循环信号通路传导异常有关，可以导致肝细胞凋亡及胆红素的代谢转运出现异常而形成黄疸。此外，何首乌提取物可能会导致代谢酶的表达差异和改变成分的体内过程，从而可能进一步引发肝损伤。涂灿等研究了何首乌炮制前后对大鼠的肝损伤作用，并对肝损伤的敏感指标进行了筛选。结果显示，制首乌的肝损伤作用明显小于生首乌，因此可作为炮制减毒的实验依据。由于谷丙转氨酶（ALT）等指标显示肝损伤并不明显，而血清直接胆红素（DBIL）、总胆红素（TBIL）可反应早期肝损伤，因此可以用作肝毒性监测的敏感指标。白杨等用肾阳虚模型大鼠研究了何首乌的肝损伤机制。研究发现，何首乌给药以后，TNF-α 水平升高，$Ca^{2+}Mg^{2+}$-ATPase、$Na^{+}K^{+}$-ATPase 含量降低，提示炎症因子水平的上升引发线粒体功能出现障碍，从而导致大鼠肝损伤。Zhang 等通过研究发现，表没食子儿茶素没食子酸酯（EGCG）相对于儿茶素等鞣质成分，其细胞毒性更大，可以选择性地杀死表达 OATP1B3 的细胞，因此可以导致 OATP1B3 的底物浓度升高而产生肝毒性。此外，K.F.Ma 研究发现 CYP1A2*1C 的突变可能与何首乌导致肝损伤有关，其具体诱发肝脏损害机制需要进一步研究。

随着公众健康意识的增强，作为常用中药，何首乌及其成方制剂在治疗和预防疾病中的使用越来越为广泛，人们对何首乌安全性的认识也越来越深入。尽管生首乌炮制为制首乌后肝毒性有所降低，但是其肝毒性报道仍然不断。目前关于何首乌肝毒性的研究已开展了很多，但是其肝毒性的物质基础、发生机制和炮制减毒机理等仍然没有研究清楚。因此，建议今后从整体动物、组织器官、细胞、分子、基因等水平上继续进行深入研究，为其安全应用提供参考。需要关注的是，除使用不当外，何首乌及其制剂的质量问题也是其导致肝损伤的重要原因，如毒性成分超标、炮制不规范、提取工艺不合理等。

总之，在加强何首乌毒性物质基础、毒性机制及配伍组方机理等研究基础上，建议进一步深入了解其引起肝损伤的风险因素，关注特殊人群（儿童、老人、肝功能不全等）用药安全；选用质量合格的何首乌及其成方制剂，规范临床用药，严格按说明书用法用量服用，不超剂量、长期连续用药，注意避免同时服用其他可导致肝损伤的药品；加强何首乌不良反应监测，注意服药期间与肝损伤有关的临床表现，加强合理用药宣传，采取有效措施，降低其用药风险，促进其临床安全、有效应用。

第二节　艾叶毒性研究

艾叶，为菊科植物艾 *Artemitisia argyi* Levl. et Vant. 的干燥叶，在全国各地均产。艾叶是我国劳动人民认识和使用较早的植物，《诗经》载："彼采艾兮，一日不见，如三岁兮。" 至战国时期艾已经成为较为常用的药物，药用历史 3000 余年。对于艾叶的毒性，古代本草有不同的认识，现代临床不良反应报道艾叶使用不当可致中毒，甚至引起黄疸性肝炎乃至死亡。有研究证明，艾叶挥发油是艾叶的主要有效成分，但同时也是其主要毒性成分。目前，国内对艾叶的毒性研究除了涉及急性毒性和长期毒性外，还有对其遗传毒性、肝肾毒性、“量–时–毒”关系等的研究。本文以“艾叶”“蕲艾”“中毒”及“毒性”等为关键词，通过对中国知网、万方、维普等数据库1970～2015年的文献进行检索，并通过人工检索古今的本草书籍和中药专著及1953年版至2015年版《中国药典》中有关记载，对艾叶毒性进行总结、归纳和分析。结果，共检索到艾叶中毒的临床文献2篇，艾叶毒性研究文献16篇。现就艾叶古今本草记载的毒性问题及近年来开展的艾叶毒性实验研究进展进行综述，并提出自己的认识，以期为其临床应用提供参考。

一、古今对艾叶毒性的认识

对于艾叶的有毒与无毒，古代已有争议，纵观历代本草书籍记载多认为其无毒。最早记载艾叶的本草专著《名医别录》将艾叶列为中品，载其“味苦，微温，无毒”。其后，唐代的《新修本草》《食疗本草》，宋代的《证类本草》，元代的《食物本草》，明代的《本草纲目》《本草蒙筌》《本草品汇精要》《本草乘雅半偈》，清代的《本草易读》《本草择要纲目》，均明确载其“无毒”。另有一些本草著作，如《本草备要》《本草从新》《本草述钩元》等均未注明艾叶的毒性，此种情况一般认为艾叶是无毒的。可见，古代基本上是认为艾叶是“无毒”的。

但古代也有认为艾叶是有一定毒性的，如宋《本草图经》载：“（艾叶）然亦有毒，其毒发则热气上冲，狂躁不能禁，至攻眼有疮出血者，诚不可妄服也。”

对此，李时珍进行了驳斥，他指出：“苏颂言其有毒……见其热气上冲，遂谓其……有毒，误也。盖不知……热因久服致火上冲之故尔。夫药以治病，中病则止。若素有虚寒痼冷、妇人湿郁滞漏之人，以艾和归、附诸药治共病，夫何不可？而乃妄意求嗣，服艾不辍，助以辛热，药性久偏，致使火躁，是谁之咎欤，于艾何尤？”李时珍所述不无道理，一个具有偏性的药物，使用得当，不仅对人体无害，而且还会发挥很好的治疗作用；但若使用不当或长期过量使用，亦会对人体产生毒害作用。所有具有偏性的治疗药物均具有这一特性。因此，对于一般药物（毒性特别大的例外）来说其有毒与无毒只是一个相对概念。

近现代对于艾叶的毒性记载也不一致。《中国医学大辞典》收载的与“艾”相关条目如艾、艾叶、艾实、艾绒及其艾叶制剂等达16条之多，该书记载：“（艾叶）生温，熟热，苦，无毒。”现代出版的最为重要的几部中药专著对艾叶的毒性记载也不一致,《中药大辞典》载其“性味：苦、辛，温”,《中华本草》载“性味：味辛、苦，性温”，该二书收载有毒药物一般都会在性味项下标明“有毒”“有小毒”等，没有标明的表示该药为无毒品种。《中药学》载艾叶为“苦、辛，温；有小毒”。地方性中草药志如《湖北中草药志》也记载艾叶“性味苦、辛，温”。

《全国中草药汇编》载:“(艾叶)性味：辛、苦，温；有小毒。”并在“备注”栏收载了艾叶中毒的例子。《中华本草》虽然把艾叶列入无毒中药类，但在“艾叶”项下“毒性”栏对其毒性有“口服干艾叶 3 ～ 5g 可增进食欲，但大剂量可引起胃肠道急性炎症，产生恶心、呕吐，若大量吸收后可引起中枢神经系统过度兴奋，出现谵妄、惊厥及肝损害等。由于神经反射性的变化，以及血管壁本身受损，可招致子宫充血、出血，妊娠时甚至流产”记载。可见，近现代对艾叶毒性的记载也是很乱的。

为什么会出现这样的情况呢？笔者查询了很多资料，力求找出个中原因，最终在《毒药本草》中找到了答案。《毒药本草》收载了艾叶，但该书收载的“毒药”品种太多，达 903 种，如三七、延胡索、麻黄、鱼腥草等常用的无毒中药都作为有毒药物收载。在该书的“凡例”中有这样的记载:“对古代认为无毒，现代有中毒报道，经过毒性试验证实确有毒性者，皆予以收录，以提请注意或更进一步研究，如人参、何首乌、大黄、肉豆蔻、艾叶等。”在艾叶项下“按语”栏目中作者有这样的描述:“艾叶，古人未言其有毒，近人发现使用不当可致中毒，甚至引起黄疸性肝炎乃至死亡，可见其有一定毒性，可归入有毒范畴。”该书还收载了艾叶中毒致死的典型案例:“1 例患者口服艾叶煎剂 500mL，服后 30min 出现中毒症状，干渴、腹痛、恶心、呕吐，继而全身无力、头晕、耳鸣、谵妄、四肢痉挛，严重者可致瘫痪，病情迁延则有肝脏肿大及黄疸，最后死亡。”可见，近代关于艾叶毒性问题认识变化与艾叶中毒致人死亡事件是有密切关系的。这一点从《中国药典》的记载变化中也可以看到。

1953 年版《中国药典》没有收载艾叶。1963 年版《中国药典》分一、二两部，一部收载中医常用的中药材 446 种和中药成方制剂 197 种，其中就有艾叶，载其性味“苦、辛，温”。1977 年版《中国药典》(一部)记载艾叶性味是“苦、辛，温；有小毒”。之后，1985、2000、2005、2010、2015 年版《中国药典》(一部)均载艾叶是“有小毒”。1963 年版《中国药典》(一部)是参考历代本草对艾叶性味的记载而载其无毒的，当时虽已有艾叶中毒致死的报道，但并未引起重视，至编写 1977 年版《中国药典》(一部)时才关注到艾叶中毒致死的案例报道，故将其列为“有小毒”药物范畴。

二、现代对艾叶的毒性研究

现代对于艾叶毒性的研究也有不少文章报道，山东省中医药研究院研究员孙蓉等承担的国家重点基础研究发展计划（973）中医基础理论专项资助项目对艾叶的毒性进行了系统研究，比较艾叶不同组分（艾叶水提组分、挥发油、醇提组分和全组分）的小鼠急性毒性，采用经典的急性毒性实验方法进行艾叶不同组分对小鼠急性毒性比较研究。结果表明，艾叶水提组分、挥发油半数致死量（LD_{50}）分别为 80.2g/（kg・d）、1.67mL/（kg/・d）；醇提组分最大耐受浓度（*MTD*）为 75.6g/（kg・d），全组分最大给药浓度（*MLD*）为 24.0g/（kg・d），分别相当于临床成人日剂量的 588.0、186.7 倍。主要的急性毒性症状为怠动、恶心、抽搐、四肢麻痹、俯卧不动。艾叶不同组分对小鼠急性毒性强度为：挥发油 > 水提组分 > 醇提组分 > 全组分，但各组分毒性物质基础、体内毒性过程、毒性作用特点、毒性作用机制尚不完全明确。

龚彦胜等观察连续给予艾叶不同组分导致大鼠慢性毒性的损伤表现、程度及可逆性。结果显示，连续 21d 灌胃给予艾叶水提组分［按含生药量计算分别为 3.3 ～ 16.5g/（kg・d），相当于成人日剂量的 25.7 ～ 128.4 倍］和挥发油组分［0.015 ～ 0.15mL/（kg・d），折算艾叶药材相当于 1.88 ～ 18.75g/（kg・d），相当于成人日剂量的 14.6 ～ 145.9 倍］样品均可导致大鼠体质量下降，饮食、饮水不佳，血清丙氨酸转氨酶（ALT）、天冬氨酸转氨酶（AST）、碱性磷酸酶（ALP）、总蛋白（TPC）增高，白蛋白（ALB）、清蛋白 / 球蛋白（A/G）比值降低，肝脏系数增加，病理检查可见不同程度的肝脏病理组织损伤；对血常规、肾功能的影响则不明显；肝毒性损伤程度与给药剂量呈现一定的剂量依赖相关性；经过 20d 恢复期观察，上述部分病变不可逆。结果表明，艾叶水提组分、挥发油组分对大鼠给药 21d 导致的长期毒性表现主要是肝损伤，尤其以挥发油的损伤最大，且部分病变为不可逆性损伤。

黄伟等研究了艾叶水提组分和挥发油组分对小鼠单次肝毒性“量 – 时 – 毒”关系。小鼠单次灌服 8.0g/kg 的艾叶水提组分和 0.34mL/kg 艾叶挥发油组分后，血清 ALT、AST 值随时间不同造成肝损害程度不同：艾叶水提组分 ALT、AST 均在药后 2h 达到高峰，毒性持续时间约达 72h；艾叶挥发油组分组小鼠 ALT 在给药后 4h、AST 在给药后 6h 达到高峰，毒性持续时间约 72h；均可导致肝脏系数明显增加。艾叶水提组分在 1.33、1.9、2.74、3.92、5.6、8.0g/kg 剂量范围内，艾叶挥发油组分在 0.13、0.15、0.19、0.23、0.27、0.34mL/kg 剂量范围内，对肝组织产生明显损伤，且随剂量的增大，ALT、AST 升高显著。该课题组同时研究了艾叶水提组分和挥发油组分对小鼠连续灌胃 7d 肝毒性“量 – 时 – 毒”关系。结果，ALT、AST 在给药后 1d 即有明显升高，3d 肝毒性明显，可持续到 7d。与正常组比较，给药后 7d 之内，水提组分在 1.17 ～ 9.0g/（kg·d）、挥发油在 0.13 ～ 0.25mL/（kg·d）剂量范围之内，均可造成明显的肝毒性损伤，表现为 ALT、AST、ALP 升高，ALB 降低，肝体系数增加，呈现明显的量效和时效关系；肝毒性作用程度为挥发油组分＞水提组分。这提示小鼠单次或多次灌服艾叶不同组分均可造成肝损伤，且呈现肝毒性“量－时－毒”关系。

香港中文大学 Chi Chiu Wang 等在 *Human Reproduction* 上发表了一项研究“Safety evaluation of commonly used Chinese herbal medicines during pregnancy in mice”，通过一项给怀孕小鼠喂养多种中草药的实验，评估常用中药药物在小鼠怀孕期间的安全性。他们的结论是艾叶有一定的生殖毒性，但他们的研究结果不仅仅只是艾叶有问题，而是很多中医药界常用的无毒药物都有问题，如熟地黄、丹参、砂仁、川芎等都有生殖毒性。这样的研究结果对于中医临床用药有多大的指导意义就很难说了。

也有不少研究发现，艾叶的毒性很小甚至是没有毒性的。如刘红杰等研究结果发现，艾叶挥发油的毒性是与提取方法有密切关系的，石油醚超声提取法和石油醚微波提取法制备的艾叶挥发油是没有毒性的，超临界 CO_2 萃取和水蒸气蒸馏提取的挥发油对肝脏有一定的毒性作用，尤以水蒸气蒸馏法制备的挥发油毒性最大。万军梅等观察了艾叶挥发油每日 0.10、0.50、2.50mL/kg 雾化吸入对大鼠的长期毒性，给药周期为 6 个月。结果大鼠始终活动正常，未发现任何中毒症状或死亡；血液学、血液生化及病理学检查等结果表明，艾叶挥发油连续给药 3 个月后各组 ALB 含量明显升高，其他指标与对照组比较差异无统计学意义；连续给药 6 个月及停药 1 个月后，给药组各项检测指标与对照组比较差异无统计学意义（$P > 0.05$）。这提示艾叶挥发油长期雾化吸入给药无明显毒性。

兰美兵等探讨了艾叶油［0.5、1、2mL/（kg·d）］是否对小鼠胚胎骨骼发育有毒性作用，并以环磷酰胺（12.5mg/kg）作阳性对照。艾叶挥发油组［0.5、1、2mL/（kg·d）］和阴性对照组（给予花生油）自孕第 12d 开始灌胃给药，连续 5d；阳性对照组于孕第 13d 腹腔注射环磷酰胺 1 次（12.5mg/kg）。各组孕鼠均于孕第 16d 处死后取出胎鼠测量身长和尾长，每窝随机取一半数量胎鼠行阿利新蓝和茜素红骨骼双染，对前肢芽进行 Neubert 评分，观察胎鼠主要骨骼骨化点的发育。结果显示，与阴性对照组相比，艾叶挥发油各剂量组胎鼠的身长、尾长、前肢芽 Neubert 评分和主要骨骼骨化点出现的数量差异均无统计学意义（$P > 0.05$）；而阳性对照组胎鼠身长、尾长与阴性对照组比较，分别缩短了 21% 和 23%（$P < 0.05$），前肢芽 Neubert 评分和主要骨骼骨化点出现的数量也显著低于艾叶挥发油组（$P < 0.05$）。因此认为 0.5、1、2mL/（kg·d）

艾叶挥发油对胎鼠肢芽和骨骼发育无毒性作用。而甘肃产艾叶挥发油低剂量［0.5mL/（kg·d）］灌胃时对胚胎肝微核率、骨髓微核率、精子畸形率均无影响，高剂量［2.0mL/（kg·d）］灌胃时可使孕鼠和雄鼠诱发的胚胎肝微核率、骨髓微核率和精子畸形率均较阴性对照组显著升高（$P < 0.05$），表明一定剂量（1～2mL/kg）的艾叶挥发油对小鼠具有潜在的遗传毒性。

蒋涵等对蕲艾挥发油进行初步毒理学研究，结果小鼠灌胃给药的 LD_{50} 为 3.74mL/kg；进行的 6 项毒性实验结果表明，蕲艾挥发油灌胃于小白鼠，外用于日本大耳白兔正常及破损皮肤、日本大耳白兔眼结膜、日本大耳白兔耳郭，对动物均没有明显的毒性及皮肤刺激性；该药皮下注射于小白鼠无过敏反应。

杨朝令等研究表明，艾叶多糖还有预防对乙酰氨基酚肝中毒的作用，其机理可能是艾叶多糖升高了血糖浓度，导致肝脏细胞的能量增加，提供还原性辅酶Ⅱ，增加还原性谷胱甘肽的数量，从而使肝组织细胞免受损伤。

从以上内容可以看出，一些实验结果表明艾叶是有一定肝毒性的，尤其是艾叶挥发油；而另外一些实验结果表明艾叶是无毒的，甚至还有预防其他药物所致肝毒性的作用。有毒的实验中所用的艾叶都是用生药单味给药，且用量是临床常用量的 10 多倍至 200 多倍。而中医临床上所用艾叶都要炮制、配伍，中医食疗上所用艾叶都要进行预处理（除毒性及刺激性成分），制成食品后还要蒸煮煎炸（能除去毒性成分），且用量是有限的。因此，考察艾叶毒性不能单纯采用现代的研究方法，不能孤立地“就毒性论毒性”，而应综合考虑中医药临床和中医药食疗的配制方法及应用特色，将其放在功效（适应证）和中医的“证候”中间进行综合评价和科学认知，这样的研究结果才具有说服力。

三、对艾叶毒性的探讨

艾叶毒性引起人们重视的是前面已提及过的 1955 年王炳森医师在《中华内科杂志》12 期上报道的 1 例过量服用艾叶煎液致死事件。此后 1988 年江苏建湖县公安局董金和报道了另 1 例服用陈艾 6 根（含艾叶和艾茎，共约 80g）煎煮成 350mL 浓汁，服用后 10min 出现中毒症状，经给予葡萄糖静滴、肌注阿托品救治无效 1h 内死亡的病例。这种剂量的艾叶、如此之快的死亡，就连报告者也觉得奇怪，并认为是否因陈艾理化特性发生改变，或是茎中的艾叶油含量大所造成。董金和应该是法医，对中药的特性并不了解，实际情况恰恰与他的认识是相反的，陈艾的挥发油含量应该更低，艾叶茎的挥发油含量比叶要低很多，更应该不会出现中毒反应。这 2 例致死的病例因当时记载不全、时间久远而很难有说服力。

除此之外我们极少看到艾叶引起毒性的，尤其是肝毒性的报道。笔者等人也曾致信我国专门收治中草药致肝毒性疾病的解放军302医院，在他们建立的数据库内有众多因服用中草药致肝毒性的病例，但未见到因服用艾叶所致肝毒性的住院病例。在我国的药物不良反应数据库中也极少见到因服用艾叶致中毒或肝毒性的报告。笔者2016年1月在中国知网上以“艾叶”“蕲艾”为关键词搜到相关文章623篇，仅有1篇与临床应用艾叶中毒有关：患者，女，39岁。因双眼红肿，自认为是民间的“风气病”，于1991年6月26日傍晚取洗尽、干燥艾叶约30g，干辣蓼约30g，干枫球子约50g，加水1000mL煎至100mL口服，另煎水洗澡。服汤后半小时出现恶心呕吐、大汗淋漓、面色苍白，即于当晚送入本院。体检：体温36℃，脉搏68次/分，呼吸16次/分，血压14/8kPa。神志清楚，面色苍白，皮肤湿冷，面部、四肢肌束震颤，瞳孔两侧对称、针尖大小，呼出气无异味，肺心无异常发现。实验室检查：血、尿及大便常规正常，肝肾功能正常，血清胆碱酯酶活性15u（该院正常值30～80u）。入院后立即输液、利尿及静注阿托品救治，3d后出院。报告者认为患者服上药后半小时出现类似于有机磷农药中毒的M样和N样作用症状，经核实患者无农药接触史，故其中毒与用药过量有关（本例患者用量超过限量3倍），或是复方汤剂中产生了具有抑制胆碱酯酶活性的物质所致。从这例中毒患者的情况看应该是与艾叶无关的，报告者的假说“复方汤剂中产生了具有抑制胆碱酯酶活性的物质所致”也是不可能的，而且患者的肝肾功能均正常，可见该例中毒反应与艾叶是无关的。同时又在万方、维普上搜到“艾叶”相关文章700多篇，除了上面提到的10多篇关于艾叶毒性的实验研究文章外，没有见到临床报道中有其他的艾叶中毒或毒副作用的文章。

综上所述，关于艾叶毒性的实验研究已经不仅仅局限于常规的急性毒性、亚急性毒性或慢性毒性研究，国内学者对于艾叶引起的肝肾毒性、胚胎毒性、遗传毒性都有相关深入的研究，研究对象也不仅限于整体动物，也有延伸到细胞水平，并且对于艾叶一些毒性的内在机制、量－时－毒关系、发挥效用的安全范围等都做了一定的探讨，这是我们临床用药时应该注意的。但是艾叶的成分复杂，作用途径多样，现有的实验研究多未能体现中药毒性的特点，既缺乏艾叶毒性作用特点、体内过程、内在机制、毒性靶点等方面的研究，也缺乏炮制、配伍对艾叶毒性的减毒研究。因此，在研究艾叶毒性时，应多考虑艾叶毒性作用特点和艾叶临床应用的习惯，从而提出切合艾叶临床使用过程中不良反应预警方案和早期诊疗措施，进而形成安全标准，为临床正确地使用艾叶提供依据。

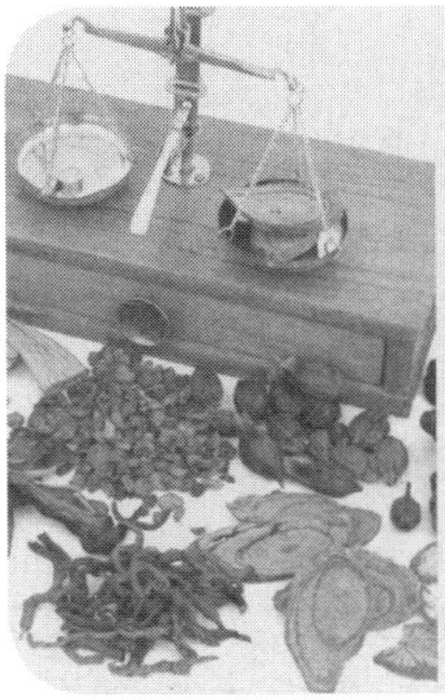

第九章

中药配伍研究：从“国老”甘草说起

第一节　甘草的配伍研究

甘草在药物配伍（复方）中起着重要作用，在古今方剂中应用极为普遍，主要是因为甘草有调和诸药和解毒作用。但若配伍不当或制法不妥也会因甘草而降低药物疗效，增强毒副反应。因此，进行甘草的配伍研究有重要意义，现将有关研究概述如下。

一、物理、化学变化的配伍研究

（一）甘草与黄连

野口卫研究《伤寒论》和《金匮要略》中 12 个含黄连的泻心汤类方剂，结果含甘草汤剂中小檗碱的苦味均消失，并产生沉淀，沉淀物呈混悬状，在人工胃液中难溶，在人工肠液中易溶。经证实为二分子小檗碱和一分子甘草酸中 2 个葡萄糖醛酸的羧基以离子状态结合的盐。该沉淀析出量与时间成正比。有人发现生甘草使小檗碱含量下降的程度大于炙甘草，可能炙甘草在蜜制过程中甘草素葡萄糖醛酸部分分解之故。

（二）甘草与麻黄

富森等研究表明，两者配伍不产生沉淀，但甘草酸含量减少，认为是麻黄吸附所致。孙启明用甘草和麻黄各自的热水浸液混合，立即产生黄色沉淀，认为是甘草酸与麻黄碱发生成盐反应生成的。

（三）甘草与其他含生物碱类药物

宿氏通过实验证明甘草与含生物碱的黄柏、延胡索、吴茱萸配伍能产生沉淀反应，与槟榔、半夏配伍发生浑浊，与马钱子配伍可见胶状沉淀，而与厚朴、防已则完全不能产生沉淀。从上可以看出，凡具有季胺、叔胺碱基以及多元芳香环碱性较强（pK_a 值大）的生物碱类中药易与甘草发生沉淀反应，而碱性较弱（pK_a 值小）的生物碱类药材不易与甘草产生沉淀。

（四）甘草与芒硝

富森等将甘草与芒硝各 300g 装入滤纸袋内，每次用 18mL 水，提取 3 次，离心滤取沉淀，经查实为甘草酸。同时提取液中甘草酸含量减少，故认为系芒硝盐析所致。孙氏则认为甘草煎液是胶状溶液，能干扰芒硝的盐析作用，使芒硝在甘草煎液中的盐析作用不大，并对富森的研究方法提出异议。《伤寒论》中系先煎甘草等药“煮取汁”，“去渣”后，加芒硝，“微沸”或“二沸”（促溶）。这种后下冲服法不存在芒硝盐析甘草酸的问题。

（五）甘草与含鞣质类药物

用 2% 甘草酸水溶液与 10% 鞣质水溶液混合，能缓缓生成污黄色皮屑状沉淀。2% 甘草酸水溶液与 100% 拳参水醇提取液混合后立即生成大量红棕色沉淀，其上清液（拳参液稍过量）完全失去甜味。甘草酸也能与大黄中的鞣质反应生成沉淀。

（六）甘草与不同药物配伍时甘草酸的溶存率

富森等以单味甘草煎液中甘草酸的溶存率（r.c）为 100%，考察了 44 味药对甘草酸溶存率的影响（配伍比为 1∶1）。结果厚朴、龙胆、茯苓等能使甘草酸的溶存率增加（r. c ＞ 110%），15 种药对甘草酸溶存率几乎无影响（110% ＞ r.c ＞ 90%），22 种药使甘草酸溶存率略有减少（90% ＞ r. c ＞ 60%），黄连、麻黄、黄芩、芒硝能显著降低甘草酸溶存率（60% ＞ r.c ＞ 44%）。甘草酸的溶存率与煎液的 pH 值无关。进一步研究发现，黄连、麻黄、黄芩、芒硝降低甘草酸溶存率现象在复方汤剂中也存在。

（七）甘草与党参、茯苓、白术

四君子汤研究表明，党参、白术、茯苓单煎与合煎水溶出物量无显著差异，加入甘草同煎则水溶出物量显著增加，说明甘草对党参、茯苓、白术有增溶作用，这可能与甘草所含三萜皂苷、甘草酸（为天然表面活性剂）有关。

二、药理性变化的配伍研究

（一）药理性作用增强的配伍

1. 甘草与附子 附子单独使用时，强心作用既不明显也不持久，甘草虽无强心作用，但在四逆汤中，由于配伍关系，使附子强心作用增强并持久。李锐认为是由于甘草甜素类似肾上腺皮质激素样作用，可提高心肌对附子的敏感性。

2. 甘草与芍药 日本人将芍药的有效成分 Paeoneflorin 与甘草的有效成分 FM_{100} 合用，发现两者在镇痛、镇痉、解热、抗炎、抑制胃液分泌和松弛子宫方面均有协同作用。

3. 甘草与黄柏、大黄、黄连 药理试验证明，黄柏对细菌 RNA 合成有抑制作用，黄连对细菌的呼吸及核酸合成有抑制作用，大黄对细菌乳酸脱氢酶抑制最强。而甘草则有抑制细菌 DNA 代谢的作用。以此配伍的方剂能影响细菌的多种代谢途径，能显著增强其抗菌作用。

4. 甘草与松节油 阎氏以小鸡为实验对象，考察了甘草与松节油合用对白喉毒素的解毒作用。结果表明甘草与松节油合用能延长白喉毒素引起的小鸡死亡时间，与生理盐水对照有显著差异，其解毒作用强于单用 ACTH、甘草、松节油或甘草与 ACTH 合用。

5. 甘草与可的松 日本熊谷郎曾报道甘草甜素与可的松在应激反应抑制、抗体产生抑制方面有协同作用。甘草甜素片与可的松合用，其抗炎及抗变态反应效果比分别单用时优越。

（二）药理作用拮抗及毒副反应增强的配伍

1. 甘草与可的松 熊谷郎报道甘草甜素虽对可的松的抗体产生抑制和应激反应有增强作用，但对可的松抗肉芽肿、肝糖原蓄积、肝色氨酸吡咯酶活性增强、肝胆固醇合成增强、胸腺萎缩及 ACTH 生物合成和分泌抑制作用有拮抗作用。

2. 甘草与水杨酸衍生物 甘草口服经体内酶的作用可水解生成甘草次酸。甘草次酸的结构及功能类似肾上腺皮质激素，两者合用能使消化道溃疡发生率增加。

3. 甘草与口服降糖药 糖尿病患者在口服甲磺丁脲、降糖灵时，若合用甘草可降低药物效果。因为甘草的类皮质激素功能使氨基酸、蛋白质从骨骼肌中移到肝脏，由于酶的作用，使葡萄糖与糖元产生增加而有升血糖作用。

4. 甘草与速尿、利尿酸或氯噻嗪类利尿药 两者配伍能使血清钾离子浓度降低，有可能引起低血钾的危险。日本规定在汉方制剂中甘草或甘草浸膏一日最大配伍量应在 5g 以下，甘草酸为 200mg 以下。

5. 甘草与吴茱萸　吴茱萸有降压作用，甘草能升高血压，两者制成的合剂既无降压也无升压作用，说明两者有拮抗作用。

（三）消除或降低毒副作用的配伍

1. 甘草与附子　实验证明四逆汤煎剂与单独附子煎剂的小鼠半数致死量（LD_{50}）相差 4.1 倍。这主要是复方煎剂中甘草有减轻附子毒性作用。

2. 甘草与柴胡　将从柴胡中提取的粗皂苷与从甘草中提取的 FM_{100} 合用，可降低柴胡皂苷的毒性，缓和其对肠道的刺激作用。

3. 甘草与大黄、芒硝　大黄、芒硝等峻烈泻下药中配入甘草，既可使泻下力趋于温和，又可避免它们对大肠的刺激而产生的腹痛。

4. 甘草与链霉素　甘草酸能与链霉素的碱性基因结合成甘草酸链霉素，动物试验证明甘草酸链霉素对前庭神经功能的影响明显比链霉素低，且不影响其体内抗菌效力，故有人建议使用链霉素期间服用常规剂量的甘草，即每日 3g 煎服。

5. 甘草与喜树碱、农吉利　甘草酸单铵盐可减轻喜树碱引起的腹泻和白细胞下降的副作用，减低小鼠的死亡率，并能增强喜树碱的疗效。甘草酸盐对农吉利的肝脏毒害也有保护作用。

6. 甘草与呋喃妥因　呋喃妥因治疗肾盂肾炎，胃肠道反应较大。如与去甘草酸的甘草合用，既能保护其杀菌作用，又能使其胃肠道反应降低。

7. 甘草与其他药物　甘草甜素、甘草煎剂能显著降低士的宁的毒性，甘草流浸膏能解除急性氯化铵中毒，精制甘草口服液或静脉注射液能预防吡唑酮类 Sulpirin 的急性致死性毒性。甘草还能显著降低组织胺、水合氯醛、乌拉坦、可卡因、苯砷、升汞的毒性。能减轻防己甲素、咖啡因、乙酰胆碱、毛果芸香碱、巴比妥的毒副作用。对中药巴豆、藜芦、苦楝、防己等也有解毒作用。

甘草与药物的配伍在临床上是多不胜举的，上述仅是其中的一小部分而已，但足以说明甘草与其他药配伍时的相互作用，这对于制剂生产和临床用药都具有重要意义。

第二节　甘草与藻、戟、遂、芫的配伍研究

古代本草将十八反列为配伍禁忌，考其渊源，上至《神农本草经》，下迄现行的《中药学》及《中国药典》争论不已，至今尚未形成统一的认识，本文就十八反之甘草反甘遂、大戟、芫花、海藻的研究作一概述，供同道参考。

一、古代对甘草反藻、戟、遂、芫的认识

我国现存最早的药物学专著《神农本草经》首次记载，甘草反甘遂、大戟、芫花、海藻。其后，梁代《本草经集注》，唐代《备急千金要方》《新修本草》，宋代《太平圣惠方》《证类本草》，明代《本草纲目》，清代《本草从新》等绝大多数本草医籍均延载了这一内容。但历代医家并不是盲目地遵从古训，许多医家是用“一分为二”的观点看待“中药十八反”的，他们承认甘草反藻、戟、遂、芫，但又认为这些在适宜的条件下是可以配伍应用的。梁代陶弘景就指出过，“古方亦有相恶、相反者，乃不为害”，实为十八反最早的异议。明代李时珍所著《本草纲目》认为：“甘草与藻、戟、遂、芫四物相反，而胡洽居士治痰澼，以十枣汤（含大戟、芫花、甘遂）加甘草、大黄，乃是痰在膈上，欲令通泄，以拔去病根也。”“东垣李氏治瘰疬马刀，散肿溃坚汤，海藻、甘草两用之。盖以坚积之病，非平和之药所能取捷，必令反夺以成其功也。”并指出：“非妙达精微者，不知此理。”清代吴仪洛在《本草从新》中提道，甘草“反大戟、芫花、甘遂、海藻，然亦有并用者”。一些相反药合用的方剂在古代也较多见，如海藻与甘草配伍的有海藻玉壶汤、内消瘰疬丸（《疡医大全》）、通气散坚丸（《医宗金鉴》）等，甘草与甘遂配伍的方剂更多，如甘遂半夏汤（《金匮要略》）等。高氏考察了《备急千金要方》《外台秘要》《圣惠方》《圣济总录》《普济方》等 5 种古代方书，发现甘遂与甘草同方的约有 47 方，而用甘草水制甘遂的炮制方法已沿用 1500 多年了。陈氏对宋代《普济方》和现代《全国中药成药处方集》进行过统计，发现含有十八反、十九畏的处方有 782 个，其中甘草与藻、戟、遂、芫配伍的处方有 50 余方，在 782 个处方中主治瘰疬瘿瘤有 13 方，但甘草配海藻就占 9 方，说明古代医家有可能已证实海藻配甘草在治疗瘰疬瘿瘤方面有独到之处。由此可见，我国古代医家对甘草与藻、戟、遂、芫能否配伍就有不同的看法。

二、甘草与藻、戟、遂、芫配伍的药理研究

有关甘草与藻、戟、遂、芫配伍的药理研究报道颇多，结论各不一致，有些结果认为合用时，毒性增强不宜配伍，因而从药理角度支持了传统“中药十八反”理论。早在 20 世纪 60 年代，崔珉等进行的动物试验证明，甘草与藻、戟、遂、芫配伍时毒性可增强，将上述药物分别酒浸，仅在给药前与甘草酒浸液混合则毒性比共浸者小，但仍比单用时大。陈氏证明，甘草酸是通过与甘遂甾萜类（毒性成分）形成复合物而促进甾萜类成分溶出的。甘草酸和甘遂在 50% 乙醇中回流，甘草酸越多，由生成复合物中解离出来的甾萜

成分也越多，这可解释共浸毒性增大以及甘草用量加大时毒性增大现象。窦氏报告甘草与藻、戟、遂、芫合用其毒性增强，豚鼠单独应用甘遂煎剂约 2g/kg 时无异常反应，但加服甘草煎剂约 6.5g/kg 则部分动物烦躁不安、呼吸困难、轻度痉挛或抽搐，个别还有死亡。金氏等证明甘草与藻、戟、遂、芫配伍后，不论是口服，还是腹腔注射，都可看出随着甘草伍用剂量的增加，四药小白鼠 LD_{50} 则随之相应下降，毒性相应增加。又将芫花与甘草分开煎煮，腹腔注射芫花煎剂，皮下注射甘草煎剂，同样看到随着伍用剂量的增加，其毒性随之增强，说明毒性增加不是由于混合煎煮引起的理化变化，可能是药物进入机体后某些作用的结果。

有不少学者认为甘草与藻、戟、遂、芫配伍产生的毒副作用与下列因素有关：①甘草的剂量：甘草剂量大，毒性增强，而小量的适宜配伍对毒性影响较小。②给药途径：口服一般反应较小，但通过注射，某些药物的毒性增强。③与药物本身性质有关，如甘遂、大戟、芫花本身就有毒，即使不与相反药配伍也可产生毒副作用。海藻与甘草配伍出现毒副反应有可能与春夏之间采服的藻类黏附河豚卵有关，这些因素是在十八反研究中应予注意的。

也有不少实验结果证明甘草与四药合用未见毒性增加，家兔单服甘草煎剂 2.2g/kg，呼吸、心跳、体温、瞳孔、大便等均无异常反应，加甘遂煎剂 6.6g/kg 仍无异常反应，一定比例的甘草与大戟、芫花、海藻配伍对动物毒性也未见明显增加。海藻与甘草配伍给家兔灌胃，未见有明显毒性相加作用，另有报道以小白鼠死亡数作指标，进行大戟（品种未鉴定）与甘草煎剂混合给药试验，结果全部试验鼠未死，认为大戟与甘草无相反作用。杨氏用甘草与藻、戟、遂、芫配伍的煎液（1∶1）以中等安全剂量给家兔灌胃，260 只实验动物 48h 内均无异常变化。肖氏以 100% 的生甘草、炙芫花煎剂及 1∶1 和 2∶1 的甘草芫花合剂（相当于人体常用量的 50、100 和 200 倍）给小白鼠灌胃，进行急性毒性试验，观察 72h，均未出现毒性反应及死亡。亚急性毒性试验也证明，较小量的藻、戟、遂、芫（相当于 1/5 LD_{50}）与甘草（相当于 1/6 LD_{50}）配伍时连续给药 14 天，小白鼠的心、肝及肾上腺等器官均未发现任何组织的病理变化。另有实验证明含甘草与藻、戟、遂、芫配伍的拮抗丸对小白鼠未发现有兴奋或镇静、毛发竖立、流涎流泪、眼睑下垂、眼球突出、鼻腔分泌、呼吸变快变慢等异常现象。

高氏对近三十年的十八反、十九畏研究结果进行统计，其中甘草与藻、戟、遂、芫的配伍研究结果如下表 9–1 所示。

表 9–1　甘草与藻、戟、遂芫配伍研究结果统计表

配伍	记载文献数目			
	合计	未见毒性增加	有条件地增加毒性	增加毒性
甘草＋甘遂	15	7	3	5
甘草＋大戟	13	7	3（红大戟 1）	3
甘草＋芫花	12	6	4	2
甘草＋海藻	9	6	2	1

从表 9–1 可以看出，国内对甘草反藻、戟、遂、芫进行了大量的实验研究，但结果仍是相互矛盾，至今尚未得到一个明确的结论。

在药效学研究方面，季氏认为藻、戟、遂、芫均为逐水消肿药，甘草含甘草次酸，有类似肾上腺皮质激素样排钾保钠保水作用，故有抗利尿引起水肿的作用。因此，从水盐代谢这点来看，甘草与四药功能是相反的。金氏发现芫花与甘草配伍时能明显增强各自抗胃溃疡作用，单给芫花的小白鼠实验性胃溃疡的发生率为 50%，甘草为 60%，对照组 93.2%，芫花加甘草合用为 6.3%，差异极显著（$P<0.001$）。刘氏进行的药理试验证明甘草配海藻，不但未见任何毒性反应，相反发现明显增强实验动物的免疫机能，还能增强动物的耐饥饿和抗寒能力。

三、甘草与藻、戟、遂、芫配伍的临床研究

甘草与藻、戟、遂、芫临床配伍应用的报道颇多。崔氏用海藻配伍甘草治疗高血压 10 例，未见有何毒副作用。孙氏在治疗动脉硬化高血压的方剂中运用海藻配甘草，也收到迅速持久的满意疗效。作者认为可能是因为两者共同发挥了它们的软化血管、降血压、降低胆固醇的作用。沈氏治疗子宫肌瘤，方中常取海藻配伍甘草，不仅无副作用，而且疗效卓著。用中药瘿瘤丸（含甘草、海藻）治疗甲状腺肿 80 例，取得痊愈 49 例，接近痊愈 19 例的好效果，且无毒副作用。此外，谢氏治疗骨结核、骨瘤、肺结核，刘氏治疗瘰疬（颈淋巴结核），潘氏治疗乳腺癌均将甘草与海藻配伍同用，取得了较好效果而未发现任何不良反应。张氏用甘草半夏汤治疗“痰饮水肿”经用西药效果不佳者，其中甘草倍甘遂的用量，效果很好。王氏用甘遂甘草散治疗食管癌亦有较好疗效。林氏将藻、戟、遂、芫和甘草等多种反畏药制成“拮抗丸”，另以甘遂、芫花、甘草及十九畏中巴豆、牵牛等配成“追风下毒丸”，经自己试服和临床 470 例的应用，皆未见毒性及副作用，且对于一些慢性病和应用中西药物效果不明显的患者疗效更为满意。

甘草反甘遂、大戟、芫花、海藻是传统的经验，但历代医家对此认识颇

不一致，现代的药理、临床研究也证实甘草与这四药的配伍禁忌并不是绝对的。相反并不意味着配伍肯定对人或动物的机体产生剧烈的毒害。只要按照前人经验，选择合适条件，合理使用甘草与藻、戟、遂，芫的配伍，有可能对某些重症、顽症及兼证较多的复杂病情产生更理想的疗效。但这种配伍一定要从人体功能、疾病、复方、配伍比例、用量、制法、给药途径等综合性能全面考虑，在没有完全弄清机理之前仍应严肃对待，谨慎小心。

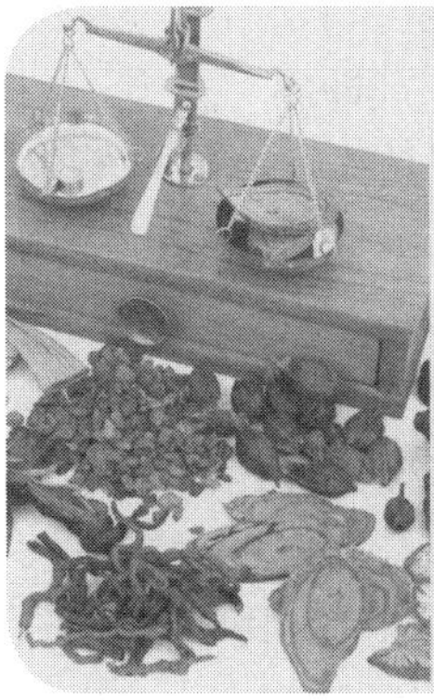

第十章 中药处方用药与用法研究

中药的处方、用药与用法是保证中药用药安全和治疗效果的重要因素之一。其中处方是否合理、用药是否恰当则直接影响治疗疾病的效果，如果处方组成不合理，则药力不集中，药效不够，以致治疗无力而贻误病情；如果用药不适宜，用药剂量过大，效力过猛，以致克伐人体正气，引起其他病变。而中药的用法，包括煎药方法、服药方法等，也都会影响药物的疗效或带来不良后果。因此，正确掌握用药剂量与用法，对保证患者用药安全、有效，具有十分重要的意义。

第一节 中药处方与用药探讨

中医用药讲究辨证施治，处方组成讲究君臣佐使，药味药量讲究精简适中，2021 年 6 月 30 日中华中医药学会发布实施的《中药饮片临床应用规范》规定：每张中药饮片处方药味数不超过 18 味，每剂处方药物总量一般应控制在 240g 以内，原则上不能超过 300g。但在临床实际工作中经常见到一些药味数多、药物剂量大的大处方，现对“大方”提出探讨如下。

一、“大方”小议

“大方”考其意义有五：药味多；药力凶猛；药量多；药量多而一次服完；能治下焦重病等。此议“大方”乃指药味众多的方剂。《素问·至真大论》有“君一臣二，制之小也；君一臣二佐五，制之中也；君一臣二佐九，制之大也”之说，以此推之，超过“中方”（九味药）的方剂即属“大方”。

“大方”并不是自古就有的，追溯历史，最初的方剂都是比较简单的，《内经》载方 13 首，最大的处方由四味药组成。医圣张仲景所著《伤寒论》和《金匮要略》中共有 271 方，味数最少的 1 味，最多的 23 味，大部分均在 7 味药以内，其中 4 味药组成的方剂最多，有 50 余方。明代著名医学家李时珍著《本草纲目》，载方 11000 多首，绝大部分是 5 味药以内，极少见到多于 9 味药的“大方”。可见古方药味不杂，只是后世方和现代方才出现“韩信用兵，多多益善”的状况。据统计，《中国药典》（1977 年版）载方 270 首，其中“大方”有 109 首，占 40.4%。近随意抽查我院中药处方 2716 张统计，其中“大方”就有 2096 张，占整个处方数的 77.17 %。可见“大方”的应用已极为普遍。

“大方”是中医药学由低级向高级发展到一定阶段的产物，不可否认它对某些顽症、兼证较多、病情复杂的疾病有独特的治疗作用，但也有其不利的一面：其一是药味过多，照顾面广，使药力不能集中，甚至会相互牵制。加上有些医师缺乏中医基本理论和临床经验，组方简单凑合，用药机械相加，主辅不明，不能突出主药的作用。不仅起不到应有的治疗作用，而且不可避免地增加了药物的不良反应。其二是组方药味过多影响汤剂的煎出率，药物在煎煮时各种药渣之间相互蓄留药液（吸附有效成分）是影响汤剂煎出率的主要因素。其方剂组成的药味数与药液的蓄留量成正比关系，即方剂组成的药味数越多，被蓄留的药液越多，有效成分丢失在残渣中的也就越多。其三是使用极不方便，从医师处方到药剂人员调配，以至患者煎服都十分复杂。有时一个“大方”中先煎、后下、包煎、另煎等多种特殊煎法都有，有时一个“大方”众多的药物一时难以配齐，往往耽误病情等，“大方”给医务人员和患者带来的麻烦是显而易见的。

并非所有的“大方”构成都是严密合理的。笔者曾见一出师不久的青年中医治疗一例“小儿黄疸”（初期），先予由茵陈、胆草、栀子、青蒿、车前、桃仁、红花、黄芩、泽泻、茯苓、青皮、麦冬、玄参、生地黄、枸杞、麦芽、山楂、甘草等 18 味药组成的方剂，连服三剂，效果不佳。便请教从医四十余年的老师，他看过处方后便指出该方庞杂多乱，不能突出主药清热利湿退黄的作用，并建议退虚热之青蒿和善清上焦肺热之黄芩可不用，黄疸初期，赤芍、桃仁亦不用，麦冬、玄参、生地黄、枸杞属滋润类药勿用，方中利湿药较多，可适当减少一二味如泽泻。按此建议将原方减去上述 9 药，给患儿连服 2 剂，病见好转，再服三剂热退黄消，调养数日，即痊愈出院。再如苏合香丸，原方由 15 味药组成，经研究简化为 6 味药组成冠心苏合丸，后经进一步深入研究发现，真正起主要作用的是苏合香和冰片，逐减为二味药制成苏冰滴丸，用于治疗冠心病亦获得较好效果。

鉴此，应大力提倡使用“精方”，尤其是初学者，用药不可仓促堆集，提起笔来须反复详审，用一药虽尽一药之利，当防一药之害。组方应做到针对性强，组织严谨，重点突出，以达到“少而精”的要求，使方中的药物既能相得益彰，又能相辅相成，力戒“胡乱牵扯，思欲以多制胜，既犯强宾压主之条，复患挂一漏万之弊”。

二、用药讲“火候”

过犹不及，这是中国的一句成语，非常适合用在吃药上，吃药过了头，不但不能治病，反而会损害身体健康。反复或长期连续使用代谢较慢、安全范围较窄、毒性较大的药物，由于药物到达体内后来不及代谢排出，因此会造成蓄积。若患者肝肾功能不良，药物的代谢、排泄功能就会发生障碍，从而使药物不断在体内积聚，也会造成蓄积。当药物蓄积超过安全范围浓度时，患者就会产生一系列中毒症状，称为药物蓄积中毒。

药物蓄积是一个反复、长期的过程，一开始没有“苗头”，不像急性药物中毒那样容易被人发觉，因此易被忽视。但其往往给肝肾等器官造成不可恢复的损害，甚至危及生命。因此，对于长期用药的患者而言，掌握用药“火候”，防止药物蓄积，也是一个需要学习的方面。

（一）药物蓄积第一“池”——肝脏

肝脏职责：消化药物。肝脏是药物最主要的消化器官。当用药者肝功能不好或者有肝脏疾病（如脂肪肝、肝癌、酒精中毒性肝炎或肝硬化、血色素沉着病、慢性活动性肝炎、胆汁性肝硬化、急性病毒性或药物性肝炎等）时，可影响某些药物在肝脏的代谢。

随着疾病严重程度的不同，肝脏药物代谢酶（肝脏中代谢药物的重要物质）的损伤程度也不同，特别是微粒性氧化酶最易损伤，可明显影响有关药物的清除。例如，肝硬化或急性肝炎患者对镇静类药物地西泮的消化时间会更长，若不调整剂量或用药间隔时间，长期下来，这类药物就会在患者体内蓄积，从而引发不良反应。

（二）药物蓄积第二“池”——肾脏

肾脏职责：排泄药物。肾脏是排泄药物的主要器官。当肾功能低下时，经肾排泄的药物排泄速度就会减慢，例如抗生素中的庆大霉素。一旦药物蓄积在体内，浓度越来越大，就会对人体产生毒性反应，不但原药排泄减慢，其代谢产物（药物在人体内发生化学反应生成的另一种化学物质）的排泄也会减慢，从而引起蓄积。若代谢产物有活性，即会出现药理作用。例如降血脂药氯贝丁酯（安妥明），在肾功能低下时，其代谢产物排泄减慢，且对骨骼肌还具有较大毒性。因此，肾衰时，服用安妥明容易导致严重的肌无力和肌触痛。另外，抗菌药呋喃妥因易致周围神经炎，也与其活性代谢产物蓄积有关。此外，肾脏也有消化部分药物的功能，例如治疗糖尿病的胰岛素，有50%是肾脏负责消化的，因此肾脏衰竭的患者，胰岛素代谢和排泄都会出现问题，容易造成胰岛素蓄积。

（三）“慢、窄、毒”药物易蓄积

因为大部分药物在肝脏代谢，经过肾脏排泄，所以，肝肾功能不良的患者长期或反复用药，药物容易在体内蓄积，有些代谢较慢、安全范围较窄、毒性较大（简称“慢、窄、毒”）的药物，到达体内后来不及代谢和排泄，也会出现积聚。一旦体内药物超过安全浓度范围，即使没有肝肾功能损伤的人，也会产生一系列中毒症状。所以使用这些药物时，自己要留个心眼，密切注意不良反应，同时，还要配合医生适当调整药物剂量或服药的间隔时间。

1. 肝功能不良 需要慎重的药物有利福平、氯霉素、镇静催眠药（包括水合氯醛、氯氮卓、地西泮、格鲁米特、巴比妥类）、氨苯蝶啶、普萘洛尔、甲氨蝶呤、胰岛素（根据血糖调整）、氯磺丙脲等。

2. 肾功能不良 需要慎重的药物有氨基糖苷类抗生素（包括阿米卡星、庆大霉素、卡那霉素、新霉素、链霉素、妥布霉素、依替米星、萘替米星等）、多黏菌素、万古霉素、抗心律失常药（包括奎尼丁、普鲁卡因胺、利多卡因、地高辛、洋地黄毒苷等）、精神活性药物（包括水合氯醛、地西泮、氯氮卓、丙咪嗪、阿米替林、锂剂等）、可乐定、西咪替丁、利尿药（氢氯噻嗪、呋塞米）、华法林。

（四）某些疾病患者要慎重

除了肝脏和肾脏之外，还有一些疾病可影响药物的代谢，使药物代谢周期延长。若不调整给药剂量或给药时间，药物就容易在体内蓄积，甚至产生毒性。

因肝肾功能低下在一定程度上会影响药物的代谢及排泄，延长代谢周期，容易造成药物在体内蓄积，甚至产生毒性，所以，肝肾功能低下的患者尤应注意适当地调整使用剂量或者服药的间隔时间。当然，最好按照医嘱，切忌盲目用药。

1. 心脏病 心脏血流会影响肝脏血流，对于一些可迅速被肝脏代谢的药物（例如阿普洛尔、普萘洛尔、杜冷丁、吗啡、异烟肼等），心脏会影响其代谢速率，使药物代谢周期延长。

2. 甲状腺功能低下 甲状腺功能低下的人，身体代谢会变慢，因此容易影响一些药物（如安替比林、地高辛、甲巯咪唑和普萘洛尔）的代谢。

（五）老小孕妇易中招

除了肝肾病患者之外，一些特殊人群因生理特点也容易造成药物在体内蓄积。婴幼儿脏腑功能不健全，对药物的作用敏感性高，药物代谢速度慢，肾脏排泄功能较差，容易造成蓄积。胎儿的肝脏尚未发育成熟，对药物的解毒功能不足。另外，胎儿肾脏发育也不成熟，许多药物在体内排泄较慢，容易造成蓄积中毒，因此，孕妇在使用药物时应特别注意。

老年人存在不同程度的脏器功能退化，药物代谢速度慢，血浆蛋白（血液中与药物结合，运输药物的蛋白）含量降低，血浆蛋白结合率也相应降低，从而使游离的药物浓度增加，当不断蓄积超过安全剂量时，就会引发中毒。如苯妥英钠与血浆蛋白的结合率，老年人比 45 岁以下的人低 26%，若按正常剂量服用，容易引起药物蓄积中毒。

（六）特殊药物当慎用

一些药物本身比较难消化，在体内代谢缓慢，周期长，但是，因治病需要而不得不用到它们，尤其是一些慢性病，一般需要长期服用。如含有士的宁成分的药物，其在体内的代谢速度较慢，在治疗腰椎间盘突出症等多种疾病时，患者需长期服用，稍有不慎，就会导致中毒症状。

一些控速剂型，例如缓释片、控释片、长效注射剂等，由于利用现代化制剂工艺，使得药物缓慢释放，从而延长药物的半衰期，减少了用药次数，患者方便服用。但是，患者服用时没按照说明书使用，自行增加用量或次数，这样长期使用容易造成蓄积，引起中毒。

（七）多药合用要当心

有些药物间的相互作用也可影响其在体内的吸收、分布、代谢、排泄、消除速率等。不合理的联合用药可使药物蓄积，甚至导致人体中毒。

有些药物联用时会相互竞争与血浆蛋白的结合，不同药物，其血浆蛋白结合率也不同。因此，当两种或两种以上药物联合使用时，结合率较强的药物就会将另外的药物置换出来，使其在血中的游离浓度增加，导致药物在血液中蓄积而出现意外。如水合氯醛、依他尼酸、吲哚美辛、阿司匹林、保泰松、氯贝丁酯等，均有较强的血浆蛋白结合能力。与这些药物联合应用时，特别是口服降糖药、口服抗凝药、抗肿瘤药（如甲氨蝶呤），就应谨慎，稍不注意可致意外。

有些药物具有较强的抑制肝药酶活性的作用，可使其他药物代谢受阻并减慢，血药浓度高于正常，药效增强，同时也有引起中毒的危险。如氯霉素与双香豆素合用时，由于氯霉素有较强的抑制肝药酶活性作用，导致双香豆素代谢受阻，从而引起出血等不良反应。还有氯丙嗪、西咪替丁、环丙沙星、普萘洛尔、维拉帕米、保泰松等，均具有较强的药酶抑制作用。

（八）中药也可成为毒药

人们普遍认为中药无毒或毒性很低，其实有些中药虽然毒性较低，但长期服用仍会引起蓄积中毒。在中毒症状不十分明显时，往往易被人们忽视，如中医认为甘草有解毒作用，但现代研究证明，其成分中的胺盐具有强烈的类固醇皮质激素样作用，长期服用可引起水肿、高血压。每日服甘草 2.5g，连服 30 天，即会出现头痛、浮肿、四肢麻木无力、高血压及低血钾等症状，甚至引起电解质紊乱。朱砂、雄黄等含汞、砷重金属的药物，长期服用也可能产生蓄积中毒，并损害肝脏、肾脏、神经系统和消化系统。广防己、关木通、马兜铃、寻骨风、青木香等中药含有马兜铃酸，具有肾毒性，而且已有研究表明，长期间断或持续小剂量服用可引起蓄积中毒，导致慢性马兜铃酸肾病，病理表现为寡细胞性肾间质纤维化，临床出现慢性进行性肾功能衰竭（持续服用者肾损害进展较快）症状；小剂量间断服用数周至数月，可出现肾小管变性及萎缩；临床出现肾小管酸中毒和（或）范可尼综合征，而血清肌酐正常。因此，含汞、砷及马兜铃酸等能引起蓄积中毒的中药材或中成药，必须在医师的指导下使用，严格控制剂量和疗程，并在治疗期间注意监测肝肾功能。

（九）预防，从严控药量开始

在服用代谢较慢的药物时，用到一定量后即停止给药或给予较小的维持量。这些药物由于容易引起蓄积中毒，故尽量避免用于肝肾功能不全的患者，应用时作好血药浓度监测，并规定连续给药次数或一定时间作为疗程。一个疗程后，如需重复给药，则应充分考虑是否需要停药一定时间以后再开始下一个疗程。婴幼儿和老年人应从小剂量开始，尽量减少用药疗程及用药的品种。

若发生不良反应，立即停药，并针对不同的症状和药物特性，迅速采取对症治疗，或加速药物排出等急救措施，条件允许或必要时可进行血液透析，将不良反应造成的后果降到最低。

第二节　中药的煎服方法探讨

一、中药汤剂的煎服法

汤剂是中医常用的传统剂型之一，具有吸收快，药力大，能灵活加减化裁，充分发挥药物配伍作用，适应中医辨证施治的需要等特点，至今仍在临床广泛应用。要充分发挥汤剂的治疗作用，就必须科学煎煮、合理服用。本文重点介绍一下汤剂的煎煮和服用方法。

（一）汤剂的煎煮方法

明·李时珍曰：“凡服汤药，虽品专精，修治如法，而煎煮者，鲁莽造次，水火不良，火候失度，则药亦无功。”可见汤剂的煎煮直接影响到药物的治疗效果，必须予以重视。汤剂根据制备方法不同可分为以下几种：①煮剂，是用一般的温度和加热时间，将药物煎煮去渣所得的液体剂型。煮剂浓度适中，具有吸收快、奏效迅速、作用强的特点。②煎剂：是将经过煎煮去渣的药液，再经加热浓缩所得的液体剂型。煎剂加热时间长，药液浓度高，能消除药物的毒性，并使药物缓慢吸收，延长药效。③沸水泡药：是药物经过沸水浸泡去渣所得的液体剂型。沸水泡药加热时间短，温度低，药液味薄气清，擅于清泄上焦热邪。

下面谈谈影响汤剂质量的几个因素：

1. 煎器的选择 中药汤剂的煎器与药液质量有密切的关系，历代医家都强调用陶器煎药。陶器具有导热均匀、化学性质稳定、不易与药物成分发生化学反应，并能保暖等特点。除陶器外还有铜锅、铁锅、铝锅、镀锡锅、不锈钢锅、搪瓷杯、烧杯等。现代研究证明，铁器在煎煮过程中易与药材中所含鞣质、苷类等成分起反应，使药液颜色变黑或变绿，影响汤剂质量；铜锅、镀锡锅煎煮的药液有微量的铜及锡离子；铝锅煎煮药易被酸碱性成分所腐蚀、氧化。因此，铁锅、铜锅、镀锡锅和铝锅等均不宜作煎器，煎药时应选用陶器，不锈钢锅、搪瓷杯和烧杯为宜。

2. 溶媒的选用及用量 汤剂所用的溶媒主要是水，水的纯度关系到汤剂的质量，制备汤剂必须选用含矿物质及其他杂质少的清水为宜，煎药一般用河水、井水、自来水和蒸馏水。煎药的用水量一般为药物重量的 5 ～ 8 倍，药物煎出的有效成分较完全，符合溶出要求。煎花、叶、全草及其他质地疏松的药物，其用水量应大于一般的用水量，煎矿物、贝壳及其他质坚实的药物，其用水量应小于一般的用水量。传统的经验是将药物置煎器中，加水至超过药面 3 ～ 5cm 为度，这是一种比较方便而又切合实用的方法。第二次煎药的用水量应适当减少，但仍需加水至超过药面为宜。用于小儿的汤剂，尽量减少药物的用水量，减少小儿服药的困难。

3. 煎煮前的浸泡 中药煎煮之前，应先加水浸泡，使药材组织湿润，以利于有效成分的提取。如不浸泡即受热，会使药材组织表面的蛋白凝固，妨碍有效成分的溶出。实验表明在热源和加水量相同的条件下，煎煮前经过浸泡的药物煎出物含量较高，比重也较大，质量较优。浸泡时间为粗末药一般浸泡 10min，饮片一般需浸泡 30min 至 1h。

4. 加热方法 长期以来，中药汤剂的制备是采用直火加热，此法在民间习用已久，至今仍被广泛使用。除此之外，尚有高压蒸制法、蒸汽煎煮法、砂浴燉法、温浸法等，一般认为高压蒸制法和蒸汽煎煮法的效果较好，直火药煎法稍次，而砂浴燉法和温浸法效果较差。

煎药的火力一定要适中，火力过强，水分很快被蒸发，药物的有效成分不易煎出。火力太弱，煎煮的效率低，药物的有效成分亦不易煎出。一般在未沸之前，宜用比较强的火力，使水很快沸腾，沸后宜用比较弱的火力，保持微沸状态，使其减少水分的蒸发，以利于煎出药物的有效成分。药液煎好后应立即滤出，不应久置煎药容器中，以防酸败。煎药的时间根据药物气味、质地的不同一般分下列三种情况：①解表药及质地疏松、气味芳香的药物头煎 15 ～ 20min（均按沸后计算时间），二煎 10 ～ 15min。②一般药物头煎 20 ～ 30min，二煎 15 ～ 25min。③滋补剂及质地坚实的药物头煎 40 ～ 60min，二煎 30 ～ 40min。汤剂一般每剂药习惯煎煮两次，最好是将头煎和二煎药液合并后，分两次服用。现代研究表明，药物以常法煎煮两次，有效成分的丢失率可达 35% 以上。补益剂的丢失率更为严重，因此补益剂最好是煎三次，这样可使有效成分丢失率下降到 15% 以下。

5. 特殊处理 汤剂中某些药物根据其本身的特点或治疗要求需要进行特殊处理。特殊处理方法主要有以下几种。

（1）先煎　矿物药、贝壳、甲骨类及质地坚硬不易煎出有效成分的药物需先用武火煎 40min 再加入其他药物同煎，毒药作内服时需先煎 1 ～ 2h 以降低毒性。

（2）后下　含有效成分为挥发性或受热时间稍长易被破坏的药物须在其他药物煎毕之前 10min 加入共煎（或用沸水泡药）。

（3）包煎　有能刺激咽喉引起咳嗽的毛茸的药物，质地轻松煎煮易悬浮液面，质地坚硬易沉降结底以及煎煮后呈糊状不易过滤的药，宜装入布袋中与其他药共煎。

（4）另煎　贵重药物须单独煎煮取汁，兑入其他药液中服用，以防有效成分丢失在药物残渣中。

（5）冲服　贵重、量少，具挥发性、易溶性药物，宜先研成粉或磨汁取药液分次冲服。

（6）烊化　胶体药物和可溶性药物，宜直接溶于温热的药液中服用。

（7）生汁兑服　鲜品药材可绞汁兑入其他药液中服用。

（8）煮水煎药　吸水量较大的药，宜先煮水去渣，再取去渣的水煎煮其他药物。

（二）汤剂的服用方法

汤剂的服法是多种多样的，汤剂服法是否正确，直接影响疗效，必须引起重视。

1. 服药量及次数 汤剂的服用量和次数是视病情而定的，一般是一天一剂，两次煎服；危急重病，每日一剂半或两剂，分三或四次煎服；慢性病两日一剂，每天煎服一次；咽喉疾患宜用多次频饮、缓缓咽下的服法，使药液能充分接触；呕吐患者须采用多次少量频饮的服法；峻烈药制成小剂量汤剂，宜顿服（一次服完），使药物在不伤正气的情况下，集中药力，发挥作用。

2. 服药时间 《汤液本草》说："药气与食气不欲相逢，食气消则服药，药气消则进食。"一般中药汤剂宜在两餐之中服，但用于治上焦疾患的药宜饭后服；治下焦疾患的药宜饭前服；补养药宜饭前服；对肠胃有刺激的药饭后服；泻下药和驱虫药宜空腹服；截疟药宜发作前服；安眠药宜在睡前服；急性病则不拘时间，应迅速给药。

3. 药液的温度 汤剂一般以温服为宜，以免药液偏冷偏热对胃发生刺激，引起呕吐或胃脘不适。但止血剂、收涩剂、清热剂、解毒剂、祛暑剂等宜冷服。理气剂、活血祛瘀剂、祛寒剂、解表剂、补养剂等宜热服。真热假寒症宜用寒药热服，真寒假热症宜用热药冷服。此外与季节亦有关，冬天宜偏温一些，夏天宜偏凉一些服用。

4. 服药护理 发汗剂服后应卧床休息，进热食或加盖被褥帮助出汗，并观察出汗情况。催吐剂服后宜引吐。服汤药易引起呕吐者，可先饮姜汁少许，以避免呕吐。驱虫剂服后，应注意观察大便。服泻下剂大便通畅后，应注意大便性状。毒剧药服后要注意患者有无反应。神昏口噤者，应以通关散擦鼻，使患者开噤，便于将药液灌下，或采用鼻饲法。

5. 服用禁忌 服药时一般宜少食豆类、肉类、生冷及其他不易消化的食物。热性病应禁食酒类及辣味、鱼肉等食物；服解表、透疹药宜少食生冷及酸味食物；服止泻药禁食瓜果；服温补药应少饮茶，少食萝卜。

二、中药先煎问题的实验探讨

矿物药、动物贝壳、化石、甲骨类药材的质地坚硬，有效成分不易煎出，故中药传统理论和现代药学理论都要求将这一类药物先煎，以利有效成分的溶出，充分发挥药效。一般要求先煎 10min 至 1h 不等。但近年来有不少人从历史、临床、实验以及药物性质等方面出发，对中药先煎问题进行了探讨，认为某些药材可以不先煎。笔者选择 1985 年版和 1977 年版《中国药典》上注明要求先煎的部分有代表性的矿物、动物贝壳、化石、甲骨类药共 6 味，以测定煎液中某项指标成分，进行先煎 30min 的比较实验。

准确称取每一药物各 30g，分别置烧杯中，加蒸馏水适量，置电炉（1000W）上直火加热至沸后，文火（500W）保持微沸 30、60min 后，纱布粗滤，再用定性滤纸精滤，调至滤液为 150mL 备用。重做三次。

（一）含量测定

1. 石膏、龙骨、牡蛎三药煎液中钙离子的含量 方法是：取硫酸镁试液 1 滴，加蒸馏水 5mL，氨－氯化铵缓冲液 10mL，铬黑 T 指示液 8 滴，用乙二胺四乙酸二钠标准液滴定至纯蓝色（此消耗数不计）。另精密量取煎液 50mL，加入上述溶液中，再用乙二胺四乙酸二钠标准液滴定至溶液由酒红色转变为纯蓝色，计算含量。

2. 磁石煎液中含铁量

（1）标准曲线的绘制　精密吸取硫酸铁胺标准液 0.0、1.0、2.0、3.0、4.0mL 分别置 50mL 容量瓶中，各加 4mL 10% 氯化铵溶液和 2mL 20% 磺基水杨酸溶液，滴加 1∶10 的氢氧化铵直到溶液变黄后多加 2mL，加水稀释至刻度，摇匀，在 420nm 处比色测定，绘制标准曲线。

（2）含量测定　精密量取煎液 100mL，置蒸发皿内，蒸至近干（约 5mL）移入 50mL 容量瓶内，同上方法在 420nm 处测定光密度，根据标准曲线求算含量。

3. 龟板、鳖甲煎出物量　取 150mL 煎液，置已干燥至恒重的蒸发皿中，在水浴上蒸干后，于 105℃干燥 2h，移置干燥器中，冷却 30min，迅速精密称定重量。

（二）结果

对石膏等 6 味煎液中指标成分含量测定，结果见表 10–1。

表 10–1　六种药物不同时间煎液中指标成分含量比较表

煎煮时间	石膏 %（g/g）	龙骨 %（g/g）	牡蛎 %（g/g）	磁石 %（g/g）	龟板 %（g/g）	鳖甲 %（g/g）
30min	0.341	0.052	0.058	0.017	1.0033	1.0766
60min	0.350	0.053	0.061	0.019	1.4972	1.4577

注：表中数据为三次测定数据平均值。

从上述结果可以看出，矿物、动物贝壳、化石类药经炮制粉碎后，煎煮 30min 和 60min，其有效成分（如 Ca^{2+}、Fe^{2+} 等）的煎出量相差无几，先煎 30min 有效成分煎出量增加极微或不增加。这主要是由于这一类药物的主要成分为无机物，它们的溶解是分子脱离晶体至溶剂（水）的过程，溶解度低，煎出量有限，且煎出物大都是在 10min 内溶解，因此，只要粉碎度达到要求（过 24 目筛），先煎意义不大。为了从节约原则出发，矿物、动物贝壳、化石类药按《中国药典》规定依法炮制粉碎（过 24 目筛即二号筛）后入煎剂，可不必履行“先煎”这一操作规程。

本实验结果还表明，动物甲骨如龟板、鳖甲经炮制打碎后，煎煮 30min 和 60min 的煎出物量相差较大。先煎 30min，煎出物量约增加 25% 以上。为了保证药物的临床疗效，对于动物甲骨类药，先煎 30min 是很有必要的。

参考文献

［1］梅全喜，曾聪彦，钟希文，等．医疗机构发展中药制剂的实践与思考［J］．亚太传统医药，2010，6（9）：1–4.
［2］梅全喜，范文昌．医院中药制剂开发的意义研发方向及应注重的几个问题［J］．中医药管理杂志，2011，19（4）：357–361.
［3］梅全喜．新产品开发之浅见［J］．中成药，1995，18（9）：42.
［4］梅全喜，梅笑风．中药新型饮片的特点与存在问题探讨［J］．亚太传统医药，2009，5（4）：1–4.
［5］曾聪彦，梅全喜，戴卫波，等．中药袋泡茶剂历史沿革及其制备工艺与质量标准研究进展［J］．海峡药学，2009，21（1）：80–82.
［6］王添生，梅全喜，何新荣．袋泡纸小包装饮片与传统饮片的比较研究［J］．中国药房，2005，16（18）：1433–1434.
［7］梅全喜．中药新剂型——袋泡剂［J］．中医函授通讯，1988（5）：26.
［8］梅全喜．谈谈治疗急性热病的中药剂型改革［J］．中药材，1988，11（2）：37–40.
［9］陶福华，梅全喜．栓剂的质量及评定方法［J］．中国医院药学杂志，1985，5（2）：19–22.
［10］梅全喜．浅谈中药鼻腔给药制剂［J］．中药材，1995，18（4）：207–208.
［11］凌解春，梅全喜．影响中草药片剂质量几个因素［J］．时珍国医国药，2000，11（2）：124–125.
［12］梅全喜．谈谈口服安瓿剂［J］．中成药研究，1987，10（2）：40.
［13］王贤儿，钟希文，梅全喜，等．固体脂质纳米粒在中药经皮给药中的研究进展［J］．中国药房，2015，26（13）：1860–1862.
［14］梅全喜，钟希文，林慧，等．复方三角草片抗蛇毒作用的实验研究［J］．中国药业，2005，14（11）：24–25.
［15］罗清，梅全喜，缪英年，等．复方三角草片的制备与临床疗效观察［J］．中国医院药学杂志，2006，26（3）：338–339.
［16］曾聪彦，梅全喜，缪英年，等．复方三角草注射液的制备工艺及临床应用［J］．中医药学刊，2005，23（3）：476，504.
［17］缪英年，梅全喜，陈茂潮，等．复方三角草制剂治疗毒蛇咬伤疗效观察［J］．中国中医急症，2005，14（5）：429–430.

[18] 梅全喜，吴惠妃.广东土牛膝的药用历史及现代研究概况［J］.中医药学刊，2005，23（11）：1995-1998.
[19] 梅全喜，孙帆，田素英，等.复方土牛膝制剂治疗咽喉疾病的药理研究与临床观察［J］.亚太传统医药，2007，3（1）：92-95.
[20] 孙一帆，徐庆文，梅全喜，等.复方土牛膝糖浆治疗急慢性咽炎、扁桃体炎的临床观察［J］.中华中医药学刊，2007，25（3）：503-504.
[21] 梅全喜，曾聪彦，高玉桥，等.复方土牛膝糖浆的薄层鉴别［J］.中国药业，2007，16（3）：8-9.
[22] 曾聪彦，梅全喜，孙一帆，等.复方土牛膝糖浆中水杨梅的薄层鉴别［J］.中华中医药学刊，2007，25（3）：508-509.
[23] 曾聪彦，梅全喜，孙一帆，等.复方土牛膝糖浆的制备及临床应用［J］.中医药学刊，2005，23（增）：101.
[24] 田素英，梅全喜.广东土牛膝复方制剂的研究进展［J］.时珍国医国药，2006，17（11）：2175-2176.
[25] 梅全喜.广东土牛膝复方制剂研究取得新进展［J］.中国科技成果，2007，59（23）：59.
[26] 梅全喜，曾聪彦，钟希文.复方广东土牛膝含片制备工艺及质量控制研究［J］.中国医药导报，2009，6（29）：55-57.
[27] 梅全喜，曾聪彦，黄伟群.复方土牛膝颗粒的水提工艺优选及质量控制方法研究［J］.中国药房，2007，18（27）：2107-2109.
[28] 梅全喜，钟希文，崔小兰，等.复方土牛膝糖浆剂抗病毒作用的实验研究［J］.中华中医药学刊，2007，25（6）：1139-1141.
[29] 梅全喜，田素英，钟希文，等.复方土牛膝糖浆剂抗炎作用的实验研究［J］.中药材，2007，30（5）：586-588.
[30] 梅全喜，田素英，钟希文，等.复方土牛膝糖浆解热、镇痛作用研究［J］.中国药房，2006，17（22）：1695-1697.
[31] 孔祥廉，梅全喜，高玉桥，等.昆藻调脂胶囊的降脂保肝作用［J］.中药新药与临床药理，2004，15（6）：400-402.
[32] 孔祥廉，梅全喜，高玉桥，等.中医药治疗脂肪肝的分析探讨［J］.时珍国医国药，2003，14（12）：781-783.
[33] 孔祥廉，梅全喜，钟希文，等.正交试验优选昆藻调脂胶囊的水提工艺［J］.中国药房，2007，18（21）：1626-1627.
[34] 梅全喜，钟希文，高玉桥，等.苯酚—硫酸法测定昆藻调脂胶囊中总多糖的含量［J］.中国药房，2006，17（增）：11.
[35] 梅全喜，曾聪彦，孔祥廉，等.昆藻调脂胶囊的制备工艺与质量标准研

究［J］. 中华医学与健康，2006，3（9）：1–2.
［36］孔祥廉，梅全喜，钟希文，等 . 昆藻调脂胶囊对高脂血症性脂肪肝大鼠血清和肝组织 GSH–PX 活性的影响［J］. 中药材，2006，29（11）：1223–1225.
［37］孔祥廉，梅全喜，钟希文，等 . 昆藻调脂胶囊对实验性高脂血症性脂肪肝大鼠肝细胞增殖的影响［J］. 中国药房，2006，17（21）：1609–1610.
［38］梅全喜，孔祥廉，钟希文，等 . 昆藻调脂胶囊对高脂血症脂肪肝大鼠血清和肝组织 SOD 及 MDA 含量的影响［J］. 中医药学刊,2006,24（11）：2031–2033.
［39］梅全喜，孔祥廉，钟希文，等 . 昆藻调脂制剂治疗脂肪肝的机理与临床研究［J］. 中国科技成果，2006（18）：27–29.
［40］戴卫波，梅全喜，李乐愚 . 中药组方治疗糖尿病药理作用研究进展［J］. 世界中医药，2016，11（6）：1122–1125.
［41］林慧，李乐愚，梅全喜，等 . 中医药干预 2 型糖尿病肠道菌群失调的实验与临床研究进展［J］. 中国医院用药评价与分析，2019，19（8）：910–913.
［42］林慧，李乐愚，梅全喜 . 番石榴及其复方制剂治疗糖尿病的药理研究及临床应用［J］. 今日药学，2014，24（10）：765–768.
［43］林慧，李乐愚，梅全喜，等 . 复方番石榴制剂对 2 型糖尿病胰岛素抵抗大鼠脂肪代谢及胰腺组织病理形态的影响［J］. 中国药师,2016,19（5）：866–869.
［44］李乐愚，林慧，梅全喜，等 . 复方番石榴制剂对 2 型糖尿病模型大鼠空腹血糖及胰岛素敏感性的影响［J］. 时珍国医国药，2015，26（11）：2644–2646.
［45］戴卫波，李乐愚，梅全喜，等 . 复方番石榴制剂对 HepG2 细胞胰岛素抵抗的改善及对 α – 淀粉酶和 α – 葡萄糖苷酶抑制作用［J］. 中药新药与临床药理，2016，27（5）：655–660.
［46］林慧，梅全喜，孔祥廉，等 . 蛇黄肝炎汤对小鼠急性肝损伤的保护作用研究［J］. 中国药房，2011，22（43）：4038–4040.
［47］孔祥廉，梅全喜，林慧，等 . 蛇黄肝炎汤对小鼠碳粒廓清功能的影响［J］. 今日药学，2011，21（9）：559–560，571.
［48］孔祥廉，林慧，梅全喜，等 . 蛇黄肝炎合剂对 2215 细胞分泌 HBs Ag 及 HBe Ag 的抑制作用［J］. 中华中医药学刊，2010，28（8）：1703–1704.
［49］林慧，梅全喜 . 单味中药及其复方制剂抗肿瘤血清药理学研究进展［J］. 中国药房，2016，27（4）：550–552.

[50] 林慧．蛇黄肝炎汤含药血清对人肝癌细胞 HepG-2 增殖的抑制作用［J］．世界中西医结合杂志，2016，11（12）：1664-1667.
[51] 林慧，梅全喜．蛇黄肝炎汤含药血清对免疫抑制大鼠免疫功能的调节作用［J］．中国医院药学杂志，2016，36（20）：1763-1766.
[52] 钟希文，梅全喜，高玉桥，等．三丫苦泡茶的抗炎、镇痛及解热作用［J］．中药材，2001，24（9）：664-665.
[53] 钟希文，梅全喜，黄后楷，等．三孖苦泡茶质量标准的研究［J］．中国药业，2001，16（11）：32-33.
[54] 梅全喜，曾聪彦，周小军．正交法优选鼻咽解毒颗粒的水提工艺［J］．中华中医药学刊，2010，28（7）：1483-1484.
[55] 梅全喜，周小军，曾聪彦．鼻咽解毒颗粒的研制及临床疗效观察［J］．亚太传统医药，2010，6（3）：14-16.
[56] 曾聪彦，梅全喜，李依信，等．黄蛭口服液质量标准研究［J］．中国药房，2007，16（30）：2362-2365.
[57] 曾聪彦，梅全喜，梁食，等．黄蛭口服液的制备工艺研究［J］．山西中医学院学报，2007，15（4）：45-47.
[58] 曾聪彦，梅全喜，吴惠妃，等．黄蛭口服液的薄层鉴别研究［J］．中医药学刊，2006，8（9）：1669-1671.
[59] 曾聪彦，梅全喜，高玉桥，等．高效液相色谱法测定黄蛭口服液中大黄酚的含量［J］．中医药学刊，2005，23（9）：1620-1621.
[60] 高玉桥，苏丹，林慧，等．中药黄蛭口服液对 THP-1 巨噬细胞源性泡沫细胞三磷酸腺苷结合盒转运体 A1 表达的影响［J］．中华中医药学刊，2008，26（7）：1536-1538.
[61] 高玉桥，苏丹，林慧，等．黄蛭口服液对血小板聚集功能的影响研究［J］．中国药房，2008，19（15）：1129-1130.
[62] 曾聪彦，梅全喜，彭伟文，等．舒脊片提取与干燥工艺研究［J］．时珍国医国药，2017，28（6）：1353-1355.
[63] 曾聪彦，梅全喜，钟希文，等．正交试验法优选熄风通脑胶囊提取工艺［J］．中国实验方剂学杂志，2013，19（13）：28-31.
[64] 曾聪彦，梅全喜，胡玉良，等．熄风通脑胶囊的质量控制［J］．中国医院药学杂志，2013，33（18）：1548-1551.
[65] 曾聪彦，梅全喜，钟希文．熄风通脑胶囊的薄层鉴别［J］．医药导报，2013，32（2）：205-207.
[66] 曾聪彦，梅全喜，廖伟坤．熄风通脑胶囊稳定性考察［J］．中国执业药师，2014，11（1）：23-27.

[67] 曾聪彦，胡莹，高玉桥，等. 熄风通脑胶囊对局灶性脑缺血－再灌注损伤大鼠脑组织 TNF-α 和 IL-1β 的影响［J］. 医药导报，2015，34（10）：1272-1275.
[68] 曾聪彦，胡莹，高玉桥，等. 熄风通脑胶囊对局灶性脑缺血再灌注大鼠血液流变学的影响［J］. 中成药，2015，37（9）：2037-2040.
[69] 曾聪彦，黄颖思，梅全喜，等. 正交法优选和胃消痞合剂的制备工艺［J］. 中国医院药学杂志，2009，29（18）：1542-1545.
[70] 梅全喜，曾聪彦，黄颖思，等. 和胃消痞合剂的制备与质量控制方法研究［J］. 中国药房，2010，21（7）：605-606.
[71] 叶秋明，梅全喜，黄颖思. 和胃消痞合剂对慢性胃炎大鼠血液 SOD 与 MDA 含量影响［J］. 亚太传统医药，2011，7（9）：23-25.
[72] 叶秋明，梅全喜，黄颖思，等. 和胃消痞合剂对大鼠慢性胃炎 pH 值和胃黏膜病理影响［J］. 今日药学，2011，21（9）：556-558.
[73] 辛晓芳，林爱华，梅全喜，等. 银蒿解热合剂质量标准初步研究［J］. 中国药业，2016，25（5）：49-52.
[74] 辛晓芳，林爱华，梅全喜. 银蒿解热合剂抗炎镇痛解热及岗梅解热作用研究［J］. 中国药师，2018，21（6）：960-964.
[75] 林棉，高玉桥，林慧，等. 羌银解热合剂抗炎镇痛解热作用研究［J］. 中华中医药学刊，2008，26（1）：91-93.
[76] 吴松，赖海标，刘朝晖，等. 防石合剂对肾草酸钙结石模型大鼠骨桥蛋白表达的影响［J］. 亚太传统医药，2010，6（12）：4-7.
[77] 赖海标，刘朝晖，吴松，等. 防石合剂对实验性大鼠肾草酸钙结石形成的抑制作用［J］. 今日药学，2010，20（11）：35-39.
[78] 曾聪彦，梅全喜，黄振炎，等. 桑菊清解汤的制备及临床应用［J］. 中国医院药学杂志，2006，26（5）：624-625.
[79] 常龙海，刘志群，戚志超，等. 桑菊清解汤对大鼠急性肺损伤作用的病理观察［J］. 现代诊断与治疗，2012，23（11）：1868-1869.
[80] 刘志群，梅全喜，戚志超，等. 桑菊清解汤对大鼠通气性肺损伤作用的实验研究［J］. 中医学报，2013，28（9）：1331-1332.
[81] 曾聪彦，梅全喜，林铨，等. 悦康外感凉茶质量标准研究［J］. 中国药房，2009，20（18）：1405-1407.
[82] 郭文贤，戴卫波，梅全喜，等. 利尿合剂抗炎镇痛及体外抑菌作用研究［J］. 药物评价研究，2017，40（2）：201-205.
[83] 戴卫波，黄新凯，郭文贤，等. 利尿合剂用于泌尿系感染患者临床疗效的评价［J］. 抗感染药学，2015，12（01）：103-105.

[84] 曾聪彦，梅全喜，高玉桥，等. 槐榆片的薄层鉴别［J］. 山西中医学院学报，2006，7（5）：46–47.
[85] 万英，曾聪彦，邓宾，等. 田七口服液的制备及临床疗效观察［J］. 时珍国医国药，2006，3（8）：1536–1537.
[86] 谭泳怡，曾聪彦，梅全喜，等. 正交法优选青乳合剂的水提工艺［J］. 中国中医药现代远程教育，2013，11（08）：147–148.
[87] 范文昌，梅全喜.HPLC 法测定金银岗梅颗粒中栀子苷的含量［J］. 中国中医药现代远程教育，2017，15（21）：145–147.
[88] 范文昌，梅全喜，陈优生. 金银岗梅颗粒中绿原酸含量的高效液相色谱法测定［J］. 时珍国医国药，2017，28（5）：1093–1094.
[89] 林焕泽，吴秀荣，陈建华，等. 白木香叶代泡茶的质量标准研究［J］. 中国医药导报，2013，10（29）：105–107.
[90] 蔡家驹，曾聪彦，梅全喜. 火炭母复方制剂的研究进展［J］. 今日药学，2014，24（8）：615–617.
[91] 梅全喜，钟希文，苏培基，等. 跌打镇痛液质量标准研究［J］. 中药材，2000，23（5）：284–286.
[92] 梅全喜，钟希文，吴惠妃，等. 跌打镇痛液对家兔耳微循环的影响［J］. 中药材，2002，25（7）：493–494.
[93] 梅全喜，苏培基，钟希文，等. 跌打镇痛液的实验与临床研究［J］. 湖北中医学院学报，2001，3（4）：16–17.
[94] 梅全喜，吴惠妃，高玉桥，等. 跌打镇痛液皮肤急性毒性及刺激性实验研究［J］. 时珍国医国药，2001，12（9）：769–770.
[95] 庞蕾蕾，侯连兵，梅全喜，等. 复方崩大碗灌肠剂对慢性肾功能衰竭大鼠肾脏系数、电解质和血液的影响［J］. 中药材，2010，33（5）：775–778.
[96] 孔祥廉，胡莹，梅全喜，等. 复方崩大碗灌肠剂治疗腺嘌呤致慢性肾衰竭大鼠的实验研究［J］. 中华中医药学刊，2010，28（3）：607–608.
[97] 钟希文，梅全喜，高玉桥，等. 痔舒息洗剂的提取工艺研究［J］. 中药材，2006，29（7）：732–7338.
[98] 钟希文，梅全喜，高玉桥，等. 痔舒息洗剂质量标准研究［J］. 中医药学刊，2006，24（3）：466–468.
[99] 钟希文，高玉桥，林慧，等. 痔舒息洗剂止血、止痒和抗肛周溃疡的作用研究［J］. 中国药房，2006，17（8）：581–583.
[100] 钟希文，林慧，高玉桥，等. 痔舒息洗剂治疗痔疮的药效学研究［J］. 中国药业，2005，14（12）：29–308.

[101] 汪亚飞，钟希文，梅全喜，等. 正交试验优选蛇黄凝胶提取工艺 [J]. 中国实验方剂学杂志，2013，19（24）：39–42.

[102] 钟希文，汪亚飞，梅全喜，等. 蛇黄凝胶成型工艺研究 [J]. 时珍国医国药，2014，25（5）：1122–1124.

[103] 钟希文，汪亚飞，梅全喜，等. 蛇黄凝胶质量标准研究 [J]. 今日药学，2015，25（1）：21–24.

[104] 梅全喜，高玉桥，林慧，等. 蛇黄散抗炎镇痛作用研究 [J]. 中药药理与临床，2006，22（5）：48–49.

[105] 彭伟文，高玉桥，梅全喜，等. 反相高效液相色谱法测定骨科洗剂 1 号方中羟基红花黄色素 A 的含量 [J]. 中国药房，2006（24）：1898–1899.

[106] 梅全喜，钟希文，高玉桥，等. 浓薄荷水抗炎作用实验研究 [J]. 中国药业，2008，17（21）：11–12.

[107] 吴论，梅全喜，钟希文，等. 浓薄荷水对鸡蛋清致大鼠足跖肿胀影响的实验研究 [J]. 当代医学，2010，16（21）：1–2.

[108] 陶福华，张进东，梅全喜，等. 复方蛇床子阴道栓的试制与疗效观察 [J]. 中国医院药学杂志，1984，4（6）：30–32.

[109] 袁一鸣，林爱华，梅全喜. 复方四黄外洗液指纹图谱研究 [J]. 时珍国医国药，2017，28（10）：2417–2419.

[110] 张涛，曾聪彦，梅全喜，等. 正交试验优选四黄膏提取工艺 [J]. 中国药房，2008，25（12）：908–909.

[111] 陈蓉，周洪波，梅全喜. RP–HPLC 法测定克痒敏酊中盐酸小檗碱的含量 [J]. 中国药房，2008，19（21）：1646–1647.

[112] 莫国栋，杨瑾，梅全喜，等. 消炎止痒洗剂中药材的提取方法研究 [J]. 中国药房，2013，24（31）：2920–2922.

[113] 梅全喜，徐长庚. 紫甘软膏的制备及应用 [J]. 中国医院药学杂志，1986，6（11）：25–27.

[114] 王平，梅全喜，董普仁，等. 复方除疿液的配制及效果观察 [J]. 时珍国药研究，1991，2（2）：73–74.

[115] 李可，钟新忠，麦雪清，等. RP–HPLC 法同时测定慢盆一号散中盐酸小檗碱与黄柏碱的含量 [J]. 今日药学，2012，22（11）：675–677，683.

[116] 李可，钟新忠，麦雪清，等. RP–HPLC 法测定慢盆一号散中咖啡酸的含量 [J]. 今日药学，2011，21（2）：100–102.

[117] 胡莹，郑依玲，梅全喜，等. UPLC 法同时测定痛泻要方及其破壁饮

片中 7 种活性成分的含量［J］. 中药新药与临床药理，2017，28（6）：786-791.
［118］胡莹，郑依玲，梅全喜，等. 痛泻要方破壁饮片对内脏高敏感小鼠胃肠影响的研究［J］. 中药材，2018，41（4）：975-977.
［119］郑依玲，胡莹，梅全喜，等. 痛泻要方破壁饮片对小鼠胃排空、小肠推进及转运的影响［J］. 时珍国医国药，2018，29（6）：1316-1318.
［120］胡莹，郑依玲，梅全喜，等. HPLC 法测定痛泻要方及其破壁饮片中 4 种成分的含量［J］. 中药材，2019，42（7）：1601-1604.
［121］胡莹，郑依玲，宋叶，等痛泻要方破壁饮片对大鼠离体结肠平滑肌收缩的影响［J］. 时珍国医国药，2020，31（2）：311-315.
［122］胡莹，郑依玲，梅全喜，等. 痛泻要方破壁饮片对腹泻型肠易激综合征大鼠脑肠肽的影响［J］. 中药材，2020，48（7）：1730-1735.
［123］胡莹，郑依玲，梅全喜，等. 痛泻要方破壁饮片对腹泻型肠易激综合征模型大鼠肠推进及血管活性肠肽含量的影响［J］. 中国药业，2021，30（3）：31-36.
［124］李红念，梅全喜，戴卫波，等. 玉屏风散的临床应用与药理作用研究进展［J］. 广州中医药大学学报，2016，3（2）：284-287.
［125］何国增，李厚望，梅全喜. 喉疾灵片的药理作用与临床应用［J］. 时珍国药研究，1995，14（1）：43-44.
［126］刘君明，梅全喜，李洁莹，等. 禾心素对大鼠血液流变学及小鼠耳郭微循环的影响［J］. 中华医学与健康，2006，3（9）：40-41.
［127］刘君明，梅全喜，李洁莹，等. 禾心素胶囊对小鼠免疫力增强作用的研究［J］. 时珍国医国药，2006，17（7）：1213-1214.
［128］刘君明，梅全喜，李洁莹，等. 禾心素胶囊降尿酸及调节血脂作用研究［J］. 中国药业，2006，15（10）：5-6.
［129］戴卫波，王贤儿，梅全喜. 黄连解毒汤抗感染作用的研究进展［J］. 抗感染药学，2014，11（4）：276-279.
［130］梅全喜，朱学君. 用正交设计法对大黄汤液制备方法的研究［J］. 药学通报，1988，23（7）：400-401.
［131］林慧，梅全喜. 葛洪《肘后备急方》对中药炮制的贡献探析［J］. 亚太传统医药，2018，14（2）：81-82.
［132］林慧，黄冉，梅全喜，等.《岭南采药录》药物炮制方法探析［J］. 亚太传统医药，2020，16（6）：175-177.
［133］田新村，张绍华，梅全喜. 中药艾叶炮制历史沿革初探［J］. 中成药，1992，14（3）：22

［134］梅全喜，曾聪彦，田素英，等．陈皮、广陈皮、新会陈皮炮制历史沿革及现代研究进展［J］．中药材，2019，42（12）：2993-2997.
［135］宋叶，梅全喜，成金乐，等．沉香炮制方法及入药方式探讨［J］．中药材，2018，41（10）：2467-2470.
［136］梅全喜，冯美胜．槟榔炮制方式探讨［J］．中药通报，1987，12（3）：24-25.
［137］杨洋，张书亚，黄冉，等．古今附子炮制方法变革［J］．中国药业，2020，29（12）：5-8.
［138］杨洋，梅全喜，黄冉，等．中药附子炮制方法探讨［J］．中国医院用药评价与分析，2021，21（4）：505-507.
［139］杨洋，杨光义，冯光军，等．附子炮制前后化学成分及药效毒理学研究［J］．时珍国医国药，2019，30（11）：2724-2727.
［140］唐志芳，马国，梅全喜．何首乌炮制前后对胆红素肝细胞摄取及胆汁排泄的影响［J］．时珍国医国药，2018，29（3）：595-598.
［141］梅全喜．中药炮制淬法初探［J］．西北药学杂志，1987，2（2）：31-34.
［142］唐志芳，马国，梅全喜．何首乌肝毒性研究进展［J］．时珍国医国药，2017，28（7）：1722-1725.
［143］梅全喜，高玉桥，董鹏鹏．艾叶的毒性探讨及其研究进展［J］．中国药房，2016，27（16）：2289.
［144］梅全喜，朱学君．甘草的配伍研究［J］．中成药研究，1988，13（2）：35-36.
［145］梅全喜．甘草与藻、戟、遂、芫的配伍研究［J］.山西中医,1988,4(4)：34-36.
［146］梅全喜．“大方”小议［J］．陕西中医，1987，8（6）：285.
［147］邱雄泉，梅全喜．用药讲火候［J］．家庭药师，2011（11）：55-59.
［148］梅全喜．中药汤剂的煎服法［J］．实用护理杂志，1986，2（3）：30-31.
［149］梅全喜．中药先煎问题的实验探讨［J］．中国医院药学杂志，1989，9（10）：465-466.

后记：

梅花香自苦寒来

——记我国著名的医院中药学家梅全喜教授

在当今的中药临床药学界和艾产业界，提起梅全喜教授，大家没有不知道的，因为他为推动中药临床药学学科建设与发展、中药临床药学人才的培养和推动中药临床药学走向海外，以及推动艾产业的发展和艾文化的推广等作出了积极的贡献。事实上，他在中医药界的影响远不止这两个专业方向，在药学史本草研究、李时珍《本草纲目》和葛洪《肘后备急方》研究、道地药材与地产药材研究、中药鲜药应用研究、医院中药制剂与中药炮制研究等方面都做了大量的工作，取得显著成绩。他已成为我国医院中药学方面知名的专家，今天在这里对梅全喜教授作详细介绍如下。

本草药圣有传人

梅全喜教授 1962 年 5 月出生于中医药世家，其家乡位于湖北省蕲春县，与我国明代著名医药学家——李时珍是同乡。爷爷梅友三（1879—1944）为清末进士，被举为族长，家境富裕，自学中医，是一名中医外科医师。父亲梅锡圭（1914—1991）师从当地中医蔡醒山先生，潜心医道，十年寒窗，望闻问切，救死扶伤，手到病除，终成地方名医，声名远扬。在中医妇科、内科肝病、儿科等方面造诣颇深，救治患者不计其数，晚年被推选为县人大代表。他随父亲在医院长大，受家庭及环境的熏陶，培养了他对中医药的至诚热爱。因自幼跟随父亲在乡里行医，不仅习得了最初的中草药知识，而且在他幼小心里打下了将来一定要“行医济世、救死扶伤”的深深烙印。

当时，在乡里，由于医药卫生条件简陋，时常有人生病，到医院求治不便，一些患者甚至被医院判了“死刑”。然而，在梅全喜父亲的诊治下，看似平凡的草药发挥了大作用，不但药到病除，平息了当时的流行性脑膜炎等疾病，而且多次从死亡线上拉回了病人。正是源于此，让梅全喜对父亲和父亲从事的事业有了极为深刻的认识，矢志走上从医路。为此，他自幼刻苦学习，勤于钻研，在恢复高考以后，以全校第一名的优异成绩考取了湖北中医学院（现湖北中医药大学），希望子承父业。不料，学校在录取时考虑到他的化学成绩特别突出，将他遴选到了中药系学习中药，虽然没有当上医生，但梅全喜从此开始了他对中草药的研究。

大学时代的梅全喜凭借着对中医药的热爱，将全副精力都投入专业课的学习当中，大学4年，他各门功课都取得优异的成绩。扎实的专业知识基础，使梅全喜在毕业专题实习中初露锋芒，在指导老师的帮助下，他顺利地完成了"复方蛇床子阴道栓的试制与临床疗效观察"的研究，并写出了两篇颇有见地的学术论文，均发表在国家级的专业刊物《中国医院药学杂志》上，这在当时是十分不容易的。

1982年8月，毕业后的梅全喜被分配到湖北蕲春县李时珍医院从事中药制剂及炮制工作。至今他还清楚地记得，到医院报到的第一天就专程到李时珍陵园拜谒这位伟大的药圣，在心中默默地许下愿望：作为李时珍的同乡和同行，一定要以他为榜样，在继承和发扬祖国传统医药方面有所建树，不辜负老师、同学和父老乡亲对自己的期望。

对传统中医药的挚爱和探索贯穿了梅全喜的整个中青年时代，他自觉肩负起了传承传统医学的伟大使命，甘愿与草药相伴。在家乡工作期间梅全喜利用所学的中药知识积极开展中药新制剂研发及中药炮制工作，改进完善医院自制中药注射剂的生产工艺，研制生产一批中药复方验方的口服安瓿剂、中药灌肠剂以及紫甘软膏、蕲艾精、李时珍中药保健腰带等新产品，特别是李时珍中药保健腰带临床治疗寒湿型腰痛有效率超过98%，通过湖北省卫生厅组织的成果鉴定，达国内先进水平，获得国家专利，并获得蕲春县科技进步一等奖。该成果转让给湖北钟祥市中药保健品厂批量生产，获得显著的经济效益。

同时，他把本职工作之外的业余时间全部用在了开展科学研究和学术探讨上，为深入探讨祖国医药科学的奥秘，他不惜汗水，付出良多。多年来坚持笔耕不辍，研究探讨药学史本草学相关学术问题，自1991年编著出版第一部专著《中成药的引申应用》起，迄今为止的四十年间，梅全喜共独立著作或主编完成了《蕲州药志》《本草纲目补正》《艾叶》《药海撷菁——梅全喜主任中药师从药二十年学术论文集》《广东地产药材研究》《艾叶的研究与应用》《香药——沉香》《鲜龙葵果抗肿瘤作用的研究与应用》等中医药专著，共计3000多万字，还参与编写《中国道地药材原色图说》《中西医临床用药正误大全》《现代中药材商品手册》《中国常用中草药》《中国民族药食大全》等中医药专著，发表各种学术论文500多篇。其中，有不少的论文和著作是研究药学史与本草学的，尤其是对我国古代的医药学家李时珍和葛洪重点研究，取得显著成绩，今天已成为这方面著名的专家。其主编出版的《本草纲目补正》和《李时珍〈本草纲目〉500周年大事记》(与王剑教授合著)专著，作为1993年纪念李时珍逝世400周年学术活动及2018年纪念李时珍诞辰500周年的献礼，获得了国内有关专家高度评价，认为它填补了李时珍《本草纲目》研究的空白。

来到广东工作后，他带领团队积极开展葛洪《肘后备急方》研究，挖掘研发新产品2项、主持召开全国葛洪医药学术研讨会2次，发表相关研究论文40多篇，主编出版《葛洪<肘后备急方>研究》《肘后备急方校注》《抱朴子内篇·肘后备急方今译》等专著，研究成果通过广东省中医药学会主持的成果鉴定，达国内领先水平，该成果获得中国民族医药协会科技进步一等奖。

矢志不渝求索路

在四十多载的医药学生涯中，梅全喜教授曾5次调动工作。但无论身在何处，处于什么样的岗位上，他从未放松过对自身的要求，以只争朝夕的精神投身自己所热爱的工作中，并取得了丰硕成果。

从湖北到广东，梅全喜将家乡中医先贤李时珍的精神也带到了广东。他多年以来细心搜集各种文献记载，始终把地产药材的研究列为自己的主要研究方向。自己一个人的力量有限，就带领团队协同合作，不仅对其生物特性、道地优质性进行研究，在实验室里化验分析、药理实验验证，而且还结合临床，制成制剂，在应用之中进行验证。

沉香曾经是中山著名的地产道地药材，但中山近代的沉香资源并不丰富，了解沉香的人也不多，梅全喜决定对其开展研究，邀请中山民俗专家李汉超先生联名在《中山日报》上发表了《搜寻香山之‘香’恢复传统南药——关于建设沉香种植基地的构想》重要文章，以推动中山沉香热潮。期间牵头开展了中山沉香的药用历史、产地考证及资源普查工作，并先后发表《南药中山沉香的产地考证与发展构想》《中山沉香资源调查与开发利用建议》等多篇论文，率先论证了中山是沉香的主产地和道地产地，这些文章为中山成功申报“中国沉香之乡”提供了翔实资料。此后，中山沉香热潮逐步兴起，沉香的种植由当初的几万株到今天的400万株，专门从事沉香种植、结香、加工、研发、应用推广、销售、贸易及收藏的专业公司由当初的一家发展到今天近百家。梅全喜带领他的研究团队与多个沉香公司合作开展研究工作，并申报广东省中医药局科技基金资助项目和中山市科技计划资助项目“沉香叶的药理作用与综合开发利用研究”，积极开展沉香叶与沉香药材的研究工作，发现沉香叶有抗炎、镇痛、镇静、降糖、平喘、促进肠蠕动等广泛的作用，为沉香叶的开发利用打下了基础。先后发表了与沉香相关学术论文20多篇，组织了他的研究团队在总结自己研究成果的基础上编写出版了《香药——沉香》专著。其沉香研究成果的总体水平达国内先进，并获得中山市科技进步一等奖。也多次应邀在沉香论坛上做有关沉香药用历史及研究应用的讲座，为推动沉香产业发展、普及沉香医药知识作出了积极贡献，还被授予“沉香药用研发专家奖”。

21世纪初，梅全喜研究广东地产清热解毒药时发现广东民间有用龙葵治疗鼻咽癌的应用，从此，他关注到这个药物。在他主编出版的《广东地产药材研究》和《广东地产清热解毒药物大全》这两本专著中均详细收载了龙葵，该药在广东地区的应用是以鲜用为主的，而鲜药的应用正是岭南地区的医药特色。为了更好地推动鲜龙葵果的研究与应用，从2010年开始，梅全喜与吉林四平创岐科技发展有限公司合作开展鲜龙葵果抗肿瘤作用的研究与推广应用工作，梅全喜教授团队对国内外有关龙葵和鲜龙葵果的化学成分、药理作用研究和临床应用情况进行系统总结，并对龙葵果开展了全面研究工作，对龙葵不同采收期及不同药用部位的有效成分、对独有的专利技术鲜龙葵果的保鲜技术、对不同产地龙葵果的HPLC指纹图谱、不同产区的不同基原及其近缘种龙葵样品进行ITS2分子鉴定方法等研究，先后撰写发表龙葵果研究论文20多篇，其研究结果充分证明了北方地区黑土地上所产的龙葵果实中龙葵碱含量最高的观点。为了推广应用，梅全喜带领技术人员进行了鲜龙葵果质量标准的起草研究工作，经过广东省食品药品检验所的审核、复核，形成了“鲜龙葵果”的质量标准和标准起草说明，并经广东省食品药品监督管理局审核批准，鲜龙葵果正式收载入《广东省中药材标准》。由梅全喜教授主编的《鲜龙葵果抗肿瘤作用研究与应用》也已由中国中医药出版社正式出版，国医大师、著名的中药专家金世元教授和国医大师、著名的中医肿瘤专家周岱翰教授分别为该书的出版题词“鲜药应用，大有可为”和“鲜药应用是中医药传统用药经验的精华之一，应当继承、发扬，加以提高”，充分肯定了梅全喜教授在鲜药研究上的成就。

近年来，他与东阳光药物研究院中药研究所合作积极开展鲜冬虫夏草的研究，发表论文10多篇，编撰出版《鲜冬虫夏草的研究与应用》专著，并多次应邀赴全国各地做鲜虫草的研究应用学术报告，为推动鲜药的研究与应用发挥积极作用，他本人也被聘请为中国癌症基金会鲜药专业委员会副主任委员。

为了积极推动名贵道地药材的研究、应用与产业发展，从2020年开始梅全喜教授带领团队与有关单位及团队合作，启动编写出版“名贵道地中药材研究与应用系列丛书”工作，这套丛书初定50种，选择的都是国内外著名的名贵道地药材品种，每种药材独立成书，全面系统介绍该名贵道地药材相关研究与应用成果。首批6本为《蕲艾的研究与应用》《沉香的研究与应用》《新会陈皮的研究与应用》《鲜冬虫夏草的研究与应用》《鲜龙葵果的研究与应用》和《重楼的研究与应用》，都是在自己团队研究成果的基础上收集该药材的古今应用及现代研究资料编写而成。国医大师金世元教授题词，中国工程院院士、中国中医科学院院长黄璐琦教授写序，都充分肯定了这套丛书出版的意义。这也是梅全喜教授在中药研究探索道路上的一个重要的总结。

谱写地产药材研发新篇章

梅全喜思维活跃，勇于创新。早些年他通过实验研究提出的以艾叶燃烧放热量判定艾绒质量、槟榔炮制宜少泡多润、桑叶不宜经霜后采收、必须重视中药灌肠剂、加强治疗急症的中药制剂开发等学术新观点，使人耳目一新。调动到广东工作后，岭南地区温暖湿润的气候、丰富的药材种类成就了梅全喜教授的探索进取之心，将广东地产药材列为研究的重点方向。他率先在公开发表的文章中对广东地产药材定义，即是指广东本地生产，民间应用广泛、疗效确切的中药材。尽管在过去的岁月里医家对广东地产药材研究较少，但广东地产药材的疗效却是不容小觑的，特别是不少地产药材在治疗地方多发病、常见病方面有其独特的疗效。直到今天，在广东的许多地区，地产药材仍是普通人家煲汤和熬制凉茶的常用材料，一些甚至已成为医药工业产品或医院制剂的重要原料药，在养生保健与防治疾病中发挥着日益重要的作用。而这些，正是促使梅全喜以此为目标不断前进的动力源泉。

在广东地产药材研究上他肯下功夫、敢于创新，取得显著成绩。以三角草为例，三角草又名小花吊兰、疏花吊兰、山韭菜、土麦冬，为百合科吊兰属植物三角草 *Chlorophytum laxum* R.Br 的干燥全草。主要分布于广东省南部、中南部地区及广西等地，主产于广东中山、江门地区，民间应用于治疗毒蛇咬伤。但是国内外对三角草的化学成分及药理作用等全面的研究则未见有文字报道。在梅全喜之前，国内关于三角草的基础研究是空白的，三角草包含的主要成分及其具备的主要药理作用皆不清晰。

研究开发利用三角草资源具有广阔的市场前景及显著的社会和经济效益。自梅全喜2001年开展“三角草的基础研究”科研项目首次立项以来，先后获得广东省中医药局科技基金资助项目、中山市科技局科技计划资助项目、中山市卫生局科技兴医“十五”规划重点科研项目资助。他带领团队成员展开了数载脚踏实地、夜以继日的研究工作。

他们的主要工作成果包括：①首次从三角草中提纯分离鉴定出7个化合物，分别是Chlorophytoside A、Syzalterin、海可皂苷元等。其中Chlorophytoside A（三角草苷A）是梅全喜团队首次发现、首次报道并由他们自主命名的一种新化合物，有关该化合物的首次报道论文 *Chlorophytoside A，a New Labdane Diterpene Glycoside from Chlorophytum Laxum Chem.Bull* 以全英文刊载于 *Chinese Chemical Letters* 英文版杂志，并被 SCI 收载。②首次对三角草的抗炎、镇痛、耳微循环、抗蛇毒作用及毒性进行全面研究，结果表明三角草有显著的抗炎、镇痛、改善微循环及抗蛇毒作用，为三角草的制剂开发研究及临床应用提供科学可靠的依据。研究结果分别发表在《中国药学杂志》《中药材》《中成药》《时珍国医国药》等国家级核心期刊上。③首次对三角草的形态组织、理化鉴别等进行了研究，制订了三角草的药材质量标准，获得省药监局的批准，为三角草的正确使用提供了判别真伪的质量标准。④以三角草为主药研制开发了跌打镇痛液、复方三角草片等新制剂，临床应用于治疗关节及软组织损伤、毒蛇咬伤等有显著疗效。其中跌打镇痛液为国内首创，已获国家知识产权局授予发明专利。跌打镇痛液和复方三角草片已获广东省药品监督管理局正式的制剂生产批文，为临床提供了确切有效的药物新制剂。梅全喜主持的这项课题通过成果鉴定，被认为具有较强的创新性与开拓性，填补了国内外同类研究的空白。

梅全喜将一腔心血扑在了广东地产药材的研究、开发和应用上，他带领团队还开展了有关广东土牛膝、三孖苦、蛇鳞草、蛇泡簕、黑面神、布渣叶、山芝麻、新会陈皮等 20 多种广东地产药材的深入研究，并以广东地产药材为主药成功地研制出了 10 多种医药新产品，如“跌打镇痛喷雾剂”“复方土牛膝含片”“昆藻调脂胶囊”等一批独具特色的科研新产品，共获得国家发明专利 6 项，同时获广东省科技进步二、三等奖各一项，中山市科技进步一、二、三等奖 10 多项。其中，由梅全喜主持的广东地产药材研究项目“三角草的基础研究”获广东省科技进步二等奖、“昆藻调脂制剂治疗脂肪肝的机理与临床研究”获广东省科技进步三等奖、“复方土牛膝制剂治疗咽喉疾病的实验与临床研究”获中山市科技进步一等奖。

2011 年 5 月，梅全喜在自己团队多年研究成果的基础上主编出版了《广东地产药材研究》，本书系统介绍了 170 余种广东地产常用中草药的别名、来源、性味、功能主治、用法用量、药用历史、化学成分、药理作用、临床应用及附注等项内容，其中药用历史、化学成分、药理作用以及临床应用的介绍尤为详尽，不少内容是梅全喜所带领科研团队的研究成果。这本书的出版标志着广东地产药材研究的持续深入进行，对于加快广东地产药材走向世界，提高广东中医药地域文化的学术水平，推动地方经济发展，加快广东的中医药强省建设均具有积极意义。国医大师、广州中医药大学终身教授邓铁涛题写书名，中国工程院院士、中国医学科学院药用植物研究所名誉所长肖培根教授题词，时任中国中医科学院中药研究所黄璐琦所长和中国医学科学院药用植物研究所陈士林所长同时写序，规格如此之高是广东地方医药书籍中少见的，该书获得了2010年度国家出版基金资助，也获得2015年度中华中医药学会学术著作奖三等奖。

《广东地产药材研究》是梅全喜矢志不渝的心血结晶。他把广东地产药材的研究开发工作列为自己的重要研究方向，带领他的技术团队以中药药理实验室为研究平台，以“广东地产清热解毒药”为研究方向，先后带教博士、硕士研究生20多名，其中10届研究生戴卫波获南粤优秀研究生称号；11届研究生范文昌在读期间发表论文10多篇，主编出版100多万字的《广东地产清热解毒药物大全》专著，获大学优秀毕业生称号；13届李红念、15届陈小露、17届董鹏鹏、21届李皓翔等在读期间均发表论文10多篇，参编专著多部，均获得国家奖学金。

中药临床药学的推动人

2016年11月26日，由全国高等学校中药临床药学专业教材建设指导委员会倾力打造、全国50余家高等院校和医疗机构的专家学者共同参与、人民卫生出版社隆重出版的国内首套全国中药临床药学专业创新教材在广东省中山市举行首发仪式，来自全国26个省市中医药专家共500多人共同见证了我国中医药界的这一盛事。说起中药临床药学专业创新教材的起源，就不得不提起梅全喜教授。

自21世纪初以来，梅全喜就带领其团队开始关注中药安全性合理使用问题，他撰写相关论文在国内多家专业学术期刊发表，并在各地培训班、学习班及学术会议上就“中药安全性问题”和中药临床药学开展等讲题做过100多场讲座或报告，以此推动中药临床药学工作的开展、促进中药的安全合理应用。他的讲座受到普遍欢迎，中华中医药学会为表彰他在普及中药安全性方面所做的贡献授予他“金话筒奖”。

为加强中药注射剂安全、合理使用，梅全喜团队自从2002年发表首篇有关中药注射剂不良反应文献分析研究文章以来，20多年来一直潜心开展中药注射剂不良反应文献分析研究，共撰写了40余篇有关中药注射剂不良反应的总结性论文发表在各级杂志上，主持编写出版了《中药注射剂的不良反应与应对》《中药注射剂不良反应速查》和《中药注射剂安全应用案例分析》三本中药注射剂专著，举办“全国中药注射剂安全性学术研讨会”。与此同时，他们还开展了“常用中药注射剂不良反应文献分析与防治措施规范化研究”的课题，该科研课题于2012年还分别获得广东省中山市科技进步二等奖和广东省药学会医院药学科技二等奖。

自在《中国药房》发表《中药临床药学的现状与发展思考》首篇有关中

药临床药学文章以来，梅全喜一直关注中药临床药学的研究进展，从中药临床药学定义、开展模式、人才培养等多方面进行探讨分析，共撰写了10多篇有关中药临床药学探讨的文章发表在各级杂志上。针对西药临床药学参考书籍众多，而无一本中药临床药学参考书籍的状况，梅全喜于2012年底牵头主编并组织全国16家大型三甲中医院药剂科从事中药临床药学的专业技术人员编写出版了我国第一本《中药临床药学》专著。梅全喜团队还于2013年和2016年两次发起承办了由中华中医药学会主办的“全国中药临床药学学术研讨会”暨国家级继续教育项目“全国中药临床药学学术研讨班”，来自全国各地近千名药师参加了学习与培训。这些工作都为推动中药临床药学工作的开展发挥了积极作用。中国药学会为表彰他在医院药学方面所做出的成就，授予他“2014年度优秀药师奖”。

为了推动中药临床药学人才的培养，梅全喜决定启动中药临床药学系列教材的编写工作，先后找到全国中医药高等教育学会中药教育研究会彭代银理事长、中华中医药学会医院药学分会曹俊岭主任委员及人民卫生出版社药学中心曹锦花主任汇报他的想法，得到了他们的大力支持。彭代银理事长邀请梅全喜参加“2014年全国中医药高等教育学会中药教育研究会十一次年会”，并请他在大会做“中药临床药学的现状、存在问题及人才培养和教材建设的探讨”学术报告，提出的编撰中药临床药学系列教材的设想，得到了与会者（全国中医药院校的校长和中药学院的院长）们的一致肯定和支持。2015年3月24日，“全国高等学校中药临床药学专业教材建设指导委员会成立会议暨全国高等学校中药临床药学专业创新教材主编人会议”在北京人卫饭店召开，在会上正式宣布成立教材建设指导委员会，并颁发聘书，梅全喜和彭代银、彭成、曹俊岭共同担任主任委员，全国各中医药院校的教授和三甲中医院药学部主任担任副主任委员、委员，并同时宣布《中药临床药学导论》等16本教材的主编、副主编人选，正式启动这套教材的编写工作。梅全喜教授与彭代银校长联合担纲主编这套教材中的第一本《中药临床药学导论》，他的团队还参加了其他6本教材的编写。经过近3年编写，人民卫生出版社已在2016年底至2019年全部出版发行了这套教材。

这套教材的问世可以说是倾注了梅全喜教授的大量心血，他是处在位置不高、平台不大的基层医疗单位，以他的位置要推动一件事就要比其他人付出得更多，正是由于他的执着、坚持和不懈努力，才有了这套教材的出版。这套教材的问世，在中医药教育发展史上具有里程碑的意义，它填补了我国中药临床药学专业教材的空白，开启了中药临床药学专业人才培养的新篇章，可为国内中医药高等院校设置中药临床药学专业、开展中药临床药学课程教学打下良好的基础，对加快中药临床药学专业人才的培养也将起到积极、深远的影响。

近年来梅全喜积极推动中药临床药学走向海外，他认为中药在海外出现的苗条丸（马兜铃酸）致肾衰以及小柴胡颗粒致间质性肺炎的严重不良反应事件都是因为不合理使用造成的，这些事件对中医药的影响是巨大的，所以中医药要走向海外就必须有中药临床药学的保驾护航，并提出了“有中药应用的地方就应该开展中药临床药学工作”的观点。为了推动中药临床药学工作走向海外，梅全喜牵头组织粤港澳台两岸四地高校、学会、医疗机构的中药专家共同编写了一本繁体字版《中药临床药学总论》并已分别在香港、澳门和台湾三地同时出版，作为高校中医药专业的教材和中药师学习的资料。

这本书的出版得到了港澳台地区医药界的肯定和中药师的欢迎，香港中西医结合学会荣誉会长、太平绅士黄谭智媛教授，澳门科技大学荣誉校长、中国工程院院士刘良教授，台湾中医师联合公会理事长柯富扬教授分别为该书写序推荐，充分肯定这本书的意义和价值。梅全喜还利用这本书作为教材举办“粤港澳大湾区中药临床药学培训班”，受到两岸四地中药师们的欢迎，参加听课人数超过 2 万人，为推动中药临床药学走向海外迈出了坚实的一步。下一步，梅全喜计划将《中药临床药学总论》一书翻译成英文版、日文版和韩文版出版，以真正推动中药临床药学走向世界。

大爱社会　从艾出发

梅全喜的家乡盛产艾叶，素有“蕲艾”之美称。他小时候认识的第一味中药就是艾叶，耳闻目睹了很多关于艾叶防病治病的故事。大学毕业后，他即着手开展对艾叶的系统研究，经过 40 多年的潜心钻研，终于取得了可喜成果：他发表了 40 多篇艾叶科研论文，最早论证了蕲艾作为艾叶的道地品种其质量的优质性和道地性。1999 年还出版了一本近 25 万字的专著《艾叶》。该书对艾叶的生长环境、采收时节，以及灸疗功用做了系统科学的阐述与总结，令人叹为观止。《艾叶》的问世，使艾叶产品的研发工作进一步深入，也为后来蕲春县大力发展艾产业打下了坚实的基础。近年来，梅全喜又再次开展了对艾叶产地质量及 DNA 分子鉴别研究，发表了《不同产地艾叶总黄酮、重金属和硒元素的含量比较研究》《12 个不同产地艾叶挥发油的 GC-MS 分析》《复方蕲艾卫生巾方镇痛抗炎作用的实验研究》《DNA Barcode for Identifying Folium Artemisiae Argyi from Counterfeits（艾叶的 DNA 条形码鉴定研究）》等重要论文，还编写出版了《艾叶的研究与应用》《蕲艾的研究与应用》以及艾叶实用百科系列丛书:《艾叶实用百方》《艾蒿食疗百味》《蕲艾灸治百病》等多部艾叶专著，其中梅全喜主编的三本艾叶实用百科系列丛书还被人民卫生出版社翻译成英文《Mugwort Leaf: Over 100 Practical Formulas》《Qi Mugwort Moxibustion to Treat 100 Diseases》《Diet Therapy with Mugwort in 101 Recipes》向海外发行，为推动中医药文化特别是艾文化走向世界、将中医药知识普及到一带一路国家发挥了积极作用。

在艾叶产品研发方面，梅全喜教授还先后研制出“蕲艾精”“艾地合剂”“李时珍中药保健腰带”“蕲艾条”“艾叶烟”“艾灸贴（女士专用）”“艾叶浴剂”“蕲艾卫生巾”“蕲艾防瘟九味香囊”等新产品，上市后深受消费者的欢迎。他担任国内10多家艾叶生产企业技术顾问，指导开展艾叶系列产品研发工作，其中已有多家艾叶企业年产值超过亿元，取得了显著经济和社会效益。特别是他的家乡湖北蕲春，在梅全喜的积极推动下，从21世纪初艾叶产值几乎为零发展到今天艾叶产值已超过50亿元，为推动艾叶研发与推广应用以及推广艾叶文化发挥了积极作用。家乡的人民将艾叶专家梅全喜教授与国学大师黄侃、文坛巨匠胡风、风投教父汪潮涌誉为蕲春当代四大名人（载于《汽车之旅》杂志2016年5月刊.蕲艾文化节专刊54–57页）。他工作单位所在地深圳市宝安区的党报《宝安日报》（2020年07月16日A08版）也在一篇报道他的文章中这样写道:（梅全喜）家乡盛产艾叶，素有“蕲艾”之美称，因在艾叶研究上成果丰硕，被业界称为“艾叶之父”。可见，梅全喜在艾叶研究、艾产业发展及艾文化推广方面做出的贡献已得到社会的认可。

同时，梅全喜也是一位有爱心的专业人士，2017年初，他将自己多年来获得的科技成果奖励、稿费以及讲课费共计100万元和他担任10多家艾叶研发生产企业科技顾问的顾问费200多万元全部捐献出来成立了李时珍中医药教育基金会，用于资助蕲春籍每年考取中医药大学中医药专业的贫困学子和每年奖励湖北中医药大学、广州中医药大学优秀博士、硕士研究生，基金会成立5年来已连续举行12次资助和奖励活动，共资助和奖励贫困学子及优秀研究生80多人，为推动中医药教育事业发挥了积极作用。

梅花香自苦寒来

业内众多专家都说“梅全喜是个不可多得的人才”，然而，他却一直乐于“屈居”基层。了解他的人都知道，他的“基层情结”源自一颗圣洁的心。他觉得基层更需要人才，而有作为的人才在基层更能发挥非凡的作用。他感到很幸运，自己所在的基层单位非常器重自己，为自己提供了很好的工作和科研条件，使自己能做出较大成绩，做出较多贡献。

“宝剑锋从磨砺出，梅花香自苦寒来。”经过“磨砺”“苦寒”之后的梅全喜，逐步迎来了丰收的季节。1992年他被破格晋升为副主任中药师，1998年晋升为主任中药师，2003年成为广州中医药大学教授、硕士生导师，2017年成为广州中医药大学的博士生导师，2017年拜国医大师金世元教授为师，学习传承金老的中药炮制及中成药合理使用的学术经验，2019年3月应聘到全国首家纯中医院——深圳市宝安纯中医治疗医院药学部担任中药学科带头人，并全职负责国医大师金世元中药炮制传承工作室和中药炮制研究室工作，牵头开展金老中药炮制经验传承及传统中成药的应用，以及中药品种与理论的挖掘、整理、考证、总结等工作。现为深圳市第五批名中医药专家学术经验继承指导老师和2019年深圳市名中医药专家梅全喜学术经验传承工作室负责人。2021年他带领的中药团队引进首席岐黄学者、中国科学院上海药物研究所果德安教授团队联合共建中药质量研究与安全合理用药研究团队，获得深圳市‘医疗卫生三名工程’项目（项目编号SZZYSM202106004）立项资助。

他还先后带教博士后、博士及硕士研究生20多名，带教学术传承人（含师带徒）6人，研制出医药新产品20多项，获国家发明专利6项，广东省科技进步二等奖、三等奖各1项，吉林省科技进步三等奖1项，中国民族医药协会科技进步一等奖2项，市厅级科技进步一、二、三等奖10多项，中华中医药学会学术著作三等奖2项。主编出版中药学术专著70多部，参编并担任副主编、编委的专著30多部，以第一作者或通讯作者在国内外医药杂志上公开发表中药研究论文500多篇（其中SCI论文10多篇），应邀赴日本、加拿大等国家以及国内各省市、台湾、香港地区举办的学术会议及培训班上做学术报告及讲座达300多次。

由于他所取得的学术成就和贡献，被邀请担任众多学术职务，如全国高等学校中药临床药学创新教材建设指导委员会主任委员，中华中医药学会李时珍学术研究会第四、五、六届副主任委员，中国药学会药学史专业委员会第六、七届副主任委员，中国中医药信息研究会葛洪研究分会副会长，中国药师协会理事兼中药临床药师分会副主任委员，中国民族医药学会信息与大数据分会副会长，中国民间中医药研究开发协会李时珍健康产业分会副会长，国家中药产业技术创新战略联盟艾产业化联盟及鲜龙葵果联盟副理事长，中国医疗保健国际交流促进会理事兼医院药学专业委员会副主任委员，中国癌症基金会鲜药学术委员会副主任委员，世界中医药学会联合会李时珍应用研究专委会和临床用药安全研究专委会常务委员，中华中医药学会医院药学分会、中药炮制分会、中成药分会和科普分会等4个分会的常务委员，中国药学会第一届战略发展委员会委员及药物流行病学专委会、循证药学专委会委员，中国药理学会药源性疾病专委会委员，中华中医药学会科技奖评审专家、科普专家及中药药物警戒与合理用药科学传播专家，中华中医药学会中医药研发合作中心全国院内制剂名方、验方开发应用专家委员会评审专家，国家食品药品监督管理局执业药师资格认证中心国家执业药师工作专家，李时珍中医药教育基金会理事长，广东省药师协会副会长，广东省药学会常务理事兼药学史分会第一、二届主任委员及第三届名誉主任委员，中药与天然药物专委会和岭南中草药资源专委会副主任委员，广东省中医药学会理事兼中药炮制专业委员会主任委员，中药专委会和医院药学专委会副主任委员，广东省药理学会中药药理专委会副主任委员，广东省中药协会理事兼人用经验与医疗机构制剂转化专业委员会副主任委员，广东省健康产业促进会理事兼医学专家委员会副主任委员，广东省第四次中药资源普查试点工作技术专家委员会委员，广东省医药行业职业技能鉴定专家组成员，广东省医学会医疗事故鉴定委员会专家，广东省中药药事质量控制中心委员，深圳市中药药事质量控制中心副主任，深圳市药物治疗与药事管理专委会副主任委员，深圳市药学会常务理事兼药学史专委会主任委员，深圳市中医药学会常务理事，深圳市宝安区中医药协会第一届副会长，深圳市宝安区中医药发展基金会理事，中山市药学会第三、四、五、六、七届理事会副理事长等学术职务，还兼任国家中医药管理局中药破壁饮片重点研究室（第一、第二届）学术委员会委员（主任委员周宏灏院士）、粤澳东阳光冬虫夏草联合研究中心学术委员会委员（主任委员钟南山院士）。

同时兼任《时珍国医国药》杂志编委会主任，《亚太传统医药》杂志编委会副主任，《中国药房》《中国药师》和《中国医院用药评价与分析》杂志副主编，《岭南药学史》（内刊）主编，《中国药业》常务编委，《中药材》《中国合理用药探索》《今日药学》《抗感染药学》《北京中医药》《中医文献杂志》《亚洲社会药学》等10多家医药期刊编委。

梅全喜教授个人的先进事迹先后被《中国卫生人才》《健康报》《现代健康报》《中国药业》《家庭药师》《中国科技成果杂志》《科技文摘报》《中山日报》《南方日报》《宝安日报》等报纸杂志专题介绍，2003年中医古籍出版社出版的《中华当代名医》系列丛书，梅全喜作为入选的100位当代名医之一，单独成册，该书收载了梅全喜20多年来在科研和学术研究方面的重要成果。2017年6月《科学中国人》杂志社在北京钓鱼台国宾馆举行盛大隆重的表彰会议，表彰我国科技战线的优秀精英，梅全喜作为基础医学和药学领域的优秀专家名列其中，当选为2016年度《科学中国人》年度人物。2018年在湖北中医药大学庆祝建校60周年时被评为“杰出校友”。2019年被评为深圳市中医药先进工作者。

今天的梅全喜教授已是“功成名就”，然而对于他来说，奉献之路是没有终点的。他仍然继续带领他的研究团队正在国医大师金世元教授和首席岐黄学者果德安教授的指导下积极开展中药炮制、中药制剂及中药质量研究与安全合理用药研究工作，仍以满腔的热忱和执着投入我国的中医药事业当中，坚持学习，不断进取，为继承和发扬传统医药文化精粹、推动中药事业的发展积极奉献。

（本文曾刊载于“国医网”“健康头条”栏目及《亚太传统医药》杂志上，本次发表时有修改）